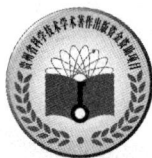

本书获

贵州省科学技术学术著作出版资金
2014年贵州省出版发展专项资金

资　助

现代中医

疫病

理论与实践

田维毅　袁端红　王文佳　主编

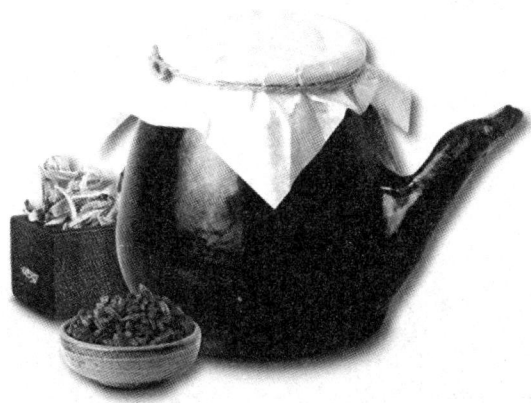

贵州出版集团
贵州科技出版社

图书在版编目（CIP）数据

现代中医疫病理论与实践／田维毅，袁端红，王文
佳主编． -- 贵阳：贵州科技出版社，2016.10（2025.1重印）
ISBN 978 - 7 - 5532 - 0493 - 2

Ⅰ．①现… Ⅱ．①田… ②袁… ③王… Ⅲ．①瘟疫 -
研究 Ⅳ．①R254.3

中国版本图书馆 CIP 数据核字（2016）第 164797 号

出版发行：贵州出版集团　贵州科技出版社
地　　　址：贵阳市中天会展城会展东路 A 座（邮政编码：550081）
网　　　址：http：//www. gzstph. com　　http：//www. gzkj. com. cn
出 版 人：熊兴平
经　　　销：全国各地新华书店
印　　　刷：北京兰星球彩色印刷有限公司
版　　　次：2016 年 10 月第 1 版
印　　　次：2025 年 1 月第 2 次 印 刷
字　　　数：1020 千字
印　　　张：31.75
开　　　本：889 mm×1194 mm　1/16
书　　　号：ISBN 978 - 7 - 5532 - 0493 - 2
定　　　价：180.00元

天猫旗舰店：http：//gzkjcbs. tmall. com

疫病相当于现代医学中的传染病，尤指烈性传染病，是一类严重威胁人类健康的疾病，至今仍然是临床医学面临的一大棘手难题。世界卫生组织在《1996年世界卫生报告》中指出："我们正处于一场传染性疾病全球危机的边缘，没有一个国家可以躲避这场危机……抗生素在阻止传染病流行时已越来越无效果。"近年来"非典"猖獗、"甲流"肆虐，为整个人类社会再次敲响了警钟！

疫病是外感疫疠邪气所引起的具有强烈传染性、易引起大流行的一类急性发热性疾病的统称。疫病最早的文字记载可追溯到殷商时期的甲骨文。在《黄帝内经》中首先提出了疫病之名，还明确指出疫病有"皆相染易"的传染性。东汉张仲景著《伤寒论》中指出疫病病因为"时行之气"，并在辨证基础上创立了相应治疗经典方。唐宋以后，中医学对疫病的认识与研究日渐深入，相关专著相继问世，如明代吴又可所著《瘟疫论》不仅明确疫病的病因为戾气，并且指出其传播途径以及是否发病与人体抵抗力强弱关系密切，在治疗方面强调以祛邪为第一要义，创疏利透达法。清代涌现出较多的温病学家，如叶天士、吴鞠通、王孟英等，建立了以卫气营血辨证、三焦辨证为核心的理论体系，为中医疫病学在"因""机""证""治"方面奠定了基础，进而形成完整体系。新中国成立初期，时逸人先生撰《中国传染病学》、蒲辅周先生撰《中医对几种传染病的辨证论治》等，均属有关中医疫病学专著中的上乘佳作，为众多中医同仁所借鉴。中医疫病学蕴含着历代中医医家防治疫病的丰富学术理论和经验，在抗击"非典"的斗争中，中医药发挥的重要作用证明了这些理论和经验具有相当的优势。希望本书能为从事中医药防治疫病的同仁在基础理论研究和临证防治实践中提供有益的参考。

《现代中医疫病理论与实践》通过对中医药治疗疫病的基本理论和临床实践进行系统搜集、整理和研究，并结合现代传染病学和方药学的理论和方法，总结和阐述中医疫病学基本理论和防治规律,旨在更好地发挥中医药在疫病防治中的优势和特色。全书分上、中、下三篇。上篇为疫病理论篇,系统阐述中医药防治疫病的历史渊源、基本理论和基本方法等;中篇为疫病常用方剂篇,系统介绍治疗各种疫病的经典方剂,突出各方的功用、主治、运用及现代研究等;下篇为疫病临床篇,以现代医学病名为线索,介绍常见疫病的现代医学描述、病因病机、证候特征、辨证论治及调摄防护等。全书突出中医为体、西医为用、引西润中的编写特色,为系统阐述中医药防治疫病的理、法、方、药和临证实践的实用工具书,供从事中西医结合防治传染病和中医药防治疫病基础研究和临床工作的相关人员参考。

  本书的编纂作为一项系统的文献整理、理论研究和临床总结工作,被列入贵州省科学技术学术著作出版资金资助项目。编委们历时三年,查阅海量文献资料,结合众多医案实证,穷原竟委,聚精荟萃,中西合参,力图做到"中医为主,突出中医中药特色;西医为用,融合现代研究精粹"。全书旨在彰显"理论与实践结合,预防与诊治并存,传承与创新兼顾"。但是,由于本书的编纂难度较大,作者学术水平有限,缺点与疏漏之处在所难免,恳请专家、读者批评指正! 同时,对关怀与支持本书编纂出版的所有人员表示衷心的感谢!

本书编委会

2016 年 6 月 20 日

目　　录

上篇　疫病理论篇

中篇 疫病常用方剂篇

下篇　疫病临床篇

上篇

疫病理论篇

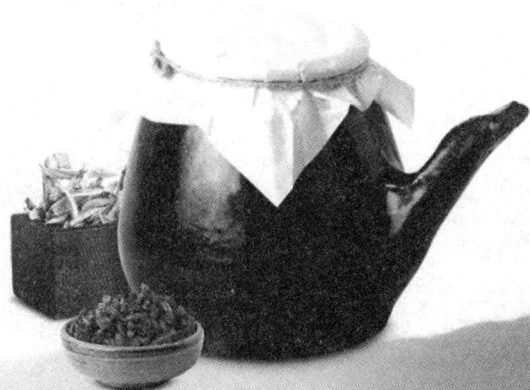

第一章　疫病概述

第一节　疫病的基本概念

　　疫病在古代文献中又称瘟疫、疫疠、天行、时气等,相当于现代医学的急性传染病,有些甚至是烈性传染病。这类疾病大多起病急骤,来势凶猛,如不及时采取预防措施,会在人群中迅速传播蔓延,引起大流行,染病个体一旦发病,病情严重,病死率高,对人类健康威胁极大,至今仍然为临床医学面临的一大棘手难题。世界卫生组织在《1996 年世界卫生报告》中指出:"我们正处于一场传染性疾病全球危机的边缘,没有一个国家可以躲避这场危机……抗生素在阻止传染病流行时已越来越无效果。"因此,对疫病进行深入研究,不断提高防控水平和诊疗技术,是摆在医学界学者面前的重大课题。中医学在几千年的疾病防治过程中积累了丰富的防治经验,创立了独具特色和优势的中医疫病理论体系和诊疗方法,实践证明,其在当今的传染病防治工作中仍发挥着重要的作用。在对传染病给人类造成的危害需重新认识和估量的今天,发掘中医疫病学更觉弥足珍贵,进一步将其发扬光大,将是中医学对全人类的重要贡献。

　　有关疫病最早的文字记载可追溯到殷商时期的甲骨文,周代的典籍中已经出现了"疫"这一名词,当时已经认识到气候的反常可以导致疫病的发生。医学专著对疫病的论述最早见于《黄帝内经》(简称《内经》)。《内经·六元正纪大论》曰:"瘟疠大行,远近咸若。""疠大至,民善暴死。"《内经·刺法论》曰:"五疫之至,皆相染易,无问大小,病状相似。"不仅提出了"瘟疠""疠""五疫"等病名,而且指出了"皆相染易"和"病状相似"等现象。《中藏经·论传尸》亦云:"人之血气衰弱,脏腑羸虚……钟此病死之气,染而为疾。"认为这类疾病是相互传染的。自汉代以后,历代医家均沿用"瘟疠""疫疠"这一概念,直到明代吴又可著《瘟疫论》后,"瘟疫"被认为是中医学中对疫病的统称。清代有了更为具体的疫病病名描述,比如霍乱、疟疾、烂喉痧等,现代一些传染病在名称上与之接近。如天行喉痹接近现代传染病中的白喉,霍乱、疟疾接近现代传染病中的霍乱、疟疾,烂喉痧接近现代传染病中的猩红热等。随着中医学的发展,按起病之因和临床特点命名的疫病种类不断增加,这种发展趋势有利于中医、西医病名的对比和参照,疫、疠、瘟疫等作为中医学对传染病的统称仍然沿用至今。明清之后,温病学说崛起,其温疫学派从病因、传变、证候、治法上力主伤寒与温疫的不同,疫病证治被更多地收入温病学学科范围中,所以中医学中疫病又涉足温病的一部分。可以说,温疫是温病中的一种类别,就二者的关系而言,温病是外感四时温热邪气而引起的,以发热为主要临床特征的多种急性热病的总称,其中也包括温疫,而温疫是具有强烈传染性、易引起大流行的一类温病。由此可见,温病与温疫之间并没有绝对界限,其区别仅在于传染性的强弱、流行范围的大小而已。如果不传染或传染性不强者,即是一般温病;传染性强,引起大流行者,即称为温疫。因此,自清代以后,凡温病学的著述,都将温疫涵盖于内,故理解温疫还应与温病学有关认识结合起来。

中医学将疫病定义为:疫病是由疫疠病邪引起的具有强烈传染性和广泛流行性的一类急性发热性疾病的总称。这一定义指出了疫病的三个关键特征:一是疫病的病因为疫疠病邪;二是疫病具有强烈传染性,并能引起广泛流行;三是起病急,多有发热表现。疫疠病邪是外在致病因素,说明疫病属于外感病范畴;外在致病因素种类繁多,其寒热属性不同,有偏于热、湿、寒、燥等区别。疫疠病邪除有上述单一属性外,还有风热、风寒、湿热、暑热、燥热、火热,或风热湿、暑燥热等复合属性。从古今发生的多种疫病的发病情况和临床表现看,属温热性质的疫疠病邪致病谱广、疫毒性强。温热性质的疫疠病邪或是原有的,或是其他疫疠病邪侵入人体后化热转化而成的,其中包括寒性和寒热错杂性的疫疠病邪的转化,所以大多数疫病都有极强的热毒性。中医疫病学因此也与中医外感热病学关系非常密切。疫疠病邪所致疾病,具有强烈的传染性和流行性。中医病因学说通过"审证求因",将引起强烈传染性和流行性疾病之因命名为疫疠病邪。疫疠病邪所致疾病为疫病,疫病相当于现代医学的急性(烈性)传染病。任何一种传染病都是由某一种特定的病原体引起的,所以对疫疠病邪的理解应当把病原体包括进去。中医学中无细菌、病毒之称,也无微生物之说,但疫疠病邪已包括了细菌、病毒等,疫疠学说就是古代的传染病学说。

现代医学中,传染病是由病原微生物(细菌、病毒、衣原体、支原体、立克次体、螺旋体、真菌等)以及寄生虫(原虫、蠕虫等)引起的,能在人与人、人与动物或动物与动物之间相互传播的一类疾病。现代传染病学的诞生,对于古代的和现代不断产生的传染病的诊断、分类、命名更为规范。中医学辨治现代医学已有明确诊断的传染病已是不容置疑的事实。本书中篇选择有代表性的治疫方剂,按类型分为温热类、湿热类、寒湿类,逐一介绍各方的方源、组成、功用、主治、运用及现代研究,等等。下篇记载疫病32种,按现代传染病之名列目,对其现代医学描述、病因病机、证候特征、辨证论治及调摄防护等进行阐述,既总结古代治疗经验,又介绍现代研究成果。

一、疫病的共同特点

疫病是外感病中具有强烈传染性并可引起广泛流行者,故疫病的特点既可以区别于内伤病,又可以区别于外感病中非疫病者。

(一)疫病的基本特征

1. 致病因素的特异性

疫病之所以有别于风寒类外感疾病,更有别于内伤杂病,其根本原因在于病因不同,即疫病是由特定的致病因素"疫疠病邪"引起。隋代巢元方在《诸病源候论·温病诸候》中说:"此病皆因岁时不和,温凉失节,人感乖戾之气而生病。则病气转相染易,乃至灭门,延及外人。"吴又可在《瘟疫论》中注明:"夫瘟疫之为病……乃天地间别有一种异气所感。""疫气者亦杂气中之一,但有甚于他气,故为病颇重,因名之疠气。""异"就是不同于风、寒、暑、湿、燥、火六淫之气。"春时应暖而反寒,夏时应热而反凉,秋时应凉而反热,冬时应寒而反温",在这些情况下形成的病邪为疫病之因。疫病病因还有疠气、疫气、戾气、杂气之名,突出了疫病致病因素的特定性。

现代传染病学和医学微生物学证实,传染病是由病原体引起并能传播给他人的疾病,病原体包括病原微生物(细菌、病毒、衣原体、支原体、立克次体、螺旋体、真菌等)、寄生虫(原虫、蠕虫等),它们能突破机体的防御屏障,侵犯机体的特定部位,并在入侵部位生长繁殖。机体与病原体间相互斗争,就使患者体内产生病理改变,出现相应症状和体征。据研究表明,人一生会受到许多次感染,只不过多数不发病或是隐性发病。在古代中医文献中,早已记载有疹、痘、发热和咳等呼吸道传染病,痢、霍乱、痧证等消化道传染病,疣、疱疹、红斑等皮肤传染病,分别因吸入时行之气、食用不洁食物和水、接触虫和疠风等所致。这些疾病的致病因素明显有别于一般疾病的致病因素,吴又可的"异气"说更明确地否定了六淫邪气说。疫疠病邪,应当是现代病原微生物学中引起传染性疾病的病原体,中医对疫病的治法和方药,应当对各种病原体有一定作用。

2. 传染性

疫疠病邪可以通过各种途径在人群中传播,造成传染。我国古代医学著作中有不少关于疫病传染性的记载,如《内经·刺法论》中的"五疫之至,皆相染易",其中"染易"即是指疫病在人群中的相互传染。《诸病源候论·伤寒病诸候》中的"人感乖戾之气生病者,此则多相染易"亦是。金代刘完素在《伤寒标本心法类萃》(卷上)的"传染"一节中说:"凡伤寒疫疠之病,何以别之? 盖脉不浮者,传染也。"刘完素首先把疫病称为传染,为确立传染病病名之先。吴又可说:"邪之所着,有天受,有传染。""天受"指通过空气传播,"传染"指直接接触传染。明代虞抟的《医学正传》说:"其侍奉亲密之人……熏陶日久,受其恶气,多遭传染。"这里疫病传染包括了空气传播和身体接触传播。东晋葛洪的《肘后备急方》说:"凡所以得霍乱者,多起于饮食。"这是经饮食传播。体窍是人体对外开放的门户。吴又可说:"诸窍乃人身之户牖也,邪自窍而入。""诸窍"除五官及前后阴之窍外,还应包括皮毛之窍。说明古人已认识到疫病传染有不同途径,这与现代医学理论相同:病原体在其适应的外界环境条件下,按一定的途径,如呼吸道(飞沫)、消化道(食物)、皮肤或黏膜接触(昆虫、被污染的水或土壤)等进行传染。

吴又可说:"其年疫气盛行,所患者重,最能传染。""温病四时皆有,常年不断,但有多寡轻重。"古代医家已经认识到疫病的传染性有强弱之分,各种疫病传染性的强弱和传染期的长短不一,这取决于疫疠病邪的性质和毒力强弱,也取决于人体正气的状态。素体正气不足、阴阳气血失和、年迈气衰及小儿稚阴稚阳之体都容易受到疫疠病邪侵犯。

3. 流行性

疫病在人群中连续传播,引起程度不等的蔓延、播散,即是疫病的流行。古代医籍中所记的"天行""时行"就包含了"流行"的意思。宋代庞安时的《伤寒总病论》说:"天行之病,大则流毒天下,次则一方,次则一乡,次则偏着一家。"这不仅指出了疫病流行的程度有大流行、小流行和散发等情况,而且也说明了不同疫病流行程度也不同,甚至同一种疫病在不同条件下其流行亦有差异。吴又可也指出疫病流行有盛行、衰少、不行的区别,盛行者"最能传染",衰少者"闾里所患者不过几人",不行者"微疫转有,众人皆以感冒为名,实不知其为疫也"。

现代根据疫病流行的强度和广度,把流行分为散发、暴发、流行、大流行几个类型。散发指某种疫病在人群中散在发生,病例间没有明显的传播,其发病率是该地区近几年发病率的一般水平。暴发指在短时间内某一地区某种疫病突然出现多数病例。流行指某一地区某种疫病的发生率显著超过该病往年的发生率。大流行指某一时间内某种疫病迅速传播,流行范围可超越国界,甚至超越洲界。疫病的流行与自然地理条件也有关系,某些疫病主要在一定地区流行,称为地方性;某些疫病主要在某种气候条件下流行,称为季节性。

4. 季节性

疫病的发生与特定的季节气候条件有关,称为疫病的季节性。大多数疫病的发生和传播流行,都有明显的季节性,古人有"时行疫气"之说。呼吸系统的疫病,如流行性感冒(简称流感)、麻疹、肺炎、猩红热、流行性腮腺炎等在冬春季节多发和流行;消化系统的疫病,如伤寒、霍乱、菌痢等,在夏季或夏秋季节多发和流行;虫媒疫病,如流行性乙型脑炎(简称乙脑)、疟疾、登革热等,在作为媒介的蚊虫大量繁殖的秋季多发和流行等。疫病的季节性,决定于两方面因素:①四时气候的异常变化,是传播疫疠病邪的重要条件,从而导致季节性的疫病。如春季温暖多风,风属阳邪,其性趋上,易化火,兼夹寒邪,故疫疠病邪多有风热或兼寒之性,从上从表入侵人体形成呼吸系统疫病。呼吸系统疫病初起多有肺卫表证,或寒邪束于肌表之征象,见发热,伴恶寒、头痛、无汗或少汗、咳嗽等，以肺胃气分为病变重心，按中医学辨证求因的方法，并结合季节，可知是风热或风热兼寒性的疫疠病邪侵犯。同样，夏秋之季气温高，湿度大，湿邪对脾胃有亲和力，故疫疠病邪多有湿热之性，从口入而至中焦，侵犯人体形成消化系统疫病。消化系统疫病常见的共同症状是脘腹胀满、呕恶、大便溏或不爽，按中医学辨证求因的方法并结合患病季节，可知是湿热性质的疫疠病邪侵犯。虫媒疫病是指以节肢动物为媒介的疫病，温度和湿度对此类疫病影响较大，现已知乙脑、疟疾、登革热等病都是通过蚊虫叮咬将其体内的病原体带入人体而发病的。蚊虫在夏秋季节进入生长繁殖的高峰期，所以这类疫病的发生和传播在夏秋季节为多。②季节气候对人体正气的影响。人体对不同季节的气候变化，会有不同的适应性反应，反常的气候，会削弱人体对外界不良因素的抵抗能力（包括对疫疠病邪的抵抗力）而得病。如冬春季节，天气应寒反暖或应暖反寒，肺气的卫外功能和皮毛的开合功能就会降低，疫疠病邪就容易从呼吸道而入导致呼吸系统的疫病；夏秋季节，空气中充满了湿热相合之气，脾胃的受纳、运化功能低下，为疫疠病邪入侵消化道而导致消化系统的疫病提供了有利条件。

如今，随着人口数量增加、地球植被减少、各种污染增加以及温室气体的排放，导致全球气候变暖，为疫疠病邪的传播创造了有利条件。世界卫生组织的报告指出，如果世界各国不能采取有效措施使全球气候正常，到2020年，每年将有70万人因此而死于非命。原来在西半球已销声匿迹的登革热，现在美洲又传播起来；原来非洲中部地带不曾有疟疾，现在发生了流行。这些都说明气候变化会在很大程度上影响疫病流行。

5. 地域性

疫病的地域性指某一方域某些疫病容易发生和传播，其他方域这些疫病则较少流行。我国疆域辽阔，地势东低西高，气温南热北冷，西北干燥，东南潮湿，导致疫病发生和流行具有地域性的特点。如清代陈平伯的《外感温病篇》说："东南地卑水湿，湿热之伤人独甚。"叶天士也说："吾吴湿邪害人最广。"都是说湿热性质的疾病多发生于海拔低、湿度大的东南沿海地区。疫病地域性的特点还表现在一些自然疫源性疾病的传播上。自然疫源性疾病指原发生于野生动物之间的疾病，如布氏杆菌病、炭疽等，在我国多见于内蒙古及东北、西北牧区；岭南地区炎热多雨，蚊虫滋生，疟疾发病较多；日本血吸虫病在我国易在长江两岸的10多个省（市）流行等。这些都反映了不同地域可以产生不同的疫疠病邪。

因不同地域的地势高低、气候特点、水质物产以及人们生活方式、饮食习惯各不相同，且地壳元素分布也不同，各种综合因素影响到人们的生理特点，使不同地域的人，体质也不同，对疾病包括疫病的易感性也不同。正如《内经·异法方宜论》说：东方之域，"其民皆黑色疏理，其病皆为痈疡"；西方之域，"其民华食而脂肥，故邪不能伤其形体，其病生于内"；南方之域，"其民皆致理而赤色，其病挛痹"；北方之域，"其民乐野处而乳食，脏寒生满病"。正如人们常说"一方水土养一方人"，对于疫病来说，也要考虑不同地域人群不同体质类型所导致的疫病之间的差异。

随着全球化进程的不断加速，疫病的地域性特点又有了新的变化，这是我们当前面临的严峻挑战。不同的病原体（疫疠病邪）本有各自的地域性，但由于人类活动破坏了自然屏障，加之现代交通发达，使很多疫病"易地而居"，所以其地域性的特点不再明显，甚至造成了全球性的影响。我国古代的疫病，可以导致一个村庄或一个城镇受到影响，却少有波及几个州府甚至影响全国的；中世纪欧洲的鼠疫毁掉了将近欧洲1/4的人口，而亚洲却未受影响；流感是历史上导致死亡人数最多的呼吸道传染病，1918年一场被称为"西班牙女士"的流感，全球死亡人数保守估计达到4000万，而我国医学史上却无类似的记载。现在则不同，艾滋病是由人类免疫缺陷病毒引起的传染病，1981年最早发现于美国，在短短的20年时间里迅速蔓延成为全球性的瘟疫；2003年的传染性非典型肺炎（SARS）也在短短的数月间在数十个国家蔓延。这些都说明，某些疫病的地域性特点正随着社会发展而逐渐消失，对疫病的防治工作更加不能放松。

6. 免疫性

现代免疫学认为，人体感染病原体后，无论发病与否，都能产生特异性的保护性免疫。这种免疫力持续时间长短因不同的疫病而有差异，有的可以持续终生，如麻疹；也有的持续时间很短，如菌痢。东晋葛洪著《肘后备急方》有用狂犬脑敷治狂犬咬伤的记载；明代万全的《痘疹世医心得》也记载患过麻疹和天花的人就不再得这些病。据清初俞茂鲲的《痘科金镜赋集解》所载,明代隆庆年间(1567～1572年)的宁国府太平县(今安徽太平县)已有预防天花的人痘接种法,这是当时世界领先的技术发明。后来,由于政府重视,不断改进技术,大大提高了人痘接种法的安全性和可操作性,17世纪渐渐流传到世界各国。1796年,英国医生琴纳发明了牛痘接种法,为世界医学史添上了浓墨重彩的一笔。人痘接种法是世界医学免疫法的先驱,它为"人工免疫"的发展开辟了先河。

(二)疫病的临床特征

1.病程发展的阶段性

大多数疫病从发生、发展到痊愈都有一定的规律性,这种规律性表现为从一个阶段进入另一个阶段。

《内经·热论》云:"今夫热病者,皆伤寒之类也。"自《内经》凡外感热病皆归于伤寒,而有发热特征的疫病自然就被囊括其中。汉代张仲景《伤寒论》的成书使得在一个很长的历史时期内(至少到宋金元时代),伤寒病统摄了所有外感热病。《伤寒论》揭示了伤寒病发生发展、传变转归的各个过程,创立了六经辨证的外感病诊疗体系。按六经辨证:一曰太阳,二曰阳明,三曰少阳,邪气由表入里;四曰太阴,五曰少阴,六曰厥阴,邪气由阳入阴,正气由实转虚。这说明中医学认为疫病的病程发展是有阶段性的。清代温病学说兴起,叶天士明确说明温病的诊治"与伤寒大异也",创立了卫气营血辨证诊疗体系。按卫气营血辨证:初期邪在卫分,为表;待邪入气分,则已入里;邪入营分,营阴已伤;邪入血分,动血耗血。卫气营血辨证又可合而称之为气血辨证,邪在气则以功能损害为主,邪在血则以物质损害为主,虽有大异,也只是从病因、病机等方面讲,然而在叶天士的理论中,仍然明确了疫病的病程发展的阶段性。其后吴鞠通借鉴《伤寒论》写作体例,以三焦为经,以卫气营血为纬,创立了三焦辨证诊疗体系。按三焦辨证:病邪先犯上焦,继而中焦,最终下焦,下焦证出现则标志病情已由实转虚,也体现了病程发展的阶段性。以上疫病发展的规律指的是一般规律,还有特殊传变规律,如太阳传少阴、卫分传营分、上焦传下焦等。病邪在太阳、阳明、少阳、太阴、少阴、厥阴,卫分、气分、营分、血分,上焦、中焦、下焦,每一经、每一层次、每一人体部位,都可视为此种疾病的一个特定发展阶段。由此可见,古人在长期与疫病作斗争的过程中,创立了多种针对当时所流行的疫病的辨证体系,除上述六经辨证、卫气营血辨证、三焦辨证外,还有表里辨证、六经气化辨证等,在此不一一列举。临床上对疫病不同阶段的症状进行详细分析,就可作出疫病所处发展阶段的判断,进而对疫病进行正确的辨证施治。

现代传染病学将传染病的发展过程通常分为四个时期,即潜伏期、前驱期、症状明显期、恢复期。其中潜伏期是指从病原体侵入人体起,至开始出现临床症状的一段时期,由于这一时期没有症状,中医学无法辨证。其余三期则可与卫气营血、三焦等大致对应。前驱期,是指从起病至症状明显开始时为止,可以归于卫分阶段、上焦阶段。症状明显期,病情多变,可以归于气分阶段、营分阶段、血分阶段,或上焦阶段、中焦阶段。机体免疫力激活至一定程度,体内病理过程基本终止,患者病理性症状、体征基本消失,或留有一些病理伤害,临床上称为恢复期,不属于卫气营血任一阶段,但三焦辨证对于有病理损害的可归于下焦阶段。对于疫病,按中医学对于外感热病的辨证体系划分病程阶段,并参考现代传染病学的划分标准,有利于随时掌握病情的发展情况,判断病变的发展趋势,为正确而及时确立治则、选方用药提供有力的支持。

2.临床表现的特殊性

绝大多数疫病都有一些不同于其他疾病的共同临床特点。

(1)发热。发热是大多数疫病共有的症状。当然,不同性质的疫病和处于不同发展阶段的疫病,发热的类型和高低有所不同。

疫病从开始就出现高热或体温在短时间内迅速升高,而表证的发热表现可以一闪而过或因短暂而不知。病邪由表入里,由浅入深,病变由轻到重,发热类型也随之而变。临床根据热型,可以对疫病进行诊断、辨证,并确定相应的治法。清代戴天章的《广瘟疫论》说:"凡见发热,即当辨其气、色、神、脉、舌苔,为风寒、为时疫。系时疫,又当辨在表、在里、在半表半里。然时疫见证,纯表纯里者少,表里夹杂者多。"疫病多见表里夹杂的发热,这是疫病与其他外感病以及内伤病发热的重要区别之一。

温热性质的疫病,一开始就有明显发热,而且伴随明显的热象。热象就是除有发热外,还有口渴、心烦、小便短赤、舌红、脉数等说明是热证的征象。温热性质的疫病易伤阴,发热同时所见的口渴、小便黄短即是伤阴表现,而且一开始就有,出现于疫病的全过程。湿热性质的疫病,开始可以热象不明显,有的因为湿邪较重,湿为阴邪,易阻遏阳气,反而易被误认为是伤寒或一些内伤病。湿邪化热需要一段时间,所以湿热性质的疫病的发展相对缓慢,在划分发展阶段上与温热性质的疫病不同。湿热性质的疫病易阻气机,脘闷、苔腻也是一开始就有,出现于疫病的全过程。

(2)皮疹。皮疹是疫病的另一重要临床特征,发热伴有皮疹的疫病称为发疹性疫病,又称疫疹。皮疹的种类很多,有斑疹、丘疹、玫瑰疹、瘀点、瘀斑、疱疹、荨麻疹、黏膜疹等。中医学常以疹和斑概括所有皮疹。疹形如粟米高出皮肤;斑点大、成片,不高出皮肤。疹为卫营同病之征象,斑为气血同病之候。临床详细观察斑疹的色泽、形态、出现时间、分布部位、伴随症状、先后次序等,有助于对疫病的诊断和鉴别、发展趋势、预后作出正确分析。以麻疹、伤寒为例,麻疹在发热后第4日发疹,伤寒在发热后第6日发疹。麻疹发疹自耳后及颈部开始,后向颜面、胸背发展,再向下,最后到四肢;伤寒皮疹多分布于胸腹及背部。

现代医学研究认为,皮疹是病原体及其毒素对毛细血管造成的损害或过敏,不同病原体引起的传染病,皮疹的出现时间、顺序、分布等都有不同规律。将中医学对疹、斑总体的诊察原则和现代医学对各种不同传染病皮疹外发规律的总结相结合,有利于提高对疫病诊断和鉴别诊断、辨证分型的准确性。

(3)常兼痰瘀证。痰和瘀是疾病发展过程中形成的病理产物。疫病中疫疠病邪导致肺、脾、肾及三焦气化功能失常,水液代谢障碍,水津停滞即成痰。疫疠病邪常兼温热之性,入血则煎熬血液,血液运行不畅甚或停滞即产生瘀血。痰、瘀等病理产物可以滞留于机体各个部位,对脏腑经络造成广泛的损害。如痰滞于肺,见咳喘咯痰;滞于心,形成痰迷心窍证,见神昏或痴呆;滞于胃,见恶心呕吐,心下痞满;滞于经络筋骨,见肌肉疼痛,肢体麻木或疼痛;上犯于头,见头痛眩晕等。同样瘀血也可滞于人体各部,其形成的症状有疼痛、斑疹、固定肿块、舌上瘀点、舌下静脉曲张等。中医学中有百病多有痰,怪病多有痰有瘀之说。

疫邪在入侵机体由表入里、由气入血的传变过程中形成痰、瘀病理产物,可在肢体和脏腑的一些症状中表现出来。肢体症状主要是头身酸痛,包括头、项、背、腰、膝、胫腿、足、肩臂、腕及周身骨节酸痛,相当于现代医学所说的由病原体的代谢产物(如毒素)引起的全身症状,这在2003年春季发生的SARS中可得到验证。北京SARS定点医院长辛店医院观察65例确诊为SARS的病人,头痛、身痛的出现率皆为100%;广州中医药大学第一附属医院观察45例确诊为SARS的病人,肌肉疼痛的出现率也是100%。对头身酸痛、肌肉疼痛的机制,除应考虑到疫毒之气阻痹脉络这一原因外,还应考虑到疫邪夹痰瘀有形之物阻滞经络这一因素。明代王肯堂的《证治准绳》说:"痰皆动于脾湿,寒少而热多……痰饮流入四肢,令人肩背酸痛,两手软痹。"清代王清任的《医林改错》更是把"肩痛、臂痛、腰痛、腿痛或周身疼痛"归于瘀血为患,尤其是疼痛固定不喜按的更应考虑瘀血之因。王清任还把疫病现肿归于"热毒中于血管,血壅不行"。

瘀证的脏腑症状可从胸胁脘腹的胀满痛上表现出来,戴天章说:"时疫胁满痛,是痰气血三者为病。"急性热病血瘀证还可以从患者血液流变学指标变化上得到证实。20世纪80年代中期,在温病卫气营血证候的实验研究中,已得出"卫气营血的全过程均属高黏综合征"的结论,提示外感热病的治疗要早用活血治法。疫病过程中发生的弥散性血管内凝血就能说明这点。中医、中西医结合治疗SARS的经验显示,早用活血,全程使用活血,可以明显减轻病理损害。痰瘀相合还可对脑络造成损害,严重者导致神昏窍闭。清代何秀山在《重订通俗伤寒论》中说:"热陷包络神昏,非痰迷心窍,即瘀塞心孔。"清代薛雪的《湿热病篇》中的"主客浑受"证,就是暑湿之邪夹痰瘀入于厥阴之络导致"默默不语,神识昏迷"的病证。厥阴之络在此主要指手厥阴心包络。现代研究发现,疫病过程中可以出现肝肾功能损害以及心肺功能衰竭,所以疫病早用化痰化瘀药,还可保护脑络。

(4)气阴耗伤重。伤津耗气是所有发热性疾病的共同特点。疫疠病邪热毒性强,侵入人体后很快造成阳热亢盛的局面,故患病之始即可出现阴津耗伤的症状。疫病自始至终都有热毒与津液之间的正邪斗争,而津与气又相互依存,故疫病多有气液耗伤。吴又可说:"疫乃热病也,邪气内郁,阳气不得宣布,积阳为火,阴血每为热搏。"热病伤阴分为伤胃津和伤肾液两类,正如叶天士说:"热邪不燥胃津,必耗肾液。"伤胃津表现主要有汗多,口渴,小便黄短等;伤肾液表现主要有低热夜甚,手足心热,神倦,咽干齿黑,舌光绛而痿等。

胃与肺为"母子关系",所以胃阴伤多以肺胃阴伤的形式出现,肺主一身之气,严重者导致气阴两伤。热病的上焦证、中焦证、气分证,正气受损多属肺胃阴伤或肺胃气阴两伤。肾与肝乙癸同源,所以肾阴伤多以肝肾阴伤的形式出现,热病的下焦证、营分证、血分证,正气受损多属肝肾阴伤,严重者导致精血耗竭。清代温疫学派医家戴天章重视对疫病伤阴之证的观察,《广瘟疫论》中所列唇燥、齿燥、鼻孔干、舌燥、咽干、鼻如烟煤等,都说明疫病伤阴之重,特别是鼻如烟煤者最重。戴天章说:"时疫鼻如烟煤者,邪热烁肺也,由鼻孔干而来,急当清下,少缓则肺胃枯绝矣。"清代余师愚的《疫疹一得》也列出疫病严重伤阴的两种舌象:舌上珍珠和舌如铁甲。舌上珍珠是舌上白点如珠,其为阴伤比芒刺舌还重的一种舌象;舌如铁甲是体内津液极度耗损形成的坚如铁、厚如甲、变白为黑的舌象。以上两种舌象都是一般热病中少见的,特别是后一种,余师愚说"此三十六舌未有者",只出现在疫病极度伤阴的病证中。此外,阴伤必及气,疫病过程中出现乏力、短气、神疲脉虚等症状,即是伤气表现。气阴损伤至一定程度,还会导致阳伤,疫病过程中出现四肢厥冷、汗出淋漓、脉微少神等症状,即是阴损及阳的伤阳、亡阳表现。疫病发展过程中,阴液的盛衰存亡对病情发展和预后有重要决定作用。清代王孟英《温热经纬》说:"阴液耗之未尽者,当有一线生机可望;若耗尽而阴竭,如旱苗之根已枯矣,沛然下雨,亦曷济耶?"一般来说,疫病的前期阶段多伤肺胃之阴,病情进一步发展,则伤肝肾之阴。所以治疫病不只是祛邪,对于疫病过程中正邪相争而正气不足,或后期正气耗伤而余邪不去,或出现了较严重的伤阴伤阳乃至亡阴亡阳证,都要用相应的扶正法。扶正方药首先针对阴伤证,同时也针对由阴伤导致的气伤,以至阳伤证。

(5)易内陷生变。高热、动风、动血、闭窍、厥脱是疫病的危重证候。疫病中最基本的临床表现是发热,表示正气能奋起抗邪,高热说明正邪交争激烈,但如高热持续,则会出现一系列变证,特别是邪热内陷心营,内迫营血等,可导致心窍闭塞、斑疹吐衄等危重症,对生命威胁极大。动风多由疫疠病邪引动肝风而致。动血由热盛迫血妄行而致。厥脱是疫病过程中由于正气不支而突然出现气阴外脱乃至阳气外脱之证。以上都是疫病的险恶证候,直接威胁着患者的生命。临床若出现上述表现,可结合西医的中毒性脑病、弥散性血管内凝血、感染性休克等急危重症的抢救手段进行急救,以挽留生命。

(6)发病急、病情重、传变快。疫病大多起病急骤,来势较猛,传变较快,变化较多。所谓起病急骤,是指患者有较确切的近期发病时日。疫病不是一般的温病,更不同于伤寒,较少按卫气营血、三焦、六经之序传变,往往初病即高热起,卫分证未罢,气分证已现,传变之速,数日便可损及全身阴阳气血,所以一般外感热病多个发展阶段之后对机体造成的损害,疫病在数日甚至一日之内就可出现。正如吴又可在强调疫病"急证急攻"时说到,早上白苔如积粉,午前变黄色,午后通舌变黑起刺,"鼻如烟煤,此邪毒最重"。一日中完成了从膜原之半表半里,到胃之里,再由中焦到下焦的发展过程。《瘟疫论》述及某些疫病"缓者朝发夕死,重者顷刻而亡",足见疫病来势凶猛,病情危笃。

(7)症状相似。疫病是由特异的致病因素"疫疠病邪"引起的,这种特异性的疠气作用于人体往往有特定的部位,从而使疫病的临床表现在不同的个体身上常常有很大的相似性,所谓"一气致一病"。例如痄腮,无论男女,一般都表现为耳下腮部肿胀;霍乱,无论老幼,皆为上吐下泻。故《内经·刺法论》称:"无问大小,症状相似。"

二、疫病与几种外感热病的关系

中医外感热病学的发展经历了漫长的历史时期,在研究伤寒、温病的发生、发展及证治规律的同时,中医疫病学说也日臻完善。疫病与伤寒、温病都是外感热病,它们之间既有密切关系,又有一定区别。

（一）疫病与伤寒

《内经》把一切外感热病统属于伤寒，这是广义伤寒的由来。《难经·五十八难》把伤寒分为中风、伤寒、湿温、热病、温病 5 类，这是广义伤寒包括外感热病的种类。张仲景在《伤寒论》序言中说其宗族死于伤寒的有 7/10，可见疫病是包括在伤寒之内的。晋代王叔和的"时行之气"说提出"非时之气为病"的观点，将具有传染性和流行性的疾病称为时行之气，感受的病邪是"非时之气"，至此疫病和伤寒开始有了区别。巢元方的《诸病源候论》把伤寒分成两种，一种是"自触冒寒毒之气生病者，此则不染着他人"，一种是"感乖戾之气而发病者，此则多相染易"。前一种是一般伤寒，后一种是疫病，可以说伤寒和疫病的区别更明确了。宋金元之后，温病学说得到很大发展，伤寒和温病的关系有了改变，温病脱离伤寒独成一病，广义伤寒的概念逐渐淡化。温病学派强调温病不得混称伤寒，把外感热病中发病急、传变快、病情重、大多有强烈传染性和流行性者归于温病的研究范围，疫病也自然多归于温病之中。明代至清代，出现了以吴又可为代表的温疫学派医家，他们在与疫病作斗争的过程中创立了自己的学说，把伤寒与温疫从病因、发病、传变、证候、治法等方面截然分开，特别是吴又可说"伤寒不传染于人，时疫能传染于人"，伤寒与疫病界限分明，彻底改变了伤寒包揽一切外感热病的局面。

由上可知，宋代以前，疫病属于伤寒的范畴，大多疫病都属于伤寒，《伤寒论》奠定了中医疫病学的基础。宋以后到明末，疫病概念逐渐明确，多相染易者为疫病，王叔和称为非时之气，而巢元方将伤寒中多相染易者划出，为后世温疫学派建立自己的学说提供了依据。明末温疫学派形成，疫病和伤寒成了完全不同的两种外感病。

（二）疫病与温病

疫指疾病的流行而言，瘟与疫同义，指急性传染病。古代文献中的瘟疫与疫的含义是一样的，都是具有强烈传染性和流行性的疾病。瘟疫有温疫、寒疫等分别，其中温疫属于温热性质和湿热性质的疫，寒疫属于寒凉性质的疫。正如本章前面所说过的，疫病以温热性质者为多，即便是寒疫也多能在寒邪化热后转变为温疫。对疫病与温病关系的探讨，有以下几方面意见：

1. 温病流行即是瘟疫

许多温病在一定条件时能引起流行，流行的温病就是疫病。清代医家喻昌说："讵知湿温包疫证在内，湿温至盛，长幼相似则疫矣。"清代医家王学权在《重庆堂随笔》中说："温病、热病、湿温病，治不得法，皆易致死，流行不已，而成疫疠。"这种认识把处于流行期间的温病称为疫病，而如果这种温病在某年不流行，则不能称疫病。

2. 温病就是瘟疫

持这种观点的多是今天所称的"温疫学派"医家。他们认为温、瘟相同，温病就是疫病。如吴又可说："夫温者热之始，热者温之终，温热首尾一体，故又为热病即温病也。又名疫者，以其延门阖户，又如徭役之役，众人均等之谓也。"温疫学派医家除吴又可之外，还有戴北山、杨栗山、刘奎、余师愚等，他们在自己的著作中竭力区分伤寒与温病，实际区分的是伤寒与温疫。他们笔下的温病，今天看来，大多是急性传染病。吴又可、戴北山、杨栗山、刘奎、余师愚等医家积累的急性传染病的学术理论和防治经验，是中医疫病学的重要内容，是后世医家与新老疫病作斗争的有力武器。但从今天的眼光看来，温病还不能完全与疫病等同，因为温病中尚有许多不具备疫病流行特点的病种，而疫病中还有少数不属于温病者，如寒疫等。

3. 按传染与否区分温疫与温病

清代医家陆九芝把温病和温疫按传染与否加以区分，他在《世补斋医书》中说："温为温病，热为热病……与瘟疫辨者无他，盖即辨其传染不传染耳。"这种观点表面上看似有理，实际上忽视了流行条件。有些疫病，在不具备流行条件时并不流行,这时因为其未流行就说不是疫病,而如具备流行条件,发生了流行就说是疫病,这样岂不是一种疾病,一会儿是疫病,一会儿不是疫病了? 在这一方面,吴又可所持观点比较公允。吴又可说:"其年疫气衰少,闾里所患者不过几人,且不能传染……然则何以知其为疫? 盖脉证与盛行之年所患之证纤悉相同,至于用药取效,毫无区别。"

4.温病中具有强烈传染性和流行性者为温疫

吴又可说:"疫气盛行,所患者重,最能传染。"可见,疫是指有较强传染性并能在较大范围引起流行的一类疾病。温病与温疫的区别主要在其流行性的强弱,因为温病大多数具有传染性和流行性,而那些来势猛、病情重、传染性强的温病可以称为温疫。当然寒疫在其未转化成温疫之前不属于温病,故不包括在内。现代温病学把大多数急性传染性疾病和急性感染性疾病的病因与发病、发展、传变、证候特点、防治方法等作为自己研究的重点,中医疫病学已包括其中。温疫(或瘟疫)是温病中具有强烈传染性和流行性者,即温病中包括温疫,但温病不等于温疫。这种观点符合中医外感热病学的认知过程,是较为合理的。

(三)疫病与温毒

作为病名,温毒是温病中具有局部肿痛灼热,甚则溃烂,或起斑疹的一类疾病。如吴鞠通的《温病条辨》所描述的"咽痛喉肿,耳前耳后肿,颊肿,面正赤,或喉不肿,但外肿,甚则耳聋"。温病学中讲到的大头瘟、烂喉痧,都属于温毒,而如果具有较强的传染性和流行性,则也是疫病。再举大头瘟和烂喉痧为例,大头瘟古称大头天行,《古今医案按》说:"泰和二年四月,民多疫病,初觉憎寒壮热体重,次传头面肿甚,目不能开,上喘,咽喉不利……"说明大头瘟是疫病中有头面、咽喉肿痛症状的疾病。烂喉痧又称疫喉痧,是传染性的喉病,临床特征是咽喉肿痛腐烂,肌肤外发丹痧,既是疫病又是温毒。具有温毒特点的疫病还有很多,如杨栗山的《伤寒瘟疫条辨》所说的,众人发颐或众人头面浮肿,为大头瘟;众人咽痛声哑或众人颈筋胀大,为蛤蟆瘟;众人吐泻腹痛或众人斑疹疔肿,或众人呕血暴下,为搅肠瘟、瓜瓤瘟;众人瘰核红肿,为疙瘩瘟;众人痿痹足重,为软脚瘟等。以上说明疫病和温毒的关系是密切的,疫病具有局部肿痛灼热,甚或溃烂、斑疹者也是温毒;温毒具有较强传染性并能引起一定范围内流行者也是疫病。

三、疫病的分类

我国自有记载的历史开始,至今有大疫发生不下500次,历代医家在与疫病的斗争中,对疫病的发生发展规律、证候表现特点、传变转归趋势都进行了观察和总结。限于时代的局限,许多疫病未能有确切的病名,但按现在所知,我国古代的大疫包括了流感、鼠疫、麻疹、天花、霍乱、白喉、疟疾、猩红热、痢疾、血吸虫病、急性黄疸型肝炎、钩端螺旋体病等在内。由于这些多是发热性疾病,而发热性疾病开始多归属于伤寒,所以在《伤寒论》及其之后的较长一段时间中,伤寒包括了大部分疫病在内。随着中医外感热病学的发展,医家们对疫病的认识逐渐加深,观察也更加细致,并注意到不同疫病之间的联系与区别,逐渐对疫病进行了分类和命名,现从以下四方面说明。

(一)根据病证性质分类

病证性质指疫病的寒热、燥湿属性,疫病的寒热、燥湿属性取决于感受疫疠病邪的种类。疫疠病邪是一切能引起疫病发生的外来致病因素的统称,其性质和致病特点多以六淫特性来归属,不同疫疠病邪导致不同的疫病发生。

1.湿热疫

湿热疫是感受湿热性质的疫疠病邪而发生的疫病。湿热疫疠病邪从口鼻而入,先犯于膜原,症见憎寒壮热,继而但热不寒,苔白如积粉,舌质红绛。膜原位居半表半里,其邪气不解,传变途径可有出表、入里、表里同病几种。吴又可的《瘟疫论》中所论之疫,为湿热疫之代表。

2. 暑燥疫

暑燥疫又称温热疫,是感受暑热火毒性质的疫疠病邪而发生的疫病。暑热之邪,火性炽烈,侵犯人体后迅速出现邪热充斥表里、上下、内外之征象,见身体壮热,头痛如劈,两目昏瞀,或狂躁谵妄,口大渴,骨节烦疼,或吐血衄血,发斑,舌红绛,苔焦等症状。热毒深伏,可出现淫热内攻脏腑的危候。余师愚的《疫疹一得》所论之疫,为暑燥疫之代表。

3. 寒湿疫

寒湿疫是感受寒湿性质的疫疠病邪而发生的疫病。《内经·疟论》说:"寒者阴气也。"寒损阳气,易出现恶寒、肢冷、腹痛下利等阳气不足之症状;寒性凝敛收引,又易出现头身疼痛、肌肉疼痛、胸脘腹拘痛等气血运行障碍、筋脉拘急之症状。《中国医学大成·增订叶评伤暑全书》说:"夏月亦有病凉者,偶遇暴风怒雨,不及加衣,或夜失覆,或路行冒犯,皆能为凉证,此非其时有其气,谓之寒疫。"清代医家刘奎在《松峰说疫》中说:"不论春夏秋冬,天气忽热,众人毛窍方开,倏而暴寒,被冷气所逼……众人所病皆同,且间有冬月而发疹者,故亦得以疫称焉。"寒邪与湿邪相为寒湿之邪,导致寒湿之疫,但寒湿之邪日久可以化热伤阴,此时疫病的性质就发生了改变,即由阴寒性质变为阳热性质了。吴鞠通说:"寒湿者,湿与寒水之气相搏也……湿久生热,热必伤阴。"薛雪的《湿热病篇》主要讲湿热、暑湿为病。但作为与湿热证、暑湿证的对照,薛雪也列举了寒湿为病的证候表现,其中包括伤卫表之阳的恶寒、口不渴、面黄,伤太阴之阳的腹痛吐利,伤少阴之阳的泄泻胸痞、身冷脉细等。吴鞠通、薛雪所说的寒湿病都不属于温病,但若具有较强的传染性和流行性,亦属疫病。寒湿性质的疫病不是疫病的主要种类,但易热变为湿热疫、暑燥疫。

4. 杂疫

以寒、热、燥、湿之性难统之疫即为杂疫。刘奎说:"其症则千奇百怪,其病则寒热皆有……众人所患皆同者,皆有疠气以行乎其间。"又说:"其病有寒者,有热者,有上寒而下热者,有上热而下寒者,有表寒而里热者,有表热而里寒者。"刘奎在《松峰说疫》中列举了72种杂疫,症状各有特点,但仔细分析,大部分火毒特性明显,仍属于暑燥疫(或包括湿热疫)。所以总的来说,疫病以温性的占绝大部分。

(二)根据传染、流行程度分类

古代医家认识到疫病的传染性与流行性程度不同,如前所述,庞安时指出流行性强的可"流毒天下",弱的仅限"一家"。吴又可亦说:"其年疫气盛行,所患者重,最能传染……其年疫气衰少,闾里所患者不过几人,且不能传染。""不能传染"是指传染性弱或散在发生。吴又可在《瘟疫论》中把疫病流行分为盛行之年、衰少之年、不行之年,分别指在较大范围流行、在较小范围流行、没有流行的情况。不同疫病的传染性和流行性的强弱是有差异的,这与疫邪的毒力和易感者正气的状态有关。一般把毒力强、疫邪侵犯人体后极容易发病的称为烈性传染病。《中华人民共和国传染病防治法》中规定有甲类传染病、乙类传染病、丙类传染病三种,其中甲类传染病和乙类传染病的一部分是烈性传染病,即烈性疫。烈性传染病不但传染性和流行性强烈,而且对生命的威胁大。相对来讲,传染性不强、流行范围较小就是一般传染病,即一般疫。疫病流行还和自然环境、地域环境等因素有关,如同一疫病,在我国东部、西部和长江南北的流行范围就明显不同。所以,对于某些疫病,其传染性和流行性不是一成不变的。

(三)根据临床特征分类

根据疫病的临床特征命名是一种最直观的命名法,也是最常见的命名法。如大头瘟,最早在刘完素的《素问病机气宜保命集》中称为大头病,金代李东垣称之为大头天行,明代李梴之后称为大头瘟。此病以大头为名主要因为有头面部肿大的临床特征。烂喉痧也是以咽喉溃烂肿痛，肌肤外发丹痧的临床表现而命名的。吴又可的《瘟疫论》中列举多种疫病，其命名皆以临床主要特征为根据，如吴又可说："或时众人发颐，或时众人头面浮肿，俗名大头瘟是也。""或时众人咽痛，或时咽哑，俗名为蛤蟆瘟是也。"还有胸高胁起，呕汁如血，名瓜瓤瘟；众人瘰核，名疙瘩瘟；便清泻白，足重难移，名软脚瘟等。疫病按临床特征命名也反映了该种疫病具有专入某经络某脏腑之特性。

（四）根据多发季节和致病主气分类

疫病与温病的关系最为密切，温病包括了许多疫病在内。按发病季节和临床表现，现代临床上的许多传染病都可以归属于某一种或几种温病之中。如乙脑可以归属于暑温中进行辨证论治；流行性脑脊髓膜炎可以归于春温中进行辨证论治；伤寒、副伤寒可以归于湿温中进行辨证论治；流行性出血热可以归于暑温或伏暑中进行辨证论治；流感则视患病季节和表证类型，可归于风温、冬温、秋燥、冒暑、湿温等病中。暑温、春温、湿温、暑湿、伏暑、风温、秋燥等温病的命名，有按发病季节命名的，也有根据致病主气命名的。按发病季节命名的如春温、冬温等；按致病主气命名的有暑温、湿温、暑湿、风温等。秋燥的命名既按发病季节，也按致病主气；伏暑的命名以伏气温病特点为据，有特殊性。既然很多疫病可以归属于这些温病，那么它们的季节性特点，所感受的疫疠病邪的性质，以及侵犯人体后的病变重心、传变规律等也都能据此而知。所以，对温病的命名和归类在一定程度上也是对疫病的命名和归类。

第二节　疫病研究的历史沿革

中医学对疫病的认识较早，可溯源至战国时期，在2000多年的疫病防治实践中历代医家积累了丰富的经验，形成了独具特色和优势的中医疫病理论体系和诊疗方法，留下了大量著作，在世界医学史上，是任何其他民族无法相比的，为维系中华民族的种族绵延、繁衍昌盛作出了不可磨灭的贡献，是中医学宝贵遗产中的重要组成部分。中医学中疫病研究的整个过程与伤寒学派、温病学派的形成和发展密不可分，也充分体现了学术争鸣在中医学发展中的重要作用。

（一）疫病认识的起源阶段（公元前 475 年～公元前 207 年　战国至秦代）

关于疫病的最早文字记载，可追溯到殷商时期的甲骨文，其中有"疾年"一词的出现。"疾年"是指疾病多发的年份。某年多发的疾病，应当是具有传染性的流行性疾病。在周代的典籍中，已经出现了"疫"这一名词，在《礼记》中就多次提到疫病，如"孟春行秋令，则民大疫"，"季春行夏令，则民多疾疫"，"果实早成，民殃于疫"，"民必大疫，又随以丧"等，当时已经认识到气候的反常，可以导致疫病的发生。

中医医籍中对疫病记载最早的是《内经》。《内经·刺法论》云："帝曰：余闻五疫之至，皆相染易，无问大小，病状相似。"《内经·六元正纪大论》云："疠大至，民善暴死。"寥寥数语，把疫病的传染性、症状相似性、起病急、发展快、治疗棘手等一些特点进行了较为详细的描述。难能可贵的是，早在2000多年前，中医就把传染病以预防隔离作为重要控制手段明确提了出来。《内经·刺法论》云："岐伯曰：不相染者，正气存内，邪不可干,避其毒气;天牝从来……"从这段文字看出,"避其毒气"是强调未病者的预防和自我保护,而强调"正气存内"正是与现代医学提出的增强体质、提高机体免疫力的观点不谋而合。关于疫病的病因病机,《内经·刺法论》云疠、疫均有寒温之别,其流行者温疠、温疫多,而寒疠、寒疫少。《内经·六元正纪大论》曰:"其病温疠大行,远近咸若。"又曰:"其病温厉,皆言温疠。"而不提及寒疠,即以温疠概寒疠。该篇中多次指出,由于"地气迁,气乃大温""阳乃大化,蛰虫出见""温病乃作"等,第一次把因气候大热感受温邪而发的热性病明确地指为"温病",并记述了温病在发病、流行等方面的特点。但必须提到的是,温疫、温疠者,以疫疠为病名,言疫之温者,疠之温者也,与其他的寒疫、寒疠相区别,并且可以看出,当时对疫病的认识,非只热性疫病,只不过是热性者较多,流传较广而已,这是十分科学的。因为古无瘟字,所以可以推测,温疫、温疠之温不是病名,《内经》中所提到的温多是温热之意,其"温病"指的是热性病,而真正意义上的疫病在《内经》中称作"疫""疠"或"厉",和温病是有区别的。但从这一时期开始,有些医家就开始"温""瘟"相混了,其不知古虽无"瘟",而代以"疫""疠",绝非"温"也。

(二)疫病在诊疗上的发展阶段(公元前207年～公元959年　汉代至唐代)

东汉中后期,我国中原地区疫病频发。《后汉书·五行志》录有疫情10次,全发生在安帝元初六年(公元119年)之后,尤其是建安年间,疫情持续时间之长,死亡人数之多,是历史上少见的。东汉末年,张仲景的《伤寒杂病论》序云:"余宗族素多,向余二百,建安纪年以来,犹未十稔,其死亡者三分有二,伤寒十居其七。"《伤寒杂病论》与疫病有关的论述有"凡时行者,春时应暖而复大寒,夏时应热而反大凉,秋时应凉而反大热,冬时应寒而反大温,此非其时而有其气,是以一岁之中,长幼之病,多相似者,此则时行之气也""从春分以后,至秋分节前,天有暴寒,皆为时行寒疫也……阴脉实大者更遇温热,变为温毒,温毒为病最重也。阳脉濡弱,阴脉弦紧者,更遇温气,变为温疫。以此冬伤于寒,发为温病,脉之变证,方治如说"等。《伤寒杂病论》极大地丰富了中医疫病学的内容,使寒疫有了辨治的基础,而从文献记载也可以看出,在其后的几次大规模的寒疫中,有"宜用辛温"和"仲景方多效"的记载,其中白虎汤、白虎加人参汤等方剂对温病学也大有启发,对温疫也同样有效。

此外,魏晋之际的医家王叔和在搜集整理《伤寒杂病论》的"序例"中,对《内经》论温作了进一步阐发,他提出伏寒、异气、时行、风寒重感及病中更感疫气而变温的理论,从而阐释了"伏邪",孕育了"新感"和"新感引动伏邪"的学说。同时,王叔和还按发病季节、重感性质和脉搏状态分辨出冬温、温虐、风温、温毒、温疫等病,为后世疫病学的发展作了铺垫。

晋代葛洪所著的《肘后备急方》提出"伤寒、时行、温疫,三名同一种耳,而源本小异。"认为伤寒是冬为"伤寒毒气"所攻,温病是"厉气兼夹鬼毒相注"(传染)。并指出发斑是"温毒",属大疫,治宜"黑膏",使"毒从皮中出";挟热下利是"天行毒病",治主黄连、黄柏;提出"令溺白纸上,纸即如柏染"之验黄疸法。还记述了用流金散、辟天行毒厉方等口服、入鼻、燃熏消毒之预防传染的方药。此外,在记述永徽四年疫病流行时,第一次记载了由于"击虏"而传入"虏疮"(痘疮)的历史。

到了隋唐时期,巢元方的《诸病源候论》一书中,虽然在温病的病因上与王叔和、葛洪等人的认识一脉相承,但其对病因、证候的论述则更为具体细致。巢元方把温病(34候),热病(28候),时气(43候),疫疠、疟病、黄疸、痢疾、丹毒等(共98候),一一与伤寒分列,各为一门。

隋唐时期孙思邈所著《备急千金要方》中,虽把温病和伤寒并列一门而与阴阳毒同论,但从他搜集辟温的20多方,足可以证明他是注重实际和倡导预防的。在治温方法上,也同样有所充实。如葳蕤汤、暴气斑点方、犀角地黄汤等许多方药,就对后世温病学发展起到了积极的推动作用。

唐代王焘的《外台秘要》是继《伤寒杂病论》之后的重要临床典籍,就温病、疫病而论,其中列有5门110

论共 684 方。即天行 1 门,21 论,137 方;温病、黄疸合为 1 门,21 论,117 方(包括辟温方 22 个);霍乱、三焦病合为 1 门,21 论,132 方;疟病 1 门,15 论,113 方;痢疾 1 门,32 论,185 方。都是先论后方。在治法上又有不少增补,搜集、保存了许多治温古方和民间方,如大青消毒汤、知母解肌汤、知母汤、香豉汤、大黄汤、地黄汤……多为清热解毒方剂。王焘在治温毒发斑方下谓:"赤斑者五死一生,黑斑者十死一生。"这在当时对斑疹的预后推断上,恰是一种经验的记载。

从上述情况看,自《伤寒杂病论》到《外台秘要》提出脉症辨别及天行、温病等诸证源候,记述了不少清热解毒的治温方剂。与此同时,在发病上,也提出"毒厉之气""异气""伏温""病中重感异气"等论点、论据,以及预防的思想、方法等。由汉末到唐代的 600 余年(包括王焘以后的一段时期)的历史过程中,对疫病的认识及疗法,都有所发现和发展。

(三)中医疫病学发展的低潮期(公元 960~1182 年　宋代)

宋仁宗嘉祐年间,学术界错误地陷入"泥古宗景"的泥坑,思想僵化,使更多的医家在临床上对伤寒理论更为重视,甚至以伤寒理论指导温病的治疗,认为《伤寒论》是为广义伤寒而立,遂开以《伤寒论》统治温病之风。这也是后世寒、温学派争论的根由。依前所述,疫病以温性居多,寒性较少,而且东汉末年的气候特点又和其后有较大差异,所以用辛温药居多的伤寒方剂治疗疫病,临床效果不理想。在当时医学界大环境的影响下,疫病学理法方药的研究进展十分缓慢,甚至对于一些已有的经验、理论的继承上也不尽如人意。所以在这一时期中医疫病学的发展处于低潮,甚至略有衰退。

但值得一提的是宋代医家庞安时,他把伤寒和温病区分开来,并指出天行温病乃乖候之气所致。庞安时还特别指出,五大温热证(春有青筋牵,夏有赤脉攒,秋有白气狸,冬有黑骨温,四季有黄肉随),属乖候之气所致,不属伤寒,"与伤寒大异"也。伤寒皆为冬伤于寒,但可发于四时,无流行性。而五大温热证有流行性,所感乖候之气绝不同于六淫之邪。这可能是后来温病学家吴又可倡言"戾气"之所本。人体感受这种乖候之气,既可"即时发病",也可"未即发病",这与后来温病学家倡导的伏邪学说,又有相似之处。在治疗上庞安时善用大剂石膏,为后来余师愚所效法。总之,庞安时对疫病的阐发,可谓后学的先行者,在这一时期显得尤为难能可贵。

(四)中医疫病学理法的变革阶段(公元 1182~1268 年　南宋至元初)

宋末元初,战事频发,劳役繁重,疫病的发生、流行越来越复杂和广泛。生活在这一时期的著名医家刘完素一生著作颇丰,其中大量论及疫病的辨证论治,他在《伤寒标本心法》中提出:"凡伤寒疫疠之病何以别之,盖脉不浮者传染也,设若以热药解表,不惟不解,其病反甚而危殆矣。其治之法,自汗宜以苍术白虎汤,无汗宜投滑石凉膈散,热散而愈,其不解者,通其表里,微而随证治之,与伤寒之法皆无异。双解散、益元散皆为神方。"这段文字论及疫病的鉴别诊断、用药禁忌、理法方药。

以刘完素为代表的河间派的学术思想对温病学、疫病学的发展起到了极为重要的作用。刘完素阐发"主火热"理论,提出"六气致病"说,可补仲景学术不备之处,提出"六气皆从火化""燥化"的观点和"六经传受,由浅至深,皆是热证"的观点。初起治以辛凉解表,入里则用泄火养阴之法。并指出:"余自制双解、通圣辛凉之剂,不遵仲景法桂枝、麻黄发表之药,非余自炫,理在其中矣……天以常火,人以常动。"其论世态、民情、气候、病因有所变,若固执古法,用辛温药治热证,非只病不能好,反而变生他证。其寒凉治温之法,开创了金元时期的百家争鸣,冲破了墨守成规的医风。

（五）中医疫病学理法的成熟和独立分科阶段（公元1268~1642年　元代至明代）

元明时期的医家对温病的重视程度越来越高,在前人研究的基础上,对划分寒、温及伏邪发病的机理,作了进一步分析,对"疫病"及其病因的研究,更为突出。

元末王安道《医经溯洄集》中主张寒、温划分,各立其名。认为不能把温病混称为伤寒以戕人之生,并引申宋代郭雍之说,即温病是"怫热由内达外,热郁腠理,不得外泄"。故在治法上主张用辛凉解表的同时,注重清泄里热。可见王安道继承刘完素之学,在温病理论的发挥上又进了一步。只是王安道所谓的伤寒大法是专为"即病之伤寒设,不兼为不即病之温暑设",认为伤寒无伏邪,其治法对温暑全不适用等。这些观点过于绝对化,难免有狭隘之嫌。

明代袁班之《证治心传》在"治病必审四时用药说"中认为:"春病温燥,邪犯上焦,病有顺传、逆传之证。热极旁流,顺传胃府,误投辛温,久延入营,耗液伤阴,神昏痉厥,或咳甚失血,或胃实失下。"因此,吴又可主张初起以黄芩汤清里热,兼取轻清之味清肃肺卫;热极胃实,法宜急下存阴。明确指出"近世市医不知者,多徒守仲景六经成法,辄投辛温表散",以至变生逆证,"莫救者多矣"。袁班的这些论点对叶天士的温病学说有很大启示。

明清时期,张璐在《伤寒缵论》中所谓"伤寒自气分传入血分,温病自血分发出气分",这是从王安道之说,进而阐发"伏邪"发病机理和证候的。

明末清初,医家吴又可目睹当时疫病流行,死亡枕藉的惨状,同时又看到不少医生"误以伤寒法治之,未尝见其不殆也。或病家误听七日当自愈,不尔十四日必瘳,因而失治,有不及期而死者;或有妄用峻剂,攻补失序而死;或遇医家见解不到,心疑胆怯,以急病用缓药,虽不即受其害,然迁延而致死,比比皆是"(《瘟疫论》自序),深感"守古法不合今病",以致投剂无效。因此,吴又可对温疫"静心穷理,格其所感之气,所入之门,所受之处,及其传变之体,平日所用历验之法",在总结前人有关论述的基础上,认真探讨、实践后,于1642年著成第一部疫病专书《瘟疫论》,使温病摆脱伤寒学派的束缚,成为一门独立的学科,创立戾气学说,是温病病因学上的伟大创见。

戾气学说的要点,可归纳为以下几点:

(1)温疫病是由戾气引起。《瘟疫论》原序中的第一句话就明确写道:"夫瘟疫之为病,非风、非寒、非暑、非湿,乃天地间别有一种异气所感。"吴又可把异气也称为杂气、戾气、疠气或疫气。他还指出:"刘河间作《素问玄机原病式》,盖祖五运六气,百病皆原于风寒暑湿燥火,无出此六气为病者,实不知杂气为病更多于六气。六气有限,现在可测,杂气无穷,茫然不可测,专务六气,不言杂气,岂能包括天下之病欤!"这就突破了明代以前的医家对疫病病因所持的时气说、伏气说、瘴气说以及百病皆生于六气的论点。

(2)戾气是物质性的,可采用药物制服。《瘟疫论》中论及"杂气……无象可见,况无声复无臭,何能得睹得闻",但它是客观存在的物质,故指出"夫物者气之化也,气者物之变也,气即是物,物即是气……夫物之可以制气者药物也"。

(3)戾气是通过口鼻侵犯人体的,而是否致病和流行则决定于戾气的量、毒力以及人体的抵抗力。《瘟疫论》云:"邪从口鼻而入。""其年疫气盛行,所患者重,最能传染,即童辈皆知其为疫。至于微疫,似觉无有,盖毒气所钟有厚薄也,其年疫气衰少,闾里所患者不过几人,且不能传染。""正气充满,邪不易入;本气充满,邪不易入;本气适逢亏欠,呼吸之间,外邪因而乘之。""或遇饥饱劳碌,忧思气怒,正气被伤,邪气始得张溢。"这些都正确地阐明了戾气、人体、疾病三者之间的关系。

(4)戾气的种类不同,所引起的疾病不同,侵犯的脏器部位也不同。例如《瘟疫论》云:"为病种种是知气之不一也。""盖当其时,适有某气专入某脏腑经络,专发为某病。"

（5）人类的疫病和禽兽的瘟疫是由不同的戾气所引起。如《瘟疫论》云："至于无形之气，偏中于动物者，如牛瘟、羊瘟、鸡瘟、鸭瘟，岂但人疫而已哉？然牛病而羊不病……究其所伤不同，因其气各异也。"

（6）痘疹与疔疮等亦可由戾气引起。《瘟疫论》云："疔疮、发背、痈疽、流注、流火、丹毒，与夫发斑、痘疹之类，以为诸痛痒疮皆属心火……实非火也，亦杂气之所为耳。"

如上所述，可见戾气学说的内容是相当全面的，它对传染病的主要特点基本上都论述到了。特别是在细菌和其他致病微生物被人类发现之前的200多年，吴又可对传染病的特点能有如此科学的创见，的确是十分宝贵的。

（六）中医疫病学的完善及争鸣阶段（公元1642～1949年　明末至民国）

明代吴又可所著《瘟疫论》一书的问世，对疫病病因、辨证以及治疗和疫后的调理都有论述，但在辨证体系上还没有出现类似于伤寒的六经辨证和温病的卫气营血辨证、三焦辨证等辨证体系。疫病作为温病的一种，有人认为其辨证体系应同叶天士的卫气营血辨证和吴鞠通的三焦辨证统一起来。其实疫病的三焦理论早就已经提出了。

明末清初的著名医家喻昌对伤寒、温病、疫病都有很深的造诣，他在《尚论篇·详论瘟疫以破大惑》中对疫病有详细论述。喻昌对瘟疫的概念、传染性及有关病证均有明确论述，指出："四时不正之气，感之致病者，初不名疫，因病致死，病气、尸气，混合不正之气，斯为疫也。"并进一步说明，疫病盛行于饥馑兵凶之际，大率春夏之交为甚，因温暑、湿热之气交结互争，人在其中，无隙可避，故延门阖境受之者，无不浑身壮热、大汗淋漓、眩晕呕逆。况乎连床并榻，邪秽尤易相亲，"尸虫"载道，人受之即能相染，俗称之大头瘟、蛤蟆瘟、瓜瓢瘟、疙瘩瘟、绞肠瘟、软脚瘟等。喻昌对瘟疫的病机辨证从三焦立论，认为："伤寒之邪，先行身之背，次行身之前，次行身之侧，由外廓而入；瘟疫之邪则行中道，流布三焦，上焦为清阳，故清邪从上入，下焦为浊阴，故浊邪从下入，中焦为阴阳交接，凡清浊之邪必从此区分，甚则三焦相溷。"他创议疫病三焦论治：上焦如雾，应升而逐之兼以解毒；中焦如沤，应疏而逐之兼以解毒；下焦如渎，应决而逐之兼以解毒。上焦采用升麻葛根汤、葛根柴胡汤；中焦采用小柴胡汤、小柴胡加芒硝汤；下焦采用五苓散、猪苓汤、大承气汤、大柴胡汤。解毒常用黄连解毒汤、黑膏等方。同时重申预饮芳香之药，能预防瘟疫，使邪不能入。喻昌对瘟疫病从呼吸道和消化道途径（口鼻）传播的认识以及三焦论治的学说，未引起当时医家的充分重视。但是，从以后吴鞠通所确立的温病三焦辨证体系来看，其与喻昌的启示有关，喻昌的三焦论治理论在中医疫病学史上，有着十分重要的地位。

清代医家戴天章发展了吴又可的学说，著成了一部疫病学专书《广瘟疫论》。这部著作在吴又可理论基础上，结合自己的临床经验对瘟疫病的辨证加以发挥，首列五辨，即辨气、辨色、辨舌、辨神、辨脉，并论五法，即汗、下、清、和、补。其体例是以表、里两证为纲，就证论证，阐述治法，自有特色。

清代医家杨栗山长于温病，著有《伤寒瘟疫条辨》。杨栗山阐明了瘟疫既有大流行即"沿门合户"，也有散发即"偶有一二人"，更阐明了空气和水的污染，以致瘟疫流行蔓延；明确区分了杂气经口和经鼻的两个侵犯途径，提出了三焦辨证；治疗主张以升清降浊导热为法，用升降散为主方，创立了治疗温病的15方，大大丰富了中医疫病学的内容。

清代医家余师愚所著《疫疹一得》是一部辨治温疫病的重要专著。余师愚生活年间，历经桐城疫、京师大疫。余师愚认为："病由热淫，投以石膏辄愈。"后来凡遇热疫，均以石膏作为主药，配伍其他药物治疗，无不应手而效，成为当时治疫名家，名扬医林。《疫疹一得》全书共两篇，主论温病中具有强烈"传染"和"天行"的所谓"热疫"一类病证。从其辨证及医案来看，多属于"热毒斑疹"的发疹性一类病变，也可能包括某些以咽喉肿痛为主证的"疫喉丹痧"、以头面肿为主证的"大头温"、以耳下颊旁肿为主证的"痄腮"等热疫病证。其本于实践经验的总结，与"祖述宪章，人云亦云"不同，确有它独到之处。如对暑热疫的认识；对斑疹形、色的论辨，及从斑疹形状的"松活、紧束"，对疫证预后的判断；定立清瘟败毒饮，以石膏为主药的治法等。

王孟英誉其为"独识淫热之疫,别开生面,洵补昔贤之未备,堪为仲景之功臣"。

如上所述,清代和民国时期,中医疫病学空前繁荣,涌现出很多疫病大家,也留下了很多非常有价值的专著。在此,引用清末医家王德宣所著《温病正宗》一书中的《瘟疫专书之概论》,希望使读者能从中见识到当时中医疫病学百花齐放的繁荣景象。王德宣论述到的瘟疫专书,大多数现在仍被收藏,很多还被中西医借鉴,并在临床上指导疫病的防治。可见,这一时期是中医疫病学发展的鼎盛时期。

附:《瘟疫专书之概论》摘录

瘟疫,急性传染病也。自《内经》以下,无书不载,可谓详且尽矣。然瘟疫之来,以时代而异,以风土为移,故古今方药不同,南北治疗迥异,且变生顷刻,祸不旋踵,非斩关夺隘之将不克,获除暴安良之功。兹将其专书,略论于下:吴又可之《瘟疫论》,实为治瘟疫专书之嚆矢。其辨证论治有功千古,且发明瘟疫邪自口鼻而入,伏于膜原,又有九传之变,尤为卓识。惟其因遇崇祯辛巳大疫流行之时,所见者为瘟疫,而非温病,乃凭一孔之见,而作正名之篇,悉将温病误为瘟疫。又作《伤寒例正误》,力诋冬伤于寒,春夏成温、成暑之理,遂令温病混入瘟疫,淆然莫辨,则又仲景之罪人也。

羽翼又可者,则有清·郑重光之《温疫论补注》,孔以立之《评注温疫论》,洪吉人之《补注瘟疫论》,皆无甚阐发,但洪注较胜。陈锡三之《二分晰义》及杨栗山之《伤寒瘟疫条辨》,所辨虽详,仍援又可瘟温同病之误。杨书乃窃取陈素中之《伤寒辨正》而扩充其义者也。吕心斋之《温疫条辨摘要》,则又摘取陈、杨二家而成者也。

刘奎之《松峰说疫》与《瘟疫论类编》、蔡乃庵之《伤寒温疫抉要》、杨尧章之《温疫论辨义》、韩凌霄之《瘟痧要编》、洪教燧之《温疫条辨》,虽皆瘟温不分,而间有增补,尚不无发挥者也。

熊立品之《治疫全书》、李炳之《辨疫琐言》、朱兰台之《疫证治例》,皆略有发明,可备治疫之参考者也。

时人余伯陶之《疫证集说》、曹彝卿之《防疫刍言》、徐相宸之《急性险疫证治》、曹炳章之《秋瘟证治要略》、绍兴医学会之《湿温时疫治疗法》、杨志一之《四季传染病》、时逸人之《中国急性传染病学》等书,或辑旧说,或抒心得,或参西学,则皆切于实用者也。

至于郑奠一之《温疫明辨》,即戴麟郊《广瘟疫论》之张冠李戴,则名为瘟疫,而所论实属温热也。

其瘟、温统治之书,则有清·周禹载之《温热暑疫全书》,分别温病、瘟疫尚清,惜其内容太简,有负全书之名耳。

至分症论治者,则有清·余师愚之《疫疹一得》,余师愚即《阅微草堂笔记》所载之桐城医士也。于乾隆癸丑,京师大疫,用大剂石膏,所治应手而瘥,踵其法者,活人无算。时人刘民叔之《时疫解惑论》,所用方剂,亦推重石膏。但石膏虽为治热疫要药,究亦不专恃石膏。民国壬申岁,故都烂喉丹痧,倭名猩红热,北平亦呼疫疹,流行,夭横无算。其重症、坏症,人所不治者,经松如全活者颇多。其所用药,轻者日用数两,重者多至八九斤,均不专重石膏,其临证验案,他日当刊以问世。此则又非余、刘之所知也。

清代,陈耕道之《疫痧草》、顾玉峰之《痧喉经验阐解》、金德鉴之《烂喉丹痧辑要》、夏春农之《疫喉浅论》、张筱衫之《痧喉正义》、曹心怡之《喉痧正的》,时人丁甘仁之《喉痧症治概要》、曹炳章之《喉痧证治要略》,皆治烂喉丹痧之专书也。

清代,黄维翰之《白喉辨证》、张善吾之《时疫白喉捷要》、李伦青之《白喉全生集》、陈葆善之《白喉条辨》、耐修子之《白喉治法忌表抉微》、张采田之《白喉证治通考》,皆治白喉之专书也。

夫白喉,咽喉腐也。喉痧,亦咽喉腐也。其所以异者:白喉多由肾虚火旺,里证也,咽喉虽腐,有汗有热,自下焦而至上焦,其势缓。喉痧则纯为疬疫之邪,由于口鼻传入,表证也,咽喉肿腐,发热无汗,自上焦而至下焦,其势急。一属阴虚,一属阳邪。阴虚即仲景所云少阴病,咽痛胸满心烦,猪肤汤主之者也。阳邪即仲景所云阳毒之为病,面赤斑斑如锦纹,咽喉痛,升麻鳖甲汤主之者也。此又不可以不辨也。

　　清代，王孟英之《随息居霍乱论》、陆九芝之《霍乱论摘要》、赵海仙之《赵氏霍乱论》、许起之《霍乱然犀说》、姚训恭之《霍乱新论》、陈蛰庐之《瘟疫霍乱答问》、连文冲之《霍乱审证举要》，时人凌禹声之《霍乱平议》、翟冷仙之《霍乱指南》，皆治霍乱之专书也。

　　霍乱其发暴，其退速，脉忌微细。而类似霍乱之伏阴症，其发缓，而退不易，脉恒细或伏，先利而后呕，惟不若霍乱之心腹绞痛，其发专在夏秋，病则远近一律。清·田云槎之《时行伏阴刍言》，辨之极明，倘误认伏阴为霍乱，则其为害不可胜言矣。

　　清代，郭右陶之《痧胀玉衡》、随万宁之《羊毛瘟证论》、徐子默之《吊脚痧方论》、林药樵之《痧症全书》、高亭午之《治痧全编》、觉因道人之《急救异痧奇方》、费友棠之《急救痧证全集》、费养庄之《痧疫指迷》，时人陈景岐之《七十二种痧症救治法》，皆治痧症（痧症即杂疫，一名干霍乱，又名痧胀）之专书也。

　　清代，孔以立之《痢疾论》、吴本立之《痢证汇参》、吴士瑛之《痢疾明辨》、唐容川之《痢症三字诀》，时人丁子良之《治痢捷要新书》、罗振湘之《治痢南针》，皆治痢疾之专书也。

　　近时所谓疫痉，亦名痉瘟，又名伏瘟，于小儿俗呼为惊风，即西医之流行性脑脊髓膜炎也。明·方中行之《痉书》，时人蒋壁山之《伏瘟证治实验谈》、沈朗清之《脑膜炎新书》，皆治此症之专书也。《金匮》有刚痉、柔痉之分，犹惊风有急慢也。《说文》痉，强急也。《广韵》痉，风强病也。夫痉之为病，脊强而厥，即《难经》所谓督之为病，脊强而厥，盖同病而异名者也。脊髓上贯于脑，乃督脉之所司。《脉要精微论》曰：头者精明之府。李时珍曰：脑为元神之府。金正希曰：人之记性皆在脑中。王清任曰：灵机在脑，则脑之为物可知。夫心之官则思，《说文》思字，从心从囟。囟即颅，顶门也。盖谓心有所思，则神注于脑也。《韵会》曰：自囟至心，如丝相贯不绝。盖谓脑神经也。夫脑阴质也，心阳火也，以阳火上灼阴质，则神光毕照，事物洞明，此以脑之灵机，而为心主所司者也。西说之脑膜炎，炎者火也。但火极生风，风火相乘，则筋膜燥，脊髓枯，神经为之紧张，故头痛脊疼，颈项弯曲，手指抽挛，神识昏迷，目赤直视，口噤谵语。《灵枢·热病》曰：髓热者死，热而痉者死，热病数惊，瘛疭而狂，风痉身反折。《素问·气厥论》曰：肺移热于肾，传为柔痉。又《骨空论》曰：督脉为病，脊强反折。皆此症之见证也。叶天士所谓温邪上受，逆传心包，亦此证之一也。心包即心主之官城，盖脑之灵根下系于肾，脑之灵机上发自心，心通于脑，故泻心火即清脑法也。然其症不独有刚柔之分，尚存有疫、无疫之异，施治之法，又不可偏执一端而无权衡。

　　清代，罗芝园之《鼠疫约编》、沈敦和之《鼠疫良方汇编》、刘肇隅之《鼠疫备考》，时人余伯陶之《鼠疫抉微》、李健颐之《鼠疫治疗全书》、徐相宸之《订正鼠疫良方》，皆治鼠疫之专书也。

　　他如痘疮、麻疹，乃本先天之遗毒，蕴藏于骨髓之间。痘为阴毒，发于五脏，麻为阳毒，发于六腑。虽皆由感触疫邪而发，究非其主因也。古者隶于小儿科，今则另立专门，故不列入。

（七）新中国成立以后中医疫病学方面的成就与前景

　　1949 年，新中国成立，国家重视并大力发展中医药事业，使中医学这一中华民族的优秀文化遗产得以发扬光大。在这种有利条件下，中医疫病学也得以发扬，主要体现在以下三大方面。

　　1. 古代疫病学文献的整理出版和人才培养

　　新中国成立以后，国家几次大规模整理出版古代医籍，许多疫病学著作如《瘟疫论》、《广瘟疫论》、《温热暑疫全书》、《温病条辨》、《温热经纬》等书相继出版，有的几经再版，有的出版了影印本、注释本、白话解本。这些古籍的整理出版，使疫病学说得到了前所未有的广泛传播。特别是 1956 年以后，高等中医院校在全国各地相继建立，温病学作为一门课程在各院校开设。《温病学》教材综合古代温病学各家之长及新的发展，将完整的温病学理论知识传播给学生，并安排相应的教学实习，使理论与实践相结合，培养了一大批学有专长的临床和教学骨干，使中医疫病学的知识和技能在临床中得到广泛应用。

2. 对中医疫病学理论的深入研究

新中国成立以后，对中医疫病学理论进行了深入研究，一方面是对古代疫病学文献中存在着的病名及学术名词混乱、概念不一致（如同病异名、异病同名）等问题进行研讨，使之概念明确、名词统一，从而更趋于规范化、科学化。另一方面，是对卫气营血辨证、三焦辨证的理论及二者之间的关系进行深入探讨，对"伏邪"理论的学术争鸣，对"寒温之争"的大讨论等，使中医疫病学的学术研究更为深入，不仅发扬了传统理论，而且使其得以升华。在此基础上，一些疫病学的新著作相继出版，使中医疫病学得以发扬。在科学研究中，采用现代科学手段进行实验研究，从生理学、解剖学、病理学、生物化学、微生物学、免疫学、血液流变学等方面对温病卫气营血不同阶段的病理变化、传变规律以及温病舌象的变化等进行深层次的观察研究，以期揭示其本质。另外，对一些常见疫病病种的卫气营血证候建立了动物模型，为中医疫病学的基础理论研究和临床研究创造了现代实验条件。在文献研究和实验研究的过程中，发表了许多有价值的学术论文，从而更促进了学术交流和科学研究的深入发展。

3. 临床诊疗上的应用与研究

新中国成立以来，国家制定了中医、西医并重的政策，在各地的综合性医院设立中医科，进而在各地建立了多所县级以上的中医医院，充分发挥了中医临床诊疗的优势。不少中医医院开设了热病门诊与病房，使疫病的临床治疗与研究得到了可靠的保障。在临床实践中，不仅运用温病学理论救治了无数病人，而且不断总结经验，开展科学研究，使温病学说得到进一步深化，诊疗水平不断提高。1954～1956 年河北石家庄地区乙脑流行，中医用白虎汤加味进行治疗，取得了满意疗效。这一成果在医学界引起巨大反响，不仅使人们认识到中医治疗急性传染病独具特色，而且鼓舞了西医工作者学习中医的热情，使得一大批西医工作者投身于学习中医的行列，形成了一支中西医结合的医疗卫生人才队伍。对危害人民健康的一些疫病（急性传染病），如流感、乙脑、流行性出血热、斑疹伤寒、钩端螺旋体病、流行性脑脊髓膜炎、肠伤寒、细菌性痢疾等，进行辨证与辨病相结合的治疗研究，取得了许多可喜的成果。2002 年底至 2003 年上半年在世界 30 多个国家和地区造成大流行的 SARS，我国中医药工作者运用温病学的理论与治疗方法介入治疗取得较好的临床疗效，充分显示了中西医结合的优势，这是中医疫病学得到发扬的又一体现。

总之，在新中国成立以后，经过广大中医、中西医结合工作者几十年的不断努力研究，中医疫病学无论在理论上，还是在临床实践中，都在与时俱进，发扬光大，展现出光辉的前景。

第三节　疫病与现代传染病的联系

疫病是一种严重威胁人类生命健康的疾病，在人类发展的历史长河中，人类无时不在与疫病进行着顽强的斗争。我国从《史记》记载公元前 655 年"赵大疫"至新中国成立之前，有文字记载的疫病流行近 600 次。《史记》《汉书》记载了公元前 475 年～公元 181 年的数次大疫。《备急千金要方》记载，公元 169 年"疫气流行，死者极众"。公元 196 年，南阳连年疾疫，张仲景宗族 200 余人，死亡 2/3，伤寒居其七。伤寒是当时的疫病。晋代葛洪的《肘后备急方》描述了一种疫病的临床特征："有病时行，仍发疮，头面及身，须臾周匝，状如火疮，皆戴白浆。"经后人考证，认为是天花。天花在隋代称为豌豆疮，唐代称为天行发斑疮，宋代称为豆疮，宋代庞安时之后不再称"疮"，并将豆改为痘，明清时期又称为天痘、痘疹、天花。疟疾也是一种古老的疫病，《内经》有论疟的专篇。金代《儒门事亲》记载了公元 1207 年一次疟疾流行，称为瘴疟，"死者十有八九"。鼠疫是传染性最强、病死率最高的疾病之一。明代《普济方》记载了公元1138年的鼠疫流行,时称"疙瘩肿毒"。我国古医籍中还记载了类似于现代的流感、霍乱、白喉、猩红热、痢疾、麻疹、伤寒等传染病的证治,有的虽在名称上与现代传染病病名不一致,但从其发生情况、临床表现看,可以确认为现代某些传染病或相似于某些传染病。这些传染病在其他国家也曾有流行,如流感,是历史上杀人最多的传染病。2000年前人类就有流感流行的记载,公元前412年的古希腊时期,希波克拉底已经记载了类似流感一样的疾病。20世纪以来,流感有5次世界性大流行,分别在1900年、1918年、1957年、1968年、1977年,其中1918年发生于欧洲的"西班牙流感",导致逾50万人死亡。20世纪30年代,流感疫苗研制成功,如今流感已没有了早期记载的杀伤力。鼠疫是世界上头号烈性传染病,中世纪暴发的一次鼠疫,毁掉欧洲几乎1/4的人口。在其后的300多年时间里,鼠疫在欧洲仍反复发作,直至19世纪后期细菌学创立后,其流行才被控制。我国1910年发生在东三省的鼠疫,历时7个月才被平息,死亡6万多人。当时清政府委派天津陆军医学校副校长伍连德主持疫病防治工作,伍连德查病源,采取了一系列隔离、检疫措施,有效地控制了鼠疫。20世纪中叶,抗生素发明,鼠疫成了相对容易治疗的疾病。疟疾是古老的传染病,人类患疟疾已有数千年的历史,其流行曾波及103个国家,全球约2.5亿人患过疟疾,每年曾有数百万人死于疟疾。现在治疗疟疾已有特定的有效药物,在北美的一些国家疟疾已被消灭。天花是有急速而猛烈传染性的传染病,中世纪欧洲流行的天花,死亡人数占全民死亡总数的1/10。16～18世纪,欧洲每年死于天花病的人有50万,亚洲达80万。在天花的肆虐下,几个有数百万人口的印第安部落减少到只剩数千人甚至灭绝。英国医生琴纳发明"牛痘接种法",使天花发病率直线下降。在1980年5月第23届世界卫生大会上,正式宣布天花被彻底消灭。

我国是一个对人类传染病防治作出过巨大贡献的国家。如晋代葛洪最早记载用青蒿治疗疟疾;我国自宋代开始的人痘接种术,是世界上最早的免疫接种术,并传入朝鲜、日本、俄国、土耳其、法国、英国等地;唐代孙思邈的屠苏酒、雄黄丸是最早的预防疫病的外用药,起到消毒杀菌和空气阻断的作用。古医籍中没有"流感"之病名,古代医家用六经辨证、卫气营血辨证、三焦辨证等方法防治类似流感的疾病取得了卓著成效。有关其他传染病的防治,明代薛己的《疠疡机要》为治疗麻风病的专书,陈司成的《霉疮秘录》为治疗梅毒之专书,郑全望的《瘴疟指南》为治疟专书。清末治鼠疫的专书有《鼠疫约编》。民国时期何廉臣的《全国名医验案类编》收集了治疗霍乱、白喉、猩红热、痢疾等验案。20世纪50年代始,中医、中西医结合治疗流行性脑脊髓膜炎、乙脑、白喉、猩红热、麻疹、流感、流行性出血热、流行性腮腺炎、疟疾、钩端螺旋体病等传染病,都说明中医学始终在和传染病进行着斗争。

当今时代,除了原有传染病外,新的传染病在不断出现,世界卫生组织开列了近20多年来新发现的30余种传染病名单,其中艾滋病、埃博拉病毒感染、军团病、拉沙热、莱姆病、霍乱O_{319}新菌型感染、出血性大肠杆菌O-157感染、疯牛病等,对人类构成的威胁最大。与此同时,有些曾受到较好控制或几近消灭的老传染病也重新出现或复活,如结核、霍乱、白喉、登革热、流行性脑脊髓膜炎、鼠疫、疟疾等。2003年春,SARS作为一种新的烈性传染病在世界范围传播。2003年4月16日世界卫生组织在日内瓦举行的会议上,9个国家和地区的13个实验室的科学家一致认定变异的冠状病毒为SARS发病的病原体。中医药在这场与SARS的斗争中发挥了应有的作用,并取得了理论和治疗上的某些突破。

第四节　中医药治疗疫病的发展前景

通过前述对中医疫病学研究的历史回顾,不难看出中医药理论和防治方法,在防治疫病过程中作出了重大贡献。

一、历史证明中医药能够很好地解决疫病的防治问题

回顾世界疫病史,令人不寒而栗。1918 年,流感袭击全球,前后夺去 4000 万人的生命。原因是:一时找不到"针对性"的疗法。

我国早在周代开始就有对疫病的记载,截至 1949 年,见于史书记录的疫病大流行就有 500 余次。其中清代流行次数最多,占 2/5。

自古以来,我国人民与疫病斗争的中坚力量就是中医药。数千年的中医防疫史是辉煌的,关于疫病的预防、诊断、治疗,中医学理论完善,治疗手段丰富,疗效为世界公认。历史上中医名家辈出,汉有医圣张仲景,唐有药王孙思邈,明有吴又可,清有余师愚、王孟英等,近当代有孔伯华、蒲辅周等,都能力挽狂澜,泽及后世。反映这些成就的著作如:经典《内经》《伤寒论》等,方书《备急千金要方》《普济方》《本草纲目》等,疫病学专著《瘟疫论》《伤寒瘟疫条辨》《疫疹一得》《广瘟疫论》《说疫》《疫痧草》《治疫全书》《疫证治例》等。

近代,中医药对治疗疫病亦大显身手。1956 年石家庄流行乙脑,医者师仲景法用白虎汤疗效超过世界水平。1957 年北京地区再次暴发乙脑,白虎汤效果不明显,蒲辅周根据运气学说以及当年气候偏湿的特点,提出"暑湿并重"的观点,强调天人相应,重用芳香化浊法,数法结合辨病、辨证施治,先后用白虎汤、白虎加苍术汤为主治疗乙脑,疗效达 90%。2003 年 SARS 流行期间,中医药积极参与治疗,按卫气营血辨证及三焦辨证,根据病情分期治疗,在临床上取得较好疗效。实践证明,在治疗 SARS 过程中,应用中医药进行早期干预,可明显减轻症状,缓解病情,阻断病程进一步发展,缩短平均发热时间,提高临床疗效,有利于疾病的治疗和康复,得到了国际专家的认可。

单从疫病的防治上,中医药为中华民族的繁衍生息作出了不可替代的巨大贡献。各种新发现的病原体所引起的传染病对中医学并不是什么新问题,中医学有自己的一套独特的防治疫病的丰富学术理论和经验。有人曾问国家级老中医专家、广州中医药大学博士生导师邓铁涛:"你们中医没有找到 SARS 的病因,也没有找到是哪种病毒,怎么采取针对性的措施呢?"邓铁涛说:"中医看病不必搞清敌人是谁,只要把人体调整到正常状态就行了,至于谁去杀敌,用什么武器杀敌,那是人体自身组织系统的事。"遵循中医学传统理论治疗疫病有很好的效果,违背中医学的基本原则就会受困。

二、中医治疗疫病的特点和优势

辨证论治是中医诊治疾病的主要方法,治疗传染性疾病亦不例外。这一方法决定了中医治疗可以在疾病的早期介入。在用现代医疗技术未查清病原体的情况下,中医可根据一组由症状组成的证候群,审证求因,据证处方。如禽流感初起表现为头痛、鼻塞、咳嗽、恶寒发热,发生在冬春季节,治疗即可根据风温邪在肺卫论治,用辛凉宣肺法;如表现为发热、咳嗽、舌质红,即可根据风温邪热壅肺论治,用清热宣肺法。只要有病证出现,就可以通过审证求因,针对病因对疫病进行早期干预,这对减弱病原体的毒力,减轻毒素对人体器官的损伤以及对免疫系统的破坏有重要作用。以六经辨证、卫气营血辨证及三焦辨证为纲领的温病学说对疫病的辨证具有高度的经验性、灵活性和技巧性。

在疫病的整个治疗过程中,主要抓住祛邪与扶正两大原则。祛邪即祛除有害病因——疫毒之邪,亦即抑制或消除致病因子,排除病理产物,达到阻止病程发展的目的。运用温病学理论对各类疫病进行治疗,虽然其对病原体的直接对抗作用还未达到理想效果,但现代药学研究表明中医治疗对细菌感染性疾病,既有杀菌作用,又有抵抗内毒素作用,对病毒感染有一定的抗病毒、解除毒力的作用。要依据卫气营血的传变规律,予以清气解毒、攻下解毒、祛湿解毒、清营凉血解毒,以及与息风开窍等法并用,以急挫热毒,缓解病势,起到抗

病原微生物、抗毒素损害的作用。扶正即通过调动机体的抗病能力,提高免疫功能。扶正普遍应用于各种疫病辨治的始终,基本原则是养阴保津。在各类疫毒之邪侵入机体产生疾病的情况下,往往会降低人体的免疫功能,如仅采用单纯对抗性治疗,可使已削弱的免疫功能更减弱。而中医治疗在卫气营血的各阶段中都注意"存津液""扶正",清热、解毒、凉血、清营与养阴、固脱同用,这是一种对抗性与保护性相结合的治疗方法,对保护机体免疫功能有着积极的意义。现代药理研究表明,中医补益类、清热解毒类、凉血活血类药物除能直接降解病原体毒素外,更为重要的是能增强机体的免疫功能。因此,清热、解毒、祛邪与养阴扶正在卫气营血不同阶段各有侧重地配合应用,以达到相辅相成、有机统一。

　　总之,中医对疫病采用多途径、多环节、多靶点治疗,是一种综合性的治疗方法,应该能在新发现的感染性、传染性疾病治疗中发挥很好的作用。人类社会要延续,新的疫病就会不断出现,人类必将与疫病并存。中医药治疗疫病有很大的发展空间,同时也面临着新的挑战。中医学在发挥传统优势的同时,也要紧跟现代科技发展的步伐,实现中西医优势互补治疗疫病。

三、中西医结合治疗疫病

　　中医强调"阴阳平衡",与西医系统中的生物学有异曲同工之妙;中医强调"天人合一",与西方科学讲的健康环境因素十分相似;中医强调"辨证施治",类似于西医学通过药物遗传学为每一个病人找到最适合的药物;中医的复方理论,与现在西方治疗学越来越强调的各种疗法的综合使用遥相呼应。

　　展望未来,随着对现代中医药理论研究的不断深入以及中西医结合诊治疫病经验的不断积累,中医药对今后可能出现的一些新疫病的防治具有极大的潜力,疫病的中医诊疗将会有一个更加广阔的前景,也必将为人类健康作出贡献。

　　(1)中药剂型改革前景看好。疫病大多势急病重,传统的中医给药方法往往有缓不济急之慨,有鉴于此,今后中药剂型改革定会进一步得到加强,类似于清开灵、醒脑静、参麦注射液等新剂型将不断涌现,且有所提高,前景乐观。

　　(2)治疫名方名药的研究逐步深化,中医治疫名方名药绚丽多彩。既往也进行过不少有关中医治疫方剂的研究,如有人将治疫名方达原饮和升降散合成抗戾散进行实验研究,显示该方具有明显的直接灭活滤泡性口炎病毒作用,有促进新城鸡瘟病毒诱生小鼠干扰素的作用。此类研究正方兴未艾,不断深化,将为更多的中医治疫名方名药提供实验依据,以促进其开发研制和推广应用。

　　(3)专病专药的研制将受到重视。中医辨证论治与专病专药的应用并不矛盾,两者会起到相辅相成、相得益彰的作用。明代温疫大家吴又可早就有"一病只有一药之到病已"的期盼。现代治疟良药青蒿素的开发成功,更说明专病专药研制的重要性。展望未来,研制开发治疗疫病的新药,将会取得更多更大的成果。

　　在疫病临床治疗中,如果能以传统中医理论为指导,辅以西医的检测和急救手段,一定会实现提高治愈率、降低死亡率的目标。因此,专家们呼吁,如能将中医的整体观、辨证施治、治未病等核心思想进一步诠释和光大,将有望对新世纪医学模式的转变以及医疗政策、医药工业甚至整个经济领域的改革和创新带来深远的影响。

第二章   疫病的诊治与预防

第一节   疫病的流行病学

流行病学是研究疾病分布规律及影响因素,借以探讨病因,阐明流行规律,制定预防、控制和消灭疾病的对策和措施,以达到有效地控制或预防疾病伤害,促进和保障人类健康的科学。疫病在人群中发生、传播、终止的过程叫流行过程,疫病的流行过程必须具有传染源、传播途径、易感人群三个基本环节。传染源指病原体已在体内生长繁殖并能将其排出体外的人和动物。传播途径指传染源通过分泌物或排泄物等,在其适应的外界环境条件下,按一定的途径将病原体传播给易感者。传播途径可以是呼吸道(飞沫)、消化道(食物)、皮肤或黏膜接触(昆虫、被污染的水或土壤)等。易感人群指对某种疫病免疫力低下的群体。新生人口、计划免疫实施不佳的人等都是易感人群。疫病流行程度和范围的决定因素或相关因素是多方面的,有疫病自身传染性强弱的因素,还有自然因素(地理、气象、生态等)、社会因素(社会制度、经济和生活条件,以及文化水平)等。

一、流行环节

(一)特异的致病因素(传染源)

疫疠病邪是疫病致病因素的总称,又称戾气、杂气、异气、疫气、疠气等。王叔和在其著作《伤寒论序例》中说:"凡时行者,春时应暖而反大寒,夏时应热而反大凉,秋时应凉而反大热,冬时应寒而反大温,此非其时而有其气,是以一岁之中,长幼之病多相似者,此则时行之气也。"巢元方所著《诸病源候论》中说:"此病皆因岁时不和,温凉失节,人感乖戾之气而发病。"吴又可的《瘟疫论》说:"夫瘟疫之为病,非风、非寒、非暑、非湿,乃天地间别有一种异气所感。"吴又可认为感受一种疫病邪气只能专发一种疫病,"有是气则有是病","杂气为病,一气自成一病","众人有触之者,各随其气而为诸病……为病种种,是知气之不一也"。

疫病不同于风寒类外感疾病及内伤杂病,根本原因在于致病因素为特异的疫疠病邪,它包括了风热疫邪、暑热疫邪、湿热疫邪、燥热疫邪、伏寒化温的温热疫邪、疠气、温毒疫邪等。古代医家客观地预测到了致病物质的存在,较为准确地提示了疫病的发病原因及传染流行的本质,虽未明确疫疠病邪就是病原微生物,却与现代的病原微生物思想惊人相似。疫疠病邪可引发强烈传染性和流行性疾病,引起六经功能失调与实质损害,但疫疠病邪是否致病还与人体的抗病能力密切相关。

(二)入侵途径与病变部位具有特异性(传播途径)

吴又可所称"天受"是指疫疠病邪主要从口鼻入侵人体,即"邪从口鼻而入",突破了邪从皮毛而入的理论。也有通过直接接触而感染人体的,吴又可称之为"传染",认为疫病初起易见肺或胃肠症状,这更符合临床实际。"诸窍乃人身之户牖也,邪自窍而入",古人已认识到疫病传染有不同途径,这与西医学认识相同。另外,疫疠病邪种类不同,对脏腑经络特异部位的致病作用不同,导致不同的脏腑经络相应的病理变化,即"盖当其时,适有某气专入某脏腑经络,专发为某病"。例如暑热疫病多在阳明胃,湿热疫病多在膜原。若感受相同的杂气,在发病后所影响的脏腑经络也相同,出现的症状也大致相同,即"适有某气专入某脏腑经络,专发为某病,故众人之病相同"。如2003年春发生在世界30多个国家和地区的SARS,病在肺,症状基本相同。

(三)易感者及其免疫性(易感人群)

西医学认为传染病易感者多是免疫力低下的人群,中医认识亦如此。《中藏经·论传尸》云:"人之血气衰弱,脏腑羸虚……染而为疾。"《医学正传》云:"其侍奉亲密之人,或同气连枝之属,熏陶日久,受其恶气,多遭传染。"现代免疫学认为,人体感染病原体后,无论发病与不发病都能产生特异性的保护性免疫。这种免疫性持续时间长短因不同的疫病而有差异,有的可以持续终生,如麻疹;也有的持续时间很短,如菌痢。《肘后备急方》中有用狂犬脑敷治狂犬咬伤的记载;《痘疹世医心得》也记载患过麻疹和天花的人就不再得这些病。据清初俞茂鲲的《痘科金镜赋集解》所载,明代隆庆年间(1567～1572年)的宁国府太平县(今安徽太平)已有预防天花的人痘接种法,这是当时世界领先的技术发明。后来,由于政府重视,不断改进人痘接种法技术,大大提高了其安全性和可操作性,17世纪渐渐流传到世界各国。直到1796年英国医生琴纳发明了牛痘接种法,为世界医学史添上了浓墨重彩的一笔。人痘接种法是世界医学免疫法的先驱,它为人工免疫法的发明开辟了道路。

二、流行特点

(一)传染性

传染性是疫疠病邪最重要的特性,染病者可在人群中传染给他人。"人感乖戾之气生病者,此则多相染易","有天受,有传染"。天受,是指通过自然环境传播;传染,是指通过与患者接触传播。"所感虽殊,其病则一",只要感染的是同一种疫疠病邪,不论是天受还是传染,所产生的疫病是相同的。疫病传染性的强弱与疫疠病邪毒力的强弱相关。"其年疫气盛行,所患者重,最能传染,即童辈皆知言其为疫。至于微疫,似觉无有,盖毒气所钟有厚薄也。"疫病的传染性有强弱之分,各种疫病传染性的强弱和传染期的长短不一,这取决于疫疠病邪的性质和毒力强弱,也取决于人体正气的状态。素体正气不足、阴阳气血失和、年迈气衰及小儿稚阴稚阳之体都容易受到疫疠病邪的侵犯。

(二)流行性

流行性是指疫疠病邪致病可散在发生,也可以大面积流行。宋代庞安时《伤寒总病论》说:"天行之病,大则流毒天下,次则一方,次则一乡,次则偏着一家。"这不仅指出了疫病流行的程度有大流行、小流行和散发等情况,而且也说明了不同疫病流行也不同,甚至同一种疫病在不同条件下其流行亦有差异。吴又可也指出疫病流行有盛行、衰少、不行的区别。盛行是指疫病大流行,"此气之来,无论老少强弱,触之者即病","延门阖户"。衰少是指疫病散发时,"闾里所患者不过几人",或"村落中偶有一二人所患"。不行是指疫病流行不明显时,"微疫转有,众人皆以感冒为名,实不知其为疫也"。

(三)季节性

疫病在特定季节、气候条件下发生、流行,称为季节性。大多数疫病具有这一特性。一年四季气候及其变化不同,形成的疫疠病邪各具特性。春季温暖多风,故多风热病邪为患,而发生风温流行(如属于风温范畴的流感,发病季节多在春季)。又因春季阳气升发,容易引动体内伏邪而发病。例如春温(流行性脑脊髓膜炎属春温范畴)发生于春季,即为春季阳气升发所致。夏季暑热炎蒸,又兼气候潮湿,故多暑热、暑湿为患,容易发生暑温、暑湿等病(包括乙脑、钩端螺旋体病等)流行。长夏季节,天气炎热,湿气尤重,易导致湿热致病,故多湿温病流行。还应该看到,不同季节,不同气候条件,也会影响人体的反应性及抗病能力。冬春季节肺卫功能易于失职,为风热病邪入侵提供了条件。例如冬季应寒而反暖,或春季温风过暖,而致人体腠理开疏,风热病邪则可乘虚而入,侵袭肺卫,而发生风温。夏季,或夏秋之交,湿热、暑湿较重,脾胃功能呆滞,运化能力减弱,水谷停聚而产生内湿,内湿郁积化热,此时如又摄入秽浊不洁食物,再损脾胃,内外合邪,则导致湿温、暑湿等病的发生。

(四)地域性

疫病发生与流行常表现出一定的地域性。我国疆域辽阔,受地形不同的影响,形成了全国气候复杂多样的特点,而气候条件不同对病邪的形成与致病产生直接影响。同时,不同地域的人,体质类型、生活习惯、卫生条件等均有差异,必然对病原体的感受、传播、流行等产生影响。这就是导致疫病发生与流行具有地域性特点的主要原因。疫病的地域性,表现为一些疫病在某一地域较易发生,甚至流行,而在其他地域则不易发生,少有流行。如《史记·货殖列传》有:"江南卑湿,丈夫早夭。"清代医家叶天士在《温热论》中说:"吾吴湿邪害人最广。"陈平伯在《外感温病篇》中也说:"东南地卑水湿,湿热之伤人独甚。"四川盆地湿气不易通畅散发,湿度大,雾日多,日照时间短,气温高,这样的亚热带湿热气候,构成了湿热病的重要发病条件。南方诸省夏季炎热多雨,故暑温病、湿温病较多发生。古代称岭南地区(现两广、云贵一带)多"瘴气",因气候炎热潮湿,蚊虫滋生,容易导致疟邪传播,故多疟疾发病。又如某些地区经济滞后,卫生条件较差,虱子、跳蚤较多,为疫疹的发生与流行提供了条件。

(五)种属选择性

不同种类疫疠病邪致病对不同的物种具有一定的选择性,吴又可称这种选择性为"偏中",《瘟疫论·论气所伤不同》云："至于无形之气，偏中于动物者，如牛瘟、羊瘟、鸡瘟、鸭瘟，岂但人疫而已哉？然牛病而羊不病，鸡病而鸭不病，人病而禽兽不病，究其所伤不同，因其气各异也。"这就是说能感染牛而使其发病的病原体，可不感染羊发病；能感染鸡而使其发病的病原体，可不感染鸭发病；感染人体而使其发病的病原体，可不感染动物发病。这说明疫邪致病具有种属选择性，感染人或感染动物都有特异性，其发病也有特异性。这与近代所称"种属感受性"或"种属免疫性"颇相吻合。

疫病相当于现代医学中的急性传染性疾病，如属于病毒感染的流感、SARS、麻疹、乙脑、流行性出血热、风疹、流行性腮腺炎、登革热与登革出血热、水痘等，属于细菌感染的猩红热、百日咳、伤寒、白喉、霍乱、流行性脑脊髓膜炎等，属于螺旋体感染的钩端螺旋体病等。可见，疫病病邪作为从外而来的致病因素，实际上已包含了现代医学的致病微生物，因此对于疫病病邪的认识，应当把病原微生物包括在内。

第二节　疫病的病因与发病

外感病无邪则不病，疫疠病邪是导致疫病出现种种外候表现的始动因素；疫疠病邪有什么样的致病特点，其所引起的疫病便出现什么样的临床特征。因此，深入了解疫病的病因，掌握各种疫疠病邪的致病特点，有利于对各种疫病审因论治。疫病除了外来疫疠病邪致病外，人体的体质因素、自然因素以及社会因素对疫病的发生发展亦产生较大的影响。

一、病　因

疫病的病因指引起疫病的外来病邪（外邪）。从疫病的证候表现可知，引起疫病的外邪以温热性质的为多，但有时风寒性质的外邪亦可引起疫病的发生。因此，疫病的病邪有温性与寒性之别。温性的疫疠病邪主要指具有风热特性、暑热特性、湿热特性、燥热特性、温热特性、温毒特性的疫疠病邪，分别称为风热疫邪、暑热疫邪、湿热疫邪、燥热疫邪、温热疫邪、温毒疫邪；寒性的疫疠病邪指具有风寒特性的疫疠病邪，称为风寒疫邪。温性的疫疠病邪是温邪中能引起强烈传染性和流行性疾病的病邪，主要导致人体卫气营血和三焦所属脏腑功能失调及实质损伤；寒性的疫疠病邪不属温邪，但亦是引发强烈传染性和流行性疾病的病邪，主要引起六经功能失调与实质损害。人体感受疫疠病邪是否发病还与人体的抗病能力密切相关。

全面了解疫病病因，对临床揭示疫病的病变特点，区分不同性质的证候类型，指导临床立法用药等均有重要的意义。思考疫病的病因，重点要了解各种疫疠病邪的致病特点。

（一）疫疠病邪的共同致病特点

疫疠病邪，古代医家又称戾气、杂气、异气、疫气、疠气等，均指具有强烈传染性和能引起流行性疾病的外来致病因素。疫疠病邪导致的疾病统称疫病。

晋代医家王叔和在其著作《伤寒论序例》中说："凡时行者，春时应暖而反大寒，夏时应热而反大凉，秋时应凉而反大热，冬时应寒而反大温，此非其时而有其气，是以一岁之中，长幼之病多相似者，此则时行之气也。"王叔和所论的"时行之气"与传统六淫之气有密切关系。隋代太医巢元方所著《诸病源候论》中说："此病皆因岁时不和,温凉失节,人感乖戾之气而发病。"并指出温病的特点是"转相染易,乃至灭门,延及外人"。可知巢元方所说的温病即是疫病。"乖戾之气"是巢元方对疫病病因学说的重要贡献,也为其后吴又可的"戾气"说奠定了基础。明代医家吴又可著有中医学第一部关于瘟疫病的专著《瘟疫论》,他在该书中指出:"夫瘟疫之为病,非风、非寒、非暑、非湿,乃天地间别有一种异气所感。"异气又称杂气,清代医家杨栗山把这种杂气称为"毒气",《伤寒瘟疫条辨》说:杂气者,非风、非寒,另为一种毒气。乖戾之气、异气、杂气、毒气之称,均强调其为病具有强烈的传染性和流行性,这正是疫疠病邪的共同特点。

疫疠病邪具有以下致病特点:

1. 具有强烈的传染性,易引起流行

疫疠病邪所致疾病具有极强的传染性,染病者可在人群中传与他人。常通过空气、疫水、蚊虫叮咬以及食物,或不洁性接触等多种传播方式引起传染、流行。

2. 通过口鼻、接触入侵人体,病变部位具有特异性

疫疠病邪主要从口鼻入侵人体,即吴又可所称之"天受";也有通过直接接触而感染人体的,吴又可称之为"传染"。另外,疫疠病邪具有专入某经络、某脏腑,专发为某病的特性。例如暑热疫、湿热疫多病在膜原。2003年春发生在世界30多个国家和地区的SARS病在肺等。

3. 致病暴戾,病情凶险,病变复杂

疫疠病邪致病力强,起病多急骤,入侵人体后传变迅速,病情复杂多变,初起即可见寒战,高热,头痛如裂,身痛如杖,蒸蒸汗出,或腹如绞肠,或呕逆胀满,或斑疹显露,或神迷肢厥,舌苔垢腻等严重而凶险的证候。疫疠病邪不仅毒力强,且证候演变迅速。例如吴又可描述的湿热疫舌象:晨起舌苔白厚如积粉而滑腻,病变尚在膜原;午前苔始变黄,疫邪初入胃腑;午后苔全变黄,邪已入胃;人暮则已伤下焦之阴,舌变焦黑。一日而有多变,吴又可归纳其邪溃有9种传变,始动于膜原,有先后表里多种传变方式。

4. 具有种属感染特异性

不同种类疫疠病邪对人及动物的感染具有一定的选择性,吴又可称这种选择性为"偏中"性,他在《瘟疫论·论气所伤不同》云:"然牛病而羊不病,鸡病而鸭不病,人病而禽兽不病,究其所伤不同,因其气各异也。"究其病因为病原体不同,属性各异。

5. 温热属性为多,易耗伤阴津

疫疠病邪之性多属温热,故其致病,以发热为主症,易耗伤人体阴津。因此,在治疗中应注意保存阴津,禁用温燥方药,病程后期,更应注意滋养阴津。吴又可在《瘟疫论·解后宜养阴忌投参术》中说:"夫疫乃热病也,邪气内郁,阳气不得宣布,积阳为火,阴血每为热搏,暴解之后,余焰尚在,阴血未复,大忌参、芪、白术。"

6. 一年四季皆可发病

疫疠病邪所导致的疫病,无严格的季节性,一年四季皆可发病。冬季出现风寒疫,如天气应寒反暖为风热疫;春季为温热疫;夏季多发暑热疫、暑湿疫,长夏多发湿热疫;秋季多燥热疫等。

(二)各种属性疫疠病邪的致病特点

疫疠病邪为疫病致病的总因,它突出的特点是导致疫病的传染性和流行性,但同时存在着寒热、燥湿等方面的不确定性,因而造成临床辨证、治疗上的困难,这是疫疠病因学说的不足之处。六淫病因学说对外邪的寒热、燥湿等属性有明确标示,若与疫疠病因学说结合,则可以说明疫疠病邪的属寒、属热、属燥、属湿等单一之性,或说明属风热、暑热、湿热、燥热等复合之性。现对各种不同属性疫疠病邪的致病特点进行阐述。

1. 风热疫邪

风热疫邪多产生于冬春季节,是具备风热特性的一种疫疠病邪。西医学中的流感、大叶性肺炎、病毒性肺炎、SARS、麻疹、风疹、水痘、流行性出血热、流行性脑脊髓膜炎等,根据其临床表现,按"审证求因"的原则

当属风热疫邪所致。

风热疫邪的致病特点如下：

(1)起病急,传变迅速。"风者善行而数变",而热邪"热变最速",故风热疫邪侵入人体,起病较急,变化较快。初起邪袭肺卫,若正气未至大虚,抗邪有力,并治疗得当,则消退较快。若感邪过重,或正气大虚,治疗不当,可出现肺卫表证未解而突然见神昏谵语等"逆传心包"或"化源欲绝"等险恶之证。正如清代陆子贤的《六因条辨·风温辨论》说:"倘治失其宜,传变最速,较诸温热,则尤险也。"

(2)首先犯肺,病变以肺胃为中心。风为阳邪,其性主升散疏泄,易侵阳位。肺居人身之高位,外主皮毛,开窍于鼻,故风热疫邪入侵,手太阴肺经首当其冲。正如叶天士在《温热论·三时伏气外感篇》中所说:"肺位最高,邪必先伤。"风热疫邪侵袭人体,初起袭于肺卫,继而出现肺经气分热炽证,见发热、口渴、喘咳等肺热证表现;肺经之热可及于胃肠,形成肠热证或肺与大肠同热证;后期热伤肺胃之阴。风热疫邪所致疫病,病变总以肺胃为中心。

(3)易损伤肺胃阴津。风热疫邪属阳邪,风热相搏,易于耗损阴津。刘完素在《黄帝素问宣明论方·燥门》中说:"风能胜湿,热能耗液。"叶天士称其为"两阳相劫"。风热疫邪化燥主要损伤肺胃阴津,症见口咽干燥,干咳,痰少而黏,口渴,舌红少苔等。

2.温热疫邪

温热疫邪也是在春季致病的一种病邪。对于温热疫邪的认识有两种不同的看法,一种是以古人的论述为依据,认为由冬季感受寒邪,由于邪气较轻不即发病,或正气不足以抗邪外出,以致寒邪伏于体内某一部位,日久化热,至春季阳气萌发,引动伏热而致病。《内经·生气通天论》说:"冬伤于寒,春必病温。"近年来,又产生了另一种看法,认为春季除了风热疫邪致病以外,尚有一种病邪,该病邪性质炎热,致病力强,病初即可入里而出现里热阴伤之病理变化。该病邪本身就是一种新感病邪,并非是寒邪内伏发病。不论以上哪一种见解,临床上仍应以辨证求因、审因论治为主。温热疫邪侵入人体,初起即见里热阴伤证,施治之法就应清里热,养阴液。至于是伏寒化热还是新感温邪,现暂不予以探究。

现代临床中发生于春季的重型流感、流行性脑脊髓膜炎、化脓性脑膜炎、败血症以及 SARS 等,可由温热疫邪所致。

温热疫邪的致病特点是:

(1)邪自内发,初病即里热炽盛。温热疫邪是温热性质较强的病邪,因此它不像同样是发生在春季的风热疫邪那样初起袭于卫表,而是致病初起即可出现里热炽盛的病证。临床或见发热,烦渴,尿赤,舌红苔黄,脉数等气分热盛之证;或见灼热,斑疹,神昏,舌绛等营血分证。但不论见气分证还是营血分证,如有新感引发都可兼见表证。阴虚火旺之体,易成燎原之势,病邪迅速充斥气血表里。

(2)致病力强,易现险恶证。温热疫邪的致病力较强,对人体的气血津液及脏器组织损伤也多较严重,在病变过程中易导致郁热内炽,扰神闭窍,引动肝风,迫血妄行,出现高热、神昏、痉厥、出血及虚脱等危重症。另外,由于病情变化较快,病势多凶猛,数种危重症也易同时出现。

(3)易耗伤阴液,后期多肝肾阴伤。温热疫邪其性炎热,极易耗伤阴液,在病变过程中不但肺胃阴液易被耗伤,病变后期多耗伤肝肾之阴,严重者导致虚风内动,出现低热,颧赤,口燥咽干,脉虚,神倦,或手足蠕动,舌干绛而痿等症状。

3.暑热疫邪

暑热疫邪产生于夏暑季节,是具备暑热特性的一种疫疠病邪。《内经·气交变大论》说:"岁火太过,炎暑流行。"暑热疫邪的致病特点应从"酷烈"二字理解,主要损及阳明、肝经、心营及血分。疫病过程中出现的高热、神昏、抽搐、出血、厥脱五大危急重症,在暑热疫邪所致的疫病中易出现,而且易数证同时出现,如流脑、钩端螺旋体病肺出血型等。

现代临床中的乙脑,以及发生于夏季的钩端螺旋体病、登革热和登革出血热、流感等,均可由暑热疫邪所致。

暑热疫邪的致病特点如下：

(1)暑性酷烈，伤人急速，直入阳明。暑性酷烈，暑热炎蒸，伤人急速。暑热疫邪侵袭人体，多直入于里，即使有卫分证，病程亦短暂，多侵犯阳明气分，病变初起即出现壮热、口渴、脉洪大等暑热内炽的证候，此即叶天士所称"夏暑发自阳明"。因此暑热疫邪致病也很快出现心营证、血分证。

(2)易直中心肝，闭窍动风。暑为火热之气，与心气相通，故暑热疫邪可直中心包，闭塞机窍，扰乱心神，症见身灼热，神昏谵语等心神内闭表现。王孟英说："暑是火邪，心为火脏，邪易入之。"发生于夏季的乙脑，病变初起即可出现神志异常的表现，即与暑热疫邪的这种致病特性有密切关系。暑热疫邪致病的另一特点是易于直入肝经，引动肝风，出现四肢抽搐，角弓反张，俗称暑风、暑痉或暑痫。暑热疫邪引动肝风常与暑热疫邪闭窍扰神同时存在，并称为痉厥。乙脑初起即可见痉厥表现。

(3)可直入血分，迫血外溢。暑热疫邪致病亦可直入血分迫血妄行，如吴鞠通《温病条辨》所记载的暑瘵，类似西医学中的钩端螺旋体病肺出血型病变，即是暑热疫邪直入血分所致。

(4)易伤津耗气。暑热疫邪属亢盛的火热之气，燔然酷烈，既易伤津，又易耗气，症见身热，汗出，口渴，齿燥，神倦，脉虚等。津气耗伤过甚，可致津气两脱。《内经·举痛论》说："炅则气泄。""炅则腠理开，荣卫通，汗大泄，故气泄。"指出了暑热逼津外泄，气随津耗，或气随津脱的致病特点。

(5)可兼湿邪，郁阻气机。夏季气候炎热，天暑下迫，地湿上腾，暑热之中每可兼夹湿邪。暑热疫邪夹湿，称为暑湿疫邪。暑湿疫邪既有火热酷烈，易伤津耗气，内陷心肝的特点，又有郁阻气机的特点，见胸闷脘痞，肢体酸重，舌苔厚腻等症状。如叶天士的《温热论·三时伏气外感篇》中指出："长夏湿令，暑必兼湿。暑伤气分，湿亦伤气。"

4.湿热疫邪

湿热疫邪多产生于长夏季节，但由于湿土之气四时皆有，故湿热疫邪一年四季均可致病。长夏天气炎热，雨水较多，湿易蒸动，故长夏季节湿热疫邪为患较多。

现代临床中发生于夏季的肠伤寒、副伤寒、沙门菌属感染及部分肠道病毒感染等疾病，均可由湿热疫邪引起。

湿热疫邪的致病特点如下：

(1)黏腻淹滞，传变较慢，难以速去。湿热疫邪致病徐缓，化热较慢。治疗上不似寒邪(汗即解)、热邪(清而愈)，故不易速除，缠绵难愈。尤其是在气分阶段病程比较长，如叶天士在《温热论》中所说的"在一经不移"，即指湿热病传变慢、病程长的特点。这些病变特点与湿属黏腻阴邪，与阳热之邪相搏后胶着难解密切相关。

(2)病变以中焦脾胃为中心。阳明胃为接纳饮食水谷之腑，太阴脾为胃行其津液，中焦脾胃是人体全身气机升降、水液代谢的枢纽。脾胃同属中土，脾为湿土之脏，湿土之气同类相召，始虽外受而终趋脾胃。湿热疫邪所致的疫病在湿邪未化燥化火之前，不论病在卫表或入于气分，其病变均与中焦脾胃有密切关系。湿热疫邪使脾失升运，胃失和降，出现脘痞，腹胀，呕恶，便溏，苔腻等症状。

(3)阻滞气机，困遏清阳。湿为重浊阴邪，具闭阻之性。初袭人体，多郁遏卫阳，致恶寒及身重痛等卫阳受困的表现；困遏头面清阳，则见头胀痛，表情淡漠甚则神情呆钝表现；困遏中焦脾胃阳气，则见胸闷脘痞，腹胀便泻及呕恶表现。以上吴鞠通称为"湿闭清阳道路也"。湿邪偏胜，最终还可衍生为寒湿而损伤阳气，症见畏寒，肢冷，便溏，舌苔白滑等湿盛阳微表现。

5.燥热疫邪

燥热疫邪多产生于秋季，每逢久晴无雨，气候干燥之时，容易发生燥热疫邪为患。现代临床中发生于秋季的流感、SARS等疾病，可由燥热疫邪引起。

燥热疫邪的致病特点如下：

（1）病邪多从口鼻而入，病变以肺经为主。燥为秋令主气，肺属燥金，同气相从，燥热疫邪先侵犯肺经，使肺失清肃，症见发热，咳嗽，口咽、鼻、皮肤干燥等燥伤津液表现。

（2）易伤肺胃津液。燥热疫邪其性为燥，燥胜则干，热盛则伤津，燥热疫邪易伤肺胃阴津，除见口咽、鼻、唇及皮肤干燥等外燥证表现外，还可见咳嗽无痰或少痰，大便干燥难下等内燥证表现，严重者可燥伤肝肾之阴。

（3）可从火化，上干清窍。燥热疫邪亢盛则可从火化，燥热化火，上干清窍，症见耳鸣，目赤，龈肿，咽肿痛等。叶天士的《临证指南医案·燥》云：“燥火上郁，龈胀、咽痛，当辛凉清上。”

6. 风寒疫邪

风寒疫邪所致的疫病是指《伤寒论》中所论述的狭义之伤寒。张仲景在《伤寒论》序言中所描述的疫病流行“伤寒十居其七”，说明疫病的病因除了上述温热性质的疫疠病邪外，还有风寒性质的疫疠病邪。

风寒疫邪的致病特点如下：

（1）多从皮毛入侵体内。风寒疫邪袭入多从皮毛而入，初起邪犯足太阳膀胱经，引起卫外功能失调，见恶风寒较重，发热相对较轻；肺主皮毛司呼吸，风寒疫邪从皮毛侵入而影响肺的宣发功能，则出现咳嗽，气喘，鼻塞，声音嘶哑等肺气失宣之症状。

（2）可凝滞经脉气血。风寒疫邪其性属寒，寒主收引，易引起经脉凝滞，气血运行失畅，出现头痛，项背酸楚，关节凝重疼痛等；邪中太阴、少阴，出现小腹拘紧疼痛、腰背引痛表现；邪入厥阴，出现囊缩茎痛等寒凝经脉，气血不通之症状。

（3）可郁而化热。风寒疫邪在卫表郁久可逐渐化热入里，出现里热证。如伤寒初起太阳经受邪，病变以风寒袭表为特点，寒邪郁久化热则入里而出现高热，口渴，汗出，舌红，苔黄等阳明气分热盛之症状。

（4）后期可伤阳。风寒疫邪伤人，可随着病情的发展而发生演变，特别是在人体正气不足的情况下可从三阳经传入三阴经，逐渐出现寒伤阳气的病变，症见纳呆，呕吐，下利，脉弱等太阴脾胃虚寒，阳虚湿盛表现，以及但欲寐，小便清白，脉微等心肾阳虚之征象。

7. 疫毒病邪

疫毒病邪即疫疠病邪挟毒，一年四季可发生，但冬春季节多见。“毒”作为病因的记载最早见于《内经·刺法论》：“避其毒气。”晋代葛洪认为疫病是疠气兼夹“鬼毒”相注。《外台秘要》引《小品方》说：“天行温疫是毒病之气。”清代尤在泾说：“毒者，邪气蕴蓄不解之谓。”综合有关文献记载，疫毒病邪的含义大体有以下两种：①风热、暑热、湿热及燥热等六淫疫疠病邪蕴蓄不解而形成的一类致病因素。因其致病与时令季节相关，并能引起流行，故又称为疫疠时毒。疫疠时毒包括风热时毒、暑热时毒、湿热时毒、燥热时毒、温热时毒等。疫疠时毒引起的疫病有局部肿毒表现，如《温病条辨》中“咽痛喉肿，耳前耳后肿，颊肿”的大头瘟或蛤蟆瘟，又如《瘟疫论》中“众人瘰核”的疙瘩瘟等。②邪盛为毒。即风寒时邪、温热时邪、风热时邪、暑热时邪、湿热时邪、燥热时邪等致病力强，就分别称为风寒时毒、温热时毒、风热时毒、暑热时毒、湿热时毒、燥热时毒等。“毒”一字近年广泛应用，是为了强调疫病之因不同一般外感热病之因，因为疫病之因的毒力和危害程度都高于一般的六淫病邪。以上说明，“毒”离不开具有六淫属性的疫疠病邪，疫疠病邪迅速充斥表里十二经，或蕴结于机体的某脏腑经络，都可认为是挟毒所致。

疫毒病邪的致病特点如下：

（1）攻窜流走，蕴结壅滞。疫毒病邪可内攻脏腑，外窜经络、肌腠，上冲头面，下注宗筋、阴器。如外窜肌腠，可见皮肤丹痧、斑疹；流注经脉，可形成结核、包块等。疫毒病邪导致局部血脉阻滞，特征性的表现是局部出现红肿疼痛，甚则破溃糜烂等毒聚热盛之征象。疫毒病邪引起的肌肤斑疹或皮下结节也与其蕴结壅滞的致病特点有关；毒邪内攻脏腑，可致脏腑功能和实质的损害。

（2）毒力强，致病急重。疫毒病邪是一种有强烈致病性和毒害性的疫疠病邪，侵犯人体后迅速形成热、痰、瘀互结之势，使多个脏器同时受损，出现严重证候。如《广瘟疫论》中的“周身红肿”“鼻如烟煤”，《疫疹一得》中的"头痛如劈""腰如被杖""舌如铁甲"等,皆非一般病邪所能为。

二、发病

外感疫疠病邪是疫病发生发展的首要条件,此外诸如人体体质因素、自然因素、社会因素等亦是疫病发病的重要因素。

(一)体质因素

体质因素主要指人体正气的情况。古代对体质因素在抵御外邪入侵中所占的重要地位有精辟论述,如《内经·刺法论》说:"正气存内,邪不可干。"《内经·百病始生》说:"卒然逢疾风暴雨而不病者,盖无虚,故邪不能独伤人。此必因虚邪之风,与其身形,两虚相得,乃客其形。"疫病也是如此,如果人体正气不足,不能抵御外邪的侵袭,就易发病。从发病学角度看,人体正气虚弱致抗病能力低下主要包括以下几种情况:素禀体虚,御邪力弱;气血失调,卫外失固;饥饿、劳倦及寒热冷暖失宜,导致卫外功能下降,不能有效抵御外邪侵袭。另一方面,疫疠病邪太甚,致病力太强,超过了正气所能抵御的限度,出现正气相对不足而正不胜邪的状况,也可导致疫病的发生。

(二)自然因素

自然因素主要包括季节、气候等环境因素以及地域因素等。

疫病的发生和流行,与季节、气候有很大关系。例如,春季温暖多风,故多风热疫邪为患;夏季暑热炎蒸,又兼气候潮湿,故多暑热疫邪、暑湿疫邪为患。不同季节、不同气候条件也会影响人体反应性及抗病能力,如寒冷干燥可使呼吸道黏膜抵抗力下降,炎热潮湿可使消化道黏膜抵抗力下降。此外,异常的气候变化与疫病的流行也有直接关系,非其时而有其气、骤冷暴热、疾风淫雨,人体不能适应寒热剧变,则易感疫邪而致疫病流行。自然灾害与疫病的发生与流行也密切相关,自然灾害包括大旱、久雨、虫害等。如公元612年(隋代大业八年)"大旱疫,人多死"(据《中国医史年表》);1199年(南宋宁宗五年)"久雨,民疫"(据《中国医史年表》);1640年(明代崇祯十三年)"大旱,蝗盈尺……至秋田禾尽蚀,疫病大作"(据安徽《霍山县志》)等。

疫病的发生和流行还表现出一定的地域性。例如江南地势低平,湖泊稠密,气候湿润,多湿热疫邪、暑湿疫邪为病;岭南地区气候炎热潮湿,多山岚瘴气,蚊虫滋生,容易导致疟疾传播。又如某些地区经济滞后,卫生条件较差,鼠类、虱子、跳蚤较多,也为疫病的发生和流行提供了有利条件。

(三)社会因素

社会因素包括国家的政治制度、经济实力以及人民的文化程度和生活习惯等方面。国家制定良好的社会制度,并有较优越的经济条件,就能在人们的医疗卫生条件、工作生活环境及防疫措施等方面予以较好的保障和落实,疫病的发病率可大大地降低,即使疫病发生并开始流行,亦能够尽快得到控制并消灭。而某些经济滞后的国家,人民生活贫困、营养不良,卫生及防疫设施较差,人口迁徙流动,便常有疫病的发生与流行。

战争也是引起大疫的重要因素,《内外伤辨惑论》记有金代(1232年)一次战争之后的疫病流行,50日死亡约90万人。

三、感邪途径

感邪途径是指外邪首先侵犯人体的部位。疫病感邪的途径主要有以下几种：

(一)空气传播(从鼻入)

空气传播是疫病重要的感邪途径之一。古代医家很早就认识到："一人病气足充一室。"病室空气被疫邪污染,足以感染健康人。吴又可称这种途径为"天受",叶天士称之为"上受"。王清任在《医林改错》中更明确地指出："遇天行触浊气之瘟疫,由口鼻而入气管。"被疫邪污染的空气随呼吸进入鼻窍,疫邪因而得以侵入肺系引起发病,初起病变多在手太阴肺经。例如白喉、百日咳、麻疹、SARS、猩红热等就是通过空气从呼吸道传播的。

(二)饮食传播(从口入)

被疫邪污染的水、食物,可随饮食从口而入侵于胃肠。古代医家很早就认识到这种感邪途径。例如《诸病源候论·食注候》说："人有因吉凶坐席饮啖,而有外邪恶毒之气,随食饮入五脏,沉滞在内,流注于外,使人肢体沉重,心腹绞痛,乍瘥乍发,以其因食得之,故谓之食注。"晋代葛洪的《肘后备急方》亦认为"凡所以得霍乱者,多起饮食"。肠伤寒、痢疾、霍乱、脊髓灰质炎等疫病都与进食不洁食物有关。

(三)接触传播(从皮毛入)

指疫邪通过皮肤、肌腠、经络侵入人体。如《内经·百病始生》说："故虚邪之中人也,始于皮肤,皮肤缓则腠理开,开则邪从毛发入。"《内经·热论》和《伤寒论》均认为伤寒六经传变始于太阳经,即邪是从体表皮毛进入人体的。与瘟疫患者直接接触,疫邪即可从皮毛入侵而染易于人。疫邪还可由蚊虫、鼠类等媒介传播给人类。如疟疾传染是由雌性按蚊叮咬人体皮肤时,将其体内疟邪(疟原虫)经由皮肤注入人体;属于疫病范畴的流行性斑疹伤寒、地方性斑疹伤寒,则分别由人虱、鼠蚤为媒介,将疫邪(普氏立克次体、莫氏立克次体)经皮肤感染于人体。此外,人体接触疫水,疫邪也可以通过健康皮肤或破损皮肤入侵人体。如《肘后备急方》载"沙虱病乃因沙虱钻入皮里"所致。《诸病源候论》中说的水毒病、射工病则是由"人行水上及以水洗浴"而致病的。可见,疫邪从皮肤入侵引发疫病也是一种重要的感邪途径。

(四)血液传播

某些疫邪还可通过血液进入人体内。通过血液传播的方式可因虫媒叮咬而把病原体带入体内,如登革热、登革出血热、乙脑、恙虫病等都是通过蚊虫叮咬把病毒带入体内;也可因不洁输血或输入不洁血制品而导致血液传播,如乙型肝炎(简称乙肝)通过输血传播,艾滋病通过血制品传播等。

四、发病类型

伏邪(或称伏气)温病说与新感温病说是关于温病发病方面的两个主要学说。

（一）伏邪温病说

《内经·金匮真言论》中说："藏于精者，春不病温。"指出了寒邪在冬不藏精的条件下郁而化热，至春可发为温病。这是伏邪致病的最早记载。晋代王叔和首创"伏气"之名，并在《伤寒论序例》中提出了"寒毒"伏藏的部位问题，称"中而即病者曰伤寒；不即病者，寒毒藏于肌肤，至春变为温病，至夏变为暑病，暑病者热极重于温也。"唐代王焘的《外台秘要·温病论病源二首》认识到不独伏寒化温，且感冬月温暖之气，亦可伏而后发。王焘称："其冬月温暖之时，人感乖候之气，未遂发病，至春或被积寒所折，毒气不得泄，至天气暄热，温毒始发，则肌肤斑烂也。"这种认识虽然突破了伏寒为单一发病因素的局限，但未明确冬月乖候之气的属性。金元时期刘完素认为伏邪温病四时皆有，不只发生于春夏两季，扩大了伏邪温病的范围。如《伤寒医鉴》说："冬伏寒邪，藏于肌肉之间，至春变为温病，夏变为暑病，秋变为湿病，冬变为正伤寒。"明代王肯堂的《证治准绳·杂病·诸伤门》说："暑气久而不解，遂成伏暑。"确定了暑邪内伏及伏暑病名。时至清代有了伏邪温病说的专著，如刘吉人的《伏邪新书》及柳宝诒的《温热逢源》等。晚清何廉臣指出凡伏邪皆是火。总之，在温病学的发展历史上，伏邪温病说大有发展，内容极其丰富。

伏邪温病说的基本内容可概括为以下几个方面：

（1）伏邪属性及伏藏条件。伏邪温病说认为，寒邪、暑邪（包括暑邪挟湿）是伏藏的主要病邪。伏藏条件是正气亏虚，病邪得以入侵。如柳宝诒的《温热逢源·伏温化热郁于少阴不达于阳》说："其伤人也，本因肾气之虚，始得入而据之。"

（2）病邪伏藏部位。对于病邪伏藏部位，历代医家认识不一，归纳起来大约有以下几种：①肌肤（王叔和）。②肌骨（巢元方）。③膜原（吴又可、蒋宝素等）。④少阴肾（柳宝诒）。⑤病邪伏藏部位随患者体质因素不同各异。如肾虚之体病邪伏于少阴，劳苦体实之人病邪伏于肌肤（雷丰）。⑥邪伏部位的三纲鼎立说。即冬伤于寒，寒邪伏在肌肤；冬不藏精，病邪伏在少阴；冬不藏精复冬伤于寒，则病邪伏于肌肤之间及少阴，至春月两邪同发（喻昌）。

（3）引发因素。伏邪逾时而发，是受多种因素激发引动所致：①气候引发。如春季温暖，阳气升发，引动在里伏热。②再感时令之邪激发。如外感风寒病邪触动少阴伏热，自里外达，形成"客寒包火"证，习称新感引动伏邪。③其他因素。如饮食不节、过于劳累、情志不遂、房事不节等，使正气受伤，不能遏制伏邪而外发。如吴又可说："感之浅者，邪不胜正，未能顿发，或遇饥饱劳碌、忧思气怒，正气被伤，邪气始得张溢。"

此外古人对伏邪发出途径亦有一定的认识，如认为春温的伏邪多从少阳发出。也有的医家认为伏邪必从经气之虚处发出。

（4）伏邪传变。被激发的伏邪，一是由里达表，症状逐渐减轻，预后较好。如柳宝诒的《温热逢源》说："伏温由阴而出于阳，于病机为顺。"二是伏邪进一步深入内陷，病情逐渐加重，甚至恶化，预后较差，多为逆证。如柳宝诒说："若病发于阴而即溃于阴，不达于阳，此病机为逆。"并指出预后差的因素是："邪气郁伏不达者，一也；正虚不能托邪者，二也；阴气被烁涸者，三也。"

（5）临床表现。伏邪发病，里热外达，充斥肆逆，病发即见一派里热证候。如无外感激发者，一般无表证；如由外感引发者，则可同时伴见表证。伏邪为病，一般病情缠绵，病势较重，变证较多，病程较长，难于速愈。

（6）治疗原则。针对郁热伤阴，采取清、养、透的原则。清，即直清里热；养，指养阴托邪；透，系领邪外达。其中以清泄里热为主。正如王安道的《医经溯洄集·伤寒温病热病说》说："法当清里热为主，而解表兼之，亦有治里而表自解者。"柳宝诒也说："一面泄热，一面透邪，凡温邪初起，邪未离少阴者，其治法不外是矣。"

（二）新感温病说

新感温病说形成较晚，《内经·六元正纪大论》所称"民疠温病"之温病实为新感温病。张仲景说："太阳中热者,暍是也,其人汗出恶寒,身热而渴也。"一般认为"中暍"为新感。王叔和的《伤寒论序例》说:"其冬月有非节之暖者,名曰冬温。"其感而即病的"冬温"实际也属新感。至宋代郭雍在《伤寒补亡论》中指出:"冬伤于寒,至春发者谓之温病;冬不伤寒而春自感风寒温气而病者,亦谓之温。"郭雍已初步认识到春季温病有冬寒内伏后发和当令感邪即发两种,后世有人认为温病分为伏邪和新感两类即源于此。《重订广温热论》引明代汪石山之说:"又有不因冬月伤寒,至春为病温者,此特春温之气,可名曰春温,如冬之伤寒,秋之伤湿,夏之中暑相同,此新感之温病也。"汪石山的新感之说,改变了长期以来以伏邪学说为主阐述温病的病因与发病的局面。时至清代,新感温病说为多数学者所赞同,并认为温病中多数属于新感。但叶天士、吴鞠通、王孟英等医家既承认新感,又不否定伏邪,在阐述不同温病发病机制时,每根据具体情况而分别运用伏邪温病说或新感温病说。对伏邪温病说和新感温病说,在理解其实质的基础上,现代也可灵活运用于温病发病机制的分析上。

附:文献选要

1.《伤寒论序例》

中而即病者,名曰伤寒,不即病者,寒毒藏于肌肤,至春变为温病,至夏变为暑病。

2.《外台秘要》(卷第四)

其冬月温暖之时,人感乖候之气,未遂发病,至春或被积寒所折,毒气不得泄,至天气暄热,温毒始发,则肌肤斑烂也。

3.《瘟疫论》

病疫之由,昔以为非其时有其气,春应温而反大寒,夏应热而反大凉,秋应凉而反大热,冬应寒而反大温,得非时之气,长幼之病相似以为疫。余论则不然。夫寒热凉温,乃四时之常,因风雨阴晴,稍为损益,假令秋热必多晴,春寒因多雨,较之亦天地之常事,未必多疫也。伤寒与中暑,感天地之常气;疫者,感天地之疠气。在岁运有多寡,在方隅有厚薄,在四时有盛衰。此气之来,无论老少强弱,触之者即病,邪从口鼻而入,则其所客,内不在脏腑,外不在经络,舍于伏脊之内,去表不远,附近于胃,乃表里之分界,是为半表半里,即《针经》所谓横连膜原是也。

而惟天地之杂气,种种不一,亦犹……草木有野葛巴豆,星辰有罗计荧惑,昆虫有毒蛇猛兽,土石有雄硫砒信,万物各有善恶不等,是知杂气之毒亦有优劣也。然气无形可求,无象可见,况无声复无臭,何能得睹得闻? 人恶得而知其气? 又恶得而知其气不一也? 是气也,其来无时,其着无方,众人有触之者,各随其气而为诸病焉……大约病偏于一方,延门阖户,众人相同者,皆时行之气,即杂气为病,为病种种,是知气之不一也。盖当其时,适有某气专入某脏腑某经络,专发为某病,故众人之病相同,是知气之不一,非关脏腑经络或为之证也。夫病不可以年岁四时为拘,盖非五运六气所印定者,是知气之所至无时也。或发于城市,或发于村落,他处安然无有,是知气之所着无方也。疫气者亦杂气中之一,但有甚于他气,故为病颇重,因名之疠气。

所谓杂气者,虽曰天地之气,实由方土之气也。盖其气从地而起,有是气则有是病。譬如所言天地生万物,然亦由方土之气也。彼植物藉雨露而滋生,动物藉饮食而颐养。盖先有是气,然后有是物。推而广之,有无限之气,因有无限之物也。但二五之精,未免生克制化,是以万物各有宜忌,宜者益而忌者损,损者制也。故万物各有所制,如猫制鼠,如鼠制象之类,既知以物制物,即知以气制物矣。以气制物者,蟹得雾则死,枣得雾则枯之类,此有形之气,动植之物皆为所制也。至于无形之气,偏重于动物者,如牛瘟、羊瘟、鸡瘟、鸭瘟,岂但人疫而已哉? 然牛病而羊不病,鸡病而鸭不病,人病而禽兽不病,究其所伤不同,因其气各异也。

4.《伤寒瘟疫条辨》

伤寒得天地之常气,风寒外感,自气分而传入血分;温病得天地之杂气,邪毒内入,由血分而发出气分。一彼一此,乃风马牛不相及也。何以言之? 常气者,风寒暑湿燥火,天地四时错行之六气也;杂气者,非风、非寒、非暑、非湿、非燥、非火,天地间另为一种偶荒旱潦疵疠烟瘴之毒气也。

5.《广瘟疫论》

风寒从表入里，自皮毛而肌肉，而筋脉，而胸膈，而肠胃，一层渐深一层，不能越此而入彼，故汗不厌早，下不厌迟……时症从口鼻而入，先中中焦，后变九传。其传自里出表，虽出表，而里未必全无邪留，经过之半表，未必全无邪干，故下不厌早，汗不厌迟。

6.《松峰说疫》

杂疫其症则千奇百怪，其病则寒热皆有，除诸瘟、诸挣、诸痧瘴等暴怪之病外，如疟痢、泄泻、胀满、呕吐、喘咳、厥痉、诸痛、诸见血、诸痈肿、淋浊、霍乱等疾，众人所患皆同者，皆有疠气以行乎其间，故往往有以平素治法治之不应，必洞悉三才之蕴而深究脉症之微者，细心入理，一一体察，方能奏效，较之瘟疫更难揣摩。

第三节　疫病的诊断

疫病是指具有强烈传染性、流行性，起病急、病情重、传变快的一类急性外感热病。因此，对疫病的诊断应及时、准确，以尽量减少病变带来的损伤。疫病的诊断内容，主要包括临床症状、特殊体征，并结合发病季节、发病区域和现代医学实验室检查结果。大多数疫病都可见发热、汗出、口渴、痉厥、斑疹、疼痛、神志异常等表现，应注意对这些常见症状的诊察。某些疫病还具有特异性的体征，可为临床诊断提供更直接的依据。考虑到疫病具有强烈传染性、流行性，临床诊断还要依靠翔实的流行病学资料。同时，疫病的发病季节和发病区域也是重要的诊断依据之一，多数疫病具有明显的季节性，此外，在疫区居住或到过疫区的患者也是医生诊断时要考虑的因素。现代医学实验室检查结果可为疫病的诊断提供可靠的佐证，主要包括常规实验室检查、肝肾功能化验、X线检查、心电图、脑电图、超声诊断等，特别是病原体的检测，以及血清学检查，是临床辨病的最有力依据。

根据中医学理论，人体是一个有机整体，局部病变可以影响全身，内部病变可反映于外。这就是说，外在的疾病表现可以反映内在的疾病本质。所以，中医在诊断疾病时，往往通过病人的自我感觉和医生观察到的病人的一些外在表现来推断病人体内的病理变化。如《内经·阴阳应象大论》中说"以表知里……以诊则不失矣"，认为外在表现可以反映体内病变。《内经·外揣篇》则提得更为明确："五音不彰，五色不明，五脏波荡。若是则内外相袭，若鼓之应桴，响之应声，影之似形。故远者司外揣内，近者司内揣外。"认为体表的变化会正确地反映出内在的病变。这种"以表知里"的诊法理论，至今仍在临床上发挥广泛作用。在长期的医疗实践中，历代医家积累了丰富的诊断经验，形成了中医特有的诊病体系，即四诊（望、闻、问、切）、辨证与辨病。在疫病诊断中运用较多、诊断价值较大的诊断内容有辨发热、神志异常、汗出异常、痉厥，以及辨斑疹、疱疹，辨舌等。四诊合参，并通过卫气营血辨证、三焦辨证，即可确定病因、病性、病变及邪正消长和转归。

一、辨舌

辨舌，即舌诊，是疫病诊断的一种重要方法，具有全面、敏感、直观的特点。疫病发展过程中出现的典型舌苔和舌质变化，对分析和判断病变阶段、病情轻重、病证性质、邪正消长、病势进退、疾病预后等具有重要价值。正如清代吴坤安所说："病之经络、脏腑、营卫气血、表里阴阳，必形于舌。"舌象变化主要包括舌苔、舌质两方面，舌诊的内容主要是观察舌苔和舌质的形态、色泽、润燥及其动态变化等。

（一）辨舌苔

舌苔是胃气蒸布于舌面所形成的。在疫病进程中,由于发热、伤津和脾胃功能失常,湿热痰浊、燥屎等有形之邪内停等原因导致舌苔改变,特别是当邪正交争而阳热亢盛时,更易蒸腾胃中浊气而使舌苔的色泽、形态、厚薄及润燥出现变化。通常情况下,苔薄者病势较轻,苔厚者则病势较重。若苔厚无根,如涂于舌上,则为胃气、肾气衰败之征象。苔尚润泽者津伤较轻,苔干燥者为津液已伤,苔浊腻则属湿痰秽浊为患。舌苔的变化主要反映卫分和气分病变,尤其能反映病邪的性质和津液的盈亏。

1. 白苔

白苔主要有厚薄润燥等不同。总体上,苔薄主表,病属卫分,一般见于疫病初起,病变轻浅;苔厚主里,病属气分,多见于湿热为患。

（1）苔薄白,欠润,舌尖红。为疫病初起,邪入卫分之征象。多见于风热疫病初起。若肺津受伤,则苔薄白而干,舌边尖红甚。风寒初起可见苔薄白,质润泽,色正常。

（2）苔白厚,黏腻。常伴口吐浊厚涎沫,苔白厚,布满全舌,垢腻润泽,其上多有黏涎附着。为湿热相搏,浊邪上泛所致。多见于暑燥疫之湿重于热阶段,湿阻气分而湿浊偏盛。

（3）苔白厚,干燥。多因脾湿未化而胃津已伤。可见于胃燥气伤,气不化液之证。为胃津不足不能上承,而肺气已伤,气不化液所致。

（4）苔白腻,舌质红绛。见于湿遏热伏,病在气分。因湿热疫邪在气分,湿邪阻遏而致热邪不能外达所致。此外,热邪已入营分而又兼有气分湿邪未化者,也可见此舌象。

（5）苔白如积粉。为疫毒内盛,弥漫三焦之征象。如曹炳章的《辨舌指南》引马良伯之言:"舌厚腻如积粉者……温病、热病、瘟疫、时行,并外感秽恶不正之气,内蓄伏寒伏热之势,邪热弥漫,三焦充满,每见此舌。"若苔如白粉堆积,满布无隙,滑润黏腻,刮之不尽,舌质紫绛,多见于湿热疫膜原证。如《瘟疫论》说:"时疫初起,舌上白苔如积粉者,达原饮解之。"虽见紫绛之舌,一般仍以气分病变为主,但其传变迅速。

（6）苔白如碱状。多为湿热疫胃中宿滞兼夹秽浊郁伏所致,其舌上苔垢白厚而板滞,状如石碱。

（7）白砂苔,又名水晶苔。为邪热迅速化燥入胃,苔未转黄而津液大伤之征象。多属里热结实之证。其苔白而干硬如砂皮,扪之糙涩,为白苔中可下之征象。

（8）舌罩白苔并见黑刺。若苔燥有刺,为胃热火毒内结,若苔白滑腻,为湿热蕴蒸,皆属危候,宜攻下。

（9）白霉苔。表现为满舌生白衣,或蔓延到颊腭等处,有如霉状,或生糜点,或如饭粒样附着,或如豆腐渣样,刮之易去。多为湿热疫胃气大伤之征象,因秽浊之气内郁而胃气衰败,预后不良。

（10）银白苔或苔白如旱烟灰色。见苔白光亮如银色。常为热证误用温燥药或温补药所致。若苔银白而干燥,为津气大伤,元气受损,邪向深重之候。

（11）白腐苔。苔白而带淡红,黏厚如脓。多见于肺痈及下疳毒结。

总之,在温病过程中见白苔者,病情多较轻,预后也较好。但若白苔中的白砂苔、白霉苔却为危重之候。此外还要结合舌质分析,如苔白如积粉又见紫绛舌质者,主瘟疫凶险之证,在诊断病情和判断预后时应予综合分析。现代研究显示,白厚苔与饮食过多、营养过剩、消化不良,及细菌、真菌等病原体感染有关。

2. 黄苔

在疫病发展过程中,黄苔多由白苔转化而来,为热入气分,里热炽盛的表现。

（1）苔薄黄。如苔薄黄而不燥者,为邪热初入气分,里热不盛而津伤不甚。若苔薄黄而干燥者,为气分热盛,津伤已甚。

（2）苔见黄白相间。苔黄白相间是指黄苔微带白色或有部分白苔未转黄色,为邪热已入气分,表邪尚未尽解所致,其苔一般薄而干燥。若苔较厚腻,则白色为湿盛之征象,而非表邪未除之征象。

（3）苔黄而干燥。苔黄而干燥，较薄，质红，为气分邪热炽盛，津液受损之征象。苔黄有裂纹呈虎斑纹样，质红，为气血两燔之候，治宜清泄。

（4）苔老黄，干燥有裂纹。多见于阳明腑实之证，见苔色深黄，焦燥起芒刺，有裂纹。若苔黄生黑色芒刺，为热势深重，胃液干涸之征象，治宜急下。

（5）苔黄腻或黄浊。黄苔如蜡敷舌上，无孔而腻，为湿热内蕴、痰热阻滞所致。多见于湿热温病患者湿热并重，充斥气分。

（6）苔黄滑。多为无形湿热内盛而兼有中气不足之征象。

（7）黄腐苔。苔黄而黏厚如脓，多见于胃痈。若黄腐苔如豆渣炒黄铺于舌上，多为邪毒秽浊相结之征象；若苔腐呈灰紫色，多见于肝痈。

总之，黄苔主里证、实证、热证，多为邪在气分。如苔薄者邪势轻浅，苔厚者则邪势深重；苔润者津伤不甚，苔燥者为津已受伤；苔浊腻者主湿，苔厚实者主里有燥实。另外，湿热素盛者，平时就常见黄苔或黄腻苔。现代研究显示，黄苔与炎症、感染、发热及消化功能紊乱密切相关。

3. 灰苔

灰苔有润燥之分，主证各有不同。若见苔灰而燥者，多从黄燥苔转化而来，主实热之证，属热盛阴伤；若见苔灰而润滑者，多从白腻苔或黄腻苔转化而来，主痰湿或阳虚之证。

（1）苔中间色灰而两边色黄。多为脏腑热盛，复有火毒疫邪中于脾胃之征象。

（2）灰苔起刺。多为疫邪入中脾胃，阴液大伤之征象。亦可因实热证误用辛燥温补之品所致。

（3）灰燥苔。苔灰而厚，焦燥起刺。多为阳明腑实而阴液大伤之征象。

（4）灰腻苔。多为疫病兼夹湿痰内阻之征象。常伴有胸闷脘痞，渴喜热饮，或见口吐痰浊涎沫等症状。

（5）灰滑苔。多为温病后期阳虚而寒之征象。常伴有舌淡、肢冷、脉细或吐泻等症状，可见于湿温病因湿邪伤阳而演变为寒湿之证时。

总之，灰苔证候有寒热虚实及痰湿之别，临证要根据其润燥并结合全身表现进行辨别。

4. 黑苔

疫病过程中，黑苔多由黄苔或灰苔发展而来，往往是病情危重的指征，根据其所表现的厚薄润燥不同，所主病证有虚实寒热之别。常见的黑苔有以下几种：

（1）黑苔焦燥起刺，质地干涩苍老。症见苔黑而干，中心较厚，焦燥起刺，扪之糙涩无津。多为阳明腑实、肾阴耗竭之征象。多由黄燥苔或灰燥苔发展而来。

（2）黑苔薄而干燥。症见苔黑干燥无津，薄而无刺。若舌体色绛而枯萎不鲜或见音哑，为疫病后期邪热深陷下焦而肾阴耗竭之征象。若见苔黑干燥而舌红，兼有心中烦，不得卧，为真阴欲竭而壮火复炽之"津枯火炽"之征象。某些慢性疾病，绵延反复，久病及肾亦可见此苔。

（3）舌体无苔，舌尖见黑燥苔。多因心火自焚所致，其病深重难治。若舌根苔黑而燥，多为热在下焦，治宜急下。

（4）苔黑枯干，苔垢不显，或舌边略有芒刺。此为津枯血燥之征象，治宜养阴生津。

（5）舌尖苔黑而干，舌边见白苔。此为脏腑感火热燥邪，复为湿气熏蒸所致。

（6）遍舌黑润。舌遍体黑润，无明显苔垢。此为疫病夹痰湿之征象，多见于胸膈素有伏痰而复感温邪之证。常伴有发热、胸闷，渴喜热饮等症状，一般无其他险恶征象。

（7）苔干而黑，舌质淡白无华。在湿温疫化燥入营血，灼伤阴络，大量下血，气随血脱之时可见此舌象。因病变发展迅速，舌苔尚未转化而色仍黑，但又因气随血脱而舌质淡白无华。若苔黑燥起刺，不渴或渴不多饮，舌边或见滑苔，舌体淡而润，属真寒假热，治宜温补。

（8）黑苔滑润而舌淡不红。苔黑而润滑多津，舌淡。多为湿热疫后期湿胜阳微之征象，主病与灰滑苔相似。

总之,黑苔多主重危病证,但有寒热虚实之别。除了邪热极盛和真阴耗竭之证外,痰浊及寒湿之证也可见到黑苔,其主要区别点在于辨苔之润燥,同时应结合患者全身表现进行综合分析。现代研究显示,黑苔与高热、脱水、炎症、毒素刺激、胃肠功能紊乱、真菌感染及长期使用广谱抗生素等有关。

5. 辨瓣晕苔

瓣,指苔生裂纹似花瓣,多为黑色。瓣越多则病越重。晕,指苔有晕纹或横纹,多呈灰黑色,为火毒内盛、阴液重伤之征象,预后差。

(1)黄瓣苔。多为湿热内蕴肝胃之征象。

(2)黄瓣干涩苔。多因热毒极盛所致,见于胃液干枯之证。

(3)黑瓣苔燥而生芒刺。若瓣底舌质红者,为阳明腑实重证,治宜急下之。若瓣底舌质紫黑者,为脏腑实热已极或浸淫,熏蒸于上所致,为不治之证。若瓣底舌紫黑腐烂,为心肾衰竭,此乃死证。

(4)灰黑苔上见深黑晕纹数层。此为温热疫毒传变三阴之征象,属危证,治宜凉膈散、大承气汤下之。

(5)纯灰苔,中间有黑晕纹。为瘟疫热毒将入肾之征象。

(6)舌中心红而边有黑晕。为阳明热毒传入厥阴心包之征象,治当急下。

6. 辨舌苔的动态变化

(1)苔时厚时薄。轻者为肺失宣通所致,重者为肾气将竭之征象。

(2)苔色由白变黄再至灰黑。提示热邪逐渐入里加重。反之则表示病邪外透,热渐减轻。

(3)苔厚薄转变。若苔由薄变厚,为有形实邪如燥屎、湿浊、痰浊、食积内停之征象。若苔由厚变薄,为病势减退,邪气渐消之征象。若苔退而舌底色红绛,为热入营血,营阴亏损之征象。若厚苔突然退去,舌光而燥,乃胃气败绝之征象。

(4)有苔变无苔。有苔变无苔,为胃阴衰亡之征象。反之为胃气来复之征象。

(5)先有全舌燥苔,渐至舌边润泽,再至舌心润泽。此为病退征兆。

(二)辨舌质

“舌为心之苗”,舌质由心血荣养。在疫病过程中,当邪热深入营血,营阴受伤,耗血动血时,舌质必然有相应变化。所以通过观察舌体的色泽、形态等,可以辨别热入营血的各种证候,特别是辨别邪热的盛衰和脏腑营血、津液的盈亏。

1. 红舌

一般情况下,若舌色见深,为邪热渐入营分的标志。在疫病过程中,邪热尚在卫分、气分,舌质亦可变红,但多罩在苔垢之下,与邪热深入营分,全舌发红而无苔者有所不同。温病的红舌有以下几种:

(1)舌尖红赤起刺。此为心火上炎之征象。多见于邪热初入营分,出现红绛舌之早期。

(2)舌红,中心有裂纹如人字形,或舌中心区有红点。此为心营热毒炽盛之征象。若见舌纯红而干燥,中心有裂纹呈红色,为火极似水之不治之候。若舌红有黑点,为热毒入胃,郁积不解而欲发斑之候。

(3)舌质光红柔嫩,望之似润,扪之干燥。此为阴液损伤所致,多为邪热初退而津液未复之征象。

(4)舌淡红而干,其色不荣。此为红舌中一种特殊舌象,比正常舌质更淡,多为心脾气血不足,气阴两虚之征象。见于疫病后期,邪热已退而气血阴液亏虚。

总之,红舌有虚实之别。如红色鲜明,质糙生刺、生点,或有裂纹,多为邪热充斥心营之征象。若舌色光红柔润,则为气阴亏虚之征象。

2. 绛舌

绛舌呈深红色,多由红舌发展而来,其反映的病变与红舌基本相同,只是病变的程度更为深重。

(1)舌质纯绛鲜明,润泽。此种舌象多为热入心包所致。

(2)舌绛而干燥。指舌色绛而舌面干燥。多为邪热入营,营阴耗伤之征象。

(3)舌中心绛而干。多为胃中热盛,伤及胃津和心营所致。治疗应在清胃方中加入清心之品,以防邪热内陷心营。

(4)舌绛而有黄白苔。提示气分之邪未尽,邪热初传入营。

(5)舌绛而舌面上有黄白色碎点。为湿热化火入营,蕴毒上泛,口舌将生疳疮之征象。

(6)舌绛,上罩黏腻苔垢。为热在营血而兼夹痰热或秽浊之气所致。可见于痰热闭阻心包之证,常伴有神志异常。

(7)舌绛光亮如镜。即镜面舌,为胃阴衰亡之征象。多见于疫病后期。

(8)舌绛不鲜而枯萎。提示胃阴耗竭,病情危重。多见于疫病后期。

总之,绛舌一般提示病情较重,其反映的病理有虚实之分:舌色鲜绛者多主实证;舌色绛而光亮,或干枯不荣者,多为阴液大伤所致,主虚证。

3. 紫舌

与绛舌相比,紫舌颜色更深,且显瘀暗。疫病过程中,紫舌大多从绛舌发展而来,反映的病证更为深重。另外,也有因阴枯或瘀血等原因而形成紫舌的情况。常见的紫舌有以下几种:

(1)舌焦紫起刺。此舌象又称杨梅舌,其舌体色紫红,舌尖部有点状颗粒突起,如杨梅。多为血分热毒炽盛,或为热盛动血或动风先兆。可见于猩红热、伤寒等疫病邪热充斥期间。

(2)舌紫肿大而有大红点。可见于疫病热毒攻心之证。

(3)舌紫晦暗而干燥。因其色如猪肝,故又名猪肝舌。为肝肾阴竭之征象,预后多不良。

(4)舌紫而瘀暗,舌面扪之潮湿。为内有瘀血之征象。常见于素有瘀伤宿血而又感受疫邪者,可伴有胸胁或腹部刺痛等症状。

(5)青紫舌。舌色青紫而焦燥,或胀大,或蜷缩。为热证兼有瘀血之征象。内伤杂证见青舌多主阴寒、瘀血或肝胆病。

总之,疫病中出现紫舌,属营血热极及肝肾阴竭者多为危重病证,但如为素有瘀血而见紫舌者,往往不能一概视为危重病证。

4. 特殊舌色

(1)蓝舌。若蓝舌而有苔,多为邪热火毒内盛于心、肝、脾、胃、肺等脏,热在气分,经脉不通、营血不行所致。若蓝舌无苔为气血枯竭之征象,为不治之证。

(2)青黑舌。若痘疹见此舌,为疫毒内陷之征象。若痈疽见此舌,为毒气内攻之征象。若发斑见此舌,为热毒盛极之征象。痢疾见此舌,则为胃肠腐败之征象。

(3)黄舌无苔。为脏气欲绝之征象。

(三)辨舌态

舌态指舌体的形状和活动状态。疫病过程中,除舌苔和舌质外,舌体的形状和活动状态等方面的情况也可反映邪正虚实情况,应注意辨别。

(1)舌体强硬。指舌体硬直,转动不利,言语不清。为火热内盛,气血津液不足,脉络失养所致。多为动风惊厥之征兆。

（2）舌卷囊缩。指舌体卷曲，兼有阴囊陷缩。为邪已深入厥阴肝经的危重征象。

（3）舌体痿软。指舌体痿软无力，不能伸缩或伸不过齿。为肝肾阴液将竭之征象。

（4）舌斜舌颤。指舌体偏向一侧，或有颤动。为肝风内动之征象。若舌色紫红，为热毒燔灼肝经之征象。若舌色淡红或嫩红，为气血不足，虚风内动之征象。

（5）舌伸不收。指舌体伸长出口外而收回缓慢。若见舌干而有裂纹，伴有面红烦躁、口渴、尿赤等症状，多为火热内盛或心经有热之证。若舌体肿胀伸出口外或伸出难收，为心经痰热壅盛之证。若舌绛无苔，干枯瘦长，有裂纹直达舌尖，多为阴亏已甚，心气欲绝之死证。若虽舌绛有裂纹，但有黄黑腻苔，是为实热证。

（6）舌体短缩。舌体红绛而圆短，不能伸出齿户，为邪热壅盛，或痰浊内阻舌根，内风扰动之征象。若见舌紫绛晦暗，多为肝肾阴竭的危证。若舌边卷，为胃阴大伤之征象。若舌体红，上生白疮，为心火内燔之征象。

（7）舌体胀大。指舌体肿大满口。若兼苔黄腻而垢浊满布，为湿热蕴毒上泛于舌之征象。若舌紫晦暗，为酒毒攻心之征象。若舌红并见唇舌紫暗青肿，为热毒或药毒上攻之征象。若见舌体肿大而神志清楚，为脾湿胃热郁极，化风生痰，热毒延及于舌所致。若舌肿而神不清，为心脾受邪之征象。若舌肿胀而见黄白腻苔者，为痰浊内搏，上溢而为舌肿。若舌肿大兼有白滑苔或黑滑苔者，为水气浸淫所致。

（8）舌疮。舌红生疮，见于外感疫疠病邪而内有中焦食积蕴热。邪热内蒸，毒热上攻，而致舌上生疮。若疫毒火热病邪较重或久留不退，可致疮体肿胀溃烂而成溃疡。

（9）舌赤起紫疱。为心经热毒极盛所致。若舌苔灰黑并见起疱腐烂，为湿热毒邪上攻而肝肾已伤之征象，属危候。

（10）舌生芒刺。舌鲜红生芒刺为热毒极重，耗伤津液之征象，多见于心胆火盛或营分热盛之证。舌红，生红赤点，伴见头出汗、目黄、小便不利者，为发黄征兆。若舌红极而有黑黄芒刺，为热毒入腑，成阳明腑实证。舌起红紫刺，为心经热极，又感受疫疠病邪所致。若白苔满布中见红点如朱砂色，为暑湿疫邪未解，心火内郁所致。

（11）舌见星斑。星，指较大的突起。红舌上见有深红色或紫色星状突起，说明热毒攻心，血分热盛，多见于时疫、酒毒之证，或温病误用温燥药所致。若见红舌上起白色星点如珍珠，可见于瘟疫，为火极化水之征象，其证较重。若舌红见黑星，为胃热盛极，将发斑疹之征象。若舌红见紫色斑块，为发斑毒征兆。若舌淡红见红赤斑点，为发黄先兆。

（12）重舌。舌下近舌根处长一肿物，形如短小舌。为疫热之邪犯心脾，心脾郁热较重而生，日久可见溃烂流脓血。

（13）舌衄。舌衄即舌上出血。多因心脾热盛导致血热妄行，上溢于舌所致。临证可以根据出血的程度判断热毒的轻重。

（14）舌疔。舌上生紫疱，质硬如痘，疼痛异常，往往伴见周身恶寒发热。多由心脾火毒所致。

附：中西医对舌象的认识（附表）

附表　中西医对舌象认识对照表

舌象	中医	西医
浅红舌	气血两虚	贫血
淡红舌	正常，初起表证	正常舌，疾病初起；慢性病不甚严重
红舌	温邪入气营；脏腑有热	感染引起的毒血症可见

续表

舌象	中医	西医
绛舌	温邪入营血分,心包络有热	高热,败血症及上述红舌情况严重者可见
紫舌	热极;瘀血郁积;心肺伏毒;瘟疫热邪入血分	严重感染,呼吸循环衰竭
蓝舌	疫毒内攻脏腑,或寒邪直中肝肾,深蓝色或无苔者死	呼吸循环衰竭,缺氧症,预后不良
缩舌	心肝阴血亏,内热消烁	疾病晚期,极度衰弱消瘦,或严重感染,舌肌萎缩
肿舌	痰饮、湿热、心火、毒热上攻	水肿,舌炎充血;巨舌症
木舌	脉络失养,风痰,心火	肿舌之严重者,舌瘫痪
重舌	风痰,痰火上攻	舌下腺炎;舌下腺囊肿;舌肿瘤
伸舌	心经痰热;疫毒攻心;正气将绝	高热;毒血症;伸舌样痴呆
舌生芒刺	热毒内伏,邪气壅实	高热;猩红热;重症肺炎等
舌有裂纹	热伤胃液,阴虚血枯	高热,脱水,或营养不良
舌光滑	汗下太过,元气内耗	营养不良;巨细胞性贫血
舌溃疡	上焦热盛	溃疡性舌炎;口炎;白塞综合征
舌歪斜、震颤、痿软	肝风内动,热伤阴亏	各种原因使神经系统受激惹,或神经功能丧失的神经损害
白苔	卫分表证;虚证、寒证亦可见	疾病初起,轻症,一般感染,或慢性疾病不太严重
黄苔	气分实热证	常见于消化不良
灰苔	里热实证,三阴证	疾病较重,消化系统疾病为时较久,脱水及酸中毒
黑苔	温邪入里,邪热极盛	较上述灰苔表现更为严重
薄苔	表证,轻证或正常舌苔	正常,疾病初起,轻症
厚苔	有形实邪内结	消化不良,胃肠动力不足
干苔	温邪较盛,津液耗损	高热,毒血症,脱水,酸中毒
腻苔	痰湿秽浊阻滞	消化不良
霉腐苔	痈证	严重感染,消化不良

二、辨齿

辨齿主要是诊察牙齿的润燥和齿龈的改变,对于判断热邪的轻重、病变的部位、津液的存亡有一定参考价值。叶天士认为:"再温热之病,看舌之后亦须验齿。齿为肾之余,龈为胃之络,热邪不燥胃津,必耗肾液。"另外,手阳明大肠经与足阳明胃经分别入上下齿,经气环贯齿龈;冲脉、督脉环口唇,经气渗注齿龈而上行,故有齿龈根于冲督之说。以上经脉,对齿龈的生理病理有重要影响。

失于濡润则表现为干燥无津,根据牙齿干燥的程度和部位不同,可以判断其病变的轻重深浅。

（一）辨齿色

随着年龄增大，牙齿逐渐变黄，为正常生理现象。若齿忽变黄，多为肾虚之征象。若齿如黄豆色者，为肾气绝之征象。若齿黄面垢，为瘟疫之征象。若齿色黄暗或带黑，或片片脱落，面色青黄，此为腹中久有冷积，太阳阳明之阳气受困而累及于冲肾所致。若齿黄而燥，是热邪伤津之征象。若齿色紫，如熟小豆，其脉躁，为阴阳俱竭之征象。若齿忽变黑，多为死证。若齿黑腰痛，足厥冷，为骨蒸之征象。

（二）辨牙齿润燥

辨牙齿的润泽与干燥主要是看门齿。由于津液不足或津液不能上布，牙齿有以下表象：

1. 光燥如石

指齿面干燥，但仍有光泽。多为胃热津伤，肾阴未竭，病情尚不甚重之征象。若见于疫病初起而伴有恶寒无汗等卫表症状，则属于卫阳郁闭，表气不通，津液一时不能上布濡润所致。

2. 燥如枯骨

指齿面枯燥晦暗无光泽。多为肾阴枯竭，不能上承于齿的表现，多属预后不良。

3. 齿燥色黑

指齿面干燥无津，其色焦黑。为邪热深入下焦，肝肾阴伤，虚风渐动之征象。

4. 齿上润下燥

指牙齿上半截湿润，下半截干燥。为肾水亏乏，心火燔灼所致。

（三）辨齿垢

齿垢即牙根部积有垢浊，为热入下焦，肾火蒸腾，胃中垢浊之气上升所结。

1. 齿润有垢

齿垢白厚多为湿聚中焦之征象；齿垢黄厚多为胃热熏蒸所致。齿垢黄，面目爪甲亦黄者，多为黄疸之征象。

2. 齿焦有垢

齿焦有垢提示火盛津伤，但气液未竭。若齿焦无垢，则为肾液胃气俱竭之征象，预后严重。

3. 齿垢如灰糕样

提示津气俱亡，胃气肾精两竭，中焦有湿浊。

（四）辨齿龈

齿龈为阳明经所主，因此胃肠热盛，或疫毒内犯，往往在齿龈上有相应的表现。

1. 齿龈色泽形态异常

（1）齿龈肿痛。齿龈红肿疼痛，为外感风热邪毒或胃火上炎所致。齿龈肿胀，痛而不红，为外感风寒所致。齿龈微红不肿，牙齿浮动，咬物时痛，午后疼痛明显，为肾阴不足，阴虚火旺之征象。

（2）齿龈肿如覃。齿龈肿胀结肉，高低如覃，其色紫黑。由火毒血热炽盛，兼夹气机郁滞，结于胃经而成。

（3）齿龈腐烂泌脓。若脓腥臭、黄稠量多，为肺胃火热壅盛所致。若脓液清稀秽臭者，为肾阴不足，虚火上炎所致。若脓液清稀无味,则主脾胃虚弱。若齿龈红肿赤烂,疼痛剧烈,流腐臭血水,甚或寒热交作,称为风热牙疳,系平素脾胃积热,复感风热之邪所致。若齿龈腐烂迅速,由灰白色随即变黑色,流紫血水,肉腐蔓延,臭秽难闻,称为走马牙疳,多发生于儿童,常由伤寒、痘疹、疟痢等病余毒未清,蓄积毒火所致。

(4)重龈。齿龈起疮或局部红肿、增厚,形似齿龈重叠。多因胎毒而致。也可因脏腑积热或外感风热,邪热郁结于齿龈,聚湿、化痰、生瘀致成。

(5)牙根宣露。齿龈肿胀,龈肉渐腐,以致牙根外露,齿动摇,常渗脓血,称牙宣。多因胃火上蒸,或阴虚火旺而致,亦可因气血双亏而致。

(6)齿龈萎缩。齿龈溃烂,周边色赤,为肾阴亏损,虚火上炎所致。溃烂边缘色淡,龈肉苍灰,则属气血两亏。

2.齿缝出血(齿衄)

(1)兼齿龈肿痛。齿缝流血,色鲜红,同时有齿龈红肿灼热疼痛。系胃火冲击而致,其证属实。

(2)齿龈不肿痛。血从齿龈处渗出,无齿龈肿痛。系肾火上炎所致。其证属虚。

(3)齿龈结瓣。即牙齿与齿龈之间有血瓣。多因热盛动血,血溢凝结所致。其色有紫黄之别,若紫如干漆,为阳血,系阳明热盛动血所致;若黄如酱瓣,为阴血,系由于肾阴下竭,虚火上浮所致。

三、辨斑疹、疱疹

皮疹是疫病的常见重要体征之一。西医学中皮疹的种类甚多,有斑疹、丘疹、玫瑰疹、红斑疹、瘀点、瘀斑、疱疹、荨麻疹、黏膜疹等,可见于斑疹伤寒、伤寒、猩红热、流行性脑脊髓膜炎、败血症、麻疹等病。不同疾病其皮疹的分布部位、出疹顺序、数目与发疹时间各有特殊性,常作为诊断和鉴别诊断的依据。中医学将非疱性皮疹统称为斑疹,疱疹即内含浆液的大小不等的水疱。通过对斑疹、疱疹的形态、色泽、多少等特征的观察,可了解疫邪之浅深轻重,为辨证论治提供依据。

(一)辨斑疹

斑疹是在疫病过程中出现的红色皮疹。多数疫病可出现斑疹,通过观察其色泽、形态、分布及发出情况等特点,并结合患者全身表现,有助于了解感邪的轻重、病位的浅深、病势的进退及预后的顺逆等情况,对于疫病的辨证与指导临床治疗具有重要意义。

斑与疹的形态及其成因有所不同,在临床上的诊断意义也各异。斑与疹常同时出现,称为夹斑带疹,所以前人经常举斑以赅疹,有时名疹而实指斑,常有统称为斑疹者。

1.斑疹的形态与分布

(1)斑与疹的形态。斑是指皮疹点大成片,一般不碍手,或稠如锦纹,或稀如蚊迹,压之色不褪,斑退后不脱皮者。疹是皮疹中点小呈琐碎小粒,形如粟米,突出于皮肤之上,抚之碍手,压之色转淡者,常见有麻疹、风疹、瘾疹等。若疹色桃红,形似麻粒,先见于发际颜面,渐延及躯干四肢,后按发出顺序逐渐消退者为麻疹,是因外感风热时邪所致,属儿科常见传染病。若疹色淡红,细小稀疏,皮肤瘙痒,症状轻微者为风疹,为外感风邪所致。若皮肤上突然出现淡红色或淡白色丘疹,形状不一,小似麻粒,大如花瓣,皮肤瘙痒,搔之融合成片,出没迅速者为瘾疹,为外感风邪或过敏所致。另有一种丹痧(又称痧疹),与疹相类似,其形态为肌肤弥漫性充血潮红,其上均匀密布与毛囊一致的如针尖状的痧点,压之褪色,随即又起,西医称"鸡皮样疹",多见于猩红热。疹与丹痧在消退时常发生皮肤脱屑,尤以丹痧为甚。

(2)斑与疹的分布情况及外发顺序。斑的发生,多先起于胸腹,继而分布于四肢。疹的外发有多种形式,其中如麻疹,一般先起自上腭、口腔,继而布于耳后、头面及背部,再则布于胸腹及四肢,约3～4日内,以手足心见疹为出齐;丹痧则多先见于颈项,渐及胸部、背部、腹部及四肢,一日之内即可蔓延全身。斑与疹分布的疏密情况也各有不同:斑少者仅有数点,多者则全身满布;疹以密布全身为多见。

2. 斑疹的成因

斑与疹的发生与邪热波及营血有关,但斑多为热郁阳明,胃热炽盛,内迫营血,血从肌肉外溃所致。疹的成因为邪热郁肺,内窜营分,从肌肤血络而出。故陆子贤说:"斑为阳明热毒,疹为太阴风热。"可见斑与疹的形成,涉及脏腑有肺胃之异,病变上有浅深之别。

3. 斑疹的治疗

(1)治疗斑疹的原则。斑属阳明热毒,疹属太阴风热,故治斑宜以清泄阳明热毒,凉血化斑为主,方如化斑汤。治疹宜以清宣肺经郁热,凉营透疹为主,方如银翘散加减。夹斑带疹者,则以化斑为主,兼以透疹。若里实壅遏而斑疹蔽伏不透,则宜通下腑实,内壅一通,表气因而疏畅,其热则随斑外透。正如吴又可在《瘟疫论·发斑》中说:"邪留血分,里气壅闭,则伏邪不得外透而为斑,若下之,内壅一通,则卫气亦从而疏畅,或出表为斑,则毒邪亦从而外解矣。"

(2)治疗斑疹的禁忌。①斑疹初发,忌早用寒凉之药,以免冰伏邪气。②忌过用苦寒之品,以免伤及阳气,使邪气内陷,或损伤脾阳,邪恋不去。③忌妄用辛温升提之品,如升麻、柴胡、羌活、葛根、防风等物,以免伤阴助热,而致邪并气血蒸腾上逆,出现神昏、痉厥、吐血、衄血等危重证候。故吴鞠通说:"若一派辛温刚燥,气受其灾,而移热于血,岂非自造斑疹乎?"斑的治疗如叶天士所说"急急透斑",是指在凉血清热方中,掺入清透之品,如"从风热陷入者用犀角、竹叶之属,从湿热陷入者用犀角、花露之品",若兼热毒壅滞,"人中黄、金汁亦可加入"。此为变辛温升提为清化透斑。④忌甘温壅补,以免阻遏气机,使气血壅滞,助热敛邪。

4. 斑疹的诊察要点

叶天士说:"斑疹皆是邪气外露之象。"在温热病中,斑疹的发生既是邪入营血的重要标志,也是邪气外露的表现。如斑疹透发后,病情得以好转,是邪热外泄的表现。但亦有因邪热过盛或正气虚弱而致斑疹发出后,病情进一步恶化。因此判断斑疹外发的顺逆状态尤为重要。而斑疹透发时的色泽、形态、分布等状况可反映出疫病过程中邪正盛衰消长情况,所以通过对斑疹的诊察,有助于了解邪正双方的情况,为确定治疗方案和判断预后提供依据。诊察斑疹的顺逆,主要应注意以下几个方面:

(1)察色泽。斑疹的色泽往往可以反映出感邪轻重和正气强弱,对于判断病情的顺逆有重要意义。凡斑疹色泽红活荣润者为顺,标志着血行较流畅,正气尚充盛,邪热有外透之机;色泽晦暗枯槁为逆,说明热毒内陷,正气抗邪无力。斑疹色泽愈深,热毒愈重,其病情也愈重。正如雷丰所说:"红轻、紫重、黑危。"然而黑斑中:色黑而光亮者,属热毒亢盛征象,但气血尚充,治疗得法,尚可救治;色黑而隐隐,四旁赤色者,为火郁内伏征象,气血尚活,当用大剂清凉透发之品,或可转红而成可救之证;色黑而晦暗,则为元气衰败而热毒固结之征象,预后甚差。此外,如见斑疹色骤转淡红,甚至隐没,则多为气血不足,无力透发之征象,病情多属危重。

(2)辨形态。斑疹的形态与病情轻重、预后好坏有一定的关系,观察斑疹形态可判断热毒能否顺利外泄。正如余师愚所说:"苟能细心审量,神明于松浮紧束之间,决生死于临证之顷。"若斑疹松浮色鲜,如洒于皮面,为邪毒外泄之征象,预后大多良好,属顺证;若斑疹紧束有根,如从皮里钻出,"如履透针,如矢贯的",则为热毒深伏,固结难出之征象。另有一种斑低于皮肤,呈坑状糜烂,张璐在《伤寒绪论》(卷下)中称之为"平下坑烂",其描述为"斑色紫黑而平下坑烂,脉虚小,自利者,不治"。斑出见此形态,说明瘀热固结,血脉阻滞,邪不外达,其预后不良。

(3)辨疏密。斑疹分布的疏密情况反映热毒的轻重与正气的盛衰。如斑疹分布稀疏均匀,为热毒轻浅之征象,一般预后良好。如斑疹分布稠密,甚至融合成片者,为热毒深重之征象,预后不佳。故叶天士称斑疹"宜见不宜多",所谓"宜见"是指斑疹的透发提示邪热得以外透;所谓"不宜见多",是指斑疹过于稠密,为热毒深重的表现,提示病情危重。一般来说,疹应透发至全身,而斑不宜过多。现代临床上,由于免疫接种及抗生素的普遍使用等原因,有一些出疹性疾病的皮疹较为稀疏,属热毒轻浅之征象。但如在疫病过程中,斑疹稠密突然转为稀疏或隐没者,多为正不敌邪之危象。

(4)审脉证。斑疹的诊察应与全身的脉证表现结合起来。在发斑前常见身壮热,烦躁不安,舌红绛,手足发冷,闷瞀,耳聋,脉伏或躁动(多见寸脉)等症状;在出疹前则常见高热,烦躁,面红目赤,胸闷,咳嗽等症状。以上是斑和疹外出的预兆。斑疹透发之后,热势随之下降,神情转清爽,这是邪热通过斑疹透发而外达,属外解里和的佳象。如斑疹透发后热势不退,则为正不胜邪的逆象。斑疹的逆象可见于胃津内涸,肾水不足等情况。若斑疹甫出即隐,伴见神志昏聩,四肢厥冷,脉微或伏或急疾者,为正不胜邪,毒火内闭的凶兆,预后多不良。

(5)观演变。疫病过程中,斑疹的色泽、形态、分布与全身症状都随着病情的发展而发生动态的变化,以此可以推断出邪正的消长、病机的进退。斑疹色泽由红变紫,甚至变为紫黑,提示热毒逐渐加重,病情转重,反之则为病情渐轻之征象;形态由松浮而变得紧束有根,为热毒渐深,毒火郁闭之兆,反之则为热毒外达之征象。如余师愚说:"务使松活色退,方可挽回。"斑疹分布由稀疏朗润而转为融合成片,为热毒转盛之征象,若急现急隐,或甫出即隐,则为正不胜邪,热毒内陷之兆。

附:阴斑、内斑

阴斑见斑色淡红,隐而不显,分布稀疏,往往仅在胸背微见数点,同时伴见四肢厥冷,口不甚渴,面赤足冷,下利清谷等症状。发疹性疫病中见阴斑,多为过用寒凉,或误用吐下,导致中气亏虚,阴寒下伏,致无根之火载血上行,溢于肌肤所致。阴斑在临床上较罕见,其与时火发斑迥然不同,应注意鉴别。阴斑的治疗,宜引火归原,切忌寒凉清热。

内斑指发于体内脏腑之斑,如斑可发于肠胃、膈膜等处,而肌肤无斑点可见。多由时毒疫邪,从口鼻而入,直中于里,火毒邪气壅遏,气机不得宣通而致。表现为高热烦躁,口干目赤,烦躁气急,手足指冷,甚则见寒噤神昏等阳明热毒内盛之征象。治法宜宣通气血,解毒化斑,药用连翘、紫草、金银花、人中黄、赤芍、地丁等。

(二)辨疱疹

疱疹包括水疱、大疱和脓疱,为局限性空腔含液体的高起损害。水疱直径一般小于 0.5 cm,大疱直径超过 0.5 cm,可以独立或群集性分布,水疱可以变为脓疱或大疱。形状可见半圆形、扁形或不规则形,有的中央有脐窝,疱壁可以紧张或松弛。疱的颜色随所含内容物的不同而异:若含血清或淋巴液,则多呈晶莹透明或白色;若含血性物质,则呈红褐色;若含脓液,则成黄色或绿黄色。疱疹的出现多由于湿热内蕴,或火毒内盛,外发肌肤而成。如湿热邪气阻于气分,郁遏卫表,发为白痦;湿热浸淫肌肤则发为湿疹;肝经湿热随火毒外发而见带状疱疹;热毒炽盛,血败肉腐成脓则成脓疱。疫病中常见的疱疹有白痦、水痘、单纯疱疹等。另外,如口蹄疫患者黏膜及皮肤发生损害,引起继发性水疱,常见于手掌指、足底趾、口腔黏膜、口唇周围、舌、鼻翼等部位。

1. 白痦

白痦是在湿热性质疫病发展过程中,皮肤上出现的细小白色疱疹。古代又称之为白疹、白痱。诊察白痦对于辨别疫病的邪正盛衰有一定的参考价值。所以自叶天士《温热论》中提出辨白痦的诊断方法后,一直得到温病学家的重视。

1)白痦的形态和分布

白痦为皮肤上出现的一种小粒疱疹,形如粟米,色如珍珠,突出于皮肤,内含白色透明浆液。一般多分布于颈部、胸部、腹部,四肢较少见,头面部更少见,在消退时可有细小的皮屑脱落。

2）白痦的成因

白痦多见于湿热性质疫病，是湿热郁阻气分，蕴蒸于卫表，汗出不畅所形成的。叶天士认为，白痦是"湿热伤肺""湿郁卫分，汗出不彻之故"。其虽发生于肤表，但病变部位不在卫分而在气分。

白痦每随发热与出汗而透发，但因湿热之邪黏腻滞着，非一次所能透尽，所以常随着身热增高、汗出而透发，如此反复，可透发多次。一般在透发之前，每因湿热郁蒸而有胸闷不适等症状。白痦透发之后，气机暂得宣通，湿热得以外透，胸闷等症状也可得以暂时缓解。

3）临床意义

（1）辨病证性质。白痦是湿热之邪在气分的重要依据，因而白痦外发有助于判断病证的性质。临床上白痦多见于湿温、暑湿、伏暑等湿热性质疾病，春温、风温兼湿证亦间有之，尤其在对这些病证误用滋腻之品，或失于轻清开泄，则更为多见。疫病中可见于伤寒、乙脑等。另外某些疫病如疟疾、流行性脑脊髓膜炎的后期阶段也可见到内含浆液表面隆起的疱疹。

（2）辨津气盛衰。通过对白痦色泽、形态的观察，有助于判断津气的盛衰。如白痦晶莹饱绽，颗粒清楚明亮，称为水晶痦，在白痦透发后，每见热势递减，神情清爽，此为津气充足，正能胜邪，邪气外达之佳象。如痦出空壳无浆，如枯骨之色，称为枯痦，每并见身热不退，神倦气怯或神志昏迷，黏汗自出，脉微弱或细数等症状，属津气衰竭，正不胜邪，邪气内陷的危象。还偶见到痦内含脓样浆液者，称为脓痦，属热毒极盛之征象，病情亦多危重。

4）白痦的治疗

（1）白痦的治疗原则。水晶痦的治疗，宜透热化湿，宣畅气机；枯痦的治疗需补益元气，滋养阴液。因白痦的形成为气分湿热所酿，故宜透热化湿，宣畅气机。枯痦为气液俱竭之征象，危及患者生命，故当益气养阴。

（2）治疗白痦的注意事项。白痦是湿热病邪导致机体复杂病机变化的表现之一，并非孤立的临床现象，故不能就白痦而单一治疗白痦，要注意观察白痦的形态、色泽变化，结合脉证而论治。白痦虽然出现在皮肤，但病变不在卫分，治疗不可单纯辛透解表；又白痦虽然属于气分病变，但非单纯邪热所致，故不可单一清泄里热。正如吴鞠通所说："纯辛走表，纯苦清里，皆在所忌。"枯痦为气液俱竭之征象，治宜滋养气液，但必须湿热已尽，方可投以补剂，以免滋助湿邪。同时，对枯痦的治疗，禁用苦燥温补，以免损伤气液。正如何廉臣说："切忌苦燥温升，耗气液而速其毙。"

2. 水痘

水痘位置表浅，初起为红色斑点，数小时后变为深红色疹，又数小时后成为疱疹。形似露珠水滴，卵圆形，顶满无脐，晶莹明亮，水疱壁薄易破，周围环绕红晕。疱液稀薄透明，后转混浊成脓疱。瘙痒，1～2日后从中心开始枯干结痂。

水痘一般分批出现，先现于躯干及四肢近端，呈向心性分布。四肢及面部较少，手掌、足底偶见，窍道黏膜亦可出现，大小不等，兼轻度恶寒发热表现。水痘由感染风热疫毒所致，属儿科常见传染病。

3. 湿疹

先见皮肤出现红斑，迅速形成丘疹、水疱。破后渗液，出现红色湿润糜烂面。好发于四肢、会阴部等处。多因湿热蕴结，复感风邪，郁于肌肤而发。

4. 带状疱疹

为光滑水疱，状似珍珠，绿豆大小，顶部平或有凹陷，疱疹透明，疱壁厚而紧张，周围红晕。多个水疱组成簇状或连接成片。成批发生，并沿周围神经排成带状。一般限于身体一侧，不超过正中线。1周后可破溃、糜烂、渗液。发疱前皮肤常有瘙痒，感觉过敏，针刺感或灼痛，局部可见淋巴结肿大。多因肝经湿热毒邪浸淫肌肤脉络所致。

5. 单纯疱疹

可发生于口唇、眼部、皮肤、甲周、生殖器周围等部位。若侵入脑,成为疱疹性脑膜炎,可伴见恶寒发热,头痛呕恶,身痛,烦躁神昏等表现。疱疹可见充血、潮红,水疱呈米粒大小,几个或十几个成簇,微痒,灼热痛,肿胀,可伴发热,局部淋巴结肿大。艾滋病患者可出现反复发作的带状疱疹或进行性播散的单纯疱疹。

四、辨常见症状

(一)辨发热

发热是大多数疫病的常见症状。目前在临床上把口腔温度超过37.3 ℃,或腋下温度超过37.6 ℃,或肛门温度超过37.6 ℃者,视为发热。在疫病过程中的发热是感受疫邪后,正气抗邪,邪正相争,阳热偏盛的表现。如正能胜邪则热退邪却,如正邪俱盛,则热势持续难退。若发热过甚,耗气伤津,可致阴竭阳脱而危及生命。

疫病过程中的发热有虚实之分。一般而言,在疫病早中期,正气不衰,邪毒亢盛,多属实证发热。邪正剧争,热盛阴伤,属虚实相兼之证。疫病后期,常见气阴大伤而余邪未尽,此时发热多属虚多邪少证,或为虚热证,热势较低。

多数疫病自始至终都可见发热,因所处卫气营血的阶段及感受病邪的性质不同,其发热的表现各有差别。对发热的诊察,有助于判别病邪之浅深、病情之轻重及其病势之进退。常见的发热类型主要有以下几种:

1. 发热恶寒

指发热的同时伴有恶寒。多见于疫病初起,随病邪性质不同,伴见的证候表现也各异。如初起见发热重而恶寒轻,伴见口微渴,咳嗽,咽痛,苔薄白,舌边尖红,脉细数者,为风热疫邪在肺卫,卫气失和之征象;如恶寒重,头痛、身痛较重,口不渴,苔薄白而润,脉浮紧,为风寒疫邪袭表,卫气被郁之征象。如初起见发热恶寒而少汗,头身沉重,肢倦胸闷,苔白腻,脉濡缓者,为湿热疫邪初犯卫气,湿遏卫阳之征象。或伏邪内伏,寒邪外束,外邪引动伏热,亦见发热恶寒。

此外,暑热炽盛于阳明,里热蒸迫津液外出,汗大出而气随汗泄致腠理疏松时,亦可有发热微恶寒,但此种发热微恶寒与表证之发热恶寒不同,部位局限。疫病中期,热毒炽盛,正邪剧争,而致热壅气闭,亦见憎寒壮热,往往恶寒重,热势高。败血症时常见此发热类型。若疫邪较重,憎寒壮热亦可见于疫病初起,如流行性脑脊髓膜炎。

2. 寒热往来

指恶寒与发热交替出现。为邪在半表半里,少阳枢机不利之征象。伴见口苦,心烦,呕逆,尿赤,脉弦。若发作有时,多见于疟疾。

另有表现为寒热起伏者,即恶寒与发热此起彼伏,连绵不断。多为湿热秽浊郁闭膜原之征象。若湿邪偏盛,多呈恶寒重而热象相对较不显著;若湿热俱盛,则恶寒与发热并重。

3. 壮热

指热势炽盛,通体皆热,不恶寒但恶热。为邪入气分,邪正剧争,里热蒸迫,热势炎炎之征象。邪热盛于阳明时多表现为壮热,同时有大汗、口渴和脉洪大等表现。气营血同病时亦可见。

4. 日晡潮热

日晡相当于午后3～5时。日晡潮热多发生于疫病热结肠腑证,多伴有便秘,腹满痛,舌焦黄等腑实症状。

5. 身热不扬

指身热稽留而热象不显，即体温可达到39℃，甚至40℃以上，但自觉热势不盛。初扪体表不觉很热，但扪之稍久则觉灼手。为湿热疫邪在卫气分，湿重于热，热为湿遏之征象。身热不扬而下午热势较盛，并伴有汗出热不解，渴不欲饮，胸闷脘痞，身重纳呆，苔白腻，脉濡缓等症状。此发热类型可见于伤寒、副伤寒等。

6. 发热夜甚

指发热入夜更甚。为热入营血分，灼伤营血之征象。

7. 夜热早凉

指至夜发热，天明热退身凉，多见热退无汗。为疫病后期，余邪留于阴分之征象。

8. 低热

指热病后期，热势不显，或手足心热。为阴伤虚热内生之征象。如兼见口渴欲饮，不欲食，舌绛光亮者，为胃阴大伤，虚热内生之征象；如兼见手足心热甚于手足背，舌质绛而痿，为肝肾阴虚的虚热证。

9. 身热肢厥

高热同时伴见肢体厥冷，热度越高，肢厥的程度越重。多见于疫病极期，由于热毒亢盛，充斥壅遏于内，闭阻气机，阳热不能外达所致。

附：发热类型的现代研究

发热是疫病的主要症状之一，中医学中的疫病包括现代临床大多数急性传染病。许多传染病都有其自身的发热规律，称为热型。现代医学按发热时体温的波动和持续情况划分发热类型。如：体温保持在39℃以上，昼夜波动小于1℃者，称为稽留热（sustained fever, continued fever），见于典型伤寒、副伤寒、大叶性肺炎等。一昼夜间体温波动超过1℃，而且最低温度仍超过正常者，称为弛张热（remittent fever），见于伤寒后期或化脓性感染。一昼夜间体温上下波动达3～4℃者，称消耗热（hectic fever），见于败血症及重症结核病。高热与不发热间隙出现，称间隙热（intermittent fever），见于疟疾。高热持续数日后骤退，正常数日后又出现发热，称回归热（recurrent fever）。在回归热中发热期热度呈缓慢上升者，称波浪热（undulant fever）。一昼夜间体温两次升降者，称双峰热（double peaked fever）。发热期过后已进入恢复期数日，又见体温上升者，称后发热或继发热。病程中最高温度不超过38℃者为低热，38～39℃为中度发热，39.1～41℃为高热，超过41℃为超高热。发热超过2周者，为长程发热。

一般认为，用体温表测得的结果大致可以反映患者热势的高低，明确发热类型。但体温不是中医辨证确定热型的唯一依据，中医区分发热类型还应结合有关热象的临床表现。有的患者体温虽高，热象却不显著，以手抚之，初不觉甚热，病人也无烦渴表现，故不属于壮热，而是身热不扬。又如温病后期，有些患者体温可正常而自觉五心烦热，小便短赤，此属虚热。因此体温变化需与患者的其他临床表现进行综合分析。又如在临床上诊断热厥证，除了一般的症状表现外，还可参考肛趾温差来诊断，其诊断热厥的指征为肛温高，趾温低，构成显著的肛趾温差。低温季节肛趾温差大于7.5℃者，高温季节大于6.0℃者，结合病史及临床表现等即可诊断为热厥。观察发现，休克时趾温在明显下降，肛趾温差增大，说明病情加重；而当趾温明显上升，肛趾温差缩小时，表示病情好转。因而肛趾温差可以作为指导抗休克治疗及判断预后的重要参考。

（二）辨口渴与口味异常

口渴一般由热盛伤阴所致，但也有因津液输布失常而引起，这其中又有外邪阻遏气机，津不上承及阳气不足，气化失司等不同原因。所以通过对口渴程度，喜饮或不喜饮，喜热饮或喜凉饮等的辨别，可判断津伤的程度及津不上承的原因。辨口味，是指辨别患者所述口中感觉滋味或口中发出异常气味，以此判断津伤程度、脾胃虚实及是否夹有湿浊。

1. 口渴欲饮

多为热盛伤津的表现,但由于其程度不同,所主的病证也各有不同。疫病初起,病邪在表,津伤不甚,则口渴较轻,饮水亦不多,称口微渴;邪入气分,津伤较重,口渴也较明显,特别是阳明气分证时,热盛而津大伤,所以可见口大渴而喜凉饮,饮水多。如口虽渴而欲饮热水,饮也不多,则为湿浊痰饮中阻所致,伴胸脘痞闷、咳唾痰涎,苔黏腻或浊垢而腻等,不可与热盛津伤证相混。

2. 口渴不欲饮

多为湿郁不化,气不布津,津不上承所致。主要见于湿热疫的湿重热轻阶段。有时燥热疫夹痰饮时,亦可见口渴而不欲饮,或渴喜热饮。另外,当邪热进入营分时,往往表现为口干而不甚渴饮,是营阴受灼而上蒸之征象,与湿郁不化的病证不同。瘀热内结,可见口干但欲漱水不欲咽,往往伴有局部肿胀疼痛,舌紫而瘀暗或见瘀斑、瘀点。疫病后期,阳气受损,肺气不布,亦可因津液输布障碍而表现为口干、苔燥,但多不欲饮或饮不多。

3. 口苦而渴

多为邪热化火,津液受伤之征象。主要见于胆火内炽或里热亢盛而化火之证,同时伴见心烦,尿赤,脉弦数等症状。

4. 口味异常

口味异常在有些疫病中可以出现。口淡乏味,多为胃中津液受伤所致,正如俞根初说:"口淡乏味者,胃伤津液也。"口腻无味,为湿邪偏盛,脾气受困的征象。口甘,常吐出浊厚涎沫者,称为脾瘅,为劳倦伤脾,脾虚不运,水谷停聚,与湿热相搏,上泛于口舌所形成。口苦,一般为胆热蒸迫,胆汁外溢的征象。口臭,秽气喷人,多为胃中积热上干所致,正如余师愚所说:"口中臭气,令人难近,使非毒火熏蒸于内,何以口秽喷人乃尔耶?"口臭见于多种疫病,如口蹄疫患者口中疱疹破裂后,黏膜发炎,口腔有烧灼样疼痛,伴流涎、口臭。

(三)辨汗出

在疫病过程中,会出现体温升高而无汗、汗多、时有汗出、战汗等异常现象。临床上通过对汗出异常的辨察,有助于了解邪热的轻重浅深、津液正气的盛衰情况和腠理开合状态。

1. 无汗

如见于疫病初起,伴有发热,恶寒,头痛,苔薄白等症状,为邪在卫分,邪遏肌表,闭塞腠理所致。邪在气分可见憎寒壮热,肢冷,大渴,舌红苔黄,脉伏甚则痉厥的表现,为邪热炽盛,壅遏气机,肌表气机不畅,腠理闭塞所致。邪在营血分,伴有身热夜甚,烦躁,舌绛,脉细数等症状,为邪在营血,劫烁营阴,津液不足,无作汗之源所致。此外,疫病卫气同病或卫营同病者也可表现为无汗,此时一方面可见气分证或营分证表现,另一方面见无汗而伴有恶寒、头痛等卫分证表现。

2. 时有汗出

指汗随热势起伏而时出。一般表现为热盛而汗出,汗出热减,继而复热。为湿热郁蒸之征象,多见于湿温、暑湿等湿热性质疫病。

3. 大汗

在疫病过程中大汗有多种情况:如大汗而伴有壮热,大渴,脉洪大等症状,为阳明气分热炽,蒸腾于外,迫津外泄之征象。如上述证候兼见背微恶寒,脉洪大而芤等症状,为热盛阳明而兼有气阴不足之征象。如骤然大汗,淋漓不止,并见气短神疲,甚则喘渴欲脱,唇干齿燥,舌红无津,脉散大等症状,为津气外脱的亡阴征象。如突然冷汗淋漓不止,并见肤冷肢厥,面色苍白或青惨,神气衰竭,语声低微,舌淡无华,脉微欲绝等症状,为气脱亡阳征象。亡阴亡阳之汗又称为绝汗。

4. 战汗

指疫病过程中患者突然出现四肢厥冷,爪甲青紫,六脉沉伏,继而全身战栗,大汗淋漓。为邪气流连气分,邪正相持,正气奋起鼓邪外出之征象。战汗往往是疾病发展的转折点,其后的病情发展可有几种情况:如战汗后,热退身凉,脉象平和,为正能胜邪,病情向愈之佳象。如战汗后,身热不退,烦躁不安,为病邪未衰,也有可能经过一段时间后再发战汗。如战汗后,身热骤降,冷汗淋漓,肢体厥冷,躁扰不卧或神情委顿,脉急疾而微弱,为正不胜邪,病邪内陷而阳气外脱之征象。此外,还有全身虽然发生战栗而无汗出者,多因中气亏虚,不能升发托邪外出所致,预后较差。

5. 狂汗

患者忽见狂躁无常,坐卧不安,少顷大汗出,而狂躁自止,脉静身凉,病情向愈。为里邪溃败,欲作汗解的佳象。

(四)察头身

1. 观肤色

主要是观察面部肤色变化。十二经脉、三百六十五络之气血皆上于面而走空窍,因此面色可以反映病证及病邪性质,以及脏腑精气盛衰。

(1)面赤。发热征象,主火热炎上。若满正赤,伴壮热,不恶寒但恶热,口渴欲饮,苔黄燥,脉洪大,为阳明热炽的表现。若仅见两颧潮红,午后尤甚,出现于病程后期,伴有低热持续难退者,多为真阴耗伤,虚火上炎的表现。

(2)面垢。指面色垢晦如烟熏,或如油腻附着之貌。多为里热或湿热熏蒸之征象。如戴天章说:"瘟疫主蒸散,散则缓,面色多松缓而垢晦,人受蒸气,则津液上溢于面,头目之间多垢滞,或如油腻,或如烟熏,望之可憎者,皆瘟疫之色也。"

(3)面黄。指面色较正常人肤色为黄。面色淡黄,并见头痛恶寒,身重疼痛,胸闷不饥,舌白不渴,多为湿热疫初起,湿遏卫气之征象。面黄微赤,主湿热内蕴。面目及全身皮肤俱黄,为黄疸。面色鲜明如橘子色者,系湿热熏蒸,迫其胆汁外溢肌肤的征象,多出现于湿热疫黄证(急性黄疸型肝炎)中。若面色黄而晦暗,如烟熏色者,属于阴黄,多为湿热疫误治导致寒湿阻遏,胆汁外溢的征象。面色萎黄,面部皮肤弛缓,望之无神,为气虚,多见于湿热疫恢复期(如迁延性黄疸型肝炎等),脾虚而失健运所致。

(4)面黑。指面部皮肤变黑。在疫病中多为火极似水的征象,预后不良。此外湿热疫后期,湿邪偏重,转为寒湿,损伤肾阳,也可见到面黑表现。

(5)面白。指面色淡,缺少正常红润色。疫病后期面色淡白,多为气虚之征象。湿热化燥损伤肠络而便血,其血虚未复,可见到面色淡白。在疫病过程中,面色忽然变为淡白无华,其一可能是大量出血征兆(如暑瘵肺出血),若患者同时感觉心慌烦乱,即应警惕气随血脱;其二可能是阳气暴脱之征象,多见于邪陷心包,内闭外脱之证;其三可能是大汗亡阳之征象,如过用或误用辛温发汗,汗出不止,或为暑热发泄太甚,迫其津液外泄,导致大量汗出而亡阳等。

(6)肌肤甲错。皮肤干枯粗糙,状若鱼鳞,称为肌肤甲错。多为邪热伤阴,不能滋润肌肤所致,多见于热病后期,亦可因血瘀导致肌肤失养所致。

(7)发赤。皮肤肿起,色如涂丹,边缘清楚,热如火灼者,为丹毒。发于头面者名抱头火丹,发于小腿者名流火,发于全身、游走不定者名赤游丹。发于上部者,多由风热化火所致;发于下部者,多因湿热化火而成。亦有因外伤染毒而引起者。

2. 辨头面及五官异常

疫疠病邪为患,往往在头面及五官表现出明显的局部特征,其中有些特殊症状为某些疫病的特征性表现,可作为辨病要点。如苦笑面容见于破伤风病人;腮肿见于腮腺炎患者;鼻柱溃陷见于梅毒病人等。

1)辨头面

(1)腮肿。一侧或两侧腮部以耳垂为中心肿起,边缘不清,按之有柔韧感或压痛者,为痄腮,系外感疫毒之邪所致,多见于儿童。若颧下、颌上、耳前发红肿起,伴有寒热、疼痛者,为发颐,为阳明热毒上攻之征象。

(2)特殊面容。如表情淡漠,多见于伤寒、恙虫病。惊恐貌,多见于小儿惊风、狂犬病等病人。苦笑貌,多见于破伤风、新生儿脐风等。狮面,即面部出现凹凸不平的结节,每见于麻风病人。酒醉貌,面部及颈部、胸部皮肤潮红、水肿,貌似醉酒,又称"三红征",伴有瘀点,为热入营血,外发肌肤之征象,提示有出血倾向,多见于流行性出血热、病毒性出血热、登革热等。巴掌脸,面部红疹融合成片,伴有轻度水肿,如巴掌打过,多见于5~15岁传染性红斑患儿。

(3)面焮赤肿大。为风热时毒外袭所致,见于大头瘟;或火毒炽盛,上攻头面所致;或痄腮未能及时清解而致。

2)察目

目为肝之窍、心之使,五脏六腑之精气皆上注于目,故目与五脏六腑皆有联系,而与心、肝、肾的关系更为密切,可反映脏腑精气的盛衰,亦可反映病邪性质及证候虚实。

(1)目赤肿痛。白睛发红为外感风热或肺火所致;两眦赤痛为心火上炎之征象;睑缘赤烂为脾有湿热之征象;全目赤肿为肝经风热上攻所致。疫病见两目红赤,为火热之邪上攻所致,吴瑞甫在《中西温热串解》中指出宜加犀角、连翘等清透或予以三黄石膏汤清解。

(2)白睛发黄。为黄疸的主要标志。多由湿热和寒湿内蕴,肝胆疏泄失常,胆汁外溢所致。在皮肤发黄轻微而不易发现时,望白睛黄染即可早期诊断,但需与中老年人的球结膜脂肪沉着相鉴别:后者为稍隆起的淡黄色斑块,在睑裂部最明显;黄疸的黄色则均匀无隆起,于眼球周围明显,越近黑睛越浅。

(3)落日眼。即眼球下沉如落日。见于中毒性菌痢。

(4)戴眼反折。即病人两眼上视,不能转动,伴项强抽搐,角弓反张。为脏腑精气衰极而肝风内动之危候。

(5)眼窝凹陷。又称眼球凹陷,多为津伤液脱或气血不足所致,见于剧烈吐泻伤津或气血虚衰之人,如霍乱患者。若久病眼窝深陷,甚则视不见人,则为阴阳欲绝之危候。

3)察耳鼻

(1)耳部色泽形态。耳轮红肿,多为肝胆湿热或热毒上攻所致。耳轮青黑,可见于阴寒内盛或剧痛的病人。耳轮干枯焦黑,多为肾精亏耗,精不上荣之征象,为病重,可见于疫病晚期肾阴耗伤及下消等病人。小儿耳背有红络,耳根发凉,多为出麻疹的先兆。耳内流脓水,称为脓耳,多由肝胆湿热熏蒸所致。耳鸣、耳聋,见于疫邪侵犯耳部经脉,如恙虫病。疾病后期见耳鸣、耳聋,则多为肾阴不足,虚火上炎之征象。

(2)鼻部色泽形态。鼻红肿生疮,多属胃热或血热之证。鼻柱溃陷,多见于梅毒病人。鼻柱塌陷,眉毛脱落,见于麻风恶候。鼻孔干燥,黑如煤烟,多为高热日久阴津大伤之征象。麻疹患儿鼻头见红疹,为顺证,标示邪气外透。

(3)鼻内病变。鼻塞流涕,可见于外感表证或鼻渊等。其中,鼻流清涕者,多属外感风寒之证;鼻流浊涕者,多属外感风热之证;鼻流脓涕腥臭者,多为鼻渊,为外感风热或胆经蕴热上攻于鼻所致。鼻腔出血,称为鼻衄,多因肺胃蕴热,灼伤局部脉络所致。

(4)鼻扇。呼气时鼻孔回缩,吸气时鼻孔开大,即鼻翼扇张,为呼吸困难的表现。常见于小儿高热以及久病体衰之人。如鼻翼扇动,伴咳逆喘促,多见于肺热或哮喘病人,是肺气不宣,呼吸困难的表现。若重病出现鼻孔扇张,喘而额汗如油,则多属阴阳即将离绝之危候。一般而言,新病喘而鼻张者,多为邪热壅肺,或痰饮内停之征象,属热证、实证;久病喘而汗出,鼻张者,为肺气衰竭之证候,属虚证,难治。

(5)鼻部蟹爪纹。蟹爪纹,是指如蟹爪之形状,底略宽而稍尖,弯曲,细长,犹如树枝的分叉,或如蚯蚓的扭曲,为紫红色的血脉纹。其位置或布于鼻翼,或直射印堂。多自鼻孔外侧向眉心方向延伸,或向上伸至鼻之1/2,或超过2/3,远看连片呈火焰状。轻者仅见数条,甚者丝缕紫绕,满布整鼻。此为早期诊断肝硬化的重要体征。

4)辨口唇

(1)口唇红赤而肿。主实热证,为邪热内盛所致,其中以脾胃热盛多见。若红肿而干者,多属热极的表现。

(2)唇色紫。唇现紫色,多为胃气虚寒之征象,又可见于血瘀。唇色发绀干焦,主内有瘀热。口唇暗紫或淡紫,或伴见指甲、白睛暗紫者,为瘀血内停之征象,见于外伤或内伤。唇色突变紫黑如猪肝色,多为瘀血攻心之征象。

(3)唇青黑。可见于霍乱病人,为疫毒闭郁深重之征象,多为死证。

(4)唇现蓝色。临床上极少见。然偶有骤染时疫,外唇呈现浅蓝色,唇皮燥裂者,此为火毒炽盛之征象。暑闭之证,唇上亦可偶见微蓝色。如果慢性病唇现蓝色,提示肝脏之真气将败。唇黏膜蓝色,提示心肺虚衰。

(5)唇干裂。为津液已伤之征象,多属燥热或火毒之邪伤津或阴虚液亏之证。

(6)唇糜烂。多为脾胃积热上蒸或火热邪气灼伤唇部所致。

(7)口腔糜烂。即唇内和口腔黏膜出现灰白色小溃疡,周围红晕,局部灼痛,称为口疮。若满口糜烂则称为口糜,多由心脾积热上蒸所致。若口腔、舌上满布白斑如雪片,见于小儿,称为鹅口疮,多因湿热秽浊之气上蒸于口所致;若见于成人,则多属重病晚期,肾气衰败,兼有秽浊之气。

(8)口噤。即口闭而难开,牙关紧闭。属实证。多因肝风内动,筋脉拘急所致。可见于痉病、惊风、破伤风等。

(9)口撮。即上下口唇紧聚。为邪正交争所致。可见于新生儿脐风,表现为口撮不能吮乳。亦可见于破伤风病人。

(10)口唇收缩。上下唇各收缩露齿,唇皮骤然缩短,或两唇日渐短缩,唇肌呈枯萎之象,称为唇缩。年老唇缩为正常现象。口唇猝然收缩者,多为实证;日渐收缩,唇肌枯萎者,多为虚证。实者多因中风闭证,或中暑,或痰闭所致;虚者因于寒中三阴,或因痉厥,或因癫痫,或脾胃元气日衰,或暴脱所致,多预后不良。

(11)唇瞤。口唇颤动不能自禁,多由血虚风燥引起;或为脾虚血燥,唇失濡养所致;或为胃火夹风,上扰口唇所致。口目频频动作者,为阳明终绝。

5)视咽喉

喉是肺胃的门户,是温热疫邪从口鼻而入侵犯人体的必经通道,因此疫邪为患往往在咽喉部位出现异常表现。足少阴肾经循喉咙,挟舌本,亦与咽喉关系密切。故视咽喉除可候邪气以外,还可诊察肺、胃、肾三经的病变。咽喉部的异常表现主要有红肿、化脓、溃烂、假膜等。

(1)红肿。若咽部深红,肿痛明显者,属实热证,多由肺胃热毒上攻咽喉所致。咽部色红娇嫩,肿痛不显者,属阴虚证,多由肾阴亏虚,虚火上炎所致。若咽部一侧或咽后壁明显红肿高突,甚则吞咽困难,身发寒热者,为急喉痹,每因风热痰火壅滞而成。

(2)化脓。热毒腐肉败血可致咽肿成脓。若肿势高突,色深红,周围红晕紧束,发热不退者,为脓已成;咽部色浅淡,肿势散漫,无明显界限,疼痛不甚者,为未成脓。

(3)溃烂。溃烂成片或凹陷者,为肺胃热毒壅盛之征象。如乳蛾见咽部一侧或两侧喉核红肿热痛或溃烂,有黄白色脓点,脓汁拭之易去,多属肺胃热盛,火毒熏蒸所致。咽部溃腐日久,周围淡红或苍白者,多属气血不足的虚证。

(4)假膜。咽部溃烂处表面覆盖一层黄白或灰白色膜称为假膜,为邪气上壅咽喉所致。假膜松厚,容易拭去者,病情较轻;假膜坚韧,不能拭去,重剥出血,很快复生者,病情较重。如白喉可见咽部有灰白色假膜,拭之不去,重擦出血,很快复生,是由外感疫邪所致,多见于儿童,属急性传染病。猩红热、传染性单核细胞增多症患者也可见咽部充血水肿、疼痛,形成大片假膜。

(5)咽喉痉挛。狂犬病患者极度恐水,水触唇部则咽喉肌麻痹而音哑。

6)察腭、颊黏膜

口腔的上腔,在牙齿的范围内能用舌舔触着处就是腭。腭分为前后两半部,前半部致密坚韧,不能运动,上覆骨组织,称为硬腭;后半部则柔软,能运动,称为软腭。口腔内左右两侧壁称为颊。在疫病过程中,上述部位可有不同程度的脉络充血、出血及黏膜面的色泽改变,这些统称为腭、颊黏膜异常。

腭、颊是外邪侵袭入里的必经之所,且脉络丰富,位置表浅,易于显露,因此凡热毒上攻,瘀血、出血等证皆可在腭、颊黏膜处出现充血、瘀斑等异常表现。

(1)上腭黏膜。小儿上腭黏膜色深紫,为瘀血、出血及血分有热之征象。若上腭黏膜呈红紫色,多为实热证。

(2)麻疹黏膜斑。第二磨牙颊黏膜处出现针头大小的灰白色斑点,周围有微血管扩张的红晕,初起仅数个斑点,很快增多融合扩大成片,似鹅口疮,持续2~3日消失,称为麻疹黏膜斑。牙龈、口唇、内眦结膜、鼻黏膜及阴道也有同样斑点,硬腭、软腭极少见。为麻疹早期诊断的重要依据。

(3)黏膜疹。软腭、咽部有红色小疹,为风热上攻所致。见于风疹、幼儿急疹,或见于传染性单核细胞增多症。

(4)瘀斑和出血点。颊黏膜、软腭上出现大小不等的瘀斑和出血点,呈点状、片状、虚线状或搔痕状分布,为血热妄行或脾虚不能摄血之征象。见于各种出血性疾病,可辅助流行性出血热的早期诊断。

3. 辨头身疼痛

头身疼痛在多数疫病中都可出现,且表现为疼痛剧烈,难以忍受。头身疼痛的程度可反映所感疫邪的轻重和疫邪兼夹痰瘀的程度。

(1)头痛。头胀痛,见于疫病初起,因邪在肺卫或邪入气分,热邪上扰而致经气不利。头痛如裂,为热毒充斥表里,循经上攻引起,疼痛部位多在前额及眼眶周围,常伴身热,骨节痛,口渴,狂躁等症状,见于疫病中期或极期。头重痛,如蒙如裹,为湿热邪气郁阻,清气不升之征象,多见于湿热性质疫病,湿邪偏重。

(2)身痛。指肢体沉重、酸楚、疼痛,三者往往相兼存在,并与头痛并见。皆为疫邪内侵或湿热郁阻肌腠,体表经气不利之征象。疫病中身痛多较剧烈。如柯萨奇病毒感染可表现为胸腹部压迫痛、刺痛及刀割或撕裂样痛,痉挛性发作,为毒侵肌肉所致;基孔肯雅热患者四肢关节及脊椎剧痛,往往数分钟或数小时内不能活动;登革热患者全身肌肉、骨骼、关节疼痛,并伴有极度乏力;各种出血热患者多表现为头痛眼眶痛、腰痛及全身酸痛乏力的"三痛"征;流行性斑疹伤寒、恙虫病、Q热患者全身酸痛,以腓肠肌疼痛较为剧烈。

(3)瘰疬痰核。颈侧颌下有肿块如豆,累累如珠者,称为瘰疬。多由外感风火时毒,夹痰结于颈部所致;或肺肾阴虚,虚火内灼,炼津为痰,结于颈部所致。此肿块亦常见于腋窝及腹股沟淋巴结等处,称为痰核。类似于西医学中的淋巴结肿大。多由疫邪夹痰凝所致。如鼠疫以急性淋巴结炎为病变特征,可见全身淋巴结肿大,成由豆到鹅卵大小的平坦的肿块,表面潮红,坚硬,有剧烈疼痛。又如传染性单核细胞增多症、A型艾滋病、登革热等可见全身浅表淋巴结肿大,可有触痛;猩红热肿块见于颌下、颈部;风疹、幼儿急疹肿块见于耳后、颈后、枕后等;恙虫病淋巴结肿大如核桃,多见于该病的焦痂附近,有压痛。

(4)项强。即颈部拘紧或强硬。如项部拘急牵引不舒,兼恶寒发热等症状,是风寒侵袭,经气不利所致。若项部强硬,不能前俯,兼壮热神昏抽搐者,则属疫病热极生风所致。

(五)辨胸腹不适

胸腹不适是指在胸、胁、脘、腹等部位有胀满疼痛等感觉,或胀痛并见,或但痛不胀,或但胀不痛。王孟英说:"凡视温证,必察胸脘。"胸腹胀痛多由气机失调所致,并与湿浊、积滞、瘀血等因素有关,诊察时应根据胀痛部位、性质并结合其他症状进行综合分析。

诊察胸腹应注意以下几方面:应明辨胸、胁、脘、腹等部位的不同,从而判断所反映的相应脏器的病变;应重视局部的凉热、软硬、胀满、压痛及有无肿块等情况;应对局部进行叩诊,辨实邪内阻、气滞不畅等情况。

疫病过程中胸腹不适的类型主要有以下几种:

1. 胸部疼痛

多为邪热郁肺,脉络失和,肺气不利所致。可伴见发热,咳嗽,咳则胸痛尤甚,或深呼吸时胸痛加重,咳痰不爽等。多见于风温疫邪壅肺证。如胸部闷痛或如针刺,并见身灼热,舌质紫暗而扪之湿,为素有瘀伤宿血在胸膈中,夹热而搏,阻于肺络所致。

2. 胸脘痞闷

指胸脘痞闷不畅。如伴见身热不扬,口不渴不饥,舌苔白腻等症状,为湿阻气机之征象,多见于湿热疫。脘部按之软而无压痛者,多为邪热壅聚,胃气不和所致。如脘部按之较硬,有抵抗感而无压痛者,多为邪热壅聚而胃虚不运,胃气壅滞所致。

3. 胸胁疼痛

多与肝胆有关,其病邪或为气滞,或为湿热,或为瘀血。如伴见发热或寒热往来,口苦,脉弦等症状,多由痰湿郁阻少阳所致。

4. 脘腹胀痛

指胃脘连及大腹部胀满疼痛。多为邪阻中焦,脾胃升降失司,气机郁阻所致。如伴见身热不扬,呕恶,舌苔厚腻,为湿困中焦之征象。如见腹胀痛硬满,拒按,伴见潮热谵语,便秘,舌苔焦黄或黑,脉沉实,为腑实内结之征象。

5. 腹痛阵阵

多由肠腑气机阻滞引起。若因湿热与宿滞相搏,肠道传导失司者,多伴有便溏不爽,或如败酱,或如藕泥,甚至大便不下,舌苔黄腻或黄浊等症状。若因热邪与食积搏结者,则见腹痛欲便,便后稍觉松缓,伴有嗳腐吞酸,恶闻食气等症状。如腹痛阵作而便下黄色稀水,肛门灼热,腹部硬,为热蕴肠道,传导失司之征象。

6. 少腹硬满疼痛

多为下焦瘀热搏结的蓄血证。常并见大便色黑,神志如狂,漱水不欲饮,舌质紫绛等症状。此外,妇女在疫病过程中适逢月经来潮,热入血室,瘀热相结,也可出现少腹硬满疼痛,并可伴见寒热往来,神志异常等症状。

(六) 辨神志异常

疫病过程中,神志异常为常见症状,且往往在疫病早期或初起即可出现。神志异常的表现包括烦躁不安、静躁无常、神志昏蒙、神昏谵语、发狂等,常同时伴有四肢厥冷、抽搐、出血等表现。若神昏同时伴有四肢厥冷,称为昏厥,一般属病情危重的表现。神志异常可见于卫气营血不同阶段,须细察明辨。

心主神明,而心包代心行令,所以神志异常多由热扰心包所致。疫病中足阳明胃经之邪热亦常扰及心神出现神志异常。除邪热火毒外,神志异常还每与湿、痰、瘀等病理因素有关。此外,机体正气虚衰而致心神失养,也可以造成神志异常。

疫病过程中的神志异常类型主要有以下几种:

1. 烦躁不安

心为热扰而不宁,谓之烦;身为热动而不安,谓之躁。因烦与躁多并见,故常烦躁并称。烦躁是神志异常中较轻者,其出现与下列因素有关:①热在胸膈,而扰及心神。②胃肠邪热,循胃络而扰心。症见潮热便秘,烦躁,舌苔老黄焦燥起芒刺。③邪入营分,营热扰心。症见心烦不安,舌绛,口干反不甚渴饮。

2. 静躁无常

即似乎安静而忽然躁扰不安,或似乎烦躁而忽又安静。为毒火内扰,郁遏不得发越,而致坐卧不安,静躁无常。

3. 神志昏蒙

指表情淡漠,神呆寡言,意识模糊,时清时昧,似醒似寐,时有谵语,甚则可见嗜睡如昏,但呼之能应。多伴有身热有汗不解,苔黄腻等湿热痰浊症状。为气分湿热之邪不解,蒸酿痰浊而蒙蔽心包,扰及心神所致。西医学中的伤寒、副伤寒、钩端螺旋体病等传染病的某些阶段可见此种神志异常表现。

4. 神昏谵语

神昏指神志不清或意识丧失,谵语指语无伦次或胡言乱语,二者每同时出现,称为昏谵。为邪热郁闭心包之征象。如见心烦不安,时有谵语,而伴见身热夜甚,或斑疹隐隐,舌绛无苔者,为营热扰心所致。如见昏谵似狂,身灼热,斑疹显露,吐血、便血者,则为血热扰心所致。如神昏而伴体热肢厥,舌謇语涩,舌纯绛鲜泽者,为热陷心包所致。若谵语伴见肢厥,舌謇语涩,且神昏较甚,大便秘结者,多属热结肠腑而伴热陷心包之证。中毒性痢疾、流行性脑脊髓膜炎、乙脑、败血症等常见此证。如谵语而伴见神昏,语声重浊,身潮热,便秘或热结旁流,腹满硬痛,舌苔黄燥焦厚者,则为热结肠腑,胃热扰心的气分病变。

5. 昏聩不语

指意识完全丧失,昏迷不语,呼之不应,甚至对外界各种刺激全无反应。为神志异常中昏迷程度最深者。多为热闭心包,或邪热夹痰瘀闭阻心包所致。若同时见面色灰惨,舌淡无华,脉微欲绝等症状,则属于内闭外脱之证,此种神昏又称为神散,系心神失养,神无所依而致。神散除见于内闭外脱证外,汗、泻、亡血太过,阴竭阳脱也可见,属于危笃之证。

6. 神志如狂

指神志昏乱,躁扰不安,妄为如狂。多为下焦蓄血,或热入血室,瘀热扰心所致。血蓄下焦大肠,可伴见少腹硬满疼痛,大便色黑,小便自利,舌质紫暗等症状。经期受邪,热入胞宫,瘀血相搏,则血蓄血室,症见神志如狂,喜忘,即《内经·调经论》所说:"血并于下,气并于上,乱而喜忘。"血蓄血室还可见到寒热往来,腹胁硬满疼痛等表现。

7. 恐惧

惊恐、怕光、怕水、怕风,为狂犬病的特有表现。

8. 瘥后神昏

指疫病后期神志不清。其表现为神志不清,喃喃自语;或昏沉,默默不语。为疫病后期,特别是在较长期的昏迷、痉厥之后,由于余邪留滞经脉,与营血相搏,阻遏气血,气顿血滞,而致神志不清。也有的表现为多言错语或昏睡不醒,为余邪留伏心包,扰乱心神而致。若瘥后气血亏虚,心失所养,可见心神不安或虚烦不寐;肝失所养,胆气无制,则见惊悸;瘥后余热或痰热扰及肝胆,则见恐惧易惊,夜寐不宁而多梦。

(七)动风

动风指肢体拘挛或手足抽搐。动风主要责之于足厥阴肝经。疫病动风有实风与虚风之不同。

1. 实风

多见于疫病极期,其临床特征是发作急骤,手足抽搐频繁有力,两目上视,牙关紧闭,颈项强直,甚则角弓反张。为邪热炽盛,热极生风,筋脉受邪热燔灼所致。实风可见于疫病邪热炽盛阶段。若伴见壮热,渴饮,有汗,苔黄燥,脉洪数者,多为阳明热盛引动肝风。若伴见高热,咳喘,汗出者,为肺金邪热亢盛,肝火无所制而致肝风内动,即所谓"金旺木囚"。正如雷丰说:"暑风之病,良由暑热极盛,金被火刑,木无所畏,则风从内生。"若伴见身灼热,发斑疹或吐血、便血,神昏谵语者,则为心营热盛或血分热盛而引动肝风。如流行性脑脊髓膜炎患者可出现颈项强直;破伤风患者可见牙关紧闭与"苦笑脸"。

疫病中邪热内陷足厥阴肝经而致肝风内动,往往与邪热陷于手厥阴心包经而出现的神昏谵语并见,每统称其病机为热陷两厥阴,或称为邪犯手足厥阴。

2. 虚风

多见于疫病后期,其临床特征是抽搐无力,或仅为手足、手指徐徐蠕动,或口角微微颤动、抽搐,同时可伴见低热颧红,五心烦热,神疲,口干,失语耳聋,舌绛枯萎,脉细无力,心中憺憺大动等症状。为邪热耗伤肝肾真阴,筋脉失于濡养的水不涵木,虚风内动之证。

阳明腑实失下,不但中焦阴伤,而且伤及下焦肾阴,见直视失溲,循衣摸床,撮空理线等症状,亦属热盛伤阴,动风扰神的表现,属病危征兆。

(八) 厥脱

厥脱实际上包括厥与脱两种证候。厥证,一是指突然昏倒,不省人事,即前述之昏厥。二是指四肢清冷不温,即为肢厥。多由阳气虚衰或阳气内郁不能外达所致。脱证则是指阴阳气血严重耗损后,元气不能内守而外脱。在疫病过程中,发生脱证的原因较为复杂:有因热毒炽盛,灼耗阴液,阴竭而元气无所依附所致;有因邪闭太甚而素体正虚,以致邪陷正脱所致;或由大汗、剧泻、亡血而致阴竭阳脱或气随血脱。因昏厥在前面已作了讨论,所以这里重点讨论以肢厥和脱证为主要表现的病证。在临床上大致可划分为以下几个类型:

1. 热厥

指胸腹灼热而四肢清冷,并伴有烦躁谵语,气息粗大,汗多,尿短赤,便秘等症状,或伴有神志昏迷,喉间痰鸣,牙关紧闭,舌红或绛,苔黄燥,脉沉实或沉伏而数。为热毒炽盛,郁闭于内,气机逆乱,阴阳气不相顺接,阳气不能外达四肢所致。甚则出现周身如冰,伴见恶寒喜热饮,头痛面垢,满口如霜,六脉沉细之阳极似阴之征象,为邪热疫毒充斥,壅遏于内,格阴于外所致。

2. 寒厥

指身无热,通体清冷,伴见面色苍白,汗出淋漓,或下利清谷,气短息微,精神萎靡,舌质淡,脉沉细欲绝。为阳气大伤,虚寒内生,全身失于温煦所致。

3. 阴竭

又称亡阴。见身热骤降,汗多气短,肢体尚温,神情疲倦或烦躁不安,口渴,尿少,舌光红少苔,脉散大无力或细数无力。为邪热耗伤阴液,或因汗、泻、亡血太过而致阴液大伤,阴竭而元气无所依附所致,所以也称为气阴外脱。本证可与热厥并见,或由热厥发展而来,也可在温病过程中由大汗、剧泻或大出血而造成。

4. 阳脱

又称亡阳。见四肢厥冷,全身冷汗淋漓,面色苍白,神情淡漠或神识朦胧,气息微弱急促,舌淡而润,脉微细欲绝。为阳气衰竭不能内守之征象。本证可与寒厥并见,或由寒厥发展而来,也可由阴竭而致阳气外脱,从而形成阴阳俱脱之证。

(九) 出血

出血在温热性质的疫病中较常见。多为邪热深入营血分,邪热迫血,血离经妄行所致,表现为急性多脏器、多窍道出血,血色多鲜红。正如柳宝诒所说:"凡此皆血为热邪所迫,不安其络,因而上溢下决。"也可见到局部出血,为局部血络损伤所致。此出血证与内科杂病血证之出血不尽相同,后者多为局部出血,且多时出时止。

1. 急性多部位出血

包括咯血、衄血、便血、肌血（皮下出血）、阴道出血等。为热毒深入营血，迫血妄行所致。常伴见灼热，神昏谵语，舌质红绛等，如流行性出血热、黄热病、登革出血热等。若大量失血，而致气随血脱，症见面白无华，肢体厥冷，气息微弱，沉昏不语，舌淡不荣，脉沉伏如丝等。元气外脱更不能摄纳阴血，而致血溢不止。大量出血，血脉空虚，血行滞涩，形成血瘀，亦可致滴漏不止。临床上凡见急性多部位出血，要注意辨别病因，即辨别属热邪迫血妄行还是气不摄血所致，二者虽俱属出血危急证候，但其处理原则不同，前者应凉血散血，以使阴血归经，后者则以敛气固摄为要。若治疗失误，必导致严重后果。

2. 鼻腔流血

称为鼻衄。血色鲜红或暗红为实证。如血色鲜红量少，点滴而出，多为风热之邪伤及肺卫所致；血色鲜红而量多，多为胃腑热盛，或肝阳亢盛，灼伤血脉所致。疫病中以阳明郁热上冲致衄为多见。若血色淡而质稀，多为虚证，常因肝肾阴虚，虚火上炎，或脾虚不能统摄血液所致，不属疫病常见。

3. 咯血

指血从咳唾而出。为肺出血的征象，多见于以下病证中：一是风热郁肺，肺络受损。其咯血量不多，色见瘀暗，兼有发热、咳嗽、胸痛、气促等。二是暑逼络伤，血循清窍上溢。初起咳唾粉红色血水，继而咯血不止，或血从口鼻溢出而咯血不止，常因化源速绝而死亡。

4. 便血

指肠道出血。多出现于以下两种情况：一是肠络损伤，其便血鲜红。正如《内经·百病始生》所说："阴络伤则血内溢，血内溢则后血。"湿热疫湿热化火，损伤肠络而致便血。二是胃肠蓄血，大便色黑。吴又可认为："大小便蓄血，便血，不论伤寒时疫，尽因失下。邪热久羁，无由以泄，血为热搏，留于经络，败为紫血，溢于肠胃……"

5. 尿血

即小便出血。火热疫毒侵入下焦，小肠热盛，脉络受损，则血从小便而出。表现为小便涓滴不畅，尿时疼痛。疫病中心经热毒波及小肠，亦见尿血，但溺时不痛。

（十）二便异常

对疫病患者尿及粪便性状、颜色、次数、数量的诊察，可以判断邪热轻重、津伤程度、气机郁阻程度及是否兼夹湿热秽浊邪气。

1. 小便色黄

小便色黄于热病中常见。淡黄色示发热较轻，多出现于疫病初起。小便短赤说明发热较盛，为热邪煎灼津液所致，并可作为疫病中判断真热假寒证的重要指征。

2. 小便涩少

指溺尿时尿道滞涩，尿流不畅，甚则涓滴难出，灼热疼痛，尿色红赤短少。为小肠热盛，膀胱气化功能失司所致。

3. 小便不通

疫病过程中小便不通，一是火腑热结所致，津液枯涸，即"热结液干"证，常兼见心烦，舌干红乏津等。二是湿阻小肠，小肠不司分清泌浊所致，常见热蒸头胀，神迷呕逆，舌苔白腻等。

4. 大便不通

大便燥结如羊粪，兼有潮热，甚则昏谵，腹部胀满疼痛，舌苔老黄焦燥起芒刺，为肠腑热结之征象。津枯肠燥，大便亦见艰涩难出，一般出现于疫病后期。湿热疫湿浊阻闭肠道，气机阻滞，亦可见大便不通。

5. 泄泻

指泻下黄色臭秽稀便，伴发热，口渴，肛门灼热等。为肺胃热邪不解，下注大肠，蒸迫肠中津液暴注于下所致。若泻下稀水恶臭异常，兼腹痛拒按，舌苔老黄焦燥起刺，为腑实证热结旁流。

6. 大便溏垢

指大便稀溏垢浊，排出不爽，其形质如败酱，或如藕泥。为湿热与肠腑宿滞相搏结，交阻肠道，肠道传导失司所致。常有发热，汗出不解，脘腹痞胀，呕恶，舌苔黄腻而浊等。见于湿热或暑湿疫邪伤及胃肠，即《内经·师传》云："脐以上皮热，肠中热，则出黄如糜。"

7. 大便色黑

指粪便颜色黑如土漆，滑爽通利，易于排出。多为下焦蓄血征象，正如吴鞠通所说："瘀血溢于肠间，血色久瘀则黑，血性柔润，故大便黑而易也。"

8. 黏胨便夹有脓血

多见于痢疾，为湿热蕴结大肠，大肠传导失职所致。其中血多脓少者偏于热，病在血分；脓多血少者偏于湿，病在气分。亦可见于虚寒痢者。

9. 便色灰白如陶土

多见于黄疸病人。每因肝胆疏泄失常，胆汁外溢，不能下注于肠以助消化所致。

（十一）呕恶

呕恶是胃失和降的表现，主要由热邪、痰饮或食滞等因素犯胃而引起，其主要表现有以下几种：

1. 恶心呕吐

指在呕吐的同时伴有明显的恶心，其中轻者仅表现为心中泛恶欲吐，甚者表现为恶心呕吐。呕恶见于疫病初起，多属疫邪袭表而影响胃气所致，呕恶较轻。若呕恶而兼寒热如疟，腹胁胀满，舌苔白如积粉而滑腻者，则系湿热秽浊郁伏膜原的征象。因为膜原内近于胃，秽浊阻胃，致胃气上逆而呕吐。呕恶发生于湿热疫中，多由湿热中阻而导致胃气上逆所致，即清代医家邵仙根所说："脾湿胃热，蕴结中宫，格拒不开，而作呕吐。"若呕吐神迷，小便不通者，为湿浊中阻，流于下焦，小肠不分清泌浊，浊气因下闭而上壅，冲逆胃腑所致。

2. 呕吐酸腐

指呕吐物有明显的酸腐馊味。属伤食停滞之征象，可见于邪热犯胃兼食滞者。多因饮食伤胃，宿食停积，胃失和降所致，同时可伴有腹胀疼痛，嗳气厌食等症状。

3. 突然呕吐如喷

指呕吐频繁而呈喷射状，且发生急骤，恶心不明显。多为肝经火盛引动肝风犯于胃所致，同时可伴见高热烦渴，头痛，项强，抽搐等症状，如流行性脑脊髓膜炎、霍乱中可见。

4. 干呕气逆

指干呕而不吐，仅表现为气逆作哕频频而作。若伴见形体瘦削，口干，舌光红少苔或无苔，属邪热已退，胃阴大伤而胃气上逆之征象，可见于疫病后期。正如余师愚说："邪入于胃则吐，毒犹因吐而得发越。至于干呕则重矣。"胃液受劫，胆火上逆，亦见干呕不止，正如薛雪说："湿热证，四五日，口大渴，胸闷欲绝，干呕不止，脉细数，舌光如镜。"

5. 呕吐清水、痰涎

指呕吐物为酸苦清水或为清稀痰涎，不夹胃中宿食。多属湿热内留，胆胃失和，饮停气逆之征象，往往伴有心烦舌红，脉弦数，或脘闷渴喜热饮，舌苔腻。每见于湿热性质的疫病中。

6. 呕吐渴利

指呕吐而有明显口渴喜凉饮，兼见泄泻，肛门灼热。为胃肠积热，升降失常，逆上注下所致。

7. 呕鲜血或血块

呕血夹有食物残渣者,属胃有积热,或肝火犯胃,或胃腑血瘀之征象。呕血伴少气懒言,形倦乏力等证候者,则常由脾气虚弱,摄血无力所致。

附:文献选要

1.《舌鉴辨证》

黑烂自啮舌,脏腑极热兼受秽毒也,患杨梅疮者多有之,他症罕见,宜三黄银花承气等剂,土茯苓作茶饮,治如不效,则将如旧说所云,黑烂而频欲啮,必烂至根而死也。

2.《石室秘录》

如人舌吐出,不肯收进,乃阳火强盛之故。以冰片少许,点之即收。后用黄连三钱,人参三钱,菖蒲一钱,柴胡一钱,白芍三钱,水煎服,二剂可也[(批)收舌散]。

3.《国医舌诊学》

舌时欲伸出口外,心间有痰热,舌中胀也。舌伸而常舐唇口,时动不止,色紫而暗者,疫毒攻心也。

4.《温热论》

凡斑疹初见,须用纸拈照看胸背两胁,点大而在皮肤之上者为斑,或云头隐隐,或琐碎小粒者为疹,又宜见而不宜多见。按方书谓斑色红者属胃热,紫者热极,黑色胃烂。然亦必看外证所合,方可断之。然春夏之间,湿病俱发疹为甚,且其色要辨。如淡红色,四肢清,口不甚渴,脉不洪数,非虚斑即阴斑。或胸微见数点,面赤足冷,或下利清谷,此阴盛格阳于上而见,当温之。若斑色紫,小点者,心包热也;点大而紫,胃中热也。黑斑而光亮者,热胜毒盛,虽属不治,若其人气血充者,或依法治之,或有可救;若黑而晦者必死;若黑而隐隐,四旁赤色,火郁内伏,大用清凉透发,间有转红成可救者。若夹斑带疹,皆是邪之不一,各随其部而泄。然斑属血者恒多,疹属气者不少,斑疹皆是邪气外露之象,发出宜神情清爽,为外解内和之意,如斑疹出而昏者,正不胜邪,内陷为患,或胃津内涸之故……再有一种白瘄,小粒如水晶色者,此湿热伤肺,邪虽出而气液枯也,必得甘药补之。或未及久延,伤及气液,乃湿郁卫分,汗出不彻之故,当理气分之邪。或白如枯骨者多凶,为气液竭也。

5.《时病论》

盖温热之毒,抵于阳明,发于肌肉而成斑,其色红为胃热者轻也,紫为热甚重者也,黑为热极者危也……疹亦红轻、紫重、黑危也。

6.《重订广温热论》

经血热则(斑)色红,热毒重则(斑)色深红,热毒尤重则(斑)色娇红,艳如胭脂,统名红斑;络血热则色紫,名曰紫斑;络血热而毒瘀则色黑,名曰黑斑;甚则色青如蓝,名曰蓝斑。

7.《万氏秘传片玉心书》

阳毒者,或发于面部,或发于背部,或发于四肢,极其稠密,状如锦纹。红赤者,胃热也。紫黑者,胃烂也。

8.《望诊遵经·诊皮望法提纲》

皮肤溃而有疡者,疠风也。皮肤脱若蛇皮者,疠风也。疠风遍身如癣者,脾病。疠风溃烂无脓者,血死也。少年皮生黑斑者,不吉。痘儿头项皮赤者,多凶。凡肿胀,皮浓色苍者,皆属气;皮薄色泽者,皆属水。诸痛疮疡,斑疹麻痘,色赤而红者顺,青而黑者逆。诸病症,皮寒而燥者,阳不足;皮热而燥者,阴不足。

9.《疫疹一得》

遍体炎炎——热宜和不宜躁,若热至遍体炎炎,较之昏沉肢冷者,而此则发扬,以其气血尚堪胜毒,一经清解而疹自透,妄肆发表,必至内伏。

周身如冰——初病周身如冰,色如蒙垢,满口如霜,头痛如劈,饮热恶冷,六脉沉细。此阳极似阴,毒之隐伏者也。重清内热,使毒热外透。身忽大热,脉转洪数,烦躁谵妄,大渴思冰,症虽枭恶,尚可为力。

四肢逆冷——四肢属脾，至于逆冷，杂症见之，是脾经虚寒，元阳将脱之象。惟疫则不然，通身大热，而四肢独冷。此烈毒壅遏脾经，邪火莫透。重清脾热，手足自温。

筋抽脉惕——筋属肝，赖血以养。热毒流于肝经，疹毒不能寻窍而出，筋脉受其冲激，故抽惕若惊也。

鼻衄涌泉——杂症鼻衄，迫于肺经浮游之火，而疫乃阳明郁热上冲于脑。鼻通于脑，热血上溢，故从鼻出如泉。

咽喉肿痛——喉以纳气通于天，咽以纳食通于地，咽喉者，水谷之道路，气之所以上下者，至于肿痛，是上下闭塞，畏用清凉，为害不浅。

头痛倾侧——头额目痛，颇似伤寒，然太阳、阳明头痛，不至于倾侧难举，而此则头痛如劈，两目昏晕，势若难支。总因毒火达于两经，毒参阳位。用釜底抽薪之法，彻火下降，其痛立止，其疹自透。误用辛香表散，燔灼火焰，必转闷证。

骨节烦痛，腰如被杖——骨与腰，皆肾经所属。其痛若此，是淫热之气已流于肾经。误用表寒，死不终朝矣。

谵语——心主神，心静则神爽，心为烈火所燔，神自不清，谵语所由来矣。

昏闷无声——心之气出于肺而为声，窍因气闭，气因毒滞，心迷而神自不清，窍闭而声不出矣。

静躁不常——有似乎静而忽躁，有似乎躁而忽静，谓之不常。较之癫狂，彼乃发扬，而此则遏郁。总为毒火内扰，以至坐卧不安。

大渴不已——杂证有精液枯涸，水不上升，咽干思饮，不及半杯，而此则思饮冰水，百杯不足，缘毒火熬煎于内，非冰水不足以救其燥，非石膏不足以制其焰。

10.《证治准绳·察目》

凡目睛明能识见者，可治；睛昏不识人，或反目上视，或瞪目直视，或目睛正圆，或戴眼反折，或眼胞陷下者，皆不治也。凡开目而欲见人者，阳证也；闭目而不欲见人者，阴证也。凡目中不了了，睛不和，热甚于内也。凡目疼痛者，属阳明之热，目赤者，亦热盛也。目瞑者，必将衄血。白睛黄者，将发身黄也。

11.《医宗金鉴·伤寒心法要诀》

伤寒发颐耳下肿，失于汗下此毒生，高肿焮红痛为顺，反此神昏命必倾。毒伏未发脉亦隐，冷汗淋漓肢若冰，烦渴不便指甲紫，颇似三阴了了轻。

12.《广瘟疫论》

时疫多言者，谵语之渐也，疫热蒸心之所致，治同谵语。

第四节　疫病的辨证

辨证是为立法选方用药提供依据，如吴鞠通在《温病条辨》中说："着眼处全在认证无差，用药先后缓急得宜。不求识证之真，而妄议药之可否，不可与言医也。"其所说的"认证"就是辨证。疫病的辨证方法和理论体系通过历代医家的不断充实与发挥，内容不断得到丰富和完善，除了温病学的卫气营血辨证和三焦辨证两大主要辨证纲领之外，同时还有六经辨证、表里辨证、气血辨证等。

一、卫气营血辨证

卫气营血辨证的理论体系由清代温病学大师叶天士所创立,其内容主要体现在叶天士的代表著作《温热论》中。叶天士论云:"肺主气属卫,心主血属营。""卫之后方言气,营之后方言血。"指出卫气营血的前后顺序和浅深关系。叶天士原文未明确指出这些内容是"卫气营血辨证",也未明确规定此为温病的辨证纲领,把其内容提升到温病辨证纲领的却是后人。卫气营血辨证理论自清代创立以后,一直被作为温病的重要辨证纲领沿用至今。该理论体系不但广泛用于一般温病的辨证论治,也适用于指导疫病的辨证施治,弥补完善了温疫学派对疫病病程阶段的划分、证型的归类、病机的阐述、治法的细化等方面的不足。

卫气营血辨证源于《内经》,发展于《伤寒论》,并经历代医家不断补充和丰富,至清代形成完整的理论。在生理功能方面,卫气营血各有其不同的作用。卫的功能是保卫人体肌表,抵御外邪侵犯,调节肌肤皮毛开合等。如《内经·本脏》所说:"卫气者,所以温分肉,充皮肤,肥腠理,司开合者也。"通过卫气的温养分肉、皮肤、腠理,而使肌表固密,外邪不易入侵,故《内经·生气通天论》说:"阳者,卫外而为固也。"气是脏腑生理活动及整体防御功能的体现。如《内经·决气》说:"上焦开发,宣五谷味,熏肤、充身、泽毛,若雾露之溉,是谓气。"当外邪入侵人体,气即汇聚病所与邪相抗争,以祛除病邪,保护机体不被邪伤。营为水谷精微所化生,是人体营阴汇聚之所,在部位上较血分浅而较气分深,为化生血液的物质基础。《内经·痹论》说:"荣(即营)者,水谷之精气也,和调于五脏,洒陈于六腑。"血为人体的重要物质成分,为营气奉心化赤所形成,亦是水谷精微所化生。如《内经·决气》有云:"中焦受气取汁,变化而赤,是谓血。"卫气营血的关系中,卫与气关系密切,营与血关系密切。如《难经·三十二难》认为:"血为荣(即营),卫为气。"所以,营血同属,卫气同类,举气可以赅卫,举血可以赅营。卫气营血在生理上互相滋生,在病理变化上相互影响。了解卫气营血的生理功能,有利于掌握卫气营血各自的病理特点。

(一)卫气营血的病理与证候

卫气营血证候代表了疫病发展过程中的几个主要阶段,卫分证属表,气分证、营分证、血分证都属里。气分证、营分证、血分证病位虽均在里,但病情轻重、病位浅深尚有区别,其中气分证较轻浅,营分证较深重,而血分证更为深重。因此,卫气营血证候的病情是从浅至深,从轻到重的演变过程。由于感受病邪不同以及对脏腑损害不同等因素,临床上出现不同的证候表现,卫气营血每一个病程阶段均可出现数个不同的证型,因此在叶天士所创立的卫气营血辨证纲领的基础上进一步深入探讨和细化病情,将更适合临床辨证论治的需要。

1. 卫分证

(1)概念。卫分证是疫邪初袭人体肌表,引起人体以卫外功能失调为主要表现的一类证候。

(2)感邪途径。为疫邪从外侵袭于人体肌表致病。

(3)临床表现。卫分证因感邪的性质不同,故其主要证候表现亦各不同:

温热性质的疫病:发热,微恶风寒,头痛,无汗或少汗,或有咳嗽,口微渴,舌苔薄白,舌边尖红,脉浮数等。以发热,微恶寒,口微渴为辨证要点。

湿热性质的疫病:身热不扬,恶寒,少汗,身困重,脘痞,口渴不欲饮,舌苔白腻,脉象濡缓。以身热不扬,恶寒,脘痞,舌苔白腻为辨证要点。

(4)病机特点。温热性质的疫病,邪袭卫表,肺卫失宣。湿热性质的疫病,湿热遏卫,气机受阻。

卫分证是疫邪初袭人体,与人体卫外之气相争所出现的临床证候。卫气与温邪相争则见发热,卫表被邪郁,肌肤失于温养,而见恶寒。如清代医家章虚谷所说:"凡温病初感,发热而微恶寒者,邪在卫分。"邪袭肌表,腠理开合失职,则见无汗或少汗,阳热上扰清空则头痛。邪袭卫表多病及肺经,导致肺气不宣则咳嗽。温邪易伤津,所以可见口渴,但病变初起在卫表,邪热伤阴津不严重,故口虽渴但不明显。前人认为"有一分白苔便有一分表证","有一分浮脉便有一分表证"。舌苔薄白、脉浮数为疫邪在卫表的重要征象。湿热疫邪在表,可见舌苔白腻。

(5)发展趋势。卫分证的进一步发展大致有两种情况:①邪消病愈。此种情况多属感邪较轻,正气尚强,能够驱邪外出,加上及时恰当的治疗,病邪从表而解,疾病得愈。②病邪由卫表深入于里。感邪较重,或失治误治,或正气亏虚,病邪可从卫分向里深入。病变轻者邪在气分;热邪亢盛或正气虚,无力御邪,病邪可由卫分逆传内陷手厥阴心包经而发生神昏痉厥等心营见症,或从卫分直接传入营分甚至血分,此时病情较为险重。

(6)常见证型。因感受不同性质疫邪,病在卫分阶段可出现以下几个常见的证型:

风热在卫:发热,微恶风寒,口微渴,咳嗽,咽痛,头痛,无汗或少汗,舌边尖红,苔薄白,脉浮数。

暑湿在卫:发热,微恶风寒,头痛胀重,身困重,肢节酸楚,无汗或微汗,胸痞,舌质红,苔薄腻,脉浮滑数。

湿热在卫:身热不扬,恶寒,少汗,头重如裹,肌肉或者关节酸痛,胸脘痞闷,口渴不欲饮,舌苔白腻,脉濡缓。

燥热在卫:发热,微恶风寒,头痛,少汗,咽痒而干,干咳,口唇鼻窍干燥,甚则胸痛,或见大便干,小便短少,舌边尖红,苔薄白而干,脉浮数。

2.气分证

(1)概念。气分证是疫邪在里,脏腑或组织气机活动失常的一类证候。气分证的病变较广泛,凡疫邪不在卫分,又未传入营分、血分,均属气分证范围。涉及的病变脏腑部位主要有肺、胃、脾、肠、膀胱、胆、膜原、胸膈等。

(2)感邪途径。①在卫分的病邪传入气分。②病邪直接犯于气分。例如暑热病邪可以径犯阳明,湿热病邪则直犯于脾胃等。③气分伏邪外发。④营分热邪转出气分等。

(3)临床表现。气分证的临床表现可因病邪性质及病变部位不同而各异:

温热性质的疫病:壮热,不恶寒,汗多,渴喜饮凉,尿赤,舌红,苔黄,脉洪数。以发热,不恶寒,口渴,苔黄为辨证要点。

湿热性质的疫病:身热汗出不解,胸脘痞满,大便溏,小便赤,舌红,苔黄腻,脉濡数。以身热不扬,脘痞,苔黄腻为辨证要点。

(4)病机特点。温热性质的疫病,里热蒸迫,热盛津伤。湿热性质的疫病,湿热交蒸,郁阻气机。

气分证的病理变化从总的方面来看,不外人体"气"的病变。温热性质的气分证中,人体正气奋起抗邪,邪正剧争,热炽津伤,邪正剧烈的抗争也必然会影响有关脏腑器官的正常气机活动,从而发生相应的气分证症状。如邪入阳明,正邪抗争,里热蒸迫,见全身壮热而不伴恶寒;里热亢盛,迫津外泄而多汗,热炽津伤而口渴喜凉饮;气分热炽而见舌苔黄燥,脉洪大而有力。

湿热性质的疫病在湿邪化燥伤阴之前,多流连于气分,呈现湿热交蒸之势。气分有热,则见发热汗出。湿热胶着,所以汗出而热不解。内有湿邪所阻,故渴不欲多饮。湿阻气机,脾胃升降失常,则脘闷呕恶,便溏。湿热交蒸,则舌苔黄腻,脉濡数。

(5)发展趋势。气分证通过及时正确的治疗,病情多能向好的方面发展,但如因治疗失当,或热邪亢盛难以解除,则气分之邪进而深入。温热性质的疫病病发较快,由气分深入营分或血分,证型更加复杂,病情更加危重。湿热性质的疫病因其湿性黏腻,传变较慢,可化燥化火进一步深入营分、血分。

气分证阶段正气尚强,故应积极治疗,以将病邪消灭于气分。因此"把住气分关"是治疗瘟疫病的关键。

(6)常见证型。可出现以下常见证型:

邪热壅肺:发热,口渴,气喘息粗,甚则鼻翼扇动,咳嗽,痰稠色黄或带血丝,或见胸痛,咳吐脓血腥臭痰,小便短赤,舌质红,苔黄燥或黄腻,脉滑数。

热盛阳明:高热,汗多,气粗,口渴多饮,小便黄赤,舌红苔黄,脉洪大而数。

热结肠腑:日晡潮热,大便秘结或下利恶臭稀水,腹部胀满硬痛,舌苔黄厚干燥或焦燥起刺,脉沉数有力。

湿热困阻中焦:身热不扬,汗出热退,继而复热,身重肢倦,脘痞呕恶,口渴不欲饮,舌苔黄腻,脉濡数。

湿热蕴毒:发热,口渴,胸闷腹胀,咽痛,小便赤,或身目发黄,舌苔黄腻,脉滑数。

3. 营分证

(1)概念。营分证是疫邪侵犯营分,引起以邪热灼伤营阴,扰乱心神为主要病理变化的一类证候。

(2)感邪途径。①气分的邪热传入营分。②肺卫之邪乘虚直接内陷心营。③疫邪直接深入营分。④内伏于营分的伏邪自内而发出。

(3)临床表现。身热夜甚,口干反不甚渴饮,心烦不寐,或时有谵语,斑疹隐隐,舌质红绛,脉细数等。以身热夜甚,心烦,舌质红绛为辨证要点。

(4)病机特点。邪热入于营分,伤阴扰神。

疫邪深入营分,人体脏器组织的实质损害较为明显,而有关的功能障碍更为严重。营分邪热劫伤营阴,所以表现为身热夜甚,脉细而数。营热蒸腾于上,则口虽干不甚渴饮,舌质红绛。因营气通于心,营阴受热,可见神志异常,轻则心烦不寐,甚则时有谵语,但单纯营热阴伤,其神志异常较轻,与热入心包必见神昏谵语不同。营热窜于肌肤血络,则出现斑疹隐隐。

(5)发展趋势。①通过清营养阴及清心开窍等治疗之后,营分的邪热消除,病情趋愈。②在营分的邪热进一步深入血分,出现血热迫血妄行的出血见症,如诸窍道出血、斑疹密布等,均为病情加重的表现。③营热亢盛引起肝风内动而出现痉厥,或热闭心包进一步导致内闭外脱等急危重证。

(6)常见证型。可出现以下常见证型:

营热阴伤:身热夜甚,心烦躁扰,甚或时有谵语,口干但不甚渴饮,斑疹隐隐,舌红绛,脉细数。

气营两燔:高热,口渴引饮,心烦躁扰,夜寐不安,斑疹外发,小便短赤,舌红绛,少量黄苔或无苔,脉弦细数或细滑数。

4. 血分证

(1)概念。血分证是疫邪入于血分,引起以血热亢盛、动血耗血为主要病理变化的一类证候。此为叶天士卫气营血辨证体系所指的最后一个病程阶段,但病变仍属极期,易现血、昏、痉、厥、脱之危重阶段。

(2)感邪途径。①营分邪热未解而传入血分。②卫分或气分的病邪直接传入血分。③血分的伏邪自里而发,直接出现血分证。

(3)临床表现。身热灼手,吐血、衄血、便血、尿血,斑疹密布,躁扰不安,甚或神昏谵狂,舌质深绛。以出血,斑疹密布,舌质深绛为辨证要点。

(4)病机特点。血热动血,瘀热内阻。

血分证的病理特点是以血热为基础,由此而引起其他一系列的病理变化:一是由于血分热毒过盛,迫血妄行,出现多窍(腔)道的急性出血,如呕血、咯血、鼻衄、便血、尿血、阴道出血等,如血溢于肌肤则出现斑疹或肌衄等。二是由于血热炽盛,煎熬和浓缩血液,加上又有离经之血,导致瘀血内阻,并与邪热互结而形成热瘀,有的则在脉络内形成广泛的瘀血阻滞。如何廉臣说:“因伏火郁蒸血液,血液煎熬而成瘀。”表现为斑疹色紫,舌色深绛等。三是由于血分瘀热扰心,从而逼乱心神而见严重的神志异常症状,如躁扰不安,神昏谵语等。血分证以血热导致的出血及瘀血为主要病理变化。另外,血热也易波及肝经而引起肝经热盛风动,出现痉厥。

血分证与营分证的主要区别有二:一是血分证有明显的“动血”症状,即表现为急性多部位、多窍(腔)道出血,斑疹大量透发;营分证只表现为营热窜络而引起的斑疹隐隐,并未有明显“动血”现象。二是血分证有明显的热与血结征象,表现为舌质深绛,斑色紫黑等;营分证舌多红绛,斑疹隐隐。

疫病入营分、血分阶段,湿性之邪多已化热化燥,故入侵于营分、血分的病邪性质均为温热之性,营分、血分病候亦多呈现热盛伤阴的特征。

(5)发展趋势。①经积极而恰当的救治,血分邪热渐衰,正气逐渐恢复,病情获得缓解,病渐向愈。②热毒极盛,而正气不足,正不敌邪,终因血脉瘀阻,脏气衰竭,或急性失血,气随血脱而亡。③因阴液大伤,出现肝肾阴伤证。若阴伤而未竭,犹可逐渐恢复而向愈。如阴伤而已竭,阴损及阳,则可能正气外脱而亡。以上第三种情况叶天士的卫气营血辨证理论未能深入阐述,在吴鞠通的三焦辨证理论中对此有补充。

(6)常见证型。可出现以下常见证型:

血热妄行:肌肤灼热,吐血衄血,便血,尿血,或妇女经血妄行,斑疹显露,或心烦不寐,甚则神昏、发狂,舌质深绛或者紫绛,脉细数或者虚数。进一步发展可以导致四肢厥冷,神志昏迷。

气血两燔:壮热,烦渴喜饮,吐血衄血,斑疹密布,舌质深绛,脉弦数或者细数。

热与血结:身热夜甚,少腹硬满,按之痛,小便自利,大便色黑或结,神志如狂或时清时乱,口干,舌紫绛或有瘀斑,脉沉实或涩。

(二)卫气营血证候的相互传变

疫病发生后,病情往往处于不断变化的状态,这种变化主要是疫邪与人体正气相互斗争的结果,卫气营血辨证理论可以用来分析这一变化的主要规律。疫病总的传变趋势一般不外由表入里,由浅入深,即多数疫病由卫分证开始,再向气分、营分、血分传变。但临床上传变的情况是复杂的,没有固定不变的模式。

1.影响卫气营血证候传变的因素

感受不同性质的疫邪,传变方式有别。一是如暑热疫邪其性酷烈,伤人急速,传变不分表里渐次,病初往往径入阳明气分或直入心营、肝经。湿热疫邪其性黏腻,传变较慢,多呈渐进深入,病邪多久留气分,化燥化火后亦可传入营分、血分。二是所感受的病邪毒力强弱不同,传变的快慢亦有异。如《瘟疫论》中所说的"毒气所钟有厚薄",感邪较重,超过人体正气的抵御能力,则多起病急骤,病情较重,传变迅速,有时病邪可很快由卫气直陷营血,也有从卫分证发生逆传而致心包证,有的起病即见阳明热盛证,也有的病邪自营血而外发。反之,感邪较轻者,传变较少或较慢。三是患者不同类型的体质,对疫病传变也有重要的影响。如素体阴虚火旺者,感受疫邪后,更易耗伤阴液,后期出现阴虚之证;素体阳虚者,在感受湿热病邪后,易损伤阳气,病之后期出现"湿胜阳微"的变化。此外治疗是否及时恰当,对疫病传变也有重要的影响。如治疗及时恰当,可祛除病邪而不发生传变;误治或失治,伤及正气,则可促使病邪深入内陷,导致病情恶化。

2.卫气营血证候的传变类型

疫病的传变与一般温病相似,主要有以下几种类型:

(1)自表入里。即疫邪从卫分传至气分,从气分传至营分,再从营分传入血分的逐渐深入的传变方式。但亦有病在卫分未传气分而直入营分心包,即《温热论》所指的"逆传心包",或由气分直入血分,均属病情危重。

(2)由深出浅、由浅传深。这种传变方式主要见于伏邪温病。常见有:病邪原伏于气分,经治疗病邪外出,病情好转,或由气分传入营分、血分,病情加重;病邪原伏于营分,经治疗病邪转出气分,病情好转,或由营分传入血分,病情加重;病邪原伏于血分,经治疗病邪转出营分,病情好转,亦有因病情加重而危亡者。

(3)传变不分表里渐次。即疫邪不循卫气营血表里层次的传变。这类疫病发病较急,病情较重,传变较快,预后较差。常见证型有卫气同病、卫营(血)同病、气营(血)两燔、营血同病,甚至见卫气营血俱病的复杂病证。

二、三焦辨证

三焦辨证把疫病病变的全过程划分为三个病变部位不同的、互有联系的病程阶段,即上焦证、中焦证及下焦证,分别作为疫病初期、中期、末期的不同证型归类,从而为临床提供治疗依据。

三焦辨证理论是清代医家吴鞠通在其代表著作《温病条辨》中所创立。吴鞠通在《内经》三焦学说的基础上,参考了历代医家运用三焦理论进行热性病辨证的论述,并结合其诊治热性病的经验总结出三焦辨证理论。在吴鞠通之前,叶天士继承了《内经》及其他医家关于三焦的理论,特别是刘完素治疗温热病划分三焦的观点和罗天益用药分上焦热、中焦热、下焦热的论述,提出"邪留三焦"的理论和治法,同时在医案中又强调三焦分治的必要。叶天士说:"仲景伤寒,先分六经;河间温热,须究三焦。"而吴鞠通在此基础上进一步予以条分缕析,以三焦辨证的方法反映温病过程中邪正斗争的趋势,归纳不同证候,确定病变范围和性质,从而在外感热病的辨证上,对前人的理论又有所发展和补充。

《内经》中的三焦含义和吴鞠通的三焦辨证,二者既有联系又有区别。《内经》中的三焦主要指六腑之一的三焦,在人体的生理过程中主要起到疏通水道,主持气机升降的作用。如《内经·灵兰秘典论》说:"三焦者,决渎之官,水道出焉。"《内经·营卫生会》说:"上焦如雾,中焦如沤,下焦如渎。"这就是说上焦布气如雾一样弥漫,熏肤、充身、泽毛;中焦受纳,腐熟水谷,化生为气血津液;下焦像决开的小渠一样,排出尿液。可见,《内经》的三焦重在论述其生理功能与部位划分。而吴鞠通则把心肺作为上焦,脾胃作为中焦,肝肾作为下焦,分析了三焦病证的发病机制和传变规律,从而形成了三焦辨证的理论基础。吴鞠通在《温病条辨》中说:"《伤寒论》六经由表入里,由浅及深,须横看;本论论三焦,由上及下,亦由浅入深,须竖看。"又指出:"凡病温者,始于上焦,在手太阴。""肺病逆传则为心包,上焦病不治则传中焦,胃与脾也;中焦病不治,即传下焦,肝与肾也。始上焦,终下焦。"可见,吴鞠通的三焦理论是作为温病的辨证论治纲领,是辨证的三焦,其既与卫气营血辨证理论有密切的联系,又补充了卫气营血辨证理论的不足,尤其是对下焦证及湿热病的辨证论治。三焦辨证较卫气营血辨证更加详尽,从而使温病的辨证理论趋于系统、完善。与卫气营血辨证理论相同,三焦辨证理论体系不但作为一般温病的辨证论治纲领,亦同样适合作为疫病的辨证论治纲领。

(一)三焦的病理与证候

学习三焦的病理与证候,重点在于掌握三焦所属脏腑在疫病病变过程中的病理改变及其证候特点。一般地说,上焦、中焦病变以实为主,以热势壮盛为特点,下焦病变以邪少虚多、阴液亏损为特点。然而湿热病的传变多以中焦脾胃为病变重心,在上焦肺卫时,除肺经证候外,并可见中焦病变。中焦病变的时间较长,病势久延,缠绵不解。如化燥伤阴出现下焦病变,证情已属严重。

1.上焦证

上焦证包括肺及心包的病变,一般多见于发病初期。病邪初犯肺卫时,如感邪轻者,正气抗邪有力,邪气不向里传,可从表而解;如感邪重而邪热转甚者,病邪由表入里,可引起肺热壅盛。如肺气大伤,严重者导致化源欲绝而危及患者生命。若患者心阴、心气素虚,肺卫之邪可直接内陷心包,甚至导致内闭外脱而死亡。

1)温热性质疫病的主要证候

(1)邪犯肺卫。临床表现:发热,微恶风寒,咳嗽,头痛,口微渴,舌边尖红赤,苔薄白欠润,脉浮数。以发热,微恶风寒,咳嗽为辨证要点。

病机特点:邪袭肺卫,肺气失宣。

叶天士提出"温邪上受,首先犯肺",肺合皮毛而主卫气、司呼吸,所以邪气犯肺之初主要表现为肺气失宣。正气抗邪,卫阳亢奋,故发热。温邪犯肺,导致清肃失司,故咳嗽。肺气不宣,卫气不能敷布,肌肤失于温煦,故微恶风寒。温邪易伤津液,故口渴。

(2)邪热壅肺。临床表现:身热,汗出,咳喘气促,口渴,舌苔黄,脉数。以发热,咳喘,舌苔黄为辨证要点。

病机特点:邪热壅肺,肺气闭郁。

犯于肺卫的疫邪进一步由表入里,肺热亢盛,可造成邪热壅肺,肺气闭阻。肺经邪热耗伤津液,则见身热、汗出、口渴。邪热壅肺,肺气郁闭,可引起咳喘气促。苔黄脉数是里热偏盛征象。

(3)肺气虚衰。临床表现:身热已降,汗出淋漓,鼻翼扇动,喘促息微,四肢逆冷,脉散大而芤或细微欲绝。以汗出淋漓,喘促息微,四肢逆冷为辨证要点。

病机特点:肺气虚衰,化源欲绝。

上焦证邪热犯肺病变严重者,可导致肺气虚衰,吴鞠通在《温病条辨》中称之为"化源欲绝",并进行了深入论述。"化源"在此指肺气是输布化生津气之源。化源欲绝,指外邪侵入手太阴肺经,耗伤肺气,使其输布化生从中焦吸收输送而来的水谷精微以及吸收自然界清气的功能失司,导致人体所需的津气亏虚,出现汗出淋漓,鼻翼扇动,喘促息微,脉虚弱或散大而芤等肺气"欲绝"之证。导致化源欲绝的原因主要有:邪热亢盛,耗气伤津严重;素体肺之气阴虚,感邪后更致其虚;大汗、大吐、大泻等误治伤及肺之津气。SARS病变中易出现肺气虚衰的化源欲绝之证,应引起足够的重视。

(4)热入心包。临床表现:身灼热,神昏,肢厥,舌謇,舌绛。以神昏,肢厥,舌绛为辨证要点。

病机特点:邪陷心包,扰神阻窍。

心包位处上焦,所以心包的病变也属上焦病变。邪陷心包是指邪热内陷,引起心包络机窍阻闭,心不能主神明的病理变化。邪陷心包的途径有多种:有肺卫之邪逆传至心包者,称为逆传心包;有气分邪热渐传心营者;有营分、血分邪热犯于心包者;有外邪直中,径入心包者等。热陷心包,闭阻心窍,则见神昏谵语,甚或昏聩不语。心窍为邪热所闭,气血周行郁阻,不能布达四肢,故四末失去温煦而厥冷不温。心主血属营,邪乘心包,营血受病,故舌质红绛。

2)湿热性质疫病的主要证候

(1)湿阻肺卫。临床表现:身热不扬,恶寒,头重如裹,胸闷脘痞,咳嗽,舌苔白腻,脉濡缓。以恶寒,身热不扬,脘痞,舌苔白腻为辨证要点。

病机特点:湿热阻肺,肺失清肃。

肺主皮毛、司卫气,因此,湿热性质的病邪初犯人之体表,使卫受邪郁,肺失肃降,即吴鞠通所说的"肺病湿则气不得化"。由于湿邪郁于卫表,困遏卫阳,则表现为恶寒。湿热互结,热为湿遏则身热不扬。湿热郁肺,导致肃降功能失司,则见胸闷、咳嗽、咽痛等。该病证的初期,多为湿邪偏盛,故见舌苔白腻、脉濡缓等。

(2)湿蒙心包。临床表现:身热,神志昏蒙,似清似昧或时清时昧,间有谵语,舌苔垢腻,脉濡滑数。以神志似清似昧,舌苔垢腻为辨证要点。

病机:湿热酿痰,蒙蔽心包。

湿蒙心包指湿热疫病在气分阶段,湿热久留酿蒸痰浊,蒙蔽心包的病理变化。痰湿蒙蔽心窍,机窍不利,心神困扰,故神志昏蒙,间有谵语。邪留气分,未入营血,故舌质不绛。湿热上泛,故舌苔垢腻。

3)上焦证的转归

疫病上焦证如治疗得当,正气抗邪有力,则病变渐除而病情好转。如病邪未除,或转入中焦,或可出现危重证。上焦危重证有二:一为化源欲绝。即邪热耗伤肺阴肺气致肺气虚衰,津气欲脱。严重者病人陷入危亡。二为内闭外脱。病人素体心气虚,或治疗不当,邪从肺卫内陷逆传心包,心窍闭塞,见大汗淋漓,喘促气微,四肢厥冷,脉细欲绝。吴鞠通在《温病条辨》中说:"温病死状百端,大纲不越五条。在上焦有二:一曰肺之化源欲绝者死;二曰心神内闭,内闭外脱者死。"

2. 中焦证

中焦所包括的脏腑主要是胃、脾、肠等。温病中焦病证一般发生于疾病的中期和极期,病邪虽盛,正气亦未大伤,故邪正斗争剧烈,只要治疗得当,尚可祛邪外出而解。但若邪热过盛或腑实严重,每可导致津液或正气大伤,或湿热秽浊阻塞机窍,均属危重病证,可以危及生命。

　　1)温热性质疫病的主要证候

　　(1)阳明热炽。临床表现:壮热,口渴引饮,大汗出,心烦,面赤,脉洪大而数。以壮热,汗多,渴饮,舌苔黄燥为辨证要点。

　　病机特点:胃经热盛,灼伤津液。

　　足阳明胃经被称为十二经之海,为多气多血之经,抗邪有力,故其抗邪时阳热极盛。邪热入胃,里热蒸迫,故见壮热,大汗出。邪热扰心则心烦。邪热上蒸于面,则面红赤。邪热耗伤阴液则口渴而多饮,特别是喜饮凉水。脉洪大而数亦是邪热盛于内外的表现。阳明热炽出现高热病变,往往可由此而引起动风、厥逆、扰神或动血,因此强有力地消除邪热,有效地抑制高热是疫病辨证论治的重要环节。

　　(2)肠腑热结。临床表现:日晡潮热,大便秘结,腹部硬满疼痛,或热结旁流,或有谵语,舌苔黄燥或起芒刺,脉沉实有力。以潮热,便秘,舌苔黄燥为辨证要点。

　　病机特点:肠道热结,津伤便秘。

　　肠道中邪热与糟粕相结,阴津耗伤,大便燥而秘结不通。津伤则舌苔老黄而干燥,甚则可见黑燥之苔。脉沉实有力是肠道热结之征象。热结肠腑日久不愈,消烁津液,耗伤正气,可导致津液大伤或正气欲竭,形成正虚邪实之证,则预后极差。另外,还有因邪热损伤肠络,血溢肠间,而致肠腑蓄血者,症见身热夜甚,神志如狂,大便色黑等。该证病位虽也在肠腑,但属邪热与瘀血互结,与阳明热结之证邪热与燥屎互结不同。

　　2)湿热性质疫病的主要证候

　　(1)湿热中阻。临床表现:身热不扬,胸脘痞满,泛恶欲呕,舌苔白腻;或身热汗出而汗后热难退,脘腹满胀,恶心呕吐,舌质红,苔黄腻。以身热,脘痞,呕恶,舌苔腻为辨证要点。

　　病机特点:湿热困阻脾胃,升降失司。

　　湿热性质的疫邪困阻于中焦脾胃,湿重热轻者,脾气受困,气机郁阻,症见身热不扬;湿困太阴,气机不畅,故胸脘痞满;脾失健运,胃失和降,浊气上逆,故泛恶欲呕;舌苔白腻,白苔满布,或白多黄少等,均系湿邪偏盛的征象。如湿渐化热,形成湿热并重或热重湿轻者,症见身热汗出,不为汗衰;湿热相蒸,故虽汗出而热势不衰;中焦湿热互结,升清降浊受阻,气机失于宣展,则脘腹痞满或疼痛;湿热中阻,胃气上逆,则恶心呕吐;舌苔黄腻或黄浊,亦为湿热互结之征象。

　　(2)湿热积滞搏结肠腑。临床表现:身热汗出不畅,大便溏垢如败酱,便下不爽,烦躁,胸脘痞满,腹痛,舌苔黄腻或黄浊,脉滑数。以身热,腹痛,大便溏垢,舌苔黄腻为辨证要点。

　　病机特点:湿热积滞,胶结肠腑。

　　肠腑有湿热熏蒸则身热,烦躁。湿热郁阻气机则胸脘痞满。湿热积滞内阻肠道,气机不通,故见腹痛,便溏不爽。舌赤,苔黄腻、黄浊,脉滑数为湿热内盛之征象。

　　3)中焦证的转归

　　中焦证邪热虽盛,而正气未至大伤,正气抗邪有力,则病情向愈。但若中焦胃经邪热过于亢盛,腑实热结津伤严重而耗竭真阴,中焦湿热秽浊极盛,弥漫上下,阻塞机窍,均可导致病情危重。如吴鞠通在《温病条辨》中所说:中焦死证有二,"一曰阳明太实,土克水者死;二曰脾郁发黄,黄极则诸窍为闭,秽浊塞窍者死"。中焦阴液耗损严重,亦可传入下焦。

　　3.下焦证

　　疫病邪入下焦时,各种疫邪均已化燥化火伤阴,因此已无湿热类病证,主要表现为邪少虚多证,以肝肾阴虚为主要病理特征,属病变后期阶段。

　　1)主要证候

　　(1)肾精耗损。临床表现:低热,神疲委顿,消瘦无力,口燥咽干,耳聋,手足心热甚于手足背,舌绛不鲜干枯而痿,脉虚。以手足心热甚于手足背,口干咽燥,舌绛不鲜干枯而痿,脉虚为辨证要点。

病机特点:邪热久羁,耗损肾阴。

肾精耗损证指邪热深入下焦,耗伤肾精,形体及脏腑失于滋养的病证,故见神疲委顿,消瘦无力,脉虚。肾精不足,不能上养清窍,则见耳聋。阴液不能上滋,故口燥咽干。肾精枯涸,阴虚内热,症见低热持续,手足心热甚于手足背。舌绛不鲜,干枯而痿为肾阴不足之征象。本证多由中焦证发展而来,特别是阳明邪热不去,肾液耗损,阴液耗伤过甚,更易引起本证,属于温病后期。正如吴鞠通说:"温邪久羁中焦,阳明阳土未有不克少阴癸水者,或已下而阴伤,或未下而阴竭。"如肾阴耗伤过甚,导致阴竭阳脱,可危及生命。

(2)虚风内动。临床表现:神倦肢厥,耳聋,五心烦热,心中憺憺大动,手指蠕动,甚或瘛疭,脉虚弱。以手指蠕动或瘛疭,舌干绛痿,脉虚为辨证要点。

病机特点:肾精虚损,肝木失养,虚风内动。

虚风内动是在肾精虚损的病理基础上发展而来,故有肾精虚损的基本表现。肝为风木之脏,依肾水而滋养,如肾水受劫,肝失涵养,筋失濡润,则风从内生,症见手指蠕动,甚或瘛疭。此外,肾水枯竭,不能上济心火,心神不能内舍,则见心中极度空虚而悸动不安,即所谓憺憺大动。

2)下焦证的转归

病入下焦,属于病变晚期阶段,多表现为邪少虚多之证。下焦证转归有两种情况:一是治疗正确,正气渐复,余邪消除,病则渐愈。二是阴精被耗伤严重,肝肾之阴耗竭至尽,阴损及阳,阴阳虚衰可致病人陷入危亡。如吴鞠通的《温病条辨》云:"在下焦则无非热邪深入,消铄津液,涸尽而死也。"

(二)三焦证候的传变

三焦证候不仅表示三焦所属脏腑的病理变化和证候表现,同时也标志着温病发展过程中的不同阶段。一般来说,上焦手太阴肺的病变,多为疫病的初期阶段;中焦足阳明胃、足太阴脾的病变,多为疫病的极期阶段;下焦足厥阴肝、足少阴肾的病变,多为疫病的末期阶段。三焦证候的传变,一般多由上焦手太阴肺开始,由此而传入中焦。中焦证候不愈,则多传入下焦。此即吴鞠通在《温病条辨》中所指"始上焦,终下焦"之意。

由于感邪性质不同,患者体质类型有异,疫病三焦病机的发生及演变,不一定都是按照上述程序。例如暑热疫邪可直犯心包,未必始于上焦;湿热疫邪直犯中道,也不起于上焦;肾精素虚者,邪气伏藏下焦,病起于足少阴。也常有上焦证未解而又见中焦证者,或中焦证未解而又有下焦证者。故上焦、中焦、下焦的病变不是截然划分的,有时相互交错,相互重叠。

薛雪在《湿热病篇》中对湿热病水湿之邪在上焦、中焦、下焦的辨证进行了阐述,也称为薛氏三焦辨证,主要适用于湿热之邪在上焦、中焦、下焦的辨证,其所指的三焦是作为水湿运行通道的六腑之一,而不是按人体脏腑部位划分。为了与吴鞠通创建的三焦辨证有所区别,一般称之为"水湿三焦辨证"。

附:卫气营血辨证与三焦辨证的关系

卫气营血辨证理论与三焦辨证理论,既是独立的,又是相辅相成的,二者既有联系,又有区别,它们共同构成了疫病辨证理论体系的核心。

卫气营血辨证和三焦辨证在疫病的辨证意义上是相同的,二者均以分析疫病病理变化,辨别病变部位,掌握病势轻重,认识病情传变,归纳证候类型,从而为确定治疗原则提供依据。

两种辨证方法之间纵横交错,相辅而行,经纬相依,相得益彰,形成了较完整的疫病辨证论治体系。上焦邪犯肺卫证,相当于卫分证,但上焦邪热壅肺证,则属于气分证范围。上焦邪陷心包证的病变,可归属于营分证范围,但邪陷心包证的病机变化与营分证不完全相同,前者主要是邪热内陷,包络机窍阻闭,心神逼乱;后者则是营热阴伤,心神受扰。气分病变不仅限于中焦阳明胃肠及足太阴脾,也包括上焦手太阴肺经气分的病变,其范围较广,只要温邪不在卫表,又未深入营血,皆可属于气分证范围。中焦阳明胃热过盛迫血妄行,引起斑疹者,属气血同病;中焦湿热化燥化火入血,亦属瘀热互结的血分病变。下焦证与血分证虽都属两种辨证纲领的末期阶段,但下焦病变是邪热耗伤肝肾真阴,其证属虚;血分病变以热盛迫血为主,其证属实,或属虚实相杂之证候。由上可见,只有把两种辨证方法有机地结合起来,才能够比较准确地、全面地认识疫病由表入里、由浅入深、由实转虚的整个发展过程,同时亦能区别两种不同辨证方法各自的长处与不足。

三、六经辨证

六经辨证是张仲景在《伤寒论》中所创立,它是伤寒学说的核心内容,其起源于《内经》。张仲景通过对外感热病发生、发展过程中病理变化的分析,将其分为太阳、阳明、少阳、太阴、少阴、厥阴六经病证。千百年来,这一辨证纲领一直有效地指导着外感热病临床辨证论治,对疫病的辨证同样有其实用价值。但从临床观察,疫病的病变大多属温热性质,寒性病变偏少,故临床对疫病的辨证论治仍以温病学中的卫气营血辨证及三焦辨证为主要辨证方法,六经辨证中除阳明篇内容外,其他篇章的辨证方法相对少用。

为了较为系统地掌握中医疫病学的辨证方法,下面简要地介绍六经辨证的主要内容。

(一)太阳病证

太阳病证主要是指伤寒病初起的表证。太阳主人体的体表,外邪侵犯人体,自表而入,太阳经首当其冲,因此病之初起即表现出太阳病证。主要证候是恶寒,脉浮,头项强痛。太阳经脉分布在项背而统摄营卫,太阳之腑即为膀胱,所以邪犯体表则见太阳经证,邪热内传膀胱则成太阳腑证。太阳病证主要有太阳经证、太阳腑证、太阳兼证等内容。

1. 太阳经证

不同的外邪侵犯人体,且因患者体质各异,太阳经证又有太阳中风、太阳伤寒、太阳温病等不同证型。

(1)太阳中风。临床表现:发热,恶风,头痛,汗出,有时鼻鸣干呕,脉浮缓。以发热,恶风,汗出为辨证要点。

病机特点:风寒袭表,卫强营弱。

凡是外感风邪而出现发热,恶风,头痛,汗出,脉浮缓,有时鼻鸣干呕等症状者,称之太阳中风。其病变机制是卫强营弱。《内经·阴阳应象大论》说:"阴在内,阳之守也。阳在外,阴之使也。"卫表受风邪外袭,卫阳与邪气相争则见发热。卫气受病,影响其卫外功能,玄府不固,乃致营阴不能内守而汗自出,汗出阴津受损则营弱,即"阴弱者汗自出"。风邪壅滞,肺气失宣,胃失和降,则有时鼻鸣干呕。由于汗出肌腠疏松,营阴不足,脉道失充,故脉虽浮而按之则缓和软弱。

(2)太阳伤寒。临床表现:发热,恶寒,头身酸痛,无汗而喘,脉象浮紧。以发热,恶寒,无汗为辨证要点。

病机特点:风寒外袭,卫阳被遏。

凡是外感寒邪而出现发热或未发热,必见恶寒且体痛,无汗而喘,脉象浮紧等症状者,称之太阳伤寒。寒邪袭表,卫阳被遏,故可暂不发热,而见瑟瑟恶寒。后因正气奋起与邪抗争则见发热。卫阳被遏,营阴郁滞,卫阳失布,筋骨失于濡养温煦,所以身体疼痛。寒邪闭表致皮毛腠理致密,玄府闭塞则无汗出。肺主皮毛,邪犯肌表,必累及于肺,肺气不利则呼吸喘促。寒邪郁闭,脉见浮紧。此为表实证,相对来说,太阳中风就属于表虚证。

(3)太阳温病。临床表现:发热,微恶风寒,口微渴,咳嗽,脉浮数。以发热,恶寒,口渴为辨证要点。

病机特点:温邪外侵,邪热伤津。

凡是外感温邪,起病之初即可见发热而渴,微恶风寒,脉浮数等症状者,称之太阳温病。其病理机制是由于外受之邪为阳邪,初犯太阳卫表即见发热,恶寒相对较轻。因为温邪易伤津液,故见口渴。肺气失宣则咳嗽。脉浮数为邪热在表之征象。

2. 太阳腑证

病邪内传膀胱,则为太阳腑证。因其有入气入血之异,故临床可出现太阳蓄水和太阳蓄血等类病证。

(1)太阳蓄水。临床表现:发热,恶风,小便不利,消渴或水入即吐,脉浮或浮数。以恶风,小便不利为辨证要点。

病机特点:邪阻膀胱,水气停蓄。

凡是邪入太阳之腑,水气停蓄而出现发热恶风,小便不利,消渴或水入即吐,脉浮或浮数等症状者,称之太阳蓄水。由于邪气内传膀胱时往往同时有太阳经之邪未解,故可见发热,恶风,脉浮等表证。《内经·灵兰秘典论》说:"膀胱者,州都之官,津液藏焉,气化则能出矣。"津液不能上承则烦渴,因其口渴非津液不足,故虽饮水却不能解其渴,如一旦饮水过多,停阻于胃则水入即吐。脉浮为邪在表之征象。

(2)太阳蓄血。临床表现:少腹急结或硬满,下血,神志如狂发狂,或有身体发黄,脉沉涩或沉结,或表证犹存未罢。以少腹硬满,脉沉涩为辨证要点。

病机特点:瘀热下阻,扰心乘肝。

凡是邪入膀胱而蓄于血分,出现少腹急结或硬满,神志如狂发狂,小便自利,或有身体发黄,脉沉涩或沉结等症状者,称之太阳蓄血。由于邪热与瘀血结于下焦少腹部位,故少腹急结,甚则硬满。因其膀胱气化功能未受影响,故小便自利。心主血而藏神,邪热入于血分则扰心神,故见神志如狂发狂。血瘀内阻致肝胆疏泄失司则见身体发黄。瘀血阻滞,脉道不畅,故脉沉涩或沉结。

3. 太阳兼证

在太阳病证过程中,经证未解而又可兼夹其他证候,主要有以下几种:

(1)太阳中风兼见气逆作喘。太阳病证兼项背部拘急不舒,运动不能自如,系筋脉失却津液濡养而致。

(2)太阳经证兼热郁于内。此属于外寒内热。如为表实无汗,可见发热恶寒,无汗烦躁;表虚汗出,可见发热恶寒,热多寒少,内热口渴。

(3)太阳病证兼夹水饮。如表实无汗者,乃表寒外束,里有水饮,可见发热恶寒,无汗,喘咳,干呕等症状;如太阳中风而水气积于胸胁,可见发热恶寒,汗出头痛,心下及胁部痞硬满痛,干呕短气等症状。

(二)阳明病证

阳明病证是外感热病过程中,寒邪化热,邪热亢盛,津液耗伤的病变阶段,其证候性质属里热实证。

阳明病证的形成主要有三个原因:一是感邪较重,虽经发汗解表,未能逐邪外出,病邪依然化热入里。二是阳气素旺,感受外邪后即易入里化热。三是误汗误下,导致阴津耗伤而阳气转盛。外感热病发展到阳明病证阶段,一般发热较高,热盛于里,蒸迫于外,因而大汗出。由于在表的风寒已解,邪气化热传里,故不恶寒而反恶热。因阳气亢盛,邪热壅盛,故脉形洪大有力。阳明病证分为阳明经证和阳明腑证等类。

1. 阳明经证

临床表现:发热,不恶寒,汗自出,口渴,面赤,舌苔黄,脉洪大而数。以发热,汗自出,口渴为辨证要点。

病机特点:阳明热盛,津液耗伤。

邪热亢盛,肠中糟粕尚未结成燥屎,以身大热、汗大出、口大渴、脉洪大为特点者,称之阳明经证。由于热盛已极,累及其他脏腑,可见面赤或面垢,气粗如喘,舌苔薄黄干燥。病证严重时,也可因热邪郁伏,不达四肢而出现四肢厥冷之假象。

2.阳明腑证

临床表现:日晡潮热,大便秘结,或者热结旁流,或见神昏谵语,舌苔黄厚干燥,甚者焦黑燥裂,脉象沉迟而实。以日晡潮热,大便秘结为辨证要点。

病机特点:阳明热结,腑气不通。

邪热入里,与肠中糟粕相搏而成燥屎内结之证,称之阳明腑证。一般来说,多因阳明里热亢盛,汗多,或误用辛温发汗而致津液损伤,肠中干燥,邪热与肠中糟粕相结,故出现大便秘结。若燥屎内阻,粪水从旁流下,则可表现为纯利稀水,谓之热结旁流。邪热上乘,腑气上冲扰乱心神,则可出现神昏谵语,烦躁不寐,如见鬼状,甚则循衣摸床,两目直视,惊痫瘛疭,喘冒不得安卧等症状。

3.阳明变证

在阳明病证发展和治疗过程中,可以出现不少变证。如泻下后,余邪仍留于胸膈,可见心中懊憹而烦,饥不能食,舌苔微黄等症状。如里热移于下焦,水气不得下泄,可见发热,渴欲饮水,小便不利等。如素体胃阳不足,一旦表邪传里,可见哕逆不能食,食后呕吐等症状。如郁热在里则出现阳明发黄之证,由于湿热蕴结不行,热不得越,湿不得去,湿热郁蒸而发黄,可见皮肤、面目发黄如橘子色,口渴欲饮,胸腹痞闷胀满,呕吐泛恶,小便短赤不利,大便秘结等。阳明蓄血是既有阳明实热,又有瘀热互结于里的证候,可见发热,身无汗,但头汗出,烦躁,甚则谵语,大便数日不通,或者大便色黑,下血,口干燥,但欲漱水而不欲咽,善忘,舌紫,脉沉滑。其中发热、谵语、便秘为阳明实热内结之征象,下血、善忘乃瘀血与热互结的表现。一旦邪热内陷,烦躁更甚,遂致神志昏迷加重,或者邪热迫血妄行,瘀结更甚,则预后不良。

(三)少阳病证

少阳病证是外感热病过程中,病位已离太阳之表而未深入阳明之里,处于表里之间,故其性质常属于半表半里热证。其在病程上已不属于初期阶段,而正气又有较虚弱的一面,故往往又是外感热病过程中由实转虚阶段。

少阳病证的证候主要可以分为少阳本证、少阳兼变证、少阳合病并病三类。

1.少阳本证

临床表现:往来寒热,口苦,咽干,目眩,耳聋,胸胁苦满,默默不欲饮食,心烦喜呕,舌苔薄白或薄黄,脉弦滑。以往来寒热,口苦,咽干,目眩为辨证要点。

病机特点:邪犯少阳,枢机不利。

少阳受病,邪热熏蒸而发热,胆汁上泛则口苦,津为热灼则咽干,少阳风火上腾,直犯肝胆,所以目为之眩。邪正斗争,时起时伏,时进时退,正邪相争则发热,邪进则恶寒,正胜则汗出热退。邪热犯于胆经,横逆于胃,胃失和降则胸胁苦满,默默不欲饮食,呕吐。胆热内扰心神则心烦不安。脉弦为邪在少阳之主脉。

2.少阳兼变证

在少阳病证发生发展过程中,可兼见其他证候,或由误治而造成变证。主要有以下几种:

(1)少阳兼表证。由太阳表邪未解,邪热已入少阳所致。可见发热微恶寒,肢节烦疼,微呕,心下支结等症状。

(2)少阳兼里实。证由少阳经邪未解,阳明胃腑成实引起。可见往来寒热,口苦,腹满痛,不大便,潮热微烦,舌苔干黄等。

(3)少阳兼里虚。证由少阳病证兼里气不足所致。可见少阳病证兼腹中拘急作痛,阳脉涩阴脉弦。

(4)少阳兼阳郁饮结。证由发汗攻下后引起。可见往来寒热,头汗出,心烦,胸胁满微结,小便不利,渴而不呕等症状。

3. 少阳合病并病

主要有以下几种：太阳少阳合病，症见发热恶寒，头痛身疼，口苦咽干，胸胁苦满等；阳明少阳合病，症见下利，脉滑数或脉弦；太阳少阳并病，症见头项强痛，眩冒，时如结胸，心下痞硬等。此时由于邪势已内传，所以辨证时不能拘于太阳经表证。

（四）太阴病证

太阴病证是伤寒病三阴（太阴、少阴、厥阴）病中较轻浅者，其发生原因是感受外来寒湿之邪，侵犯脾胃，或外感热病中病邪损伤脾胃阳气，造成脾胃虚寒而出现以下利、腹痛、呕吐等为主的症状。在临床上，本病证可由三阳（太阳、阳明、少阳）病因气虚而转化成脾胃虚寒证候，称之"传经"，亦可因里阳素虚而在病初即见虚寒征象，称之"直中"。太阴病证在病情严重时，还可转化成少阴病证或者厥阴病证。太阴病证可分为太阴本证和太阴兼变证两类。

1. 太阴本证

临床表现：腹满而吐，食不下，自利，口不渴，时腹自痛，脉弱。以腹满，食不下，下利为辨证要点。

病机特点：脾胃虚寒，寒湿中阻。

《内经·至真要大论》说："诸湿肿满，皆属于脾。"脾经虚寒而气机不利，则腹部满闷。寒气阻滞则腹痛阵发。由于中焦虚寒，邪从寒湿而化，故不能食，或吐或泻。下焦气化未伤，津液犹能上承，所以太阴病证口多不渴。

2. 太阴兼变证

常见太阴兼变证：一为里虚寒而外有表证，可见下利，腹胀满，身体疼痛。二为太阳病证误下邪陷，表犹未解，且见腹满时痛，或者大实痛。这种情况也可说是太阴与太阳同病，或者属于太阴与阳明同病。

（五）少阴病证

少阴病证主要是外感热病中全身性虚寒证，但也有表现为虚热证者。少阴主要指心肾，为人身之根本。心肾虚衰则既可见阳虚，也可见阴虚，兼夹证候较多，证情比较复杂，故辨证时尤宜慎重。少阴病证可以分少阴寒化证、少阴热化证、少阴兼证及少阴咽痛证等。

1. 少阴寒化证

临床表现：无热恶寒，精神萎靡，四肢厥冷，下利清谷，呕不能食，脉沉微而细。以无热恶寒，厥冷，脉沉微而细为辨证要点。

病机特点：心肾阳虚，阳气欲脱。

本证由阳气虚衰，病邪侵入，从阴化寒，呈现全身性虚寒征象，可见无热恶寒，脉微细，但欲寐。具体表现：有的为阳虚阴盛，中虚阳微，可见四肢厥冷，下利清谷，呕不能食，或食入即吐，脉沉微而细；有的属阴盛于内，格阳于外，可见四肢厥逆，下利清谷，反不恶寒，甚至面赤，脉微欲绝；有的表现为阴盛阳虚，水气为患，其中属阳虚气弱，寒邪郁滞者，可见口中和，背恶寒，身体痛，手足寒，骨节痛，脉沉；有的表现为下焦阳虚，水气不化，可见腹痛下利，小便不利，四肢沉重疼痛，身瞤动，振振欲擗地，心下悸，头眩；有的表现为虚寒滑脱，可见下利脓血，滑脱不禁，小便不利，腹痛，舌淡口和。

2. 少阴热化证

临床表现：心烦不得卧，口燥咽干，舌尖红赤，苔薄黄，脉细数。以心烦，咽干，舌红为辨证要点。

病机特点：寒邪化热，心肾阴虚，虚火上炎。

本证由寒邪化热，阴证转阳，严重损伤阴液，尤其是心肾之阴。具体表现：有的阴虚阳亢，可见心中烦，不得卧,口燥咽干,舌尖红赤,脉象细数,此乃邪热灼阴,心火独亢,阳亢不入于阴,阴虚不受阳纳所致;有的阴虚水热相搏,可见下利,小便不利,咳嗽,呕吐,口渴,心烦不得眠,此乃阴虚水热相搏,水气不化,津液不升所致;有的下利伤阴,虚火上浮,可见下利咽痛,心烦胸满。

3. 少阴兼证

少阴病证兼太阳表实证者,可见发热恶寒,无汗,足冷,脉反沉。此为感受外邪时,素体阳气虚衰,往往既见太阳表证,又见少阴虚寒证,称之"两感"。少阴病证兼阳明里实证者,可见咽干口燥,腹胀硬满而痛,不大便,或下利清水。此为由阴证转阳,肠中津液不足,燥屎内阻,而成阳明腑实之证。

(六)厥阴病证

厥阴病证是外感热病过程中的最后一个阶段。由于厥阴是三阴之尽,又是阴尽阳生之经,病情变化多端,证候特点是寒热混杂,病理机转可以归纳为阴阳胜复和上热下寒。

1. 阴阳胜复

其主要病变特点是四肢逆冷和发热的相互演变。一般有四种情况:一是发热与四肢厥冷时间相等。此为阴阳渐趋平衡,为将愈之佳兆。二是发热时间多于四肢厥冷时间。此为阳能胜阴,病邪即将消退之征象。三是厥冷时间多于发热时间。表示正气已衰,阳衰阴胜,疾病日趋恶化。四是厥回之后,发热不止。此为阳复太过,亦为病进之征象,可见汗出,咽痛喉痹,或者大便脓血。

2. 上热下寒

由于阴阳各趋其极,阳并于上则上热,阴并于下则下寒,而成上热下寒之证。如属于膈上有热,肠中有寒者,症见消渴,气上撞心,心中疼热,饥而不欲食,食则吐蛔,下之利不止。属于伤寒下利,误施吐下,以致中气伤,里寒甚,表邪乘虚入里,为里热所格,呈下寒阳微,上热壅遏者,症见呕逆自利,食入即吐,气味酸臭浑浊。属于伤寒误下,正虚阳邪入里,郁而不伸,阴阳之气不相顺接,寒热错杂者,症见泄利不止,手足厥逆,咽喉不利,唾脓血,寸脉沉而迟,下部脉不至。

3. 厥逆证

阴阳偏胜而成厥逆,可有寒厥、热厥、蛔厥、脏厥等的不同。因阴盛阳衰且见阳脱,可见下利厥逆,大汗出,身微热而恶寒,小便利,脉微欲绝,谓之寒厥。因邪热深入,郁遏的阳气不能外达四肢,可见脉滑而肢厥,厥深热深,口干舌燥,烦渴引饮,小溲黄赤,谓之热厥。因胃气虚寒,蛔虫内动,动则腹痛烦扰,静则安宁如常,可见脉滑而肢厥,肤冷,病者静而复时烦,须臾复止,得食而呕又烦,常自吐蛔,谓之蛔厥。因真阳衰微已趋脱绝,可见脉微而厥,肤冷,躁扰不安,谓之脏厥。因水饮内停,阳气不布,可见四肢厥冷而心下悸,谓之水饮致厥。因痰涎实邪,壅塞膈上,胸中阳气不能外达四肢,可见病人手足厥冷,心下满而烦,饥不能食,脉象乍紧,谓之痰厥。

4. 厥阴变证

厥阴病证在正气未复之时,病邪易传少阳外出,可见呕而发热。厥阴邪热外出,肠胃素有积滞与之相结,食滞化燥,则成阳明热结旁流之腑实,可见潮热口渴,下利谵语,舌苔黄燥干厚,脉滑有力。

由上可见,六经辨证以阴阳为纲,以藏象经络为核心,反映了外邪自表入里的寒热虚实变化。六经辨证揭示了外感热病发生发展的规律性和阶段性,六经证候有普遍性和特殊性。通过对外感热病过程中六经证候的辨析,便能掌握病情之轻重,病势之进退,病位之深浅,从而为治疗提供可靠的依据。

四、表里辨证

表里辨证主要是把疫病的病变部位、病程阶段及病机特点分为表与里两个方面加以区别。这种辨证方法主要见于明代吴又可的《瘟疫论》。如《瘟疫论》中"统论疫有九传治法"一节论曰："夫疫之传有九,然亦不出乎表里之间而已矣。""察其传变,众人多有不同者,以其表里各异耳。有但表而不里者,有但里而不表者,有表而再表者,有里而再里者,有表里分传者,有表里分传而再分传者,有表胜于里者,有里胜于表者,有先表而后里者,有先里而后表者,凡此九传,其去病一也。医者不知九传之法,不知邪之所在……未免当汗不汗,当下不下,或颠覆误用,或寻枝摘叶,但治其证,不治其邪,同归于误一也。"其后对表里9种病证特点作了详细的辨析,同时论及表里不同证型的治法以及方药。这是吴又可对疫病的主要辨证方法。但由于该种辨证方法过于机械烦琐,不便临床实际应用,后世较少在临床使用,只作参考。

戴天章继承发扬了吴又可表里辨证的学术观点,重视疫病病位之在表在里,他在《广瘟疫论》中将疫病常见的70余个症状,分别归纳为表证和里证两类,强调"疫邪见症,千变万化,然总不出表里二者"。清代杨栗山在《伤寒瘟疫条辨》中亦列有表证与里证,并论其脉证和部分治法方药。其表证为"发热恶寒恶风,头痛身痛,项背强痛,目痛鼻干不眠,胸胁痛,耳聋目眩,往来寒热,呕而口苦,脉浮而洪,或紧或缓,或长而弦,皆表证也"。里证为"不恶寒反恶热,掌心并腋下汗出,腹中硬满胀痛,大便燥结或胶闭,或热结旁流,或挟热下利,谵语发狂,口渴咽干,舌黄或黑,舌卷或裂,烦满囊缩而厥,脉洪而滑,或沉实,或伏数,此里证之大略也"。从上可见,杨栗山所说的里证,大多属卫气营血辨证的气分证,亦有属心营病变的神志异常者。

表里辨证是辨病位与病势浅深的纲领。疫邪自外侵袭人体,首犯皮毛肌肤,病位与病势均轻浅,证属表;再犯内在脏腑,病位与病势均深重,证属里。

(一) 表证

感邪途径:疫疠病邪从皮毛、口鼻侵犯人体肌表、经络而发生的病证。多见于疫病的初期。

临床表现:按一般温病初起的表现,见恶寒,发热,头痛,舌苔薄白,脉浮为主,常伴有鼻塞流涕,咽痒,咳嗽等症状。疫疠病邪致病性强,其表证可概括为发热、恶寒,头痛、头眩,项强背痛,腰痛,腿膝足胫酸痛,自汗、无汗,头肿,面肿,耳目赤痛,项肿,发斑,发疹。

病机特点:疫疠病邪犯表,正邪相争于体表。

发展趋势:病情好转,病邪出表而病愈;病情进展,表邪入里成为里证,或表证与里证同见。

(二) 里证

感邪途径:表证未及时治疗,转化为里证;疫疠病邪从口鼻直入于里,损害脏腑功能导致脏腑病变;情志内伤、饮食劳倦等因素使脏腑功能失调,疫疠病邪乘虚而入,出现疫病里证。

临床表现:里证包括的范围很广,大多具有内脏病变的表现,如心悸、咳喘、腹痛、呕吐、气短、乏力、便秘、尿赤等。疫病里证可概括为渴、呕,胸满、腹满、腹痛,胁满、胁痛,大便不通、大便泄泻,小便黄赤涩痛,烦躁、谵妄,神昏,舌燥、舌卷、舌强,口咽赤烂。

病机特点:疫疠病邪入里,脏腑生理功能和实质损害。

发展趋势:病情好转,病邪出表而病愈;病情恶化,病邪深陷,由气入血,由腑到脏,或由上焦、中焦到下焦,出现危重证。

五、气血辨证

气血辨证,就是运用脏腑学说中有关气血的理论,分析气血的病变,辨认其所反映的不同证候。

气血是脏腑功能活动的物质基础,而它们的生成与运行又有赖于脏腑的功能活动。因此,脏腑发生病变,可以影响到气血的变化;而气血的病变,也必然要影响到脏腑的功能。所以气血的病变是与脏腑的病变密切相关的,气血辨证应与脏腑辨证互相参照。

(一)气病辨证

气的病证很多,《内经·举痛论》说"百病生于气也",指出了气病的广泛性。疫病中气病的证候,主要可概括为气虚证、气滞证、气逆证三种。

1.气虚证

形成因素:气虚证是脏腑功能减退所表现的证候。常由久病体虚、劳累过度、年老体弱等因素引起。疫病过程中,疫疠病邪导致脏腑功能减退,亦可出现气虚证。

临床表现:少气懒言,神疲乏力,头晕目眩,自汗,活动时诸证加剧,舌淡苔白,脉虚。

病机分析:本证以全身功能活动低下的表现为辨证要点。由于元气亏虚,脏腑功能减退,所以少气懒言,神疲乏力。气虚不能温养头目,则头晕目眩。气虚卫外不固则自汗。劳则耗气,故活动时诸症加剧。气虚无力鼓动血脉,血不上荣于舌,而见舌淡苔白。运血无力,故脉虚。

2.气滞证

形成因素:气滞证是人体某一脏腑或某一部位气机阻滞,运行不畅所表现的证候。引起气滞证的因素很多,凡是病邪内阻、七情郁结等,均能导致气机郁滞。

临床表现:以脘、胁、胸、腹等部位的胀闷疼痛为主。

病机分析:气机以通顺为贵,一有郁滞,轻则胀闷,重则疼痛。随着病变部位的不同而出现不同部位的胀痛或疼痛攻窜移动的不同表现,常称为胀痛、窜痛、攻痛,为气滞疼痛的特点。对气滞证的诊断,除掌握胀闷疼痛的病理反应特点外,还须辨明病因,确定病位,才有实际意义。疫病中湿热疫邪导致的气滞证最多,以脘腹痞满胀痛为主。其他疫疠病邪影响脏腑的正常功能,也可引起气滞表现,如胆气郁滞导致的胸胁胀痛等。

3.气逆证

形成因素:气逆证是指气机升降失常,逆而向上所引起的证候。临床以肺胃之气上逆和肝气升发太过的病变为最多见。

临床表现:喘咳;或呃逆,嗳气,恶心,呕吐;或头痛,眩晕,昏厥;或呕血。

病机分析:肺气上逆,多因感受疫邪或痰浊壅滞,使肺气不得宣发肃降,上逆而发喘咳。胃气上逆,可由疫邪、痰浊、食积等停留于胃,阻滞气机,使胃失和降,上逆而为呃逆,嗳气,恶心,呕吐。疫邪夹肝气上逆,气火上逆而见头痛,眩晕,昏厥;血随气逆而上涌,可致呕血。

(二)血病辨证

血行脉中,内流脏腑,外至肌肤,无处不到。若疫邪扰于血脉,就可使血的生理功能失常,出现血病的证候。临床血病常见证候可概括为血虚证、血瘀证、血热证、血寒证四种。疫病以热证为主,最常见的血病为血热证、血瘀证两种。

1.血热证

形成因素:血热证是疫疠病邪入于血分,内迫于血所表现的证候。

临床表现:咯血、吐血、尿血、衄血,舌红绛,脉弦数。

病机分析:血热证以出血和血热为主要辨证要点。血之运行,有其常道,疫热之邪,内迫血分,血热沸腾,导致络伤,血不能循其常道而外溢。由于所伤脏腑不同,故出血部位各异。如肺络伤则多见咯血;胃络伤则多见吐血;膀胱络伤则多见尿血。衄血有鼻衄、齿衄、舌衄、肌衄等不同,皆因疫疠病邪伤络所致。血热为实证,气血充盈脉络,故舌质红绛。脉行加速,血流涌盛,故脉象弦数有力。

2. 血瘀证

形成因素:凡离经之血不能及时排出和消散,停留于体内,或血行不畅而壅遏于经脉之内,及瘀积于脏腑组织器官的,均称瘀血。由瘀血内阻而引起的病变,即为血瘀证。

临床表现:疼痛如针刺刀割,痛有定处,拒按,常在夜间加剧。肿块在体表者,色呈青紫;在腹内者,坚硬按之不移,称为症积。发斑者,色紫红或紫暗。还可见面色黧黑,口唇爪甲紫暗,或皮下紫斑,或肤表脉络呈丝状如缕。妇女适逢经期感邪,常见经闭。舌质紫暗或有瘀斑瘀点,脉细涩。

病机分析:瘀血内停,脉络不通,气机受阻,不通则痛。瘀血为有形之物,阻碍气机运行,故疼痛剧烈,如针刺刀割,部位固定不移,按压疼痛益甚而拒按。夜间阳气入脏,阴气用事,阴血凝滞更甚,故疼痛加剧。瘀血凝聚局部便成肿块,紫色主瘀,肿块在肌肤组织之间者,可见青紫色;肿块在腹内者,可触及坚硬有形的块状物,推之不移,按之疼痛。瘀血停聚体内者,转而堵塞脉络,成为再次出血的原因。瘀血内停,气血运行不利,则面色黧黑,皮肤粗糙,甚则口唇爪甲紫暗。瘀热内阻妇女胞宫,则可见经闭。舌体紫暗,脉象细涩,常为瘀血之征象。

3. 气血同病证

气和血具有相互依存、相互滋生、相互为用的密切关系,因而在发生病变时,气与血常可相互影响,既见气病,又见血病,即为气血同病证。疫病中的气血同病证常见的证候有气虚血瘀证、气随血脱证等。

(1)气虚血瘀证。形成因素:气虚血瘀证是气虚运血无力,血行瘀滞而表现出的证候。常由疫病日久气虚,渐致瘀血内停而引起。

临床表现:面色淡白或晦暗,身倦乏力,胸胁、小腹部疼痛如刺,舌淡暗或有紫斑,脉沉涩。证属虚中夹实。

病机分析:面色淡白,身倦乏力,少气懒言,为气虚之证。气虚运血无力,血行缓慢,终致瘀阻脉络,故面色晦暗。血行瘀阻,不通则痛,故疼痛加剧。气虚则舌淡,血瘀则舌紫暗。沉脉主里,涩脉主瘀。

(2)气随血脱证。形成因素:气随血脱证是大出血时引起气脱的证候。疫病血分证中,正气突然败退,可见此证。

临床表现:吐血、衄血、便血、溺血过程中,或出斑证,突然面色苍白,四肢厥冷,大汗淋漓,甚至晕厥,舌淡,脉微细欲绝或浮大。

病机分析:气与血相互依存,大量出血,则气无所附而随之外脱。气脱亡阳,不能上荣于面,则面色苍白;不能温煦四肢,则手足厥冷;不能温固肌表,则大汗淋漓。神随气散,神无所主,则为晕厥。正气大伤,舌体失养,则舌淡,脉道失充见浮大而散。本证若进而突然出现气脱亡阳证,证情更为险恶。

附:文献选要

1.《难经·三十二难》

心者血,肺者气,血为荣,气为卫,相随上下,谓之荣卫。通行经络,营周于外,故令心肺独在膈上也。

2.《难经·三十一难》

三焦者,水谷之道路,气之所终始也。上焦者,在心下,下膈,在胃上口,主内而不出,其治在膻中,玉堂下一寸六分,直两乳间陷者是。中焦者,在胃中脘,不上不下,主腐熟水谷,其治在脐旁。下焦者,在脐下,当膀胱上口,主分别清浊,主出而不纳,以传导也,其治在脐下一寸。故名曰三焦,其腑在气街。

3.《医学正传》

三焦者,指腔子而言,包涵乎肠胃之总司也。胸中肓膜之上,曰上焦。肓膜之下,脐之上,曰中焦。脐之下,曰下焦。总名曰三焦,其可谓之无攸受乎。其体有脂膜在腔子之内,包罗乎六脏五腑之外也。其心包络实乃裹心之膜,包于心外,故曰心包络,其系于三焦相连属……

4.《中藏经·论三焦虚实寒热生死顺逆脉证之法》

三焦者,人之三元之气也,号曰中清之府,总领五脏六腑、营卫、经络、内外、左右、上下之气也。三焦通,则内外、左右、上下皆通也。其于周身灌体,和内调外,荣左养右,导上宣下,莫大于此者也。

5.《诸病源候论·冷热病诸候》

客热者,由人脏腑不调,生于虚热。客于上焦,则胸膈生痰湿,口苦舌干;客于中焦,则烦心闷满,不能下食;客于下焦,则大便难,小便赤涩。

6.《瘟疫论·妄投破气药论》

肠胃燥结,下既不通,中气郁滞,上焦之气不能下降,因而充积,即膜原或有未尽之邪,亦无前进之路,于是表里上中下三焦皆阻,故为痞满燥实之证。得大承气一行,所谓一窍通,诸窍皆通,大关通而百关尽通也。

7.《尚论篇·详论瘟疫以破大惑》

上焦如雾,升而逐之,兼以解毒;中焦如沤,疏而逐之,兼以解毒;下焦如渎,决而逐之,兼以解毒。

8.《谦斋医学讲稿》

温病从发生到痊愈……以上中下三焦和卫气营血为次序。这次序不是一般的分类法,而是根据脏腑和卫气营血在发病变化过程中生理和病理机能紊乱的客观反映。因此上中下三焦不能离开卫气营血的分辨,卫气营血也不能离开三焦部位。温邪自上焦而中焦而下焦,越来越深;自卫分而气分而营分而血分,越来越重。从病邪的发展可以看到生理的损害,这样临床上要随时制止其发展,并且要使之由深转浅,化重为轻,才能减少恶化的机会。

第五节　疫病的治疗

疫病起病急骤,传变迅速,病情凶险,对健康的危害极大,因而必须采取有力的措施在疫病未病时加强防范,杜绝发病;在疫病发生后,则应采取有效的治法方药,祛除病邪,扶助正气,减轻病损。正确而及时的治疗不仅可以减少患者的病痛,提高治愈率,促使患者早日恢复健康,而且对于传染性较强的疫病来说,还有助于阻止其传播蔓延,保护健康人群。

确立疫病的治法必须以大量的临床资料(症状、体征和实验室检查结果)为依据,运用辨证理论分析其致病原因、病变部位、病机变化、邪正消长等情况,明确病变的虚、实、寒、热等病证特点,从而制定相应的治法,选用相应的方药,以祛除病邪,调整机体功能,扶助正气,促使患者恢复健康。

治法是以单味药或多味药组合的方剂对某一病机的病或证,起祛除病邪和促进机体功能恢复作用的治疗方法。制定治法的依据是辨证,同时治法又是处方用药的前提,如果不循辨证的结论立法,就会带来处方用药的错误,所以清代医家华岫云在《临证指南医案》中指出:"立法之所在,即理之所在,不遵其法,则治不循理矣。"

古人对治法的分类不一致,有的说汗、吐、下三法已兼容了各法,有的说大体上不超出汗、吐、下、温四法,有的分为汗、吐、下、温、解、调六法,也有分为汗、吐、下、和、温、清、补、消八法。现在临床医家多沿用清代程钟龄在《医学心悟》中提出的八法。《医学心悟》说:"论病之原以内伤外感四字括之,论病之情则以寒、热、虚、实、表、里、阴、阳八字统之,而论治之方则以汗、吐、下、和、消、清、温、补八法尽之。一法之中,八法备焉。八法之中,百法备焉。病变虽多,而法归于一。"疫病治法的内容极其丰富,以祛邪而言,有解表、清热、攻下、和解、祛湿、化瘀等法;以扶正而言,有滋阴、益气、温阳等法。

一、立法的依据与思路

(一)立法依据

疫病治法的确立,主要是依据不同的病邪和不同的证候性质,同时,也有根据某些特殊症状而制定的治法。

1.病邪属性

即根据引起各种疫病发生的病因和在病变过程中形成的各种病邪的种类而确定治法。疫病的病因有风热、暑热、湿热、燥热等区别,这些不同性质的病邪各具不同的致病特点。在临床上可以根据疫病的症状表现,并结合发病季节等因素,推断出疫病的病因,再针对不同的病因确定各种治法,即"审因论治"。如疫病邪在表时,因病邪性质不同,就分别有疏风泄热、清暑化湿透表、宣表化湿、疏表润燥等不同治法。同时,在疫病的过程中,又会形成各种病理产物,如热毒、瘀血、痰饮、积滞等,针对这些病邪也要采取相应的治法,如清热解毒、活血化瘀、化痰逐饮、祛除积滞等。

2.证候性质

疫病的证候不同,其治法亦各不相同,所以辨别疫病的证候及其演变规律,从而制定相应的治法,是疫病辨证论治的关键。疫病的过程,主要表现在卫气营血和三焦所属脏腑的功能失调和实质损害,因此掌握了疫病卫气营血辨证和三焦辨证,就可以明确病变的部位、性质等情况。同时,在六经辨证、八纲辨证、气血津液辨证等理论的指导下,分析邪正虚实、病情进退等,据此而确立相应的治法。对疫病的辨证应注意疫病发展过程中的邪正消长,酌情使用祛邪、扶正之法,并针对邪正消长的具体变化而不断调整治法。特别是疫病以温热性质者为主,易耗伤津液,所以应特别重视对津液盈亏的辨察,并采取相应的对津液顾护的治法。

3.特殊症状

在疫病的发展过程中会出现一些特殊的症状,如神昏、痉厥、斑疹、虚脱等,针对这些症状分别有相应的治法,如开窍、息风、化斑透疹、固脱等。针对特殊症状的治疗,不仅是对症治疗,也是在辨证论治原则指导下采用的相应治法。

(二)立法思路

疫病的治疗,除了要遵守"热者寒之""实者泻之""虚者补之"等基本治则外,还当根据疫病的发生发展过程,遵循卫气营血和三焦证候演变的基本规律,立足祛除疫邪,并兼顾患者体质情况,把握整体病变与局部病变的关系,制定相应的治法。

1.掌握卫气营血和三焦证候的治法

卫气营血和三焦所属脏腑的病理损害是疫病发展过程中的主要病理变化,因而针对卫气营血和三焦的证候,制定相应的治法是疫病治疗中的重要环节。叶天士根据疫病卫气营血不同阶段的病理变化,提出"在卫汗之可也,到气才可清气,入营犹可透热转气……入血就恐耗血动血,直须凉血散血"的治法。吴鞠通则在三焦辨证的基础上提出:"治上焦如羽,非轻不举;治中焦如衡,非平不安;治下焦如权,非重不沉。"

"在卫汗之可也",是指疫邪在卫分,治疗当用汗法,即解表透邪之法。根据疫病的基本病理特点,这里的"汗法"一般说来是以辛凉解表法为主,处方用药以辛凉发散透泄之品为主,不能过用辛温发汗之品,以防辛温药助长热势,劫伤阴液。但以下两种情况可用辛温:湿邪在表者,可用辛温芳香化湿之剂;对表气郁闭较甚而恶寒较明显且无汗者的表热证,可在辛凉之剂中配合少许辛温之品,以增加透邪达表之力。"到气才可清气",是指邪入气分后,治疗当以寒凉清泄之品,清解气分的热邪。但疫病初起,邪在卫表,过用寒凉之药,易致病邪冰伏不解。另外,由于气分证阶段病邪性质和病位各有不同,所以清气法还有化湿、攻下、宣气等不同。"入营犹可透热转气"是针对疫邪初入营分的治法。疫邪侵入营分,营热炽盛,治疗当以清营泄热为基本方法,在选择药物时可配伍一些轻清透泄之品,如银花、连翘、竹叶等,促使营分之疫邪向外透解。"入血就恐耗血动血,直须凉血散血"是指疫邪深入血分,血热炽盛,治疗时一方面要凉血解毒,清除血分的疫邪,另一方面也应注意活血散血。因为邪入血分,热盛动血,常常会出现瘀血停滞的病理改变,活血散血同时也是为了避免凉血之品有碍血行之弊。

"治上焦如羽,非轻不举"是指治疗上焦病证时当注重使用"轻剂"。因为邪在上焦大多属于病变初期,病邪不甚,病情较轻,同时上焦病变,病位较高,故治疗用药时当主以质轻透邪之品,且剂量不宜太大,煎煮不宜过长,以防病轻药重,药过病所。"治中焦如衡,非平不安"是指邪入中焦的治疗方法。病在中焦,属病变的中期阶段,其病理性质为正盛邪实,治疗当注重祛邪外出,恢复机体阴平阳秘的平衡状态。在祛邪时,亦应针对病邪的性质和种类,采取相应的治疗措施。如对于湿热之邪郁阻中焦者,应根据湿与热之孰轻孰重而予清热化湿之法,不能单纯清热或单纯化湿。因而所谓"平"是指恢复机体的平衡状态。"治下焦如权,非重不沉"是指对下焦病证的治疗当主以"重剂",选用性质沉降重镇的方药,且用药剂量也较大。因为病在下焦,多为疾病的后期阶段,下焦肝肾寓藏人体元阴、元阳,邪入下焦,必然损伤肝肾真阴,而滋补肝肾真阴之品,多为咸寒味厚质重性腻之品,如阿胶、鸡子黄等。特别是肝肾阴损,水不涵木,虚风内动之证,治疗尤需重镇之品以平肝息风,如龟甲、鳖甲、牡蛎等。

2. 立足祛邪

疫病是外来疫疠病邪所致,并进而造成人体功能失调和实质的损伤,所以祛邪是治疗疫病的关键。对疫病的病邪强调祛邪务早、务快、务尽。正如吴又可的《瘟疫论》所说:"大凡客邪贵乎早逐,乘人气血未乱,肌肉未消,津液未耗,病人不致危殆,投剂不致掣肘,愈后亦易平复。"及早地祛除病邪不仅可以使病人早日解除病痛,而且人体正气的损害较少,有利于康复。疫病祛邪,历来很重视"透"与"泄"。所谓"透"是侧重于使病邪由里向外,特别是通过体表向外透达,用药上注重运用轻清宣透之品。不仅在表之邪可通过"透"而外解,在里之邪热也往往运用"达热出表""透热转气"等法而向外透解。所谓"泄"则包括了祛邪外出的各种治法,其中使病邪从下而外出的泄法,目的不仅是为了通利二便,更重要的是使病邪通过二便而得以外泄。在疫病的诸多治法中,大部分是祛邪法,如泄卫解表、清解气热、通下逐邪、和解祛邪、祛湿解热、清营凉血、开窍醒神、息风止痉等。

3. 注意扶正

疫病的治疗重视祛邪,但并不意味着可以忽视人体的正气,祛邪的目的在一定意义上就是为了保护人体的正气。扶正不仅能补充人体损伤的正气,而且能增强人体的抗病能力,从而有助于祛邪外出。一般而言,在疫病的初期和中期大多以邪实为主,治疗当主以祛邪,若出现正气受损时,当配合扶正之法;而在疫病的后期阶段,多以正虚为主,治疗当以扶正为先。在病变过程中由于邪盛正损,形成虚实夹杂的病变时,治疗必须祛邪与扶正并举。祛邪必须注意防止妄用克伐之品以损伤正气,扶正也应避免过用滋腻之品以恋邪不解。人的体质状况是决定疫病的发生发展和预后的主要内在因素,所以是疫病治疗中不可忽视的环节。如叶天士提出对于肾水素虚的疫病患者,为了防止病邪乘虚深入下焦,可酌用补益肾阴药物,以"先安未受邪之地"。又如叶天士提出,对疫病患者素体阳气不足而使用清法时,应用至十分之六七就应审慎,不宜寒凉过度而更伤其阳气;另一方面,对素体阴虚火旺者,在使用清法后纵然热退身凉,仍须防其"炉烟虽熄,灰中有火"。在疫病的治法中,有一些是针对正气不足而设的,如滋养阴津、固脱救逆等法。特别由于疫病易耗伤津液,所以其正虚每以阴液不足为主,往往在病之初期即有阴液的耗伤,后期多表现为肝肾阴虚,因而顾护津液是贯穿于疫病治疗全过程的一个重要的指导思想。

4. 知常达变，灵活运用

疫病的发展变化，既有一定的规律，也有特殊的变化，因此对于疫病的治疗必须知常达变，灵活运用，不能拘泥、固守一法。在临床上，由于病证的复杂性，若干种治法常可合并使用，如解表法与清气法的合用、养阴法与通腑法的合用等。疫病的治法是在对病证机制分析的基础上确立的，因此就有"同病异治""异病同治"之理。疫病多属火热之病，治疗当用寒凉药而忌用温热药，这是一个基本原则，但当疫病出现"寒包火"，即里热炽盛又兼外寒束表时，在清里热之药中可加入辛温发散之品。又如疫病后期阳虚欲脱，就必须改用温热药以回阳固脱。

5. 注重整体，着眼局部

当病邪侵犯人体而引起疾病后，必然会造成整体脏腑与气血的病变，同时在疫病发生后，还会有局部的病变。局部的病变又与整体的病变密切联系、相互影响，局部的病变往往是整体病变的一部分，整体的病变又常常由局部病变所引起。如风热疫邪的病变部位主要在肺，具有咳嗽、咳痰、气喘等肺部症状，但在病变过程中也具有发热、头痛、舌红、苔黄、脉数等全身性的症状。所以在治疗时，既要着眼于局部的病变，根据局部病变的各种症状进行有针对性的治疗，又要密切注意全身性的变化，并采取相应的治法。

二、疫病的常用治法

疫病病情复杂，变化多端，因此在治疗时常常涉及多种治法。病变较为单纯时，可一法单用，病变复杂时则需多法并用。疫病常用的治法有解表法、清气法、和解法、祛湿法、通下法、清营凉血法、开窍法、息风法、滋阴法等。此外，有时还运用一些外治法。

（一）解表法

解表法是以辛散透泄的方药，祛除表邪，解除表证的治法。属于八法（汗、吐、下、和、消、清、温、补）中汗法的范围。解表法通过疏通皮毛腠理，借助发汗以开达腠理，透泄外邪。适用于疫病初起，邪气在表的病证。由于引起疫病卫表证的病邪种类有风热、暑湿兼寒、湿热、燥热等不同，所以解表法又可分为以下几种：

（1）疏风泄热。是用辛散凉泄之剂以疏散卫表风热疫邪的治法，即通常所说的辛凉解表，又称为辛凉解肌。主治表热证。症见发热，微恶风寒，无汗或少汗，口微渴，或伴有咳嗽，咽痛，舌边尖红，苔薄白，脉浮数等。代表方剂有桑菊饮、银翘散等。常用药物有桑叶、菊花、金银花、薄荷、竹叶、牛蒡子、蝉蜕等。若热度较高，常配伍清热解毒药，如连翘、栀子、大青叶、板蓝根等，但在卫表证阶段，一般不宜滥用苦寒沉降的清热解毒药。若卫表之气郁闭较甚，症见恶寒较甚，汗少或无汗者，可少佐辛温解表之品，以增加发散透邪之力，如苏叶、防风、淡豆豉、荆芥等。若见咳嗽较重，可加宣肺化痰止咳药，如杏仁、栝楼皮、象贝等。若咽喉疼痛较甚，可加用土牛膝、白僵蚕、玄参、马勃、山豆根等以清热利咽。

（2）透表清暑。是用透散表寒、化湿涤暑之品，以解外遏之表寒，清化内郁之暑湿的治法。以辛温之品外散表寒，并以清暑化湿之品以解在里暑湿，具有透表寒，清暑热，化湿邪的作用。主治夏月感受暑湿，又兼寒邪侵犯肌表者（表寒、暑、湿三者并存）。症见头痛恶寒，发热无汗，身形拘急或酸楚，胸闷，口渴，心烦，苔腻等。常用方剂为新加香薷饮。常用药物如香薷、厚朴、金银花、连翘等。若暑热较重者，可加入西瓜霜、青蒿等，还可用鲜扁豆花。吴鞠通在《温病条辨》中说："夏月所生之物多能解暑，唯扁豆花为最。"可见扁豆花具有较好的解暑作用。若湿邪较盛，可加用滑石、甘草、通草、大豆卷等。

（3）宣表化湿。是用芳香宣化之品以疏化肌表湿邪的治法。主治湿邪困遏肌表之证。其证多见于湿温病初起，湿热病邪侵于卫表气分者。症见恶寒头重，身体困重，四肢酸重，微热少汗，胸闷脘痞，舌苔白腻，脉濡缓等。常用方剂为藿朴夏苓汤。常用药物如藿香、佩兰、苍术、厚朴、白蔻仁等。本法所治之证，为湿热性质温病初起热势尚不甚之时,所用清热之品较少,如已见化热之征象,可以加入竹叶、滑石等清热之品。本法所治的病证虽属湿邪在表,但湿热之邪侵犯人体多有"内外合邪"的特点,即体内往往已有湿邪的存在,而外湿入侵也是"直趋中道",犯于脾胃,所以除了有表湿外,尚有里湿,表现为胸脘痞闷、口淡食少等,因而在治疗时,多需用半夏、陈皮、薏苡仁、茯苓等祛里湿的药物。对于湿在表及上焦阶段的治疗,还要强调用轻开肺气。因肺主一身之气,肺的转输行气功能得以恢复,则湿邪自化,所以宣开肺气有助于表里之湿的祛除,故在治疗本证时常配合使用杏仁、白蔻仁、淡豆豉、陈皮之类。

(4)疏表润燥。是用辛凉清润之品以疏解肺卫燥热的治法。主治燥热犯表之证。其证多见于秋燥初起,燥热病邪伤于肺卫之证者。症见发热,咳嗽少痰,咽干喉痛,鼻干唇燥,头痛,舌边尖红,苔薄白欠润等。常用方剂为桑杏汤。常用药物如桑叶、淡豆豉、杏仁、菊花、栀子皮、沙参、玉竹、梨皮等。本法所治之证因燥热犯肺,每引起肺气失于宣肃而咳嗽,所以常与宣肺止咳、清润化痰之品配合,如象贝、栝楼皮、枇杷叶、马兜铃、紫菀、海蛤壳等。

解表法主要用于表证,而临床上的病证往往是较复杂的,所以本法在运用时常要与其他治法相配合。如对于伏气温病初起表里同病者,本法多与清里药配合,即用表里同治之法。而在表邪初传里,表邪未尽之时,又应在治里的同时,适当配合本法。此外还必须注意患者的体质和病邪兼夹,如素体阴虚而外有表邪所致的卫表证,可予滋阴解表法;平素气虚而外感温邪所致的卫表证,可予益气解表法。其他如卫分证夹有痰、食、气、瘀、湿等邪者,均应随症加减化裁。

解表法用于疫病卫分阶段,所用的药物性质以辛凉为主,重在疏解透表,一般忌用辛温发汗法,故吴鞠通强调:"温病忌汗,汗之不唯不解,反生他患。"这是因为辛温之品易助热化火伤阴,因而不能用以治疗疫病。但若属腠理郁闭无汗,或卫表有寒、湿之邪者,亦非绝对不可用辛温之品。如对于感受暑湿在内而外有表寒者,须用辛温解表与清解暑湿相结合的治法。对湿热性质疫病初起,湿邪在卫表,热势不盛者,也多要用辛温芳香化湿之品。所以吴鞠通在《温病条辨》中说:"温病最忌辛温,暑病不忌者,以暑必兼湿,湿为阴邪,非温不解……下文湿温论中,不唯不忌辛温,且用辛热也。"疫病解表,宜用辛凉,但也不可过用寒凉而致表邪郁遏难解。何廉臣说:"温热发汗,虽宜辛凉开达,而初起欲其发越,必须注重辛散、佐以轻清,庶免凉遏之弊。"

(二)清气法

清气法是以寒凉之方药以清除气分无形邪热的一类治法。属于八法中清法的范畴。本法的主要作用是清泄气分邪热,具体地说,清气法通过清热泄火、宣畅气机以祛除热邪,起到清热、除烦、生津、止渴的治疗作用。清气法主治气分无形邪热之证,即适用于疫病气分里热虽已亢盛,但尚未与燥屎、食滞、痰湿、瘀血等有形实邪相互搏结的病证,多由表邪入里、里热外发、湿热化燥所致。

在临床上,气分热盛证较为多见,因而本法在疫病的治疗中运用机会较多。气分证是疫病过程中邪正交争最激烈的阶段,如果邪在气分而失治或治不如法,其邪往往可以内传营血,甚至导致液涸窍闭动风等险证。所以把好气分关对于提高疫病疗效,改善疫病的预后至关重要。根据气分无形邪热的所在部位、病势浅深、病邪性质的不同,清气法可分为以下几种:

(1)轻清宣气。指用轻清之品透泄热邪,宣畅气机的治法。由于本法药性较为轻平,清热之力较轻,故称为"轻清"。诚如王孟英说:"展气化以轻清,如栀、芩、蒌、苇等味是也。"主治疫病邪在气分,热郁胸膈,热势不甚而气失宣畅者。其证可见于疫病热邪初传气分,或里热渐退而余热扰于胸膈,病邪较轻而病势偏上者。症见身热微渴,心中懊憹不舒,起卧不安,舌苔薄黄,脉数等。常用方剂为栀子豉汤。常用药物如栀子、淡豆豉、芦根、黄芩、栝楼皮等,并可适当加入杏仁、陈皮等以助宣展气机。本法一般不用苦寒沉降的药物,以免有病轻药重之弊。吴茭山说"凡气中有热者,当用清凉薄剂",即对本法而言。对于邪热较重者,可用一些味较轻薄的苦寒清热药,如黄芩、连翘等。对于邪热初入气分者,往往表邪尚未尽解,见有黄白苔、身微恶寒者,可酌加薄荷、牛蒡等透泄之品。

(2)辛寒清气。指用辛寒之品大清气分邪热的治法。本法清热之力较强,但仍以透达邪热为主,具有退热生津、除烦止渴的作用。主治邪热炽盛于阳明气分,热势浮盛者。症见壮热,汗出,心烦,口渴欲得冷饮,舌苔黄燥,脉洪数等。常用方剂为白虎汤。常用药物如石膏、知母、竹叶等。若阳明热盛兼有津气耗伤,症见背微恶寒,脉洪大而芤者,可加用人参以补益津气,即白虎加人参汤。若阳明热盛兼湿困太阴,症见脘痞身重者,可加用苍术以化湿,即白虎加苍术汤。若阳明热盛兼有邪热壅滞骨节,症见骨节烦疼者,可加用桂枝以令骨节之邪热外达,即白虎加桂枝汤。吴鞠通说:"单以桂枝一味,领邪外出,作向导之官,得热因热用之妙。"若亢盛于阳明气分之邪热属暑热之邪,还可酌加西瓜霜、薄荷、金银花、连翘、竹叶等清暑透热之品。若邪初传入阳明而表未尽解者,可加入透表之品,如新加白虎汤即用白虎汤加薄荷、荷叶等,俞根初称白虎汤"既有分解热郁之功,又无凉遏冰伏之弊"。

(3)清热泄火。是用苦寒清热解毒之品,直清里热,泄火解毒的治法。主治邪热内蕴,郁而化火者。症见身热,口苦而渴,心烦不安,小便黄赤,舌红苔黄,脉数等。常用方剂为黄芩汤或黄连解毒汤。常用药物如黄芩、黄连、栀子、大青叶等。本法主用苦寒清热泄火解毒之品,直折火势,与辛寒清气法透热外达有所不同:本法所治之证为邪热郁里而已化火、化毒,如口苦、尿赤、局部发生肿痛等,所用之药性苦寒而能直折火势;辛寒清气法所治之证为邪热弥漫于内外,津虽伤而未有火毒见证,所用之药以辛寒为主,主在达热出表。对于火热内盛而阴液明显损伤者,或素体阴亏而里热内发者,治疗当用甘苦合化之法,即以苦寒清热解毒药与甘寒生津养阴之品配合应用。故吴鞠通说:"温病燥热,欲解燥者,先滋其干,不可纯用苦寒也,服之反燥甚。"此外,苦寒药本身也有化燥伤阴之弊,所以火热炽盛之时,又有阴液耗伤之征象,应配伍甘寒滋阴之品,但应注意滋而不腻,不用重浊之品。

清气法适用范围较广,所以具体治法也较多,上述三法仅是其中较有代表性者,三法的作用及主治病证各有不同:轻清宣气法的清热作用较轻,对于气分热盛者力不胜任;辛寒清气法适用于热邪浮盛于内外者;清热泄火法则适用于热势内郁而化火者。同时,清气法在具体运用时还应灵活化裁或配合他法。如病邪初入气分,表邪尚未尽解,须加透表之品于轻清之剂中,称为轻清透表;如气分邪热亢盛而阴液大伤,则须与生津养液之品相伍,称为清热养阴;如邪热壅肺而肺气闭郁者,须在清泄气热之剂中配合宣畅肺气之品,称为清热宣肺;如邪热壅结而化火成毒,除发热口渴外,还见某一局部红肿热痛者,则在清热泄火之剂中伍以解毒散结之品,称为清热解毒;如兼有肠腑结热而成里实证者,应配合攻下,称为清热攻下;如热与湿相结而成湿热之邪,则在清热之时应配合化湿之法,称为清热化湿。对瘀热者,应清热与化瘀并行;对痰热者,应清热与化痰同施。

清气法是针对邪热已入气分,热势弥漫于内外,未与燥屎、瘀血、痰饮等有形之邪相结而设的。所以在表邪未解时不宜用本法,如过早用本法,有凉遏表邪而难解之弊。正如《伤寒论》中所说:"其表不解者,不可与白虎汤。"如里热已与有形之邪相结,形成了腑实、瘀热、痰热等,用本法无异于扬汤止沸,不能起到作用。此外,本法具寒凝之性,故兼有湿邪者,不可单用本法,必须兼治其湿,以免湿邪久恋难解。若素体阳虚者,在使用本法时,切勿过剂,应中病即止,以防寒凉药戕伤阳气。

(三)和解法

和解法是通过和解、疏泄、分消,解除在半表半里之病邪的一类治法。属于八法中和法的范畴。本法的作用是和解表里,通过透解邪热,分消痰湿,透达秽浊,达到宣通气机,外解里和的目的。适用于疫病邪不在卫表,又非完全入里,而是处于少阳、三焦、膜原等半表半里者。在疫病治疗中较为常用的和解法大致有以下几种:

(1)清泄少阳。是以清热化痰除湿之品,清泄半表半里之邪热,和降胃中痰湿的治法。主治热郁少阳,兼痰湿内阻,胃失和降者。其证多见于某些湿热性质疫病。症见寒热往来,口苦胁痛,烦渴溲赤,脘痞呕恶,舌质红,苔黄腻,脉弦数等。常用方剂为蒿芩清胆汤。常用药物如青蒿、黄芩、陈皮、半夏、枳壳、竹茹、赤苓、碧玉散等。本法在临床上运用时,应视湿与热之偏重而进行加减:如痰湿较重,可加芳化利湿的藿香、佩兰、厚朴、白蔻仁等;如胆热较甚而呕吐剧烈者,可加用左金丸以清热降逆止呕。

(2)分消走泄。是以宣气化湿之品,宣展气机,泄化三焦邪热及痰湿的治法。主治邪热与痰湿阻遏于三焦而气化失司者。其证见于各种湿热性质疫病。症见寒热起伏,胸痞腹胀,溲短,舌苔腻等。常用方剂为温胆汤,或以叶天士所说的杏仁、厚朴、茯苓之类为本法的基本药物。本法是针对邪热与痰湿阻遏于三焦而气化失司的治法。由于热邪夹湿痰内阻于三焦,引起气机郁滞,水道不利,所以应上中下三焦一起分消。即王孟英所说:"其所云分消上下之势者,以杏仁开上,厚朴宣中,茯苓导下。"而用药实际上是以宣气化湿为主。本法所治之证,虽涉及三焦,但中心病位仍在中焦;病邪虽为湿热兼夹,但以痰湿内阻和气滞偏重。所以本法用药特点为微苦微辛,一般不用过于寒凉及过于温燥之品。因本法的清热作用较轻,所以对邪热较甚的病证,可加用清化之品,如黄芩、连翘、黄连之类,如黄连温胆汤。

(3)开达膜原。是用疏利透达之品开达盘踞于膜原的湿热秽浊之邪的治法。主治邪伏膜原证。其证多见于湿温性质疫病或湿热性质疫病的早期。症见寒甚热微,脘痞腹胀,身痛肢重,舌苔腻白如积粉,舌质红绛甚或紫绛。常用方剂为雷氏宣透膜原法或达原饮。常用药物如厚朴、槟榔、草果、黄芩、知母等。本法所治之证系湿邪秽浊郁闭,病证性质属湿重热轻,故非温燥之品不能祛其郁闭痼结之邪,所以本法的用药较为温燥,而对于素体阴虚内热者,或湿已化热者就不宜投用。

和解法本身就是清热与祛湿、化痰、辟秽等配合运用的一种治法,在临床上应根据热与湿之偏盛,选用清热、化湿的药物配合使用,并可配合利胆退黄、通里攻下、理气行滞等法。

以上治法,虽同为治疗半表半里之证,但由于病邪性质、具体病位不尽相同,所以治各有别,应针对不同病证选择相应的治法。清泄少阳法虽有透邪泄热作用,但只适用于邪热夹痰湿在少阳者,若里热炽盛而无痰湿者,用之则不能胜任。分消走泄与开达膜原二法清热之力较弱,其作用侧重于疏化湿浊,故不能用于湿已化热、热象较著及热盛津伤者。

(四)祛湿法

祛湿法是用芳香化湿、苦温燥湿及淡渗利湿之品以祛除湿邪的一种治法。这里讨论的祛湿法,仅是祛除湿邪方法中的一部分,其实质不仅是祛湿,而且包括清热在内,主要是针对疫病范畴里治疗湿热在气分之证的几种方法。前面讨论的解表法以及和解法实际也包含祛湿法的内容。本法通过宣通气机、运脾和胃、通利水道等作用达到祛除湿邪的目的。主治湿热蕴阻气分的病变。温热属阳邪,湿浊属阴邪,湿热互结每使病势缠绵难解。吴鞠通指出湿热为患"非若寒邪之一汗即解,温热之一凉即退"。故凡兼有湿邪为患者,治疗时必须兼顾其湿,或是先祛其湿,以使湿热两分。正如叶天士所云:"热从湿中而起,湿不去则热不除也。"

由于湿热之邪的侵犯部位不同,湿热属性的轻重有异,故祛湿法大致分为以下几种:

(1)宣气化湿。是用芳香轻化之剂以宣通气机,透化湿邪的治法。主治邪遏卫气,湿重热轻的病证。多用于湿温病初起湿蕴生热,郁遏气机,但热尚未盛之证。症见身热不扬,午后为甚,汗出不解,或微恶寒,胸闷脘痞,小便短少,舌苔白腻,脉濡缓。常用方剂为三仁汤。常用药物如杏仁、蔻仁、薏苡仁、茯苓、半夏、厚朴等。本法所治之证系湿热阻遏卫分、气分,用药除了芳化、渗湿外,还注重用宣开肺气之品如杏仁、陈皮、枳壳等,使肺气得以宣畅而湿邪易于宣化。如吴鞠通说:"盖肺主一身之气,气化则湿亦化也。"故有人称本法为清气化湿法。

(2)燥湿泄热。是以辛开苦降之剂燥湿、泄热,以除中焦湿热之邪的治法。本法属温清并用,又称为"辛开苦降""辛开苦泄""苦辛开降"。主治中焦湿热遏伏之证。其证多见于湿热性质疫病湿渐化热,湿热俱盛者。症见发热，口渴不多饮，脘痞腹胀，泛恶呕吐，口苦，小便短赤，舌苔黄腻，脉濡数等。常用方剂为王氏连朴饮。常用药物如厚朴、半夏、橘皮、黄芩、黄连、栀子等。本法适用之证为湿热蕴阻中焦，但应据湿与热之偏重偏轻，而确定辛开与苦降之侧重。对此，柳宝诒曾指出："湿邪之证……治之者，须视其湿与热，孰轻孰重，须令其各有出路，勿使并合，则用药易于着手。"否则，湿盛而过用苦寒之药有凉遏之弊，热盛而过用辛温之药有助热之害。

（3）分利湿邪。是以淡渗之品使湿邪下行从小便而除的治法。主治湿热阻于下焦之证。症见热蒸头胀，小便短少甚或不通，苔白不渴等。常用方剂为茯苓皮汤。常用药物如茯苓皮、薏苡仁、通草、滑石等。本法虽然主要针对湿在下焦之证，但在上焦、中焦的湿邪也可配合渗利之法治疗。如刘完素在《内经病机气宜保命集·病机论》中说："治湿之法，不利小便非其治也。"本法主治小便短少的病证，但小便短少的原因很多，不可一概治以分利之法。如疫病中因热甚伤阴而致小便短少者就忌用分利之法。吴鞠通说："温病小便不利者，淡渗不可予也，忌五苓、八正辈。"亦有瘀热互结下焦而小便不利者，淡渗之法亦不可用。

祛湿法除了上述三法可以互相配合使用外，还常与清热、利胆、消导、理气等法配合运用。湿邪侵犯人体可影响不同的脏腑部位，因此在运用祛湿法时必须注意湿邪在表、在里，以及湿邪在上焦、中焦、下焦所涉及的是哪些脏腑，选用相应的治法。湿热之证有湿重于热与热重于湿的不同，故治疗当权衡湿与热的偏重，以便用药有所侧重。如果湿邪已从燥化，即不可再用祛湿法。阴液亏虚者应慎用本法。

（五）通下法

通下法是通过泻下、通导大便，以攻逐里实邪热的一种治法，又称为攻下法。属于八法中下法的范畴。这里讨论的只是疫病中常用的几种通下方法，即属于里实与热邪相结的病证所适用的通下法，并不是讨论通下法的全部内容。通下法对疫病的治疗有特殊的意义。《内经》有"中满者，泻之于内""实则泻之"的记载。柳宝诒曾指出："胃为五脏六腑之海，位居中土，最善容纳，邪热入胃则不复他传，故温热病热结胃腑，得攻下而解者，十居六七。"可见，通下法是治疗疫病的重要治法。

通下法具有通导大便，攻逐体内里实结热的作用，能够泻下邪热，荡涤积滞，通瘀破积，使体内有形实邪随大便而外泄。主治有形实邪内结的病证，如热邪与燥屎结于肠腑、湿热夹滞胶结肠腑、瘀血热邪互结下焦等。由于内结的实邪有燥屎、积滞、瘀血等区别，通下法也分为以下几种：

（1）通腑泄热。是以苦寒攻下之剂，泻下肠腑热结的治法，又称为苦寒攻下法。主治邪热传于阳明，内结肠腑之阳明腑实证。症见潮热，谵语，腹胀满，甚则硬痛拒按，大便秘结，舌苔老黄或焦黑起刺，脉沉实等。常用方剂为大承气汤、小承气汤、调胃承气汤。常用药物如大黄、芒硝、枳实、厚朴等。本法在运用时当视病势轻重缓急，选方用药。疫病多为燥热之邪所致，故临床上较为多用的是调胃承气汤。如确系大实大满，以下夺为能事者，则当用大承气汤。使用本法，应以舌苔燥为据。但如舌苔黄燥而不坚敛，是属阳明经热，还不可贸然用下法，必视舌苔黄燥坚敛，才是阳明腑实，方可用本法。

（2）导滞通便。是以通导肠胃湿热积滞之品来导泄肠胃积滞郁热的治法。主治湿热积滞胶结胃肠之证。症见脘腹痞满，恶心呕逆，便溏不爽而色黄如酱，舌苔黄浊等。本法的作用较通腑泄热法为缓，多用于湿热类疫病的湿热夹滞证，与实热内结者有所不同。常用方剂为枳实导滞汤。常用药物有大黄、黄连、枳实、厚朴等。湿热内结，与实邪燥屎有别，因之本法制方宜轻，不宜重剂猛投，而以消导通滞为主。如叶天士说："此多湿热内搏，下之宜轻。"同时，本法所治者系湿邪与积滞胶结于胃肠，每一次导泄而病邪不能尽除，必须连续攻下，故称为"轻法频下"。叶天士还提出本法使用后大便由原来的"溏而不爽"转硬成形，为邪尽标志。可见本法之用，不在通其内结之大便，而在下其郁热积滞。肠腑中湿热结滞内结，常致肠腑气机不畅，因此其治疗常须配合理气之品如厚朴、枳实、陈皮等。

（3）通瘀破结。是以活血通瘀攻下之剂以破散下焦瘀热蓄积的治法。本法实为活血化瘀与通下法的配合。主治疫病瘀热互结下焦之证。症见少腹硬满急痛,小便自利,大便秘结,或神志如狂,舌紫绛,脉沉实等。常用方剂为桃仁承气汤。常用药物如大黄、芒硝、桃仁、红花等。运用本法时应视瘀血内结的程度而选择活血化瘀药物,如牡丹皮、丹参、赤芍、桃仁、红花等。注意避免温燥药物。若非大积大聚者,水蛭、虻虫、三棱、莪术、地鳖虫等不可滥用。大黄一药,不仅有通下作用,也兼有通瘀破结功效,如清代医家邹润安说:"考《本经》首推大黄通血。"本法中用大黄,不仅在于通下大便,而且取其活血之用。

(4)增液通下。是以通下剂配合滋养阴液之品以泻下肠腑热结的治法。主治肠腑热结而阴液亏虚证,即所谓"热结液亏"者。症见身热不退,大便秘结,口干唇裂,舌苔干燥等。常用方剂为增液承气汤。常用药物如大黄、芒硝、生地、麦冬、玄参等。

通下法在疫病的治疗中具有重要的意义,常与多种治法配合运用。若腑实而正虚者,当攻下合扶正,可用新加黄龙汤;若腑实而兼肺气不降者,宜攻下合宣肺,可用宣白承气汤;若腑实而兼热结小肠,宜攻下合清泄小肠,可用导赤承气汤;若腑实兼邪闭心包,宜攻下合开窍,可用牛黄承气汤;若阳明经腑俱病,既有邪热亢盛而又兼腑实,见大热,大烦渴,大汗,大便燥结,小便赤涩者,宜通下合清气,可用俞根初所制定的白虎承气汤。

运用通下法的注意点:里未成实或无郁热积滞者,不可妄用;下后如邪气复聚又成里实者,可以再度通下,但不可太过,以免伤正;平素体虚或病中阴液、正气耗伤较甚而又里结者,应攻补兼施;疫病后期由于津枯肠燥而大便秘结者,忌用苦寒泻下,应从滋阴通便入手。

(六)清营凉血法

清营凉血法是以寒凉药物清解营血分邪热的方法。属于八法中清法的范畴,具体又可分为清营与凉血两类,是治疗疫病营血分证的主要方法。营为血中之气,血为营气化生,每以血赅营,营血分仅是程度深浅的不同,其治法亦颇多联系。若分而言之,二者治疗的侧重又有所不同,清营法的作用为清营泄热、滋养营阴,而凉血法则有凉血解毒、散血、养阴等作用。疫病中常用的清营凉血法有以下几种:

(1)清营泄热。是以清凉透泄药物来清透营分邪热的治法。主治疫病营分证,即邪热入营但未入血动血。症见身热夜甚,心中烦扰,时有谵语,斑疹隐隐,舌质红绛等。常用方剂为清营汤。常用药物如犀角(水牛角)、生地、牡丹皮、赤芍、金银花、连翘、竹叶等。叶天士在强调营分证的治法时指出"入营犹可透热转气"。所谓透热转气,是指营分证的治疗应侧重于透邪外达,使其能转出气分而解。如于清解营分热邪的药物中,配合轻宣透泄气分之药物如金银花、连翘、竹叶等。

(2)凉血散血。是以凉血活血之品,清解血分邪热的治法。主治疫病邪热深入血分而动血迫血之证。症见灼热躁扰,甚则狂乱谵妄,斑疹密布,吐血便血,舌质深绛或紫绛等。常用方剂为犀角地黄汤。常用药物如犀角(水牛角)、生地、牡丹皮、赤芍等。叶天士说:"入血就恐耗血动血,直须凉血散血。"说明血分热盛,不仅需要凉血解毒,还要注意活血散血,尤其是血热炽盛,迫血妄行而致出血。但不可一见出血,就一味予以凉血止血,而须配合活血散血之品。柳宝诒指出的对血热出血者单用凉血止血以致"血虽止而上则留瘀在络,下则留瘀在胸,甚至留瘀化热",就是针对此类情况而言的。本法所用之药偏于重浊滋腻,如邪未至血分而早用之,反而遏邪难解。故叶天士指出:"邪未入血分,慎勿用血药,以滋腻难散。"

(3)气营(血)两清。是以清气法与清营法或凉血法配合来两清气营或气血之邪热的治法。主治邪已入营或入血,但气分邪热仍盛之证,即气营两燔证或气血两燔证。症见既有壮热、口渴、烦躁、苔黄燥等气分热邪炽盛表现,又同时出现神昏谵语、舌质红绛等营热症状,或出现外发斑疹、出血、舌质紫绛等血热症状。常用方剂为加减玉女煎、化斑汤、清瘟败毒饮等。气营两燔证与气血两燔证并无绝对界限,用药亦有相同、相似处,但在具体用药上应根据在气、在营、在血之不同而选用药物,如侧重于气的主以清气,侧重于营的主以清泄营热,侧重于血的主以凉血化瘀。本法所治之证虽称为气营两燔或气血两燔,但临床表现上多为热毒充斥表里上下,病情较为危重,且多合并有闭窍、动风等症状,故在实际运用中常与开窍、息风等法并用。

运用清营凉血法的注意点是:热在气分而未入营血分者,不可早用本法;夹湿者,应慎用本法,以免滋腻助湿,必须用时,应配合祛湿药。

(七)开窍法

开窍法是以清心涤痰、辛香透络通灵之剂,开通心窍而促进神志苏醒的治法。本法具有清心化痰、芳香通络、开窍通闭、苏醒神志等作用,治疗邪犯心包而出现神昏之证。其中邪热内闭心包者为热闭,治疗当用清心开窍法;湿热痰浊蒙蔽心包者为痰蒙,治疗当用豁痰开窍法。

(1)清心开窍。是以清心、透络、开窍之品清泄心包邪热,促使神志苏醒的治法。主治邪热内闭心包,灼液为痰,阻闭心窍之证。症见神昏谵语或昏聩不语,身热,舌謇肢厥,舌质红绛或纯绛鲜泽,脉细数等。常用方剂为安宫牛黄丸、紫雪丹、至宝丹(通称"三宝")。

(2)豁痰开窍。是以清化湿热痰浊、芳香透络之品,宣开窍闭,苏醒神志的治法。主治湿热酿痰蒙蔽清窍之证。症见神志昏蒙,时明时昧,问答声中间有清楚之词,时有谵语,舌苔黄腻或白腻,脉濡滑而数。常用方剂为菖蒲郁金汤。本法针对湿热病邪蒙蔽清窍而设,方药虽近于凉开之剂,但较注重化湿辟秽。若属湿浊重而无热者,亦可用辟秽、温化之品,如苏合香丸。本法在运用时主要应区分湿与热之偏重:热偏重,侧重于用金银花、连翘、竹叶、栀子等轻清泄热之品,若热甚而痰热闭阻心包,可加用"三宝";湿偏重,则侧重用菖蒲、竹沥、姜半夏、滑石、藿香、佩兰等芳香宣开之品。

开窍法主要针对窍闭神昏而设,临床运用常与清营法、凉血法、息风法、化瘀法、通下法以及益气法等配合使用。豁痰开窍法则常与清热化湿法配合。

清心开窍与豁痰开窍,各有其适应证,必须按窍闭性质区别使用。热入营分仅见时有谵语,或气分郁热上扰心神而偶有谵语者,均不宜早用开窍法,用之反会引邪深入。元气外脱,心神外越而发生昏聩者,当禁用开窍法。开窍法仅为应急之治,神苏即止,不可久用。

(八)息风法

息风法是以清热或滋阴、息风止痉之剂,平息肝风,控制痉厥的治法。动风与肝经有密切的关系,在疫病的极期,若因邪热亢炽,熏灼肝经,引动肝风者,其证属实,多称之为"实风内动""热盛动风"等,治疗当用凉肝息风法。在疫病后期,若因肝肾真阴受损,筋脉失于滋养,引动肝风者,其证属虚,常称为"阴虚风动""血虚动风""水不涵木"等,治疗当用滋阴息风法。

(1)凉肝息风。是以清热凉肝之品,平息肝风,控制痉厥的治法。主治热盛动风证,即由邪热亢盛引动肝风之实肝风证。症见灼热肢厥,手足抽搐,甚至角弓反张,口噤神迷,舌红苔黄,脉弦数等。常用方剂为羚角钩藤汤。常用药物如羚羊角、钩藤、桑叶、菊花、石决明、玳瑁等。热盛动风系邪热亢盛所致,热不去则风不息,因而在治疗中必须注意祛除邪热。如因气分热盛动风者,加用石膏、知母;兼里实腑气不通者,加大黄、芒硝;兼营血分热盛者,与清营汤或犀角地黄汤合用。邪热犯于足厥阴肝经的同时,也易犯于手厥阴心包经,形成手足厥阴同病,故痉厥与神昏并见,所以凉肝息风每与开窍剂(如"三宝"等)同用。热盛动风时,病人每有风动痰涌,见有喉间痰声辘辘,此时需用强有力的祛痰药如猴枣散、鲜竹沥等。热盛动风系肝热过盛,致热窜筋脉,故在凉肝息风时,常需配合宣通经络的药物,特别是虫类止痉药如全蝎、地龙、蜈蚣、僵蚕等。

(2)滋阴息风。是用育阴潜镇之品以平息虚风的治法。主治疫病后期真阴亏损,肝木失养,虚风内动之证。症见手足蠕动,甚或瘛疭,肢厥神倦,舌干绛而痿,脉虚细。常用方剂为大定风珠等。常用药物如龟甲、鳖甲、牡蛎、生地、芍药、阿胶等。所用药物多味厚质重,功能潜镇滋填,符合吴鞠通所说"治下焦如权,非重不沉"之意。肝肾真阴耗竭,每可引起元气外脱,若兼见心中憺憺大动,时时欲脱者,可加入人参;若见汗出淋漓者,可加龙骨、人参、浮小麦等以益气固脱。

疫病过程中运用息风法,还常配合其他治法,其中实风多配清热法、通下法、开窍法等,虚风常配滋阴法、益气固脱法等。

临床发生动风的原因是多方面的,如阳明经热、阳明腑实、营血热盛、阴血不足、真阴涸竭等,因而不可只从平肝息风论治,而要针对引起肝风的原因进行辨证论治。尤其要辨明实风、虚风,实风治在凉肝,若误投重浊则必助邪热而生变;虚风治在滋潜,若误投清凉则更克伐正气而生变。使用某些平肝息风药,尤其是虫类药,应注意不使其劫伤阴液。

此外,阴虚风动,亦常有余邪未尽者,则不可一味滋填,应适当配合祛除余邪。

(九)滋阴法

滋阴法是用生津养阴之品以滋补阴液的方法,又称为养阴法。属于八法中补法的范畴。滋阴法的内容较广泛,这里着重讨论滋养肺胃、肠腑、肝肾阴液等。

吴鞠通提出"温热阳邪也,阳盛伤人之阴也",说明耗伤阴液是温邪的一个重要特性。在疫病过程中,阴液的存亡对疾病的发展及预后均产生重大的影响。吴鞠通说:"若留得一分津液,便有一分生机。"董废翁也曾说:"胃中津液不竭,其人未必即死。"滋阴法具有滋补阴液,润燥制火的作用,即《内经》提出的"燥者濡之",主治各种邪热渐解而阴液受伤者。滋阴法除了具有补充人体阴液的作用外,还可调和阴阳,补不足之水,以制过亢之阳;对于因阴液不足而引起的便秘,可用以"增水行舟";对于伏邪温病初起因阴液不足而内伏之热不能透达,运用滋阴法有助于透邪外出;对于阴液大伤而致阳气外脱,补阴可有敛阳救脱之功,即"阴复则阳留"之意。

根据阴伤的性质和程度的不同,常用的滋阴法有以下几种:

(1)滋养肺胃。是以甘凉濡润之品,滋养肺胃津液的治法,又称为甘寒生津法。主治肺胃阴伤证,即疫病过程中热邪渐解,肺胃之阴受伤者。症见身热不甚,口咽干燥,干咳少痰或干呕而不思食,舌苔干燥或舌光红少苔等。常用方剂为沙参麦冬汤、益胃汤、五汁饮等。肺胃阴伤之证,用药不可重浊滋腻,而应选用清润之品,如沙参、麦冬、玉竹、生地、天花粉、石斛等。养肺阴与养胃阴有着内在联系,对肺阴不足的治疗,亦多用养胃阴之药如麦冬、天花粉、玉竹、生地等。正如曹炳章说:"燥伤胃阴与燥伤肺阴同法,鄙论所谓救胃即所以救肺也。"

(2)增液润肠。是以甘咸寒生津养液药润肠通便的治法,即通常所说润下法,亦称为增水行舟法。主治津枯肠燥证,即疫病热邪渐解,阴液受伤而致肠液干涸证。症见大便秘结,咽干口燥,舌红而干等。常用方剂为增液汤。常用药物如生地、玄参、麦冬等。本法是"以补药之体作泻药之用",临床上多用以治疗单纯津亏便秘。若津亏而兼腑实,症见苔黑干燥,腹满而痛,则须与通下法合用,可用增液承气汤,即所谓滋阴攻下法。

(3)填补真阴。是以甘咸寒滋润之品填补肝肾真阴,壮水潜阳的治法,又称咸寒滋肾法。主治肝肾阴伤证,即疫病后期热邪久羁,损伤真阴的邪少虚多证。症见低热面赤,手足心热甚于手足背,口干咽燥,神倦欲眠或心中震震,舌绛少苔,脉虚细或结代等。常用方剂为加减复脉汤等。常用药物如生地、白芍、鳖甲、牡蛎、龟甲、阿胶、淡菜、鸡子黄等,多属味厚质重者,符合"治下焦如权"之意。

在疫病治疗中,清法、滋法每多配合使用。清滋合用,如用之恰当,确能起到"清可保阴,清中有滋""滋可助清,滋中有清"以及"清而不伤阴,滋而不恋邪"等作用。此外根据证情需要,滋阴还常与解表、通下、息风等法配合使用。

运用滋阴法的注意点:疫病阴液虽伤而邪热亢盛者,不可纯用本法;阴伤而有湿邪未化者,应慎用本法,在治疗中应注意化湿而不伤阴,滋阴而不碍湿;素体阳虚及肠胃虚弱便溏者,亦应慎用本法。

（十）固脱法

固脱法是通过大补元气、护阴敛液以固摄津气与阳气，治疗正气外脱之证的治法。属于八法中补法的范畴。固脱法具有大补元气、收敛津气、回阳救逆等作用，主要适用于正气外脱的病变。正气外脱又可分为两类，一为津伤气脱，一为阳气外亡。故固脱法分为以下两种：

（1）益气敛阴。是以益气生津、敛汗固脱之品补益气阴，敛阴止汗以固脱救逆的治法。主治津伤气脱证。症见身热骤降，汗多气短，肢倦神疲，脉细无力或散大无力，舌质嫩红少苔等，即亡阴证。常用方剂如生脉散。常用药物如人参、麦冬、五味子等。

（2）回阳固脱。是以甘温辛热之品，峻补阳气以救治厥脱的治法。主治疫病阳气外脱证。症见四肢逆冷，汗出淋漓，神疲倦卧，面色苍白，舌淡而润，脉象细微欲绝等，即亡阳证。常用方剂为参附龙牡汤。常用药物如人参、附子、龙骨、牡蛎等。

固脱法中除了益气敛阴与回阳固脱每可相互配合外，如其人正气欲脱而神志昏沉，手厥阴心包经症状仍著者，此为内闭外脱之证，当配合开窍法、息风法等。

运用固脱法的注意点：固脱为急救之法，用药当快速及时，根据病情掌握给药次数、间隔时间、用药剂量，应及时停用，然后根据病情辨证论治。

（十一）外治法

外治法是通过皮肤、九窍给药以治疗疫病某些病证的一种治法。适用于疫病各阶段的多种病证。人体的皮肤、九窍与内在脏腑的功能活动密切相关，因而通过皮肤、九窍给药也可以起到祛除病邪，调整脏腑及其功能活动等作用。疫病由于传变迅速，变化多端，许多传统的内服汤剂往往用之不及，此时如能不失时机地使用外治法，能收到立竿见影的效果。正如清代吴师机在《理瀹骈文》中所说："谓温证传变至速，非膏药所能及。不知汤丸不能一日数服，而膏与药可一日数易，只在用之心灵手敏耳。"疫病外治法的种类繁多，对于难以内服药物的昏迷患者或小儿患者等，尤为适用。外治法的作用机制，除了药物可通过皮肤、黏膜吸收而发挥疗效外，还与药物对皮肤及穴位刺激而起到调节体内免疫功能、促进毒素排泄、增强散热机制和调节脏腑功能活动等作用有关。疫病中较为常用的外治法举例如下：

（1）洗浴法。本法是用中药的煎剂进行全身沐浴或局部浸洗，以发挥散热、透疹、托毒外出等作用。主治疫病表证无汗，热势壮盛或疹出不畅之证。如小儿麻疹，疹色淡红、隐而不透时，可用鲜芫荽煎汤外洗。感受风热病邪而致高热、无汗，可用荆芥、薄荷各等份煎水擦浴等。此外，对高热而无恶寒者，还可采用25～35 ℃30%的酒精擦浴，或用32～34 ℃温水擦浴，都有明显的散热降温效果。

（2）灌肠法。本法是用煎成一定浓度的汤液进行保留灌肠或直肠点滴以发挥疗效。主治病证范围较为广泛，对较难口服煎剂的患者，如小儿及处于昏迷状态者尤为适用。具体用法，如肺胃热盛者用白虎汤加千金苇茎汤煎汤灌肠；肠热病用白头翁汤煎汤灌肠。现代临床上治疗流行性出血热或其他急性传染病引起的急性肾功能衰竭，用泻下通瘀合剂做高位保留灌肠，取得了较好的效果。灌肠用的中药煎液应滤过去渣，温度保持在38 ℃左右，患者取侧卧位（左侧卧为宜），肛管插入20～30 cm，将药液灌入。灌肠次数依病情而定。

（3）敷药法。本法是用药物制成膏药、搽剂、熨剂等在病变局部或穴位做外敷。主治疫病在局部出现热毒壅滞症状者。如温毒所发生的局部肿痛，可用水仙膏外敷，若敷后皮肤出现小黄疮如黍米者，改用三黄二香散。又如疫病热盛衄血，可用吴萸、大蒜捣烂敷于涌泉穴，以引热下行而止衄。还有用二甘散（甘遂、甘草各等份）外敷神阙等穴，或用毛茛捣烂敷内关穴以治疟疾等。

（4）搐鼻法。本法是把药物研成细末，抹入鼻孔少许，使药物通过鼻腔黏膜吸收，或使病人打喷嚏以达到治疗目的。如用皂角、冰片按6∶1比例研细，取少许放入鼻孔以取嚏，可治严重的鼻塞呼吸不畅、高热头痛或神昏等证。又有用蟾酥2 g、冰片2 g、雄黄2 g、细辛3 g、牛黄1 g研细，取少许放入鼻孔以取嚏，可治疗中暑昏迷、卒倒、牙关紧闭之证。

疫病的外治法还有许多，如熏蒸、点眼、吹耳、雾化吸入等。这些外治法多数可以与内服药合并运用，若使用得当，可以取得相得益彰的效果。外治法使用灵活，奏效较快，毒副作用较少，值得进一步研究推广。

许多外治法在方药的选择上也要注意辨证论治，不可一概机械搬用。部分外治药物对皮肤、黏膜有一定的刺激性，因而必须注意用药剂量、用药时间、外用部位和使用方法，以免造成不必要的皮肤、黏膜损害。

第六节　疫病的预防

预防是指在疾病发生之前就采取一定的措施以防止疾病的发生。"预防为主"是我国医疗卫生工作方针之一，由于疫病具有明显的传染性和流行性，所以应认真贯彻预防为主的方针，重视对疫病的预防。

一、预防思想

疫病是一类急性外感热病，具有强烈传染性、流行性，而且起病急骤，来势较猛，病情较重，有的还会造成难以恢复的后遗症，因而严重地影响人群的健康，甚至威胁病人的生命。新中国成立以来，我国把"预防为主"作为医疗卫生工作的方针之一，大力开展以除害灭病为中心的群众性爱国卫生运动，推广了预防接种，取得了巨大的成就，疫病的发生率明显下降。目前，天花、鼠疫、脊髓灰质炎等急性传染病已被消灭，还有许多严重危害人民健康的传染病，如流行性脑脊髓膜炎、霍乱、疟疾、猩红热等，发病率也大为下降。事实证明，疫病是必须预防，而且是可以预防的。我们要继续总结经验，进一步掌握疫病发生和流行的规律，采取各种切实有效的措施，包括发掘中医药和民间医药的有效方法，更好地预防疫病的发生。

二、预防方法

如果从传染病的角度探讨疫病，现代研究表明，疫病的发生和传播必须具备三个基本环节，即传染源（体内有病原体生存、繁殖并能将病原体排出体外的人或动物）、传播途径（病原体从传染源传染给其他易感者所经过的途径）、易感人群（对某种传染病容易受感染的人群）。疫病的发生和流行需要这三个环节同时存在并相互联结，如缺少其中任何一个环节，就不可能发生传染，形成流行。针对这些环节，预防工作要采取综合措施，经常性地开展爱国卫生运动，并根据不同病种特点和当时当地的具体情况，抓住关键环节，采取重点措施。如发动群众除"四害"；保护水源；妥善处理粪便、污水、废气、垃圾；搞好饮食卫生等。一旦发生疫情，应立即按规定上报，并采取有效预防措施，以减少或杜绝疫病的传播和流行。

预防疫病的具体方法很多，尤其是免疫接种等特异性措施，对一些特定疫病具有肯定的预防作用。以下介绍具有中医中药特色的一些疫病预防方法。

(一)培固正气,强壮体质

"邪之所凑,其气必虚",增强人体正气,就可以提高机体抗御疫邪入侵的能力,从而使疫邪不能侵犯人体,或即使感受了疫邪也不会发病,或即使发病其病情也较轻微,易于治愈、康复。培固正气,强壮体质的方法甚多,主要可以采取以下措施:

(1)锻炼身体以增强体质。我国人民创造了许多保健强身的方法,如气功、太极拳、五禽戏、八段锦、保健按摩及各种其他的武术运动等。各种现代体育运动也同样能增强体质,可以根据自身的年龄、职业、居住条件、爱好等,选择锻炼项目,持之以恒,提高自身抵抗力,抵御疫邪的侵袭。

(2)顺应四时气候变化。人类生存在自然界中,与自然界的变化息息相关,如这些变化超过了人体的适应能力,会导致疫病的发生与流行。另一方面,人们在日常生活中,也应根据季节的变化和气温的升降,合理安排作息时间,及时调整衣被和室内温度。冬日不可受寒,但也不宜保暖过度;夏日不可在炎日下过分劳作,但也不宜贪凉露宿、恣食生冷。这对于小儿来说尤为重要,因小儿在生活上自理能力较差,加上脏腑娇嫩,容易受外界气候变化的影响,更应重视适应四时气候的变化。

(3)避免过度消耗正气。人体正气对于抵御外来温邪的侵袭具有重要作用,因而必须注意保护。保护阴精实质就是保护体内防御温邪侵入的正气,除了要避免房劳过度,不宜早婚、早育外,还要注意日常生活的劳逸结合,保持心情舒畅、情绪稳定等。正如吴鞠通在《温病条辨》中所说:"不藏精三字须活看,不专主房劳说,一切人事之能摇动其精者皆是。"

(4)注意环境、个人、饮食卫生。应经常保持生活和工作环境的整洁卫生,居处要空气新鲜,阳光充足,温度适宜。养成良好的个人卫生习惯,不随地吐痰,饭前便后洗手。在饮食上不食用腐败变质食物,不过食辛辣厚腻之品,不嗜烟酒等。

现代计划免疫工作开展的大规模人工免疫接种,也可以看作是增强人体正气的一项有效措施。

(二)及时诊治,控制传播

对于疫病患者,必须早期发现、早期隔离、早期诊断治疗,及时向有关防疫部门报告,采取相应措施。这不仅有利于患者及早得到诊治,有利于治疗和恢复健康,同时也有助于及早控制疾病的传播,防止发生流行。

为了有效控制疫病的传播,除了对患者进行隔离外,还可对曾经接触过患者的人进行必要的检疫或其他检查,有时还要采取措施控制人群的流动。患者在隔离期,应避免与健康人或其他疾病患者接触,如需接触亦应有一定的隔离措施,如戴口罩、隔离帽,穿隔离衣、鞋等。在病室及患者周围采取一定的消毒处理措施。患者的痰液、呕吐物、粪便、血液等都不可随便向外排放,应集中起来进行彻底消毒处理。患者的衣物及其他生活用具也要经过消毒处理。

根据疫病的感受途径不同,可采取不同的措施来阻断其感染和传播的途径。如通过呼吸道传染者,可在疫病流行期间进行室内空气消毒,并保持公共场所的空气流通,尽量避免或减少去公共场所,外出时可戴口罩等。对通过消化道传染者,应特别注意饮食和环境卫生,不饮生水,注意饮食用具的消毒,勤剪指甲,消灭苍蝇等害虫,管理好水源、粪便等,以防"病从口入"。对于通过蚊子、跳蚤、虱子、老鼠等动物传播者,则要采取各种方法进行防虫、驱虫、杀虫或捕杀老鼠等。

(三)预施药物,防止染病

预施药物是指在疫病流行期间,在一定范围内,对可能感染疫邪的人群使用药物,以防止疫病的发生与传播。目前较多使用的预防方法有以下几种：

(1)熏蒸法。即用药物加温燃烧烟熏，或煮沸熏蒸。此法一般适用于以呼吸道为传播途径的疫病预防。如在疫病流行期间，用食醋按每立方米空间 2～10 mL 加清水 1 倍，在居室内煮沸熏蒸 1 h，主要用于流感的预防。又如采用苍术、艾叶烟熏剂在室内燃烧烟熏，可用于腮腺炎、水痘、猩红热、流感等传染病的预防。

(2)滴喷法。即用药物滴入鼻孔，或喷入咽部。此法一般也用于呼吸道传染病。如在疫病流行期间，将食醋用冷开水稀释后滴鼻，可预防流感、流行性脑脊髓膜炎等；或用白芷 3 g，冰片 1.5 g，防风 3 g，共研细末，取少量吹入两侧鼻孔，或放在口罩内任其慢慢吸入，也有预防作用。在白喉流行时，用锡类散喷入咽喉部，有一定预防作用。

(3)服药法。即用一味或多味中药煎服，或制成丸、散剂内服。如预防流感可选用金银花、连翘、野菊花、桉树叶、贯众、螃蜞菊、黄皮叶等；预防流行性脑脊髓膜炎可选用大蒜、金银花、连翘、九里光、贯众、野菊花、蒲公英、鲜狗肝菜、鲜鬼针草等；预防乙脑可选用大青叶、板蓝根、牛筋草等；预防肠伤寒可选用黄连、黄柏等；预防猩红热可选用黄芩、忍冬藤等；预防麻疹可选用紫草、丝瓜子、贯众、胎盘粉等；预防传染性肝炎可选用板蓝根、糯稻根、茵陈等；预防痢疾可选用马齿苋、大蒜、食醋等。在运用时，可选其中一味药或数味药煎汤内服，每日 1 剂，连服 2～4 日。

此外，还有不少流传于民间的简便易行的预防疫病的方法，有待于进一步的研究。

附：疫病管理相关法规

《中华人民共和国传染病防治法》(1989 年 2 月 21 日第七届全国人民代表大会常务委员会第六次会议通过，2004 年 8 月 28 日第十届全国人民代表大会常务委员会第十一次会议修订)规定管理的甲类、乙类和丙类传染病：

甲类传染病是指：鼠疫、霍乱。

乙类传染病是指：传染性非典型肺炎、艾滋病、病毒性肝炎、脊髓灰质炎、人感染高致病性禽流感、麻疹、流行性出血热、狂犬病、流行性乙型脑炎、登革热、炭疽、细菌性和阿米巴性痢疾、肺结核、伤寒和副伤寒、流行性脑脊髓膜炎、百日咳、白喉、新生儿破伤风、猩红热、布鲁氏菌病、淋病、梅毒、钩端螺旋体病、血吸虫病、疟疾。

丙类传染病是指：流行性感冒、流行性腮腺炎、风疹、急性出血性结膜炎、麻风病、流行性和地方性斑疹伤寒、黑热病、包虫病、丝虫病，除霍乱、细菌性和阿米巴性痢疾、伤寒和副伤寒以外的感染性腹泻病，以及甲型H1N1 流感。

卫生部颁布的《中华人民共和国传染病防治法实施办法》第十六条中将传染病的菌(毒)种分为下列三类：

一类：鼠疫耶尔森氏菌、霍乱弧菌；天花病毒、艾滋病病毒。

二类：布氏菌、炭疽菌、麻风杆菌；肝炎病毒、狂犬病毒、出血热病毒、登革热病毒；斑疹伤寒立克次体。

三类：脑膜炎双球菌、链球菌、淋病双球菌、结核杆菌、百日咳嗜血杆菌、白喉棒状杆菌、沙门氏菌、志贺氏菌、破伤风梭状杆菌；钩端螺旋体、梅毒螺旋体；乙型脑炎病毒、脊髓灰质炎病毒、流感病毒、流行性腮腺炎病毒、麻疹病毒、风疹病毒。

国务院卫生行政部门可以根据情况增加或者减少菌(毒)种的种类。

三、疫苗的预防接种

许多疫病能够得到预防和治疗，是 20 世纪以来医学发展中最光辉的篇章。天花已经绝迹，伤寒、结核、白喉、百日咳、麻疹、脊髓灰质炎、乙脑等的发病率和病死率降低。这些成就在很大程度上要归功于疫苗的研制和预防接种的普及。

(一)疫苗研究的历史回顾

我国是最早用接种人痘方法预防天花的国家,也是首创疫病预防接种的国家。接种免疫是预防疫病最有效的措施,也是增强人体正气的重要方法。在清光绪年间《杭州府志》中载有紫硖樵叟辑《李氏免疫类方》,即使用了免疫一词,在此以前,历代医家早就发现人体在患了某一种传染性疾病后,以后就不再患此病,即已认识到身体对该病具有了一定的抗御能力。如15世纪朱棣等编的《普济方》中,在谈到山岚瘴气疟疾时说,在疟疾盛行的岭南地区,其土著居民对疟疾有一定的免疫能力,所谓"其土人宜无所受",而新进入该地区的人则难于幸免此病。明代万全在《痘疹世医心得》中也谈到麻疹与天花如已患过者则不会再病,即"至于疹子则与痘疹相似,彼此传染,但发过不再作耳"。在认识到这一现象的同时,古人开始尝试用人工免疫的方法使人体增强抗御外邪的能力,从而能预防某种疾病的发生。如《肘后备急方》中载:"疗猘犬咬人方,仍杀所咬犬,取脑傅(敷)之,后不复发。"《诸病源候论》中也记载预防射工病发作的方法:"若得此病毒,仍以为屑,渐服之。"当然,用以上的方法来预防某些传染性疾病的发生,其效果尚难以肯定,但这是人工免疫法的积极尝试。我国历史上较为成功的人工免疫法是人痘接种术。人痘接种术是把人工免疫法应用于大规模预防传染病的先导,被认为是近代免疫学的发端,是中医学对世界医学的重大贡献之一。关于人痘接种术究竟起于何时,在文献中有不同的说法。清代董玉山的《牛痘新书》说:"自唐开元间,江南赵氏始传鼻苗种痘之法。"但是,关于人痘接种术起于唐代之说尚无可靠旁证。也有人认为人痘接种术始于宋真宗时代,即公元10世纪。在明代《治痘十全》及清代朱纯嘏的《痘疹定论》中载有宋仁宗时期(1023~1056年),有峨眉山人为丞相王旦之子王素接种人痘的事情。又据明代周晖的《琐事剩余》载:"……生一子……未几,种痘,夭。"而明代程从周的《程氏医案》中也有种痘的记载。清代俞茂鲲在《痧科金镜赋集解》中说:"又闻种痘法起于明朝隆庆年间(1567~1572年),宁国府太平县,姓氏失考,得之异人丹传之家,由此蔓延天下。"综合以上记载,至少在16世纪以前,我国人痘接种术已较为广泛地流传,但由于记载甚略,其具体的操作方法已无从查考。至清初张璐的《张氏医通》中,对种痘法有较详的记述,当时使用痘浆、旱苗、痘衣等法。至清代吴谦等在《医宗金鉴》中则又补充了水苗法。方法虽各不相同,但目的都是通过人为的感染,使体内产生抗御该病的能力。痘衣法是穿上天花患者的内衣;痘浆法是在鼻孔内用棉花蘸塞天花患者的胞浆;旱苗法是在鼻孔内吹入天花患者的痘痂细末;水苗法是在鼻孔内用棉花蘸塞天花患者用水调湿后的痘痂。在人痘接种的实践中,古代医家发现,采用天花患者当时的胞浆或痘痂接种,当时称之为"生苗",使被接种者感染,其危险性较大。为了减少"生苗"的毒力,在清代朱奕梁的《种痘心法》、郑望颐的《种痘方》中都提出应用减低了毒力的"熟苗"。其办法是通过连续地接种和选炼,"若时苗连种七次,精加选炼,即为熟苗","其苗传种愈久,则药力之提拔愈精"。熟苗在使用时比较安全、可靠,被感染者仅出数颗痘疮,全身反应较少,而体内照样可以获得不再感染天花的能力。这种提制熟苗的方法完全符合现代疫苗制备的科学原理,并为以后的疫苗发明和使用提供了丰富的经验。

我国的人痘接种术早在17世纪就传入邻国。据清代俞正燮的《癸巳存稿》记载:"康熙时,俄罗斯遣人至中国学痘医",其后即在俄国上层贵族中施行人痘接种。在18世纪20年代前后,人痘接种术由俄国传入土耳其,并改用针刺法代替了原有的接种方法。1721年由当时英国驻土耳其大使夫人Montagu将人痘接种术传入英国,并在英国得到了一定的推行。后来,英国乡村医生Jenner在接种人痘预防天花的启示下,通过实地观察挤牛奶女工手指长牛痘疮后不再患天花的许多病例,勇敢地进行了接种牛痘预防天花的人体实验。1798年正式确立了接种牛痘预防天花的可靠方法,并迅速得到承认和推广。近半个世纪以来,在世界卫生组织的指导下,各国人民作了巨大努力,在1980年5月第33次世界卫生大会上宣布:千百年来严重危害人类的天花已在全世界范围内被彻底消灭。

法国科学家Pasteur及其助手于1880年在实验中发现,经过1~3月培养可使鸡霍乱弧菌致病力逐渐减弱,服该菌后存活的鸡再次用鸡霍乱弧菌攻击时,耐受力增强,病情减轻,病死率降低,从而发明了鸡霍乱菌苗并成功地用于预防。1881 年 Pasteur 又研制成功弱毒炭疽菌苗,有效用于预防牲畜炭疽。1885 年 Pasteur 将受染兔脑脊髓干燥 1 ~ 14 日,制成了狂犬病疫苗,用于被狂犬咬伤后预防发病,亦有显著效果。从此开创了疫苗研制及预防接种的新纪元。1888 年 Pasteur 的助手 Roux 等发现白喉毒素为该病患者及实验动物中毒致死的原因。1890 年 Roux 的助手 Behring 等研制出白喉抗毒素,从而奠定了血清疗法及血清学研究的基础。1920 年,法国医生 Calmette 及兽医 Guerin 将一株牛型结核杆菌连续培养 13 年传代 230 次,制成了致病力消失的结核杆菌活菌苗,并将其用于预防结核病,取得成功,数十年来在全世界推广应用这种菌苗已使结核病的发病率显著下降。为纪念他们的成就,这种菌苗被称为卡介苗(Bacillus Calmette Guerin,BCG)。

20 世纪初,各种疫苗如雨后春笋般不断涌现,并被迅速推广使用,为传染病的预防作出了巨大贡献。目前常规使用的疫苗多达百种以上。

(二)疫苗预防传染病的原理

用于建立自动免疫以预防传染病的抗原性制剂统称疫苗(vaccine)。我国习惯上将疫苗分为 3 类:由病毒制成者称疫苗;由细菌制成者称菌苗;由细菌外毒素制成者称类毒素。

灭活或死菌苗(如霍乱灭活菌苗)或疫苗(如乙脑灭活疫苗)接种后,其中的抗原能诱生相应的特异性抗体,可以对抗相应微生物感染或减轻病情。活的无毒或减毒疫苗、菌苗(如卡介苗、脊髓灰质炎口服减毒活疫苗)接种后可引起局部或全身轻微而短暂的感染并诱生特异性细胞及体液免疫应答,从而保护机体免遭相应微生物感染。有的疫苗还有诱生干扰素的作用(如狂犬病疫苗)。

除了传统的含完整细菌、病毒及类毒素疫苗外,近年来应用生物化学技术研制出不含完整细菌或病毒,只含其某些成分或产物的无细胞疫苗(如百日咳无细胞菌苗)。将微生物或其产物裂解后制成的,或只含所需抗原的制剂,称亚单位疫苗[如血源性表面抗原(HBsAg)乙肝疫苗、A 群流行性脑脊髓膜炎球菌多糖菌苗、霍乱弧菌毒素亚单位 B 菌苗等]。把不同菌株或毒株混合培养,可筛选出具有双方多种优良特性的疫苗种子株(如流感弱毒活疫苗毒株)。随着基因工程技术的应用,已研制出酵母菌或其他载体表达的 HBsAg 乙肝疫苗、狂犬病毒 G 蛋白疫苗,以及沙门菌基因与许多其他细菌或病毒或原虫基因重组的杂交疫苗。应用化学及分子生物学技术可以合成含某些微生物蛋白质抗原的部分氨基酸序列,可将此多肽片段用来作为多肽疫苗。众所周知,抗原可诱生抗体,抗体又可作为抗原诱生抗体的抗体,这种抗体的表面构型与相应的抗原有镜像般的相似点。利用抗体作为抗原制成疫苗进行接种,可预防相应的传染病,这种疫苗称为抗独特型抗体疫苗(antiidiotypic antibody vaccine)。这种制剂的优点是不含病原体成分(如基因、毒素等),可以完全避免微生物疫苗的残留毒性,也可防止意外的传染性及病原体基因的潜在威胁。20 世纪 90 年代以来,发现将含有病原体抗原基因的裸质粒 DNA 导入动物细胞中,可表达相应抗原并引起持久的特异性细胞及体液免疫应答。此种用编码基因制成的疫苗,称为核酸疫苗或基因疫苗,已成为当前疫苗研制的热点。核酸疫苗制备过程简单,便于制成联合疫苗,成本较低,接种后类似自然感染,且无活疫苗毒力回升及重组疫苗抗原表位易于改变等问题,它将对疫苗研制及应用带来重大的革命性变化。

(三)预防接种注意事项

1. 预防接种的禁忌证

(1)发热、感染及各种传染病患者禁接种。

(2)各种主要脏器疾病或其他严重疾病患者,如心脏病、高血压、低血压、肾炎、肝硬化、血液病、肺结核、恶性肿瘤、癫痫、痉挛素质及免疫缺陷等,禁接种。

(3)有过敏史者、湿疹患者、孕妇及哺乳期妇女,以及年老、过分体衰、佝偻病及营养不良者禁接种。

（4）其他特殊禁忌。如结核菌素皮试阳性者禁接种卡介苗，湿疹患者禁接种牛痘。

2. 预防接种的不良反应及防治方法

（1）局部及全身反应。接种 24 h 左右局部可出现红、肿、热、痛现象，直径 2.5～5 cm，可伴有附近淋巴结肿痛。全身反应主要为发热，可伴有寒战、头痛、全身不适、食欲减退、恶心、呕吐、腹痛或腹泻等症状。预防接种者绝大多数反应很轻微。局部反应重者，可热敷。全身反应重者，可给解热止痛药等对症处理。患者体温恢复正常后，其他症状也自行消退。

（2）晕厥。个别人在注射过程中或注射后数分钟内发生晕厥，应立即平卧并取头低位，松解衣领，针刺人中、合谷等穴。如血压下降，可按休克处理。饥饿、疲劳、紧张或恐惧时进行注射易致晕厥，应当避免。

（3）过敏性休克。个别人在注射抗毒血清后数秒钟、数分钟甚至 1～2 h 内可发生过敏性休克，患者突然感到胸闷、气急、不安、面色苍白、出冷汗、四肢厥冷、脉搏细弱、血压下降，甚至抽风、昏迷等，严重者短时间内心跳、呼吸停止而死亡。因此，注射抗毒血清者均应先做皮试，阴性者方可使用。如皮试阳性而又需用抗毒血清者，应做脱敏注射。注射抗毒血清后应常规观察半小时左右。注射室应备有肾上腺素等急救药品。一旦发生过敏性休克，应立即按休克处理，使用肾上腺素、肾上腺皮质激素及输液等。

（4）血清病。血清病一般在注射抗毒血清（如破伤风抗毒素）后 8～12 日发生，第 2 次注射时潜伏期可缩短。主要有发热、荨麻疹、淋巴结肿大、关节痛、蛋白尿、哮喘或眼睑水肿等表现。发生血清病时可根据具体情况口服适量的泼尼松（强的松）、盐酸苯海拉明或异丙嗪，必要时可静脉滴注氢化可的松或地塞米松。

（5）其他。皮疹、血管神经性水肿较常见，可口服泼尼松等药物。偶可发生变态反应性脑脊髓炎，接种局部出现无菌性脓肿或溃疡，亦需适当处理。

3. 接种时其他注意事项

（1）应严格按制剂使用说明书要求使用，特别注意产品的适应证、使用途径及剂量，以免发生错误。

（2）接种前应检查制剂，凡过期、变色、发霉、有摇不散凝块或异物、标签不清、安瓿破损者，一律不得使用。

（3）做到一人一针一管。

（4）制剂安瓿启开后不能放置过久，活菌（疫）苗不超过 30 min，灭活菌（疫）苗不超过 1 h。

我国现行计划免疫方案见下表。

疫苗免疫程序

疫苗	接种对象月（年）龄	接种剂次	接种部位	接种途径	接种剂量（每剂次）	备注
乙肝疫苗	0 月龄，1 月龄，6 月龄	3	上臂三角肌	肌内注射	酵母苗 5 μg/0.5 mL，CRO 苗 10 μg/mL、20 μg/mL	出生后 24 h 内接种第 1 剂，第 1、2 剂次间隔大于 28 天
卡介苗	出生时	1	上臂三角肌中部略下处	皮内注射	0.1 mL	
脊髓灰质炎疫苗	2 月龄，3 月龄，4 月龄，4 周岁	4		口服	1 粒	第 1、2 剂次，第 2、3 剂次间隔均大于 28 天
百白破疫苗	3 月龄，4 月龄，5 月龄，18～24 月龄	4	上臂外侧三角肌	肌内注射	0.5 mL	第 1、2 剂次，第 2、3 剂次间隔均大于 28 天
白破疫苗	6 周岁	1	上臂三角肌	肌内注射	0.5 mL	
麻风疫苗（麻疹疫苗）	8 月龄	1	上臂外侧三角肌下缘附着处	皮下注射	0.5 mL	
麻腮风疫苗（麻腮疫苗、麻疹疫苗）	18～24 月龄	1	上臂外侧三角肌下缘附着处	皮下注射	0.5 mL	

续表

疫　苗	接种对象月(年)龄	接种剂次	接种部位	接种途径	接种剂量(每剂次)	备　　注
乙脑减毒活疫苗	8月龄,2周岁	2	上臂外侧三角肌下缘附着处	皮下注射	0.5 mL	
A群流脑疫苗	6~18月龄	2	上臂外侧三角肌附着处	皮下注射	30 μg/0.5 mL	第1、2剂次间隔3个月
A+C流脑疫苗	3周岁,6周岁	2	上臂外侧三角肌附着处	皮下注射	100 μg/0.5 mL	2剂次间隔不少于3年;第1剂次与A群流脑疫苗第2剂次间隔不少于12个月
甲肝减毒活疫苗	18月龄	1	上臂外侧三角肌附着处	皮下注射	1 mL	
出血热疫苗(双价)	16~60周岁	3	上臂外侧三角肌	肌内注射	1 mL	接种第1剂次后14天接种第2剂次,第3剂次在第1剂次接种后6个月接种
炭疽疫苗	炭疽疫情发生时,病例或病畜间接接触者及疫点周围高危人群	1	上臂外侧三角肌附着处	皮上划痕	0.06 mL(2滴)	病例或病畜的直接接触者不能接种
钩体疫苗	流行地区可能接触疫水的7~60岁高危人群	2	上臂外侧三角肌附着处	皮下注射	成人第1剂0.5 mL,第2剂1.0 mL;7~13岁剂量减半;必要时7岁以下儿童依据年龄、体重酌量注射,但不超过成人剂量的1/4	接种第1剂次后7~10天接种第2剂次
乙脑灭活疫苗	8月龄(2剂次),2周岁,6周岁	4	上臂外侧三角肌下缘附着处	皮下注射	0.5 mL	第1、2剂次间隔7~10天
甲肝灭活疫苗	18月龄,24~30月龄	2	上臂三角肌附着处	肌内注射	0.5 mL	2剂次间隔不少于6个月

注:①CRO疫苗用于新生儿母婴阻断的剂量为20 μg/mL。②未收入药典的疫苗,其接种部位、途径和剂量参见疫苗使用说明书。

参考文献:

[1]王秀莲.古今瘟疫与中医防治[M].北京:中国中医药出版社,2010.

[2]盛增秀,陈勇毅.中医治疫名论名方名案[M].北京:人民卫生出版社,2006.

[3]何清湖.解读中医[M].北京:人民军医出版社,2012.

[4]裘沛然.中医历代各家学说[M].上海:上海科学技术出版社,1984.

[5]任应秋.中医各家学说[M].上海:上海科学技术出版社,1986.

[6]袁长津,何清湖.现代中医疫病学[M].北京:化学工业出版社,2008.

[7]鲁兆麟.中医各家学说[M].北京:北京医科大学中国协和医科大学联合出版社,1996.

[8]郭谦亨.温病述评[M].西安:陕西科学技术出版社,1987.

[9]陆拯.近代中医珍本集:温病分册[M].杭州:浙江科学技术出版社,1987.

中篇
▌疫病常用方剂篇▌

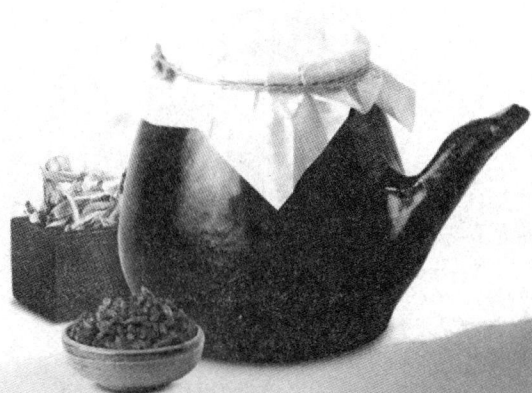

第一章　温热类疫病方剂

温热类疫病,是指外感六淫、疫疠等引起的多种急性热病,有起病急、发热高、发展快、变化多的特点,大体相当于现代医学的传染性、感染性及过敏性急性热病等。中医温病学说起源很早,最早见于《内经》,如"民乃疠,温病乃作""冬伤于寒,春必病温"。汉代《伤寒论》中也有记载,如"太阳病,发热而渴,不恶寒者为温病。若发汗已,身灼热者名风温"。明代吴又可著《瘟疫论》,创戾气致病说,力阐与伤寒之不同,为温病学说之先导。迨至清代叶天士、吴鞠通创立卫气营血辨证、三焦辨证后,才形成了一套完整的温病学的理论体系。本章主要介绍具有不同功效的清法及其代表方剂。

第一节　辛凉疏透法方剂

辛凉疏透法,是用辛泄凉散之剂以疏散卫表的风热。主治风温初起,风热病邪袭于肺卫者。症见发热,微恶风寒,无汗或少汗,口微渴,或伴有咳嗽,咽痛,舌苔薄白,舌边尖红,脉浮数等。代表方剂如银翘散、桑菊饮等。常用药物有连翘、金银花、薄荷、桑叶等。现代广泛用于急性发热性疾病的初起阶段,如感冒、流感、急性扁桃体炎、上呼吸道感染、肺炎等辨证属温病初起,邪郁肺卫者。

银翘散

【方源】清代吴鞠通《温病条辨》。

【组成】连翘1两(30 g),银花1两(30 g),苦桔梗6钱(18 g),薄荷6钱(18 g),竹叶4钱(12 g),生甘草5钱(15 g),荆芥穗4钱(12 g),淡豆豉5钱(15 g),牛蒡子6钱(18 g)。

【服法】上杵为散,每服6钱(18 g),以鲜苇根汤煎,香气大出,即取服,勿过煮。肺药取轻清,过煮则味厚而入中焦矣。病重者,约2时1服,日3服,夜1服;轻者3时1服,日2服,夜1服。病不解者,作再服。

【功用】辛凉透表,清热解毒。

【主治】适用于温病初起,发热无汗,或有汗不畅,微恶寒,头痛口渴,咳嗽咽痛,舌尖红,苔薄白或薄黄,脉浮数。

【方解】温病初起,邪在卫分,卫气被郁,开合失司,故发热,微恶风寒,无汗或有汗不畅。肺开窍于鼻,邪自口鼻而入,上犯于肺,肺气失宣,则见咳嗽。风热搏结气血,蕴结成毒,热毒侵袭肺系门户,则见咽喉红肿疼痛。温邪伤津,故口渴。舌尖红,苔薄白或微黄,脉浮数,均为温病初起之症状。治宜辛凉透表,清热解毒。方中金银花、连翘气味芳香,既能疏散风热,清热解毒,又可辟秽化浊,在透散卫分表邪的同时,兼顾了温热病邪易蕴结成毒及多夹秽浊之气的特点,故重用为君药。薄荷、牛蒡子辛凉,疏散风热,清利头目,且可解毒利咽;荆芥穗、淡豆豉辛而微温,解表散邪,此二者虽属辛温,但辛而不烈,温而不燥,配入辛凉解表方中,增强辛散透表之力,是为去性取用之法。此四药俱为臣药。芦根、竹叶清热生津,桔梗开宣肺气而止咳利咽,同为佐药。甘草既可调和药性,护胃安中,又合桔梗利咽止咳,是属佐使药之用。本方所用药物均系轻清之品,加之用法强调"香气大出,即取服,勿过煮",体现了吴鞠通"治上焦如羽,非轻莫举"的用药原则。

本方配伍特点:一是辛凉之中配伍少量辛温之品,既有利于透邪,又不悖辛凉之旨。二是疏散风邪与清热解毒相配,具有外散风热、内清热毒之功效,构成疏清兼顾,以疏为主之剂。

【运用】

(1)辨证要点。《温病条辨》称本方为"辛凉平剂",是治疗外感风热表证的常用方剂。以发热,微恶寒,咽痛,口渴,脉浮数为辨证要点。

(2)加减变化。渴甚者,为伤津较甚,加天花粉生津止渴。项肿咽痛者,系热毒较甚,加马勃、玄参清热解毒,利咽消肿。衄者,由热伤血络所致,去荆芥穗、淡豆豉之辛温,加白茅根、侧柏炭、栀子炭凉血止血。咳者,是肺气不利,加杏仁苦降肃肺以加强止咳之功效。胸膈闷者,乃夹湿邪秽浊之气,加藿香、郁金芳香化湿,辟秽祛浊。

(3)现代运用。本方广泛用于急性发热性疾病的初起阶段,如感冒、流感、急性扁桃体炎、上呼吸道感染、肺炎、麻疹、流行性脑膜炎、乙脑、腮腺炎等辨证属温病初起,邪郁肺卫者。皮肤病如风疹、荨麻疹、疮痈疖肿,亦多用之。

(4)使用注意。凡外感风寒及湿热病初起者禁用。因方中药物多为芳香轻宣之品,不宜久煎。

【附方】银翘解毒散[见《中国中药成药处方集》(人民卫生出版社,1962年。下同)西安方]。本方改为丸剂,名"银翘解毒丸"[见《北京市中药成方选集》(人民卫生出版社,1962年。下同)西安方];改为片剂,名"银翘解毒片"(见《中华人民共和国药典》一部);本方改为膏剂,名"银翘解毒膏"(见《中国中药成药处方集》天津方)。

【各家论述】《温病条辨》:"本方谨遵《内经》'风淫于内,治以辛凉,佐以苦甘;热淫于内,治以咸寒,佐以甘苦'之训。又宗喻嘉言芳香逐秽之说,用东垣清心凉膈散,辛凉苦甘。病初起,且去入里之黄芩,勿犯中焦;加银花辛凉,芥穗芳香,散热解毒,牛蒡子辛平润肺,解热散结,除风利咽,皆手太阴药也……此方之妙,预护其虚,纯然清肃上焦,不犯中下,无开门揖盗之弊,有轻以去实之能,用之得法,自然奏效。"

《成方便读》:"银翘散,治风温温热,一切四时温邪。病从外来,初起身热而渴,不恶寒,邪全在表者。故以辛凉之剂,轻解上焦。银花、连翘、薄荷、荆芥,皆辛凉之品,轻扬解散,清利上焦者也。豆豉宣胸化腐,牛蒡利膈清咽,竹叶、芦根清肺胃之热而下达,桔梗、甘草解胸膈之结而上行。此淮阴吴氏特开客气温邪之一端,实前人所未发耳。"

【临证举隅】

(1)患者,女,39岁。1周前感冒,头痛,微恶寒,咽喉肿痛,鼻塞流涕,色黄质稠,咳嗽咯痰,痰黄黏稠。于感冒第6日,吃饭时突感左半边颜面失去知觉,咀嚼无力,口角下垂歪向右侧,左眼裂开大,左眼闭合不全,右鼻唇沟变浅,鼓颊不能,吹气不能。今各感冒症状消失,舌质红,苔黄,脉浮数。西医诊断为面神经麻痹。中医诊断为面瘫。辨证为风热入中,气血闭阻。治以疏风通络。方用银翘散加减,配合针灸疗法:金银花12 g,连翘12 g,荆芥穗6 g,防风9 g,淡豆豉9 g,薄荷10 g,生甘草5 g,白芍9 g,桂枝9 g,蜈蚣2条,全蝎9 g。服药9剂而愈。

按：此证乃属中医学面瘫、口僻范畴，《内经·经筋》云："足之阳明，手之太阳筋急，则口目为僻……"方中以银翘散为底方疏风解表，再加防风增强祛风之力，以全蝎、蜈蚣搜风止痉、通络，以桂枝、白芍和营卫。全方既能解表祛风以散邪，又能疏通阳明经络以解痉通络。

（2）患者，47岁。刷牙时突发右侧面部剧痛，疼痛呈刀割样，向眼额部放射，持续30 s，发作频繁。自述2日前头痛，咽喉肿痛，鼻塞流涕，色黄质黏稠，心烦甚，口苦，纳眠可，溲黄便干。观其舌象见舌红，苔薄黄，脉浮。西医诊断为三叉神经痛。中医诊断为面痛。辨证为风热上犯，气血壅滞，经络不通。治以疏风清热通络。方用银翘散加减：金银花15 g，连翘12 g，芦根12 g，天花粉12 g，桔梗9 g，竹叶8 g，甘草6 g，葛根10 g，黄芩10 g，栀子10 g，牡丹皮10 g。连入6剂，面痛无再犯。

按：《张氏医通》有云："面痛……不能开口言语，手触之即痛，此是阳明经络受风毒，传入经络，血凝滞而不行。"该证属风热毒邪，浸淫面部，经脉气血壅滞，运行不畅，又因其起病较急，伴心烦、口苦、便干、溲黄，示阳明少阳火邪亢盛，故以疏风通络，清热解毒为法，以银翘散疏风清热，再加凉血清热生津药，效果明显。

（3）患者，男，17岁。缘其近来准备考试，压力较大，作息不定时，加之过食煎炸肥腻，1周内面颊、额部痤疮遍起。自述口气较重，咽喉疼痛，消谷善饥，眠可，小便调，大便干。查见其舌质红，苔薄黄，脉滑数。中医诊断为痤疮。辨证为外感风邪，肺胃蕴热，沿经上蒸于面。治以疏风解表，清泄肺胃。方用银翘散加减：金银花15 g，连翘12 g，丹参12 g，薄荷9 g，生甘草4 g，荆芥穗6 g，竹叶6 g，枇杷叶10 g，栀子10 g，黄芩10 g，泽泻10 g，牡丹皮10 g。服药3剂后，痤疮未见新发，再服7剂，面部痤疮尽退。

按：《内经·生气通天论》云："寒薄为皶，郁乃痤。"该患者情志抑郁，气机不畅，加之过食煎炸火热之品，故热毒内生，蕴积阳明，循经上攻于面部，则发为痤疮。该证属阳热证，病发于肺胃，故以银翘散加减治疗。重用金银花、连翘以清热解毒；加用枇杷叶、黄芩以清泄肺胃之火；竹叶、泽泻清肝利胆，排脓利尿；栀子痛泄三焦，引火趋于下行；丹参、牡丹皮清热凉血，解毒养阴。

（4）患者，男，5岁。1周前双侧腮腺区漫肿，疼痛，咀嚼痛甚，今早出现恶寒发热，双侧睾丸肿痛。症见面部两侧以耳垂为中心漫肿，下颌骨边缘不清，局部皮肤发亮，酸痛拒按，伴头痛烦躁，溲黄便秘。此乃西医之流行性腮腺炎，中医诊断为痄腮。证属风热疫毒，邪犯肺卫，引睾窜腹。治以疏风透邪，清热解毒，消肿止痛。方用银翘散加减：金银花8 g，连翘8 g，牛蒡子6 g，淡豆豉6 g，薄荷5 g，生甘草3 g，桔梗8 g，芦根6 g，焦山栀6 g，大青叶9 g，滑石15 g，制僵蚕8 g，荔枝核8 g，生大黄4 g。服药4剂后，患儿热退，腮腺区肿痛减轻，睾丸疼痛减轻。其母述其纳呆不欲食，烦渴甚，症见唇红，舌干少苔，脉细数，故于方中再加入石斛、麦冬、生地、天花粉各6 g，再进3剂，诸症消失。

按：此证属中医学温病痄腮范畴，如《诸病源候论·诸肿候》云："肿之生也，皆由风邪、寒热、毒气客于经络，使血涩不通，壅结皆成肿也。"本病初起邪毒袭于卫，故恶寒发热，面肿；邪毒内陷，传入厥阴肝经，发为睾丸肿痛。治以疏风透邪，清热解毒，消肿止痛为主。以桔梗、薄荷、淡豆豉透泄肺卫郁热外达；焦山栀、大青叶、金银花、连翘、牛蒡子直解肺胃热毒；滑石、芦根导热从小便渗泄；以制僵蚕、荔枝核理气止痛，化痰散结。

【现代研究】

1.临床研究

（1）上呼吸道感染。王莉珍[1]以银翘散治疗上呼吸道感染282例，结果痊愈253例，无效29例。陈卫[2]用银翘散加减治疗流感患者82例，总有效率为73.6%。吕明惠[3]用加味银翘散为主方治疗上呼吸道感染62例，并与单纯使用西药治疗的50例进行比较，结果加味银翘散治疗急性上呼吸道感染总有效率明显优于单纯使用西药者。

（2）儿童手足口病。朱奕豪等[4]运用银翘散加藿朴夏苓汤治疗小儿手足口病43例，总有效率为95.6%。甄玉珍[5]利用银翘散治疗手足口病50例，总有效率为98%。张丽霞[6]、黄红梅[7]分别采用银翘散加减治疗儿童手足口病32例、16例，总有效率分别为96.9%、100%。

（3）扁桃体炎及咽炎。左立镇[8]利用银翘散加减治疗急性扁桃体炎60例，总有效率为95%。孙法泰等[9]报道银翘散治疗慢性增生型扁桃体炎60例,总有效率为100%。李春红[10]利用银翘散加味治疗急性扁桃体炎40例,总有效率为100%。

(4)其他。银翘散在治疗流行性腮腺炎[11]、外感后耳鸣[12]、面神经麻痹[13]、小儿乙肝、乳腺炎[14]、急性荨麻疹、痤疮、银屑病[15]、Thygeson表层点状角膜炎[16]均取得较好疗效。此外,刘召苓等[17]、郭选贤等[18]在用银翘散预防肺癌及治疗艾滋病方面均取得较好疗效。

2. 药理研究

现代研究表明,银翘散具有解热、镇痛、抗炎、抗过敏、抗菌、抗病毒以及免疫调节等作用,为其透表散邪、清热解毒功效提供了一定的理论依据。

(1)解热镇痛。周远鹏等[19]用银翘解毒片进行大鼠腹注、灌胃,结果显示均有明显的镇痛效果,并能明显抑制三联疫苗致大鼠体温的升高。杜力军等[20]发现银翘散能够解除致热原对大鼠温度敏感神经元的作用,证明该药为中枢性解热药,且其作用原理同于解热镇痛类药物。

(2)抗炎、抗过敏。梁吉春等[21]发现银翘散能显著抑制致炎剂二甲苯引起的小鼠皮肤毛细血管通透性增高,并呈显著的量效相关。邓文龙等[22]发现银翘散能提高炎灶巨噬细胞对异物的吞噬能力,对多型变态反应均有明显的抗过敏作用,其抗过敏活性主要通过抗组胺作用而实现。

(3)抗菌、抗病毒。银翘解毒片在体外有广谱抗菌作用,并有明显的抗病毒作用,在体内也表现出明显减少病毒引起的死亡[19]。陈红[23]发现银翘解毒水对乙型溶血性链球菌等9种细菌有不同程度的抑菌作用,对小鼠金黄色葡萄球菌感染有一定保护作用。

(4)免疫调节。李庆国等[24]发现银翘散可以抑制肿瘤坏死因子(TNF)-α细胞炎性因子的表达,提高干扰素(IFN)-γ的表达水平,从而发挥减轻炎性的损伤,增强机体免疫力的作用。杨子峰等[25]研究表明,银翘散可以改善流感病毒引起的小鼠肺炎症状,延长生命,对甲型流感病毒感染小鼠有保护作用,对病毒性感冒显示了较好的疗效。

参考文献:

[1]王莉珍.中医中药治疗呼吸道感染282例疗效观察[J].河北中医,1991,13(6):9.

[2]陈卫.中西药治疗流行性感冒82例退热效果观察[J].中国农村医学,1988(12):42-43.

[3]吕明惠.加味银翘散治疗急性上呼吸道感染62例观察[J].蚌埠医学院学报,2001,26(5):435-436.

[4]朱奕豪,王真,陈婉姬.银翘散加藿朴夏苓汤治疗小儿手足口病的随机临床对照研究[J].浙江中医药大学学报,2008,32(4):448-449.

[5]甄玉珍.银翘散治疗手足口病50例[J].河北中医,2009,31(1):127.

[6]张丽霞.银翘散加减治疗儿童手足口病32例临床观察[J].中医药导报,2007,13(9):43-48.

[7]黄红梅.银翘散加减治手足口病16例[J].江苏中医药,2008,39(12):31.

[8]左立镇.银翘散加减治急性扁桃体炎60例[J].中国中医药现代远程教育,2008,6(6):527.

[9]孙法泰,孙忠河.银翘散治疗慢性增生型扁桃体炎60例[J].陕西中医,2007,28(4):398-399.

[10]李春红.加味银翘散治疗急性扁桃体炎40例[J].现代中西医结合杂志,2007,16(33):4985.

[11]邓辉权.消痤贴配合银翘散治疗流行性腮腺炎147例[J].中医外治杂志,2005,11(1):49.

[12]王云飞,刘伟霞,于秋丽.银翘散加减治疗外感后耳鸣36例[J].中国乡村医药杂志,2006,13(6):49.

[13]蔡英姿.银翘散加味治疗面神经麻痹[J].中国社区医师,2006,8(17):61.

[14]周明礼.银翘散加味可治疗多种疑难杂症[J].亚太传统医药,2006(6):69.

[15]蓝海冰.银翘散加减治疗皮肤病验案举隅[J].北京中医药杂志,2005,24(4):230.

[16]王泉忠.银翘散治疗Thygeson表层点状角膜炎的治疗效果[J].职业与健康,2007,23(1):66.

[17]刘召苓,郑丽.银翘散预防肺癌化疗后感染观察[J].实用中医药杂志,2006,22(9):535.

[18]郭选贤,彭青鹤.银翘散治疗艾滋病[J].江苏中医药,2008,40(3):6.

[19]周远鹏,江京莉,严少敏.银翘解毒片的药理研究[J].中成药,1990,12(1):22-25.

[20]杜力军,沈映君.银翘散解热机理研究Ⅱ:银翘散对大鼠视前区－下丘脑前部神经元放电频率的影响[J].中药药理与临床,1992,8(5):6－9.

[21]梁吉春,石任兵,刘斌,等.银翘散研究方法的新探讨[J].北京中医药大学学报,1999,22(1):37－38.

[22]邓文龙,王文烈,尚钧.银翘散的药理作用研究[J].中医杂志,1986,27(3):59－62.

[23]陈红.银翘解毒水的药理研究[J].中药药理与临床,1998,14(5):11－13.

[24]李庆国,毕明刚,季宇彬.银翘散对流感病毒感染快速老化小鼠血清中TNF－α及IFN－γ动态表达的影响[J].中国医院用药评价与分析,2009,9(1):51－53.

[25]杨子峰,黄碧松,刘妮,等.银翘散抗甲1型流感病毒作用的实验研究[J].中国热带医学,2005,5(17):1423－1425.

桑菊饮

【方源】清代吴鞠通《温病条辨》。

【组成】杏仁2钱(6 g),连翘1钱5分(4.5 g),薄荷8分(2.4 g),桑叶2钱5分(7.5 g),菊花1钱(3 g),苦梗2钱(6 g),甘草8分(2.4 g)(生),苇根2钱(6 g)。

【服法】水2杯,煮取1杯,日2服。

【功用】疏风清热,宣肺止咳。

【主治】适用于太阴风温,但咳,身不甚热,微渴,脉浮数。

【方解】风温袭肺,肺失清肃,所以气逆而咳。受邪轻浅,所以身热不甚,口微渴。治当以辛以散风,凉以清肺为法。本方用桑叶清透肺络之热,菊花清散上焦风热,并作君药。臣以辛凉之薄荷,助桑叶、菊花以散上焦风热。桔梗、杏仁一升一降,宣肃肺气以止咳。连翘清透膈上之热,芦根清热生津止渴,用作佐药。甘草调和诸药,是作使药。诸药配合,有疏风清热,宣肺止咳之功效。

【运用】

(1)辨证要点。本方是主治风热咳嗽轻证的常用方剂。以咳嗽,发热不甚,微渴,脉浮数为辨证要点。对于风寒咳嗽,则不宜使用。

(2)加减变化。二三日不解,气粗似喘,燥在气分者,加石膏、知母。舌绛,暮热甚燥,邪初入营者,加玄参6 g,犀角3 g。邪在血分者,去薄荷、芦根,加麦冬、细生地、玉竹、牡丹皮各6 g。肺热甚者,加黄芩。渴者加天花粉。

(3)现代运用。常用于治疗流感、急性支气管炎、急性扁桃体炎、上呼吸道感染等属风热犯肺之轻证者。

(4)使用注意。本方中主要药物均属轻清宣透之品,故不宜久煎。本方为"辛凉轻剂",若肺热甚者,当予加味后运用,否则病重药轻,药不胜病。风寒咳嗽者禁用。

【附方】二鲜饮(见《医学衷中参西录》上册):鲜茅根120 g(切碎),鲜藕120 g(切片)。二药煮汁,常常饮之,旬日中自愈。若大便滑者,茅根宜减半,再用生山药末30 g,调入药汁中,煮作茶汤服之。主治虚劳证,痰中带血。

【各家论述】《温病条辨》:"此辛甘化风,辛凉微苦之方也。盖肺为清虚之脏,微苦则降,辛凉则平,立此方所以避辛温也。今世咸用杏苏散通治四时咳嗽,不知杏苏散辛温,只宜风寒,不宜风温,且有不分表里之弊。此方独取桑叶、菊花者,桑得箕星之精,箕好风,风气通于肝,故桑叶善平肝风。春乃肝令而主风,木旺金衰之候,故抑其有余。桑叶芳香有细毛,横纹最多,故亦走肺络而宣肺气。菊花晚成,芳香味甘,能补金水二脏,故用之以补其不足。风温咳嗽,虽系小病,常见误用辛温重剂,销铄肺液致久嗽成痨者,不一而足。圣人不忽于细,必谨于微。医者于此等处,尤当加意也。"

《医方概要》:"此方比银翘散更轻。桑叶、菊花泄风宣肺热,杏仁泄肺降气,连翘清热润燥,薄荷泄风利肺,甘、桔解毒利咽喉,能开肺泄肺,芦根清肺胃之热,合辛凉轻解之法,以泄化上焦肺胃之风温。"

《中国医药汇海·方剂部》："桑菊饮亦辛凉解表之通用方也。虽较银翘散之力轻微，然有桑叶、菊花之微辛轻散，又益以薄荷之辛以透上解表，凉以宽畅胸膈；得连翘以清心，桔、杏以宣肺，苇茎、甘草并成其清热宣透、畅行肺气之功能。则凡病之属于风温、风热，症之见有身微热、咳嗽、汗不畅、口微渴者，投之亦有宣肺清热、凉膈透表之功。不过不能冀其如时雨之降，得大汗而解也。此可与银翘散斟酌用之。"

【临证举隅】

（1）患者，男，5岁半。双目红赤2日，白睛可见小出血点，眼中灼热，怕光，流泪，纳眠一般，大便硬结。查见舌红，苔薄黄，脉细数。治宜养血疏风，清热解毒。方用桑菊饮加减：桑叶12 g，菊花12 g，甘草6 g，生地20 g，青天葵6 g，蝉蜕6 g，石斛20 g，僵蚕6 g，赤芍12 g，茜草15 g，白茅根20 g，车前子6 g。服药3剂，每剂水煎2次，合而分服。

按：针对本病，予桑叶、菊花、蝉蜕疏风清热，石斛解热生津。重用生地凉血，青天葵清热解毒，赤芍清泄肝火。茜草、茅根性寒凉，均有凉血、止血的良好功效。车前子益阴明目，泻实。患者服药后症状缓解。

二诊：患者眼红渐消退，未见出血点，无咳嗽，间诉有痰，纳呆，眠一般，二便正常。查见舌红，苔薄白，脉细数。此为邪热渐退，余邪未净。治宜疏风清热。处方：桑叶12 g，菊花12 g，夏枯草15 g，竹茹10 g，生地20 g，法半夏12 g，丹参10 g，仙鹤草15 g，甘草6 g，麦芽30 g。服药3剂，每剂水煎2次，合而分服。

按：复诊时患者邪热渐退，用夏枯草加强清泄肝火之作用。夏枯草治肝火引起的眼赤肿痛，如急性结膜炎、流行性角膜炎确有良效，《内经·脉度篇》说："肝气通于目，肝和则目能辨五色矣。"加丹参去瘀血，仙鹤草止血，竹茹化痰，麦芽助消化。患者服药后病愈[1]。

（2）王某，男，35岁。1997年4月3日初诊。患者3月29日与同事聚餐，过食油炸虾蟹，当晚觉咽喉疼痛，翌晨，高热，咽痛剧，痛及颌下，伴吞咽困难，口干渴，骨痛，咳嗽咯黄稠痰，即静脉滴注抗生素，未效，反热更高，咽痛剧，饮水难吞。高热38.9 ℃，畏寒，面红，肌肤灼热无汗，唇红干，尿短赤，大便数日未解，舌质红，苔黄，脉浮数。查见双侧扁桃体Ⅲ度肿大，表面见散在性黄白脓点，颌下淋巴结肿大，压痛，血常规示白细胞计数16.2×10^9/L。西医诊断为化脓性扁桃体炎。中医诊断为风火乳蛾。证属肺胃炽实，腑实不通，复感热邪，内外热毒搏结于喉，邪正相争。治宜疏风清热解毒，通腑泄热。方用桑菊饮加减：荆芥穗12 g，金银花15 g，连翘12 g，蒲公英12 g，黄芩15 g，薄荷9 g，桔梗12 g，川贝母9 g，大黄12 g，水牛角9 g，芦根15 g，甘草6 g。水煎服，早晚各1剂。服药1日复查，体温下降至37.5 ℃，大便2次，均为秽臭糊状，咽痛减，骨痛、头痛缓解，可食流质饮食。守原方早晚各服1剂。第3日复查，体温正常，扁桃体Ⅱ度肿大，脓点基本消退，颌下淋巴结缩小，无触痛，血常规示白细胞计数9.0×10^9/L，舌质红，苔薄黄，脉浮，仍见咳嗽，咽痛。原方金银花改为9 g，川贝母改为浙贝母6 g，水煎服，每日1剂。服药2剂后复查，诸症除。停药，嘱患者用竹叶15 g，白茅根10 g，麦冬15 g，芦根12 g。服药6剂，水煎服，以清肺润燥善其后。7日后家人来诉，未见任何不适。

按：化脓性扁桃体炎属中医学风火乳蛾、喉关痈范畴，具有起病急骤，发热，传变迅速的特点。多因嗜食辛辣炸炒，致肺胃积热，复感风热邪毒，外邪引动肺胃积热，内外邪毒搏结，缠经入络上蒸，搏结于喉核，腑气不通，浊气上逆，以致肺络受阻，肌膜热灼，邪正相争及邪热致毒而成。根据这一病因病机，用桑菊饮加减治疗。方中金银花、连翘、蒲公英、黄芩、芦根清热解毒；桔梗、川贝母利咽散结，化痰止咳；甘草调和诸药；荆芥穗、薄荷疏风解表消肿，使热毒从上从汗而解。为迅速控制病情发展，要及早加用大黄，不必见秘才用，可借大黄通降胃腑之热，直折火之炎炎；可借大黄泻下之力，上病下取，釜底抽薪，引热下行，使热毒之邪从下而解。这样上下除邪，效果显著[2]。

（3）杜某，男，7岁。2005年4月7日初诊。主诉鼻塞流涕4日，伴咳嗽2日。该患者4日前因外感后出现鼻塞流涕，小便正常，大便秘结，当时给口服"三九感冒灵冲剂"治疗，鼻塞流涕减轻。2日前出现咳嗽、咯痰，痰色黄质稠，夜间尤甚，大便秘结。查见舌质红，苔薄黄，脉浮数，体温36.7 ℃。听诊两肺呼吸音粗糙。西医诊断为上呼吸道感染。中医诊断为咳嗽。证属风热袭肺。治宜疏风清热，宣肺化痰。方用桑菊饮加减：桑叶9 g，菊花9 g，桔梗9 g，连翘9 g，杏仁6 g，甘草3 g，薄荷6 g，浙贝母9 g，金银花15 g，前胡9 g，枇杷叶

15 g,牛蒡子9 g,僵蚕9 g,蝉蜕6 g,黄芩6 g。水煎服,每日1剂,分3次温服。服药4剂而愈。

按:咳嗽是小儿常见病证,有外感咳嗽和内伤咳嗽之分,临床上外感咳嗽多于内伤咳嗽。本病好发于冬春季节,在季节变换及气候骤变时更易发病。由于小儿肺脏娇嫩,卫外机能未固,外感时邪每易犯肺,使肺气失于清肃而发生咳嗽。目前西医多采用止咳、消炎的方法治疗,效果欠佳。中医采用解表宣肺,止咳降逆之法,用桑菊饮加减治疗小儿风热咳嗽,大部分能彻底治愈。方中桑叶疏散上焦风热,且善走肺络,能清宣肺热而止咳嗽,用以为君药;菊花散风热,清利头目而肃肺,桔梗、前胡、枇杷叶、浙贝母具有清热化痰作用,杏仁止咳平喘,六者共为臣药;双花、连翘清热解毒,牛蒡子、薄荷疏散风热,甘草既有清热解毒的作用,又有祛痰止咳的功效,还能调和药性。诸药相伍,使上焦风热得以疏散,肺气得以宣散,则表证解,咳嗽止[3]。

【现代研究】

1. 临床研究

(1)甲型 H1N1 流感。娄国强等[4]以桑菊饮加减配合达菲治疗浙江杭州地区甲型 H1N1 流感住院患者(以轻证病例为主)24 例,治疗效果可靠,治愈率达 100%,总体预后良好。王治中等[5]运用卫生部中医治疗方案中的桑菊饮、银翘散为主方,结合当地地域、气候、饮食及患者病情,制定了治疗甲型 H1N1 流感轻证患者协定方 1 号和 2 号,对 167 例甲型 H1N1 流感确诊病例进行治疗观察,治疗有一定疗效。

(2)急性支气管炎。杨利[6]将 90 例风热犯肺型急性支气管炎患者随机分为治疗组 60 例、对照组 30 例,治疗组用加减桑菊饮治疗,对照组用急支糖浆治疗,7 日后对比疗效。结果:总有效率治疗组为 91.7%,对照组为 86.7%。该临床观察表明,加减桑菊饮对于风热咳嗽疗效与急支糖浆相当,在症状缓解上要优于急支糖浆,有较强的临床实用价值。

(3)化脓性扁桃体炎。杨丽芬[7]用桑菊饮加减治疗化脓性扁桃体炎 35 例,有效率达 97.14%,特别对出现高热者,疗效显著。

刘菲等[8]将 90 例急性化脓性扁桃体炎患儿随机分为治疗组 45 例和对照组 45 例,两组均采用头孢哌酮舒巴坦静脉滴注治疗,治疗组加用桑菊饮等中药口服治疗。结果:治疗组总有效率高于对照组($P < 0.05$)。结论:桑菊饮联合头孢哌酮舒巴坦治疗儿童急性化脓性扁桃体炎优于单用抗生素治疗,临床无明显的不良反应,值得临床推广应用。

(4)其他。桑菊饮在治疗变异性哮喘、上呼吸道感染、喉源性咳嗽、风湿热、病毒性心肌炎、婴儿急性湿疹、顽固性带状疱疹、面神经炎、面部激素依赖性皮炎、急性细菌性结膜炎等方面均取得较好疗效。

2. 药理研究

现代药理研究表明桑菊饮主要有抗炎、抗菌、解热、发汗以及抑制肠蠕动亢进和增强免疫等作用。

(1)抗炎。实验研究表明桑菊饮具有明显的抗炎作用。杨奎等取 Wistar 大鼠分为 4 组,分别灌胃:其中两组分别给予 13.2 g/kg 和 26.4 g/kg 桑菊饮煎剂,空白组给予等容积生理盐水,地塞米松组用量 5 mg/只。给药 1 h 后,每鼠右后肢足跖部注射 10% 新鲜鸡蛋蛋清致炎,用容积法测定炎症肿胀程度。结果显示,两个剂量的桑菊饮对实验性急性炎症模型大鼠有较强的抑制作用($P < 0.05$ 和 $P < 0.001$)。研究还表明,桑菊饮两个剂量分别对 Wistar 大鼠灌胃 7 日后,均能明显降低肾上腺中维生素 C 含量,显著增加肾上腺中胆固醇含量,还能明显升高大鼠血浆醛固酮和皮质醇含量。贺玉琢通过实验研究表明,用桑菊饮 10 g/kg 灌胃能显著抑制二甲苯引起的小鼠皮肤毛细血管通透性增高,抑制率为 35%,最低有效剂量为 0.307 g/kg,相当于临床等效剂量的效应消除半衰期为 4.83 h,效应维持时间为 24.28 h,效应达峰时间为 3.10 h[9]。

(2)抗菌。桑菊饮煎剂对多种细菌有一定的抑制作用。卢芳国等用试管稀释法测定桑菊饮对乙型溶血性链球菌、肺炎链球菌、金黄色葡萄球菌、绿脓假单胞菌、大肠埃希菌的抑制作用,其抑菌环直径分别为 18.67 mm ± 0.65 mm、13.67 mm ± 0.57 mm、15.67 mm ± 0.57 mm、12.33 mm ± 0.57 mm 及无有;最低抑菌浓度分别为 250.00 mg/mL、125.00 mg/mL、62.50 mg/mL、125.00 mg/mL、62.50 mg/mL;最低杀菌浓度分别为 250.00 mg/mL、250.00 mg/mL、62.50 mg/mL、125.00 mg/mL、250.00 mg/mL。表明桑菊饮对多种细菌有不同的抵抗作用[9]。

（3）解热。桑菊饮煎剂对致热动物模型有明显解热作用。许庆棣报道,桑菊饮对五联疫苗所致发热大鼠有明显的降温作用,但作用较缓慢,服药后4 h对照组动物体温仍持续在40 ℃以上,而灌服桑菊饮者体温下降0.8 ℃,二者有显著差异。研究还证明,桑菊饮灌肠给药解热效果优于口服给药。富杭育报道,桑菊饮对大鼠发热有明显的解热作用,其最低起效剂量为0.45 g/kg,作用期12.2 h,体内生物相当药量的消除半衰期为2.24 h[9]。

（4）发汗。内服桑菊饮煎剂可促使动物发汗。富杭育用桑菊饮5 g/kg灌胃给予大鼠,能使正常大鼠汗腺分泌增加,发汗作用的峰值一般在给药后1.5~2.0 h。桑菊饮发汗效果最低起效剂量为0.109 g/kg,相当于临床等效剂量的效应消退半衰期为6.20 h,效应维持时间为34.23 h,效应达峰时间为2.30 h[9]。

（5）抑制肠蠕动亢进。动物实验显示桑菊饮有抑制肠蠕动亢进的作用。富杭育等采取小肠推进运动实验,观察桑菊饮等对小鼠肠蠕动亢进的抑制作用。结果表明,桑菊饮5 g/kg灌胃,能显著抑制新斯的明诱致的小鼠肠蠕动亢进,抑制率为29.9%。予桑菊饮10 g/kg灌胃,对新斯的明诱致的肠蠕动亢进抑制的时效曲线,其最低起效剂量为0.103 g/kg,相当于临床等效剂量的效应消除半衰期为4.20 h,效应维持时间为27.70 h,效应呈现半衰期为0.26 h,效应达峰时间为1.13 h。说明桑菊饮在抑制肠蠕动亢进作用方面起效快,达峰时间短,起效剂量小[9]。

（6）免疫调节。桑菊饮内服有增强机体免疫的能力。钱瑞生实验显示,桑菊饮加减方可提高机体巨噬细胞的吞噬功能,其吞噬指数明显提高,吞噬能力提高2.6倍,嗜酸细胞增加约50%。说明桑菊饮能通过增加非特异性吞噬能力达到消除病原微生物的作用,从而增加机体免疫功能[9]。

参考文献:

[1]陈苑.防治急性细菌性结膜炎探讨[J].中国医药导报,2008,5(7):84.

[2]杨丽芬.桑菊饮加减治疗化脓性扁桃体炎35例[J].内蒙古中医药,2002(6):11.

[3]刘瑞珍,李虹.桑菊饮加减治疗小儿风热咳嗽46例[J].光明中医,2009,24(6):1074-1075.

[4]娄国强,荀运浩,施军平,等.24例甲型H1N1流感的临床特征及桑菊饮加减治疗的疗效[J].中华中医药学刊,2010,28(2):368-369.

[5]王治中,马建忠,唐文森,等.运用卫生部中医治疗方案甲型H1N1流感病例轻症患者167例临床特征及治疗观察[J].中国实用医药,2011,6(32):88-90.

[6]杨利.加减桑菊饮治疗急性支气管炎60例临床观察[J].中医药导报,2006,12(12):36-37.

[7]杨丽芬.桑菊饮加减治疗化脓性扁桃体炎35例[J].内蒙古中医药,2002(6):11.

[8]刘菲,魏蕾.中西医结合治疗儿童急性化脓性扁桃体炎疗效观察[J].中国现代药物应用,2010,4(2):131.

[9]张保国,梁晓夏,刘庆芳.桑菊饮药效学研究及其现代临床应用[J].中成药,2007,29(12):1813-1816.

第二节　辛温疏透法方剂

辛温疏透法,是用辛温发汗之剂发散表邪,驱除风寒。主治外感风寒或凉燥之邪而见寒证或凉燥证。症见恶寒,无汗或少汗,鼻塞,咳嗽,有痰或无痰,舌苔薄白或少津,脉浮紧等。代表方剂如荆防败毒散、杏苏散等。常用药物有荆芥、防风、柴胡、苏叶、前胡等。现代广泛用于流感、感冒、慢性支气管炎、腮腺炎等病证。

荆防败毒散

【方源】明代张时彻《摄生众妙方》。

【组成】羌活、独活、柴胡、前胡、枳壳、茯苓、防风、荆芥、桔梗、川芎各1钱5分(4.5 g),甘草5分(1.5 g)。

【服法】上用水1钟半,煎至8分,温服。

【功用】发汗解表,散风祛湿。

【主治】适用于外感风寒湿邪,以及时疫疟疾、痢疾、疮疡具有风寒湿表证者。

【方解】本方以荆芥、防风、羌活、独活发汗解表,开泄皮毛,使风寒之邪随汗而解;柴胡、枳壳、桔梗调畅气机,川芎行血和营;前胡、茯苓化痰渗湿。诸药合用,意在解表祛邪与疏通气血,祛湿止痛。甘草调和药性。

【运用】

(1)辨证要点。以恶寒,发热,无汗,剧烈头痛,肌肉关节酸痛,舌苔白腻,脉浮或浮数为辨证要点。

(2)加减变化。寒湿不重者,可酌情减轻羌活、独活的量。身痛严重者,可加桂枝温经通阳而止痛。咳喘者,加炙麻黄。

(3)现代运用。用于流感、感冒、腮腺炎等病证初起,亦可用于痢疾、疮痈初起而有表寒证者。

(4)使用注意。本方发汗解表之力较强,故应中病即止,切勿发汗太过而耗损正气。

【附方】本方乃败毒散中去人参、生姜、薄荷,再加荆芥、防风,故解表发散之力增强而无益气扶正之效,宜于外感风寒湿邪而正气不虚之表证及疮疡、瘾疹属风寒湿邪所致者。

仓廪散(见《普济方》卷二一三):人参、茯苓、甘草、前胡、川芎、羌活、独活、桔梗、枳壳、柴胡、陈仓米各等份(各9 g),每服6 g,加生姜、薄荷煎,热服。功用:益气解表,去湿和胃。主治噤口痢,下利,呕逆不食,食入则吐,恶寒发热,无汗,肢体酸痛,舌苔白腻,脉浮濡。

【各家论述】《医宗金鉴》:"(主治)血风,遍身瘙痒之疹;风温汗少者;及痘夹癍,毒火郁遏,伤于阴血,血热相搏,浮游之火散布皮肤之间,与痘相类而出,片片如云头突起者。"

【临证举隅】

(1)王某,男,63岁。患者右胸沿肋间有簇集的丘疹、水疱,刺痛,有如蚁行,此乃西医之带状疱疹。患者两日前感鼻塞,恶寒发热,无汗,舌苔薄白,脉浮数。中医辨证为风寒袭表,疮疡初起,为半表半里之证。方用荆防败毒散加栝楼10 g,蒲公英30 g,台乌10 g。配合外洗剂。用药3日后,症状明显改善,5日后痊愈出院。

按:带状疱疹属于寒湿邪气被真阳驱赶外溢于皮肤的表现,大多为疱疹型,多有表证、热证。用荆防败毒散加减,从半表半里之际领邪外出,疏导经络,行气和血,配合外治法,能够缩短病程,减轻患者并发症状,取得较好的效果[1]。

(2)李某,男,56岁。2002年8月初诊。患者患肾病综合征已近10年,自诉近期体倦乏力,易外感,头晕,腰膝酸软,纳呆眠差,尿量少而色黄。查见面色㿠白,舌苔白厚略腻,脉沉而濡。尿检见尿蛋白(4+),尿素氮12.5 mmol/L。诊断为肾病综合征所致蛋白尿,属中医脾肾两虚、湿热交阻型。处方:黄芪30 g,党参15 g,炒白术12 g,山药15 g,茯苓12 g,石苇15 g,桑寄生12 g,益母草30 g,玉米须30 g。每日1剂,水煎,分2次服。服药7剂后自诉症状未见好转,后改用荆防败毒散加减治疗。处方:荆芥6 g,防风6 g,羌活6 g,独活6 g,茯苓15 g,生地榆10 g,炒槐花10 g,柴胡10 g,前胡10 g,炒枳壳10 g,桔梗10 g,川芎10 g,赤芍10 g,茜草10 g,炙甘草6 g。服药7剂后诉头晕已消失,腰膝酸软、胃纳及睡眠较前已大有好转,尿量增加,色已转清,尿素氮降至7.8 mmol/L。续服药7剂,蛋白尿消失,尿素氮恢复至正常范围。后予以益气健脾、补肾固精法治疗,随访6个月未发作。

按:肾病综合征治疗比较困难,尤其以蛋白尿的消退最为棘手。多数医家认为,本病病机乃脾肾两虚,脾虚运化失司,肾虚封藏失职,导致精微下泄而形成蛋白尿,治疗多主张以六味地黄丸为主加补脾固肾涩精之品。由于现代人的体质多为湿热型,外邪客入,随湿化热,客风易散,湿热难除,迁延日久,下注肝肾,壅滞三焦。三焦不利,肺卫失宣,故易外感;中焦不利,脾失健运,四肢肌肉失养,故纳呆,体倦乏力;下焦不利,肾失气化,故腰酸腿软;湿热下注膀胱,故尿量少而色黄,湿热邪毒壅阻于肾,肾失封藏之职,加之脾失健运,清浊不分,精微物质失其常道而随尿排出,故尿蛋白阳性。湿性黏滞,最为难除,故本病长期难愈。治疗当以清利湿热,宣通三焦气机为主,以荆防败毒散加减治之。方中荆芥、防风、羌活、独活均属风药,风能胜湿,其气轻扬上浮,且风药能鼓舞清阳,于阴中引阳,故用以宣散上焦湿热以引阳气;茯苓淡渗中焦之湿;生地榆、炒槐花清利下焦湿热;柴胡、前胡、枳壳、桔梗调和气分;川芎调和血分;赤芍、茜草凉血活血;炙甘草调和诸药。全方上焦、中焦、下焦俱清,气血同调,俟湿热俱去。若下焦湿毒较甚者,可加半枝莲、白花蛇舌草以清热利湿解毒。尿中带血或镜检尿中有红细胞,可加大蓟、小蓟以凉血止血[2]。

(3)李某,女,48 岁。2008 年 3 月初诊。患者 2007 年 11 月遇冷水、冷风出现皮肤片状突起,色红,瘙痒,随后自行消退,痒止。内服氯苯那敏,注射抗过敏药后缓解,之后反复发作。查见四肢及头面部片状浅红色区域,高出皮肤,表面光滑,有抓痕,舌苔薄白,脉浮缓。诊断为荨麻疹(表虚邪伤)。治宜益气固表,祛风除湿。方用荆防败毒散合玉屏风散加减:羌活 10 g,柴胡 10 g,前胡 10 g,独活 10 g,枳壳 10 g,茯苓 15 g,桔梗 10 g,荆芥 10 g,防风 15 g,川芎 10 g,甘草 5 g,蝉蜕 10 g,白术 15 g,黄芪 15 g。服 6 剂,水煎温服、温浴,病情明显好转。守方再服 6 剂,痊愈。

按:患者素体虚弱,易受风寒湿邪侵袭,卫表不固蕴于肌肤而致病。羌活、独活祛上部与下部风寒湿邪;川芎、柴胡祛风行气,助君药解表逐邪,行气活血;桔梗、枳壳宣肺理气宽中,通畅气机;蝉蜕疏风止痒;黄芪、白术益气固表,增强机体免疫力,故病愈[3]。

【现代研究】

1. 临床研究

(1)上呼吸道感染。段灵芳[4]对 104 例上呼吸道感染患者采用加减荆防败毒散治疗,发现此方治疗上呼吸道感染疗效显著,尤其适合以咽痛、咳嗽为主的上呼吸道感染患者。邹胜[5]采用随机单盲对照的方法,将符合诊断纳入标准的 118 例患者,按就诊顺序分为治疗组和对照组各 59 例,对比观察荆防败毒散和炎琥宁治疗急性病毒性上呼吸道感染的临床疗效。结果:治疗组总有效率及痊愈率均高于对照组;治疗组的退热时间明显短于对照组;治疗组在发热、头痛头晕、咽干咽痛、咳嗽咳痰、周身酸痛、食欲下降等症状的改善方面,优于对照组。结论:荆防败毒散对急性病毒性上呼吸道感染有良好的治疗效果。

(2)腮腺炎。王桂云[6]以荆防败毒散为基本方,分别根据辨证属温毒入侵,邪在卫分;温毒蕴郁,卫气同病;温毒炽盛,内犯营血的不同而进行加减。每日 1 剂,水煎服。治疗 3 ~ 10 日。结果:显效 50 例,有效 64 例,无效 6 例,总有效率为 95%。对 1 ~ 10 日达显效、有效标准的 114 例患者进行统计,其治疗日数为 4.67 日 ±2.97 日。结论:荆防败毒散加减治疗流行性腮腺炎疗效较好,1 ~ 3 日的分布概率为 $F(3) = 0.2005$。

(3)口腔急性炎症。诃培[7]用荆防败毒散治疗 123 例口腔急性炎症病人,痊愈 68 例,占 55.7%;显效 38 例,占 31%;有效 14 例,占 11.4%;无效 3 例,占 2.4%。有效率为 97.6%。

(4)其他。荆防败毒散还被用于治疗咳嗽变异型哮喘、单纯疱疹病毒性角膜炎、扁平疣、带状疱疹以及多种皮肤病、肾病蛋白尿和水痘等,均取得较好疗效。

2. 药理研究

(1)抗菌。刘若英等[8]以纸片法药物敏感试验对加味荆防败毒散的 16 味中药水煎剂进行的实验研究表明,其中 14 味中药对金黄色葡萄球菌有抑菌作用,但仅有 3 味或 1 味对大肠埃希氏菌或铜绿假单胞菌有抑菌能力。这些中药间多数能测出对金黄色葡萄球菌的协同抑菌作用,但其强度似和所用中药味数的多寡呈负相关。这些中药和某些抗菌药物间亦可观察到抑菌作用的协同效果。

(2)抗病毒。林棉等[9]通过实验研究观察合用辛温解表、辛凉解表以及温凉化湿三法对小鼠感染甲 1

型流感病毒 FM1 株的抑制作用和对小鼠的保护作用。结果:荆防败毒散组、银翘散组、羌银解热汤组均可以有效抑制病毒引起的小鼠肺部病变,降低肺指数(P < 0.05)。

（3）免疫调节。冯劲立等[10]通过碳粒廓清试验,测定荆防败毒散、银翘散以及新加香薷饮对小鼠巨噬细胞功能的影响,再通过比色法测定用鸡红细胞免疫后小鼠血清溶血素抗体水平,研究三种解表方剂对小鼠体液免疫功能的影响。结果:荆防败毒散、银翘散以及新加香薷饮均能使小鼠巨噬细胞吞噬指数和吞噬系数增加;荆防败毒散以及新加香薷饮能不同程度地对抗环磷酰胺所致的小鼠体液免疫抑制,提高血清溶血素抗体水平。结论:荆防败毒散、银翘散以及新加香薷饮对小鼠免疫功能均具有较好的调节作用。

参考文献:

[1]黄有龙.荆防败毒散加减治疗带状疱疹 32 例分析[J].中国民族民间医药,2010,36(3):171.

[2]金灿明.荆防败毒散加减治疗肾病蛋白尿[J].浙江中西医结合杂志,2007,17(7):458.

[3]许宗钧.荆防败毒散加减治验 4 则[J].云南中医中药杂志,2011,32(12):79.

[4]段灵芳.加减荆防败毒散治疗上呼吸道感染 104 例[J].大理学院学报,2007(6):186.

[5]邹胜.荆防败毒散治疗急性病毒性上呼吸道感染[J].山西中医,2010,26(3):11.

[6]王桂云.荆防败毒散加减治疗流行性腮腺炎 120 例临床观察[J].山西中医,2006,22(2).

[7]河培.荆防败毒散治疗口腔急性炎症 123 例临床观察[J].贵州医药,1997,21(2):100.

[8]刘若英,唐雯,王翼阳,等.加味荆防败毒散的联合抗菌作用观察[J].贵州医药,1996,20(27):6.

[9]林棉,缪英年,李亮,等.三种解表方法对甲 1 型流感病毒 FM1 株抑制作用研究[J].北京中医,2007,26(11):747.

[10]冯劲立,马霄行,周崇俊,等.三种解表方法对小鼠免疫功能影响的实验研究[J].世界中西医结合杂志,2007,2(5):268.

杏苏散

【方源】清代吴鞠通《温病条辨》。

【组成】苏叶,半夏,茯苓,前胡,苦桔梗,枳壳,甘草,生姜,大枣(去核),橘皮,杏仁。

（说明:原方未标明剂量。）

【服法】水煎温服。

【功用】轻宣凉燥,理肺化痰。

【主治】适用于外感凉燥证。症见头微痛,恶寒无汗,咳嗽痰稀,鼻塞咽干,舌苔白,脉弦。

【方解】《温病条辨》引沈目南的《燥病论》说:"燥气起于秋分以后,小雪以前,阳明燥金凉气司令……燥病属凉,谓之次寒,病与感寒同类。"凉燥外袭,故头微痛者,不似伤寒之痛甚也。肺为燥气所伤,肺气不宣,津液不能输布,聚而为痰。鼻为肺窍,咽为肺系,凉燥束肺,肺气不宣,津液不布,而致鼻塞咽干。凉燥兼痰饮,则脉弦苔白。治宜轻宣凉燥,宣肺化痰。方中苏叶辛温不燥,解肌发表,开宣肺气,使凉燥从表而解;杏仁苦温而润,宣肺止咳化痰,两味共为君药。前胡疏风降气化痰,助杏仁、苏叶轻宣达表而兼化痰;桔梗、枳壳一升一降,助杏仁以宣利肺气,共为臣药。半夏、橘皮、茯苓理气化痰,甘草合桔梗宣肺祛痰,共为佐药。生姜、大枣调和营卫,通行津液,为使药。诸药合用,共奏发表宣化之功效,使表解痰消,肺气调和。本方乃苦温甘辛之法,正合《内经·至真要大论》"燥淫于内,治以苦温,佐以甘辛"的理论。由此观之,凉燥实乃秋令"小寒"为患,与寒邪所不同者,受邪较轻,且易于伤津化燥也。

本方配伍特点:轻宣凉燥解表与温润化痰止咳并用,表里兼顾而以治表为主。

【运用】

（1）辨证要点。本方是治疗凉燥证的代表方剂。以恶寒无汗,咳嗽痰稀,咽干,舌苔白,脉弦为辨证要点。

（2）加减变化。无汗,脉弦甚或紧者,加羌活,微透汗。汗后咳不止者,去苏叶、羌活,加苏梗。兼泄泻腹满者,加苍术、厚朴。头痛兼眉棱骨痛者,加白芷。热甚者,加黄芩,泄泻腹满者不用。

（3）现代运用。本方可用于治疗流感、慢性支气管炎、肺气肿等,辨证属外感凉燥（或外感风寒轻证）,肺气不宣,痰湿内阻者。

（4）使用注意。本方不宜用于外感温燥之证。

【附方】本方乃二陈汤加苏叶、杏仁、前胡、桔梗、枳壳、生姜、大枣而来。二陈汤（见《太平惠民和剂局方·治痰饮·绍兴续添方》）:半夏15 g（汤洗7次）,橘红15 g,白茯苓9 g,炙甘草4.5 g,生姜7片,乌梅1个。主治痰饮为患,或呕吐恶心,或头眩心悸,或中脘不快,或发为寒热,或因食生冷,脾胃不和。

【各家论述】《成方便读》:“治秋分以后,小雪以前,秋燥寒微之气,外束皮毛,肺金受病,头微痛,恶寒,咳嗽稀痰,鼻塞嗌塞,脉象微弦等证。夫燥淫所胜,平以苦温,即可见金燥之治法。《经》又云:阳明之胜,清发于中,大凉肃杀,华英改容。当此之时,人身为骤凉所束,肺气不舒,则周身气机为之不利,故见以上等证。方中用杏仁、前胡苦以入肺,外则达皮毛而解散,内可降金令以下行。苏叶辛苦芳香,内能快膈,外可疏肌。凡邪束于表,肺气不降,则内之津液蕴聚为痰,故以二陈化之。枳、桔升降上下之气。姜、枣协和营卫,生津液,达腠理,且寓攘外安内之功,为治金燥微邪之一则耳。”

《增补温病条辨》:“汗后咳不止,去苏叶、羌活,加苏梗,论中未言其理。盖汗后咳不止,则非表邪之咳。又前此无汗,脉紧,寒束肌表,初服苏叶、羌活,尚不致遂伤其液而为干咳。则此处之咳,必属气逆,故加苏梗,然予谓不若加苏子。”

【临证举隅】

（1）患者,男,67岁。气喘10年,伴咳嗽,半月前受凉后加重,咯痰清稀,咯出不爽。查体:体温36.8 ℃,心率88次/min,呼吸30次/min,血压18/10 kPa。患者神清,口唇青紫,胸廓呈桶状,双肺叩诊过清音,听诊呼吸音急促,肺底可闻及水泡音,舌胖苔白,脉浮滑。化验示:血白细胞计数为11.2×10^9/L,中性粒细胞为78%。西医诊断:①慢性支气管炎急性发作;②阻塞性肺气肿。中医辨证为寒燥犯肺,痰浊内阻。治宜温散寒燥,润肺化痰。方用杏苏散合麻杏石甘汤加味:杏仁10 g,苏叶10 g,陈皮6 g,半夏6 g,前胡20 g,白前10 g,桔梗10 g,枳壳10 g,麻黄10 g,生石膏30 g,甘草6 g,五味子3 g,细辛3 g,干姜6 g。水煎服,每日1剂,分服。服上方10余剂后咯痰减少,但仍气喘,动则尤甚。查见舌淡苔白,脉滑。上方去麻黄、生石膏,加沉香6 g,肉桂3 g,紫石英15 g。继服20余剂后,诸症消失。

按:慢性支气管炎是指气管、支气管黏膜及其周围组织的慢性非特异性炎症,因其反复发作,易发展为阻塞性肺气肿、肺心病。近年来由于致病微生物的耐药性增加和环境污染等因素,使慢性支气管炎的发病率增加,单纯用西药疗效不理想。本例对该病的治疗之所以取得满意的疗效,是由于在西医诊断的基础上突出了中医辨证,提出了我国西北地区的慢性支气管炎的病机为“风寒起病,燥湿相间,继而化火”这一理论。在临床应用时以杏苏散合麻杏石甘汤为主。方中杏仁苦温,苏叶辛温,前者重在润肺止咳,后者意在外散风寒,共为主药。合二陈汤温化痰湿为兼治,再加前胡降气,枳壳开气,桔梗提气,使气机宣通,更有麻黄散寒,生石膏清热,陈皮生津。以上诸药共奏温散寒燥,润肺化痰之功效。

（2）梁某,男,76岁。1995年9月30日初诊。患者因发热恶寒,咳嗽气促住院治疗,经CT检查确诊为肺癌。因肺气肿合并感染,使用大量抗生素,病情加重,患者要求服中药。症见消瘦,面无华,寒热往来,咯痰稀白带血,气促,动则喘甚,体倦纳差,舌淡,苔厚腻,脉浮大无力。中医诊断为痰饮。证属肺、脾、肾俱虚,复感外邪。治以疏风解表,化痰止咳。方用杏苏散合二陈汤加减:苏叶10 g,荆芥穗10 g,法半夏12 g,陈皮8 g,茯苓15 g,苦杏仁15 g,桔梗15 g,防风15 g,前胡15 g,甘草5 g。服3剂,每日1剂,水煎服。二诊:服药后热退,无恶寒,余症如前。治以益气健脾,化痰止咳。处方:陈皮5 g,甘草5 g,法半夏10 g,苦杏仁10 g,白术10 g,紫苏子6 g,白芥子8 g,党参20 g,山药20 g,紫菀20 g,茯苓20 g。服7剂。三诊:气促稍减,痰中仍带血。守二诊方加阿胶20 g（烊）,鹿角胶20 g（烊）。又服药1个月,诸症改善,仅有微咳,间中痰中带血丝,动甚则微喘,舌红,苔白,脉弱。药已对症,守方续进,仍拟健脾补肺固肾之法。处方:阿胶20 g(烊),鹿角胶20 g(烊),炙黄芪20 g,紫河车20 g,山药20 g,党参20 g,五味子15 g,紫菀15 g,黄精15 g,茯苓15 g,法半夏10 g,蛤蚧6 g,炙甘草5 g。隔日1剂,2年来未间断服此方。偶见咳嗽时,则服中成药,诸如川贝片、桔梗片、牡荆丸、金水宝、血宝等,病情稳定。患者面色红润,咳少,但痰中仍有血丝,纳佳,舌红,苔少,脉细弱。1997年春能骑自行车来门诊取药。同年5月8日复查CT示右肺不张,考虑中央型肺癌并左侧中量胸积液。患者仍守上法上方,巩固疗效,病情稳定。直至同年10月底,因突发心衰,急救无效而故。

按:本例西医确诊为肺癌,属中医学痰饮范畴。患者初诊时体虚复感外邪,因过量用抗生素,致正气更虚。急则治标,故以杏苏散、二陈汤疏散风寒,宣肺化痰,理气调中,使外邪得清,正气始复。本病病机乃肺肾气虚,故症见咳嗽,动则气喘,咳甚脉络受损,则痰中带血;脾失健运,故痰多稀白;气血亏损,则舌淡,脉弱。此期以党参、茯苓、黄精、黄芪、山药健脾补肺;紫河车益精补气血;蛤蚧益肾补肺,纳气定喘;陈皮、紫菀、五味子温中化痰止咳;阿胶、鹿角胶补血止血。全方具补肺健脾益肾,温化寒痰,补血止血之功效。癌症患者免疫功能低下,抗病力差,以补肺健脾益精法,能增强其免疫功能,提高抗病能力[1]。

(3)患者,女,36岁。因咳嗽1周,口服清热解毒、止咳化痰等药物后效果欠佳,于2011年3月2日初诊。症见咳嗽,痰多质稀,喉痒即咳,舌淡,苔薄白,脉浮细。查见咽红,扁桃体不大,后壁淋巴滤泡增生。证属风寒痰阻。治以疏风宣肺,祛痰利咽。处方:苏叶15 g,杏仁10 g,法半夏10 g,茯苓10 g,橘红6 g,前胡10 g,桔梗10 g,枳壳10 g,防风10 g,荆芥10 g,蝉蜕10 g,甘草5 g。服药2剂后复诊:患者喉痒、咳嗽减轻。继续服药2剂后治愈。

按:喉源性咳嗽是中医门诊的常见疾病,属于中医学喉痹、咳嗽范畴,相当于西医中的慢性咽炎。西医认为其病因可能与感冒后咳嗽、咳嗽变异性哮喘、鼻后滴漏综合征、胃食管反流、药物性咳嗽、气道高反应性等因素有关,其临床表现为咽痒如蚁行,或咽部异物感,咯吐不出,吞咽不下。治疗上常给予抗生素及止咳化痰药,效果甚微。中医认为该病起因虽然较为复杂,但临床中多见于因外感六淫之邪,其中以善行数变,其性轻扬的风邪为主,在外感后失治、误治以及素体正气不足等因素影响下,导致表邪滞留,痰湿郁结,聚于肺门不散,使气道不利,肺失宣肃,从而导致咳嗽,见于咽喉部,风盛则痒,每遇冷空气,咳嗽更甚,气呛少痰或痰多成泡沫状。针对本病的病因、病机等特点,治当以疏风止痒,宣肺止咳为法。

【现代研究】

1. 临床研究

(1)喉源性咳嗽。胡庆昌等[2]选取确诊为喉源性咳嗽的患者42例,给予杏苏散加减汤剂治疗,服药3剂为1个疗程。结果:痊愈21例,显效18例,无效3例,总有效率为92.9%。7～14岁患者治疗总有效率为85.71%,14～35岁患者治疗总有效率为100.00%,35～54岁患者治疗总有效率为81.82%。男性患者治疗总有效率为91.67%,女性患者为94.44%。结论:喉源性咳嗽多因肺失清肃,风痰湿邪凝聚于咽喉所致,辨证应用杏苏散加减治疗,疗效显著,值得临床推广。

周振强[3]将135例喉源性咳嗽患者,随机分为治疗组73例和对照组62例。治疗组采用杏苏散加减治疗,对照组采用西药头孢拉定、咳特灵、化痰止咳液治疗。结果:总有效率治疗组为97.3%,对照组为88.7%,两组比较,差异非常显著($P<0.01$)。结论:杏苏散加减治疗喉源性咳嗽疗效满意。

(2)急性及慢性支气管炎。原培谦等[4]运用杏苏散化裁治疗小儿急性及慢性支气管炎104例。结果:痊愈76例,好转15例,无效13例,总有效率为87.5%。李绍泽[5]在多年临床实践中运用杏苏散加味治疗急性及慢性支气管炎106例,有较好疗效。

(3)咳嗽变异性哮喘。霍云鹏等[6]选取确诊的咳嗽变异性哮喘患者53例,给予加味杏苏散辨证加减治疗,7日为1个疗程,连用2个疗程。结果:临床治愈33例,显效17例,无效3例,总有效率为94.34%。结论:加味杏苏散辨证加减治疗咳嗽变异性哮喘疗效肯定。

(4)其他。杏苏散在临床还被用于治疗哮喘、肺炎、肺痨等上呼吸道疾患[7]。凡四季遇到外感风寒、感冒咳嗽,以及慢性支气管炎、支气管扩张、肺气肿患者受寒咳嗽,予杏苏散加减应用多获良效[8]。

2.药理研究

对此方的药理研究暂未见报道,主要见对其药物的研究。其组成药物桔梗的药理作用介绍如下:

桔梗中主要含有三萜皂苷、黄酮类化合物、酚类化合物、聚炔类化合物、脂肪酸类、无机元素、挥发油等成分。研究表明,作为药食同源的传统中药,桔梗有免疫调节、抗炎、祛痰、保肝、降血脂、抗氧化等方面的药理作用。临床上多用于治疗咳嗽痰多,胸闷不畅,咽痛,声哑,肺痈吐脓,疮疡脓成不溃等症[9]。

参考文献:

[1]黄曼妮.辨证治疗肺癌1则[J].新中医,1998,30(10):53.

[2]胡庆昌,张凤敏.杏苏散加减治疗喉性咳嗽42例疗效观察[J].中外医学研究,2001,13(10):69-70.

[3]周振强.杏苏散加减治疗喉源性咳嗽73例[J].新中医,2009,41(8):88.

[4]原培谦,李有先.杏苏散加减治疗小儿支气管炎104例临床观察[J].山西中医,1998,14(3):13.

[5]李绍泽.杏苏散加味治疗支气管炎106例疗效观察[J].云南中医中药杂志,2005,26(2):31.

[6]霍云鹏,张美琴,陈海明.加味杏苏散治疗咳嗽变异性哮喘临床观察[J].山西中医,2009,25(8):15.

[7]周金兰.杏苏散临床应用举隅[J].光明中医,2002,17:60-61.

[8]庄志薪.杏苏散临床应用体会[J].中国现代医生,2010,48(18):108.

[9]金在久.桔梗的化学成分及药理和临床研究进展[J].时珍国医国药,2007,18(2):506.

第三节　轻苦微辛法方剂

　　轻苦微辛法,是用轻清之品透泄热邪,宣畅气机。主治邪在气分,热郁胸膈,热势不甚而气失宣畅者。本证可见于温病热邪初传气分,或里热渐退而余热扰于胸膈者。症见身热微渴,心中懊侬不舒,起卧不安,苔薄黄,脉数。代表方剂如栀子豉汤。常用药物有栀子、淡豆豉等。现代常用于治疗神经官能症、食管炎、胃溃疡、胆囊炎等属热郁胸膈者。

栀子豉汤

【方源】汉代张仲景《伤寒论》。

【组成】栀子14个(9 g)(擘),香豉4合(6 g)(棉裹)。

【服法】上以水800 mL,先煮栀子,得500 mL,纳豉,煮取300 mL,去滓,分为2服,温进1服。得吐者止后服。

【功用】清宣郁热,除烦止躁。

【主治】适用于伤寒汗吐下后,虚烦不得眠,心中懊侬,胸脘痞闷,饥不能食,脉数,舌苔薄黄腻。

【方解】本方组方的出发点是清泄胸膈间无形邪热。方中栀子苦寒,入心、肝、肺、胃、三焦各经,长于清泄郁热,解郁除烦,又可导火下行,降而不升,"泻心肺之邪热,使之屈曲下行从小便出,而三焦郁火以解"(见《本草备要》)。淡豆豉辛甘,其气味轻薄,入肺经、胃经,善于解表宣热,又能和胃气,"宣热,解表除烦……调中下气"。两药相伍,降中有宣,组方巧妙,药少力专,为清宣胸膈郁热之良方。

原方中栀子仅注明"擘",未言炒用,可见是用生品,取其清热之功用;淡豆豉后入,意在取其轻清香透,宣散郁热。如此而用,内寓深意。

【运用】

(1)辨证要点。以虚烦不得眠,心中懊忱,舌苔薄黄腻为辨证要点。

(2)加减变化。热郁气滞较甚者,可加郁金、栝楼、枳壳等理气开郁。热甚者,加连翘、黄芩以清透邪热。湿热郁阻者,可加厚朴、石菖蒲以化湿理气。郁火疼痛者,可合金铃子散以理气止痛。呕恶者,加竹茹、半夏和胃止呕。

(3)现代运用。本方现代常用于治疗神经官能症、食管炎、胃溃疡、胆囊炎等属热郁胸膈者。

(4)使用注意。方中淡豆豉应后下。素有脾虚便溏者,慎服本方。

【附方】栀子甘草豉汤(见《伤寒论》):栀子9 g(擘),甘草6 g(炙),淡豆豉4 g(棉裹)。以水400 mL,先煮栀子、甘草,取200 mL,纳淡豆豉,煮取150 mL,去渣,分为2服,温进1服。得吐者,止后服。功用:清气分热。主治栀子豉汤证兼见少气者。

栀子生姜豉汤(见《伤寒论》):栀子9 g(擘),生姜15 g,淡豆豉4 g(棉裹)。以水400 mL,先煮栀子、生姜,取200 mL,纳淡豆豉,煮取150 mL,去渣,分为2服,温进1服。得吐者,止后服。功用:清气分热。主治栀子豉汤证兼见呕吐者。

【各家论述】《伤寒来苏集》:"栀子苦能泄热,寒能胜热,其形象心又赤色通心,故除心烦愦愦,懊忱结痛等症;豆形象肾,制而为豉,轻浮上行,能使心腹之邪上出于口,一吐而心腹得舒,表里之烦热悉除矣。"

《成方便读》:"栀子色赤入心,苦寒能降,善引上焦心肺之烦热屈曲下行,以之先煎,取其性之和缓;豆豉用黑豆窨而成,其气香而化腐,其性浮而成热,其味甘而变苦,故其治能除热化腐,宣发上焦之邪,用之作吐,似亦宜然,且以之后入者,欲其猛悍,恐久煎则力过耳。"

【临证举隅】

(1)肖某,女,21岁。2004年9月9日初诊。半月前与男友房事之时,外人突入其室,猝受惊恐而发昏厥,约6 min后经掐人中穴苏醒。其后又行房事2次,均又发病,症状同前。刻诊:口苦心烦,胸闷嗳气,手足心热,舌红苔白,脉弦。此气机不畅,热郁胸中,上扰神明之证。方用栀子豉汤加味:焦山栀20 g,淡豆豉20 g,青蒿12 g。服3剂,每日1剂,早晚饭后各服1次。并嘱病人查心电图、脑电图和电解质。9月12日二诊:患者口苦心烦消失,手足心热减轻,各种检查未见异常。昨晚房事1次,昏厥未发,唯感胸闷。上方加厚朴花12 g,继服10剂以资善后。9月24日三诊:患者言其病症未有再发,仍感手足心热,舌脉同前。嘱其常服七叶安神片以求根治。

按:《伤寒论》云:"发汗,若下之,而烦热,胸中窒者,栀子豉汤主之。"本例房室昏厥案,因有口苦心烦、胸中窒塞兼症,而与本条所述类同,故以栀子豉汤加味治之而获良效[1]。

(2)案一:患者,女,56岁。2010年7月19日初诊。患者因与家人怄气后胸中满闷明显,近1个月来夜间睡眠辗转反侧不能很快入睡,伴心烦,口干微渴,尿黄,大便不爽,舌暗红胖,苔薄黄腻,脉弦滑。既往有冠状动脉粥样硬化性心脏病病史。西医诊断为失眠症。中医诊断为失眠,痰火扰心证。治以轻宣邪热,解郁除烦。处方:栀子3 g,淡豆豉15 g,竹茹5 g,黄连5 g,半夏5 g,栝楼30 g,茯苓30 g,麦冬10 g,竹叶10 g,丹参20 g,甘草5 g。服5剂。二诊:诸症减轻,睡眠仍欠佳,善太息,舌淡红,苔薄黄,脉弦。加陈皮10 g,炒酸枣仁20 g,延胡索10 g,川楝10 g,佛手15 g。再服7剂,诸症消失。

案二:患者,女,48岁。2009年3月8日以"心烦失眠"来诊。患者感冒10余日,2日前又与同事发生争执,出现低热无汗,心烦躁扰,坐卧不安,烘热出汗症状。时常叹息,失眠多梦,大便干燥,舌微红,苔薄黄,脉弦滑,月经周期紊乱。西医诊断为更年期综合征。中医诊断为绝经前后诸症,痰火扰神证。治以轻宣邪热,解郁除烦。处方:栀子3 g,淡豆豉15 g,竹茹5 g,黄连5 g,半夏10 g,柴胡5 g,栝楼仁20 g,茯苓30 g,陈皮10 g,女贞子15 g,旱莲草20 g,甘草5 g。服5剂。二诊:患者诉服药后热退,身轻气爽,大便仅排泄1次,仍较干结。予加大黄 5 g,川朴 10 g,以理气导滞,使邪有出路。再进药 5 剂。三诊:病人脉静身凉,睡眠好转,月经已至。用六味地黄丸合黄连阿胶汤口服,滋肾宁心,调整治疗。

按:近人因栀子豉汤证是热郁胸膈、邪热内扰所致而称其为热扰胸膈证,治当轻宣邪热,解郁除烦。栀子豉汤方中栀子苦寒,清透郁热,解郁除烦;淡豆豉气味俱轻,清表宣热,和降胃气。二药相伍,降中有宣,宣中有降。郁热宣则气机畅通,气机畅通则血脉流利,其胸中窒和胸中结痛自除。栀子豉汤证虽多为误治或病后所见,临证时只凭以下 4 个主症便可定之:热扰胸膈的虚烦不得眠;反复颠倒,心中懊侬;烦热胸中窒;身热不去,心下结痛。不必拘于误治后或病后出现才定之。痰热内盛者,可配合小陷胸汤清热除痰开结。气滞明显者,加理气药调理气机。李振江对栀子豉汤的临床应用范围颇广,用其加味辨证治疗冠心病、心绞痛、心肌炎、失眠症等辨为热扰胸膈者,特别是对更年期患者因心火盛而致的心烦不得眠者,疗效甚佳[2]。

(3)患者,男,75 岁。睡眠受限 1 个月,常卧则气憋而醒,脐周 1 圈烧灼即作憋气,开窗伸头至外可稍舒,时为 12 月初,风冷天寒。既往有类似发作史,吸氧不缓解,喜冷恶热。舌淡红,苔中后腻微黄,右脉略滑,左尺弱。西医诊断为不稳定性心绞痛。中医辨证为邪热扰膈。治以宣透膈热。方用栀子豉汤加减:栀子 10 g,淡豆豉 10 g,白术 10 g,川芎 10 g,赤芍 10 g,枳壳 10 g。水煎服,每日 1 剂。服 2 剂见效,调方续服,在宣透膈热的同时,疏肝理气。处方:栀子 15 g,淡豆豉 15 g,柴胡 15 g,枳壳 30 g,香附 15 g,陈皮10 g,厚朴 10 g,桂枝 5 g,赤芍 15 g,川牛膝 30 g。水煎服,每日 1 剂。服药 3 剂后复诊:患者腹部烧灼及憋气、烦躁减轻,睡眠差。续清膈热,疏肝和胃,化痰安神。处方:栀子 15 g,淡豆豉 15 g,枳壳 30 g,竹茹 10 g,半夏 10 g,陈皮10 g,茯苓 10 g,香附 15 g,川芎 15 g,麦芽 15 g,生龙骨 30 g,炙甘草 5 g。服药 7 剂后腹部烧灼及烦躁症状缓解,睡眠转佳。续以上方加白芥子 10 g,浙贝母 15 g,淡豆豉减至 10 g。服药 7 剂,诸症缓解。

按:本例据烦热、胸中憋气、睡卧不安症状而应用栀子豉汤加味获效。《伤寒论》云:"发汗吐下后,虚烦不得眠,若剧者,必反复颠倒,心中懊侬,栀子豉汤主之。""发汗,若下之而烦热,胸中窒者,栀子豉汤主之。"方中栀子味苦性寒,泄热除烦,降中有宣;淡豆豉体轻气寒,升散调中,宣中有降。二药相合,共奏清热除烦之功效[3]。

【现代研究】

1. 临床研究

(1)失眠。卢雨蓓[4]应用栀子豉汤加减治疗 43 例虚烦不寐的病人,治疗结果:显效 34 例,占 79.1%;有效 7 例,占 16.3%;无效 2 例,占 4.6%。有效率为 95.4%。王玉乾等[5]用栀子豉汤加味治疗糖尿病合并失眠 68 例,治疗结果:1 周治愈 10 例,2 周治愈 18 例,3 周治愈 12 例;显效 6 例,有效 17 例,无效 5 例。总有效率为 91.2%。

(2)抑郁症。岑柏春[6]运用栀子豉汤加味治疗抑郁症 48 例,颇具疗效,总有效率治疗组优于对照组。石景洋等[7]采用随机、对照原则,将患者分成栀子豉汤治疗组 44 例,盐酸氟西汀对照组 46 例。15 日为 1 个疗程,3 个疗程结束后,对患者汉密尔顿(HAMD,24 项)积分、Kupperman(KMI)指数、中医证候积分的变化作统计学处理,评价栀子豉汤治疗抑郁症的临床疗效。结果:栀子豉汤在改善某些症状体征方面与盐酸氟西汀疗效相当,在对全身症状的综合改善上优于盐酸氟西汀,不良反应比盐酸氟西汀少。

(3)脑外伤所致精神障碍。陈献明等[8]自 1997 年 5 月至 2001 年 11 月,运用栀子豉汤加味治疗脑外伤所致精神障碍,结果:治疗组经口服或鼻饲栀子豉汤加味后,所有精神症状均得到控制,与对照组相比差异显著。

(4)其他。栀子豉汤用于治疗焦虑症、痤疮、反流性食管炎、小儿睡惊症等均取得较好疗效。

2. 药理研究

对此方的药理研究暂未见报道,但对其药物的研究较多,就其主要药物的药理作用介绍如下:

1)栀子

(1)镇静。栀子生品及各种炮制品(炒、焦、炭、烘、姜炙等,下同)水煎液以生药 0.1 g/10 g 灌喂小鼠,结果均有较好的镇静作用,可明显延长小鼠腹腔注射 50 mg/kg 异戊巴比妥的睡眠时间,较用同体积生理盐水灌胃的对照组的睡眠时间延长 0.33 ~ 1.18 倍。其中炒焦品、炒炭品、烘品与生品比较,差异均有统计学意义($P < 0.05$),说明栀子加热炮制后镇静作用增强,且在 200 ℃ 以下加热炮制其镇静作用有随温度升高而逐渐加强的趋势[9]。

(2)解热。栀子生品及各种炮制品的 95% 乙醇提取物以生药 1 g/100 g 灌喂大鼠,对致热剂 15% 鲜酵母混悬液以 2 mL/100 g 皮下注射大鼠颈背部所致发热有较好的解热作用。以生品作用最强,炮制品作用次之,这与目前临床生用栀子治疗热病高热的用药经验一致[10]。

(3)抗微生物。栀子对金黄色葡萄球菌、溶血性链球菌、卡他球菌、霍乱杆菌、白喉杆菌、人型结核杆菌等具有中等强度抗菌作用。栀子水浸液在体外能抑制各种皮肤真菌,水煎液在体外能杀死钩端螺旋体及血吸虫,并具有抗埃柯病毒的作用[11-13]。

(4)抗炎及治疗软组织损伤。栀子乙酸乙酯提取物、90% 甲醇提取物能明显抑制二甲苯引起的小鼠耳部肿胀和甲醛引起的足跖肿胀,同时对小鼠、家兔软组织损伤均有显著的治疗作用。栀子 95% 乙醇提取物和京尼平苷具有一定的抗炎作用。栀子乙酸乙酯提取物的抗炎作用不如甲醇提取物,但对软组织损伤的治疗作用却优于后者。这两种分离物对瘀血、出血性损伤具有显著作用,可能与其扩血管作用有关。京尼平苷对二甲苯、巴豆油引起的小鼠耳肿胀具有显著作用。自制的京尼平苷霜对小鼠急性耳肿胀的抗炎作用强度与氢化可的松软膏相似。京尼平苷腹腔注射对幼鼠免疫器官重量无影响,腹腔注射氢化可的松的幼鼠免疫器官则发生萎缩,故认为京尼平苷发挥其抗炎作用不同于肾上腺素类激素药物[14]。

(5)其他。栀子还具有保肝、利胆,以及对胃机能影响和对心血管系统的影响等作用。栀子还具有一定的免疫抑制作用[15]。

2)淡豆豉

现代研究证明,淡豆豉中含有大豆素和染料木素等。大豆异黄酮具有明显的抗氧化、防癌抗癌、防治心血管疾病、减缓妇女更年期综合征等作用,广泛用于食品、医药等领域[16]。

(1)调节血脂。葛喜珍等[17]研究表明,大豆异黄酮具有降血脂的作用,其作用机理与其抗氧化作用、类雌激素作用、增强低密度脂蛋白受体活性、抑制毛细血管内皮细胞增殖、抑制血管渗透性因子诱导的冠状动脉舒张、抑制主动脉平滑肌细胞的作用有关。Kishida 等[18]研究表明,淡豆豉的提取物大豆异黄酮对于卵巢切除或不切除的雌性小鼠均有降低血清胆固醇浓度的作用。

(2)抗动脉硬化。王鑫国等[19]采用大鼠去卵巢的方法建立脂代谢紊乱模型,观察血脂、脂蛋白、脂质过氧化物的变化。结果显示,以淡豆豉治疗 12 周后,三酰甘油、氧化低密度脂蛋白和丙二醛明显较去卵巢组降低,高密度脂蛋白、载脂蛋白和超氧化物歧化酶活力明显较去卵巢组升高。表明淡豆豉抗动脉硬化机制与其调节血脂、抗氧化作用有关。

(3)降糖。牛丽颖等[20]将淡豆豉用 80% 乙醇提取,再用石油醚、醋酸乙酯、正丁醇分别萃取不同的有效部分。以四氧嘧啶及链脲佐菌素腹腔注射造成小鼠及大鼠的糖尿病模型,观察血糖和血脂的变化。结果显示,四氧嘧啶糖尿病小鼠灌胃给予淡豆豉各提取部分 10 日后,总提取物、醋酸乙酯萃取部分、正丁醇萃取部分各组小鼠血糖均较模型组小鼠低,血清中三酰甘油水平亦较模型组小鼠低。链脲佐菌素糖尿病大鼠灌胃给予淡豆豉各提取部分 10 日后,总提取物、醋酸乙酯萃取部分、正丁醇萃取部分各组大鼠血糖均较模型组大鼠低。表明淡豆豉总提取物、醋酸乙酯萃取部分、正丁醇萃取部分均有一定的降糖作用,其中正丁醇萃取部分作用更为明显。

(4)其他。淡豆豉还具有抗肿瘤、抗骨质疏松、免疫调节及肾钙质沉着等作用[21]。

参考文献:

[1]张金玺.经方治疗奇症怪病趣谈[J].辽宁中医杂志,2005,32(7):726.

[2]徐子彦.李振江经方验案拾珍[J].环球中医药,2011,4(5):375－376.

[3]张竹君,王煜.王自立主任医师应用经方验案举隅[J].西部中医药,2012,25(4):30.

[4]卢雨蓓.栀子豉汤加味治疗不寐43例[J].河南中医,2005,25(3):38.

[5]王玉乾,张利众,李培建.栀子豉汤加味治疗糖尿病合并失眠68例[J].中医药信息,2004,21(3):36.

[6]岑柏春.加味栀子豉汤治疗抑郁症临床观察[J].中医临床研究,2012,4(1):50－51.

[7]石景洋,张彦丽,张霄,等.栀子豉汤治疗抑郁症患者44例疗效观察[J].中国实验方剂学杂志,2012,18(18):316－317.

[8]陈献明,王殿君,张春花.栀子豉汤加味治疗脑外伤所致精神障碍19例[J].现代医药卫生,2002,18(11):1011.

[9]张学兰,孙秀梅,曲福生.炮制对栀子部分药效的影响[J].中药材,1994,17(4):24.

[10]张学兰,孙秀梅,牛序莉,等.炮制对栀子部分成分及解热作用的影响[J].中药材,1995,18(3):136.

[11]滕佳琳.栀子[J].山东中医学院学报,1993,17(3):64.

[12]郭霖,王桂云,王迪,等.茜草科药用植物药理作用研究概述[J].中医药信息,1994,11(1):37.

[13]周邦靖.常用中药的抗菌作用及其测定方法[M].重庆:科学技术文献出版社重庆分社,1987:188.

[14]姚全胜,周国林,朱延勤,等.栀子抗炎、治疗软组织损伤有效部位的筛选研究[J].中国中药杂志,1991,16(8):489－493.

[15]黄仕孙.栀子的现代药理研究及临床应用概述[J].内科,2010,5(5):534－536.

[16]毛峻琴,杨根金.HPLC法测定淡豆豉中异黄酮的含量[J].第二军医大学学报,2000,21(10):955－957.

[17]葛喜珍,王鑫国,力提甫·斯拉木,等.中药淡豆豉有效成分大豆异黄酮调节血脂的研究进展[J].河北中医药学报,2002,17(3):41－48.

[18]Kishida T, Mizushing T. Wering effeetofani sofla－vonerieh fermented soybeanex traet on the serumeholesteroleoneen tratio nsinfe male rats,withor without ovarieetomy,but not in male rats[J].Biosei Bioteehnol Bioehem,2006,70(7):1547－56.

[19]王鑫国,葛喜珍,白霞,等.淡豆豉对去卵巢大鼠脂代谢的影响[J].中药材,2003,26(9):652－654.

[20]刘丽颖,王鑫国,葛喜珍,等.淡豆豉提取物降糖有效部位研究[J].中药药理与临床,2004,20(5):21－22.

[21]李娜,黄庆柏.淡豆豉中的异黄酮成分及药理作用与临床应用[J].中国现代中药,2008,10(7):18－19.

第四节　疏表润燥法方剂

疏表润燥法,是用辛凉清润之品以疏解肺卫燥热。主治秋燥初起,燥热病邪伤于肺卫者。症见发热,咳嗽少痰,咽干喉痛,鼻干唇燥,头痛,苔薄白欠润,舌边尖红等。代表方剂如翘荷汤、桑杏汤等。常用药物有桑叶、杏仁、沙参、薄荷、栀子等。现代用于治疗上呼吸道感染、急慢性支气管炎、百日咳、咳嗽变异性哮喘、肺炎等。

翘荷汤

【方源】清代吴鞠通《温病条辨》。

【组成】薄荷1钱5分(4.5 g),连翘1钱5分(4.5 g),生甘草1钱(3 g),黑栀皮1钱5分(4.5 g),桔梗2钱(6 g),绿豆皮2钱(6 g)。

【服法】上以水2杯,煮取1杯,顿服。每日2剂,甚者3剂。

【功用】清上焦气分之燥热。

【主治】适用于燥气化火,上扰清窍,发为耳鸣目赤,咽喉肿痛,牙龈肿胀。

【方解】《温病条辨》云:"燥气化火,清窍不利者,翘荷汤主之。清窍不利,如耳鸣目赤,龈胀咽痛之类。翘荷汤者,亦清上焦气分之燥热也。"方中连翘苦寒轻清,清泄邪热,配薄荷辛凉通窍,有清利上窍之功效,为本方配伍的精髓。栀皮苦寒,清泄上焦之热;桔梗药性上行,宣肺利咽;绿豆衣甘寒质轻,善清人体在上在表之热,且清热而不伤津;生甘草清热泄火,兼和诸药,以上药物在方中起辅助作用。诸药合用,有清泄邪热以利上窍之功效。

【运用】

(1)辨证要点。本方所治为温燥化火,上扰清窍之证,临床以耳鸣目赤,龈胀咽痛等为主症。

(2)加减变化。耳鸣者,加羚羊角、苦丁茶。目赤者,加鲜菊叶、苦丁茶、夏枯草。咽痛者,加牛蒡子、黄芩。

(3)现代运用。现代常用本方治疗上呼吸道感染、急性及慢性支气管炎、百日咳等属温燥化火,上扰清窍者。

(4)使用注意。本方为寒凉方剂,故不宜过服,以免寒凉伤胃。

【附方】桑杏汤(见《温病条辨》):桑叶3 g,杏仁4.5 g,沙参6 g,象贝3 g,淡豆豉3 g,栀皮3 g,梨皮3 g。以水2杯,煮取1杯,顿服之。重者再作服。功用:辛凉清宣,润肺化痰。主治外感温燥证,头痛,身热不甚,口渴咽干鼻燥,干咳无痰,或痰少而黏,舌红,苔薄白而干,脉浮数而右脉大者。

【临证举隅】

(1)陈某,男,45岁。1988年10月24日初诊。患者每晨呕恶,时而上腹胀饱,右季肋区经常隐痛10年余,近1年来病情加重,经中西医多方治疗,效果不显,日渐消瘦,右肋下胀痛加重时,手按可缓解。患者忧心加重,恐患恶病,曾到医院检查,诊断为慢性胆囊炎、酒精肝。治疗月余,无效。查见肝大约3 cm,表面光滑,压痛(＋)。六脉弦滑,舌苔厚腻,尖红,两边淡紫色。辨证为胁痛。处方:连翘10 g,薄荷7.5 g,栀子12.5 g,桔梗12.5 g,甘草15 g,绿豆衣10 g,茵陈15 g,鸡内金18 g,枳壳22.5 g(炒),丹参15 g,葛根15 g,生白术20 g。服7剂,水煎服。11月31日二诊:患者呕恶、胀饱消失,肝区压痛显著减轻。再守原方,连进28剂,诸症消失。随访至今未曾复发。

按:该患者嗜酒甚重,达20余年,酿成"酒癖"。投以翘荷汤加茵陈清肝胆之郁热,加葛根以解酒毒,配丹参、枳壳、鸡内金以活血化瘀,理气止痛,搭白术防伤脾。《伤寒论》有云:"见肝之病,知肝传脾,当先实脾,实症当用之。"标本兼顾,药达病所,故服药30余剂,胁痛告愈[1]。

(2)辛某,女,57岁。1992年4月9日初诊。患者素有咳嗽、气喘、咯血病史达7年余,每逢节气交换时病情加重,尤以冬春最为显著,咯血多在2~4月,夜间汗出如洗,颧红,体瘦。到医院检查,诊断为肺气肿、气管炎、支气管扩张。经过抗菌消炎、止血及中药治疗,疗效均满意,只是时常复发。今晨咯吐鲜血,即痰中夹血,故来医院求中医诊治。除上症外,舌质红,苔薄黄。脉左关弦,两寸浮,关部稍沉。据其症状、脉象,辨证为肝火犯肺,相火灼伤血络所致。处方:薄荷10 g,连翘10 g,栀子15 g,绿豆衣12.5 g,桔梗15 g,甘草15 g,白茅根30 g,栝楼15 g,前胡15 g,牡丹皮12.5 g,白及20 g,葶苈子20 g。服5剂,水煎服。4月14日二诊:患者自述药进2剂后再未见咯血,咳嗽有好转,已不觉气短,夜间已不出汗。面转常色,舌质红,苔白分布均,脉浮有力,左稍弦。上方去白茅根、白及、葶苈子,续服4剂。患者自服中药以后,发病次数减少(气管炎),未再出现咯血现象。

按:本例患者咯血病史长,虽经中西药治疗,收效满意,但经常复发,未达根治目的,此为治其标未治其本,知其然未思其所以然。清代程国彭的《医中百误歌》中有这样一句话:"先病为本后为标,纤悉几微要中肯。"此本与标指病因、病机和症状。今药中病机,故能收到事半功倍之效,进药9剂,已除其蒂。

《温病条辨》上焦篇第五十七条云:"燥气化火,清窍不利者,翘荷汤主之。"燥气化火上侵清窍,使清窍不利而出现两耳鸣响,二目发赤,牙龈肿胀,咽中痛,以翘荷汤清上焦气伤燥热。剖析吴鞠通为方药组成及加减的药物,实为清肝肺之热所设,不单治清窍之痛。中医贵在辨证,药味贵在加减,故吴鞠通在自序中云:"学医不精,不若不学医也。"[1]

(3)案一:辛某,女,42岁。2009年11月17日初诊。症见口干眼干1月余,伴发热1周。2009年在宁夏医科大学附属医院经体检及唇腺活检明确诊断为原发性干燥综合征。近日无明显诱因反复发热,西医院建议加用泼尼松口服,患者改往中医院求治。现症见发热,体温37.5~38℃,微恶风寒,略感口渴,咽干咽痛,大便干,牙龈肿痛,舌红,苔薄黄,脉浮数。用吴鞠通《温病条辨》中翘荷汤加减治疗,此方具有疏风清热,利咽清肿,通泄里热之功效。对上焦气热化火,上扰清窍,尤其对上焦耳、目、牙龈、咽等部位表现为清窍不利,如咽痛、目赤、龈肿、耳鸣等,此为辨证着眼点,为燥热化火所致。处方:生石膏30 g,蒲公英20 g,牛蒡子15 g,板蓝根15 g,连翘12 g,桔梗12 g,薄荷10 g,栀子10 g,荆芥10 g,竹叶10 g,大黄6 g(后下),甘草8 g。每日1剂,水煎服,7日为1个疗程。用药1周后,患者发热缓解,体温正常,原方续服1周后自行停药。3个月后随访,患者未再出现发热等症状。

案二:张某,女,28岁。2010年3月16日初诊。口眼干燥半年,伴发热10日。2010年2月在宁夏医科大学附属医院经抗体检测确诊为干燥综合征。患者晨起发热,体温38℃,恶热不恶寒,汗出口渴,咽干痛,牙龈肿痛,纳差,舌红,苔黄腻,脉滑数。辨证属邪留气分。治宜清气透热,利咽清肿,通泄里热。处方:生石膏30 g,蒲公英20 g,板蓝根15 g,牛蒡子15 g,连翘12 g,桔梗12 g,荆芥10 g,薄荷10 g,栀子10 g,竹叶10 g,大黄6 g(后下),甘草8 g。食少苔腻,加陈皮、苍术、焦山楂各10 g以祛湿健脾。每日1剂,水煎服,7日为1个疗程。4月29日随访:患者4月1日之后未再出现发热等明显不适。

按:温病可划分为温热病和湿热病两类,其中温热病的主要临床特征为发热及津液损伤,其发病为四时温热邪气侵袭人体,造成卫气营血生理功能失常,人体的动态平衡遭受破坏,导致温热病。其发生原因除与外界致病因素有关之外,同时也与人体自身防御功能相关。《宣明方论》云:"燥干者,金肺之本,肺藏气,以血液内损,气虚感风,则皱揭,风能胜湿,热能耗液,皆能成燥。"肺居上焦,主气,主宣发肃降,通调水道,为水之上源,肺的功能直接影响津液的敷布和扩散,津液输布障碍,诸脏腑及关节失其濡润,则燥证由生。燥证多见于疾病早期,一般系统性损害较轻,以上焦内燥为主。病位在肺。肺阴不足,或肺失宣肃,津液生成、敷布障碍为发病主要机理。症见口干,眼干,鼻干,或有腮腺肿胀,伴发热,周身不爽,并可有干咳无痰或痰少黏稠,难以咳出,舌红苔干,脉浮数。此期影像学检查可有轻度肺间质病变。《内经》中首次提出"燥胜则干"。清代叶天士在《温热论》中提出"上燥治气""下燥治血"。翘荷汤乃《温病条辨》中清上焦气分燥热之方,以轻清宣透上焦气分燥热为主治,原方由薄荷、连翘、生甘草、黑栀皮、桔梗、绿豆衣组成。针对燥证早期病因病机,采用翘荷汤加减,方中连翘、蒲公英、板蓝根均具有较强的清热解毒作用;薄荷、荆芥具有辛凉轻散解毒之功效;荆芥虽为辛温之品,但其温而不燥,正好与辛凉解毒药配合使用,从而提高解毒功效;竹叶、栀子辛凉清热利水,使邪热从小便而解;大黄通泄里热,使邪热从大便而出;生石膏清热降火;桔梗、牛蒡子、甘草清热解毒,利咽消肿散结。现代药理研究表明,金银花、连翘、栀子具有明显抗病原微生物作用及抗炎作用,能提高机体免疫功能及增强巨噬细胞的吞噬作用。薄荷所含挥发油通过兴奋中枢神经系统使皮肤毛细血管扩张,促进汗腺分泌,增加散热而起发汗解热作用。本方具有清上泻下、釜底抽薪之功效,因而治疗效果颇佳。俞根初在《通俗伤寒论》中也说:"(燥邪)先伤肺经,次伤胃液,终伤肝血肾阴。"说明了燥证发病与脏腑的关系,特别强调了肺、胃、肾在一般燥证中的重要作用[2]。

【现代研究】

1.临床研究

蒋建胜[3]运用翘荷汤加减水煎剂灌肠治疗小儿外感高热66例,总有效率为87.9%,其中治愈19例,显效31例,有效8例。

2. 药理研究

对此方的药理研究暂未见报道,但对其药物的研究较多,就其主要药物的药理作用介绍如下:

1) 连翘

连翘的化学成分主要有苯乙醇苷类、木脂体及其苷类、五环三萜类、挥发油[4]。

(1)抗菌、抗病毒。连翘属植物中的咖啡酰糖苷类成分连翘酯苷、连翘种苷等均有很强的抗菌活性,其乙醇提取物抗菌谱广,对多种革兰阳性菌、革兰阴性菌均有抑制作用[4]。如连翘果实煎剂对金黄色葡萄球菌、肺炎双球菌、溶血性链球菌(甲型、乙型)、志贺痢疾杆菌、史氏痢疾杆菌、鼠疫杆菌、人型结核杆菌、伤寒杆菌、霍乱弧菌、副伤寒杆菌、福氏痢疾杆菌、大肠杆菌、变形杆菌、白喉杆菌均有抑制作用[5]。连翘对内毒素具有直接摧毁作用,连翘属植物提取物有抗柯萨奇 B5 病毒及埃柯病毒的作用[5]。

(2)抗炎。大鼠巴豆油性肉芽囊实验证明,连翘醇提取物的水溶液腹腔注射有非常明显的抗渗出作用,能够降低炎性部位血管壁脆性,而对炎性屏障的形成无抑制作用。用^{32}P 标记红细胞实验也观察到已注射连翘提取物水溶液的大鼠,其渗入巴豆油性肉芽囊内的数量明显减少,表明连翘尚能促进炎性屏障的形成[5]。

(3)解热。连翘煎剂生药 4 g/kg 灌胃,能使静脉注射枯草杆菌浸液所致的家兔发热作用显著下降,1 h 后恢复正常,随后还可降至正常体温以下。复方连翘注射液也有明显的解热作用,能减弱伤寒菌苗所致家兔发热,也能降低正常家兔的体温[4]。

(4)其他。连翘还具有镇吐、镇痛、利尿、强心及抗肝损伤、抗氧化等作用[4]。

2) 薄荷

(1)抗炎、镇痛。薄荷提取物 250 mg/kg 腹腔注射,对大鼠角叉菜胶性足肿胀的抑制率为 60%～100%,主要有效成分为薄荷醇。薄荷提取物 1 g/kg 皮下注射,对小鼠醋酸扭体反应的抑制率为 30%～60%。左旋薄荷酮 100 mg/kg 灌胃,对小鼠醋酸扭体反应的抑制率为 41.3%[6]。

(2)抗病原体。体外实验表明,薄荷水煎剂对表皮葡萄球菌、金黄色葡萄球菌、变形杆菌、支气管鲍特菌、黄细球菌、绿脓杆菌、蜡样芽孢杆菌、藤黄八叠球菌、大肠杆菌、枯草杆菌、肺炎链球菌等均有较强抗菌作用。薄荷煎剂 10 mg/mL 在原代乳兔肾上皮细胞培养上能抑制 10～100 TCID50(半数组织培养感染量)的单纯疱疹病毒感染,增大感染量则无抑制作用[6]。

(3)其他。薄荷还有兴奋中枢神经、发汗解热、利胆、抗早孕和抗着床、祛痰、促透等作用[6]。

参考文献:

[1]曹曼年,陈青山.翘荷汤应用举隅[J].内蒙古中医药,1998(增刊):43.

[2]余春,童安荣,魏冬梅.翘荷汤治疗早期干燥综合征体会[J].陕西中医,2011,32(12):1695-1696.

[3]蒋建胜.翘荷汤灌肠治疗小儿外感高热[J].浙江中西医结合杂志,2001,11(7):445.

[4]简永耀,靳龙文.连翘的化学成分及药理学研究[J].淮海医药,2009,27(4):349-350.

[5]刘明.中药连翘药理作用的研究近况[J].现代医药卫生,2007,23(16):2438-2439.

[6]梁呈元,李维林,张涵庆,等.薄荷化学成分及其药理作用研究进展[J].中国野生植物资源,2003,22(3):9-12.

桑杏汤

【方源】清代吴鞠通《温病条辨》。

【组成】桑叶 1 钱(3 g),杏仁 1 钱 5 分(4.5 g),沙参 2 钱(6 g),象贝 1 钱(3 g),香豉 1 钱(3 g),栀皮 1 钱(3 g),梨皮 1 钱(3 g)。

【服法】上以水 2 杯,煮取 1 杯,顿服之。重者再作服。

【功用】辛凉清宣,润肺化痰。

【主治】适用于外感温燥证。症见头痛,身热不甚,口渴咽干鼻燥,干咳无痰,或痰少而黏,舌红,苔薄白而干,脉浮数而右脉大。

【方解】本方主治温燥外袭,肺津受灼之轻证。因秋感温燥之气,伤于肺卫,其病轻浅,故头痛而身热不甚。燥气伤肺,耗津灼液,肺失清肃,故口渴咽干鼻燥,干咳无痰或痰少而黏。治宜轻宣燥热,凉润肺金。方中桑叶轻宣燥热,杏仁宣利肺气,润燥止咳,共为君药。淡豆豉辛凉解表,助桑叶轻宣透表;象贝清化痰热,助杏仁止咳化痰;沙参润肺止咳生津,共为臣药。栀皮质轻而入上焦,清泄肺热;梨皮清热润燥,止咳化痰,均为佐药。诸药合用,外以轻宣燥热,内以凉润肺金,乃辛凉甘润之方,俾燥热除而肺津复,则诸症自愈。本方诸药用量较轻,吴鞠通指出:"轻药不得重用,重用必过病所。"

【运用】

(1)辨证要点。本方主治温燥外袭,肺燥咳嗽之轻证。以身微热,干咳无痰,或痰少而黏,右脉数大为辨证要点。

(2)加减变化。若表邪郁闭较重,症见恶寒无汗,发热者,加薄荷、荆芥以增强疏表发汗之功效。若咽干而痛者,可加牛蒡子、桔梗以清利咽喉。若鼻衄者,加白茅根、旱莲草以凉血止血。皮肤干燥,口渴甚者,加芦根、天花粉以清热生津。

(3)现代运用。现有临床研究证据表明桑杏汤及其加减方在治疗呼吸系统疾病方面存在一定的优势,所治疗疾病包括咳嗽、咳嗽变异性哮喘、肺炎、支气管炎等,未见明显不良反应的报道。

(4)使用注意。本方适用于温燥初起,邪在卫分者(轻证)。若温燥重证,邪入气分者,当用清燥救肺汤,如误投本方,则病重药轻,必延误病情。又,本方意在轻宣,故药量宜轻,不宜过重。

【附方】翘荷汤(见《温病条辨》卷一):薄荷4.5 g,连翘4.5 g,生甘草3 g,黑栀皮4.5 g,桔梗9 g,绿豆皮6 g。以水2杯,煮取1杯,顿服。每日2剂,甚者3剂。功用:清上焦气分之燥热。主治燥气化火,上扰清窍,发为耳鸣,目赤,咽喉肿痛,牙龈肿胀。

【各家论述】《成方便读》:"此因燥邪伤上,肺之津液素亏,故见右脉数大之象,而辛苦温散之法,似又不可用矣。止宜轻扬解外,凉润清金耳。桑乃箕星之精,箕好风,故善搜风,其叶轻扬,其纹象络,其叶辛苦而平,故能轻解上焦脉络之邪。杏仁苦辛温润,外解风寒,内降肺气。但微寒骤束,胸中必为不舒,或痰或滞,壅于上焦,久而化热,故以香豉散肌表之客邪,宣胸中之陈腐。象贝化痰,栀皮清热。沙参、梨皮养阴清火,两者兼之,使邪去而津液不伤,乃为合法耳。"

【临证举隅】

(1)案一:李某,男,3岁。1986年12月10日以咳嗽2月余来诊。患儿2个月前因高热咳嗽,曾在某医院住院治疗,经用青霉素静脉滴注7日,继又肌内注射5日,以支气管肺炎临床治愈出院。出院1周后,患儿又见干咳,且逐渐加重,再以青霉素、氨苄青霉素、红霉素治疗均无明显效果,因迁延不愈,乃来就诊。询知患儿既往体健,无结核接触史,家中居室较小,通风不良,用火炉和火墙取暖,室内干燥,室温较高。查见其面白唇干,舌红,苔薄微黄欠津,指纹青紫。家长代述:皮黄便结,干咳无痰,纳呆寐差。证属外感温燥。乃以清宣凉润立法,方用桑杏汤治之:桑叶3 g,杏仁5 g,沙参6 g,象贝3 g,淡豆豉3 g,栀皮3 g,梨皮5 g。服药3剂知,6剂已。继进药3剂,巩固疗效。

案二:安某,女,2岁。患儿于1991年11月初因高热、咳喘、烦躁不安在某医院诊为支气管肺炎住院治疗,经用青霉素、氨苄青霉素及先锋霉素治疗近1月,出院后仍时有咳嗽,时轻时重,声音嘶哑,干咳无痰,精神萎靡,纳呆便干。家长先后喂服交沙霉素和头孢氨苄诸药不效,2个月以来,症状渐重,乃来求治。患儿家居工厂住宅区,居室狭小,通风不良,冬令以火炉取暖,室温高而干燥。其父母亦曰晨间常感鼻咽干燥。患儿干咳频作,皮黄便结,唇咽干红,舌红,苔薄黄燥,脉数,指纹青紫。方用桑杏汤3剂,咳嗽减轻,继进药5剂,遂获全功效。

案三:尼某,男,11岁。患儿于1988年11月中旬出现低热,伴咽痒,干咳不止,曾选用青霉素、庆大霉素、麦迪霉素、红霉素及止咳祛痰中成药治疗罔效,严重影响学习和睡眠,蹉跎3月,痛苦不堪。症见身热口渴,咽喉痒痛,干咳频作,舌红,苔薄微黄欠津。证属温燥,治宜辛甘凉润之品。方用桑杏汤5剂,病瘥。

按:《内经》云:"燥金之下,火气承之。"温燥伤肺,治宜清宣凉润。桑杏汤原为初秋温燥而设,然我国西北刚燥之域,且小儿"阳常有余,阴常不足",冬季足不出户,室内温高气燥,最易耗伤肺津,故温燥之邪非尽在初秋也。若昧于此理,则愈止咳而咳愈剧,愈化痰而阴愈伤。中医之法,贵在因时、因地、因人制宜,既明其理,则桑杏汤不仅秋令用之,冬令用之,四季皆可用也。方中桑叶禀金秋肃降之气,又经霜而妆,故具清热润燥之功效;杏仁苦辛温润,宣利肺气,二者皆为君药。淡豆豉助桑叶轻宣解表,沙参、梨皮润肺生津,为辅药。栀皮清泄上焦肺热,象贝止咳化痰,同为佐使药。诸药配伍,共奏宣解表邪,清肺润燥之功效。唯轻药不可重用,重用必过病所,故此方用之宜小其量,切勿大剂投之,反加重其疾[1]!

(2)全某,女,6岁。2006年12月29日初诊。咳嗽,咯黄痰1周,在当地治疗4天,每日静脉滴注头孢曲松钠注射液、清开灵、氨茶碱、能量等,疗效欠佳,遂来诊治。刻诊:患者面色红赤,发烧,咳嗽,咯痰,气喘,舌苔薄黄,脉象浮数,颈项部淋巴结豌豆大小4枚,听诊双肺呼吸音粗,心率152次/min,律齐,体温39.1℃。西医诊断为:①肺部感染;②颈淋巴结结核。中医诊断为:①风热犯肺,肺失宣降;②瘰疬痰核。继服西药抗痨三联,中药给予桑杏汤加减:桑叶6g,杏仁6g,贝母6g,沙参6g,栀子6g,麻黄6g,炙甘草6g,石膏50g,牛蒡子10g,枇杷叶6g,芦根6g。服3剂,每日1剂,水煎服。进2剂后烧退咳止,继服1剂后来诊,查见体温、心率均恢复正常。上方去石膏、麻黄再服3剂以巩固疗效,抗痨药服用半年后随访,瘰疬消失。

按:小儿生理特点为脏腑娇嫩,气血未充;生机蓬勃,发育迅速,稚阴稚阳,纯阳之体。病理特点主要表现为发病容易,传变迅速;脏气清灵,易趋康复。现代医学认为:某些病毒、霉菌、细菌和支原体可引起呼吸道感染。小儿由于发育未成熟,免疫力低下,抗病能力较弱,故气候寒冷时易发生上呼吸道病变。中医学认为肺主气,外合皮毛,开窍于鼻,司呼吸而主宣肃。风邪由皮毛或口鼻而入,外束肌表,内犯于肺,肺气为邪气所阻遏,不能宣达,肺中津液化为痰液,阻于气道,以致肃降无权,出现发热、咳嗽、气促、鼻扇、喉中痰鸣等肺气上逆、肺气闭塞的症状。"治上焦如羽,非轻不举",方用辛凉轻剂桑杏汤合麻杏石甘汤加味,只要掌握发病的季节与病机,辨证施治,随症加减,不论小儿或成人均可收到良好的效果[2]。

(3)马某,女,2岁4个月。2010年10月1日初诊。咳嗽2个月。患儿于2个月前无明显诱因始发热2日,咳嗽,喉间痰鸣。曾就诊于某医院,诊断为肺炎支原体感染,予口服易坦静(氨溴特罗口服溶液),静脉滴注红霉素、喜炎平针剂2周。仍咳嗽,痰少难咯,大便干,暗哑。既往反复呼吸道感染病史。查见神情状可,双肺听诊呼吸音粗,可闻及干鸣音,心音纯,节律整,舌红,苔黄,指纹紫于风关。诊断为咳嗽。辨证为温燥咳嗽。治以清肺润燥,宣肺止咳。方用桑杏汤加减:桑白皮10g,炒杏仁10g,前胡10g,芦根10g,金银花10g,黄芩10g,麦冬10g,玄参10g,竹叶10g,桔梗5g,胖大海5g,牛蒡子5g,甘草5g,辛夷花6g,龙骨30g,牡蛎30g。服6剂,每日1剂。煎煮方法:中药浸泡30min后,用武火煮沸后改成文火再煎30min,将药汁倒出,再加入冷水煎煮,以武火煮沸后改成文火再煎20min,将药汁倒出与前次药汁混合,少量频服。10月7日二诊:患儿鼻塞,偶咳,盗汗,大便干。查见神清合作,呼吸平稳,面色萎黄,舌红,苔白厚腻。上方去金银花、胖大海、竹叶、牛蒡子,加荆芥7.5g,茯苓10g,栝楼10g,山药15g。每日1剂,煎煮方法同前。服药6剂后痊愈。随访2个月,患儿病情无反复。

按:本例以清肺润燥、宣肺止咳为治则。患儿证属温燥咳嗽。初诊时患儿咳嗽暗哑,痰少难咯,故加用前胡、桔梗宣肺理气;玄参、芦根生津润肺;辛夷花、金银花疏散表邪;竹叶、牛蒡子、胖大海清热利咽。二诊时患儿咳嗽减轻,但有脾虚之征象,故加山药、茯苓以健脾补中,生津益肺,寓以"培土生金"之意;加荆芥以祛风解表,栝楼清热润肠通便。在治疗燥咳过程中要注意"三分治,七分养",饮食以清淡为宜,忌食辛辣、鱼腥之品,以防燥物消灼肺金;避免过食肥厚味,以防滋腻碍胃,助热灼津,影响脾胃运化;屋内注意调节温度与湿度,及时增减衣物[3]。

【现代研究】

1. 临床研究

（1）支原体肺炎。莫健平等[4]将88例支原体肺炎患者随机分为2组，对照组42例给予阿奇霉素对症治疗，治疗组46例在对照组治疗基础上加用中药三拗汤和桑杏汤治疗。结果：治疗组症状、体征及炎症好转时间明显缩短，均优于对照组（$P < 0.05$）。

潘泉利[5]自2002年8月至2003年8月间共收治肺炎支原体感染病人56例，其中男33例，女23例；年龄45~82岁，平均61岁；病程3~10日，平均6日。均采用中西医结合方法治疗，西药给予阿奇霉素对症治疗，中药给予三拗汤和桑杏汤化裁。结果：治愈51例，有效5例，总有效率为98%。

王雪君[6]对30例高原支原体肺炎患儿采用加味桑杏汤配合西药红霉素治疗，结果：治愈22例，好转7例，无效1例，总有效率为96.6%。

（2）喉源性咳嗽。戚建明[7]应用桑杏汤加减治疗喉源性咳嗽54例，结果：痊愈32例，好转18例，无效4例，总有效率为92%。提示喉源性咳嗽按辨证论治，用桑杏汤治疗，只要加减得当，常获佳效。任秀银等[8]运用桑杏汤和桔梗汤加减化裁配合西药雾化吸入的方法治疗喉源性咳嗽76例，结果：治愈52例，好转22例，无效2例，总有效率为97.3%。

（3）医院内获得性肺炎。周忠海等[9]用自拟桑杏汤治疗医院内获得性肺炎患者11例，其中男7例，女4例；年龄39~61岁，平均55.5岁。原发病为慢性肾功能衰竭5例，颅脑损伤4例，急性肾功能衰竭1例，弥漫性血管内凝血并多脏器衰竭1例。全部患者住院前均无下呼吸道感染，住院后7~15日发生医院内获得性肺炎。结果：痊愈8例，好转3例，有效率为100%。

（4）其他。桑杏汤还被用于治疗咳嗽变异性哮喘、上气道咳嗽综合征、小儿毛细支气管炎等见干咳症状者。

2. 药理研究

对此方的药理研究暂未见报道，但对其药物的研究较多，就其主要药物的药理作用介绍如下：

1）桑叶

桑叶中含有丰富的营养物质和许多特有的天然活性物质。桑叶主要成分是蛋白质、粗脂肪、碳水化合物、维生素和矿物质元素。同时，桑叶还含有许多天然活性物质，包括甾体类及三萜类化合物、黄酮类及其苷类、香豆素及其苷类、多酚类、挥发性有机酸、氨基酸、生物碱等。

（1）抗炎。因桑叶具有清热解表作用，何昕[10]以桑叶水煎剂分高剂量组（40 g/kg）和低剂量组（20 g/kg）给小鼠灌胃，结果对巴豆所致的小鼠肿胀有显著的抑制作用，抑制率分别为0.3%和0.8%；对醋酸所致的腹腔毛细血管通透性抑制率为61.3%和55.7%；对小鼠足趾肿胀具有非常显著的抑制作用，抑制率可达49.7%。表明桑叶具有较强的抗炎作用，与其祛风、清热功效相符。

（2）其他。桑叶还具有营养保健、抗应激、抗衰老、增强机体耐力、降低血清胆固醇、调节肾上腺功能、降血脂、降血糖、抑制癌症等功能[10]。

2）浙贝母

（1）镇咳。电刺激麻醉猫喉上神经法研究发现，腹腔注射浙贝母醇提取物生药4 g/kg能明显降低咳嗽强度，减少咳嗽次数，但其作用不如川贝母和皖贝母。而小鼠二氧化硫引咳实验却表明浙贝母的镇咳作用略强于川贝母[11]。

（2）祛痰。给大鼠以灌胃形式给予浙贝母醇提取物生药15 g/kg，使其气管内分泌液明显增加，但其作用不如川贝母和皖贝母。而小鼠酚红法实验表明，浙贝母祛痰作用略强于川贝母[11]。

（3）镇痛、抗炎。以灌胃形式给予小鼠浙贝母75%乙醇提取物生药2.4 g/kg，显示较强的镇痛作用，能使乙酸引起的扭体反应次数减少67.3%，使热痛刺激甩尾反应的3 h痛阈平均提高28.5%。浙贝甲素和浙贝乙素是浙贝母的镇痛有效成分。连续3日以灌胃形式给予浙贝母75%乙醇提取物生药0.8 g/kg和2.4 g/kg，都有显著的抗炎作用，对二甲苯所致的小鼠耳肿厚度的4 h平均抑制率分别为27.7%和25.9%，对角叉菜胶所致的小鼠足跖肿胀厚度的 4 h 平均抑制率分别为 17.4% 和 22.7%,其中生药 2.4 g/kg 组的抗炎作用持续 6 h 以上,对乙酸提高小鼠腹腔毛细血管通透性的抑制率分别为 40.0% 和 41.5%[11]。

(4)抗菌。浙贝母水提取物和醇提取物对 6 株幽门螺杆菌有抑制作用,最低抑菌浓度都约为60 mg/mL。可是浙贝甲素和浙贝乙素的抗菌作用很弱,浙贝甲素对卡他球菌、金黄色葡萄球菌、大肠杆菌和克雷伯肺炎杆菌的最低抑菌浓度均为 2 mg/mL,而浙贝乙素对前两种细菌的最低抑菌浓度也为2 mg/mL,对后两种细菌的最低抑菌浓度则高于 2 mg/mL。0.1 mg/mL 的浙贝甲素对真菌啤酒酵母突变型 GL7 和威克海姆原藻的抑制率分别为 27.4% 和 29.6%,而浙贝乙素则分别为 25.9% 和 17.9%[11]。

(5)其他。浙贝母还具有松弛气管平滑肌、降血压、活血化瘀、溶石、抗溃疡、止泻、抗肿瘤等作用[11]。

参考文献:

[1]吴慧学.桑杏汤儿科冬用治验心得[J].新疆中医药,1994,(4):61.

[2]薛占彪.治疗小儿咳嗽验案[J].光明中医,2008,23(1):84-85.

[3]秦胜娟,王雪峰,吴振起.王雪峰教授中医治疗小儿秋燥咳嗽经验撷萃[J].中国中西医结合儿科学,2011,3(6):499-500.

[4]莫健平,陈汝楷.中西医结合治疗支原体肺炎46例[J].实用中医内科杂志,2009,23(12):88-89.

[5]潘泉利.中西医结合治疗中老年人肺炎支原体感染56例[J].湖南中医杂志,2004,20(6):36.

[6]王雪君.加味桑杏汤治疗高原小儿支原体肺炎30例[J].陕西中医,2005,26(10):1031-1032.

[7]戚建明.桑杏汤加减治疗喉源性咳嗽54例[J].四川中医,2004,22(9):86.

[8]任秀银,陈丽纯,刘庆.中西医结合治疗喉源性咳嗽76例[J].医学信息,2011,24(1):165.

[9]周忠海,艾淑珍,杜红梅.桑杏汤治疗医院内获得性肺炎11例[J].现代中西医结合杂志,2002,17(9):1674-1675.

[10]何昕.桑叶的药理作用及其临床应用研究[J].实用心脑肺血管病杂志,2012(6):34-35.

[11]张明发,沈雅琴.浙贝母药理研究进展[J].上海医药,2007(10):459-461.

第五节　辛温寒凉表里双解法方剂

辛温寒凉表里双解法,是用解表药配以泻下、清热和温里药以表里双解,内外同治。主治外有表邪,内有实积之证。症见身热烦躁,头痛昏眩,口苦而渴,咽喉不利,胸膈痞闷,腹部胀痛,谵妄惊狂,手足瘛疭,大便秘结,小便短赤,小儿诸疳积热,诸疮,丹斑瘾疹,风肿火眼,舌苔黄腻,脉洪数或弦滑等。代表方剂如防风通圣散。常用药物有防风、麻黄、大黄、石膏、芒硝等。现代用于治疗感冒、高血压、偏头痛、肥胖症、习惯性便秘、急性结膜炎、老年性瘙痒、面部蝴蝶斑、斑秃等属风热壅盛,表里俱实者。

防风通圣散

【方源】金代刘完素《宣明论方》。

【组成】防风、川芎、当归、芍药、大黄、薄荷叶、麻黄、连翘、芒硝各半两(15 g),石膏、黄芩、桔梗各 1 两(30 g),滑石 3 两(90 g),甘草 2 两(60 g),荆芥、白术、栀子各 1 分(3 g)。

【服法】上为末,每服 2 钱(6 g),水一大盏,生姜 3 片,煎至 6 分,温服。

【功用】疏风退热,泄火通便。

【主治】适用于风热壅盛,表里三焦俱实之证。症见身热烦躁,头痛昏眩,口苦而渴,咽喉不利,胸膈痞闷,腹部胀痛,谵妄惊狂,手足瘛疭,大便秘结,小便短赤,小儿诸疳积热,诸疮,丹斑瘾疹,风肿火眼,舌苔黄腻,脉洪数或弦滑。

【方解】本方所治之证乃由外感风邪,内有蕴热,表里皆实所致。外感风邪,邪正交争于表,故憎寒壮热无汗。风热上攻,以致头目昏眩,目赤睛痛。内有蕴热,故口苦舌干,咽喉不利,涕唾稠黏,便秘溲赤。至于疮疡肿毒,肠风痔漏,鼻赤隐疹等,亦属风热壅盛所致。治宜疏风解表,通里清热。方中麻黄、荆芥、防风、薄荷叶疏风解表,使外感风邪从汗而解;大黄、芒硝泄热通便,滑石、栀子清热利湿,使里热从二便分消。配伍石膏、黄芩、连翘、桔梗清热泄火解毒,以清肺胃之热。如此则上下分消,表里并治。火热之邪,灼血耗气,汗下并用,亦易伤正,故用当归、芍药、川芎养血和血,用白术、甘草益气和中,其中大量甘草甘以缓之,又能调和诸药。合而成方,汗下清利四法俱备,上中下三焦并治。正如《王旭高医书六种·退思集类方歌注》所说:“此为表里、气血、三焦通治之剂。”“汗不伤表,下不伤里,名曰通圣,极言其用之效耳。”

【运用】

(1)辨证要点。本方主治表里俱实证。以憎寒壮热无汗,口苦咽干,二便秘涩,舌苔黄腻,脉数为辨证要点。虚者及孕妇慎用。

(2)加减变化。咳嗽痰多者,加姜半夏下气化痰。无憎寒者,去麻黄。内热不盛者,去石膏。无便秘者,去大黄、芒硝。体质壮实者,去当归、芍药、白术等扶正之品。

(3)现代运用。感冒、高血压、偏头痛、肥胖症、习惯性便秘、急性结膜炎、老年性瘙痒、面部蝴蝶斑、斑秃等属风热壅盛,表里俱实者,均可用本方治之。

(4)使用注意。本方汗、下之力较峻猛,有损胎气,虚者及孕妇慎用。

【附方】本方改为丸剂,名“防风通圣丸”(见《中华人民共和国药典》2005 年版一部)。

【各家论述】《医方考》:“防风、麻黄解表药也,风热之在皮肤者,得之由汗而泄;荆芥、薄荷清上药也,风热之在巅顶者,得之由鼻而泄;大黄、芒硝通利药也,风热之在肠胃者,得之由后而泄;滑石、栀子水道药也,风热之在决渎者,得之由溺而泄。风淫于膈,肺胃受邪,石膏、桔梗清肺胃也,而连翘、黄芩又所以祛诸经之游火;风之为患,肝木主之,川芎、当归、芍药和肝血也,而甘草、白术又所以和胃气而健脾。诸痛疡疮痒,皆属心火,故表有疥疮,必里有实热。是方也,用防风、麻黄泄热于皮毛;用石膏、黄芩、连翘、桔梗泄热于肺胃;用荆芥、薄荷、川芎泄热于七窍;用大黄、芒硝、滑石、栀子泄热于二阴。所以各道分消其势也。乃当归、白芍者,用之于和血;而白术、甘草者,用之以调中尔。”

《医方集解》:“此足太阳、阳明表里气血药也。防风、荆芥、薄荷、麻黄轻浮升散,解表散寒,使风热从汗出而散之于上。大黄、芒硝破结通幽,栀子、滑石降火利水,使风热从便出而泄之于下。风淫于内,肺胃受邪,桔梗、石膏清肺泻胃。风之为患,肝木受之,川芎、归、芍和血补肝。黄芩清中上之火,连翘散气聚血凝,甘草缓峻而和中(重用甘草、滑石,亦犹六一利水泻火之意),白术健脾而燥湿。上下分消,表里交治,于散泻之中,犹寓温养之意,所以汗不伤表,下不伤里也。”

近代秦伯未《谦斋医学讲稿》:“防风通圣散治疗寒热、目赤、鼻塞、口干、咳嗽、咽喉不利、便秘溲赤等症。用麻、防、荆、薄、桔梗宣肺散风;芩、栀、翘、膏、滑石清里热,硝、黄泻实通便;又因饥饱劳役,气血怫郁,加入归、芍、芎、术、甘草等调肝健脾。此方用药较多,牵涉面较广,总的说来,也是以祛除表里之邪为目的。所以双解不等于和解,和解是双方兼顾,重在邪正,双解则着重在清除表里之邪。虽然防风通圣散亦用调气养血的药,但主力仍在散风、清热、通便。”

【临证举隅】

(1)邹某,男,57 岁。1989 年 3 月 16 日初诊。宿罹支气管哮喘 20 余载。近 1 周来,因气温骤降,自觉胸中紧迫感,喉中发痒,继之寒热并作,头痛无汗,咳嗽气促,呼气延长,张口抬肩,不能平卧,哮喘每次发作一般约 1 h 后自然缓解,早晚尤甚,缓解后仍呼吸气粗,喉中有哮鸣音。曾用氨茶碱、退热药及在医院住院输抗生素 3 日未缓解。患者要求配合中药治疗。刻诊:面色潮红,鼻翼扇动,壮热无汗,胸膈灼热如焚,体温 40 ℃,烦躁不安,咳喘时气不得续,咳痰色黄或白,黏浊稠厚,咯出不利,烦渴思饮,大便 3 日未行,小便短赤,舌红干,苔黄腻,脉弦滑,两肺叩诊发浊,中下肺可闻及中小水泡音,语颤增强。胸部 X 线片示:两肺中下野大片阴影。血白细胞计数 $27 \times 10^9/L$。西医诊断为慢性支气管哮喘急性发作并胸部感染。中医辨证为外邪侵袭,蕴阻于肺,表里俱实。方用防风通圣散加减:荆芥 10 g,防风 10 g,麻黄 10 g,杏仁 10 g,桔梗 10 g,黄芩 12 g,栀子 12 g,牡丹皮 12 g,赤芍 12 g,葶苈子 15 g,连翘 15 g,大黄 15 g,石膏 30 g。每日 1 剂,水煎服。服药 3 剂,患者恶寒、发热减轻,体温降到 38 ℃,咳喘好转,胸痛稍缓,大便速泻 2 次,臭秽难闻。上方去麻黄、防风、大黄、石膏、牡丹皮,加枇杷叶 15 g,栝楼仁 15 g。继服药 3 剂,诸症悉平而向愈,复查胸部 X 线片和血常规检查已基本恢复正常,唯精神差,干咳少痰,舌质干红,少苔。此缘邪热伤津,续拟生脉散合补肺汤化裁(10 剂)清养肺胃而善后。

　　按:本例因重感风寒,邪袭于肺,外邪未解,肺有郁热,肺气上逆,肃降无权,致肺闭腑结,形成表里俱实之证,故采用表里双解、清下并举之法。方用麻黄、防风辛散表邪,黄芩、连翘、栀子、石膏清泄肺热,加葶苈子、大黄泄肺火去壅定喘,杏仁、桔梗降气化痰,牡丹皮、赤芍凉血化瘀,从而达到改善疾病部位的微循环,调节机体反应,松弛支气管平滑肌,促进炎症吸收。病至末期,虑其邪去正伤,继以清养肺胃以扶正,以杜病之再见[1]。

　　(2)患者,女,26 岁。初诊主诉:右眼红,畏光流泪,视物模糊 2 日。追溯病史:10 日前患重感冒,曾静脉滴注青霉素,服用康泰克胶囊、感冒清片等药而愈。刻诊:右眼抱轮微红,黑睛星翳,羞明隐涩,伴头痛,大便 4 日未行,舌尖红,苔薄黄,脉弦数。检查:视力右眼 4.8、左眼 5.1,右眼睑痉挛,球结膜混合性充血,角膜上皮呈树枝状浸润,虹膜纹理清,瞳孔大小正常。证系内热积滞,风邪外乘;风热相搏,上攻黑睛。治宜疏风清热,荡涤积滞。投以防风通圣散减麻黄,服 5 剂。嘱每剂第 1 煎、第 2 煎内服,第 3 煎待药凉用纱布将药液滤过后洗眼。另,晚涂金霉素眼膏。用药后,大便通畅,畏光流泪减轻。检查:视力右眼 5.0、左眼5.1,角膜上皮浸润灶缩小。原方取效,守方继进药 5 剂。再诊:诸症悉除,视力右眼 5.1、左眼5.1,角膜上皮完整。

　　按:本例宿有肠胃积热,与外感风热相搏,上攻黑睛,发为聚星障。单用解表之药,难达病所,故选用防风通圣散减麻黄,意在解表攻里,方证合拍,遂竟全功[2]。

　　(3)王某,男,66 岁。2006 年 8 月 19 日初诊。患皮肤瘙痒 1 年余,经用赛庚啶、氯苯那敏、阿司咪唑等药物治疗,始则好转后无效。观其皮肤无损害,皮肤划痕征阳性。症见口干口苦,大便秘结,小便赤涩,舌质淡红,苔黄,脉数。证属风热壅盛,气血怫郁。治宜疏风清热,益气养血,活血止痒。方用防风通圣散加减:防风 10 g,荆芥 10 g,地肤子 10 g,当归 10 g,川芎 10 g,白芍 10 g,连翘 10 g,黄芩 10 g,滑石 10 g,白术 10 g,乌梢蛇 10 g,大黄 6 g,薄荷 6 g,麻黄 3 g,甘草 3 g。服 5 剂,每日 1 剂,水煎服。二诊:瘙痒减轻,大便转稀。上方去大黄再进药 5 剂。三诊:瘙痒基本消失,略有口干。继用上方去麻黄,加生地 10 g,服 5 剂,每日 1 剂,以巩固疗效。随访 1 年未复发。

　　按:老年性皮肤瘙痒多为风邪为患,但与气血密切相关,盖由风邪与血热相搏,外不得疏,内不得泄,游走于皮肤而致痒。本方乃防风通圣散去芒硝、石膏、栀子、桔梗,加地肤子、乌梢蛇而成。方中防风、荆芥、麻黄、薄荷、乌梢蛇祛风止痒,当归、川芎、白芍养血活血,黄芩、连翘、大黄、滑石清热散邪,白术、甘草益气和中。风、热、气、血并治,方义与病机切合,故痒止而病愈[3]。

【现代研究】

1.临床研究

　　(1)荨麻疹。赵春雨等[4]采用防风通圣散加减治疗 15 例荨麻疹病例,痊愈 8 例(皮疹完全消退,无瘙痒感),显效 4 例(皮疹基本消退,偶有痒感),有效 2 例(皮疹消退缓慢,皮肤有划痕),无效 1 例(症状无改善,皮疹时隐时现,灼热瘙痒难忍),总有效率为93.3%。

(2)儿童急性化脓性扁桃体炎。陈蓓华等[5]将95例急性化脓性扁桃体炎患儿随机分为2组,治疗组予防风通圣汤联合静脉滴注抗生素,对照组单纯使用抗生素,两组均以3~5日为1个疗程。治疗前后检测患儿血常规。结果:治疗组体温恢复、脓点消失及症状恢复正常时间等指标优于对照组,但两组血白细胞及中性粒细胞的恢复无明显差异。结论:防风通圣汤联合抗生素可提高治疗儿童急性化脓性扁桃体炎的疗效。

(3)其他。现代临床还将防风通圣散加减运用于肥胖症、血管性头痛、功能性便秘、高脂血症、面部扁平疣等证属风热壅盛,表里俱实者。

2. 药理研究

(1)抑菌。体外抑菌试验表明防风通圣颗粒对试验菌均有不同程度的抑菌作用,尤其对化脓性链球菌和大肠杆菌抑菌效果显著。体内抑菌试验表明防风通圣颗粒和庆大霉素对金黄色葡萄球菌引起的体内感染有很好的抑制作用,可明显降低感染小鼠的死亡率,与对照组比较差异显著[6]。

(2)其他。试验表明,防风通圣颗粒可提高小鼠胃肠道对肠内容物的推进速率;在软化粪便、增加肠内水分的同时可使排便、排尿量明显增加。说明防风通圣颗粒具有通里泻下作用[7]。

参考文献:

[1]田平林.防风通圣散急诊运用三则[J].四川中医,2003,21(2):78.

[2]宋明辉.防风通圣散临床应用4例举隅[J].中国民康医学,2011,23(10):1239.

[3]南万青,南万年.防风通圣散临床应用4则[J].山西中医,2010,26(4):33.

[4]赵春雨,刘艳.防风通圣散加减治疗慢性荨麻疹15例临床观察[J].长春中医药大学学报,2010,26(6):927.

[5]陈蓓华,凌庆枝,朱建锋,等.防风通圣汤加减治疗儿童急性化脓性扁桃体炎疗效观察[J].中国中医急诊,2009,18(11):1804.

[6]崔树玉,孙启华,孟蔚,等.防风通圣颗粒体内外抑菌试验研究[J].实用预防医学,1999,6(5):389.

[7]杜晓敏,丁文庆,李春子,等.防风通圣颗粒主要药效学研究[J].山东医药工业,1999,18(5):1-2.

第六节　辛寒清气泄热法方剂

辛寒清气泄热法,是用辛寒之品透热外达,大清气分邪热。主治邪热炽盛于阳明气分,热势浮盛者。症见壮热,汗出,心烦,口渴欲得冷饮,苔黄燥,脉洪数等。代表方剂如白虎汤。常用药物有石膏、知母等。现代常用于治疗感染性疾病,如大叶性肺炎、乙脑、流行性出血热、牙龈炎等具有气分热盛之证者。

白虎汤

【方源】汉代张仲景《伤寒论》。

【组成】知母6两(18 g),石膏1斤(50 g)(碎),甘草2两(6 g),粳米6合(9 g)。

【服法】以水1斗(2000 mL),煮米熟,汤成去滓,温服1升(200 mL),每日3次。

【功用】清热生津。

【主治】适用于阳明气分热盛证。症见壮热面赤,烦渴引饮,大汗出,脉洪大有力或滑数。

【方解】 本方主治阳明、气分热盛证。凡伤寒化热内传阳明之经,温病邪传气分,皆能出现本证。里热炽盛,故壮热不恶寒。热灼津伤,故见烦渴引饮。热蒸外越,故汗出。脉洪大有力,为热盛于里所致。因其病变为里热实证,邪既离表,故不可发汗;里热炽盛尚未腑实便秘,又不宜攻下;热盛伤津,又不能苦寒直折,免致伤津化燥,愈伤其阴。当以清热生津为法。方中君药石膏,味辛甘,性大寒,善能清热,以制阳明内盛之热,并能止渴除烦。臣药知母,味苦性寒质润,寒助石膏以清热,润助石膏以生津。石膏与知母相须为用,加强清热生津之功效。佐以粳米、甘草和中益胃,并可防君臣药之大寒伤中之弊。甘草兼以调和诸药。诸药配伍,共成清热生津,止渴除烦之剂,使其热清烦除,津生渴止,由邪热内盛所致之诸证自解。

本方配伍特点:一是取辛甘寒之石膏与苦寒润之知母相配,君臣相须,使清热生津之力倍增;二是寒凉的石膏、知母配伍,加之补中护胃的甘草、粳米,以防寒凉伤胃,使祛邪而不伤正。药虽4味,但清热生津之功效却甚显著,实为治疗气分大热之良剂。

【运用】

(1)辨证要点。本方清热力强,应以身大热,汗大出,口大渴,脉洪大为辨证要点。表证未解的无汗发热,口不渴者,脉见浮细或沉者,不可误用;血虚发热,脉洪不胜重按者,不可误用;真寒假热的阴盛格阳证等,均不可误用。

(2)加减变化。后世以本方为主加减使用颇多,适用范围也逐步扩大。如本方加羚羊角、水牛角,用以治温热病气血两燔的高热烦渴,神昏谵语,抽搐等。加柴胡,又增和解之功效,兼治寒热往来,热多寒少。加大黄、芒硝,又可泄热攻积,软坚润燥,治高热,口渴,汗出,神昏谵语,大便秘结,小便赤涩者。消渴证而见烦渴引饮,属胃热者,可加天花粉、芦根、麦冬等,以增强清热生津之力。

(3)现代运用。本方现代常用于治疗感染性疾病,如大叶性肺炎、乙脑、流行性出血热、牙龈炎等具有气分热盛之证者,以及糖尿病、老年口腔干燥症、急性虹膜睫状体炎、脑卒中、变应性亚败血症、风湿性心肌炎、小儿疱疹性口腔炎、登革热、风湿性关节炎、不明原因高热等辨证属于里热炽盛的多种疾病。

(4)使用注意。《伤寒论》云:"伤寒脉浮,发热无汗,其表不解者,不可与白虎汤。"《温病条辨》曰:"脉浮弦而细者,不可与也;脉沉者,不可与也;不渴者,不可与也;汗不出者,不可与也。"

【附方】 白虎加人参汤(见《伤寒论》):知母18 g,石膏50 g(碎,棉裹),炙甘草6 g,粳米9 g,人参10 g。上5味,以水2000 mL,煮米熟汤成,去滓,温服200 mL,每日3服。功用:清热益气生津。主治汗吐下后,里热炽盛,而见大热、大渴、大汗、脉洪大者;白虎汤证见有背微恶寒,或饮不解渴,或脉浮大而芤,以及暑热病见有身大热,属气津两伤者。

白虎加桂枝汤(见《金匮要略》):知母18 g,甘草6 g,石膏50 g,粳米6 g,桂枝5~9 g(去皮)。为粗末,每用15 g,水1.5盏,煎至8分,去滓温服,汗出愈。功用:清热、通络、和营卫。主治温疟,其脉如平,身无寒但热,骨节疼烦,时呕;以及风湿热痹,症见壮热,气粗烦躁,关节肿痛,口渴苔白,脉弦数者。

白虎加苍术汤(见《类证活人书》卷十八):知母18 g,炙甘草6 g,石膏50 g,苍术9 g,粳米9 g。上锉如麻豆大,每服15 g,水1.5盏,煎至八九分,去滓,取6分清汁,温服。功用:清热祛湿。主治湿温病,症见身热胸痞,汗多,舌红,苔白腻等;以及风湿热痹,症见身大热,关节肿痛等。

【各家论述】《伤寒明理论》:"白虎,西方金神也,应秋而归肺;夏热秋凉,暑暍之气,得秋而止。秋之令曰处暑,是汤以白虎名之,谓能止热也。知母味苦寒,《内经》曰:热淫所胜,佐以苦甘。又曰:热淫于内,以苦发之。欲彻表寒,必以苦为主,故以知母为君。石膏味甘微寒,热则伤气,寒以胜之,甘以缓之,欲除其热,必以甘寒为助,是以石膏甘寒为臣。甘草味甘平,粳米味甘平,脾欲缓,急食甘以缓之,热气内蕴,消灼津液,则脾气燥,必以甘平之物缓其中,故以甘草、粳米为之使。是太阳中暍,得此汤则顿除之,即热见白虎而尽矣。"

《医方考》:"石膏大寒,用之以清胃;知母味厚,用之以生津;大寒之性行,恐伤胃气,故用甘草、粳米以养胃。是方也,惟伤寒内有实热者可用。若血虚身热,证象白虎,误服白虎者死无救,又东垣之所以垂戒矣。"

《伤寒来苏集》:"石膏大寒,寒能胜热,味甘归脾,质刚而主降,备中土生金之体;色白通肺,质重而含脂,具金能生水之用,故以为君。知母气寒主降,苦以泄肺火,辛以润肺燥,内肥白而外皮毛,肺金之象,生水之源也,故以为臣。甘草皮赤中黄,能土中泻火,为中宫舟楫,寒药得之缓其寒,用此为佐,沉降之性,亦得流连于脾胃之间矣。粳米稼穑作甘,气味温和,禀容平之德,为后天养命之资,得此为佐,阴寒之物,则无伤损脾胃之虑也。煮汤入胃,输脾归肺,水精四布,大烦大渴可除矣。"

《医方集解》。"烦出于肺,躁出于肾,石膏清肺而泻胃火,知母清肺而泻肾火,甘草和中而泻心脾之火,或泻其子,或泻其母,不专治阳明气分热也。"

【临证举隅】

(1)倪某,男,25岁。1999年8月16日初诊。失眠半年,近2日持续发作,彻夜不眠。颜面红赤,发热汗出,心烦多梦,口渴。或话多声高,或萎靡不语。舌质淡,脉洪数有力。曾用抗焦虑等药治疗,效果不显。查体:体温39.2℃,血压16/10 kPa。实验室检查:血白细胞计数8.9×10⁹/L。西医诊断为神经官能症。证属气郁热盛,扰乱神明。治宜清热泄火,解郁安神。方用白虎汤加味:生石膏60 g(先煎),知母10 g,粳米10 g,合欢花10 g,玄参10 g,甘草5 g。服药2剂后发热明显减退,烦躁症状减轻,夜间能睡数小时,但入睡仍困难。前方生石膏减至30 g(先煎),加芦根10 g,香附10 g,酸枣仁15 g。服药4剂后,患者发热、颜面红赤、烦躁消退,失眠缓解,但仍口微苦,胸胁不舒。后拟疏肝解郁安神之剂,调治而愈。

按:患者年轻气盛,因情志不遂,忧思过度,致心脾阴血耗伤,血不养心,则神不守舍,久则病情迁延。复感受寒邪,留而未去,入里化热,致使病情错杂。以气分热盛为病之标;气血亏耗,神失所守为病之本。故以白虎汤为主方,方中生石膏、知母攻其热盛,合欢花、酸枣仁解郁安神,玄参、芦根、粳米活血生津,使热邪得除,心神疾病趋于康复[1]。

(2)齐某,男,17岁。2000年11月26日初诊。发热3日,双膝关节灼热疼痛,红肿如棱形,痛不可触,得冷而舒。经西药抗炎、解热镇痛治疗,发热时作时止,病变呈进行性加重。伴口渴欲饮,烦躁汗出,恶风,小便黄赤,舌苔黄燥,脉数有力。查体:体温38℃,血白细胞计数11.25×10⁹/L,红细胞沉降率增快,抗链球菌溶血素"O"高于500单位。西医诊断为风湿性关节炎(活动期)。中医诊断为热痹。治以清热为主,佐以除湿通络。方用白虎汤加味:石膏45 g(先煎),知母10 g,栀子10 g,连翘10 g,防己10 g,黄柏10 g,粳米12 g,秦艽12 g,桂枝5 g,甘草5 g。服药2剂后热减,关节疼痛缓解,红肿未见加剧。上方石膏减为30 g(先煎),加赤芍10 g,威灵仙10 g,继服4剂,患者体温基本恢复正常,关节红肿明显消退。依前方加减再服4剂,患者体温正常,双膝关节红肿尽消。

按:患者腠理疏松,受风寒湿邪所客,留而未去,日久入里蕴热,复感寒邪,寒热相争则发热。热邪炽盛,流注于经络关节,气血阻滞不通,则关节红肿疼痛。故方以白虎汤,清热为主,辅以除湿通络。方中石膏、知母、连翘、栀子、黄柏清热泄火解毒,防己、秦艽、桂枝、威灵仙除湿通络,赤芍活血通经,甘草、粳米和中养胃。诸药合用,使热去湿除,经络通畅,阴阳调和,则诸症尽除[1]。

(3)王某,男,49岁。1999年5月17日初诊。患肝硬化腹水2年余,间断服药,病情比较稳定。1周前旧疾发作,经治疗后无明显缓解。病人腹大如鼓,按之不坚,胁下胀满,时作痛,难以忍受。伴身热,口渴欲饮,饮后腹胀增剧,不恶寒,无汗,舌苔白,脉洪大。查体:体温38℃,心率98次/min,血压17/11 kPa。中医诊断为鼓胀病。证属邪热炽盛,肝郁血滞,本虚标实。治宜清热滋阴,理气活血。方用白虎汤加味:生石膏50 g(先煎),知母10 g,粳米10 g,甘草10 g,玉竹15 g,枳实9 g,青皮9 g。服药2剂后,患者身热减轻,腹胀稍缓。续上方易生石膏25 g(先下),加白芍10 g,川芎10 g,再服2剂,患者热势尽退,病情平稳。继用加减柴胡疏肝散调理善后。

按:鼓胀病,系肝、脾、肾三脏功能失调,气滞、血瘀、水停而成。本病病程缠绵,症状虚实错杂。本例系旧疾复感寒邪,入里化热,旧疾新病合而为病。发热、口渴、脉洪大,为阳明热证显见。无汗由久病体弱,热邪燔灼,阴津亏耗所致,故取白虎汤清泄实热为当务之急。方中以生石膏、知母清气分实热;玉竹生津;川芎、白芍、枳实、青皮活血理气;甘草、粳米和中养胃。诸药合用,可使热邪消除,气血循常,正气平复。值得注意的是,鼓胀病病情较重,寒凉之剂宜慎用,同时舒肝不可伐肝,以免因不耐药力而生变[1]。

【现代研究】

1. 临床研究

(1)外感发热。普云仙[2]治疗外感发热48例,患者体温均在38.5~39.5 ℃之间,最高达40 ℃左右,发热时间2~5日。临床表现均为:高热,口渴喜冷饮,舌质红,苔黄而干,脉象洪数。合并有上呼吸道感染的伴有咽喉肿痛、咳嗽,痰黄稠,头痛;夹有湿邪的伴有胃脘不适,纳呆,脉濡缓。治以白虎汤(生石膏60 g,知母12 g,粳米30 g,甘草6 g)加减。48例发热病人中,治愈36例,好转8例,无效4例,总有效率为91.6%。

孙世竹等[3]临床运用白虎汤合安宫牛黄丸治疗小儿高热患者68例,疗效满意。68例患儿发热时间最短2日,最长7日,平均3日。患儿体温均超过39 ℃,其中39~40 ℃共53例,40 ℃以上15例,最高达41.8 ℃。经西药注射和输液治疗后,仍未能退热,其中合并肺炎18例,伴腹泻3例。患儿表现为高热,面赤,口干欲饮,不思饮食,或神疲,或烦躁,或咽喉肿痛,或咳喘,小便黄,大便2~3日一行,舌红少苔,脉浮或数。治疗结果:痊愈45例,好转20例,无效3例,总有效率为95.6%。

(2)流行性出血热。安丽芝[4]用白虎汤加味治疗流行性出血热47例。基本方:生石膏30 g(先煎),知母15 g,竹叶12 g,粳米30 g,山豆根10 g,板蓝根30 g,甘草6 g。随症加减。本组47例中,痊愈38例,好转8例,无效1例,总有效率为97.9%。

(3)重症药物性皮炎。贾长福[5]用白虎汤合犀角地黄汤治疗重症药物性皮炎。基本方:生石膏30 g(先煎),知母12 g,生地30 g,防风12 g,牡丹皮12 g,赤芍12 g,白鲜皮15 g,生甘草8 g。临床应用时在该方基础上适当加减。每日1剂,水煎2次,早晚分服,4日为1个疗程,有效率达100%。

(4)其他。白虎汤现代还被用于治疗川崎病、流感高热、银屑病、糖尿病等证属里热炽盛者。白虎汤保留灌肠还可用于治疗重型颅脑损伤[6]。

2. 药理研究

(1)解热。白虎汤有明显的解热作用。陈扬荣等[7]采用腹腔注入白虎汤药液5 mL/kg,观察其对内毒素所致发热家兔的解热作用,结果对照组、白虎汤组在用内毒素后体温皆有上升,对照组发热净增值最高,达1.372 ℃,白虎汤组为0.976 ℃。5 h体温效应指数也有显著性差异($P < 0.01$),白虎汤组的体温与对照组相比有明显降低。施旭光[8]考察了白虎汤对酵母液致热小鼠体温的影响,显示小鼠在发热情况下,灌服白虎汤1 h后体温明显下降,且持续4 h以上,实验组与对照组比较差异高度显著($P < 0.01$)。

(2)抑菌。白虎汤对多种病菌有不同程度的抑制作用。周友红等[9]用白虎汤去粳米加羚羊角粉制成白虎羚退热散,并通过平皿法和试管内药液稀释法观察其抑菌作用。结果显示该方对金黄色葡萄球菌、肺炎双球菌、乙型链球菌的最小抑制浓度和最低杀菌浓度分别为2.5 mg/mL和31.3 mg/mL、12.5 mg/mL和31.3 mg/mL、50 mg/mL和125 mg/mL。表明白虎羚退热散对肺炎双球菌及金黄色葡萄球菌最敏感,对乙型链球菌敏感,对大肠杆菌不敏感。

邹路等[10]采用2倍稀释法测定白虎汤对鸡毒支原体的抑制作用,取白虎汤与鸡毒支原体培养48 h后的样品,通过电子显微镜观察鸡毒支原体超微结构的变化及白虎汤对鸡毒支原体的抑制作用。结果表明白虎汤主要作用于繁殖期的支原体,可引起细胞膜通透性和形态改变,因而起到抑制作用。

(3)抗炎。白虎汤对实验动物的炎症反应有较好的抑制作用。施旭光[8]研究了白虎加桂枝汤对大鼠炎症模型的影响,显示该方对蛋清致大鼠足跖肿、大鼠棉球肉芽肿、巴豆油致小鼠耳肿胀均有抑制作用,能降低小鼠腹腔毛细血管通透性。于强等[11]选择具阳明热证、实证患者,在针对原发病西医治疗的基础上,分别加服白虎汤和复方大承气汤,显示白虎汤、复方大承气汤可分别有效降低阳明热证、实证患者血浆内毒素、TNF – α、白细胞介素(IL) – 6、IL – 10水平,为阳明热证、实证与TNF – α、IL – 6、IL – 10之间存在联系提供了佐证。

(4)增强免疫。吴贺算等[12]将白虎汤采用水煮醇沉法制成注射剂,注射后观察其对小鼠免疫功能的影响。结果表明白虎汤能增强腹腔巨噬细胞吞噬功能,提高血清溶菌酶的含量,促进淋巴细胞转化,对再次免疫的抗体形成有促进作用,显著提高再次免疫抗体浓度,能显著减轻幼鼠脾脏的重量。

(5)其他。实验证明白虎汤还具有抗痛风、降血糖、降血脂、镇痛等作用。白虎汤加人参水煎剂及其活性部位能上调链脲佐菌素诱导的糖尿病大鼠心肌中葡萄糖转运蛋白4的基因表达,防止糖尿病心肌病变的发生[13]。

参考文献:

[1]王天中.白虎汤临床应用举隅[J].湖北中医杂志,2003,25(9):38.

[2]普云仙.白虎汤加减治疗外感发热48例疗效观察[J].云南中医中药杂志,2005,26(2):33.

[3]孙世竹,李雁,董国欣.白虎汤合止痉散治疗外感发热[J].吉林中医药,2001,23(14):15-16.

[4]安丽芝.白虎汤为主治疗流行性出血热47例临床观察[J].河北中医,2003,25(8):599-600.

[5]贾长福.犀角地黄汤加白虎汤化裁治疗重症药物性皮炎[J].中医药研究,2002,18(1):28-29.

[6]曲晓彬.白虎汤临床研究进展[J].甘肃中医,2007,20(6):14-16.

[7]陈扬荣,戴春福.白虎汤降低家兔气分证体温的观察[J].安徽中医学院学报,1993,12(2):49.

[8]施旭光.白虎加桂枝汤治疗痹证的药理探讨[J].广州中医学院学报,1991,8(1):23.

[9]周友红,苗明三.白虎羚退热散抑菌作用研究[J].中华中医药学刊,2007,25(5):1016.

[10]邹路,李英伦.白虎汤对鸡毒支原体体外抑菌作用及其超微结构的影响[J].中兽医医药杂志,2007(6):5.

[11]于强,崔乃强,袁红霞,等.阳明热证实证患者血浆内毒素水平和细胞因子的改变及相关性研究[J].辽宁中医杂志,2008,35(1):10.

[12]吴贺算,李秋平.白虎汤对免疫功能的影响[J].中成药,1984(12):43.

[13]张保国,程铁,刘庆芳.白虎汤药效及现代临床研究[J].中成药,2009,31(8):1272-1275.

第七节　苦寒泄火解毒法方剂

苦寒泄火解毒法,是用苦寒之品直清里热,泄火解毒。主治邪热内蕴,郁而化火之证。症见身热口渴,烦躁不安,口苦咽干,小便黄赤,舌红苔黄,脉数。代表方剂如泻心汤、凉膈散等。常用药物有黄芩、黄连、栀子、大黄等。现代广泛用于治疗急性及慢性上呼吸道感染、痔疮、口疮、痤疮、慢性肾病、急性病毒性心肌炎、便秘、急性黄疸型肝炎、急性病毒性肝炎、过敏性鼻炎等疾病。

泻心汤

【方源】汉代张仲景《金匮要略》。

【组成】大黄2两(30 g),黄连、黄芩各1两(15 g)。

【服法】上以水3升(600 mL),煮取1升(200 mL),顿服之。

【功用】泄火解毒,凉血止血。

【主治】适用于邪火内炽,迫血妄行,吐血衄血;或湿热内蕴而成黄疸,胸痞烦热;或积热上冲而致目赤肿痛,口舌生疮;或外科疮疡,见有心胸烦热,大便干结者。

【方解】本方以黄连、黄芩清心火及上焦之火;大黄导热下行,釜底抽薪,加强泄火泄热之功,所谓"以泄代清"。

【运用】

(1)辨证要点。本方主治邪火内炽,或湿热内蕴,或积热上冲等所致诸证。以心胸烦热,大便干结为辨证要点。

(2)加减变化。脘腹胀满者,可加栝楼壳、枳壳。有斑疹者,可加牡丹皮、紫草等。目赤肿痛者,可加野菊花、密蒙花等。

(3)现代运用。在临床上广泛用于治疗急性及慢性上呼吸道感染、痔疮、口疮、痤疮、慢性肾病、急性病毒性心肌炎、便秘、急性黄疸型肝炎、过敏性鼻炎等疾病属邪火内炽,或湿热内蕴者,均取得良好效果。

(4)使用注意。本方药物苦寒伤津,应中病即止,以免耗伤中气和津液。

【附方】黄连解毒汤(见《肘后备急方》卷十二):黄连9 g,黄芩6 g,黄柏6 g,栀子14 枚(9 g)。上4 味切,以水1200 mL,煮取400 mL,分2 次服。功用:泄火解毒。主治三焦实热火毒证。症见大热烦躁,口燥咽干,目赤睛痛,错语不眠,或热病吐血、衄血、便血,甚或发斑,身热下利,湿热黄疸,外科痈疡疔毒,小便黄赤,舌红苔黄,脉数有力。

【各家论述】《金匮要略浅注》:"此为吐衄之神方也。妙在以芩、连之苦寒泄心之邪热,即所以补心之不足;尤妙在大黄之通,止其血,而不使其稍停余瘀,致血瘀后酿成咳嗽虚劳之根。"

《金匮要略今释》:"黄连、黄芩治心气不安,即抑制心脏之过度张缩,且平上半身之充血也。大黄亢进肠蠕动,引起下腹部之充血,以诱导方法,协芩、连平上部充血也。"

【临证举隅】

(1)李某,女,22 岁。2007 年10 月4 日初诊。面部前额、双颧、双颊等处见红色豆粒样丘疹数十个,散在分布,持续2 年余,丘疹微痛痒,有的丘疹顶部有小脓疱。经多方治疗疗效不显。患者性情急躁,带下色黄,大便秘结,尿色黄,舌尖红,苔薄黄,脉弦数。方用泻心汤加减:黄连6 g,黄芩10 g,制大黄10 g,野菊花30 g,白花蛇舌草30 g,紫花地丁30 g,紫草15 g,竹叶6 g,生甘草6 g。每日1 剂,水煎2 次,早晚分服,药渣再水煎取液温洗面部。用药10 剂疹消,病未再发。

按:泻心汤乃《金匮要略》之方,常用来治上焦火热之疾。心胃热毒,血热蕴发熏蒸于面部,阻滞肌肤而发为痤疮。《内经》曰:"诸痛痒疮,皆属于心。"故用泻心汤治之。方中黄连、黄芩苦寒,泄心火解毒;大黄泄热,引火从大便而走;加野菊花、白花蛇舌草、紫花地丁助清热解毒之力;紫草凉血消疹;加竹叶利尿清热,引火从小便而走;生甘草调和诸药。如此,则心火热毒分从二便排除,痤疮随消[1]。

(2)高某,女,34 岁。双下肢结节性红斑5 年,反复发作,常伴有关节疼痛,深受其苦。此次病情加重1 个月,因激素治疗效果不佳,来医院门诊就医。查见双下肢伸侧散布十几个对称性红色结节,略高于皮面,周围水肿,肤温高,自觉疼痛,触之痛甚。伴有畏寒发热,咽喉疼痛。舌红,苔黄,脉弦数。处方:黄芩10 g,黄连6 g,黄柏10 g,生地12 g,牡丹皮10 g,赤芍12 g,金银花12 g,玄参12 g,牛蒡子10 g,独活10 g,木瓜10 g。水煎服,每日1 剂。7 日后双下肢结节消退近半,其色由红转暗,按之微痛。原方减去牛蒡子,加川牛膝12 g,三棱10 g,莪术10 g,继服7 剂。三诊:仅残留少许皮损,原有结节处呈黄褐色斑片,触摸及行走已不疼痛。继方调理。6 个月后随访未发。

按:结节性红斑属中医学瓜藤缠、梅核火丹范畴,为素体血分有热,外受湿邪,湿热蕴结,导致脉络阻塞,气血凝滞而成。西医认为结节性红斑在症状发生之前,约有80% 以上的患者有呼吸道感染症状,其中50%左右为β 溶血性链球菌引起的咽炎。心主血,血热内蕴从心论治,宜泄心火,凉血热。黄连、黄芩、黄柏清心火燥湿,生地、牡丹皮、赤芍清热凉血;金银花、玄参解毒利咽,牛蒡子疏散风热,独活利下焦之湿;川牛膝、三棱、莪术活血化瘀散结,引药下行。现代中医药研究表明,泻心汤方中3 味药均具有一定抗菌作用[1]。

(3)刘某,男,30 岁。2006 年7 月9 日初诊。咽喉肿痛1 日。患者因事不遂心,情怀悒郁,又遭气恼,一夜之间汤水不入,遂发此病。现症:咽喉肿痛,声音难出,颜面潮红,白睛发红,口臭,身热,舌苔黄腻,脉数有力。血常规示白细胞计数 $15.34 \times 10^9/L$。西医诊断为急性化脓性扁桃体炎。中医辨证为火毒证。方用大黄黄连泻心汤原方:大黄 12 g,黄连 6 g,黄芩 9 g。服 2 剂,每日 1 剂,水煎服。并针刺喇嘛穴。针入左侧喇嘛穴位时,病人突然晕倒,辅针以足三里穴之后苏醒。病人回家后服汤剂 2 煎,每煎约 300 mL,10 h 后,咽喉肿痛减轻,能饮米汤,热渐退。原方继服 4 剂痊愈。

按:大黄黄连泻心汤出自《伤寒论》第一五四条,原文是对邪热郁于中焦,气机不畅而致心下痞满的论治。本例患者主因平素内火炽盛,气郁阻遏中焦气机而致病。方中大黄泄热开结和胃,黄连清心胃之火,黄芩泄火解毒。临床凡毒火喉痛、疱疹赤眼、吐血衄血,具有热实火盛特征者,均可相机应用[2]。

【现代研究】

1. 临床研究

(1)小儿口腔黏膜病。郑明[3]用泻心汤加味治疗小儿口腔黏膜病,其中疱疹性口腔炎 35 例,溃疡性口腔炎 19 例,手足口病 8 例。用泻心汤加味治疗,每日 1 剂,水煎分 2 ~ 3 次服完,连服 2 ~ 5 剂。结果:除 1 例合并化脓性扁桃体炎、牙龈炎结合西药治疗外,其余均治愈,治愈率为 98.4%。高余武[4]用泻心汤加味治疗口疮 34 例,取得了总治愈率 85% 的疗效。

(2)急性菌痢。杨保[5]用泻心汤的各味药等量研粉(三黄粉),调入生理盐水适量灌肠,治疗小儿急性菌痢。用量:1 岁内患儿每次取三黄粉 1 g,生理盐水 20 mL;2 ~ 3 岁每次取三黄粉 2 g,生理盐水 30 mL;4 岁以上每次取三黄粉 3 g,生理盐水 40 mL。每日灌肠 1 次,病情较重者每日 2 次。共治疗 146 例。结果:痊愈 118 例,其中 2 日内痊愈 12 例,3 ~ 6 日痊愈 106 例,无效 28 例,总有效率为 80.8%。陈建平[6]用泻心汤加味治疗小儿急性菌痢 84 例,每日 1 剂,水煎汁 250 mL,分 3 次保留灌肠,3 日为 1 个疗程,其中痊愈 68 例,显效 11 例,无效 5 例,总有效率达 94.05%。

(3)幽门螺杆菌相关性消化性溃疡。王秀海[7]将消化性溃疡患者 142 例随机分为 2 组。对照组 70 例服用西药治疗,治疗组 72 例服用泻心汤治疗。结果两组症状、体征改善情况及幽门螺杆菌根除率无显著差异($P > 0.05$)。结论:泻心汤治疗幽门螺杆菌相关疾病疗效和单纯用西药治疗无明显差异,可有效治疗幽门螺杆菌相关性溃疡。

(4)其他。泻心汤临床还用于治疗功能性消化不良、化疗后遗症、胃食管反流性咽喉炎、消化道出血、急性肺出血、高血压、精神分裂症、肛周湿疹、生殖器疱疹等[8]。

2. 药理研究

对此方的药理研究暂未见报道,但对其药物的研究较多,就其主要药物的药理作用介绍如下:

1)黄连

(1)抗菌。陈群等[9]发现黄连具有消除大肠杆菌 R 质粒的作用。陈波华等[10]发现黄连能抑制幽门螺杆菌生长,其效果甚至超过某些抗生素。陈国良等[11]发现高剂量的黄连对小鼠感染金黄色葡萄球菌有明显抗菌作用,对于 A 族链球菌的抗菌作用较弱。匡铁吉等研究了黄连素对结核分枝杆菌的作用[12]。常明向等[12]采用琼脂稀释法对香连丸的抗菌作用进行了拆方研究,发现单用黄连对金黄色葡萄球菌、志贺痢疾杆菌、福氏痢疾杆菌有较强的抗菌作用。姜广水等[13]通过实验研究发现黄连水煎液提取物对所实验的两种牙周致病菌的生长均有强的抑制作用,提示黄连可用于各型牙周炎的治疗。在体内抗菌筛选中,黄连同样显示了较好的抗菌作用,这充分说明了黄连的广谱抗菌作用。

(2)抗病毒。马伏英[14]用柯萨奇 B3 病毒感染 BAL - A/C 小鼠建立柯萨奇 B3 病毒性心肌炎动物模型,用黄连、黄芩、栀子及复方制剂对感染鼠进行治疗,表明这 4 种药物均有抗病毒作用。

(3)抗真菌。刘强等[15]研究表明,黄连具有体外抑制白色念珠菌生长的作用。其作用机理可能是药物作用于真菌细胞的细胞壁,改变其选择性渗透的性质,进而弥散入细胞内,与核的细胞膜部分磷脂成分结合,导致细胞器消失。

（4）其他。黄连还具有抗寄生虫、抗内毒素等抗病原微生物作用，以及抑制血小板聚集和释放、影响红细胞的渗透脆性、抗心肌缺血、抗心律失常、对脑损伤的保护等作用，还有降血压、降血糖、降血脂作用和抗肿瘤、增强免疫等作用[16]。

2）黄芩

（1）抗微生物。利用超声波技术通过正交试验提取黄芩中的黄酮，用杯碟法研究其抗菌活性。结果表明，黄酮提取液对金黄色葡萄球菌、枯草杆菌、大肠杆菌、黑曲霉、青霉均有明显的抑制作用。

（2）其他。黄芩还具有抗氧化、抗过敏、抗炎、抗癌、保肝等作用，以及对中枢神经系统的作用[17]。

参考文献：

［1］陈德监.泻心汤在皮肤科中的应用举隅［J］.辽宁中医药大学学报,2009,11（1）:157.

［2］刘莉.泻心汤类方验案4则［J］.山西中医,2009,25（12）:30.

［3］郑明.甘草泻心汤治疗小儿口腔黏膜病62例疗效观察［J］.中国中西医结合儿科学,2010,2（5）:443.

［4］高余武.甘草泻心汤治疗小儿口疮34例［J］.辽宁中医杂志,2003,30（11）:943.

［5］杨保.三黄粉灌肠治疗小儿急性菌痢146例［J］.江苏中医,1989,10（1）:36.

［6］陈建平.三黄秦芍汤灌肠治疗小儿急性菌痢84例［J］.浙江中医杂志,1991,26（4）:161.

［7］王秀海.泻心汤治疗幽门螺杆菌相关性消化性溃疡72例疗效观察［J］.临床合理用药,2009,2（15）:67-68.

［8］梁晋川,袁丽,谭正怀.泻心汤临床研究进展［J］.中国药房,2011,22（31）:2965-2968.

［9］陈群,陈南菊,王胜睿.黄连对大肠杆菌R质粒消除作用的实验研究［J］.中国中西医结合杂志,1996,16（1）:37-38.

［10］陈波华,刑洪君,张影,等.浅述黄连等中药抑制幽门螺杆菌生长的实验研究［J］.时珍国药研究,1996,7（1）115-116.

［11］陈国良,叶寿山,刘家骏,等.金地蓝消毒片对小鼠感染模型的体内抗菌作用观察［J］.安徽医学,2002,23（5）:5-7.

［12］常明向,严劲松,刘小平,等.香连丸组方抗菌作用研究［J］.时珍国药研究,1999,10（1）:7-8.

［13］姜广水,吴钦贞.黄连提取物对牙周致病菌的抑制作用［J］.山东医药,2000,40（18）:41.

［14］马伏英.黄连等中药抗实验性小鼠柯萨奇B3病毒性心肌炎的实验研究［J］.武警医学,1998,9（4）:187-190.

［15］刘强,李力,陈枝岚.黄连体外抗白色念珠菌的实验研究［J］.中国药业,2004,13（10）:26-27.

［16］张瑞芬,苏和.黄连的药理研究进展［J］.内蒙古中医药,2010,（3）:114-116.

［17］石玉鹏,石俊英.黄芩的研究进展［J］.食品与药品,2010,12（11）:452-454.

凉膈散

【方源】宋代太平惠民和剂局《太平惠民和剂局方》。

【组成】川大黄、朴硝、甘草（火监）各20两（9 g），山栀子仁、薄荷叶（去梗）、黄芩各10两（5 g），连翘2斤半（18 g）。

【服法】上为粗末。每服2钱（6 g），小儿半钱（1.5 g），水1盏，加竹叶7片、蜜少许，煎至7分，去滓，食后温服。得利下住服。

【功用】养阴退阳，清热泄火，止渴除烦。

【主治】适用于上焦、中焦热邪炽盛，头昏目赤，烦躁口渴，胸膈烦热，口舌生疮，咽喉肿痛，睡卧不宁，谵语狂妄，便秘溲赤，以及小儿惊风、重舌、木舌、牙痛、羽障、疫喉属膈热火盛者。

【方解】本方所治为上中二焦邪郁生热证。热聚胸膈，故症见身热口渴，胸膈烦热，火热上冲，而见面赤唇焦，口舌生疮，咽痛，吐衄等。燥热内结，不从下泄，而见便秘溲赤。上有无形之邪热，非清不去；中有有形之积滞，非下不除。故须清热泄火通便为治。方中重用连翘，清热解毒以为君药。配黄芩以清胸膈郁热；栀子通泄三焦，引火下行；大黄、朴硝泄火通便，以荡热于中，共为臣药。薄荷叶、竹叶轻清疏散，以解热于上，兼有"火郁发之"之义而为佐药。使药以甘草、白蜜，既能缓和朴硝、大黄峻泻之力，又能存胃津，润燥结，和诸药。全方配伍,共奏泄火通便,清上泻下之功效。

本方配伍特点:既有连翘、黄芩、栀子、薄荷叶、竹叶疏解清泄胸膈邪热于上,更用调胃承气汤合白蜜通便导滞,荡热于中,使上焦之热得以清解,中焦之实由下而去。是以清上与泻下并行,但泻下是为清泄胸膈郁热而设,所谓"以泄代清",其意在此。

【运用】

(1)辨证要点。本方主治上焦、中焦火热炽盛之证。以胸膈烦热,面赤唇焦,烦躁口渴,舌红苔黄,脉数为辨证要点。

(2)加减变化。上焦热重,心胸烦热口渴者,重用栀子,加天花粉,以清热生津。心经热盛,口舌生疮者,加黄连、地骨皮以清心热。咽喉红肿痛甚,壮热,烦渴欲饮,大便不燥者,可去朴硝、黄芩,加石膏、桔梗、山豆根、板蓝根以清热利咽。吐衄不止者,加鲜茅根、鲜藕节凉血止血。

(3)现代运用。本方现代用于治疗咽炎、口腔炎、急性扁桃体炎、胆道感染、急性病毒性肝炎、流行性脑脊髓膜炎等属上焦、中焦火热炽盛者。

(4)使用注意。本方虽有通腑之力,但重在清胸膈之热,故临证即使大便不秘,而胸膈灼热如焚者,亦应施用。对于孕妇,方中朴硝、黄芩少用或不用。

【附方】清心凉膈散(见《温热经纬》卷五):连翘120 g,黄芩、薄荷、栀子各30 g,石膏60 g,桔梗30 g,甘草30 g。将上药为粗末,每服9 g,加水1.5碗,煎1碗,去滓温服。功用:清心凉膈,泄热解毒。主治热毒壅阻上焦气分证。症见壮热,口渴,烦躁,咽喉红肿腐烂,舌红,苔黄等。

【各家论述】《医方考》:"黄芩、栀子,味苦而无气,故泻火于中;连翘、薄荷,味薄而气薄,故清热于上;大黄、芒硝,咸寒而味厚,故诸实皆泻;用甘草者,取其性缓而恋膈也;不作汤液而作散者,取其泥膈而成功于上也。"

《医方集解》:"此上中二焦泻火药也。热淫于内,治以咸寒,佐以苦甘,故以连翘、黄芩、竹叶、薄荷升散于上,而以大黄、芒硝之猛利推荡其中,使上升下行,而膈自清矣;用甘草、生蜜者,病在膈,甘以缓之也。"

《成方便读》:"以大黄、芒硝之荡涤下行者,去其结而逐其热,然恐结邪虽去,尚有浮游之火……连翘解散经络中之余火,栀子自上而下,引火邪屈曲下行,如是则有形无形、上下表里诸邪,悉从解散。"

【临证举隅】

(1)患者,女,34岁。2009年4月13日初诊。有支气管扩张病史15年,近2日出现咽痛咽干,吞咽困难,口干喜凉饮,咽痒则咳,咯黄黏痰,每日10余口,唇红,牙龈肿痛,大便正常,舌质红暗,苔黄腻,脉细弦滑,右寸浮数。查见咽部充血明显,滤泡大片。西医诊断为急性上呼吸道感染。中医诊断为咽痛(邪热内蕴证)。治宜宣肺、泄热、解毒为法。方用凉膈散合麻杏甘石汤加减:连翘15 g,生大黄10 g,生栀子10 g,薄荷10 g,黄芩10 g,竹叶6 g,生麻黄10 g,杏仁10 g,生石膏30 g,生甘草10 g,金银花20 g,芦根30 g。服7剂,每日1剂,水煎服。复诊:服药后大便次数增多,每日3~4次,但服药3剂后大便逐步减少至正常,服药4剂后咽痛消失,黄痰减少。

按:咽喉乃肺系所属,与足阳明胃经、足厥阴肝经、足少阴肾经在经脉上有密切联系,因此咽痛产生的原因较多。本例患者宿有支气管扩张,素体阴虚燥热,复感外邪,热郁咽中而致咽痛突出,《太平惠民和剂局方》明确提出可用凉膈散治疗。加用金银花、芦根以增强清热解毒作用,合用麻杏甘石汤清肺化痰止咳,其中生麻黄、杏仁,不仅能增强其宣透之力,而且还能防过用寒凉之品而致邪气被遏。为防过度泻下,影响病人的依从性,洪广祥教授临证应用本方时多去芒硝[1]。

(2)王某,女,16岁。2006年5月18日就诊时高烧4日不退,体温39.15 ℃左右,咽痛失声,扁桃体Ⅱ度肿大,被厚厚一层灰白色组织包裹,舌红,苔黄厚腻,大便干,尿黄,耳后淋巴结肿大,不愿进食,精神差,呈急性重病容。初期查血常规示白细胞计数17.0×10^9/L,中性粒细胞低于20%,淋巴细胞低于80%,其中变异淋巴细胞仅8%。当时怀疑其为传染性单核细胞增多症,要求病人复查血常规及B超等,结果为白细胞计数

$20.0 \times 10^9/L$,淋巴细胞为82%,中性粒细胞为18%,其中变异淋巴细胞为15%。B超检查肝脾均有肿大,肝功能化验有异常,确诊为传染性单核细胞增多症。中医辨证诊断为热毒炽盛。治以清上泻下,"釜底抽薪"。方用凉膈散加味:芒硝3 g(冲服),大黄3 g(后下),生甘草3 g,栀子12 g,黄芩15 g,连翘12 g,薄荷10 g(后下),竹叶10 g,牛大力15 g,白芷15 g,天花粉10 g,青蒿20 g。服2剂,嘱病人每剂熬2次,混合后每日分3次服完。服第1剂药后若大便稀溏,超过2次/日,则第2剂去芒硝;若大便超过3次/日,则第2剂去芒硝和大黄。该病人服完2剂药后烧退,扁桃体上的包裹物(灰白色组织)消失,声音恢复,食欲增加,精神好转,但舌质尚红,苔黄偏厚,大便稀,2次/日,尿黄。遂改方为甘露消毒丹继续治疗,处方:广藿香12 g,白蔻仁10 g(后下),茵陈15 g,滑石10 g,木通3 g,石菖蒲10 g,连翘12 g,黄芩12 g,浙贝母10 g,射干10 g,薄荷5 g。服2剂。服药后诸症基本消失,复查血常规已降至正常,变异淋巴细胞降至10%以下,但肝功能尚未完全恢复。更方为沙参麦冬汤加五味子、白芍、石斛,处方:北沙参30 g,麦冬10 g,扁豆20 g,冬桑叶10 g,甘草3 g,天花粉10 g,玉竹10 g,石斛10 g,五味子10 g,白芍10 g。服药3剂后病情基本痊愈。

按:凉膈散出自《太平惠民和剂局方》,主治上有无形的热邪,下有有形的积滞。本例采用泻火与通便同用的配方法度,方以芒硝、大黄、生甘草3味所组成的调胃承气汤为基础,清泻阳明积热;栀子、黄芩、连翘、竹叶清心、肺、肝脏之火,与辛凉宣散的薄荷同用,使上焦风热得去,阳明的腑实得通。另外,调胃承气汤在本方不仅有泻热、通便之功效,而且有导热下行的作用,使热从下去,则上部热症可以缓解,此即"釜底抽薪"之义[2]。

【现代研究】

1. 临床研究

(1)扁桃体炎。罗菲等[3]运用凉膈散加减配合青霉素治疗小儿急性化脓性扁桃体炎30例,痊愈25例,显效5例,总有效率为100%,且痊愈病例症状及体征消失时间明显较对照组短。

曾菊香[4]运用凉膈散加减治疗急性扁桃体炎50例,其中包括化脓性扁桃体炎13例。经治疗后痊愈35例,占70%;显效13例,占26%;无效2例,占4%。总有效率为96%。退热时间为1~4日,平均为2.1日,其中1日17例,2日21例,3日8例,4日2例。脓点消退时间为2~5日,平均为2.8日,其中2日12例,3日20例,5日3例。扁桃体缩小3度1例,2度4例,1度23例,无变化2例。

(2)疱疹性口腔炎。毕美芬等[5]将符合疱疹性口腔炎诊断标准的患儿100例,按照随机原则分为2组,中医治疗组(凉膈散加减保留灌肠,配合自拟中药口疮散外敷双侧涌泉穴)、西药对照组(阿昔洛韦静脉滴注)各50例。1个疗程后,中医治疗组显效38例,有效12例,总有效率为100%;西药对照组显效20例,有效27例,无效3例,总有效率为94%。临床疗效比较,$X^2 = 9.97$,$P < 0.01$。两组患儿在退热、疱疹消失、溃疡愈合方面t值分别为3.82、3.37、3.99,$P < 0.01$,差异有统计学意义。运用凉膈散缩短了疗程,减少了患儿痛苦。

(3)其他。凉膈散还用于治疗传染性单核细胞增多症、三叉神经痛及银屑病等中医辨证属上焦、中焦火热炽盛者。

2. 药理研究

对此方的药理研究暂未见报道,但对其药物的研究较多,就其主要药物的药理作用介绍如下:

1)连翘

连翘的化学成分主要有苯乙醇苷类、木脂体及其苷类、五环三萜类、挥发油[6]。

(1)抗菌、抗病毒。连翘属植物中的咖啡酰糖苷类成分连翘酯苷、连翘种苷等均有很强的抗菌活性,其乙醇提取物抗菌谱广,对多种革兰阳性菌、革兰阴性菌均有抑制作用[6]。如连翘果实煎剂对金黄色葡萄球菌、肺炎双球菌、溶血性链球菌(甲型、乙型)、志贺痢疾杆菌、史氏痢疾杆菌、鼠疫杆菌、人型结核杆菌、伤寒杆菌、霍乱弧菌、副伤寒杆菌、福氏痢疾杆菌、大肠杆菌、变形杆菌、白喉杆菌均有抑制作用。连翘对内毒素具有直接摧毁作用,连翘属植物提取物有抗柯萨奇B5病毒及埃柯病毒的作用[7]。

（2）抗炎。大鼠巴豆油性肉芽囊实验证明，连翘醇提取物的水溶液腹腔注射有非常明显的抗渗出作用，能够降低炎性部位血管壁脆性，而对炎性屏障的形成无抑制作用。用^{32}P标记红细胞实验也观察到已注射连翘提取物水溶液的大鼠，其渗入巴豆油性肉芽囊内的数量明显减少，表明连翘尚能促进炎性屏障的形成[7]。

（3）解热。连翘煎剂生药4 g/kg灌胃，能使静脉注射枯草杆菌浸液所致的家兔发热作用显著下降，1 h后体温恢复正常，随后还可降至正常体温以下。复方连翘注射液也有明显的解热作用，能减弱伤寒菌苗所致家兔发热，也能降低正常家兔的体温[6]。

（4）其他。连翘还具有镇吐、镇痛、利尿、强心及抗肝损伤、抗氧化等作用[6]。

2）黄芩

参见本节"泻心汤"的药理研究部分。

参考文献：

［1］张元兵.洪广祥教授运用凉膈散临证验案举隅［J］.中华中医药杂志,2011,26（3）：508.

［2］吴瑜.凉膈散治疗传染性单核细胞增多症［J］.四川中医,2006,24（12）：78.

［3］罗菲,吉训超.加减凉膈散治疗小儿急性化脓性扁桃体炎临床观察［J］.湖北中医杂志,2008,30（8）：37.

［4］曾菊香.凉膈散加减治疗急性扁桃体炎50例［J］.现代中西医结合杂志,2011,20（18）：2293－2294.

［5］毕美芬,黄如红,钟挺.凉膈散加减方灌肠合外敷口疮散治疗疱疹性口腔炎50例［J］.山东中医杂志,2009,28（3）：166.

［6］简永耀,靳龙文.连翘的化学成分及药理学研究［J］.淮海医药,2009,27（4）：349－350.

［7］刘明.中药连翘药理作用的研究近况［J］.现代医药卫生,2007,23（16）：2438－2439.

升降散

【方源】明代张鹤腾《伤暑全书》。

【组成】白僵蚕2钱（6 g）（酒炒），全蝉蜕1钱（3 g）（去土），川大黄4钱（12 g）（生），广姜黄3分（0.9 g）（去皮，不用片姜黄）。

【服法】上为细末，合研匀。病轻者分4次服，每服重一钱八分二厘五毫（5.5 g），用冷黄酒1杯，蜂蜜5钱（15 g），调匀冷服，中病即止。病重者分3次服，每服重二钱四分三厘三毫（7.3 g），用黄酒1杯半，蜂蜜7钱5分（22.5 g），调匀冷服。最重者分2次服，每服重三钱六分五厘（11 g），用黄酒2杯，蜂蜜1两（30 g），调匀冷服。如一二帖未愈，可再服之，热退即止。

【功用】升清降浊，散风清热。

【主治】适用于温热、瘟疫，邪热充斥内外，阻滞气机，清阳不升，浊阴不降，致头面肿大，咽喉肿痛，胸膈满闷，呕吐腹痛，发斑出血，丹毒。

【方解】方中僵蚕味辛气薄，僵而不腐，得清气为最，可升阳中之阳，又可降浊清滞，化瘀散结；蝉蜕祛风而胜湿；姜黄行气散郁；大黄推陈致新。僵蚕、蝉蜕相配可升阳中之清阳，姜黄、大黄相伍可降阴中之浊阴，四药相合，一升一降，内外通达，是治疗瘟疫的重要方剂。本方药少力专，寒温并用，相辅相成，升降兼施，表里双解，透泄并举。

【运用】

（1）辨证要点。本方主治温热、瘟疫，邪热充斥内外，阻滞气机，清阳不升，浊阴不降之证。以头面肿大，咽喉肿痛，胸膈满闷，呕吐腹痛，或发斑出血，身发丹毒等为辨证要点。

（2）加减变化。治疗温病气分无形炽热之证，加石膏、知母、金银花、桔梗等清气泄热之品。治疗温病有形热结之证，加芒硝、枳实、厚朴等攻里解毒之品。

（3）现代运用。本方除运用于热病的治疗外，还被广泛应用于内科、外科、儿科、皮肤科、五官科等的病证，如感染性疾病、皮肤疾患、口腔溃疡、SARS 及疑难杂症等属邪热充斥内外，阻滞气机者。

（4）使用注意。服药后半日不可喝茶、抽烟、进饮食。若不能忌，即不效。

【各家论述】《伤寒瘟疫条辨》："是方以僵蚕为君，蝉蜕为臣，姜黄为佐，大黄为使，米酒为引，蜂蜜为导，六法俱备，而方乃成。僵蚕味辛苦气薄，喜燥恶湿，得天地清化之气，轻浮而升阳中之阳，故能胜风除湿，清热解郁，从治膀胱相火，引清气上朝于口，散逆浊结滞之痰也；蝉蜕气寒无毒，味咸且甘，为清虚之品，能祛风而胜湿，涤热而解毒；姜黄气味辛苦，大寒无毒，祛邪伐恶，行气散郁，能入心脾二经，建功辟疫；大黄味苦，大寒无毒，上下通行，亢盛之阳，非此莫抑；米酒性大热，味辛苦而甘，令饮冷酒，欲其行迟，传化以渐，上行头面，下达足膝，外周毛孔，内通脏腑经络，驱逐邪气，无处不到；蜂蜜甘平无毒，其性大惊，主治丹毒斑疹，腹内留热，呕吐便秘，欲其清热润燥，而自散温毒也。盖取僵蚕、蝉蜕，升阳中之清阳；姜黄、大黄，降阴中之浊阴。一升一降，内外通和，而杂气之流毒顿消矣。"

【临证举隅】

（1）赵某，女，54 岁。2003 年 8 月 20 日初诊。主诉右耳后发际处起红斑、水疱，痛如火燎 4 日。查见头部右侧耳后发际处皮肤红赤，可见成簇米粒大小的水疱，伴头痛，心烦，口干苦，大便干结，时恶心，舌红，苔黄，脉弦数。西医诊断为带状疱疹（颈神经支）。中医诊断为蛇串疮。证属肝经郁火，外邪侵袭。治宜表里双解，清肝泄火。方用升降散加味：僵蚕 10 g，蝉蜕 10 g，大黄 8 g，姜黄 10 g，黄芩 12 g，龙胆草 9 g，牡丹皮 10 g，连翘 15 g，金银花 20 g。水煎服，每日 1 剂。服药 5 剂后，疱疹见消，火燎样疼痛消失。继服药 4 剂，诸症尽消。

按：此证为情志内伤，肝郁日久化火，循经上攻，外感风热诱发，内外合邪，发为本病。方用升降散，功能透解郁火，清降肝火。配以金银花、连翘加强清热解毒之功，以龙胆草、黄芩、牡丹皮加强清肝降火之效，使肝经郁火得降，风热邪毒得以透解，表里通和，气机调畅，其病得解[1]。

（2）患者，男，35 岁。2006 年 11 月初诊。主诉反复咳嗽 1 月。患者系饮酒后感染风寒致咽痒咳嗽，呈阵发性干咳，且以夜晚咳嗽为多，不伴恶寒发热，饮食及精神状态良好。曾服抗菌消炎药及化痰止咳糖浆治疗，均未见好转。血常规、胸片检查正常。查见颜面潮红，咳嗽阵作，呈单声咳嗽，乏痰，口干欲饮，大便干结，舌质红，苔薄黄根微腻，脉弦数。证属风邪恋肺，肺胃蕴热，气机升降失司。治宜祛风宣肺，化痰止咳。方用升降散加味：僵蚕 10 g，蝉蜕 10 g，蜜麻黄 10 g，杏仁 10 g，制大黄 10 g，姜黄 10 g，炒黄芩 10 g，姜半夏 15 g，桑皮 15 g，蜜枇杷叶 20 g。每日 1 剂，水煎服。服药 7 剂后患者咽痒咳嗽减少，大便通畅，夜寐安，唯遇冷风仍有咳嗽。二诊加防风、干姜各 5 g 调治 2 周，咳嗽消失。

按：各种原因引起的气道高反应性，产生不伴有明显喘息的慢性咳嗽是咳嗽变异性哮喘的特点，临床较为常见。西医常规抗炎止咳化痰治疗收效甚微。本例属中医学咳嗽范畴，肺之气机升降失常为其主要病机。《内经·五脏生成篇》云："诸气者，皆属于肺。"《内经·灵兰秘典论》："肺者，相传之官，治节出焉。"肺不断地通过升降出入运动而达到宣降平衡，太过或不及皆令人作咳喘息。故选升降散方，蝉蜕、僵蚕、蜜麻黄祛风宣肺；姜黄、制大黄、炒黄芩、姜半夏、桑皮清泄肺热，化痰下气；蜜枇杷叶、杏仁宽胸润肺。诸药合用，共奏化痰止咳之功效，使久咳顿然而除[2]。

（3）陈某，男，61 岁。主诉左眼涩痛 10 日。患者 10 日前因感冒后感左眼涩痛，畏光，流泪，西药治疗不效而来就诊。专科检查：左眼睫状充血，角膜荧光素染色有片状、点状着色，余（－）。舌尖红，苔薄白，脉弱微数。治拟疏风散邪，退翳明目。方用升降散加减：僵蚕 12 g，蝉蜕 12 g，连翘 12 g，赤芍 12 g，姜黄 6 g，金银花 15 g，黄芪 20 g。服 5 剂，每日 1 剂，水煎分 3 次服，药渣加生大黄 30 g，煎水外敷。药后症状好转，守方再进 5 剂，患者症状消失，但觉左眼视力较病前略有下降，眼干不适。舌淡红，苔白，脉细数。专科检查：左眼视力 0.6，左眼无明显睫状充血，角膜中央偏颞侧在自然光线下可见约 0.2 mm×0.4 mm 大小斑翳，角膜荧光素染色（－）。至此表邪已解，阴津不足，后遗角膜斑翳。治拟养阴清热，退翳明目。仍以升降散加减：僵蚕

12 g,蝉蜕 12 g,沙苑蒺藜 12 g,姜黄 6 g,谷精草 10 g,女贞 15 g,生地 15 g,决明子 30 g。服 5 剂,每日 1 剂,水煎服,药渣加生大黄 30 g 煎水外敷。药后眼干不适症状消失。

按:患者因卫表不固,风热之邪乘虚侵袭,风性轻扬,热性上炎,风热上犯于目而致黑睛生翳为病。升降散中僵蚕、蝉蜕是治疗黑睛生翳的常用药;生大黄煎水外敷可清热退赤,加强退翳明目之功效[3]。

(4)患者,男,45 岁。系统性红斑狼疮病史 1 年,长期服用美卓乐、骁悉等药物治疗。2010 年 12 月 20 日初诊。患者面部及前胸部散在斑丘疹,约绿豆粒大小,色红;胸闷,心慌,乏力,腰酸,纳眠可,二便调;舌质淡,体胖大,苔薄黄。辅助检查:尿常规检查示尿蛋白(+)、尿潜血(+)。辨证属痰瘀互结,肾气亏虚。治宜化瘀散结,益气填精。方用升降散合六味地黄汤加减:僵蚕 12 g,蝉蜕 12 g,片姜黄 9 g,熟大黄 6 g,熟地 30 g,炒山药 15 g,山茱萸 12 g,泽泻 12 g,茯苓 30 g,牡丹皮 12 g,太子参 30 g。水煎服,每日 1 剂。2011 年 1 月 2日复诊:患者胸闷、乏力、头痛消失,面部及前胸部斑丘疹数量明显减少,颜色转暗,未述其他不适,舌质红,苔薄黄。尿常规检查示尿蛋白(-)、尿潜血(+／-)。效不更方,嘱继服上方,3 日服 1 剂以作巩固。

按:从系统性红斑狼疮的临床表现来看,以皮肤损害为主者,此当属中医学蝴蝶疮、阳毒发斑之范畴,若损及五脏则当从虚劳论治。患者面部红色斑丘疹,为热壅血瘀,郁于肌肤之征象;全身乏力为脾气亏虚之证;肾气亏虚,固涩不能,精微下注,则出现尿蛋白、尿潜血。"三焦者,原气之别使也,主通行三气,经历五脏六腑",三焦气化失常则胸闷、气短。方中僵蚕祛风化痰,片姜黄行气活血,熟大黄泄火化瘀,配以蝉蜕走表且祛风清热,故患者面部及胸部斑丘疹得消;蝉蜕、僵蚕辛散质轻而升阳中之阳,片姜黄、熟大黄味苦沉降而降阴中之阴,四药合用,升降相因,内外通和,三焦通畅,气化得所,故胸闷得除;加以益气养阴生脉之太子参,则心慌得以改善。《内经·阴阳应象大论》曰"升降息,则气立孤危","气归精,精归化"。升降散调畅气机配以滋补肾精之六味地黄汤,两方相合使气化得源,气化有所,气化则浊化,则尿蛋白消失,尿潜血减轻。纵观全方,补中有通,攻中有养,气行血和,故诸症皆得以明显改善[4]。

【现代研究】

1.临床研究

(1)感染及发热性疾病。周嵘[5]用升降散加减治疗急性扁桃体炎 117 例。咽痛者加金银花 15 g、连翘15 g 清热解毒。头痛恶寒重者,加荆芥 10 g、薄荷 5 g 疏风解表。局部有脓性分泌物者,加浙贝母 10 g、玄参15 g。高热烦渴者,加生石膏 30 g 清泄胃热。大便无干结者,去大黄。每日 1 剂,3 日为 1 个疗程。经 1～2个疗程治疗,总有效率为 100%。马生莲[6]用升降散加减治疗小儿外感发热 84 例,用升降散去姜黄加板蓝根、连翘为基本方,随症加减,每日 1 剂,3 日为 1 个疗程,结果总有效率为 95.2%。

(2)SARS。广州中医药大学第二附属医院用中医药治疗 SARS 过程中,早期根据患者的临床表现分为2 型,均用升降散加减治疗。如湿热阻遏肺卫证,用升降散合三仁汤加减;表寒里热夹湿证,用升降散合麻杏石甘汤加减[7]。

(3)传染性单核细胞增多症。陈爱明等[8]将 56 例传染性单核细胞增多症患儿随机分为 2 组。治疗组30 例以加味升降散治疗,对照组 26 例以病毒唑治疗。结果:临床治愈率治疗组为 63.33%,对照组为30.77%,两组比较,差异显著($P < 0.05$)。治疗后,治疗组症状、体征消退天数均少于对照组,两组比较,差异显著或非常显著($P < 0.05$ 或 $P < 0.01$)。结论:加味升降散治疗小儿传染性单核细胞增多症具有较好疗效。

(4)过敏性紫癜肾炎。宋跃飞[9]将 60 例过敏性紫癜肾炎患者随机平分为治疗组和对照组。对照组用升降散并结合西医对症治疗,治疗组在对照组基础上加用参麦注射液,疗程为 1 个月。观察两组主要症状改善情况及 24 h 尿蛋白定量、尿红细胞排泄率的变化。结果:治疗组总有效率为 90%,对照组总有效率为40.7%,差异有统计学意义($P < 0.01$)。结论:用升降散合参麦注射液治疗过敏性紫癜肾炎,疗效优于单用升降散。

2. 药理研究

南淑玲等[10]用大肠杆菌内毒素致家兔发热。将家兔分为正常对照组、模型组、升降散组,观察比较发热家兔的体温变化、发热高峰值以及体温反应指数。同时根据酚红部分地从气管排泌的特点,观察了升降散组、僵蚕蝉蜕组、NH_4Cl 组、生理盐水组对小鼠气管段酚红排泌量的影响。结果:升降散可缩短发热家兔高温持续时间,显著降低发热高峰值及体温反应指数;升降散能更好地促进小鼠气管段酚红的排泌。结论:升降散散剂具有明显退热作用和排痰作用。

参考文献:

[1]李智伟.升降散加味治疗皮肤病临床验案举隅[J].吉林中医药,2007,27(3):30.

[2]章平富.升降散临床应用举隅[J].浙江中医药大学学报,2010,34(4):512.

[3]张燕平.升降散治疗五官科疾病的体会[J].浙江中医杂志,2011,46(5):372.

[4]许冰.升降散治疗风湿免疫性疾病验案三则[J].山东中医杂志,2011,30(10):749-750.

[5]周嵘.升降散加减治疗急性扁桃体炎117例[J].光明中医,2007,22(6):33.

[6]马生莲.升降散加减治疗小儿外感发热84例[J].中医儿科杂志,2009,5(6):8-9.

[7]周明东,周刚,周华.拆方辨证妙用升降散[J].四川中医,2006,24(12):105-106.

[8]陈爱明,张爱琼.加味升降散治疗小儿传染性单核细胞增多症30例[J].新中医,2006,38(10):74.

[9]宋跃飞.升降散合参麦注射液治疗过敏性紫癜肾炎的疗效观察[J].华西药学杂志,2004,19(6):480.

[10]南淑玲,李荣娟.升降散散剂解热及排痰作用观察[J].吉林中医药,2005,25(4):51.

冬地三黄汤

【方源】清代吴鞠通《温病条辨》。

【组成】麦冬8钱(24 g),黄连1钱(3 g),苇根汁半酒杯(100 mL)(冲),元参4钱(12 g),黄柏1钱(3 g),银花露半酒杯(100 mL)(冲),细生地4钱(12 g),黄芩1钱(3 g),生甘草3钱(9 g)。

【服法】水8杯,煮取3杯,分3次服。以小便得利为度。

【功用】养阴生津,清热泄火。

【主治】适用于阳明温病,发热,无汗,实证不盛,小便不利。

【方解】方中黄芩、黄连、黄柏三药苦寒,味少量小,而用甘寒之品味多量重,正所谓"甘寒十之八九,苦寒仅十之一二耳",体现了用苦慎苦,众润以制苦,预防化燥伤阴的配伍原则。其中麦冬配黄芩,生地配黄连,玄参配黄柏,既泄三焦之热,又滋三焦之阴;黄芩、黄连、黄柏同清火腑,调瘀滞,畅气机;金银花疏风清热,黄芩走表达里,二者配合,使邪有出路,气分热邪转出于表,透达于外。合方共凑甘苦合化之法。

【运用】

(1)辨证要点。本方主治阳明温病,无汗、小便不利者。以发热,无汗,小便不利为辨证要点。病证以伤津为主,但实热未盛。

(2)加减变化。若阳明燥盛,症见口渴多饮,可加石斛、天花粉。阳明热盛,症见高热,脉洪大,可加石膏、知母。

(3)现代运用。冬地三黄汤现代可用于治疗流行性出血热的少尿期,以及多种皮肤科疾病、慢性阻塞性肺疾病继发白色念珠菌感染、慢性肾炎、尿毒症出现尿闭症状者、黄疸、烧烫伤后的内治、放射性胃炎等。

(4)使用注意。本方主治阳明温病,津液受伤,但实热未盛之证。故阳明热盛或燥热内结者,不可用。

【临证举隅】

(1)陈某,男,37岁。全身起红丘疹水疱,瘙痒流水已2年,时愈时发。近来加重,水疱抓破后出现糜烂面,渗出黄水,有鳞屑,皮肤潮红,搔痕累累,尤以两腿、肛门、会阴等处为重。舌质淡,舌根部苔腻,前半部苔净。西医诊断为慢性湿疹。中医诊断为湿毒疮。证属湿热浸淫日久,伤阴耗血。治宜清热除湿,滋阴凉血。处方:生地20 g,玄参10 g,赤芍10 g,黄芩10 g,黄柏10 g,金银花10 g,茯苓10 g,泽泻10 g,车前子10 g,白鲜皮10 g,地肤子10 g。上方连服6剂,糜烂面改善明显,渗出止,痒减轻,诸症均减。原方再服6剂,患者基本痊愈,继服药6剂以巩固之。随访半年未见复发。

按:方中黄芩、黄柏、金银花清热燥湿,解毒;生地、玄参、赤芍滋阴凉血活血;茯苓、泽泻、车前子健脾去湿;白鲜皮、地肤子祛风除湿止痒。诸药共奏清热除湿、滋阴凉血之功效,标本兼顾,故收良效[1]。

(2)刘某,39岁。患者于1年前在项后长癣,后向腰腹及上肢扩展,皮损肥厚浸润,色红,呈慢性苔藓样损害,瘙痒甚剧,影响睡眠。精神不振,饮食减少,大便干结,舌质红,根部苔黄,脉弦细。曾多方求治,用过多种治癣药膏,均不见效。证属风湿热郁久,伤血化燥。治宜滋阴清热,燥湿解毒,杀虫止痒。处方:生地30 g,玄参10 g,麦冬10 g,黄芩10 g,黄柏10 g,金银花10 g,苦参10 g,白鲜皮10 g,苍耳子10 g,赤芍10 g,黄连6 g,甘草6 g。上方水煎服至7剂,瘙痒基本停止,皮损变薄。继服药6剂,皮损消退痊愈,嘱服药3剂以巩固疗效。

按:方中生地、玄参、麦冬滋阴清热;辅以黄芩、黄连、黄柏、金银花清热燥湿解毒;赤芍凉血活血;苦参、白鲜皮、苍耳子祛风除湿,杀虫止痒。药合病机,所以疗效良好[1]。

(3)黄某,男,29岁。患者2年来臀部反复出现小硬结节,基底潮红疼痛,渐即破溃,有脓性分泌物,不久消退,但隔几日后又复发,如此不断反复,缠绵难愈。曾用多种抗生素治疗,但未能彻底控制。现臀部有多个拇指大的疖肿,红肿热痛。口渴思饮,大便秘结,舌红,苔黄燥,脉弦数,重按细小。证属湿热久蕴,化火成毒,兼血热阴亏,故热毒留结不去,反复发作。治拟清热燥湿,泄火解毒,凉血活血。处方:黄连6 g,黄芩10 g,黄柏10 g,生地15 g,玄参10 g,麦冬10 g,金银花10 g,连翘10 g,赤芍10 g,蒲公英10 g,甘草6 g。上方连服16剂,疖肿全部消退,随访半年未见复发。

按:方中黄连、黄芩、黄柏清泄三焦,解毒燥湿;虑其苦寒易伤阴败胃,故辅以生地、玄参、麦冬、赤芍养阴凉血活血;金银花、蒲公英、连翘增强其消散结毒之功效;甘草调和诸药,兼能解毒。诸药合用则清热解毒而不伤正,所以见效快,疗效巩固[1]。

【现代研究】

1. 临床研究

(1)流行性出血热。张茂江[2]用冬地三黄汤加减治疗流行性出血热的少尿期,证属毒瘀交结,化源欲竭。治以大承气合冬地三黄汤加桃仁、牡丹皮、白茅根。27例患者中治愈22例,有效率达81%;死亡5例,占19%。

(2)慢性阻塞性肺疾病继发白色念珠菌感染。叶焰等[3]报道用冬地三黄汤治疗慢性阻塞性肺疾病继发白色念珠菌感染,入选病例分为治疗组和对照组各20例。治疗组:常规应用抗真菌药氟康唑,每日静脉滴注氟康唑200 mg,同时服用冬地三黄汤汤剂。对照组:单纯应用氟康唑,每日静脉滴注200 mg。结论:冬地三黄汤合并氟康唑治疗肺热壅盛型慢性阻塞性肺疾病继发白色念珠菌感染,临床疗效要优于单纯使用氟康唑。

(3)胃癌术后化疗反应。唐开华等[4]治疗胃癌术后化疗反应,症见胃脘灼热微痛,渴甚喜冷饮且不解渴,牙龈出血,舌质红而苔黄厚燥。证属肺胃蕴热,津液不足。用冬地三黄汤加减治愈。

(4)改善氟康唑不良反应。张基磊等[5]收集肺部真菌感染符合肺热壅盛型患者64例,随机分成2组,治疗组应用氟康唑加冬地三黄汤治疗,对照组单用氟康唑治疗。结果:治疗后两组消化道症状评分及丙氨酸转移酶差异有统计学意义($P < 0.05$)。结论:冬地三黄汤有减轻氟康唑不良反应的功效。

2. 药理研究

对此方的药理研究暂未见报道,但对其药物的研究较多,就其主要药物的药理作用介绍如下:

1)黄连

参见本节"泻心汤"的药理研究部分。

2）黄芩

参见本节"泻心汤"的药理研究部分。

3）黄柏

（1）抗菌。研究表明，黄柏对金黄色葡萄球菌、肺炎球菌、白喉杆菌、草绿色链球菌、痢疾杆菌、溶血性链球菌、百日咳杆菌、破伤风杆菌、脑膜炎球菌、霍乱弧菌、炭疽杆菌均有抑制作用。

（2）其他。黄柏还具抗真菌、抗炎、抗活螨、抗溃疡、抗肝炎等作用，以及对免疫功能的调节作用，还有降压和对心脏的影响等作用[6]。

参考文献：

[1]刘媛文,谢红兵.冬地三黄汤临床运用举隅[J].云南中医中药杂志,2004,25(4):63.

[2]张茂江.辨证治疗流行性出血热27例[J].四川中医,1998,16(03):21.

[3]叶焰,里自然.冬地三黄汤治疗肺热壅盛型COPD继发白色念珠菌感染20例[J].江西中医药,2008,39(10):41-42.

[4]唐开华,杨丽娜.甘苦合化法临床运用举隅[J].浙江中医学院学报,1992,16(04):18.

[5]张基磊,叶焰.冬地三黄汤改善氟康唑不良反应的临床观察[J].福建中医药,2010,41(1):13.

[6]吴嘉瑞,张冰,张光敏.黄柏药理作用研究进展[J].亚太传统医药,2009,5(11):160-162.

黄连黄芩汤

【方源】清代吴鞠通《温病条辨》。

【组成】黄连2钱(6 g)，黄芩2钱(6 g)，郁金1钱5分(4.5 g)，香豆豉2钱(6 g)。

【服法】水5杯，煮取2杯，分2次服。

【功用】清热化浊。

【主治】适用于阳明温病，干呕，口苦而渴。

【方解】温热，燥病也，其呕，由于邪热挟秽，扰乱中宫而然，故以黄连、黄芩祛其热，以郁金、淡豆豉宣化其秽。

【运用】

（1）辨证要点。本方主治阳明温病。以干呕，口苦而渴为辨证要点。

（2）加减变化。若里热较盛者，可加栀子。口渴多饮者，可加天花粉。

（3）现代运用。现代可用于急性感染性腹泻。

（4）使用注意。若阳明燥结，则不宜使用本方。

【附方】葛根黄芩黄连汤(见《伤寒论》)：葛根15 g，甘草6 g（炙），黄芩9 g，黄连9 g。上药4味，以水800 mL，先煮葛根，减至600 mL，纳入诸药，煮取200 mL，去渣，分2次温服。具有表里两解，清热止痢之功效。

【现代研究】

1.临床研究

彭力[1]运用黄连黄芩汤加味结合西药治疗急性腹泻30例，结果总治愈时间为4.80日±1.71日($t = 5.67, P < 0.01$)。研究证明配合中药辨证论治可显著提高疗效，缩短疗程，并减少西药对胃肠的不良反应，有利于胃肠功能的恢复。

2.药理研究

对此方的药理研究暂未见报道，但对其药物的研究较多，就其主要药物的药理作用介绍如下：

（1）黄连。参见本节"泻心汤"的药理研究部分。

（2）黄芩。参见本节"泻心汤"的药理研究部分。

参考文献：

[1]彭力.黄连黄芩汤加味结合西药治疗急性腹泻30例[J].中国中西医结合急救杂志,2000,7(4):256.

第八节　苦寒通下法方剂

苦寒通下法是指以苦寒攻下之剂,攻逐肠腑实热燥结的治法。主要针对邪热传于阳明,内结肠腑之阳明腑实证,以大承气汤为基础化裁治疗。在温病发生发展过程中,热邪常易伤津耗液而兼见阴液亏虚之证,故多配以滋养阴液之品。或因感受疫毒之邪,弥漫三焦,又宜配以清热解毒之类。代表方剂为增液承气汤、导赤承气汤、杨氏解毒承气汤。

增液承气汤

【方源】 清代吴鞠通《温病条辨》。

【组成】 玄参1两(30 g),麦冬8钱(24 g)(连心),细生地8钱(24 g),大黄3钱(9 g),芒硝1钱5分(4.5 g)。

【服法】 上以水8杯,煮取3杯,先服1杯,不知再服。

【功用】 滋阴增液,泄热通便。

【主治】 适用于阳明温病,热结阴亏,无水舟停,下之不通,间服增液汤仍不下者。症见大便秘结,小便短少,脘腹胀满,口干唇燥,舌红,苔黄而干,脉细数。

【方解】 本方是滋阴泄热,增水行舟之剂。温病热结阳明,正虚邪实,下之不通,邪无出路,阴津渐竭,病之危重可知。燥屎不行,固属热结,亦由阴亏,即所谓"无水舟停"之意。阴虚液枯,燥屎不行,下之徒伤其阴,润之又有恋邪之弊。法当甘凉濡润以育阴除热,咸苦润下以软坚降泄,使阴液来复,燥屎顺流而下,此即"增水行舟"之法,则热结可除,津液得复,自然邪去正安。故用增液汤(玄参、生地、麦冬)壮水滋阴,加之芒硝、大黄攻下,以便舟行。诸药相伍,下之而不伤其阴,润之而无恋邪之弊,共奏滋阴增液,泄热通便之效。

【运用】

（1）辨证要点。《温病条辨》把本方归纳为"寓泻于补,以补药之体,作泻药之用"。本方专为温病热结阴亏的便秘而设,以燥屎不行,下之不通,脘腹胀满,口干唇燥,苔黄,脉细数为辨证要点。

（2）加减变化。本方由增液汤和调胃承气汤合方化裁而成,其中生地、玄参、麦冬用量宜大,以发挥其增液润燥之效。若肺胃津伤,可加北沙参、石斛、玉竹、芦根、天花粉等。液干便秘者,加生首乌、柏子仁、郁李仁、火麻仁等。兼有气血亏虚者,加党参、黄芪、当归等。兼肝肾阴虚者,加熟地、女贞子、旱莲草等。兼下元阳虚者,加肉苁蓉、菟丝子等。兼气分热盛者,加石膏、知母、金银花、连翘、竹叶等。热毒炽盛者,可加黄连等清热解毒之品。兼营血分热盛者,加水牛角、牡丹皮、丹参等。兼气机郁滞者,加木香、厚朴、枳实、陈皮等。

兼血行不畅者,加桃仁、牡丹皮、赤芍等。

（3）现代运用。本方广泛用于因药物不良反应所致的便秘、糖尿病便秘、胸腰髋部骨折后便秘等多种便秘,以及肠梗阻、幽门梗阻、产后尿潴留等辨证属温病热结阴亏者。流行性出血热少尿期、细菌性肺炎、肛肠病术后发热亦可用之。

（4）使用注意。本方滋阴增液之中又能泻下热结,主治阴液亏损兼燥热内结所致的大便秘结。但以滋阴增液之力较强,故对阳明腑实证之燥屎内结者不宜使用,阳虚便秘者则更非所宜。另外,泻下剂多耗损中气,得效即止,慎勿过剂。

【附方】承气养营汤:知母9 g,当归6 g,生地12 g,厚朴9 g,白芍15 g,大黄12 g,枳实9 g。功用:泄热通便,滋阴润燥。主治数下亡阴,唇燥口裂,咽干渴饮,身热不解,腹硬满而痛,大便不通。

【各家论述】《温病条辨·中焦篇》第十一条:"阳明温病,无上焦证,数日不大便,当下之。若其人阴素虚,不可行承气者,增液汤主之。服增液汤已,周十二时观之,若大便不下者,合谓胃承气汤微和之。"第十七条:"阳明温病,下之不通……津液不足,无水舟停者,间服增液,再不下者,增液承气汤主之。"此方"妙在寓泻于补,以补药之体,作泻药之用,既可攻实,又可防虚。余治体虚之温病,与前医误伤津液,不大便,半虚半实之证,专以此法救之,无不应手而效"。

《历代名医良方注释》:"温病热结阴亏,燥屎不行者,下法宜慎。此乃津液不足,无水舟停,间服增液汤（生地、玄参、麦冬）,即有增水行舟之效;再不下者,然后再与增液承气汤缓缓服之,增液通便,邪正兼顾。方中生地、玄参、麦冬,甘寒、咸寒,滋阴增液;配伍大黄、芒硝,苦寒、咸寒,泄热通便,合为滋阴增液,泄热通便之剂。"

【临证举隅】

（1）患者,男,65岁。有糖尿病史9年,顽固性便秘1年3个月,靠开塞露、麻仁丸等排便,大便3～9日一行,便如栗,干结难解,痛苦异常。刻诊:便干难下,口微干,皮肤干燥脱屑,入夜燥热难寐,心中懊恼,舌红,苔少欠津,脉细。治以滋阴潜阳,润肠通便。处方:玄参12 g,生地8 g,麦冬20 g,生大黄6 g,芒硝12 g,鳖甲20 g,地骨皮20 g,知母12 g,酸枣仁10 g（打）,夜交藤20 g。服2剂。二诊:大便能解出,仍干,但有腹部隐痛,便后痛缓。于原方加白芍30 g,甘草5 g。服3剂。三诊:大便通畅,成条状,已无腹痛,入夜能寐,心中懊恼好转。于原方去大黄、芒硝,加五味子10 g,西洋参12 g。服5剂。四诊诸症消失,原方再服4剂巩固治疗。

按:此证属中医学消渴、便秘、阴结、脾约范畴。《内经》云:"水谷者常并居于胃中,成糟粕而俱下于大肠。"本例以阴虚、肠燥、血瘀为基本病机,故以增液承气汤中玄参、生地、麦冬滋阴增液,润燥滑肠,配合芒硝、大黄软坚润肠,泄热通下。

（2）患者,男,72岁。大便燥结,摸其左下腹有长条索状块物,不食物五六日,不排便,腹胀满,面赤,口渴,舌干红,苔黄腻,烦燥不安,小便黄,脉滑数有力。属阳盛阴亏,精神耗损的燥热证。治以清热泄火滋阴,增液润肠通便。处方:玄参30 g,麦冬30 g,生地12 g,大黄6 g（后下）,芒硝10 g（兑）,枳壳6 g,厚朴6 g,神曲10 g。水煎服1剂。次日便下多日羊屎般燥粪。追访1年余,未见便秘。

按:此证属阳盛阴亏,精神耗损的燥热证。以增液汤润肠通便;大黄攻下通便,泄火凉血,化瘀生新;芒硝软坚消肿止痛;厚朴燥湿散满以运脾,行气导滞以除胀;枳壳宽大肠之气,亦疏六腑;神曲开胃健脾,消食化滞力强,偏消谷食,化痰导滞兼有散之功效。诸药均有疏通腑气之效。

（3）患者,男,26岁。颜面部起皮疹,面部油腻3年。3年前发现面部油腻,后额部出现红色丘疹及绿豆大脓疱,胸背部均受累,曾服中药枇杷清肺饮,西药四环素、甲硝唑等,无明显效果,患者有嗜酒史。查见前额、两颊、下颏、胸背部有米粒至绿豆大小的丘疹,色暗红,额部可见少数脓疱,面部油腻,舌红,苔黄,脉滑数,平素便秘。诊断为寻常痤疮。辨证为肺胃燥热,蕴阻肌肤。治以清热养阴,解毒通便。方用增液承气汤:玄参15 g,麦冬12 g,生大黄10 g,生地20 g,芒硝6 g,白花蛇舌草30 g,生山楂10 g。服药11剂后,皮疹全部消退而愈。

按：寻常痤疮中医称为肺风粉刺，《医宗金鉴·肺风粉刺》云"此证由肺经血热而成"，多因过食辛辣肥甘厚味而致，引起胃中积热。病位在肺、胃、脾、大肠。病机为胃中燥热蕴阻肌肤。方中玄参清肺之燥热；生地凉血养阴；大黄、芒硝泄肠胃之燥热；麦冬入肺胃二经，养胃阴以散津于肺，使肺热清肃下行；山楂健脾胃，消积滞，祛陈腐；白花蛇舌草清热解毒，减少皮脂分泌。

（4）患者，男，56岁。半年前因大便次数增多就诊，拟诊为肠癌，行剖腹探查发现直肠癌腹腔广泛转移，无法手术。先后予乐沙定加顺铂化疗6次。症见形体消瘦，腹胀呕吐，腹痛拒按，肛门排便排气减少，口干舌燥，舌红苔少，脉细。腹部X线片可见多个液平面。诊断为直肠癌晚期伴有不完全性肠梗阻。证属肠道津枯，腑气不通。治宜滋阴通腑。方用增液承气汤：生地60 g，玄参60 g，麦冬60 g，生大黄10 g（后下），玄明粉10 g（冲）。水煎去渣，取药汁200～300 mL，冲入玄明粉。服药1剂，便通胀减。原方去玄明粉再服2剂，腹胀腹痛消失，复查腹部平片正常。

按：晚期肿瘤，尤其是消化道肿瘤，因腹腔或肠道内转移，压迫或阻塞肠腔，导致肠腔狭窄或闭塞，常出现肠梗阻。因患者已全身衰竭，无法手术。用增液承气汤滋阴通腑，攻补兼施，故疗效显著。

【现代研究】

1. 临床研究

1）便秘

（1）药物不良反应。温娟等[1]以增液承气汤干预5－HT3受体拮抗剂所致便秘125例，有效率达100%。崔中芹[2]、朱必苓[3]、国安等[4]分别用增液承气汤加减治疗抗精神病药物引起的便秘148例、65例、30例，总有效率分别为93.1%、96%、90%。李峥嵘[5]用增液承气汤加减治疗美施康定导致的便秘52例，有效率为92.3%。张蕊等[6]运用增液承气汤加味治疗美沙酮维持治疗中便秘61例，有效率为91.8%。王刚等[7]用增液承气汤治疗吗啡导致便秘48例，总有效率为95.8%。

（2）糖尿病便秘。殷学超等[8]、白洪超[9]以增液承气汤加味治疗糖尿病便秘，总有效率为94%～96.97%。而虞成毕等[10]运用增液承气汤治疗糖尿病便秘40例，发现增液承气汤治疗糖尿病便秘患者，近期疗效与果导片相当，远期疗效优于果导片。

（3）胸腰髋部骨折后便秘。张朝驹[11]、郑斌[12]分别用增液承气汤加味治疗老年髋部骨折后便秘75例、胸腰椎压缩性骨折后便秘45例，总有效率分别为90.7%、93.3%。

（4）其他便秘。王喜娥等[13]用增液承气汤加味治疗脑梗死便秘72例，总有效率为94.44%。梁靖华等[14]运用增液承气汤加减治疗肛肠病术后便秘200例，总有效率95.79%，显著优于口服果导片的疗效。周峰等[15]用增液承气汤加味治疗帕金森病便秘36例，总有效率为94.44%。董耀林[16]用增液承气汤加味治疗中老年人功能性便秘56例，总有效率为94.6%。

2）肠梗阻及幽门梗阻

王全胜[17]用增液承气汤加减治疗老年不完全性肠梗阻36例，有效率为93.3%。袁国荣[18]用增液承气汤治疗晚期癌症肠梗阻32例，总有效率为81%。黄培林等[19]用增液承气汤治疗粘连性肠梗阻78例，治愈率为88.5%。曲向阳等[20]运用增液承气汤加味治疗幽门梗阻36例，总有效率为94.5%。

3）产后尿潴留

王敏等[21]运用增液承气汤加味治疗产后尿潴留34例，有效率达100%。渐秀松[22]用增液承气汤加味治疗产后尿闭34例，有效率为100%。

4）其他

增液承气汤加减治疗流行性出血热少尿期[23]、直肠前突[24]、细菌性肺炎[25]、血唾、血精[26]、有机磷农药中毒[27]、喘症[28]、寻常痤疮[29]、肛肠病术后发热[30]，均取得较好疗效。

2. 药理研究

现代研究表明,增液承气汤具有抗炎、抗菌、抗皮肤衰老、抗血液瘀滞以及免疫调节等作用,为其滋阴增液、泄热通便的功效提供了一定的现代阐述。

(1)抗炎、抗菌。苏简单等[31]研究发现,玄参、生地、麦冬(增液汤)对小鼠二甲苯所致耳廓肿胀有显著的抗炎作用。王君[32]发现增液汤具有较强的抑菌作用,生地、玄参可对抗地塞米松对肾上腺皮质的抑制,玄参、麦冬可延长抗体在体内存留的时间,从而增强机体免疫功能。

(2)抗皮肤衰老。增液承气汤具有明显的增水推舟,泄热通便功效。彭圆[33]发现增液承气汤能较好地改善宏观体征,有效改善便秘衰老模型小鼠的皮肤老化与皮肤组织改变,其作用机理可能与加强清除自由基,减少组织损伤,唤醒转化生长因子－β信号转导通路,促进成纤维细胞的增殖与细胞外基质成分的合成,改善微循环血供,上调皮肤水通道蛋白－3的表达及增加透明质酸含量,增强肺组织超氧化物歧化酶的活力,促进肺组织水通道蛋白－1合成,提高肺抵抗氧化应激的能力有关。可恢复肺行水布津之功能,达到濡养润泽皮肤,延缓皮肤衰老的作用。

(3)抗血液瘀滞。增液承气汤具有改善血液流变学和抗血液瘀滞作用。王秋[34]发现增液承气汤对阴虚热盛证动物模型家兔可明显抑制其血液黏度升高,降低血小板聚集性,改善红细胞变形能力。卞慧敏等[35]发现增液承气汤能降低血小板聚集率,使缩短的凝血酶原时间延长,抑制体外血栓的形成,提高组织纤溶酶原激活物含量,减少纤溶酶原激活抑制物含量,提高超氧化物歧化酶的活性,降低丙二醛含量,调节血清电解质浓度,从而调节并改善模型家兔体内的凝血和纤溶状态。

(4)免疫调节。吴晓丹等[36]采用RT－PCR法对干燥综合征模型小鼠颌下腺中Th细胞因子的mRNA表达进行测定。结果发现增液承气汤组对IL－6、IFN－γ mRNA的表达低于模型组,差异显著,有统计学意义($P < 0.01$)。认为增液承气汤可能通过抑制细胞因子IL－6、IFN－γ增高的mRNA水平及其蛋白含量,间接地抑制了Th细胞的分化增殖,减轻炎性反应,从而缓解干燥综合征模型小鼠颌下腺淋巴细胞浸润。

参考文献:

[1]温娟,赵发红.增液承气汤干预5－HT3受体拮抗剂所致便秘125例[J].中国中医药现代远程教育,2011,9(7):20.

[2]崔中芹.增液承气汤加减治疗抗精神病药物引起的便秘[J].临床心身疾病杂志,2004,10(2):147.

[3]朱必苓.增液承气汤治疗氯氮平致便秘65例[J].中国民康医学,2010,22(9):1139－1140.

[4]国安,扶洁玉,刘丽勤,等.增液承气汤合剂治疗抗精神病药物副反应30例疗效观察[J].新中医,1997,29(7):24－25.

[5]李峥嵘.增液承气汤加减治疗美施康定导致的便秘52例疗效分析[J].中医药临床杂志,2008,20(5):450－451.

[6]张蕊,刘瑜.增液承气汤加味治疗美沙酮维持治疗中便秘的临床观察[J].现代中药,2008,28(3):18－19.

[7]王刚,姚松夏,王月玲.增液承气汤治疗吗啡导致便秘48例[J].陕西中医学院学报,2009,32(1):24－25.

[8]殷学超,郭佳堂.增液承气汤加味治疗糖尿病性便秘[J].辽宁中医药大学学报,2008,10(11):121.

[9]白洪超.增液承气汤加味治疗糖尿病便秘50例疗效观察[J].淮海医药,2012,30(2):161－162.

[10]虞成毕,严东标,张美珍,等.增液承气汤治疗糖尿病便秘40例[J].实用中西医结合临床,2012(06):25－26.

[11]张朝驹.加味增液承气汤治疗老年髋部骨折后便秘75例[J].中国中医药科技,2004,11(2):76.

[12]郑斌.增液承气汤加味治疗老年胸腰椎压缩性骨折后便秘45例[J].浙江中医杂志,2010,45(2):116.

[13]王喜娥,周游.加味增液承气汤治疗脑梗塞便秘72例[J].陕西中医学院学报,2011,34(4):46.

[14]梁靖华,赵墨,白世斌,等.增液承气汤加减治疗肛肠病术后便秘200例[J].陕西中医,2008,29(9):1158.

[15]周峰,王尕,张旗,等.增液承气汤加味治疗帕金森病便秘36例[J].上海中医药杂志,2010,44(3):46－47.

[16]董耀林.增液承气汤加味治疗中老年人功能性便秘56例[J].河北中医,2005,27(6):434.

[17]王全胜.增液承气汤加减治疗老年不完全性肠梗阻36例[J].河南中医,2009,29(5):478－479.

[18]袁国荣.增液承气汤治疗晚期癌症肠梗阻32例[J].浙江中医杂志,2003(12):533.

[19]黄培林,陈汝贞.增液承气汤治疗粘连性肠梗阻78例[J].中国民族医药杂志,1996(增刊):50.

[20]曲向阳,原爱丽.增液承气汤加味治疗幽门梗阻 36 例[J].时珍国医国药,2000,11(11):1016.

[21]王敏,陈俊銮.增液承气汤加味治疗产后尿潴留[J].中国实用医药,2012,7(11):186.

[22]渐秀松.增液承气汤加味治疗产后尿闭 34 例[J].辽宁中医杂志,1992(1):30.

[23]韩英惠,杨运池.增液承气汤治疗流行性出血热少尿期 40 例[J].中国民间疗法,2002,10(5):37.

[24]高宏平,张茂香.注射术配合增液承气汤加味口服治疗直肠前突 52 例[J].中医药导报,2011,8(30):115-117.

[25]叶枫.增液承气汤佐治细菌性肺炎 42 例[J].中国中西医结合杂志,2000,20(12):944.

[26]颜永潮.增液承气汤加减治疗血唾、血精[J].中医杂志,1995(1):8.

[27]赵国,张康健.增液承气汤内服加灌肠治疗有机磷农药中毒 22 例疗效观察[J].中国社区医师医学专业半月刊,2010,10(12):88.

[28]王爱华.增液承气汤治喘 1 例报道[J].辽宁中医药大学学报,2008,10(11):139.

[29]徐学武.增液承气汤加味治疗寻常痤疮 110 例[J].湖北中医杂志,1991,85(1):18-19.

[30]梁靖华,张小侠,张洁,等.增液承气汤加减治疗肛肠病术后发热 43 例[J].陕西中医,2006,27(3):303.

[31]苏简单,王梦,钱红美.增液汤的药理作用研究[J].中医药研究,1995(04):49-50.

[32]王君.增液汤抑制幼鼠胸腺细胞凋亡作用的机制探讨[J].中国中西医结合杂志,2003,23(1):35-39.

[33]彭圆.增液承气汤对津亏便秘衰老模型小鼠皮肤影响的实验研究[D].湖北中医药大学,2010.

[34]王秋.增液汤对阴虚热盛证家兔血液流变学的影响[J].辽宁中医杂志,2001(12):761-762.

[35]卞慧敏,翟玉祥,杨进,等.增液汤对营热阴伤证动物模型的作用[J].中药药理与临床,2001(06):8-10.

[36]吴晓丹,孙丽英,周洪伟,等.增液汤对干燥综合征模型小鼠颌下腺 Th1 样细胞因子 IL-2、IFN-γ 及 Th2 样细胞因子 IL-4、IL-6 的影响[J].中医药信息,2008,25(03):34-36.

导赤承气汤

【方源】清代吴鞠通《温病条辨》。

【组成】赤芍 3 钱(9 g),细生地 5 钱(15 g),生大黄 3 钱(9 g),黄连 2 钱(6 g),黄柏 2 钱(6 g),芒硝 1 钱(3 g)。

【服法】水 5 杯,煮取 2 杯,先服 1 杯,不下再服。

【功用】泄小肠火,滋阴通便。

【主治】适用于阳明温病,身热,大便不通,小便赤痛,心烦渴甚。

【方解】本方是吴鞠通在导赤散的基础上结合调胃承气汤而制定的,故名导赤承气汤。温病热结阳明,腑实内阻,故身热、大便不通。小肠热盛,下注膀胱,故小便赤痛。邪热灼伤阴津,故心烦渴甚。火腑不通,故致脉左尺牢坚。治当通阳明之腑实,泄小肠之邪热,养阴生津。全方以赤芍、生地凉血养阴,去导赤散中淡渗通利之木通、甘草、竹叶,加黄连、黄柏清泄小肠火热,同时以大黄、芒硝攻下大肠热结。此为二肠合治法。大肠与小肠之热得去,膀胱之热亦解,二便自然通利。

【运用】

(1)辨证要点。本方主治温病阳明热结,小肠热盛,下注膀胱之证,为二肠合治法。以身热,大便秘结,小便短赤而痛,心烦渴甚为辨证要点。

(2)加减变化。本方由导赤散和调胃承气汤合方化裁而成。若热炽津伤,舌红而干者,可加知母、天花粉。若心烦不寐较甚者,可加琥珀少许。若小便色赤有血,可加白茅根、小蓟。若口渴甚者,可加玄参、芦根。

(3)现代运用。本方多用于治疗急性及慢性肾炎、泌尿系感染、前列腺炎等属小肠热盛者。

(4)使用注意。本方虽以小便短赤而涩痛为辨证要点之一,但不可见此一症而径用之,因为此症亦多见于热淋,彼以小便频急为特点,而本方主治之证是由小肠实热,下注膀胱,灼伤阴津所致,且与热结腑实并见。故临床运用此方应详加辨别,方可中的。

【附方】犀连承气汤(见《重订通俗伤寒论》):犀角汁10 mL(冲),黄连2.4 g,小枳实4.5 g,鲜生地汁30 mL(冲),生大黄9 g,真金汁30 mL(冲)。功用:泄火通便,凉血解毒。主治温热病,热结在腑,上蒸心包,神昏谵语,甚则不语如尸者。

【各家论述】《温病条辨》:"左尺牢坚,小便赤痛,时烦渴甚,导赤承气汤主之。""其因火腑不通,左尺必现牢坚之脉(左尺,小肠脉也);小肠热盛,下注膀胱,小便必涓滴赤且痛也,则以导赤去淡通之阳药。加连、柏之苦通火腑,大黄、芒硝承胃气而通大肠,此二肠合治也。"

【临证举隅】

(1)患者,女,32岁。2005年9月17日初诊。患泌尿系感染月余,近来尿频、尿急,尿后有残尿感,小腹胀满急结。伴有心烦急躁、口苦等,舌红赤少苔,脉弦细滑略数,两尺弦滑,搏指有力。从舌脉辨为阴津不足,血分郁热下注小肠的导赤承气汤证。处方:生地15 g,赤芍10 g,玄参15 g,黄连6 g,黄柏10 g,生大黄3 g,生栀子10 g,当归15 g,浙贝母10 g,苦参10 g。服7剂。9月24日二诊:尿频、尿急、小腹急结等症状减轻,口仍苦。舌红赤少苔,脉弦细滑略数。方用导赤承气汤合龙胆泻肝汤化裁:生地15 g,赤芍10 g,玄参15 g,黄连6 g,黄柏10 g,生大黄3 g,生栀子10 g,黄芩10 g,当归15 g,龙胆草8 g,柴胡15 g,通草6 g,车前子10 g,泽泻15 g。服7剂。10月1日三诊:诸症进一步减轻。二诊方加鱼腥草15 g,服7剂,诸症痊愈[1]。

按:本例患者以尿频尿急为主证,虽未见大便秘结,但见心烦口苦,舌红赤少苔,脉细滑数,仍属小肠热盛,上扰心神,下注膀胱,伤津耗液,故当以导赤承气汤清泄小肠邪热,滋养阴津。因脉现弦滑,故考虑肝经湿热,二诊加入龙胆泻肝汤化裁,清解肝经湿热,疗效显著。

(2)患者,男,36岁。2005年7月16日初诊。患前列腺炎,小便时阴茎根部胀,睾丸底部憋胀,小腹部不舒,尿频,尿不尽,颜面起火疖,心烦,性功能减弱。舌红赤,苔黄略厚腻,脉弦滑略数,尺部坚硬。从湿热蕴结血分,下注小肠、肝经论治。方用导赤承气汤合龙胆泻肝汤加减:生地10 g,赤芍12 g,黄连6 g,黄柏10 g,酒大黄3 g,生栀子10 g,黄芩10 g,当归15 g,柴胡15 g,通草6 g,车前子10 g,泽泻15 g,地龙10,苍术10 g。服7剂。7月23日二诊:小便时阴茎部胀、睾丸痛、尿频等症状明显减轻。舌仍红赤,苔黄略厚,脉弦滑略数,尺部坚硬。上方合当归贝母苦参丸,加入当归15 g,苦参10 g,浙贝母10 g。服7剂。7月30日三诊:诸症消失,自述性功能增强。守此法服药3周,以巩固疗效[1]。

按:本证病机重在心与小肠邪热亢盛,下注膀胱,阻滞肝经,故以导赤承气汤导小肠之热,以龙胆泻肝汤清泄肝经火热。其中生地滋肾凉心,通草通利热邪,黄芩、栀子、黄连、黄柏苦寒泄热,更加大黄少许,釜底抽薪,则使茎中之热可除,胀满减轻。后诊合当归贝母苦参丸,清热利湿养阴,疏理气机而收功。

参考文献:

[1]张文远.温病方证与杂病辨治[M].北京:人民卫生出版社,2007.

杨氏解毒承气汤

【方源】清代杨栗山《伤寒瘟疫条辨》。

【组成】白僵蚕3钱(9 g)(酒炒),蝉蜕10个(全),黄连1钱(3 g),黄芩(3 g),黄柏(3 g),栀子1钱(3 g),枳实2钱5分(7.5 g)(麸炒),厚朴5钱(15 g)(姜汁炒),大黄5钱(15 g)(酒洗),芒硝3钱(9 g)(另入)。

【服法】水煎服。

【功用】辟秽解毒,通腑泄热。

【主治】适用于温病三焦大热,痞满燥实,谵语狂乱不识人,热结旁流,循衣摸床,舌卷囊缩,及瓜瓤疫瘟温,上为痈脓,下血如豚肝,厥逆,脉沉伏者。

【方解】本方由黄连解毒汤、升降散和大承气汤三方化裁而成。方中以大承气汤通腑泄热,荡涤肠腑热结,使邪热随之外泄;黄连解毒汤清热解毒;升降散中僵蚕、蝉蜕、大黄升清降浊,通彻上下。三法相配使攻下热结、泄火解毒之力增强。而僵蚕和蝉蜕更可透邪外达,息风止痉,防止热盛动风,故对于肠腑热结而热毒强盛者尤为适用。

【运用】

(1)辨证要点。本方为三法合方,故兼见升降散证、黄连解毒汤证、大承气汤证之证候。以身热,大便燥结,心烦甚则谵语狂乱,舌赤脉数为辨证要点。

(2)加减变化。热毒炽盛者,可加大青叶、生石膏。痞满燥实坚结非常者,可加重大黄、芒硝用量。肝风内动者,可加羚羊角、钩藤。若兼气虚,可加人参 7.5 g,如无人参,用熟地 30 g、归身 21 g、山药 15 g 煎汤入前药煎服。

(3)现代运用。本方多用于乙脑等急性传染病的治疗。

(4)使用注意。本方在临床运用时尚须注意随症加减。有研究指出,以本方治疗急性传染病时,即使未见明显阳明腑实证,也可适当配合大黄等攻下之品,使邪热有外出之机,以提高疗效,缩短病程,可供参考。

【附方】俞氏解毒承气汤(见《重订通俗伤寒论》):金银花 9 g,生山栀 9 g,黄连 3 g,生川柏 3 g,青连翘 9 g,青子芩 6 g,小枳实 9 g,生大黄 9 g,西瓜霜 1.5 g,金汁 30 g(冲),白头蚯蚓 2 只。先用雪水 6 碗,煮生绿豆 60 g,滚取清汁,代水煎药。功用:峻下三焦毒火,通络息风。主治火毒内壅之证。

【各家论述】《伤寒瘟疫条辨》:"温病三焦大热,痞满燥实,谵语狂乱不识人,热结旁流,循衣摸床,舌卷囊缩,及瓜瓤疫瘄温,上为痈脓,下血如豚肝,厥逆,脉沉伏者,此方主之。"

【临证举隅】患者,男,43 岁。2005 年 9 月 20 日初诊。长期失眠,最近常彻夜不眠,心烦急躁,口苦、口黏、口臭,全身憋闷不舒,疲劳不堪。舌红赤,舌尖起刺,苔黄厚,脉弦滑有力,略数。辨为郁火内蕴的杨氏解毒承气汤证。处方:僵蚕 10 g,蝉蜕 10 g,黄连 6 g,黄芩 10 g,黄柏 10 g,生栀子 10 g,枳实 10 g,厚朴 15 g,酒大黄 8 g,片姜黄 10 g。服 6 剂。9 月 27 日二诊:服药 1 剂,当日大便 2 次,泻出臭秽浊物甚多,遂全身舒畅,当晚深睡 5～6 h;服完 7 剂药,心烦、口臭等症大为减轻,舌红,苔黄不厚,脉弦滑略数。用上方合四逆散,加柴胡 15 g,白芍 12 g,炙甘草 8 g。服药 7 剂,诸症告愈。

按:失眠主要是由于心肝脾肾的阴阳失调,气血失和或心神被扰,神不守舍所致,病因无非虚实两端。患者心烦急躁,口苦、口黏、口臭,舌红赤,舌尖起刺,苔黄厚,脉弦滑有力略数,均为火热内盛之征象,火热扰心故彻夜难眠,火热阻滞气机故见全身憋闷不舒,疲劳不堪。故以辟秽解毒,通腑泄热的杨氏解毒承气汤治疗。药后体内热邪随臭秽浊物排出而解,疗效甚著。药已中的,故二诊结合四逆散疏肝理气,进一步解郁透热。

第九节　清营透热转气法方剂

清营透热转气法是指在清解营分邪热药(如犀角、生地、玄参等)中配伍轻清透泄之品(如金银花、连翘等),使营分邪热外出气分而解的治法。主治温病热入营分但未入血分之证。因热入营分,必耗伤阴液,故还须兼以滋养阴液之品。代表方剂为清营汤。

清营汤

【方源】清代吴鞠通《温病条辨》。

【组成】犀角3钱(9g),生地5钱(15g),元参3钱(9g),竹叶心1钱(3g),麦冬3钱(9g),丹参2钱(6g),黄连1钱5分(4.5g),银花3钱(9g),连翘2钱(6g)(连心用)。

【服法】上以水8杯,煮取3杯,每日3服。

【功用】清营解毒,透热养阴。

【主治】适用于邪热初入营分。症见身热夜甚,口渴或不渴,时有谵语,心烦不眠,或斑疹隐隐,舌绛而干,脉象细数。

【方解】本方主治之证乃邪热内传营分,耗伤营阴所致。邪热传营,伏于阴分,入夜阳气内归营阴,与热相合,故身热夜甚。营气通于心,热扰心营,故神烦少寐,时有谵语。邪热深入营分,则蒸腾营阴,使血中津液上潮于口,故本应口渴而反不渴。若邪热初入营分,气分热邪未尽,灼伤肺胃阴津,则必见身热口渴、苔黄燥。目喜开闭不一,是为火热欲从外泄,阴阳不相既济所致。斑疹隐隐,乃热伤血络,血不循经,溢出脉外之征象。舌绛而干,脉数,亦为热伤营阴之征象。遵《内经·至真要大论》"热淫于内,治以咸寒,佐以甘苦"之旨,治宜咸寒清营解毒为主,辅以透热养阴。故方用苦咸寒之犀角清解营分之热毒,为君药。热伤营阴,又以生地凉血滋阴,麦冬清热养阴生津,玄参滋阴降火解毒,三药合用,既可甘寒养阴保津,又可助君药清营凉血解毒,共为臣药。君臣相配,咸寒与甘寒并用,清营热而滋营阴,祛邪扶正兼顾。温邪初入营分,故用金银花、连翘、竹叶清热解毒,轻清透泄,使营分热邪有外达之机,促其透出气分而解,此即"入营犹可透热转气"之具体应用;黄连苦寒,清心解毒;丹参清热凉血,并能活血散瘀,可防热与血结。上述五味均为佐药。

本方配伍特点:以清营解毒为主,配以养阴生津和"透热转气",使入营之邪透出气分而解,诸症自愈。

【运用】

(1)辨证要点。《温病条辨》称本方为"咸寒苦甘法",是治疗温热初入营分证的常用方剂。以身热夜甚,神烦少寐,斑疹隐隐,舌绛而干,脉细数为辨证要点。

(2)加减变化。若寸脉大,舌干较甚者,可去黄连,以免苦燥伤阴。若热陷心包而窍闭神昏者,可与安宫牛黄丸或至宝丹合用以清心开窍。若营热动风而见惊厥抽搐者,可配用紫雪丹,或酌加羚羊角、钩藤、地龙以息风止痉。若兼热痰,可加竹沥、天竺黄、川贝母之属清热涤痰。营热多系由气分传入,如气分热邪犹盛,可重用金银花、连翘、黄连,或更加石膏、知母、大青叶、板蓝根、贯众之属,增强清热解毒之力。

(3)现代运用。本方可用于治疗急性传染性和感染性疾病、免疫性疾病、皮肤病、血管病变,对糖尿病血管病变、糖尿病早期肾脏病变、血栓闭塞性脉管炎和烧伤,辨证属营分证,气营同证者,有明显的治疗作用。

(4)使用注意。使用本方应注意结合舌诊,《温病条辨》曰:"舌白滑者,不可与也。"吴鞠通自注云"舌白滑,不惟热重,湿亦重矣,湿重忌柔润药",以防滋腻而助湿留邪。

【附方】清宫汤(见《温病条辨》):玄参心9g,莲子心1.5g,竹叶卷心6g,连翘心6g,犀角尖6g(磨冲),连心麦冬9g。此咸寒甘苦法,清中之方也,治疗温热之邪陷入心营,逆传心包所致发热,神昏谵语。加减法:热痰盛,加竹沥、梨汁各5匙;咳痰不清,加栝楼皮4.5g;热毒盛,加金汁、人中黄;渐欲神昏,加金银花9g,荷叶6g,石菖蒲3g。

【各家论述】《温病条辨》:"夜寐不安,心神虚而阳不得入阴也。烦渴舌赤,心用恣而心体亏也。时有谵语,神明欲乱也。目常开不闭,目为火户,火性急,常欲开以泄其火,且阳不下交于阴也;或喜闭不喜开者,阴为亢阳所损,阴损则恶见阳光也。故以清营汤急清宫中之热,而保离中之虚也。若舌白滑,不惟热重,湿亦重矣,湿重忌柔润药,当于湿温例中求之,故曰不可与清营汤也。"

《成方便读》:"方中犀角、黄连皆入心而清火,犀角有轻灵之性,能解夫疫毒,黄连具苦降之质,可燥乎湿邪,二味为治温之正药;热犯心包,营阴受灼,故以生地、元参滋肾水,麦冬养肺金,而以丹参领之入心,皆得遂其增液救焚之助;连翘、银花、竹叶心三味,皆能内彻于心,外通于表,辛凉轻解,自可神安热退,邪不自留耳。"

【临证举隅】

(1)患者,男,52岁。全身皮肤红斑,上附银白色鳞屑3年,加重2周。查见头皮、躯干、四肢遍布大小不等、形态不一的红斑,小者蚕豆大,大者如地图状,上附银白色鳞屑,皮损以腰、背、臀部、双下肢外侧为甚。剥去鳞屑见光滑薄膜,刮去薄膜,则见细小筛状出血。舌质红绛,苔黄腻,脉弦数有力。诊断为寻常型银屑病。中医辨证为毒热入营,气血两燔。治宜清营解毒,凉血护阴。方用清营汤:羚羊角粉0.6 g(分冲),生地15 g,牡丹皮12 g,赤芍10 g,金银花20 g,连翘15 g,白茅根15 g,板蓝根15 g,蒲公英10 g,鸡血藤10 g,车前子15 g。治疗1个月,头皮红斑鳞屑消失,躯干、四肢大部分蚕豆大小皮疹以及部分地图状皮损红斑退为减色斑,银白色鳞屑脱落。继守上方去羚羊角粉,服药1个月,全部皮疹消失。随访1年半后皮疹复发,继用上述方案治疗20余日后,诸症消失而愈。

按:此证属中医学白疕范畴,本病热毒内蕴血分,耗伤阴血,又因伏火蕴蒸血液,煎熬成瘀,致经脉阻滞,耗伤阴血,肌肤失养,化燥生风,故皮肤干燥脱屑。采用清热凉血,滋阴润燥,生津止痒的原则进行辨证论治。羚羊角、金银花、蒲公英、连翘、生地、牡丹皮、赤芍清热解毒,凉血滋阴,既可达到防止发展成红皮病型银屑病的目的,又使火热毒邪得解,营热之邪得清,风燥能除,肌肤得润,其症得消。

(2)患者,男,55岁。自诉收麦时突然视物不清。患者烦躁易怒,血压22.7/13.3 kPa,面红耳赤,舌红苔黄,脉弦数。视力:左眼0.5,右眼0.3,眼底视网膜有片状鲜红色出血。处方:生地15 g,竹叶12 g,黄连3 g,连翘12 g,金银花12 g,玄参12 g,丹参15 g,泽兰15 g,地龙15 g,茯苓20 g,柴胡6g,龙胆草6 g。服药6剂后症状大减,视力左眼0.8,右眼0.6。连诊3次,进药18剂,痊愈。

按:眼底出血的眼底病理改变,属邪在营血。《血证论》云"瘀血不去,新血不生""瘀血不去,血不归经"。中医认为"离经之血便是瘀",眼底出血的基本病理变化就是血瘀,故止血的同时,必须化瘀通脉。眼底出血在营、在血,且逗留于营血间,热邪入营,灼伤营阴。治宜取清营养阴之法。方中生地凉血止血,竹叶、连翘、金银花、黄连清热解毒,玄参养阴清热,丹参、地龙、泽兰散瘀通络,茯苓淡渗利湿。全方共奏清营透热,化瘀通脉止血之效,故能全功。

(3)患者,女,45岁。慢性咽炎病史2年,平素咽痒,咽干,咳嗽,无痰。咳嗽以夜间加重,影响睡眠,曾在多家医院就诊。查见咽壁淡红,扁桃体Ⅰ度肿大,胸部CT及心电图检查均无异常。诊断为慢性咽炎。服用金嗓子喉宝、西瓜霜含片、甘草片、蛇胆川贝液、克咳敏等疗效不显。症见咽痒、干,咳嗽,呈阵发性,夜间咳甚,严重影响睡眠,乃至彻夜无眠,心情焦虑急躁,曾产生自杀念头。纳食可,二便调。舌质绛红,苔少,脉细数。辨证为营热阴伤,心神被扰。治宜清营热,养营阴,安心神。方用清营汤加减:生地15 g,玄参20 g,竹叶10 g,朱砂6 g,酸枣仁15 g,黄连6 g,丹参10 g,沙参10 g,金银花6 g,连翘6 g,甘草6 g。水煎服,每日1剂。并嘱忌食辛辣炙煿。服药5剂后,咳嗽明显好转,睡眠较前改善,能安静入睡4~5 h,心情较前舒畅,未再产生轻生念头。上药继续服用7剂,咳嗽、失眠消失,唯时感咽干、咽痒。给予金银花、玄参、麦冬代茶饮,半年后诸症消失。

按:咽性咳嗽是由慢性咽炎引起的咳嗽,多呈阵发性,初起伴有咽痒、咽干,咳嗽无痰或少痰,夜间加重,甚至影响睡眠。服用消炎、镇咳药物,效果不显。《内经》曰:"五脏六腑皆令人咳,非独肺也。"心营有热亦可以引起咳嗽。叶天士在《温热论》第一条中说"营分受热,则血液受劫,心神不安,夜甚无寐……"营血属阴,热入营阴,营阴耗伤,阴不制阳,夜晚属阴,现阴不敛阳,应静反动,故而咳嗽。又曰"心主血属营",营分有热,随脉络传至心主,心神被扰,出现烦躁失眠,乃至轻生自杀。治宜清营热,滋营阴,安心神。清营汤加减方中麦冬、生地、玄参、沙参补水滋阴;丹参、黄连清营热;金银花、连翘、竹叶透热转气,使营分热邪转入气分而解;朱砂、酸枣仁安心神。全方用药无一味止咳药,但达到止咳之效。

（4）患者,女,40岁。因面部皮疹反复3年余,加剧2月就诊。患者3年多来面部皮疹逐渐增多,初起无明显诱因面部出现皮疹,瘙痒,遇热尤甚,曾予一般抗过敏治疗无效,后外用皮质类固醇激素制剂,皮疹消退,但数日后皮疹又起,使用化妆品及阳光照射后皮疹加重。患者间断使用皮质类固醇激素制剂至今。自觉局部灼热痒痛加重。平素大便秘结,2~3日一行。查见前额、面颊、鼻旁红斑、丘疹,少量脱屑,面颊、鼻部毛细血管扩张明显。舌边尖红,苔薄,脉细。诊断为面部激素依赖性皮炎(肺热阴虚证)。处方:生地30 g,赤芍9 g,牡丹皮9 g,玄参12 g,麦冬12 g,竹叶12 g,金银花9 g,连翘9 g,黄连6 g,桑皮12 g,地骨皮12 g,凌霄花6 g,丹参30 g,白花蛇舌草30 g,龙葵30 g,全栝楼12 g,焦六曲15 g,生甘草3 g。嘱患者停用皮质类固醇激素制剂,忌食酒类及辛辣助火之品,局部减少刺激。服药28剂,患者自觉面部灼热症状减轻,面部红斑、丘疹部分消退,仍有毛细血管扩张。上方加桑叶、白菊花各9 g疏风清热,加平地木30 g,苏木9 g活血祛瘀。服药28剂,患者红斑、丘疹大部消退,毛细血管扩张亦有所好转。上方加生槐花12 g凉血止血,改善毛细血管脆性。服药28剂,皮疹基本消退,无明显灼热痒痛感,病情痊愈。

按:本病属于中医学药毒范畴,乃素体血热内蕴,外用温热燥烈之品,而致毒热之邪外侵皮毛,蕴结腠理,气血抑郁不通,气营两燔,营阴受损,故见面红肿热,灼热痒痛。外结药毒,肺胃壅热而见面起丘疹、脓疱。毒郁日久,久则伤阴,可见斑疹隐隐,压之褪色,自觉灼热燥痒。病性多属热,热在血分,治疗上本着清营凉血的方法,用清营汤加减治疗以清营透热,养阴活血。

【现代研究】

1.临床研究

（1）脑炎。付波[1]在予常规治疗基础上加用清营汤加减治疗小儿乙脑24例,结果治疗组24例无死亡病例,对照组22例死亡4例、自动出院1例,且治疗组的退热时间、抽搐缓解时间、神志清醒时间均比对照组明显缩短。沈蓉等[2]利用清营汤治疗病毒性脑炎40例,总有效率为92.5%。

（2）皮肤病。

①银屑病。周琳等[3]用清营汤治疗热毒炽盛型寻常型银屑病56例,治疗组有效率为78.6%,优于安慰剂对照组。李新华等[4]用清营汤治疗寻常型银屑病32例,总有效率为93.75%。王晓莲[5]用清营汤加减治疗红皮病型银屑病120例,总有效率为90%。白音宝力格[6]用清营汤加减治疗红斑鳞屑性皮肤病38例,总有效率为94.7%。

②药物性皮炎。杨程高[7]、王宗源[8]分别以清营汤化裁治疗药物性皮炎47例、药物性皮疹38例,有效率分别为97.8%、100%。常忠莲等[9]用清营汤加减治疗因接触消毒剂过氧乙酸后导致接触性皮炎,多次给予激素脱敏治疗效果不显患者,服药14剂诸症消失,随访1年未复发。傅佩骏[10]用清营汤加减治疗面部激素依赖性皮炎46例,总有效率为87%。

③其他皮肤病。王宗源[11]用清营汤颗粒剂治疗玫瑰糠疹21例,总有效率为90.48%。曹国敏[12]用清营汤加味治疗小儿皮肤黏膜淋巴结综合征36例,总有效率为91.7%。

（3）过敏性紫癜。秦天富等[13]自拟黄芩清营汤加减治疗过敏性紫癜68例,总有效率为100%。马吉丽等[14]用清营汤加减治疗过敏性紫癜66例,总有效率为98.48%。高金凤[15]用清营汤加减治疗儿童单纯性过敏性紫癜32例,随访半年后治疗组总有效率为90.625%。

（4）眼病。刘宏[16]用清营汤加减治疗眼底出血56例,总有效率为100%。曾平[17]采用清营汤加减治疗视网膜静脉周围炎55例,结果总有效率为83.64%。董冠斌等[18]用清营汤加减治疗玻璃体积血30例,总有效率为87.5%。

（5）其他。清营汤治疗发热[19]、肾小球性血尿[20]、传染性单核细胞增多症[21]、血栓闭塞性脉管炎[22]、恙虫病[23]、川崎病[24]、水痘[25]、鼻咽癌[26]、麻风结节性红斑[27]、肺结核[28]、失眠[28]、急性视神经炎[29]、过敏性紫癜性肾炎[30],均取得较好疗效。

2. 药理研究

现代研究表明,清营汤具有抗感染、解热、镇静、抗炎、抗氧化及增强机体免疫力、调节血管舒张功能等作用,为其透表散邪、清热解毒功效提供了一定的现代阐述。

(1)解热镇痛。徐向东等[31]发现清营汤对内毒素性发热家兔有解热化瘀的作用,可能通过抑制发热家兔致热性细胞因子的释放,调节血管内皮细胞的分泌功能而发挥其解热化瘀的作用。翟玉祥等[32]用清营汤治疗营热阴伤证家兔,发现其具有多方面的药理作用,包括调节体温,降低血液黏度及血小板聚集能力,调节凝血和纤溶机能,提高机体抗过氧化能力,抵御自由基的损伤,并能维持体内电解质的稳定。

(2)抗炎、抗过敏。清营汤方中生地、玄参能减低毛细血管通透性,抑制炎症反应;赤芍、牡丹皮有抗炎作用,对毛细血管通透性亢进、渗出、水肿及炎症有显著的抑制作用[33]。金银花、连翘、黄连具有广谱抗菌、消炎的功效[34],针对抗炎、抗变态反应、止痒、修复损伤、恢复皮肤屏障功能均有不同程度的治疗和改善作用。

(3)抗氧化。王敏等[35]发现清营汤可降低 H_2O_2 对 ECV304 的损伤程度,其机理可能与抗氧化作用有关。陈美娟等[36]发现清营汤含药血清能显著提高血管内皮生长因子的表达以有效应对氧化损伤,能促进 H_2O_2 氧化损伤的血管内皮细胞的代偿性修复。

(4)免疫调节。傅雷等[37]发现加减清营汤可以调节免疫特别是体液免疫功能。采用免疫比浊法观察加减清营汤对大鼠体液免疫的影响,显示该方能够明显提高大鼠的补体 C_4 的含量($P < 0.01$)以及补体的含量($P < 0.05$),200%加减清营汤能够降低免疫球蛋白 G(IgG)和 IgA 的含量($P < 0.05$),提高补体 C_4 的含量($P < 0.05$)。

参考文献：

[1]付波.中西医结合治疗小儿乙型脑炎 24 例[J].国医论坛,2005(03):36 – 37.

[2]沈蓉,肖红.自拟醒脑清营汤治疗病毒性脑炎 40 例[J].中华实用中西医杂志,2005,18(17):823.

[3]周琳,尚会敏.清营汤治疗热毒炽盛型寻常型银屑病 56 例[J].光明中医,2011,26(11):2226 – 2227.

[4]李新华,李新文,朱应来.清营汤治疗寻常型银屑病 32 例[J].实用中医药杂志,2001,17(8):18.

[5]王晓莲.清营解毒汤治疗红皮病型银屑病的临床研究[J].北京中医,2003,22(6):34.

[6]白音宝力格.清营汤合龙胆泻肝汤治疗红斑鳞屑性皮肤病[J].内蒙古中医药,2002,21(6):9.

[7]杨程高.清营汤加减治疗药物性皮炎 37 例[J].中国医药卫生,2005,6(9):104.

[8]王宗源.清营汤化裁治疗药物性皮疹 38 例[J].江苏中医,1999,20(1):29.

[9]常忠莲,常章富.中医药治疗皮肤病举隅[J].中国中药杂志,2007,32(13):1342.

[10]傅佩骏.清营汤加减治疗面部激素依赖性皮炎 46 例[J].四川中医,2011,29(10):99 – 100.

[11]王宗源.清营汤颗粒剂治疗玫瑰糠疹 21 例疗效观察[J].河北中医,2001,23(11):821.

[12]曹国敏.加味清营汤治疗小儿皮肤黏膜淋巴结综合征 36 例[J].陕西中医,2008,29(11):1483 – 1484.

[13]秦天富,秦丽玲.黄芩清营汤加减治疗过敏性紫癜 68 例临床观察[J].中医药导报,2006,12(10):45 – 46.

[14]马吉丽,荣大奇.清营汤化裁治疗过敏性紫癜 66 例[J].长春中医学院学报,2005,21(3):17.

[15]高金凤.清营汤加减治疗儿童单纯性过敏性紫癜 32 例疗效观察[J].中国医药导报,2009,6(34):54 – 55.

[16]刘宏.清营汤治疗眼底出血 56 例[J].河南中医,2002,22(5):32.

[17]曾平.中药为主治疗视网膜静脉周围炎[J].湖北中医杂志,2002,24(2):34.

[18]董冠斌,陈晓刚,辛瑞,等.清营汤加减治疗玻璃体积血 30 例疗效观察[C]//甘肃省中医药学会.甘肃省中医药学会2010 年会员代表大会暨学术年会论文汇编,2010:310 – 311.

[19]赵卫,杨佩琳.中医辨证分型治疗中风发热 30 例[J].湖北中医,2003,25(5):343.

[20]屠庆祝,李方玲.清营汤加减治疗肾小球性血尿 23 例[J].现代中西医结合杂志,2000,9(19):1895.

[21]朱慧华,陈燕萍,徐钢.清营汤加味治疗小儿传染性单核细胞增多症 28 例疗效观察[J].河北中医,2001,23(8):571.

[22]傅雷,吴颖昕,余晋,等.清营通脉法治疗血栓闭塞性脉管炎 20 例分析[J].中医药学刊,2003,21(2):312.

[23]司鹏先,亓军波.清营汤加减治疗恙虫病43例[J].山西中医,2002,18(2):27.

[24]魏建和,梁桂珍,许津莉.清营活血汤辅助治疗小儿川崎病32例临床观察[J].张家口医学院学报,2004,21(17):17.

[25]康立媛.中西医结合治疗水痘102例[J].四川中医,2005,23(11):73.

[26]袁国荣,卢丽琴,钦志泉,等.加味清营汤对鼻咽癌放疗增效减毒的临床研究[J].湖北中医杂志,2002,23(2):34.

[27]张国强.清营汤治疗麻风结节性红斑一例[J].甘肃中医,2002,15(6):48.

[28]谭晓冬.清营汤新用[J].新中医,2000,32(2):55.

[29]陈玉安,陈凤霞.清营汤加减合皮质激素治疗急性视神经炎[J].中西医结合眼科杂志,1995(03):153.

[30]徐秀芹,刘春霞,权学莲,等.中西医结合治疗过敏性紫癜性肾炎42例疗效观察[J].浙江中医杂志,2007(11):638-639.

[31]徐向东,赵珠祥,赵海霞.清营汤对内毒素致热家兔的作用及其机制[J].中国实验方剂学杂志,2012(24):220-223.

[32]翟玉祥,卞慧敏,杨进,等.清营汤对营热阴伤证动物模型的作用及其机理[J].中国实验方剂学杂志,2004(05):53-56.

[33]沈不安.中药药理与临床运用[M].北京:人民卫生出版社,2006:125,146,390.

[34]江苏新医学院.中药大辞典:上册[M].上海:上海人民出版社,1977:754-755.

[35]王敏,傅雷,江励华,等.加减清营汤对H_2O_2损伤的血管内皮细胞存活率和SOD活力的影响[J].中华中医药学刊,2008(01):141-143.

[36]陈美娟,江励华,席蓓莉,等.加减清营汤对H_2O_2损伤的人脐静脉内皮细胞ECV304 VEGF表达的影响[J].中华中医药学刊,2008(12):2667-2668.

[37]傅雷,吴颗昕,徐晋,等.加减清营汤对大鼠体液免疫及血液流变学的影响[J].南京中医药大学学报,2003,19(4):220.

犀角地黄汤

【方源】东晋陈延之《小品方》录自《外台秘要》。

【组成】干地黄1两(30 g),生白芍3钱(9 g),丹皮3钱(9 g),犀角3钱(9 g)。

【服法】水煎服,犀角先煎,余药后下。以水9升(1800 mL),煮取3升(600 mL),分3服。

【功用】清热解毒,凉血散瘀。

【主治】适用于热入血分证,热迫血溢证。用于伤寒及温病应发汗而不发之内瘀血蓄血者,及鼻衄、吐血不尽,内余瘀血,面黄,大便黑者。

【方解】本方所治之证由热毒炽盛于血分所致。心主血,又主神明,热入血分,一则热扰心神,致躁扰昏狂;二则热邪迫血妄行,致使血不循经,溢出脉外而发生吐血、衄血、便血、尿血等各部位之出血,离经之血留阻体内又可出现发斑、蓄血;三则血分热毒耗伤血中津液,血因津少而浓稠,运行涩滞,渐聚成瘀,故舌紫绛而干。此际不清其热则血不宁,不散其血则瘀不去,不滋其阴则火不熄,正如叶天士所谓"入血就恐耗血动血,直须凉血散血"。治当以清热解毒,凉血散瘀为法。方用苦咸寒之犀角为君药,凉血清心而解热毒,使火平热降,毒解血宁。臣药以甘苦寒之生地,凉血滋阴生津,一助犀角清热凉血,又能止血;二复已失之阴血。用苦微寒之白芍与辛苦微寒之牡丹皮共为佐药,清热凉血,活血散瘀,可收化斑之功效。四药相配,共成清热解毒,凉血散瘀之剂。

本方配伍特点:凉血与活血散瘀并用,使热清血宁而无耗血动血之虑,凉血止血又无冰伏留瘀之弊。

本方与清营汤均以犀角、生地为主,以治热入营血证。但清营汤是在清热凉血中伍以金银花、连翘等轻清宣透之品,寓有"透热转气"之意,适用于邪初入营尚未动血之证。本方配伍白芍、牡丹皮泄热散瘀,寓有"凉血散血"之意,用治热入血分而见耗血、动血之证。

【运用】

(1)辨证要点。《温病条辨》称本方为"甘咸微苦法",是治疗温热病热入血分证的常用方剂。以各种失血,斑色紫黑,神昏谵语,身热舌绛为辨证要点。

(2)加减变化。若见蓄血、喜忘如狂者,系热燔血分,邪热与瘀血互结,可加大黄、黄芩,以清热逐瘀与凉血散瘀同用。郁怒而夹肝火者，加柴胡、黄芩、栀子以清泄肝火。用治热迫血溢之出血证，可酌加白茅根、侧柏炭、小蓟等，以增强凉血止血之功效。

（3）现代运用。本方广泛用于血小板减少性紫癜、过敏性紫癜、过敏性紫癜性肾炎、银屑病、皮肤瘙痒、痤疮、乙肝、脑出血及脑梗死等属血分热盛者。亦可用于再生障碍性贫血、白血病、慢性咽炎、红斑狼疮等。

（4）使用注意。本方寒凉清滋，对于阳虚失血，脾胃虚弱者忌用。忌芫花、芫荽。

【附方】神犀丹（见《温热经纬》引叶天士方）：乌犀角尖（磨汁）、石菖蒲、黄芩各180 g，真怀生地（绞汁）、金银花各500 g，金汁、连翘各300 g，板蓝根270 g，玄参210 g，淡豆豉240 g，天花粉、紫草各120 g。各生晒研细，以犀角汁、生地汁、金汁和捣为丸。每重3 g，凉开水化服，每日2次，小儿减半。功用：清热开窍，凉血解毒。主治温热暑疫，邪入营血证。症见高热昏谵，斑疹色紫，口咽糜烂，目赤烦躁，舌紫绛等。

【各家论述】《温病条辨》："邪在血分，不欲饮水，热邪燥液口干，又欲求救于水，故但欲漱口，不欲咽也。瘀血溢于肠间，血色久瘀则黑，血性柔润，故大便黑而易也。犀角味咸，入下焦血分，以清热。地黄去积聚而补阴。白芍去恶血生新血。丹皮泻血中伏火。此蓄血自得下行，故用此轻剂以调之也。"

《医宗金鉴·删补名医方论》："吐血之因有三：曰劳伤，曰努伤，曰热伤。劳伤以理损为主；努损以去瘀为主；热伤以清热为主。热伤阳络则吐衄，热伤阴络则下血，是汤治热伤也。故用犀角清心去火之本，生地凉血以生新血，白芍敛血止血妄行，丹皮破血以逐其瘀。此方虽曰清火，而实滋阴；虽曰止血，而实去瘀。瘀去新生，阴滋火熄，可为探本穷源之法也。"

《外台秘要》（卷二）："伤寒及温病应发汗而不汗之内蓄血者，及鼻衄、吐血不尽，内余瘀血，面黄，大便黑，消瘀血方。"

【临证举隅】

（1）患者，女，22岁。患者平素喜食辛辣之品，近年来由于工作紧张，休息欠佳，鼻翼、两颊、下颌部集簇红色丘疹，压之疼痛，此起彼伏，持续不断，灼热痒痛，遇热发作则甚，经期症状加重。舌红，苔黄腻，脉滑数。西医诊断为痤疮。中医诊断为肺风粉刺。证属血热瘀滞，风热相搏，脉络受阻。治以清热凉血，解毒消肿。方用犀角地黄汤合五味消毒饮加减：水牛角粉30 g（另包先煎），野菊花30 g，紫花地丁30 g，金银花藤30 g，生石膏20 g，连翘20 g，生地15 g，黄柏15 g，蒲公英15 g，紫背天葵15 g，益母草15 g，知母12 g，牡丹皮10 g，槐花10 g。每日1剂，水煎，分3次服。治疗2周后，症状明显好转。

按：《内经》云"诸痛痒疮，皆属于心"，心属火。此例乃因血热瘀滞，热毒蕴结于面部肌肤所致。故方选犀角地黄汤合五味消毒饮加减治疗。同时，知母、生地具有滋阴生津之功效，以针对热盛耗阴及大量苦寒药伤阴之弊；益母草清热解毒，活血调经，以针对月经期症状加重。全方清热凉血，解毒消肿，能针对痤疮的主要病机即血热瘀滞、热毒蕴结而治，故疗效较好。

（2）患者，女，40岁。20年前无明显诱因出现间断性皮肤瘀斑，伴月经量增多，间断口服调经药，无明显效果。半年前出现自发性牙龈出血，双下肢出现瘀斑，曾服用利血生、泼尼松等药物及输注血小板，疗效不佳。症见面色萎黄，心悸乏力，耳鸣，腰膝酸软，皮肤散在出血点及青紫瘀斑如核桃大小，牙龈少量出血，二便调，舌红，苔薄黄，脉细数。实验室检查示血小板计数7×10⁹/L。西医诊断为特发性血小板减少性紫癜。中医辨证为肝肾阴虚。治宜清热凉血，补益肝肾。方用犀角地黄汤加味：水牛角30 g，生地30 g，赤芍12 g，牡丹皮9 g，鳖甲15 g，墨旱莲15 g，仙鹤草20 g，紫草20 g，侧柏炭15 g，三七粉3 g（冲服），地榆炭15 g，鸡血藤20 g，知母15 g。每日1剂，水煎服。二诊：皮肤紫癜消失，鼻衄、牙龈出血停止，耳鸣、腰膝酸软明显减轻，偶有夜寐不安，盗汗，舌淡，苔薄，脉弦细。上方加炒酸枣仁15 g，煅龙骨15 g，牡蛎15 g。继服20剂。三诊：临床症状均消失，血小板计数186×10⁹/L。再取上方10剂巩固治疗，随访2年未复发。

按：本证属中医学紫癜、肌衄、发斑范畴，急性期以血热为主，热邪灼伤脉络，迫血妄行引起各种症状；病程日久，耗伤气血而致气血两虚。也有因反复大量应用激素等药物而使阴血暗耗，以致气阴两虚，故临床要辨证论治。犀角地黄汤方中犀角（以水牛角代）、生地、赤芍、牡丹皮清热凉血化瘀。随症加味配伍，共奏清热凉血、化瘀、补益肝肾之功效。

（3）患者，女，2岁。患者初起出现发热、流涕、纳差、哭闹不安，予以抗感染治疗，效果欠佳。近2日手掌和足趾出现红色米粒大斑丘疹，个别皮疹上有小水疱，口腔颊黏膜可见一溃疡面，拒食，大便2日未行，小便黄，舌红，苔黄腻，脉滑数。诊断为手足口病。治以清热凉营，解毒祛湿。方用犀角地黄汤加味：水牛角15 g，生地6 g，生石膏10 g，黄连3 g，黄芩6 g，知母6 g，赤芍6 g，玄参6 g，牡丹皮6 g，竹叶6 g，紫草6 g，白术3 g，淮山药3 g，甘草5 g。水煎，每日1剂，分3次服用，每次服30 mL。3日后手足水疱消失，病变部位仍有少许红晕，大便通，纳转佳。继守上方去黄连、黄芩，改白术、淮山药各6 g。再服药3剂，症状及体征均消失。

按：本病属中医学风温范畴，为感受手足口病时邪而致，病变部位在肺脾二经。方中水牛角、生石膏、知母清气泄热解毒；黄芩、黄连清热利湿；生地、赤芍、玄参、牡丹皮、竹叶清热凉营，解毒祛湿。小儿脏腑柔弱，发病"易虚易实，易寒易热"，因而清利不宜太过，更须扶正固本，此即所谓"扶正即所以驱邪"。故以白术、淮山药补益脾胃，提高抗病能力；紫草凉血活血，促进皮疹消退；甘草清热润燥，调和药性。诸药配伍，共奏清热凉营、解毒祛湿消疹之功效。

（4）患者，女，16岁。既往有反复双下肢过敏性紫癜病史3月余，长期口服强的松龙片（每日40 mg）。20余日前因劳累后导致病情反跳，四肢、腹部及背部出现大片瘀点瘀斑，在当地医院查尿常规：尿蛋白（＋），尿红细胞（＋），尿微量蛋白942 mg/L。给予莱多菲片、迪皿片抗过敏，甲强龙针60 mg静脉滴注（每日1次），治疗10余天病情无好转，故转院治疗。入院时见满月脸，向心性肥胖，面色潮红，头面汗出，口干乏力，睡眠差，四肢、腹部、背部大片瘀斑，多为新鲜出血点，基本呈对称性分布，舌红干苔少，脉细数。入院后继续予上述药物同剂量抗炎抗过敏治疗，中医辨证后给予犀角地黄汤加减：水牛角45 g，生地15 g，赤芍10 g，牡丹皮10 g，紫草30 g，连翘20 g，生地榆10 g，制首乌15 g，益母草15 g。服药4剂后瘀点瘀斑开始消退，口干乏力、出汗、失眠、潮热等不适改善，于入院第6日开始改强的松龙片50 mg口服，每日1次，继续予上方口服。至入院第17日时全身瘀点瘀斑基本退完，复查尿常规（－），强的松龙片即减量为40 mg口服，每日1次，患者出院，上方改水牛角20 g后继续口服1个月，患者病情稳定，此后多次复查尿常规（－）。

按：本病属中医学尿血、发斑等范畴。病机为邪热蕴于下焦，入于血分，迫血妄行，使血不循经，溢出脉外为瘀，故见皮肤紫癜、发斑（以双下肢为甚），见尿血，久则瘀热互结，烁灼肾阴，阴伤必损阳，肾虚则失于固摄，精微下泄，见不同程度蛋白尿，病势日重，日久肾阴阳俱虚，本虚标实。长期服激素者多表现为一派阴虚内热之征象。治以凉血祛瘀养阴为主，方予犀角地黄汤加减。方中水牛角清热解毒；生地清热养阴，凉血止血；赤芍、牡丹皮清热凉血，活血祛瘀；连翘能泄诸经之热，能散诸经之血结，乃治疗紫斑之良药。瘀重者加益母草活血化瘀解毒，甚者用水蛭破血生新，再加入紫草、白鲜皮、地榆等凉血化瘀止血，则热毒可清，瘀血可消，阴伤易复。中西药联合既减少了激素的不良反应，又改善患者体质，增加了激素对患者的疗效，即有减毒增效的优势，协同诱导病情阴转，疗效明显。

【现代研究】

1.临床研究

1）血液病

（1）血小板减少性紫癜。霍素婷[1]、贾旭仓[2]、盛爱棉[3]分别用犀角地黄汤加味治疗特发性血小板减少性紫癜128例、35例、30例，结果总有效率分别为98.4%、94.3%、96.7%。

（2）过敏性紫癜。陶晓东[4]运用犀角地黄汤加味治疗过敏性紫癜20例，有效率为95%。姚菁华[5]以犀角地黄汤加味治疗小儿过敏性紫癜32例，治疗组总有效率为90.625%，显著优于西药治疗对照组。王惠娟[6]用犀角地黄汤加减治疗小儿过敏性紫癜45例，有效率为95.6%。翁晓文等[7]在西医常规治疗基础上加服犀角地黄汤加减治疗小儿过敏性紫癜48例，总有效率为97.9%。

（3）过敏性紫癜性肾炎。方德利[8]、高悦等[9]分别用犀角地黄汤加味治疗过敏性紫癜性肾炎65例、60例，总有效率分别为95.4%、88%。肖松[10]用犀角地黄汤联合激素治疗激素依赖型过敏性紫癜性肾炎11

例,结果病情均好转,激素成功撤减。赵敏[11]采用升降散加犀角地黄汤配合西医常规治疗过敏性紫癜性肾炎34例,取得显著疗效。

2)皮肤病

(1)银屑病。皮巨川[12]运用犀角地黄汤加味治疗寻常型银屑病26例,总有效率为92%。孟丽[13]用犀角地黄汤合羚羊角粉加味治疗风热血燥型银屑病78例,有效率为97.44%。董小瑜[14]以犀角地黄汤加味联合阿维A胶囊治疗红皮病型银屑病30例,显效率为90%。

(2)皮肤瘙痒。瞿伟等[15]用犀角地黄汤加味治疗糖尿病皮肤瘙痒症45例,有效率达100%。徐超[16]用犀角地黄汤治疗冬季皮肤瘙痒症52例,总有效率为98.1%。

(3)痤疮。郑建本等[17]以犀角地黄汤合五味消毒饮治疗痤疮80例,总有效率为95%。

3)乙肝

高辉等[18]在常规治疗基础上用大剂量犀角地黄汤加味治疗乙肝58例,HBV-DNA阴转率治疗组为14例(23.3%),对照组为3例(3.1%)。周晴等[19]用犀角地黄汤加味治疗乙肝(热毒炽盛型)46例,总有效率为80.4%。

4)脑出血及脑梗死

李国勤[20]以犀角地黄汤加味治疗急性脑出血48例,有效率为87.5%,愈显率为74.6%。吴根喜[21]以犀角地黄汤加味配合钻颅穿刺引流治疗高血压脑出血55例,总有效率为92.7%。罗中秋[22]以犀角地黄汤合脑活素治疗脑梗死34例,总有效率为94.1%,明显高于西药对照组。

5)其他

犀角地黄汤治疗青少年白发[23]、恙虫病[24]、带状疱疹[25]、小儿手足口病[26]、免疫性溶血性贫血[27]、再生障碍性贫血[28]、白血病[29]、神经性皮炎[30]、缺血性中风[31]、鼻衄[32]、慢性咽炎[33]、红斑狼疮[34]、红斑性肢痛症[35]、病毒性肺炎[36],均取得较好疗效。

2.药理研究

现代研究表明,以水牛角替代犀角组成的犀角地黄汤具有解热、抗炎、抗过敏、抗变态反应、改善微循环、增强免疫功能及降低血瘀证动物血管内皮细胞黏附分子等作用,为其清热解毒、凉血散瘀功效提供了一定的现代阐述。

(1)解热。许俊杰等[37]采用耳静脉注射五联疫苗2 mL/kg,造成家兔发热模型,口服犀角地黄汤后可使其体温明显下降,给药4 h后与对照组比较才有显著性差异。

(2)抗炎。张金良等[38]发现犀角地黄汤治疗小鼠感染模型的机制不在于降低TNF-α及降低促炎因子的水平,在于提高IL-10并促进小鼠CD4+Th1向Th2漂移而抑制过强的炎性反应,减轻炎性损伤对机体的损害。张云璧[39]发现犀角(水牛角)地黄汤能够抑制变态反应皮炎模型小鼠皮损组织中ICAM-1、VCAM-1表达的增高,说明犀角(水牛角)地黄汤能够抑制皮损部位黏附分子的表达从而抑制炎症反应。

(3)抗过敏。李冀等[40]将犀角地黄汤加侧柏叶、槐米,采用小鼠皮肤被动过敏反应实验,结果显示,各配伍组同空白对照组相比对各种抗过敏、抗变态反应指标均有不同程度的抑制作用。

(4)改善微循环及增强免疫功能。张艳萍等[41]发现犀角地黄汤能改善微循环的血液流态,减少血流中红细胞聚集,减少血管痉挛收缩和血管周围的渗出。而关现军[42]发现犀角地黄汤能够降低全血黏度,增加血液的流动性,从而使热毒血瘀模型兔的血液高黏滞状态得到改善;能显著改善热毒血瘀证的血液流变性和红细胞免疫功能,维持机体正常的血液循环,增强机体对疾病的抵抗力。

参考文献:

[1]霍素婷.犀角地黄汤加味治疗特发性血小板减少性紫癜128例临床观察[J].河北中医,2008(09):944.

[2]贾旭仓.犀角地黄汤加味治疗特发性血小板减少性紫癜35例[J].陕西中医,1999(06):245.

[3]盛爱棉.犀角地黄汤加减治疗小儿特发性血小板减少性紫癜[J].医药论坛杂志,2008(15):90-91.

[4]陶晓东.犀角地黄汤加味治疗过敏性紫癜20例[J].江西中医,2001,37(11):38

[5]姚菁华.犀角地黄汤加味治疗小儿过敏性紫癜32例疗效观察[J].吉林中医药,2010(09):777-778.

[6]王惠娟.犀角地黄汤治疗儿童过敏性紫癜45例[J].河南中医学院学报,2008(03):60.

[7]翁晓文,孙俏丽,李青.犀角地黄汤治疗小儿过敏性紫癜48例[J].中国实用医药,2009(30):121-122.

[8]方德利.犀角地黄汤加味治疗过敏性紫癜性肾炎65例[J].实用中医药杂志,2003,19(02):74.

[9]高悦,高旭阳.犀角地黄汤加味治疗过敏性紫癜性肾炎60例[J].黑龙江中医药,2008(04):13-14.

[10]肖松.犀角地黄汤联合激素治疗激素依赖型过敏性紫癜性肾炎11例[J].江西中医药,2012(03):37-38.

[11]赵敏.中西药联用治疗过敏性紫癜性肾炎34例临床观察[J].江苏中医药,2007(12):37-38.

[12]皮巨川.犀角地黄汤加味治疗寻常型银屑病26例疗效观察[J].贵阳中医学院学报,1995,17(1):57-58.

[13]孟丽.犀角地黄汤合羚羊角粉加味治疗风热血燥型银屑病78例[J].中医研究,2009(06):42-43.

[14]董小瑜.犀角地黄汤联合阿维A胶囊治疗红皮病型银屑病30例临床观察[J].北京中医,2006,25(7):423-424.

[15]瞿伟,陆宇林.犀角地黄汤加味治疗糖尿病皮肤瘙痒症45例[J].实用中医药杂志,2002,18(9):10.

[16]徐超.犀角地黄汤治疗冬季皮肤瘙痒症52例[J].山东中医杂志,2011(04):232-233.

[17]郑建本,王光富.加味犀角地黄汤治疗痤疮80例[J].实用中医药杂志,2004,20(01):18-19.

[18]高辉,熊益群,贺劲松,等.大剂量犀角地黄汤加味治疗慢性乙型肝炎的临床研究[J].吉林中医药,2011(08):761-762.

[19]周晴,徐燎宇,陈晓蓉,等.犀角地黄汤加味治疗慢性乙型肝炎热毒炽盛型46例[J].上海中医药杂志,2008(02):41-43.

[20]李国勤.犀角地黄汤加味治疗急性脑出血48例临床观察[J].中医杂志,1998,39(01):27-28.

[21]吴根喜.加味犀角地黄汤配合钻颅穿刺引流治疗高血压脑出血55例[J].中国中西医结合急救杂志,2004,11(01):24.

[22]罗中秋.脑活素合犀角地黄汤治疗脑梗塞34例[J].新中医,1996,28(4):39.

[23]张淑英,张胜利.加味犀角地黄汤治疗青少年白发64例[J].辽宁中医杂志,2006,33(08):1007.

[24]黄祚菊.犀角地黄汤合强力霉素治疗恙虫病的临床观察[J].四川中医,2010(07):65-66.

[25]周辉霞.犀角地黄汤治疗带状疱疹的疗效观察[J].亚太传统医药,2012(10):35-36.

[26]尤德明,杨惠泉.犀角地黄汤加减治疗小儿手足口病临床观察[J].湖北中医杂志,2010(08):34.

[27]万廷信.犀角地黄汤加味治疗自体免疫性溶血性贫血体会[J].实用中医药杂志,2002,18(01):50.

[28]黄瑀.犀角地黄汤治疗急性再生障碍性贫血[J].实用中医药杂志,2000,16(05):43.

[29]李贵厚.犀角地黄汤在危重症治疗中的应用体会[J].实用中医药杂志,2001,17(01):36.

[30]张铭传.犀角地黄汤在皮肤病中的应用[J].四川中医,1997,15(2):47-48.

[31]刘菊妍.周仲瑛教授治疗缺血性中风验案[J].新中医,2005,37(12):70-71.

[32]马永宝.犀角地黄汤加味治疗青少年鼻衄18例体会[J].甘肃中医,1999,12(1):22.

[33]方弟晋,姜琴.犀角地黄汤临床新用[J].陕西中医,2005,26(6):584-585.

[34]张铭传.犀角地黄汤在皮肤病中的应用[J].四川中医,1997,15(2):47-48.

[35]薛建辉.犀角地黄汤为主治疗红斑性肢痛30例[J].南京中医药大学学报,1995,11(4):36.

[36]李春祥.加味犀角地黄汤治疗病毒性肺炎[J].黑龙江中医药,2001,23(6):42.

[37]许俊杰,孟庆棣.古典解热方对家兔体温的影响[J].中药通报,1986,11(1):51.

[38]张金良,吕新亮,王淑芳,等.犀角地黄汤对脂多糖诱导的感染小鼠血浆中细胞因子的影响[J].武警医学,2011(09):770-773.

[39]张云璧.犀角(水牛角)地黄汤对6-MC诱导的光变态反应模型小鼠皮损部位ICAM-1与VCAM-1表达的影响[C].//中华中医药学会.中华中医药学会皮肤科分会第六次学术年会、赵炳南学术思想研讨会、全国皮肤科中医外治高级研修班论文集,2009:136.

[40]李冀,杨伟鹏,肖洪彬,等.清热凉血法治疗过敏性紫癜的抗过敏、抗变态反应实验研究[J].中医药学报,2004,32(3):9.

[41]张艳萍,杨芙蓉,施昌年,等.球结膜微循环观察牛角地黄汤治疗家兔DIC模型的效果[J].微循环学杂志,1992,2(1):12.

[42]关现军.加味犀角地黄汤作用机理初探[J].西南民族学院学报(自然科学版),1999,25(3):29.

第十节　凉肝息风法方剂

凉肝息风法是指以清热凉肝之品而息风止痉的治法。主治温病邪热亢盛,引动肝风,风火相扇之证。代表方剂为羚角钩藤汤。

羚角钩藤汤

【方源】清代俞根初《重订通俗伤寒论》。

【组成】羚角片1钱半(4.5 g)(先煎),霜桑叶2钱(6 g),京川贝4钱(12 g)(去心),鲜生地5钱(15 g),双钩藤3钱(9 g)(后入),滁菊花3钱(9 g),茯神木3钱(9 g),生白芍3钱(9 g),生甘草8分(2.4 g),淡竹茹5钱(15 g)(鲜刮,与羚羊角先煎代水)。

【服法】水煎服。

【功用】凉肝息风,增液舒筋。

【主治】适用于肝热生风证。症见高热不退,烦闷躁扰,手足抽搐,发为惊厥,甚则神昏,舌绛而干,或舌焦起刺,脉弦而数。

【方解】本方所治之证为热邪传入厥阴,肝经热盛,热极动风所致。邪热炽盛,故高热不退。热扰心神,则烦闷躁扰,甚则神昏。由于热灼阴伤,热极动风,风火相扇,以致手足抽搐,发为痉厥。治宜清热凉肝息风为主,辅以增液舒筋,化痰宁心之法。方中羚羊角清泄肝热,息风止痉之效颇佳,钩藤清热平肝息风止痉,两药相合,凉肝息风,共为君药。桑叶、菊花辛凉疏泄,清热平肝息风,以加强凉肝息风之效,用为臣药。《本草经疏》说:"菊花专制肝木,故为祛风之要药。"热极动风,风火相扇,最易耗阴劫液,故用鲜生地、生白芍、生甘草三味相配,酸甘化阴,滋阴增液,柔肝舒筋;上述药物与羚羊角、钩藤等清热凉肝息风药并用,标本兼顾,可以加强息风解痉之功;邪热亢盛,每易灼津成痰,故用川贝母、鲜竹茹以清热化痰;热扰心神,又以茯神木平肝宁心安神,以上俱为佐药。生甘草调和诸药,又为使药。

本方配伍特点:以凉肝息风药为主,配伍滋阴化痰;安神之品,故为凉肝息风的代表方剂。

【运用】

(1)辨证要点。本方主治肝经热盛动风证。以高热,手足抽搐,脉弦数为辨证要点。

(2)加减变化。若热邪内闭,神志昏迷者,配合紫雪丹、安宫牛黄丸等清热开窍之剂同用。

(3)现代运用。妊娠子痫、乙脑以及高血压引起的头痛、眩晕、抽搐等属肝经热盛者,均可应用。

(4)使用注意。若热病后期,阴虚风动,而病属虚风者,不宜应用。

【附方】钩藤饮(见《医宗金鉴》):钩藤9 g(后入),羚羊角0.3 g(磨粉冲服),全蝎1 g,人参3 g,天麻6 g,炙甘草2 g。水煎服。功用:清热息风,益气解痉。主治小儿天钓。症见惊悸壮热,牙关紧闭,手足抽搐,头目仰视。

【各家论述】《重订通俗伤寒论》:"何秀山按:以羚、藤、桑、菊息风定惊为君;臣以川贝善治风痉,茯神木专平肝风;但火旺生风,风助火势,最易劫伤血液,尤必佐以芍药、甘草、鲜生地酸甘化阴,滋血液以缓肝急;使以竹茹,不过以竹之脉络通人之脉络耳。"

《谦斋医学讲稿》:"本方原为邪热传入厥阴、神昏抽搐而设,因热极伤阴,风动痰生,心神不安,筋脉拘急。故用羚羊角、钩藤、桑叶、菊花凉肝熄风为主,佐以生地、白芍、甘草甘酸化阴,滋液缓急,川贝、竹茹、茯神化痰通络,清心安神。由于肝病中肝热风阳上逆,与此病机一致,故亦常用于肝阳重证,并可酌加石决明等潜镇。"

【临证举隅】

(1)患者,男,56岁。头痛如裂,眩晕欲倒,急来医院诊治。经头颅CT检查,左侧基底节区有一4 cm × 3 cm大小密度增高阴影,提示脑出血。入院症见浅昏迷,面色潮红,气粗鼻鼾,右侧瞳孔散大约4 mm,右侧鼻唇沟变浅,口舌向左侧,小便失禁,大便未行,血压29.3/16.0 kPa,右侧肢体瘫痪,肌力0级,双巴氏征(+),舌质红,苔黄燥,脉沉缓有力。西医诊断为脑出血。中医辨证为中风病之中脏腑(阳闭证)。此乃肝阳暴涨,阳升风动,气血上逆,挟痰火上蒙清窍所致。治宜清肝息风通腑,辛凉开窍。先以安宫牛黄丸1丸灌服,配合西药对症处理。急投羚角钩藤汤:羚羊角粉2 g(冲),生白芍24 g,钩藤30 g,生大黄30 g(后下),全蝎10 g,天麻10 g,地龙30 g,全栝楼15 g,川贝母10 g,三七粉10 g(冲),生地24 g,鲜竹沥60 mL(兑),甘草3 g。水煎鼻饲,每日1剂,每6 h鼻饲1次。入院第3天,泻下干结大便数十枚,腑气通,病人神志渐清,时而鼾睡,呼之能醒,血压20.0/12.0 kPa,双侧瞳孔等大等圆。又进药3剂,患者神志清醒,右侧患肢肌力Ⅱ级,语言不能连续。2个疗程后,患者神志清醒,言语较流畅,右侧肢体肌力Ⅳ级,巴氏征(±)。随症加减,治疗4个疗程,患者肌力恢复至Ⅴ级,生活基本自理,语言流畅,出院调治。1年后随访,患者已能参加一般劳动。

按:中医学中风范畴中脏腑证具有小便失禁、大便未行、舌质红、苔黄燥、脉沉缓有力等特点,辨证属肝阳暴涨,阳升风动,气血上逆,挟痰火上蒙清窍所致。治宜清肝息风通腑,辛凉开窍。

(2)患者,女,52岁。左侧偏头痛近来频繁发作2周,剧痛如裂,恒以手按,痛得稍减,自觉头重足轻,行走不稳。患者偏头痛史已达10年,有家族史,每逢季节更替尤易发作。曾经脑CT检查无器质性病变,选用西药疗效不佳。刻诊:患者烦躁,胸闷,纳呆,夜不安寐,视物模糊,血压18/11 kPa,舌有瘀点,苔薄白腻,脉弦滑。证属肝风挟痰,上扰清窍,经络瘀滞。方用羚角钩藤汤加减:山羊角18 g,钩藤15 g(后下),菊花9 g,细辛4.5 g,全蝎、蜈蚣各1.5 g(研粉吞服),川贝母3 g(研粉吞服),天麻9 g,姜半夏9 g,延胡索12 g,茯苓12 g,生甘草4.5 g。服药2周,偏头痛明显减轻,纳香寐安,神志清爽。二诊:血压17/10 kPa,脉细而滑,舌苔薄白。上方加胆南星9 g,生白芍12 g。继服药2周,头痛消除,其他症状亦明显好转。随访1年未复发。

按:《临证指南医案》邹时乘按:"头为诸阳之会,与厥阴肝脉会于巅,诸阴寒邪不能上逆,为阳气窒塞,浊邪得以上据,厥阴风火乃能逆上作痛,故头痛一证,皆由清阳不升,火风乘虚上入所致。"风火上逆,邪害清窍是偏头痛的主要病机。故取羚角钩藤汤为主方,以山羊角、钩藤、菊花凉肝泄热,息风止痉;白芍、甘草柔肝缓急;川贝母、茯苓化痰安神。全方合用有凉肝息风、滋液化痰之功效。

(3)患者,男,78岁。患者一侧头面部疱疹剧烈疼痛7日,日夜呼叫,不能入睡。烦躁易怒,口苦咽干,舌红,苔黄腻,脉弦数。1年前中风偏瘫。查见神志清楚,语言含糊,血压21/14 kPa,心率80次/min,心律齐。皮肤检查:头面部正中线健侧见绿豆大疱疹簇集额部,向上延伸至头皮,向下累及上眼睑,眼睛不能睁开,疱疹周围红晕,此为带状疱疹。证系素体肝阳偏亢,肝风内盛,外受邪毒诱发。治以凉肝息风,化痰清浊。方用羚角钩藤汤化裁:桑叶10 g,钩藤10 g(后下),生地10 g,石决明20 g(先煎),茯神10 g,白芍10 g,竹茹15 g,天麻10 g,柴胡10 g,延胡索10 g。煎汤2次,分早晚饮服。每次和服羚羊角粉0.3 g。服药3剂,疼痛大减,夜能安寐。继续服药4剂,疱疹结痂,疼痛消失。

按:带状疱疹患于面部,为带状疱疹病毒侵犯三叉神经、面神经,疼痛剧烈。如不及时正确治疗,可影响视力、听力,甚至面瘫或累及脑部。中医学认为本病病机系情志内伤,肝郁化火。老年患者常见血虚肝旺,湿热毒盛,气血凝滞,故用羚角钩藤汤化裁,滋阴平肝,清热息风,标本兼顾,收效较佳。

【现代研究】

1. 临床研究

（1）儿科病。

①手足口病。肖建欣等[1]用羚角钩藤汤加减联合西药治疗手足口病合并脑炎30例，总有效率为100%。罗珊珊等[2]用羚角钩藤汤加减治疗手足口病64例，有效率为100%，所有患儿皮疹消退后未留色素沉着或疤痕。

②抽搐。夏玮[3]以羚角钩藤汤加减治疗小儿习惯性抽搐51例，总有效率为94.1%。

（2）脑出血。唐军[4]用羚角钩藤汤加大黄治疗脑出血继发中枢性高热21例，有效率为85.7%，治疗组生命体征稳定及意识状态改善优于对照组。梅运伟[5]用羚角钩藤汤化裁治疗脑出血急性期24例，有效率为95.5%。郑红寅[6]用羚角钩藤汤治疗亚急性期脑出血43例，有效率为90.7%。姬同超[7]用羚角钩藤汤配西药治疗蛛网膜下腔出血50例，总有效率为94%。周菊明等[8]用羚角钩藤汤加味治疗出血性脑卒中23例，有效率为95.7%。

（3）头痛。王克俭[9]用羚角钩藤汤治疗偏头痛30例，有效率为87%。贾小玲[10]用羚角钩藤汤治疗血管性头痛60例，总有效率为98.33%。

（4）高血压。蔡峥等[11]用羚角钩藤汤治疗老年单纯收缩期高血压42例，总有效率为80.95%。纪定国[12]用羚角钩藤汤治疗原发性高血压合并高脂血症84例，结果有效率为80.95%。

（5）中风。陈阳[13]以羚角钩藤汤加减为基本方，配合西医支持治疗出血性中风20例，总有效率为95%。

（6）其他。羚角钩藤汤治疗老年头面部带状疱疹[14]、面肌痉挛[15]、蛛网膜下腔出血性头痛[16]、子痫[17]、儿童多动症[18]、耳鸣[19]、视网膜静脉阻塞[20]、脑梗死[21]等，均取得较好疗效。

2. 药理研究

现代研究表明，羚角钩藤汤具有解热、抗菌、抗病毒、抗惊厥、镇静、抗氧化以及调节免疫等作用，为其凉肝息风功效提供了一定的现代阐述。

（1）解热、抗菌、抗病毒。马志义[22]用羚羊角制成注射液，对伤寒、副伤寒菌苗致热家兔，可使其体温降低，并对2,4-二硝基苯酚引起的大鼠发热，有明显的降低体温作用，作用时间可达4 h以上。而用复方羚羊角注射液进行体外抗病毒活性检测、抑菌试验以及免疫试验，发现其具有抗病毒、抑菌及促进免疫功能[23]。桑叶黄酮中的多种酚类化合物如槲皮素、芸香苷等具有抑菌作用[24]。李英霞等[25]发现不同产地的菊花对金黄色葡萄球菌、白色葡萄球菌、变形杆菌、乙型链球菌、肺炎链球菌均有一定的抑制作用，尤其对金黄色葡萄球菌的抑菌作用最明显。

（2）抗惊厥与镇静。张保国[26]发现羚羊角口服液有明显的抗电惊厥作用和抗戊四氮引起的小鼠惊厥作用。腹腔注射（40 mg/10 g）可使脑内5-羟色胺（5-HT）含量显著增高，明显降低小鼠脑内多巴胺（DA）水平，其中枢抑制作用可能与脑内儿茶酚胺减少有关。肖洪彬等[27]发现羚珠散（羚羊角、珍珠）对小鼠的自主活动有明显的抑制作用，并协同阈下催眠剂量的戊巴比妥钠和异戊巴比妥钠的催眠作用，使戊巴比妥钠引起的小鼠睡眠潜伏期明显缩短，睡眠时间明显延长。故认为羚羊角有中枢镇静作用。刘婵[28]发现菊花中的芹菜素具有镇静、镇定作用，以及抗惊厥作用。

（3）降血压。宋雪云[29]发现钩藤方提取物明显降低自发性高血压大鼠的血压，同时能显著增加大鼠血清一氧化氮含量，降低大鼠血清内皮素的含量，提出钩藤方提取物可能通过降低血清中内皮素含量和升高一氧化氮含量来发挥对自发性高血压大鼠的降压效应。谭元生等[30]认为复方钩藤片的降压机制可能与降低自发性高血压大鼠血浆醛固酮、内皮素的含量有关。赵文静等[31]发现羚羊角提取液对实验动物有降压作用，能增加动物耐缺氧能力。

（4）抗氧化。王芳等[32]以猪油为底物，采用碘-硫代硫酸钠滴定法测定了所得黄酮类化合物对猪油的抗氧化活性,发现桑叶黄酮对猪油具有明显的抗氧化作用。菊花所含槲皮素可通过 3 种形式起到抗自由基的作用,即:与超氧阴离子结合减少氧自由基的产生;与 Cu^{2+}、Fe^{3+}、Mn^{2+} 络合阻止羟自由基的形成;与脂质过氧化基反应抑制脂质过氧化的反应[33]。

参考文献:

[1] 肖建欣,李亚.羚角钩藤汤加减联合西药治疗手足口病合并脑炎 30 例临床体会[J].医学理论与实践,2012(07):796 - 797.

[2] 罗珊珊,王婧,许树宇.中药治疗手足口病 64 例临床观察[J].新中医,2012(08):107 - 108.

[3] 夏玮.羚角钩藤汤加减治疗小儿习惯性抽搐 51 例[J].实用中医药杂志,1999(06):14.

[4] 唐军.羚角钩藤汤加大黄治疗脑出血继发中枢性高热观察[J].实用中医药杂志,2006(06):333.

[5] 梅运伟.羚角钩藤汤化裁治疗脑出血急性期 24 例[J].河南中医学院学报,2004(03):67.

[6] 郑红寅.羚角钩藤汤治疗亚急性脑出血 43 例[J].河南中医,2012,32(5):632 - 633.

[7] 姬同超.羚角钩藤汤配西药治疗蛛网膜下腔出血 50 例[J].陕西中医,2008,29(2):205 - 206.

[8] 周菊明,黄水源.羚角钩藤汤加味治疗出血性脑卒中 23 例[J].新中医,1994(09):38 - 39.

[9] 王克俭.羚角钩藤汤治疗偏头痛 30 例[J].山东中医杂志,2002(05):284 - 285.

[10] 贾小玲.羚角钩藤汤治疗血管性头痛 60 例[J].中国中医急症,2008,17(9):1285.

[11] 蔡峥,金为群,张轶英,等.羚角钩藤汤治疗老年单纯收缩期高血压临床观察[J].福建中医药,2005(06):1 - 3.

[12] 纪定国.羚角钩藤汤治疗原发性高血压合并高血脂症的临床研究[J].中国当代医药,2011(10):92 - 93.

[13] 陈阳.中西医结合治疗出血性中风 20 例疗效观察[J].中外医疗,2008(18):89.

[14] 俞姗.羚角钩藤汤化裁治疗老年头面部带状疱疹 50 例[J].江苏中医,1998(05):32.

[15] 陆万仁.羚角钩藤汤加减治疗面肌痉挛 100 例[J].上海中医药杂志,1994(09):34 - 35.

[16] 祝远之.蛛网膜下腔出血性头痛治验 1 例[J].山西中医,1999(01):28.

[17] 马世杰,王久瑞,赵小华.羚角钩藤汤加减治疗重度子痫前期 30 例[J].中国中医急症,2010(08):1426 - 1427.

[18] 齐莲.羚角钩藤汤加减联合哌甲酯治疗儿童多动症的临床疗效研究[D].福建中医药大学,2011.

[19] 程康明.耳鸣治风[J].江苏中医,1997(10):11.

[20] 刘景.羚角钩藤汤加味在眼科中的应用[J].河南中医,2001(01):69.

[21] 徐晓阳,杨素珍.重症脑出血合并脑梗塞治疗一得[J].江西中医药,2000(05):14.

[22] 马志义.羚羊角的解热作用[J].中成药研究,1982(12):251.

[23] 张保国.羚羊角化学成分和药理研究[J].中华临床医药,2003,4(20):109 - 1101.

[24] 花蕾,张文清,赵显峰.桑叶水提浸膏的抑菌作用研究[J].上海生物医学工程,2007,28(1):16 - 18.

[25] 李英霞,王小梅,彭广芳.不同产地菊花挥发油的抑菌作用[J].陕西中医学院学报,1997,20(3):44.

[26] 张保国.羚羊角化学成分和药理研究[J].中华临床医药,2003,4(20):109 - 1101.

[27] 肖洪彬,李冀,宋春燕.羚羊角口服液的药效学研究[J].中成药,1995,17(5):321.

[28] 刘婵.芹菜素对中枢神经作用的研究进展[J].国外医学:神经病学神经外科学分册,2005,32(3):264.

[29] 宋雪云.钩藤方提取物对自发性高血压大鼠降压作用的研究[J].中国实验方剂学杂志,2012(11):216 - 218.

[30] 谭元生,王宇红.复方钩藤片对自发性高血压大鼠的降压作用及其机制[J].中国中医急症,2012(01):52 - 54.

[31] 赵文静,郝丽莉,于庆芝.实用动物药研究[M].哈尔滨:黑龙江科学技术出版社,2003:280.

[32] 王芳,励建荣.桑叶的化学成分、生理功能及应用研究进展[J].食品科学,2005,26(1):111 - 117.

[33] 张晓媛,段立华,赵丁.菊花化学成分及药理作用的研究[J].时珍国医国药,2008(07):1702 - 1934.

第十一节　芳香透络开窍法方剂

芳香透络开窍法是指运用芳香之品清解心热,透络开窍,使神志清醒的治法。主治温病热入营血,内闭心包,炼液成痰,阻闭心窍之证。代表方剂为安宫牛黄丸、至宝丹、紫雪丹,通称"三宝"。

安宫牛黄丸

【方源】清代吴鞠通《温病条辨》。

【组成】牛黄1两(30 g),郁金1两(30 g),犀角1两(30 g),黄连1两(30 g),朱砂1两(30 g),梅片2钱5分(7.5 g),麝香2钱5分(7.5 g),真珠5钱(15 g),山栀1两(30 g),雄黄1两(30 g),金箔衣,黄芩1两(30 g)。

【服法】上为极细末,炼老蜜为丸,每丸1钱(3 g),金箔为衣,蜡护。脉虚者,人参汤送下;脉实者,金银花、薄荷汤送下。成人每次服1丸,病重体实者,每日2次,甚至每日3次。小儿服半丸,不知,再服半丸。

【功用】清热解毒,镇惊开窍。

【主治】适用于邪热内陷心包证。症见高热烦躁,神昏谵语,口干舌燥,痰涎壅盛,舌红或绛,脉数。亦治中风昏迷,小儿惊厥,属邪热内闭者。

【方解】本方为温热之邪内陷心包,痰热蒙蔽清窍之证而设。温病热邪炽盛,逆传心包,必扰及神明,心主失其清灵之常,故高热烦躁,神昏谵语。里热炽盛,灼津炼液成痰,或素有痰热,故多见口干舌燥等津伤以及痰涎壅盛之证。《成方便读》说:"温邪内陷之证,必有粘腻秽浊之气留恋于膈间。"痰浊上蒙清窍,势必加重神昏谵语。中风痰热昏迷、小儿高热惊厥,亦属热闭之证。治宜芳香开窍,清解心包热毒,并配安神、豁痰之品,以加强清开之力。用于热病邪入心包,高热惊厥,神昏谵语等。方中以牛黄清热解毒,豁痰开窍,息风止痉;犀角咸寒,清营凉血,安神定惊;麝香芳香,通达经络,开窍醒神,共为主药。辅以黄芩、黄连、栀子苦寒泄降,泄火解毒以助牛黄、犀角清泄心包之热;雄黄解毒豁痰;冰片、郁金通窍醒神,化痰开甫;朱砂、珍珠、金箔清心镇静安神,息风止痉定惊,共为佐使药。诸药合用共收清热解毒、豁痰开窍之效,为治疗高热神昏、中风痰迷的要药。本方善能清解高热神昏之症状,而无寒凉泄下之弊。

【运用】

(1)辨证要点。本方为清热开窍的常用代表方剂。凡神昏谵语属温(暑)热之邪内陷心包或痰热闭阻者,均可应用。以神昏谵语,伴高热烦躁,舌红或绛,脉数为辨证要点。

(2)加减变化。若邪陷心包,兼有腑实,见神昏舌短,大便秘结,饮不解渴者,用安宫牛黄丸2粒化开,调大黄末9 g内服,可先服1/2,不知再服。

(3)现代运用。乙脑、流行性脑脊髓膜炎、中毒性痢疾、尿毒症、脑血管意外、肝昏迷等病属痰热内闭者,皆可用之。

(4)使用注意。本品为热闭神昏所设,寒闭神昏不得使用;本品处方中含麝香,芳香走窜,有损胎气,孕妇慎用;服药期间饮食宜清淡,忌食辛辣油腻之品,以免助火生痰;本品处方中含朱砂、雄黄,不宜过量久服,肝肾功能不全者慎用。

【附方】本方改为散剂,名"安宫牛黄散"(见《北京市中药成方选集》)。

【各家论述】《温病条辨》:"此芳香化秽浊而利诸窍,咸寒保肾水而安心体,苦寒通火腑而泻心用之方也。牛黄得日月之精,通心主之神。犀角主治百毒、邪鬼、瘴气。真珠得太阴之精,而通神明,合犀角补水救火。郁金草之香,梅片木之香,雄黄石之香,麝香乃精血之香,合四香以为用,使闭固之邪热温毒深在厥阴之分者,一齐从内透出,而邪秽自消,神明可复也。黄连泻心火,栀子泻心与三焦之火,黄芩泻胆、肺之火,使邪火随诸香一齐俱散也。朱砂补心体,泻心用,合金箔坠痰而镇固,再合真珠、犀角为督战之主帅也。"

《成方便读》:"热邪内陷,不传阳明胃腑,则传入心包。若邪入心包,则见神昏谵语诸证,其势最虑内闭。牛黄芳香气清之品,轻灵之物,直入心包,辟邪而解秽;然温邪内陷之证,必有粘腻秽浊之气留恋于膈间,故以郁金芳香辛苦,散气行血,直达病所,为之先声,而后芩连苦寒性燥者,祛逐上焦之湿热;黑栀清上而导下,以除不尽之邪;辰砂色赤气寒,内含真汞,清心热,护心阴,安神明,镇君主,僻邪解毒。"

【临证举隅】

(1)患者,女,66岁。既往患慢性支气管炎、支气管扩张30余年,近5年每因换季或着凉而病情加重,反复多次住院治疗,平素经常口服阿奇霉素、头孢氨苄胶囊等抗生素及氨茶碱缓释片、痰咳净等药物对症治疗。本次无明显诱因而咳嗽加重4日,咯黄痰3日。入院查体:体温38.9℃,血压14.5/9.3 kPa,呼吸26次/min,心率106次/min。表情淡漠,嗜睡,呼之能醒,问答尚正确。口唇紫绀,颜面汗出,皮肤潮湿,胸廓对称。双肺叩诊过清音,双肺散在干啰音,双肺底闻及大量湿啰音,以左肺为著,心音遥远,心率106次/min,律整。腹软,肝脏不大,肝颈静脉回流征阴性,双下肢无水肿。舌质紫,苔黄而腻,脉沉滑。中医诊断为肺胀(痰蒙神窍)。西医诊断为慢性支气管炎急性发作、阻塞性肺气肿、慢性呼吸衰竭失代偿、肺性脑病、支气管扩张。治疗给予积极补液、抗感染、解痉、持续低流量吸氧等。经治1日病情无改善。入院第2日头痛加重,难以入睡,至入院第3日,仍头痛不得寐。测血压正常,给予安定10 mg肌内注射后入睡,48 h仍未醒。给安宫牛黄丸2丸,温水化开灌服,6 h后清醒。又经内科积极治疗,未再服安宫牛黄丸,病情好转,稳定出院。

按:中医学认为,肺主气,司呼吸,朝百脉而主治节;心主血,主神志。心肺同居上焦,在气血及精神活动方面相互为用。该患者乃系肺病及心,痰蒙神窍而出现精神症状,可予开窍醒神的中药为主治之。安宫牛黄丸中牛黄、犀角、麝香豁痰开窍,郁金、冰片芳香去秽,黄芩、黄连、栀子、雄黄清热豁痰,朱砂、珍珠安神。诸药合用,共奏清热解毒,豁痰开窍之功效。由于辨证准确,用药恰当,因而即收满意疗效。

(2)康某,男,7岁。因高热、惊厥、昏迷1日就诊。时值秋夏之交,痢疾流行之时,观其高热烦躁,神志不清,四肢拘急,颈项强痉,腹胀痛,拒按,粪常规示有脓细胞。乃痢毒炽盛,内陷厥阴,闭阻腑气所致。治当开窍息风、急下存阴并举,以大黄20 g煎水,化安宫牛黄丸1粒鼻饲。半日后泻下秽臭大便400 g,患者抽搐减轻,体温下降。后减大黄量为10 g,继服安宫牛黄丸,3日后热退神清。

按:本证属疫痢毒邪内陷厥阴,蒙蔽心包,阻遏腑气致病。故用大黄釜底抽薪,通腑安脏以祛邪,以安宫牛黄丸清热开窍,效果明显。

(3)患者,男,10岁。因发热头痛,伴恶心恶吐3日,抽搐30 min入院。症见神志不清,口吐白沫,牙关紧闭,双目上视,头颈后仰。入院诊断为化脓性脑膜炎。给予降温、镇静、降颅压、抗感染、对症等综合治疗,效果不著,患者间断抽搐不止,神志不清。于入院24 h后加用安宫牛黄丸1 g,每6 h灌肠1次,该患者在间断抽搐28 h、昏迷48 h后苏醒,共用4 g安宫牛黄丸,灌肠4次,患者神志转清。继续用安宫牛黄丸1 g,每日1次,口服3日,经西医综合治疗20日后患儿病情痊愈出院。

按:《温病条辨》认为安宫牛黄丸"此芳香化秽浊而利诸窍,咸寒保肾水而安心体,苦寒通火腑而泻心用之方也"。对于昏迷患者由于无法口服此药,改用灌肠方法。一般在用药后0.5～1 h发挥作用,3 h后达到高峰,4 h后作用开始下降。根据观察呼吸、血压、心率、神志等变化,掌握安宫牛黄丸灌肠维持时间及西药配合时间,可达到治愈目的。并且安宫牛黄丸能抵消镇静药物(如西药地西泮、苯巴比妥钠等)的不良反应。

(4)患者,男,68岁。头痛、头晕、血压升高10余年,长期服降压药物。晨起突发昏仆,意识不清,口眼歪斜,右侧肢体瘫痪,面红身热,牙关紧闭,口噤不开,喉间痰鸣,时有抽搐,脉弦滑,血压25/16 kPa,肺部可闻及痰鸣音。证属中风中脏腑。治当清肝息风,辛凉开窍。以天麻钩藤饮汤剂化安宫牛黄丸2粒鼻饲,加用脱水、降压及脑细胞保护剂、平衡电解质等西药。翌日神志略清醒,舌强语謇,继服安宫牛黄丸,早晚各1粒。1周后,意识较前清晰,语言较为流利,肢体功能有所恢复。继服天麻钩藤饮汤剂及针灸治疗至康复。

按:高血压性脑出血起病急骤,病死率和致残率均高,是多因素、多层次的复杂病理过程,急性期治疗至关重要。高血压性脑出血属中医学中风范畴,为肝阳上亢,气血上逆,上蒙清窍,内闭经络所致。用天麻钩藤饮平肝潜阳,化痰息风以治本,用安宫牛黄丸开窍醒神,共奏效。

【现代研究】

1. 临床研究

（1）脑出血。帅家忠等[1]用安宫牛黄丸治疗高血压性脑出血40例,有效率为87.5%。李求兵等[2]联合运用安宫牛黄丸加味,配合西医常规治疗老年重症高血压性脑出血28例,有效率为78.57%。

（2）颅脑损伤。戴伟民等[3]采用尼莫地平联合安宫牛黄丸注射液治疗颅脑损伤48例,治疗组有效率为60.4%,显著高于对照组(有效率为31.3%),且治疗组治疗后GCS评分、觉醒时间和觉醒率均显著优于对照组。郑铁军[4]在西医常规治疗基础上加用安宫牛黄丸治疗颅脑外伤昏迷,结果治疗组1周清醒率及GOS明显优于对照组。

（3）中风。徐广侠[5]在常规综合抢救基础上给予安宫牛黄丸治疗急性中风32例,总有效率为90.63%。林旗[6]采用辨证加安宫牛黄丸治疗中风21例,总有效率为90%。邢峰丽等[7]在常规综合抢救治疗的基础上,加用安宫牛黄丸治疗34例急性脑中风患者,用药后在控制体温方面,治疗组的总有效率为88.2%。傅志慧[8]应用安宫牛黄丸治疗脑卒中急性期患者36例,总有效率为86%。

（4）病毒性脑炎。喻平丽[9]在给予西医常规治疗的基础上,再口服或鼻饲安宫牛黄丸治疗病毒性脑炎30例,结果显示治疗后症状、体征改善及病程等方面疗效满意,明显优于对照组。要建明等[10]在西药治疗的基础上,联合应用安宫牛黄丸、清开灵等治疗重症病毒性脑炎92例,结果治疗组的治愈好转率为97.82%。

（5）高热昏迷。欧阳青等[11]治疗昏迷患者35例,采用在常规治疗基础上加用纳洛酮(每日2 mg),微泵,直至清醒,并鼻饲安宫牛黄丸(每日1丸),按摩人中穴(每日1次),结果治疗组的总有效率达82.9%,对照组的总有效率达57.6%,两组比较有明显差异。王红梅等[12]采用在西医常规治疗基础上予安宫牛黄丸口服或鼻饲治疗脑出血高热、昏迷患者30例,结果治疗组总有效率为100%。魏鹏星等[13]在对65例高热昏迷患者常规综合治疗基础上,对其中33例患者加用安宫牛黄丸作为治疗组,结果发现治疗组总有效率为97%,高于对照组的78%,且在相同疗程内,治疗组达到体温正常、意识清醒病例明显高于对照组。

（6）肺性脑病。梁月俭[14]采用清开灵注射液合安宫牛黄丸治疗肺性脑病39例,治疗组总有效率为89.74%,显著优于常规西药治疗的对照组,且血气分析等指标改善明显优于对照组。冯玲等[15]治疗高龄肺性脑病,使用安宫牛黄丸配合甘露醇、呼吸兴奋剂等,收到较好效果。

（7）其他。安宫牛黄丸治疗新生儿缺氧缺血性脑病[16]、重型脑外伤[17-18]、重症病毒性脑炎[19]、乙脑[20]、蛛网膜下腔出血后脑血管痉挛[21]、败血症[22],均取得较好疗效。此外,安宫牛黄丸在预防小儿热性惊厥[23]、重症肝炎[24]等方面亦有较好疗效。

2. 药理研究

现代药理研究表明,安宫牛黄丸有镇静、抗惊厥、解热、抗炎、降低机体耗氧量、修复血脑屏障,改善循环、脑缺血与脑缺氧,调节神经递质与神经肽类,从而保护脑组织,减少全身炎症反应和继发性脑组织损伤等作用[25],为其开窍醒神功效提供了一定的现代阐述。

（1）抗脑水肿。殷妮娜等[26]采用自体股动脉血注入尾状核建立大鼠脑出血模型,分别用干湿重法和免疫组织化学法检测大鼠脑出血后不同时间点脑水含量和血肿周围水通道蛋白－4的动态变化。结果显示安宫牛黄丸能够有效抑制大鼠脑出血后水通道蛋白－4表达,减轻脑水肿。朱文锐[27]发现安宫牛黄丸能显著降低损伤侧脑的含水量与脑皮质的EB含量,并在皮质电镜下,其突触密度呈显著增高,保护其血脑屏障,同时降低毛细血管的通透性,从而提高脑组织对于缺血以及缺氧等的耐受性,达到保护脑组织的目的。刘远新等[28]发现安宫牛黄丸能够有效减轻脑出血后脑组织含水量,减少脑系数并改善神经功能缺损症状。

（2）抗脑炎与抗感染。脑炎、颅内感染和高热是安宫牛黄丸的急症适应证[29]。林璞粤等[30]采用SD大鼠外伤性脑水肿模型,发现安宫牛黄散能显著增高脑外伤后热休克蛋白mRNA表达,抑制脑组织一氧化氮合成酶活性,降低模型大鼠血清TNF－A和IL－1B水平,并由此推测安宫牛黄散可能通过诱导热休克蛋白表达,抑制炎症介质释放而产生脑保护作用。张锋等[31]采用大鼠原代神经元－胶质细胞联合培养体系制备模型,发现安宫牛黄丸对细菌脂多糖诱导的小胶质细胞炎症有明显抑制作用,对细菌脂多糖引起的多巴胺能神经元损伤有保护作用,该作用与降低细菌脂多糖诱导的超氧化自由基的产生和致炎症因子的释放有关。叶祖光等[32]在新西兰家兔耳缘静脉注射伤寒 Vi 多糖菌苗发热模型上,观察到安宫牛黄丸能明显降低高热家兔体温。由此可见,安宫牛黄丸具有一定抗脑部感染作用。

（3）镇静与抗惊厥。牛黄清热解毒,豁痰开窍,牛黄中的牛磺酸和甘氨去氧胆酸盐能对抗吗啡因等引起的中枢兴奋症状[33]。临床上脑卒中昏迷常加用安宫牛黄丸辅助治疗[34]。朱坤杰等[35]应用安宫牛黄丸对细菌脂多糖所致大鼠脑损伤模型的治疗中进行了脑电图研究,显示安宫牛黄丸可提高模型大鼠脑电图 B 波功率和相对功率,抑制 D 波相对功率提高。在对脑组织单胺类递质测定中,发现安宫牛黄丸可改变大鼠脑内部分单胺类递质代谢,由此推测安宫牛黄丸改善脑电图和改变大脑皮层单胺类递质可能是其促清醒作用机制之一[36]。

（4）抗癌。自然杀伤细胞有抗肿瘤、抗病毒及免疫调节、造血调控作用。研究发现,当效靶比分别为200∶1及100∶1时,安宫牛黄丸可显著提高实验性白血病小鼠 L_(7212)自然杀伤细胞的活性,同时可降低脑膜白血病细胞浸润程度,提示该药有抑杀肿瘤细胞的作用,可试用于白血病的治疗[37]。

参考文献:

[1]帅家忠,雷利锋.安宫牛黄丸治疗高血压性脑出血40例临床观察[J].安徽医药,2008(01):55.

[2]李求兵,杨学青,田心,等.中西医结合治疗老年重症高血压脑出血疗效观察[J].中国中医急症,2007(12):1451-1452.

[3]戴伟民,黄强,揭园庆,等.尼莫地平联合安宫牛黄丸注射液治疗颅脑损伤的疗效观察[J].中国现代应用药学,2011(05):476-478.

[4]郑铁军.安宫牛黄丸治疗颅脑外伤昏迷疗效观察[J].中国中医急症,2012(02):294.

[5]徐广侠.安宫牛黄丸治疗急性中风32例疗效观察[J].中国卫生产业,2012(35):174.

[6]林旗.辨证加安宫牛黄丸治疗中风21例[J].湖南中医杂志,1994(02):32-33.

[7]邢峰丽,李青,张伟,等.安宫牛黄丸治疗脑中风34例临床观察[J].河北中医,2005,27(1):13.

[8]傅志慧.安宫牛黄丸治疗脑卒中急性期神昏的临床观察[J].新中医,1993(12):33-34.

[9]喻平丽.安宫牛黄丸佐治病毒性脑炎的临床观察[J].湖北中医杂志,2006,28(6):33.

[10]要建明,白爱林,刘金梅.安宫牛黄丸、清开灵及脑活素治疗重症病毒性脑炎疗效观察[J].中国误诊学杂志,2009,9(19):4608.

[11]欧阳青,郑美爱,廖纯榜.安宫牛黄丸联合纳洛酮及按摩治疗昏迷的研究[J].中国现代医生,2007(05):61-62.

[12]王红梅,李莲,罗亚萍.安宫牛黄丸治疗脑出血患者高热、昏迷的临床疗效观察[J].中国医药指南,2012(26):235-236.

[13]魏鹏星,谢东柏,何愿真.安宫牛黄丸配合治疗高热昏迷33例[J].临床和实验医学杂志,2008,7(1):120.

[14]梁月俭.清开灵和安宫牛黄丸治疗肺性脑病临床观察[J].中国中医急症,2006(06):614-615.

[15]冯玲,宋玉明.安宫牛黄丸治疗高龄肺性脑病一例[J].实用心脑肺血管病杂志,2008(12):72.

[16]潘慧芳.安宫牛黄丸佐治中重度新生儿缺氧缺血性脑病[J].广东医学,2000(10):893-894.

[17]林建青.安宫牛黄丸治疗重症颅脑损伤109例[J].中国药业,2012(22):107-108.

[18]黄逢禹,谌鸿斌,李希南.应用安宫牛黄丸治疗重型脑外伤的临床观察[J].贵阳中医学院学报,1998(01):32-33.

[19]要建民,白爱林,刘金梅.安宫牛黄丸、清开灵及脑活素治疗重症病毒性脑炎疗效观察[J].中国误诊学杂志,2009(19):4608-4609.

[20]于新芳,王丽娟.病毒唑和安宫牛黄丸治疗流行性乙型脑炎疗效观察[J].中西医结合实用临床急救,1996(10):23-24.

[21]李向荣,李小文.安宫牛黄丸治疗蛛网膜下腔出血后脑血管痉挛疗效观察[J].中国中西医结合急救杂志,1999(10):479-480.

[22]王肖蓉,孙荣智.安宫牛黄丸治疗败血症的体会[J].河南医药信息,2002,10(11):6.

[23]朱蓓,李碧莹,陈莹.安宫牛黄丸预防小儿热性惊厥25例[J].中国药业,2011(20):71.

[24]袁怀同,张金梅.中药治疗重症肝炎56例[J].中国中医急症,2004(03):152.

[25]王金华,叶祖光.安宫牛黄丸研究现状[J].中国中药杂志,2004,29(02):199-122.

[26]殷妮娜,王秋桂,孟运莲.安宫牛黄丸对大鼠脑出血后水通道蛋白－4表达的影响[J].实用医学杂志,2010(07): 1139－1142.

[27]朱文锐.安宫牛黄丸对脑外伤后血脑屏障损伤及脑水肿作用机制的研究[J].中国药物经济学,2012(06):38－39.

[28]刘远新,刘佳,张云桥,等.安宫牛黄丸对自发性高血压大鼠急性脑出血后脑水肿及神经功能缺损的影响[J].中华中医药杂志,2011(03):473－476.

[29]李丹,李秀明,周宁.安宫牛黄丸的药理作用及临床新应用[J].海军医学杂志,2007,28(2):179－181.

[30]林璞粤,汤毅珊,王宁生.安宫牛黄散中朱砂、雄黄对外伤性脑水肿大鼠热休克蛋白、一氧化氮和炎症细胞因子的影响[J].中药材,2006,29:458－461.

[31]张锋,陆远富,刘杰,等.雄黄是安宫牛黄丸抗细菌脂多糖诱导神经胶质细胞致炎作用的有效成分[J].中国中药杂志,2010,35(24):3333－3338.

[32]叶祖光,王金华,梁爱华,等.安宫牛黄丸及其简化方的药效学比较研究[J].中国中药杂志,2003,28(7):636－639.

[33]李经纬,余流盆,蔡景峰,等.中医大辞典[M].北京:人民卫生出版社,2004:721.

[34]潘华新,王培训,王宁生.安宫牛黄丸及其类方临床应用概况[J].新中医,2001,33(12):64－66.

[35]朱坤杰,孙建宁,张硕峰,等.安宫牛黄丸及重金属组分对内毒素脑损伤大鼠脑电图的影响[J].中成药,2008,30(2):178.

[36]朱坤杰,孙建宁,马长华,等.安宫牛黄丸及重金属组分对内毒素脑损伤大鼠大脑皮层单胺类递质的影响[J].中国中药杂志,2007,32(10):949－953.

[37]陈泽涛,李芮,陈刚,等.传统急救中成药对L_(7212)小鼠脑膜白血病防治作用的病理观察[J].中国实验方剂学杂志,1996(4):15－18.

至宝丹

【方源】清代吴鞠通《温病条辨》引《太平惠民和剂局方》。

【组成】生犀角1两(30 g)镑,朱砂1两(30 g)飞,琥珀1两(30 g)研,玳瑁1两(30 g)镑,牛黄5钱(15 g),麝香5钱(15 g)。

【服法】将生犀角、玳瑁为细末,入余药研匀,将安息香膏重汤煮凝成后,入诸药中和搜成剂,盛不津器中,并旋丸如梧桐子大。每用3~5丸,疗小儿诸痫急惊心热,每2岁儿服2丸,均用人参汤化下。

【功用】清热开窍,化浊解毒。

【主治】适用于卒中急风不语,中恶气绝,中诸物毒暗风,中热疫毒、阴阳二毒、山岚瘴气毒、蛊毒水毒,产后血晕,口鼻血出,恶血攻心,烦躁气喘,吐逆,难产闷乱,死胎不下。又疗心肺积热,伏热呕吐,邪气攻心,大肠风秘,神魂恍惚,头目昏眩,睡眠不安,唇口干燥,伤寒狂语。又疗小儿诸痫,急惊心热,卒中客忤,不得眠睡,烦躁风涎搐搦。

【方解】本方所治各种病症皆为邪热亢盛,痰闭心包所致。小儿惊厥用此,机理亦同。方中麝香、安息香辟秽化浊,豁痰开窍,共为君药。犀角、牛黄、玳瑁清热解毒,下降心火,为臣药。朱砂、琥珀重镇安神,共为佐使药。本方药物多为珍稀难求之动物、矿物和树脂类药材,价格昂贵,且功效卓著,拯逆济危,故得谓之至宝也。

本方配伍特点:全方不但长于开窍以治标,亦可清热化痰以治本。

【运用】

(1)辨证要点。至宝丹是凉开方剂的常用代表方,为治疗邪热亢盛,痰闭心包的常用方剂。以神昏谵语,身热烦躁,痰盛气粗为辨证要点。

(2)加减变化。深重昏迷者,加九节菖蒲。高热抽风者,加羚羊角粉。痰多者,加天竺黄、胆南星、川贝母。大便不通者,加大黄、玄明粉。阴虚者,加元冬、麦冬、生地。兼气分热盛者,加生石膏、滑石、寒水石。

（3）现代运用。本方现代常加减运用于治疗乙脑、流行性脑脊髓膜炎、脑血管意外、中暑、肝昏迷等属于痰热内闭，神昏较重者。

（4）使用注意。本方中芳香辛燥之品较多，有耗阴竭液之弊，故神昏谵语由于阳盛阴虚所致者不宜使用。孕妇慎服。

【附方】本方改为散剂，犀角改用水牛角浓缩粉，名"局方至宝散"（见《中华人民共和国药典》）。

【各家论述】《古方选注》："至宝丹，治心脏神昏，从表透里之方也。犀角、牛黄、玳瑁、琥珀以有灵之品，内通心窍；朱砂、雄黄、金银箔以重坠之药，安镇心神；佐以龙脑、麝香、安息香搜剔幽隐诸窍。李杲曰：牛黄、脑、麝入骨髓，透肌肤。故热入心包络，舌绛神昏者，以此丹入寒凉汤药中用之，能祛阴起阳，立展神明，有非他药之可及。若病起头痛，而后神昏不语者，此肝虚魂升于顶，当用牡蛎救逆以降之，又非至宝丹所能苏也。"

《阎氏小儿方论笺正》："此方清热镇怯，定魄安神，凡肝胆火炎，冲击犯脑，非此不可，洄溪所云必备之药。方下所谓诸痫急惊，卒中客忤，烦躁不眠，及伤寒狂语等症，方后所谓卒中不语云云，无一非脑神经之病，投以是丸，皆有捷效，名以至宝，允无惭色。"

《温病条辨》："此方荟萃各种灵异，皆能补心体，通心用，除秽邪，解热结，共成拨乱反正之功。大抵安宫牛黄丸最凉，紫雪次之，至宝又次之，主治略同，而各有所长，时对证斟酌可也。"

【临证举隅】

（1）患者，女，23岁。孕8月余，头晕而痛较剧，呕恶，面色潮红，血压21/13 kPa，下肢水肿。病发猝然昏仆，不省人事，手足抽搐，口流白沫。舌红，苔薄黄，脉弦滑而数。综其脉证属胎垫上攻，促动心火炽盛，阴虚肝旺。治以平肝息风，清心降火，育阴潜阳。急救：强刺激针刺人中、涌泉穴，以终止发作。并辅予至宝丹2粒，以凉开水冲化口服或鼻饲。昏迷抽搐缓解后，予中药汤剂：钩藤15 g（后下），杭芍15 g，羚羊角粉3 g（冲），天麻10 g，全蝎10 g，胆草10 g，当归10 g，竹茹10 g，天竺黄10 g，生地20 g，生草6 g。上方连服9剂，症消痊愈。

按：子痫是妊娠晚期妊娠中毒症严重的阶段，临床常见心肝风热和阴虚阳亢两型。本病例为阴虚阳亢所致，速拟平肝息风、育阴潜阳之法而获效。

（2）患者，男，成年人。高烧，呕吐，头项强痛。入院2日病情转重，神昏谵语，身热大汗，烦躁不宁，痰鸣气喘，舌赤，苔黄，脉洪数。诊断为乙脑（暑温）。拟白虎汤加粉葛、芦根、竹叶、金银花煎水送服至宝丹3粒，每8 h服1粒。次日病情好转，继用上方去粉葛，加沙参、寸冬，清热养阴善后。

按：乙脑属中医学暑温范畴。本例为温病热入气分而致神昏谵语，身热大汗，烦躁不宁，痰鸣气喘，舌赤，苔黄，脉洪数，故予白虎汤加味，送服清热开窍之至宝丹而获效。

（3）患者，男，38岁。患者因连日劳累，工作时突感头重、胸闷、懊侬异常，继而高热，呕吐，便闭，汗少。相隔不久，神志呈半昏迷状态，即送医院急诊。患者舌苔黄厚，脉象濡数。先以花露香水小半瓶，倒入温水内，做胸敷急救护理。另用至宝丹1粒、行军散6 g喂服。未几，神志即清。再以香薷饮加味治疗。发热1日即退。3日后出院。

按：本例为痰热内闭而致昏迷，故先予至宝丹加味喂服后，即神清，继以香薷饮发汗祛湿，效验。

（4）患者，男，成年人。煤气中毒后半年来，一直痴呆少语，走路东倒西歪，或自言自语，饥饱不知，不予喝水、吃饭，从不说饥渴，若喂其水、饭时，虽吃至呕吐也不停止吞咽。四肢屈伸不灵活，时而瞪目直视。二便有时不知，有时主动诉说要大小便。舌质红，苔净，脉细数。症脉相参，诊断为瘀血阻滞，邪蒙心包。治以开窍化浊，活血清热。方用活络效灵丹加减：当归9 g，丹参30 g，乳香6 g，没药6 g，连翘9 g，桑枝80 g。至宝丹早晚各1丸。10日后痴呆稍有改善，有时能知饥饱。1个月后，饥饱、口渴已完全知晓。停至宝丹，又连续服药2月，诸症消失而愈。

按：至宝丹原是《太平惠民和剂局方》中的一个方剂，主要用于治疗中暑、中风、温病之痰热内闭，神昏谵语，痰盛气粗，痉厥抽搐和小儿急惊。活络效灵丹是张锡纯制定的一个方剂，用于"气血凝滞，疲癫症痕，心腹疼痛,腿痛臂痛,内外疮疡,一切脏腑积聚,经络湮淤"。且丹参善清心,乳香、没药能开窍。本病肢体伸屈不灵活,神识呆钝,舌红无苔,脉细数,正为瘀血阻滞经脉,痰热秽浊扰于心神所致,故予活络效灵丹、至宝丹而愈。

【现代研究】

1. 临床研究

(1)脑梗死。杜少辉等[1]用牛珀至宝微丸治疗脑梗死患者35例,结果临床总有效率为91.4%,能减轻脑梗死患者急性期血中一氧化氮水平。祝宝章[2]治疗脑梗死证属痰浊壅盛者,用至宝丹或针灸开窍,继用导痰汤加天麻、当归、赤芍、丹参治疗。

(2)感染性疾病。至宝丹在治疗或抢救急性感染性疾病,如流行性脑脊髓膜炎、乙脑、病毒性脑炎,及肝昏迷、脑血管意外等病[3-4],疗效肯定。另外,加减应用至宝丹等治疗登革热[5],有较好的保护脑细胞的作用。

2. 药理研究

现代研究表明,至宝丹具有抗休克、抗炎、抗组织损伤、抗脓毒、抗衰老等作用,为其清热开窍、化浊解毒功效提供了一定的现代阐述。

(1)抗感染性休克。马超英等[6]发现牛珀至宝丹能减轻内毒素休克大鼠的血压下降,抑制内毒素所诱导产生的一氧化氮、一氧化氮合酶,从而起到抗休克的作用。徐少群等[7]认为牛珀至宝微丸通过抑制肺组织转化性生长因子-β1蛋白的激活,有助于减轻内毒素所致肺损伤早期纤维化。黄玮等[8]发现牛珀至宝微丸可以使内毒素所致肺损伤纤维化大鼠的 smurf2 表达得到增强,snoN、smurf1 表达得到抑制。黄洁等[9-10]发现牛珀至宝微丸能减轻急性肺损伤及肺组织胶原纤维表达,减轻 α-平滑肌肌动蛋白表达,并能提高水通道蛋白-1 和水通道蛋白-5 表达,降低丙二醛含量和增加超氧化物歧化酶活性[11]。周健洪等[12]发现牛珀至宝微丸有部分下调内毒素休克大鼠所致广泛脑区脑神经型一氧化氮合酶过度表达的作用。杜少辉等[13]采用免疫组织化学技术检测内毒素休克大鼠诱导型一氧化氮合酶在脑区的表达,内毒素组诱导型一氧化氮合酶阳性细胞主要分布于大脑皮质、纹状体、脑干、小脑等,显示牛珀至宝微丸能明显降低内毒素所致诱导型一氧化氮合酶在脑组织中的表达。李伊为等[14]发现牛珀至宝微丸可以使肾内诱导型一氧化氮合酶表达减弱,肾损伤减轻。

(2)抗衰老。周寿然等[15]研究了扶桑至宝丹抗衰老与养生作用,结果发现其对昆明种小鼠的耐低温能力、耐高温能力、胸腺重量及过氧化脂质、RNA、蛋白质含量均有明显的改善作用。谢斌等[16]发现牛珀至宝丹对老年记忆减退大鼠学习记忆能力有明显促进作用,其机理可能与其增加脑尾壳核及皮质区成纤维细胞生长因子阳性神经元的数量有关。而其促进内源性神经干细胞的增殖,可能与牛珀至宝丹增强转化生长因子-β1蛋白在大鼠脑内的表达有关[17]。

(3)抗脑缺血损伤。杜少辉等[18 19]采用大脑中动脉线栓法造成局灶性脑缺血再灌注模型,应用免疫组织化学技术检测神经上皮干细胞巢蛋白及脑组织一氧化氮合酶3种亚型,发现牛珀至宝微丸能持续上调脑缺血再灌注后巢蛋白的表达,下调脑缺血所致神经型一氧化氮合酶、诱导型一氧化氮合酶的异常表达,上调内皮型一氧化氮合酶表达。

(4)抗脓毒血症作用。马超英等[20]采用盲肠结扎术造成 SD 大鼠重度脓毒血症模型,在造模前连续5日予牛珀至宝微丸治疗,电子显微镜下观察肝脏组织形态学变化,检测血清超氧化物歧化酶、丙二醛。结果:牛珀至宝微丸能提高超氧化物歧化酶活性,降低丙二醛含量,并能保护肝细胞线粒体及内织网。提示:牛珀至宝微丸对实验性动物脓毒血症的防治作用,可能与其有较强的清除超氧阴离子,抑制脂质过氧化有关。

参考文献:

[1]杜少辉,黄洁,陈东风,等.牛珀至宝微丸对急性脑梗死一氧化氮影响的临床与实验研究[J].中国中西医结合急救杂志,2002(03):129-131.

[2]祝宝章.脑梗塞的辨证施治[J].中医药信息,1991(5):32.

[3]北京医学院附属第三医院内科教研组.中医治疗重症传染性肝炎一例[J].北京医学院学报,1959(1):211.

[4]温扬智.谈谈中医"三宝"的临床应用[C].江西省第五次中西医结合神经科学术交流会论文集.2011.

[5]何世东.中医辨证治疗登革热60例临床观察[J].广州中医学院学报,1987(1).

[6]马超英,陈玉英,彭仁才.牛珀至宝丹和鸡卵黄免疫球蛋白对内毒素休克大鼠NO、NOS的影响[J].江西中医药,2004
　　(09):58-60.

[7]徐少群,高巨,周罗晶,等.牛珀至宝微丸对肺损伤早期纤维化大鼠TGF-β1表达的影响[J].实用临床医药杂志,2012
　　(23):1-4.

[8]黄玮,陈阳燕,杜少辉,等.牛珀至宝微丸对内毒素致急性肺损伤纤维化大鼠中smurf1、smurf2、snoN表达的影响[J].新
　　中医,2011(07):142-144.

[9]黄洁,黄玮,杨丽娜,等.牛珀至宝微丸对内毒素急性肺损伤α-SMA表达的影响[J].甘肃中医,2009(07):66-67.

[10]黄洁,李慧,付友金,等.牛珀至宝微丸对内毒素急性肺损伤水通道蛋白表达的影响[J].江西中医学院学报,2008
　　(06):61-63.

[11]廖欣,杨爱莲,杜少辉,等.牛珀至宝微丸对内毒素急性肺损伤MDA和SOD的影响[J].深圳中西医结合杂志,2006
　　(04):196-198.

[12]周健洪,陈东风,杜少辉,等.牛珀至宝微丸对内毒素休克大鼠脑神经型一氧化氮合酶表达的影响[J].中西医结合学
　　报,2005(02):115-118.

[13]杜少辉,黄彬,陈东风,等.牛珀至宝微丸对内毒素休克大鼠脑诱导型一氧化氮合酶表达的影响[J].中国中西医结合
　　急救杂志,2004(02):77-79,129.

[14]李伊为,邓汝东,陈东风,等.牛珀至宝微丸对内毒素休克肾组织诱生型一氧化氮合酶表达的影响[J].解剖学研究,
　　2003(01):13-15,82.

[15]周寿然,黄晖.扶桑至宝丹抗衰老作用研究[J].中成药,1991(09):24-25.

[16]谢斌,邹国明,兰杨,等.牛珀至宝丹对老年大鼠脑内bFGF阳性神经元的影响[J].时珍国医国药,2011(02):361-363.

[17]谢斌,侯吉华,陈威.牛珀至宝丹对老年大鼠脑TGF-β1表达和NPCs增殖的影响[J].中药药理与临床,2010(01):
　　5-8.

[18]杜少辉,张悦,黄洁,等.牛珀至宝微丸对局灶性脑缺血再灌注后Nestin表达的影响[J].中国中医基础医学杂志,2002
　　(10):17-21.

[19]廖欣,杜少辉,魏志军,等.牛珀至宝微丸对局灶性脑缺血后大鼠脑组织一氧化氮合酶的影响[J].中国中西医结合杂
　　志,2002(10):767-769.

[20]马超英,龚淑芳.牛珀至宝微丸对脓毒血症大鼠自由基和肝组织形态学的影响[J].上海中医药杂志,2004(05):
　　51-53.

紫雪丹

【方源】清代吴鞠通《温病条辨》从《普济本事方》去黄金。

【组成】滑石1斤(500g),石膏1斤(500g),寒水石1斤(500g),磁石水煮2斤(1000g),捣煎去渣入后药。羚羊角5两(150g),木香5两(150g),犀角5两(150g),沉香5两(150g),丁香1两(30g),升麻1斤(500g),元参1斤(500g),炙甘草半斤(250g),朴硝、硝石各2斤(各1000g),辰砂3两(90g)研细,麝香1两2钱(36g)研细。

【服法】羚羊角、木香、犀角、沉香、丁香、升麻、元参、炙甘草并捣入前4味药汁中煎,去渣入朴硝、硝石,微火煎,不住手将柳木搅,候汁欲凝,再加入辰砂、麝香拌匀,合成,退火气,冷水调一二钱(3~6g)。

【功用】清热解毒,镇惊开窍。

【主治】适用于温病热邪内陷心包。症见高热烦躁,神昏谵语,抽风痉厥,口渴唇焦,尿赤便闭,以及小儿

热盛惊厥。

【方解】本方立旨于清热开窍,针对高热、神昏、狂躁、惊厥等四大热闭症状而设,为温热病发展过程中,热邪炽盛,内陷心包,伤及津液,引动肝风所致,其中热邪炽盛为首要病因。方中以石膏、寒水石、滑石泄火退热而又甘寒生津,佐以玄参、升麻、炙甘草养阴透阳、解毒;羚羊角退热息风,佐以磁石、朱砂重镇安神;犀角清心、凉血、解毒,佐以硝石、朴硝泄散热邪;又以麝香开窍,佐以丁香、沉香等行气宣通。总的来看,全方药物性类似乎繁杂,但主次仍属分明,以生津助泄火(针对热盛伤津),升散泄热助解毒(针对热毒郁结),重镇安神助息风(针对狂躁谵语),宣通行气助开窍(针对神志昏迷),其结构仍属严谨,各药作用的最终目的是一致的。

紫雪丹、安宫牛黄丸、至宝丹,被称为"凉开三宝",都是凉开法的常用方剂,都有开窍、清热、解毒的功效。但三药中安宫牛黄丸最凉,长于清热解毒;紫雪丹次之,而镇痉之力最强;至宝丹又次之,但化浊开窍之力较优。安宫牛黄丸用药偏于苦寒,解毒豁痰之力较胜,宜用于痰热壅盛,神志模糊者;紫雪丹用药兼顾甘寒,清热镇痉之力较强,同时适当照顾生津,适用于实火闭结,高热烦渴,神昏烦躁,抽搐之患者;至宝丹选用辛香药物较多,开窍之力较胜,多用于中风昏迷,痰浊内闭之患者。必要时三者也可以互相代用。

【运用】

(1)辨证要点。临床应用症见高热,神昏,谵语,烦躁,抽搐,面色暗红或紫瘀,呼吸气促,唇红焦燥,口臭口干,小便短黄,大便闭结,舌质红绛,苔干黄,脉数而有力或弦。

(2)加减变化。肺痨反复咯血,辨证属实热证者,加凉膈清金汤。疔疮走黄邪毒攻心者,加犀角地黄汤、五味消毒饮。

(3)现代运用。本方常用于治疗各种发热性感染性疾病热入营血分的患者,如流行性脑脊髓膜炎、乙脑的极期;重症肺炎、化脓性感染等疾患的败血症期。对小儿高热惊厥,以及小儿麻疹热毒炽盛所致的高热神昏,也可应用。

(4)使用注意。凡阳气衰微,气血大亏所致的休克、虚脱,虽有神昏、抽搐,但无实火热闭,治宜救逆扶阳,不宜用紫雪丹。气虚体弱者及孕妇亦应慎用或不用。另外,本方药性较峻猛,气味辛香而善走窜,过量服用有易伤元气及劫阴之弊,甚至可出现大汗、呕吐、肢体冰冷、神凝、气促、心悸、眩晕等症状。故本方只宜暂用,中病即止。

【附方】绛雪方(见《外台秘要》):紫雪丹之黄金、磁石、寒水石、石膏等减去,而加入大青、山栀、桑皮、槐花、竹叶、苏木等清热凉血解毒药组方。由于芒硝用量特重,更配有槟榔,故其泄热通腑、凉血解毒之功效较著。

红雪通中散(见《太平惠民和剂局方》):绛雪方去犀角、槐花、诃子,加人参、赤芍、枳壳、黄芩、葛根、木通、蓝叶、生甘草、木香而成。同样重用芒硝,但因配伍人参,清中兼补,用于邪实兼正虚者为宜。

近代新雪丹(广州验方):紫雪丹去犀角、羚羊角、朱砂、滑石、丁香、木香、玄参、甘草,加牛蒡、穿心莲、珍珠层粉、山栀、竹叶,并将麝香改为龙脑。功效重在清热解毒,芳香开窍之力较逊。主治温邪热毒所致高热,咽喉肿痛,咳嗽等症。

【各家论述】《温病条辨》:"诸石利火水而通下窍,磁石元参补肝肾之阴,而济上君火,犀角羚羊泻心胆之火,甘草和诸药而败毒,且缓肝急。诸药皆降,独用一味升麻,盖欲降先升也。丹砂色赤,补心而通心火,内含汞而补心体,为坐镇之用。诸药用气,硝独用质者,以其水卤结成,性峻而易消,泻火而散结也。"

《成方便读》:"治内外皆热,狂奔走,发斑发黄,口疮脚气,一切蛊毒药毒等证。方中独以砂麝二硝四味用其质,以为君。朴硝下导,硝石上散,二物皆水卤结成,性峻而易消,为破滞散邪之专药。辰砂辟邪安神,麝香通关达窍,为之臣。其余诸药,皆取其气,不用其质。如黄金之镇邪,犀角羚羊,清之于上,寒滑石磁,清之于下,升麻之上升,沉玄之下降,甘草守中而解毒,丁木散气而疏邪,用为佐使。在用者之得心应手耳。"

【临证举隅】

(1)患者,男,40岁。因挤压左鼻侧一痤疮,2日后局部肿痛,并有发热、恶寒、头痛,服解热药及四环素不效。4日后面疮肿大,且高热,烦躁,乱语,手足妄动。初诊时见其神志模糊,手足烫热,体温40℃,躁动,唇焦,3日无大便,舌质红绛,舌苔黄并龟裂,脉洪大而数。诊断及辨证为败血症,由疖伤成毒而起,邪毒内陷,热闭心窍。治宜解毒通窍,佐以凉血泄火通便。处方:紫雪丹3g,温水冲服,早晚各1次。并用水牛角45g,野菊9g,金银花9g,黄连2.4g,灯芯10扎,石膏30g,生地24g,水煎服。服药1日,解大便1次,量不多。高热稍退,体温38.6℃,神志稍清,欲饮。仍用紫雪丹,早晚各温水冲服1.5g。并用水牛角30g,天花粉1.5g,葛根15g,牡丹皮9g,生地15g,玄参12g,赤芍12g,水煎服。又1日,解大便2次,量较多,面部肿物稍扁细,体温37.5℃。乃停用紫雪丹,改用人参石膏知母汤(旧称人参白虎汤)合五味消毒饮加减,续服4日而愈。

按:此证属中医学血热、邪热内陷等证范围。紫雪丹适用于有高热、神志不清、谵语的患者,并须根据感染病因配合用其他药。如由疔疮及痈疡、伤口感染引起,尚有局部化脓病灶者,可选用五味消毒饮、消疮饮(旧称仙方活命饮)加减,煎水冲服紫雪丹。如属继发于呼吸道感染,兼见有呼吸短促、咳嗽,或痰带血丝,胸痛,烦躁者,宜先温水冲服紫雪丹,继服板蓝根鱼腥草汤(板蓝根、鱼腥草、土牛七、玄参、生地、石膏、马勃、连翘心)。如属继发于菌痢等消化道感染,兼见有呕吐,腹痛,大便混有脓血者,宜用黄芩汤合香连丸加减(黄芩、赤芍、甘草、黄连、木香、栀子),煎水冲服紫雪丹。

(2)患者,女,35岁。一向壮实,月经期间淋雨水后发热,口干欲饮,肢体倦怠,初按感冒治疗未效,病情日渐加重,经行八九天仍未净,体温持续在38.5℃以上,狂躁,失眠,时有奔走呼叫、打人,家属有以为精神病,按精神病治疗,效果不显著。初诊时其爱人代诉:口渴多饮,不能入睡,性情暴怒,常因小事吵叫,间有打人,睡中有时手舞足动,或胡语,3~4日解一大便,奇臭,生活不能自理。查见体温不高,面色红,唇焦干,舌质红绛,脉数而大。辨证:病者体本壮实,热邪乘虚而侵袭入血,其伤津、狂躁各症乃由热入血室,郁火不泄,蒙蔽心窍所致,虽体温不高,仍宜清热解毒,开发心窍,佐以养阴生津,不可拘泥于无高热而不用紫雪丹。处方:紫雪丹3g,石菖蒲3g。水冲服,早晚各1次。继用竹叶卷心9g,石菖蒲6g,玄参12g,牡丹皮12g,生地15g,黄连2.4g,麦冬12g,大黄12g(酒洗,后下),川楝子9g,水煎服。服药2日,解大便2次,量稍多,病者较前安静。仍用上法,去麦冬、大黄,加赤芍12g,茯神12g。继服药2日,精神好转,睡眠安宁,已无打人、呼叫等现象,大便正常。于是紫雪丹改为每日1次,每次1.5g,温水冲服。并用石膏15g,芦根15g,牡丹皮9g,赤芍9g,生地12g,甘草6g,竹茹12g,水煎服。2日后,病情大有起色,夜能入睡,饮水减少,精神稳定。无须再用紫雪丹,改用温胆汤、橘皮竹茹汤之类加减,再历10余日而平复。

按:热入血室是指妇女在月经期间感染,邪热与血液互搏结而出现的一系列症状,主要表现为寒热往来无定时,晚间或说乱话,神志异常,或可见下腹或胸肋部硬满。根据病者出现的狂躁及其他实热征象,可应用紫雪丹泄火开窍,治疗上能收到较好效果。有些病例即使月经未净,亦不可用温经止血药,宜用疏肝解郁药为佐,如丹栀四物汤(改熟地为生地,白芍为赤芍),或小柴胡汤加减。如失眠、烦躁者,可用较大量的紫雪丹,并多加泄火退热药。

(3)患者,男,1岁10个月。发热、咳嗽5日,喘憋1日,大便秘结3日未解。两肺后背呼吸音减弱,密集中小水泡音,身热40.0℃,无汗,神志虽清但有烦躁,面赤唇干,四肢发冷,指趾微绀,舌微赤,苔黄厚腻,脉疾。证属表里俱热,阳明燥结,有伤阴之征象。治宜表里双解,兼养阴为法。处方:麻黄3g,杏仁10g,生地10g,连翘10g,生石膏30g,芦根30g,金银花18g,板蓝根18g,栝楼18g,黄芩6g,甘草6g,青黛6g,紫雪丹5g(分3次冲服)。服1剂后身热退至38.5℃,烦躁已减,大便已行,喘亦好转,尚咳嗽有痰,舌尖红,苔渐退,脉转数。前方减紫雪丹为3g。又服药2剂后,身热退至36.7℃,脉亦缓和,喘减咳轻,尚有痰。表证已解,尚有余热,宜清热豁痰。处方:炙麻黄3g,杏仁10g,贝母10g,黄芩10g,冬瓜仁10g,鲜芦根30g,甘草梢6g,薏苡仁6g,桔梗6g,竹茹6g,生石膏12g,金银花叶12g。又进药4剂后诸症悉无,仅有一半声咳嗽,胸透正常。再拟桑菊饮加减4剂善后。

按:本例证属表里俱热,阳明燥结,有伤阴,故以表里双解,兼养阴为法,配合紫雪丹。紫雪丹兼顾甘寒,清热镇痉之力较强,同时生津,适用于实火闭结,高热烦渴,神昏烦躁,抽搐的患者。

(4)患者,女,3岁。冬末春初,气候反暖,是日发热无汗,咳嗽声嘶,其母以六神丸16粒为末开水喂服,其效不显。夜半高热39.7 ℃,急抱医院急诊。症见肌肤灼热,口唇紫绀,干咳如犬吠声,声嘶而哑,气憋胸高,呼吸困难,三凹征明显,舌质深红,苔黄燥干。血常规示白细胞计数16×10^9/L,中性粒细胞为78%,淋巴细胞为26%。五官科检查见咽喉部充血,有数个脓点。马上给氧,青霉素240万U加地塞米松2.5 mg静脉滴注;同时,以紫雪丹1/2瓶频频吹敷咽喉,另1/2瓶温开水送服。2 h后呼吸困难缓解,体温开始下降,面色转红润。次日停用抗生素,仍以紫雪丹分次吹喷咽喉。用金银花12 g,连翘6 g,射干6 g,象贝6 g,全栝楼6 g,僵蚕3 g,鱼腥草30 g(后下),水煎送服半瓶紫雪丹,日行2次。调理5日,患者热退咳止,泻下臭粪,安静玩耍,声色清脆,咽喉部症状消失痊愈。

按:急性喉炎属中医学喉风范畴。紫雪丹为清热解毒、凉血散癣、通腑开窍重剂,又加吹敷咽喉,直达病所,上通下行,取得速效。

【现代研究】

1.临床研究

(1)腮腺炎。李蔚青[1]应用紫雪丹治疗重症腮腺炎30例,与抗腮腺炎注射液进行比较,结果观察组与对照组的平均疗程、症状及体征消失情况比较差异显著。洪永健等[2]辨证分型治疗流行性腮腺炎,对热毒盛者加用新雪丹或紫雪丹,效果显著。

(2)小儿高热。赵金兰[3]应用清热饮加紫雪丹治疗小儿高热30例,治愈25例,显效4例,总有效率为96.6%。文益华[4]应用紫雪丹敷脐治疗小儿高热200例,结果体温在1日内降至正常,观察2日体温不再上升者为180例;体温在1日内降至37.5 ℃以下,2日后正常者为18例;体温持续1日不降者2例。

(3)其他。紫雪丹治疗急性扁桃体炎[5]、传染性肝炎急性肝坏死肝昏迷[6]、乙脑[7]、流行性脑脊髓膜炎[8]、痫证[9]、鼻衄[10]、精神分裂症[11]、口疮[12]、小儿风热乳蛾、紫斑、温毒疖腮、夏季热[13]、肺结核咯血[14]等,均取得较好疗效。此外,王瑞霞等[15]用紫雪丹治疗冠心病心绞痛、高血压、偏头痛脑血管痉挛等,均有较好疗效。

2.药理研究

现代研究表明,紫雪丹具有解热、镇痛、抗惊厥、抗炎、抗菌、抗病毒以及调节免疫等作用,为其清热解毒、镇惊开窍功效提供了一定的现代阐述。

(1)解热镇静、抗惊厥。朱砂清热解毒,豁痰开窍,朱砂中的牛磺酸和甘氨去氧胆酸盐能对抗吗啡因等引起的中枢兴奋症状[16]。许俊杰等[17-18]发现紫雪丹具有明显的解热、镇静、抗惊厥等作用,对降低五联疫苗造型大耳兔的体温,与对照组比较有非常显著的差异;对BALB/c系纯种小白鼠的活动有明显的抑制作用,抑制率为56.6%;与三溴合剂比较无显著差异,但比三溴合剂的镇静作用持续时间长;对戊四氮引起的惊厥有明显的抑制作用,抑制率为70%,与对照组比较差异显著;与苯巴比妥比较无显著差异。

(2)抗菌、抗炎、抗病毒。张保国[19]用复方羚羊角注射液进行体外抗病毒活性检测、抑菌试验及免疫试验,发现其具有抗病毒、抑菌及促免疫功能。周永学等[20]发现生石膏具有抗炎、解热作用,其作用机制可能与降低下丘脑前列腺素E2含量有关。林焕泽等[21]研究发现沉香叶醇提取物对炎症早期的毛细血管扩张、通透性亢进、渗出和水肿等表现有抑制作用,表现出明显的抗炎作用。

(3)抗氧化。路晶晶等[22]发现白木香叶中的黄酮类成分具有明显的清除自由基活性,可能为白木香叶的主要抗氧化活性成分。林芳花等[23]认为沉香叶中含少量的鞣质,具有体外抗氧化和延缓果蝇衰老的作用。

参考文献:

[1]李蔚青.紫雪丹治疗重症腮腺炎30例临床观察(摘要)[J].济宁医学院学报,2002(04):56.

[2]洪永健,陈维挺.辨证分型治疗流行性腮腺炎的临床举隅[J].中国乡村医药,2001(07):28.

[3]赵金兰.清热饮加紫雪丹治疗小儿高热30例[J].江西中医药,1996(S2):20.

[4]文益华.紫雪丹敷脐治疗小儿高热200例[J].河北中医,1991(04):12.

[5]杨硕公.中药紫雪丹治疗急性扁桃体炎初步报告[J].中华耳鼻咽喉科杂志,1960(3):155.

[6]潘澄滚.危重传染性肝炎辨证论治的探讨[J].中医杂志,1963(12):1.

[7]忻德宗.治疗流行性乙型脑炎点滴体会[J].浙江中医杂志,1965(8):1-3.

[8]福建省中医研究所.中西医协作治疗流行性脑脊髓膜炎175例总结报告[J].福建中医药,1959(5):15-17.

[9]曹南华.用局方紫雪丹治愈多年痫症的临床报告[J].星群医药月刊,1951(4):26-27.

[10]庄球钦.泻心汤合紫雪丹治鼻衄5例[J].福建中医药,1989(04):66.

[11]陈禄兴.紫雪丹治疗精神分裂症[J].湖北中医杂志,1982(02):21-22.

[12]赵凯.运用紫雪丹一得[J].中医函授通讯,1990(03):34.

[13]陈捷.紫雪丹儿科运用举偶[J].温州医学院学报,1992(01):58-60.

[14]庞实,黄静贞.紫雪丹、凉膈清金汤治疗肺结核咯血27例的初步观察[J].江苏中医,1962(03):37-38.

[15]王瑞霞,王更生.紫雪丹的临床新用[J].中国中医急症,2004(04):228.

[16]李经纬,余流盆,蔡景峰,等.中医大辞典[M].北京:人民卫生出版社,2004:721.

[17]许俊杰,孟庆棣.紫雪丹的解热镇静和抗惊厥作用的实验研究[J].第一军医大学学报,1985(03):211-212.

[18]许俊杰,孟庆棣.紫雪丹的实验研究[J].中药药理与临床,1985(01):29.

[19]张保国.羚羊角化学成分和药理研究[J].中华临床医药,2003,20(4):109-1101.

[20]周永学,李敏,唐宗书,等.中药石膏及其主要成分解热抗炎作用及机制研究[J].陕西中医学院学报,2012(05):74-76.

[21]林焕泽,李红念,梅全喜.沉香叶与沉香药材抗炎作用的对比研究[J].中华中医药学刊,2013(03):548-549.

[22]路晶晶,戚进,朱丹妮,等.白木香叶中黄酮类成分结构与抗氧化功能的相关性研究[J].中国天然药物,2008,6(6):456-460.

[23]林芳花,彭永宏,柯菲菲,等.沉香叶鞣质含量测定及抗氧化、延缓衰老作用[J].广东药学院学报,2012,28(3):259-262.

第十二节　凉血散血法方剂

凉血散血法是根据叶天士"入血就恐耗血动血,直须凉血散血"这一热入血分的治法理论而来。营为血之浅层,热邪入营不能及时清解,则可进一步深入血分导致血热炽盛,动血耗血,而引起广泛出血和斑疹密布,进一步导致血脉瘀滞。本类方剂多以犀角、生地等凉血为主,配以牡丹皮、赤芍等既能散瘀,又能凉血,以止血而不留瘀。主要针对温病热入血分者而设,尚可治疗杂病之热郁血分,热瘀互结之证。代表方剂有犀角地黄汤(参见本章第九节)、神犀丹、化斑汤、黄连解毒合犀角地黄汤。

神犀丹

【方源】清代王孟英《温热经纬》引叶天士方。

【组成】乌犀角尖、石菖蒲、黄芩各6两(180 g),真怀生地(绞汁)、银花各1斤(500 g),金汁、连翘各10两(300 g),板蓝根9两(270 g),玄参7两(210 g),香豆豉8两(240 g),花粉、紫草各4两(120 g)。

【服法】各生晒研细,以犀角、生地汁、金汁和捣为丸,每重1钱(3 g),凉开水化服。每日2次。小儿酌减。

【功用】凉血解毒,清心开窍。

【主治】适用于温热暑疫之壮热,神昏,谵语发斑,惊厥昏狂,舌色干光或紫绛,或圆硬,或黑苔;也治酷暑之时,阴虚之体及新产妇人,初病即觉神情躁乱而舌赤口干者;又疗痘麻毒重,夹带紫斑等危症,或痘疹后余毒内炽,口糜咽腐,目赤神烦,瘈疭等。

【方解】本方是在犀角地黄汤的基础上发展而来,其清热解毒作用较大,并能化浊开窍,尤侧重于解毒,与犀角地黄汤的凉血而兼散瘀,专治邪入血分、热甚动血之各种失血证有所不同。方中以清热解毒、凉血止血、清心安神、透邪外达之犀角为君药,合金汁、连翘、板蓝根、黄芩等苦寒之品以及玄参、紫草,清解血分热毒和气分余毒;合生地、玄参、紫草凉血散血,解毒化斑。天花粉、生地、玄参养阴清热生津,促进血行流畅。石菖蒲合清热药清心开窍,芳香辟秽。紫草清润凉血活血,合淡豆豉、金银花、连翘透发痘疹,引邪外出。全方合用共奏清热解毒,凉血化斑,护正养阴,透发痘疹,清心开窍之功效。可谓数擅其长,组方配伍甚为合理。

【运用】

(1)辨证要点。《续名医类案》称本方为“温热暑疫之主方”,是治疗温热暑疫,邪入营血证的常用方剂。临床应用以高热昏谵,斑疹色紫,口咽糜烂,目赤烦躁,舌紫绛等为辨证要点。

(2)加减变化。出血严重者,可加大蓟、小蓟、仙鹤草凉血止血。神昏谵语者,可加服安宫牛黄丸、至宝丹,以清心开窍。

(3)现代运用。本方应用于痛风、红斑类皮肤病、小儿发烧、温病便血、肝昏迷等。

(4)使用注意。脾胃虚寒者不宜使用。

【附方】神犀丸[见《中国中药成药处方集》(武汉方)]。《江苏省药品标准》1997年将其改名为解毒清心丸。

【各家论述】《续名医类案》:“雄按:普济解毒饮乃湿温时疫之主方,神犀丹乃温热暑疫之主方也。若初病即觉神情躁乱,而舌赤口干者,是温暑直入营分。酷热之时,阴虚之体,及新产妇人,最易患此,急用神犀丹,多可挽回,切勿拘泥日数,误投别药,以致偾事。兼治痘麻毒重,夹带紫斑,及麻痘后余毒内炽,口糜咽腐,目赤神烦,痣瘁等症。方中金银花,有鲜者捣汁用尤良。如无金汁,可用人中黄四两研入。无板蓝根,以飞净青黛代之。”

《温热经纬》:“雄按:温热暑疫诸病,邪不即解,耗液伤营,逆传内陷,痉厥昏狂,谵语发斑等证,但看病人舌色干光,或紫绛,或圆硬,或黑苔,皆以此丹救之,若初病即觉神情昏躁,而舌赤口干者,是温暑直入营分,酷暑之时,阴虚之体,及新产妇人,患此最多,急须用此,多可挽回,切勿拘泥日数,误投别剂,以偾事也。兼治痘疹毒重,夹带紫斑危证,暨痘疹后余毒内炽,口糜咽腐,目赤神烦诸证。方中犀角为君,镑而煎之,味极难出,磨则需时,缓不及待,抑且价昂,非贫人所能猝办,有力者预为合就施送,则患者易得,救活必多,贫者重生,阴功亦大,或存心之药铺,照本制售,亦方便之一端也。”

【临证举隅】

(1)患者,女,22岁。1个月前,因感冒发热恶寒,咽喉肿痛,遂双下肢膝以下出现大片红肿,关节周围有多个红疙瘩,压痛,被某医院诊断为风湿结节,经抗风湿治疗,疗效不明显。经查双侧下肢胫前散布直径约2~3 cm大小的硬结5个,局部皮色潮红,肿胀,压痛明显,下肢因疼痛行走不便,舌红,脉数。诊断为结节性红斑。证属湿热下注,凝阻经脉。治宜清热凉血,除湿通络。处方:生地20 g,紫草10 g,鸡血藤15 g,牡丹皮10 g,赤芍10 g,金银花15 g,忍冬藤15 g,秦艽10 g,防己10 g,木瓜10 g,川牛膝15 g,夏枯草10 g,土贝母10 g。服上方6剂后,结节开始软化缩小,压痛渐轻,皮色转暗红。原方去牡丹皮、紫草、防己、秦艽,加伸筋草10 g,木通10 g,丹参20 g。连服药20剂,双下肢结节完全消退,临床治愈。

按:结节性红斑类似于中医学的瓜藤缠,多因湿热郁阻,气血不畅所致,属温病发斑范畴,然窍闭神昏者少见,故原方去犀角、金汁、石菖蒲、淡豆豉,加入凉血解毒之品,名加减神犀丹。方中生地、紫草、牡丹皮、金银花清热凉血化斑,秦艽、木瓜、防己清热利湿,土贝母、夏枯草软坚散结,赤芍、鸡血藤、忍冬藤、伸筋草、木通、丹参活血通络。诸药合用,重在凉血化斑,兼以解毒通络,乃变通之用。

（2）患者，男，2.5岁。体温39℃，西医检查诊断为化脓性扁桃体炎。因用青霉素、庆大霉素、洁霉素治疗无效而来中医门诊治疗。患者呈高烧面容，烦躁，食欲不振，精神欠佳，咽部红肿，大便干，口唇红，舌质红，无苔，脉象弦数。予服清热解毒中药治疗，效果不显，第3日开始服用神犀丹1/2丸，体温下降至正常而痊愈。

按：神犀丹以犀角为君药，其味苦，性寒，清营热，凉血解毒，配石菖蒲、玄参、黄芩、金汁增强其清热疗效，配生地以凉血脉，又加入金银花、连翘、板蓝根、淡豆豉以散热解毒，使热邪速解，天花粉、玄参养阴清热。妙在本方配紫草，其味甘咸，微寒，主凉包络之血而解毒。故此临床遇有热入营血的高烧等症用此丹皆获良效。

（3）患者，女，成年人。热9日不退，舌中厚腻，边尖红绛，周身有淡紫色血点密布，神烦不宁。证属温邪入营。治宜大剂清营解毒。处方：细生地15 g，麦冬9 g，玄参9 g，金银花12 g，连翘9 g，地骨皮9 g，紫花地丁12 g，绿豆衣9 g，白茅根1扎，神犀丹1粒（化服）。

按：邪入营分，便当清营解毒，方用神犀丹清营解毒而透营分之邪。金银花、连翘、紫花地丁、白茅根解毒泄热，生地、玄参、麦冬养阴。紫花地丁味苦性寒，入心经、肝经，能清热解毒，尤擅解疔毒，以往外科多用之，用于温热病者则较少，今亦常用于急性感染性疾患。

（4）患者，男，成年人。患者行脾切除，并结扎胃底食道静脉后，突然神志不清，牙关咬紧，身热狂暴，手足颤动，烦躁不安，口唇干燥，腹胀，便结，舌质深绛，苔薄而干，脉弦数鼓指。证属邪热内蕴，心肝火旺，阴津耗伤，内风暗动之重候，病势危笃，勉从清营泄热、凉血解毒立法。进药不便，以丸代煎，试观动静。单用神犀丹1粒，研末分次开水送服。患者服神犀丹后，次日神志渐清，牙关已开，手足颤动渐止，烦躁改善，大便通而不畅，唯身热头痛，口渴少津，舌红绛，苔黄干，脉仍弦数不静。证势未定，慎防骤变，再从前法，汤丸并进。处方：广犀角3 g，鲜生地30 g，鲜石斛15 g（先煎），辰麦冬9 g，京玄参12 g，金银花12 g，朱连翘9 g，生石膏30 g（先煎），肥知母9 g，竹叶9 g，生大黄9 g，板蓝根15 g，活水芦根30 g（去节）。服2剂。另：神犀丹2粒，每日服1粒，分2次服；鲜竹沥3支，每日服1支。2日后，患者神志已清，答问切题，心烦口渴，大便通而干，夜寐较安，唯觉腹胀不适，小便短少，舌红绛，苔黄转薄，脉细弦带数，阴津内伤，郁热犹重。再拟原法化裁。

按：患者病危时，根据中医辨证，用神犀丹清营泄热，凉血解毒，即"急则治标"。神志渐清后，采用汤丸并施，以育阴增液培本为主，即"缓则治本"。患者服药仅10余剂，效果较为满意，关键在于神犀丹功效显著。

【现代研究】

1.临床研究

（1）痛风。于为国等[1]以神犀丹（浓缩水牛角粉、生地、金银花、板蓝根、玄参、连翘等）为主化裁，配合祛风通络、滋肝益肾等法，分初、中、晚3期治疗痛风102例，总有效率为88.2%。

（2）红斑类皮肤病。周语平[2]应用神犀丹加减治疗多种红斑类皮肤病，如进行期银屑病、结节性红斑、过敏性皮炎、多型性红斑、传染性疣等，疗效突出。

（3）其他。神犀丹治疗小儿发烧[3]、温病便血[4]、肝昏迷[5]，均取得较好疗效。

2.药理研究

现代研究表明，神犀丹具有解热、抗炎、改善微循环、增强免疫及降低血瘀证动物血管内皮细胞黏附分子等作用，为其凉血解毒、清心开窍功效提供了一定的现代阐述。

（1）解热抗炎。张奎等[6]发现神犀丹水提取物能显著降低发热家兔的体温，且给药后1 h即出现明显的解热作用，作用可持续7 h；能抑制炎症介质刺激血管致使血管扩张、通透性增强、渗出性增加造成的组织肿胀，且能显著抑制二甲苯致小鼠耳廓肿胀；能显著对抗小鼠腹腔毛细血管通透性增高。张云璧[7]发现犀角地黄汤能够抑制变态反应性皮炎模型小鼠皮损组织中细胞间黏附分子－1、血管细胞黏附分子－1表达的增高，说明犀角地黄汤能够抑制皮损部位黏附分子的表达，从而抑制炎症反应。

（2）改善微循环及增强免疫。张艳萍等[8]发现犀角地黄汤能改善微循环的血液流态，减少血流中红细胞聚集,减少血管痉挛收缩和血管周围渗出。关现军[9]发现加味犀角地黄汤能够降低全血黏度,增加血液的流动性,从而使热毒血瘀模型兔的血液高黏滞状态得到改善,能显著改善热毒血瘀证的血液流变性和红细胞免疫功能,维持机体正常的血液循环,增强机体对疾病的抵抗力。

参考文献:

[1]于为国,陈乃光.神犀丹为主治疗痛风102例[J].陕西中医,1997(11):499.

[2]周语平.温病神犀丹治疗红斑类皮肤病的体会[J].甘肃中医学院学报,1996(04):44-46.

[3]谢务栋.神犀丹治疗小儿发烧[J].河北中医,1986(02):19.

[4]杨寿元.李畴人先生治温病便血验案[J].江苏中医,1961(07):43-46.

[5]董漱六."神犀丹"治愈肝昏迷一例[J].上海中医药杂志,1979(01):35.

[6]张奎,李岩.神犀丹解热、抗炎作用的实验研究[J].河南中医,2009(04):352-353.

[7]张云璧.犀角(水牛角)地黄汤对6-MC诱导的光变态反应模型小鼠皮损部位ICAM-1与VCAM-1表达的影响[C].//中华中医药学会.中华中医药学会皮肤科分会第六次学术年会、赵炳南学术思想研讨会、全国皮肤科中医外治高级研修班论文集,2009:136.

[8]张艳萍,杨芙蓉,施昌年,等.球结膜微循环观察牛角地黄汤治疗家兔DIC模型的效果[J].微循环学杂志,1992,2(1):12.

[9]关现军.加味犀角地黄汤作用机理初探[J].西南民族学院学报(自然科学版),1999,25(3):29.

化斑汤

【方源】清代吴鞠通《温病条辨》。

【组成】石膏1两(30 g),知母4钱(12 g),生甘草3钱(9 g),元参3钱(9 g),犀角2钱(6 g),白粳米1合。

【服法】水8杯煮取3杯,日3服,渣再煮1钟,夜1服。

【功用】清气血,除邪热,消斑。

【主治】适用于太阴温病误汗而发为斑疹。太阴温病,不可发汗;发汗而汗不出者,必发斑疹;汗出过多者,必神昏。

【方解】温病忌汗者,病由口鼻而入,邪不在足太阳之表,故不得伤太阳经也。时医不知,而误发之。若其人热盛血燥,不能蒸汗,温邪郁于肌表血分,故必发斑疹也。若其人表疏一发,而汗出不止,汗为心液,误汗亡阳,心阳伤而神明乱,中无所主,故神昏。心液伤而心血虚,心以阴为体,心阴不能济阳,则心阳独亢,心主言,故不休也。化斑汤用治气分热炽,而血热又起,气血两燔之证。方中石膏清肺胃之热;知母清金保肺,清肺胃之热而除烦渴;甘草清热解毒和中;粳米清胃热而保胃液。四味合用,共收清热生津之功效。玄参、犀角清热解毒。故以清气生津药与凉血解毒药相配,两清气血,使邪热退则血自止,而斑可化,故名"化斑汤"。

【运用】

(1)辨证要点。《温病条辨》称本方为"此热淫于内,治以咸寒,佐以苦甘法也",是治疗气血两燔之发斑的常用方剂。以发热,或身热夜甚,外透斑疹,色赤,口渴或不渴,脉数为辨证要点。

(2)加减变化。胃火盛者,可加生石膏,恐其胃烂也。血斑凝结过甚者,少加苏木以化之。肺脏属金,本无火症,若他脏有火,逼于肺脏,可加天冬。

(3)现代运用。本方广泛用于紫癜,如过敏性紫癜、紫癜性肾炎、血小板减少性紫癜等。对于皮肤病,如黄褐斑、扁平疣、玫瑰糠疹、漆疮、重症剥脱性皮炎、多形性红斑、炎性痤疮、寻常型银屑病、牛皮癣、剥脱性皮炎、水痘,亦多用之。

(4)使用注意。非血热火盛不宜轻用。

【附方】解热化斑汤(见《痧痘集解》卷六):前胡,桔梗,山楂,木通,丹参,连翘(去心),黄连,芦根,知母,紫草,山栀,金银花,荷鼻(荷叶近梗处之蒂)。上药各随经络见症,斟酌多寡用之。主治五脏大热,血凝不化,痘窠粒不分,脚地不清。

化斑汤(见《张氏医通》卷十五):黑参6 g,鼠粘子3 g,柴胡2.4 g,荆芥1.8 g,防风1.8 g,连翘2.1 g,木通2.4 g,枳壳2.1 g,蝉蜕1.5 g,生甘草1.2 g,灯芯20 茎,竹叶15 片。功用:化斑透疹。主治痘与斑夹出者。

【各家论述】《温病条辨》:"前人悉用白虎汤作化斑汤者,以其为阳明证也。阳明主肌肉,斑疹遍体皆赤,自内而外,故以石膏清肺胃之热,知母清金保肺而治阳明独胜之热,甘草清热解毒和中,粳米清胃热而保胃液,白粳米阳明燥金之岁谷也。本论独加元参、犀角者,以斑色正赤,木火太过,其变愈速,但用白虎燥金之品,清肃上焦,恐不胜任,故加元参启肾经之气,上交于肺,庶水天一气,上下循环,不致泉源暴绝也。犀角咸寒,禀水木火相生之气,为灵异之兽,其阳刚之体,主治百毒虫痤邪鬼瘴气,取其咸寒,救肾水以济心火,托斑外出,而又败毒避瘟也。再病至发斑,不独在气分矣,故加二味凉血之品。"

《医方考》:"胃热者,口燥烦渴也。胃主肌肉,故胃热则肌肉斑烂;脉虚者,壮火食气,而脉无力以充实也。惟其胃热,故用石膏之寒;惟其脉虚,故用人参之补;知母养其营,甘草养其卫。"

【临证举隅】

(1)患者,女,68 岁。患者过敏性紫癜病史8 年,20 日前因感冒,紫癜再次复发,现症见双下肢、臀部、腹部发生较密集粟米粒及绿豆大小紫红色紫癜,压之不褪色,瘙痒,无腹痛、关节痛,纳食欠佳,舌质红,苔薄少,脉弦浮。中医诊断为紫癜。治宜祛风清热,凉血消斑。方用化斑汤加味:生石膏30 g,知母15 g,生薏苡仁15 g,生甘草15 g,玄参20 g,生地12 g,茜草25 g,怀牛膝15 g,牡丹皮15 g,赤芍30 g,紫草25 g,白鲜皮25 g,水牛角粉25 g,炒栀子15 g,蛇蜕6 g,白芍15 g,青黛4 g,防风15 g,升麻4 g,银花炭20 g。服7 剂。二诊:斑疹明显消退,但瘙痒不减。故原方加乌梢蛇8 g、祁蛇4 g,加强祛风止痒之功效。服7 剂。三诊:斑疹大都消退,瘙痒明显减轻。继用原方7 剂后患者症状完全好转。

按:唐容川云:"火热相搏则气实,气实则迫血妄行。"阳明之火灼伤血络,血溢脉外发为斑疹,故取白虎汤清解阳明之热,方中石膏清泄肺胃之热,知母清肺金而泄火,两药配伍而清阳明独盛之热;甘草补脾益气,调和诸药;白粳米益胃生津,乃阳明燥金之岁谷也。叶天士卫气营血理论谓:"在卫汗之可也,到气才可清气,入营犹可透热转气……入血就恐耗血动血,直须凉血散血。"肌肤发斑乃为邪入营血之征象,取水牛角、玄参以清热凉血。本例以化斑汤为基础方,以生薏苡仁代替白粳米,加强固护脾胃之功效;加入清热、凉血活血、祛风通络之品,使斑疹自消。

(2)患者,男,18 岁。鼻衄3 年余,每年均发作3~4 次,每次均因失眠或饮食辛热而触发。此次鼻衄乃食辛热之品而诱发,经鼻腔填压,血仍不止,因而前来求治中医。刻诊:面颊红,唇干色赤,口气秽臭,舌正红,苔薄黄,脉弦而数。证属胃火炽盛,灼伤血络,迫血妄行。治以清热凉血止血。方用化斑汤增减:生大黄10 g,生石膏30 g,玄参15 g,生地15 g,牡丹皮10 g,大青叶30 g,知母10 g,甘草6 g。嘱进药3 剂。药后鼻衄已止,夜能安睡,遂以原方加减再进药2 剂以巩固,多年未发。

按:此证多因肺胃蕴热,导致血热妄行,上循其窍而见鼻衄。故选用清热凉血止血的化斑汤加减进行治疗,效果显著。

(3)患者,男,62 岁。主诉患牛皮癣20 余年,周身皮损融合成片,皮损占全身面积75%以上,基底潮红,上覆层层皮屑,局部瘙痒,舌红少苔,脉细数。证属热入营血,生风化燥。治宜清营凉血,解毒消风。处方:石膏30 g,知母12 g,菝葜30 g,白鲜皮30 g,生地30 g,土茯苓12 g,犀角6 g(冲服),黄芩10 g,牡丹皮10 g,玄参9 g,生甘草9 g,白粳米15 g。外用药组成:雄黄15 g,斑蝥6 g,血竭10 g,土槿皮10 g,番木鳖10 g,蜈蚣10 g,没药10 g。用水约1000 mL,浸6~8 日后使用。用药前先将鳞屑刮去,用米醋调涂,每日1 次或隔日1 次,不能间断。内外合治13 日,瘙痒减轻。守方治疗77 日,全身皮损恢复正常,达临床治愈。

按:银屑病多属血虚燥热,外受风邪,皮肤失润,邪客肌肤,入于血分所致。方中石膏、知母清肺胃之热,犀角、玄参则能败毒辟温凉血，白粳米能保津，菝葜、白鲜皮、土茯苓等能解毒消风。诸药合用，共奏清热败毒，祛斑消风之功效。配合外用药，收效甚著。

【现代研究】

1.临床研究

（1）过敏性紫癜。郑秋惠等[1]运用益肾化斑汤治疗小儿过敏性紫癜68例，总有效率为100%。李志鸿[2]以凉血化斑汤治疗过敏性紫癜70例，有效率为82.8%，优于给予血治林及维生素C片治疗组。程甘露[3]自拟凉血化斑汤治疗过敏性紫癜30例，总有效率为96.7%。

（2）紫癜性肾炎。刘东阳[4]以调气化斑汤配合西药治疗紫癜性肾炎36例，总有效率为88.8%。薛孝明等[5]应用益母化斑汤治疗小儿紫癜性肾炎20例，痊愈18例，有效2例，总有效率为100%。叶启铭等[6]以紫草化斑汤联合中小量激素治疗过敏性紫癜性肾炎50例，总有效率为96%。

（3）血小板减少性紫癜。褚万峰等[7]以三胶化斑汤治疗原发性血小板减少性紫癜32例，总有效率为81.2%。韩宁林[8]运用中西医结合治疗特发性血小板减少性紫癜24例，总有效率为95.8%。

（4）黄褐斑。宋书仪等[9]、柯友辉等[10]分别以化斑汤治疗黄褐斑90例、47例，总有效率分别为93%、87.2%。王银花[11]采用化斑汤联合面膜治疗黄褐斑150例，总有效率为94.6%。段玉通等[12]运用疏肝补肾化斑汤联合面针围刺治疗黄褐斑40例，总有效率为85%。

（5）其他。化斑汤治疗扁平疣[13]、玫瑰糠疹[14]、非孕期黄褐斑[15]、漆疮[16]、重症剥脱性皮炎[17]、多形性红斑[18]、系统性红斑狼疮[19]、炎性痤疮[20]、寻常型银屑病[21]、牛皮癣[22]、固定性药疹[23]、剥脱性皮炎[24]、水痘[25]，均取得较好疗效。此外，钟华等[26]运用化斑汤在治疗头颈部肿瘤急性放射性口咽损伤方面均有较好疗效。

2.药理研究

现代研究表明，化斑汤具有解热、抑菌、抗炎、镇痛、增强免疫等作用，为其清气凉血、化斑功效提供了一定的现代阐述。

（1）解热镇痛、抗炎。陈扬荣等[27]观察白虎汤对内毒素所致发热家兔的解热作用，结果，5 h体温效应指数和对照组比较有显著性差异。施旭光[28]通过小鼠热板实验和醋酸扭体实验，发现白虎汤加桂枝对模型小鼠的镇痛作用与生理盐水组比较差异显著，并发现对蛋清致大白鼠足跖肿、对大白鼠棉球肉芽肿、对巴豆油致小鼠耳肿胀均有抑制作用，能降低小鼠腹腔毛细血管通透性。李医明等[29]实验发现玄参的抗炎活性可能与其苯丙素苷类成分的抗氧化作用有密切关系。

（2）抗菌。周友红等[30]用白虎汤去粳米加羚羊角粉制成白虎羚退热散，通过平皿法和试管内药液稀释法观察其抑菌作用，发现白虎羚退热散对肺炎双球菌及金黄色葡萄球菌最敏感，对乙型链球菌敏感，对大肠杆菌不敏感。翁东明等[31]发现玄参叶的抑菌效力较根强，尤对金黄色葡萄球菌有效，对白喉杆菌、伤寒杆菌次之，对乙型链球菌等作用差。

（3）增强免疫。吴贺算等[32]将白虎汤采用水煮醇沉法制成注射剂，注射后观察其对小鼠免疫功能的影响，结果白虎汤能增强腹腔巨噬细胞吞噬功能，提高血清溶菌酶的含量，促进淋巴细胞转化，对再次免疫的抗体形成有促进作用，显著提高再次免疫抗体浓度，能显著减轻幼鼠脾脏的重量。谢丽华等[33]发现玄参所含哈帕酯苷皮下注射能使阴虚小鼠被抑制的免疫功能恢复；哈帕苷和哈帕酯苷均能促进阴虚小鼠体外脾淋巴细胞增殖。

（4）抗血小板聚集。药理实验证实苯丙素苷能抑制血小板聚集和大鼠中性白细胞花生四烯酸代谢物白三烯的生成[34]。黄才国等[35]发现苯丙素苷可使血浆中血栓素B2和6-酮-前列腺素F1α均有所下降，但血栓素B2下降更为明显。倪正等[36]发现玄参醚、玄参醇、玄参水提取物有显著抑制血小板聚集性，降低纤溶酶原激活抑制物-1的作用，说明其有抗血小板聚集，增强纤维蛋白溶解活性作用。

参考文献：

[1]郑秋惠,任丽曼.益肾化斑汤治疗小儿过敏性紫癜68例[J].陕西中医,2005(05):427－428.

[2]李志鸿.凉血化斑汤治疗过敏性紫癜(血热证)的临床观察[J].中医药信息,2011(04):107－108.

[3]程甘露.自拟凉血化斑汤治疗过敏性紫癜30例[J].四川中医,2002(04):32－33.

[4]刘东阳.调气化斑汤配合西药治疗紫癜性肾炎36例[J].河北中医,2010(07):1028－1029.

[5]薛孝明,姬存栓.益母化斑汤治疗小儿紫癜性肾炎20例[J].现代中医药,2006(01):32－33.

[6]叶启铭,郑群.紫草化斑汤联合中小量激素治疗过敏性紫癜性肾炎50例[J].福建中医药,2004(01):32－33.

[7]褚万峰,齐共海,冯学花,等.三胶化斑汤治疗原发性血小板减少性紫癜32例[J].中国中医药现代远程教育,2009(04):25.

[8]韩宁林.中西医结合治疗特发性血小板减少性紫癜疗效观察[J].安徽中医学院学报,2005(05):11－12.

[9]宋书仪,周小平.化斑汤治疗黄褐斑90例[J].陕西中医,2011(03):300－301.

[10]柯友辉,陈浩波,李剑丹.滋肾化斑汤治疗肾虚肝郁型黄褐斑47例疗效观察[J].中国现代医生,2012(22):98－99.

[11]王银花.化斑汤联合面膜治疗黄褐斑150例[J].光明中医,2009(11):2150.

[12]段玉通,雪彦锋.疏肝补肾化斑汤联合面针围刺治疗黄褐斑40例[J].宁夏医学杂志,2012(10):1058－1059.

[13]李义民.退疣化斑汤与卡介苗多糖核酸对扁平疣的临床分析[J].中国现代医生,2009(06):72.

[14]汪建国.加用化斑汤治疗玫瑰糠疹疗效观察[J].广西中医药,2011(05):18－19.

[15]蒋新民,张德仁.健脾化斑汤辨证治疗非孕期黄褐斑[J].中医药临床杂志,2009(05):459.

[16]蒋世学.加味化斑汤治疗漆疮[J].湖北中医杂志,1981(02):46.

[17]谢先全.化斑汤治愈重症剥脱性皮炎1例[J].成都中医学院学报,1989(01):38.

[18]刘明.凉血化斑汤治疗多形性红斑[J].四川中医,1997(03):49.

[19]董燕平,苗华为,马秀清,等.三色化斑汤(丸)治疗系统性红斑狼疮临床研究[J].河北中医学院学报,1995(02):1－3,12.

[20]霍艳丹.化斑汤治疗炎性痤疮临床疗效观察[D].成都中医药大学,2011.

[21]杨秀珍.自拟凉血化斑汤治疗寻常型银屑病48例[J].广西中医药,1996(03):22.

[22]魏揖春.化斑汤加味合外治法治疗牛皮癣65例[J].中医外治杂志,1997(05):19.

[23]司在和.解毒化斑汤治疗固定性药疹86例[J].实用中医药杂志,2001(05):20－21.

[24]陈修漾,冯燕虹.清解化斑汤治疗剥脱性皮炎2例[J].新中医,2009(09):120－121.

[25]陈义春,吴隆庆.加减化斑汤治疗水痘236例[J].中国民间疗法,2002(07):30.

[26]钟华,周文敏.化斑汤用于头颈部肿瘤急性放射性口咽损伤效果观察[J].齐鲁护理杂志,2008(12):35.

[27]陈扬荣,戴春福.白虎汤降低家兔气分证体温的观察[J].安徽中医学院学报,1993,12(2):49.

[28]施旭光.白虎加桂枝汤治疗痹证的药理探讨[J].广州中医学院学报,1991,8(1):23.

[29]李医明,曾华武,贺祥,等.玄参提取物的抗炎和抗氧化活性[J].第二军医大学学报,1999,20(9):614－616.

[30]周友红,苗明三.白虎羚退热散抑菌作用研究[J].中华中医药学刊,2007,25(5):1016.

[31]翁东明,李黄彤,李亚伦,等.玄参口服液的药效学研究[J].海峡药学,1995,7(4):14－15.

[32]吴贺算,李秋平.白虎汤对免疫功能的影响[J].中成药,1984(12):43.

[33]谢丽华,刘宏宇,钱瑞琴,等.哈帕苷和哈帕酯苷对阴虚小鼠免疫功能及血浆环化核苷酸的影响[J].北京大学学报(医学版),2001,33(3):283－284.

[34]黄雄,黄嫒.中药玄参的研究进展[J].中医药导报,2007(10):103－105.

[35]黄才国,李医明,贺祥,等.玄参中苯丙素苷XS－8对兔血小板cAMP和兔血浆中PGI2/TXA2的影响[J].第二军医大学学报,2004,25(8):920－921.

[36]倪正,蔡雪珠,黄一平,等.玄参提取物对大鼠血液流变性、凝固性和纤溶活性的影响[J].中国微循环,2004,8(3):152－153.

黄连解毒合犀角地黄汤

【方源】清代周扬俊《温热暑疫全书》。

【组成】黄连1钱半(4.5 g)(酒洗),黄芩1钱半(4.5 g)(酒洗),黄柏1钱半(4.5 g)(酒洗),栀子1钱半(4.5 g),犀角2钱(6 g)(磨水更佳,镑屑亦可),生地黄2钱(6 g)(酒浸,捣),牡丹皮2钱(6 g),芍药2钱(6 g)。

【服法】上先以7味水煎去滓,入地黄再煎数沸,滤清,加藕节汁、侧柏汁,并磨好墨少许,搅令黑,服之。

【功用】清泄血分火毒,凉血散血。

【主治】适用于火毒壅盛,伏于血分,络脉瘀滞证。症见温毒发斑,斑色紫,甚则神志异常、出血等。

【方解】本方由黄连解毒汤和犀角地黄汤组合而成,以黄连解毒汤泄火解毒,以犀角地黄汤凉血散血,两方合用,兼具清泄火毒,凉血散瘀的功效,可治疗热伏血分,络脉热瘀互结而火毒壅盛之证。

【运用】

(1)辨证要点。黄连解毒汤证和犀角地黄汤证并见:烦躁,口苦,疔疮疮疡,多部位出血,斑疹色紫,舌绛暗等。

(2)加减变化。若大便干结者,可加大黄、芒硝。斑疹不透者,可加石膏、升麻、甘草。若血分火毒壅盛,里结深重者,可加栀子、金银花、天花粉、知母。

(3)现代运用。本方多用于临床多种疾病如复发性口腔溃疡、鼻衄、痤疮、过敏性皮炎等属火热郁伏血分,血热火毒壅盛,火毒与瘀血互结的病证。

(4)使用注意。本方原为温病温毒发斑而设,但使用时不论外感内伤,只需抓住血分火毒即可。

【附方】拔萃犀角地黄汤(见《重订广温热论》):白犀角3 g,鲜生地45 g,生大黄15 g,黄连3 g,青子芩6 g。功用:清泄血分火毒,凉血逐瘀。主治血分火毒瘀血证。

杨氏犀角大青汤(见《伤寒瘟疫条辨》):犀角6 g(镑为末,或磨汁兑汤服),大青9 g,玄参9 g,升麻3 g,黄连3 g,黄芩3 g,黄柏3 g,栀子3 g,甘草1.5 g。水煎去渣,入犀角汁、童便,冷服。功用:清泄血分火毒。主治斑出心烦大热,错语呻吟不眠,或咽喉不利者。

【各家论述】《温热暑疫全书》:"发斑因失于汗下,热毒内攻,不得散,蕴于胃腑,而发出肌表,或汗下不解,足冷耳聋,胸中烦闷,咳嗽呕逆,躁热,起卧不安者,便是发斑之候。春至温病之人,更遇时热,为未至而至之异气,变为温毒。王叔和云,阳脉洪数,阴脉实大,更感温湿,变为温毒。伏温与时热交并,表里俱热,温热为病最重也。其脉浮沉俱盛,其证心烦闷,呕逆喘咳,甚则面赤,身体俱赤色,狂乱躁渴,咽肿痛,狂言下利而发斑,最为危候。斑如锦纹,身热烦躁,大便燥结者,黄连解毒汤……凡斑色紫者为危候,黄连解毒合犀角、地黄。然须与病家言过而用,以此证虽药,十中仅救二三,若黑色而下陷者,必死也。"

《重订广温热论》:"温毒发斑,不因失汗、失下,初起脉浮沉俱盛,壮热烦躁,起卧不安;外或头面红肿,咽喉红肿,吐脓血,面赤如锦纹,身痛如被杖;内则烦闷呕逆,腹痛狂乱,躁渴,或狂言下利。如是而发斑者,点如豆大而圆,色必紫黑而显,胸背腰腹俱稠,毒气弥营卫,三焦壅闭,燔灼气血,斯时而任白虎之化斑,犀角、大青之解毒,邪毒得凉而愈郁,反致不救。惟下之则内壅一通,邪气因有出路,斑毒亦从外而解矣。治法惟紫草承气汤、拔萃犀角地黄汤二方合用,加金汁、皂角刺最效。病势极重者,症必浑身发臭,不省人事,口开吹气,舌现黑舌、黑瓣底,必须用十全苦寒救补汤,生石膏加重四倍……惟斑色紫者虽为危候,黄连解毒合犀角地黄汤连投数剂,亦可十中救二三。"

【临证举隅】患者,女,24岁。2004年10月30日初诊。患过敏性皮炎,皮损以面部为主。诊时颜面皮肤发红,有椭圆形斑,摸之发硬,附有皮屑,下肢小腿外侧也见散在皮损,瘙痒夜甚,大便不干,小便黄。脉弦细滑略数,舌红赤,苔黄白兼滑腻。从舌赤辨为血分火毒湿热蕴结之黄连解毒合犀角地黄汤证。处方:水牛角20 g(先煎),生地10 g,赤芍10 g,牡丹皮10 g,茜草10 g,紫草10 g,连翘15 g,生栀子10 g,黄芩10 g,黄连6 g,土茯苓15 g,生薏苡仁30 g,威灵仙10 g,白鲜皮10 g。服6剂。11月6日二诊:瘙痒减轻,脉滑数,舌红赤,苔白。上方加生大黄5g,服6剂。11月13日三诊:服药后,面部皮损开始消退,小腿外侧皮损也大部分消退。脉滑数,舌红略赤,苔白略腻。二诊方大黄增加为6g,加猪苓15g,泽泻15g,紫花地丁10g,枇杷叶15g。服6剂。11月20日四诊:皮损消退。继续用三诊方7剂善后[1]。

按:本例过敏性皮炎表现为颜面皮肤发红,有椭圆形斑,摸之发硬,附有皮屑,下肢小腿外侧也见散在皮损,瘙痒夜甚。病因火毒湿热蕴结于血分,治当清泄火毒,凉血散瘀消斑。方以水牛角、生地、赤芍、牡丹皮、茜草、紫草清热凉血为主,辅以连翘、生栀子、黄芩、黄连、土茯苓、生薏苡仁、威灵仙、白鲜皮清热化湿解毒,后诊中续加大黄泄下逐瘀,更加猪苓、泽泻淡渗利湿,导热从下而去,复加紫花地丁、枇杷叶专药针对皮损热毒,故收效甚著。

参考文献:

[1]张文远.温病方证与杂病辨治[M].北京:人民卫生出版社,2007.

第十三节　凉血逐瘀法方剂

凉血逐瘀法是清解血分邪热,攻逐血分瘀血的治法。主治温病血分瘀热互结之证。其治疗思想符合叶天士"入血就恐耗血动血,直须凉血散血"之观点。代表方剂是桃仁承气汤。

桃仁承气汤

【方源】明代吴又可《瘟疫论·蓄血》。

【组成】大黄4钱(12g),芒硝2钱(6g),桃仁18粒(9g),当归2钱(6g),芍药2钱(6g),丹皮2钱(6g)。

【服法】水8杯,煮取3杯,先服1杯,得下止后服,不知再服。

【功用】凉血逐瘀。

【主治】适用于温病血分瘀热互结之证。症见发热,少腹坚满,按之疼痛,神志如狂,口干但欲漱水不欲咽,大便色黑易下,小便自利,舌质紫绛有瘀斑,脉细涩。

【方解】热入血分,血与热相互搏结,气血运行不畅,炼血耗血,致瘀热互结蓄积于少腹,见少腹坚满,按之疼痛。瘀血未蓄于膀胱之内,故见小便自利。瘀热扰神,故神志如狂。血热伤津,且瘀血内阻,故口干但欲漱水不欲咽。血性柔润蓄于大肠,则大便色黑易下。舌质紫绛有瘀斑、脉细涩,为瘀血内结、阴血耗伤的征象。治宜凉血逐瘀。本方中牡丹皮、芍药、桃仁清热凉血祛瘀;当归养血和血,且行血中之气;大黄、芒硝泄热行瘀破结。

本方配伍特点:清热与祛瘀并用(徒清热则瘀不去,徒祛瘀则热不解),并采用攻逐之法加强化瘀的力度。

【运用】

(1)辨证要点。以少腹坚满,按之疼痛,舌质紫绛有瘀斑,脉细涩为辨证要点。

(2)加减变化。可加青皮、枳实,行气以助破血。蓄血重者加虻虫。

(3)现代运用。现代多运用于精神疾患、脑外伤后遗症、盆腔瘀血症、乳腺疾病、急性肾功能衰竭等。

(4)使用注意。空腹服用。服用后可见轻度腹泻。无瘀热阻滞者禁用。

【附方】桃核承气汤(见《伤寒论》):桃仁50个(去皮尖),大黄120 g,桂枝60 g(去皮),甘草60 g(炙),芒硝60 g。功用:活血化瘀,通下瘀热。用于太阳蓄血证。

加减桃仁承气汤(见《温病条辨》):大黄9 g(制),桃仁9 g,细生地18 g,牡丹皮12 g,泽兰6 g,人中白6 g。功用:逐血分瘀热。主治热病经水适至,心中烦热,舌痿,饮冷,神志忽清忽乱,右脉长左脉沉。

【各家论述】《瘟疫论》:"胃热移于下焦气分,小便不利,热结膀胱也。移热于下焦血分,膀胱蓄血也。小腹硬满,疑其小便不利,今小便自利者,责之蓄血也。小便不利,亦有蓄血者,非小便自利,方为蓄血也。胃实失下,至夜发热者,热留血分,更如失下,必致瘀血。初则昼夜发热,日晡益甚。既投承气,昼日热减,至夜独热者,瘀血未行也,宜桃仁承气汤。"

《温病条辨》:"少腹坚满,法当小便不利,今反自利,则非膀胱气闭可知。夜热者,阴热也。昼凉者,邪气隐伏阴分也。大便闭者,血分结也。故以桃仁承气汤通血分之闭结也。若闭结太甚,桃仁承气不得行,则非抵当不可。然不可轻用,不得不备一法耳。"

【临证举隅】

(1)周某,女,40岁。1995年10月16日初诊。罹患痛经病史10余年,现闭经半年。查见小腹硬满,心烦失眠,大便干结,小便赤涩,毛发干枯少华,目眶暗滞,口唇紫暗,舌质暗紫,边有瘀斑,苔黄厚,脉弦有力。B超检查示:子宫体增大,子宫有一5 cm×4 cm之肌瘤。处方:大黄20 g,芒硝15 g,桂枝6 g,炒桃仁20 g。服8剂,每日1剂,水煎服。10月26日二诊:服药后大便正常,小腹胀满已减,夜寐稍安。上方去芒硝,加炙鳖甲20 g,炙山甲10 g,三棱15 g,莪术15 g,川牛膝15 g。服15剂,服法同上。11月13日三诊:月经行,下黑血块较多,夜寐安,小腹胀满已除。为缓图根治,将二诊处方改为丸药,每丸8 g,每次1丸,每日3次,饭后服。连服半年余,经行正常,痛经未再发作,B超复查示子宫体正常,肌瘤消失。

按:本例由于月经闭积,久而不消,郁而化热,炼血耗血,聚为症瘕。属于邪热与瘀血互结于胞宫,治宜凉血逐瘀。首用桃仁承气汤加减:大黄、芒硝泄热逐瘀,桃仁活血化瘀,桂枝温通血脉。继投软坚散结逐瘀之鳖甲、山甲、三棱、莪术、川牛膝[1]。

(2)患者,男,32岁。发热、头痛、腹痛5日,入院治疗。体温38 ℃,脐下条索状出血点,全腹压痛反跳痛。实验室检查:尿蛋白(＋＋＋),红细胞(＋＋＋),血白细胞计数$14×10^9$/L,中性粒细胞为88%,淋巴细胞为12%,血小板计数$60×10^9$/L,尿素氮64 mmol/L。诊断为流行性出血热Ⅲ期重叠。综合治疗,加强利尿措施,但每日尿量仍不足300 mL,腹痛转剧,舌尖红,苔黄燥。于住院第3日加用桃仁15 g,大黄18 g,桂枝6 g,芒硝15 g,炙甘草6 g,煎服。当夜大便2次,腹痛随之减轻,同时当夜12时尿量达600 mL。连用药2剂,配合西药,患者顺利度过少尿期。

按:本例为急腹症型流行性出血热。血与邪热互结成瘀阻滞脘腹。治宜清热凉血逐瘀。大黄、芒硝泄热逐瘀、软坚散结,桂枝宣通血脉,辅佐桃仁活化瘀血,炙甘草调和诸药[2]。

【现代研究】

1.临床研究

(1)流行性出血热。付希有等[2]运用桃仁承气汤加减治疗急腹症型流行性出血热,当夜痛减,且有排尿。罗新安[3]运用桃仁承气汤治疗流行性出血热急性肾功能衰竭、弥散性血管内凝血,疗效显著。顾中秋等[4]强调重型流行性出血热少尿期治疗应中西医结合,及早配伍桃仁承气汤,可缩短病程。

(2)消化系统疾病。单伯民等[5]运用桃核承气汤加川芎、郁金、生地等治疗气血瘀阻型急性出血性胰腺炎,症见突发性右上腹部疼痛,伴恶心、呕吐、腹胀,肛门无排气排便。患者服药2剂后,矢气频出,大便畅下,痛随利减,血压稳定。服药6剂后,腹痛消失。李洪斌[6]运用桃仁承气汤加减治疗腹部术后并发症,如腹痛、肠梗阻、肠粘连、腹腔感染等,疗效确切,无不良反应。马志华等[7]运用桃仁承气汤,结合现代医学治疗46例梗阻并伴有轻度血运障碍的老年瘀结型肠梗阻,用药后12~48 h,42例梗阻解除,肠道通畅。

（3）泌尿系统疾病。赵军等[8]以桃仁承气汤加附片、丹参等治疗30例慢性肾功能衰竭患者,病人症状明显改善。朱圣魁[9]以桃核承气汤加减治疗顽固性血尿,症见尿液中时带黏液血丝及小血块,疗效较好。

（4）妇产科疾病。龚振祥运用桃仁承气汤治疗妇科疑难杂症,如不孕症、产后腹痛、子宫肌瘤等,均奏良效[1]。李颖等[10]以桃仁承气汤治疗89例盆腔子宫内膜异位症患者,结果显示:89例患者,临床治愈31例,显效37例,有效16例,无效5例。赵光明[11]运用桃仁承气汤治疗产后热毒与瘀血互结胞中所致高热,"开门祛贼",泄热通腑,导瘀热下行。

（5）神经系统疾病。党兰玉[12]以桃仁承气汤治疗情感性(心境)障碍18例,属中医学如狂、发狂和癫证范畴,病机以瘀、热、气郁为主者,痊愈11例,好转5例,无效2例。陈芳国[13]以桃仁承气汤治疗脑伤后遗症,症见精神狂躁、语无伦次,愈后随访17年未复发。

2. 药理研究

（1）对血液系统的影响。龚传美等[14]认为桃仁承气汤能降低大白鼠的全血黏度、胆固醇、纤维蛋白原和血糖。李桂枝等[15]运用桃仁承气汤对小白鼠灌胃,结果表明:桃仁承气汤有显著扩张血管、改善微循环的作用。朱虹等[16]研究表明,桃仁承气汤可减轻红细胞变性与聚集,并随着用药时间延长,其对血液流变性和肾指数的改变越明显。

（2）免疫调节。郝莉萍等[17]指出,桃仁承气汤对抗体介导的体液免疫有增强作用,该方可增强T细胞介导的细胞免疫作用,并可使腹腔巨噬细胞的吞噬功能显著增强。

参考文献:

[1]龚长霞,龚长洪.龚振祥老中医运用桃仁承气汤治疗妇科病验案4则[J].国医论坛,2003,18(2):9.

[2]付希有,付耀平,于英英.桃仁承气汤治疗急腹症型流行性出血热[J].现代中西医结合杂志,2001,10(4):338.

[3]罗新安.桃仁承气汤治疗流行性出血热[J].湖南中医杂志,1994,10(2):62.

[4]顾中秋,沈润增,蒋亚夫.中西医结合治疗重型流行性出血热[J].中西医结合实用临床急救,1996,3(1):17.

[5]单伯民,周来民.桃核承气汤加味治疗急性出血性胰腺炎1例[J].南京中医学院学报,1994,10(6):48.

[6]李洪斌.桃仁承气汤加减在腹部手术后的应用[J].现代中西医结合杂志,2006,15(1):42.

[7]马志华,史宝成,李超,等.中西医综合治疗老年人肠梗阻46例[J].中医药学报,2000,28(2):20.

[8]赵军,王建英,李新东.加味桃仁承气汤治疗慢性肾衰疗效观察[J].医学文选,1999,18(2):235.

[9]朱圣魁.桃核承气汤加减治疗顽固性血尿一例[J].河南中医药学刊,1994,9(2):59.

[10]李颖,周玉玲.活血通腑法治疗盆腔子宫内膜异位症临床观察[J].河南中医,1995,15(6):363.

[11]赵光明.桃仁承气汤运用举隅[J].四川中医,1995,6:32.

[12]党兰玉.桃仁承气汤治疗情感性障碍18例[J].辽宁中医学院学报,2004,6(5):383.

[13]陈芳国.桃仁承气汤临床应用验案[J].中医函授通讯,2000,19(4):28.

[14]龚传美,管喜文,周东沈,等.桃仁承气汤对动物血液系统的影响[J].中成药,1997,19(11),29.

[15]李桂枝,龚传美,管喜文,等.桃仁承气汤对小白鼠耳廓肠系膜微循环的影响[J].解放军医学高等专科学校学报,1999,26(4):60.

[16]朱虹,王灿晖,杨进,等.桃仁承气汤对大鼠急性肾功能衰竭模型血液流变性及肾指数的影响[J].中国中医急症,2006,15(11):1261.

[17]郝莉萍,龚传美,宋忆菊,等.桃仁承气汤对小白鼠免疫机能影响[J].中成药,1997,19(12),27.

第十四节　辛凉甘润治燥法方剂

辛凉甘润治燥法常用于治疗温病燥热伤肺证,症见发热,烦渴,干咳无痰或少痰,甚则痰中带血,气逆而喘,鼻干咽燥,胸满胁痛者。辛可宣肺透邪,凉可泄热,甘寒润肺养阴,扶正与祛邪兼顾。代表方剂为清燥救肺汤。

清燥救肺汤

【方源】清代喻昌《医门法律》。

【组成】石膏 2 钱 5 分(7.5 g),甘草 1 钱(3 g),霜桑叶 3 钱(9 g),人参 7 分(2 g),杏仁 7 分(2 g),胡麻仁 1 钱(3 g),研阿胶 8 分(3 g),麦冬 2 钱(6 g)不去心,枇杷叶 6 分(3 g)去净毛,炙。

【服法】水 1 碗,煮 6 分,频频二三次温服。

【功用】泄热清肺,润燥养阴。

【主治】适用于燥热壅肺证。症见发热,烦渴,干咳无痰,或痰少而黏,甚则痰中带血,气逆而喘,鼻干咽燥,胸满胁痛,少气乏力,舌边尖红,苔薄白或黄燥,脉数。

【方解】热伤津,津不上承则口渴,鼻干咽燥。燥热在肺,肺津受损,肺失清肃则干咳。本方所治之证病机特点为燥热壅肺,损伤气阴。燥热内盛则发热,燥热扰心则心烦。燥痰或少痰,甚则痰中带血,气逆而喘。肺中气机壅滞不畅则胸满胁痛。舌边尖红,苔薄白燥或薄黄燥,脉数,为燥热壅肺的征象。本方取桑叶、杏仁、枇杷叶轻宣肺气而止咳;石膏清肃肺金燥热;阿胶、麦冬、胡麻仁润肺滋液。《难经·十四难》云:"损其肺者益其气。"故用人参、甘草益气生津。诸药合用,共奏泄热清肺,润燥养阴之功效。

【运用】

(1)辨证要点。以身热,干咳无痰或少痰,气逆而喘,鼻咽干燥,脉数苔燥为辨证要点。

(2)加减变化。痰多者,加贝母、栝楼、竹茹。阴伤者,加生地。热入营血者,加犀角、羚羊角、牛黄。痰中带血者,加侧柏叶、白茅根。

(3)现代运用。现代主要应用于呼吸系统疾病。

(4)使用注意。湿热证禁用。肺之气阴两伤,既不能用辛香之品,以防耗气,亦不可滥用苦寒泄火之品,以防伤津。

【附方】桑杏汤:桑叶 3 g,杏仁 4.5 g,沙参 6 g,象贝 3 g,淡豆豉 3 g,栀皮 3 g,梨皮 3 g。功用:辛凉甘润,清透肺卫。主治秋燥初起燥热犯卫证。

【各家论述】《医门法律》:"诸气膹郁之属于肺者,属于肺之燥也。而古今治气郁之方,用辛香行气,绝无一方治肺之燥者。诸痿喘呕之属于上者,亦属于肺之燥也,而古今治法以痿呕属阳明,以喘属肺,是则呕与痿属之中下,而惟喘属之上矣,所以千百方中亦无一方及于肺之燥也。即喘之属于肺者,非表即下,非行气即泻气,间有一二用润剂者,又不得其肯綮。总之,《内经》六气,脱误秋伤于燥一气,指长夏之湿为秋之燥。后人不敢更端其说,置此一气于不理,即或明知理燥,而用药夹杂,如弋获飞虫,茫无定法示人也。今拟此方,命名清燥救肺汤,大约以胃气为主,胃土为肺金之母也。其天门冬虽能保肺,然味苦而气滞,恐反伤胃阻痰,故不用也。其知母能滋肾水清肺金,亦以苦而不用。至如若寒降火正治之药,尤在所忌,盖肺金自至于燥,所存阴气不过一线耳,倘更以苦寒下其气,伤其胃,其人尚有生理乎!诚仿此增损以救肺燥变生诸证,如沃焦救焚,不厌其频,庶克有济耳。"

【临证举隅】

(1)宋老婆婆,素有痰饮气喘,新感秋后燥热,以致内热气紧加甚。处方:大生地 12 g,炙甘草 3 g,麻仁 12 g,生石膏 12 g,杏仁 9 g,麦冬 9 g,枇杷叶 9 g,鳖甲 9 g,沙参 9 g,桑叶 9 g。二诊:身热见减,咳喘未止。证属燥热伤肺,治当予甘润。处方:沙参 9 g,甘草 3 g,枇杷叶 9 g,石膏 12 g,阿胶 9 g,麦冬 9 g,麻仁 9 g,桑叶 9 g,杏仁 9 g。三诊予清燥救肺汤,另用麻黄 3 g、生梨 1 只,蒸服。(选自《近代名医学术经验选编·范文甫

专辑》)

按:本例为燥热犯肺,引动宿痰之证,多发于秋季久晴无雨,秋阳以曝之时。燥者润之,热者清之,拟清燥救肺汤加减,以清肺、润燥、养阴。麻黄与梨同煎,则治咳喘之力更佳。

(2)喻某,女,25 岁。2005 年 9 月 24 日初诊。咳嗽 2 月余,无痰,夜咳尤甚,每晚因咳嗽喘气难以入睡,咳嗽急剧则欲吐。脉弦关滑,舌红赤,苔薄黄。曾先后请 3 位中医诊治,其中一方用小青龙汤加减,服后咳嗽加重;一方用大量清肺泄火药,服后腹泻,疲乏无力。从脉、舌辨为清燥救肺汤证。处方:桑叶 10 g,生甘草 6 g,黑芝麻 10 g,杏仁 12 g,生石膏 30 g(先煎),阿胶 10 g(烊化),麦冬 12 g,枇杷叶 15 g,北沙参 10 g,桔梗 10 g。服 3 剂。9 月 27 日二诊:服药后咳嗽大为减轻,气喘止,夜能安睡,仅觉咽喉至胸部不舒。脉细滑,舌暗红,苔薄黄。处方:桑叶 10 g,生甘草 6 g,黑芝麻 10 g,桃仁 12 g,杏仁 12 g,生石膏 30 g(先煎)。服 6 剂,咳止而诸症痊愈。(选自《温病方证与杂病辨治》)

【现代研究】

1. 临床研究

(1)呼吸系统疾病。清燥救肺汤广泛应用于呼吸系统疾病,如急性及慢性支气管炎、支气管扩张、咳嗽变异性哮喘、放射性肺损害、流感等。来春茂运用清燥救肺汤治疗肺系危重症 68 例,临床治愈率为 61.8%,总有效率为 89.7%[1]。奚蕾等[2]研究表明,清燥救肺汤对放射性肺损伤有干预作用,可降低放射治疗后弥散功能的恶化。

(2)内分泌系统疾病。应彗星[3]应用清燥救肺汤治疗糖尿病,症见干咳不止、口干咽燥等,滋阴化源而症愈。

(3)皮肤病。肺外合皮毛,血虚可生风生燥,燥易犯肺,则致肺不主皮毛,肌肤失养,故而引发皮肤病。如刘复兴运用清燥救肺汤治疗单纯性老年皮肤瘙痒症 18 例,疗效满意[4]。

2. 药理研究

(1)抗炎及抗氧化。赵岩松等[5]的实验结果表明:肺指数、病理观察及图像分析说明清燥救肺汤可有效地减轻小鼠肺部炎症损害;清燥救肺汤抗氧化损伤作用较强。

(2)降低放射性肺损伤。沈伟生等[6]观察到清燥救肺汤能抑制放射治疗后血浆结缔组织生长因子和血小板衍生因子的过度释放,降低放射治疗后弥散功能的恶化。

(3)减轻肺组织免疫损伤。卢红蓉[7]认为清燥救肺汤对流感病毒 FM1 感染小鼠有保护作用,能减轻肺组织免疫损伤,其保护肺组织的机制可能与减少肺组织中免疫细胞的浸润,减少肺毒性炎症因子 TNF – A、趋化因子单核细胞趋化蛋白 – 1 及炎症介质一氧化氮的水平有关。

参考文献:

[1]曹东,来圣丽,来圣祥.来春茂运用清燥救肺汤治疗肺系病变 68 例[J].云南中医中药杂志,1995,16(2):17.

[2]奚蕾,夏德洪,沈伟生,等.清燥救肺汤对放射性肺损伤干预作用及对 TNF – A、ET 表达影响的研究[J].中药药理与临床,2010,26(1):70 – 72.

[3]应彗星.清燥救肺汤临证治验举隅[J].浙江中医杂志,2012,47(4):246.

[4]黄虹,刘复兴.清燥救肺汤治疗单纯性老年皮肤瘙痒症 18 例[J].云南中医中药杂志,1996,17(5):76 – 77.

[5]赵岩松,杨进,龚婕宁.麻杏石甘汤、清燥救肺汤对小鼠病毒性肺炎作用机理的研究[J].江苏中医药,2007,39(11):81.

[6]沈伟生,夏德洪,奚蕾,等.清燥救肺汤对放射性肺损伤干预作用及对细胞生长因子——CTGF、PDGF 影响的研究[J].中国实验方剂学杂志,2009,15(11):95 – 96.

[7]卢红蓉.清燥救肺汤对流感病毒 FM1 感染小鼠肺组织匀浆液中 TNF – A、MCP – 1 和 NO 含量的影响[J].世界中医药,2007,2(4):238 – 240.

第十五节　甘寒滋阴生津法方剂

　　甘寒滋阴生津法是具有养阴作用的治法。主治以阴伤为主的病证,症见低热或不发热,干咳或痰少而黏,口舌干燥而渴,食少者。病位多以中上焦肺胃肠为主。代表方剂为沙参麦冬汤、益胃汤、增液汤、薛氏四汁四香汤。

沙参麦冬汤

　　【方源】清代吴鞠通《温病条辨》。

　　【组成】沙参3钱(9 g),麦冬3钱(9 g),玉竹2钱(6 g),花粉1钱五分(4.5 g),生甘草1钱(3 g),生扁豆1钱5分(4.5 g),冬桑叶1钱5分(4.5 g)。

　　【服法】水5杯,煮取2杯,日再服。

　　【功用】滋养肺胃阴津,清涤未净余邪。

　　【主治】适用于低热或不发热,干咳或痰少而黏,口舌干燥而渴,舌干红少苔,脉细。

　　【方解】本方所治为余邪未净,肺胃阴伤之证。余邪未净,见低热或不发热。肺阴耗伤,不能滋养肺金,故干咳或痰少而黏。胃津损伤则口舌干燥而渴。舌干红少苔,脉细,为阴液不足之征象。本方以麦冬、玉竹、天花粉甘寒生津;生甘草、生扁豆扶养胃气;桑叶轻清宣透,清余热。

　　本方配伍特点:重在养肺阴,有清宣之功效。

　　【运用】

　　(1)辨证要点。以低热或不发热,舌干红,脉细为辨证要点。

　　(2)加减变化。咽痛者,加马勃、玄参清热解毒。咳甚者,加杏仁。

　　(3)现代运用。沙参麦冬汤是温病学中清养肺胃的代表方剂,研究发现,沙参麦冬汤不仅用于治疗呼吸系统、消化系统疾病,亦广泛应用于治疗五官、肿瘤、免疫、内分泌、皮肤等临床各科疾病。

　　(4)使用注意。注意避免过早进食油腻和辛辣食物。

　　【附方】麦门冬汤:麦冬42 g,半夏6 g,人参9 g,甘草6 g,粳米3 g,大枣4枚。功用:润肺益胃,降逆下气。

　　【各家论述】《温病条辨》:"燥伤肺胃阴分,或热或咳者,沙参麦冬汤主之。"

　　【临证举隅】潘某,女,28岁。2003年4月25日,因发热、干咳、关节酸痛、胸闷、憋气2日入院治疗。患者有与SARS确诊病人密切接触史。入院后查体温为39 ℃。血常规示白细胞计数3.2×10^9/L,中性粒细胞为62%,淋巴细胞为38%,血小板计数158×10^9/L。胸部X光片示左下肺片状阴影,右下肺片状阴影,血氧饱和度为97%。根据卫生部制定的SARS临床诊断标准,该患者确诊为SARS。一诊:于患者发病第24日,给予中药干预治疗,患者主诉无明显发热,便秘已4日,伴胸闷、憋气,神倦乏力,舌暗红,苔薄腻。查血白细胞计数2.5×10^9/L,中性粒细胞为86.5%,淋巴细胞为9.5%。胸部X光片示双下肺片状阴影明显吸收,血氧饱和度为98%。给予持续鼻导管吸氧,吸入氧流量4 L/min。根据其临床症状,患者应为吸收期,考虑为气阴两虚,湿热瘀毒未尽,给予清暑益气汤合沙参麦冬汤180 mL,每日2次(7号方)。二诊:5月21日,患者主诉偶有气短,动则明显,乏力,大便通畅,舌暗红,苔薄腻。查血白细胞计数 $6.32 \times 10^9/L$,中性粒细胞为 82.8%,淋巴细胞为 10.6%。胸部 X 光片示双下肺片状阴影已吸收,血氧饱和度为 98%。据其临床表现,考虑仍有气阴两虚,续服用 7 号方,每日 2 次。三诊:5 月 26 日,患者无发热,无胸闷憋气,大便通畅,活动后有乏力感,舌暗红,苔薄白。查血白细胞计数 $8.2 \times 10^9/L$,中性粒细胞为 79.5%,淋巴细胞为 13.3%,胸部 X 光片未见异常。西医治疗:①激素应用。初期予氟美松 10 mg,每日 2 次,后改为 50 mg,每日 2 次,至 5 月 24 日改为 20 mg,每日 1 次。②抗生素。利复星 0.2 g,每日 2 次静脉滴注。③抗病毒。利巴韦林 0.5 g 静脉滴注,每日 2 次。④其他。胸腺肽 150 mg 静脉滴注,每日 1 次;丙种球蛋白 0.5 g 静脉滴注,每日 1 次[1]。

按:恢复期患者伤阴之证明显(考虑与西医应用大量激素治疗,致大汗出而伤阴有关),故合用《温病条辨》之沙参麦冬汤,可以清养肺胃,生津润燥,以助通便之功效。同时根据患者具体病情化裁,弃用玉竹、黄芪等以免滋腻,加用大青叶、败酱草等以清热,并加用丹参活血化瘀,用薏苡仁、茯苓以健脾利湿。

【现代研究】

1. 临床研究

(1)呼吸系统疾病。韩彦华[2]探讨沙参麦冬汤在小儿肺炎恢复期中的应用。治疗组总有效率和复发时总有效率分别为 94.7% 和 65.8%,高于对照组的 55.5% 和 33.3%。杜瑞斌等[1]认为清暑益气汤合沙参麦冬汤加减对 SARS 患者恢复期便秘、发热、乏力等症状有很好的治疗效果。冯正权等[3]研究表明,沙参麦冬汤可调控肿瘤转移过程中黏附、基质降解、血管生成相关分子。

(2)消化系统疾病。李德宽[3]用沙参麦冬汤合失笑散加减治疗慢性萎缩性胃炎,可减轻症状。许凤莲[4]用沙参麦冬汤治疗吐酒性胃痛,总有效率达到 94.1%,该方对胃黏膜有明显的保护作用。

(3)内分泌系统疾病。王君[5]应用沙参麦冬汤加减治疗消渴,可促进患者血糖恢复正常。卢雨蓓[6]以沙参麦冬汤治疗甲状腺功能亢进之胃阴亏虚证,疗效较好。

(4)干燥综合征。李伟等[7]采用中西医结合治疗舍格伦综合征患者,以沙参麦冬汤加减,配合注射胸腺五肽、维生素及局部治疗,结果发现患者口眼鼻干燥症状明显减轻。高万山[8]采用沙参麦冬汤加减治疗干燥综合征,获得显著疗效。

2. 药理研究

(1)抗癌变。舒琦瑾等[9]以沙参麦冬汤为基础,配伍清热解毒等药物检测新加沙参麦冬汤对 MMC 诱导小鼠染色体畸变的抑制作用,结果证实有一定抗突变、抗癌变的作用。

(2)免疫调节。张继红等[10]在观察沙参麦冬汤对运动小鼠免疫功能影响的过程中发现:服药组小鼠脾指数及外周血 IgG、IgA、CD4 + T 细胞百分比、CD4 +/CD8 + 比值均显著高于运动对照组($P < 0.01$ 或 $P < 0.05$);大剂量组小鼠胸腺指数、血清 IgM 值显著高于运动对照组($P < 0.05$)。

(3)保护胃黏膜。曹西华等[11]研究表明,沙参麦冬汤可增强"胃黏膜—碳酸氢盐"屏障,可缓解大鼠胃黏膜损伤造成的充血、水肿、pH 值上升等。

参考文献:

[1]杜瑞斌,白慧梅,赵英强,等.清暑益气汤合沙参麦冬汤加减治疗 SARS 患者恢复期疗效观察[J].天津中医药,2003,20(3):31 - 32.

[2]韩彦华.沙参麦冬汤在小儿肺炎恢复期中的应用[J].临床合理用药,2009,2(24):49.

[3]冯正权,吴良村,沈敏鹤,等.新加沙参麦冬煎剂抑制肿瘤转移及其作用机制的实验研究[J].医药导报,2006,25(12):1249.

[4]李德宽.益胃养阴、活血化瘀法治疗慢性萎缩性胃炎 38 例[J].河南中医,2007,27(7):31.

[4]许凤莲.沙参麦冬汤治疗吐酒后胃痛 68 例[J].辽宁中医杂志,2006,33(9):1148.

[5]王君.沙参麦冬汤加减治疗消渴[J].医学综述,2007,13(23):1882.

[6]卢雨蓓.沙参麦冬汤治疗甲状腺功能亢进症体会[J].河北中医,2006,28(4):274.

[7]李伟,熊均平.中西医结合治疗舍格伦综合征48例[J].中国当代医药,2009,16(16):195.

[8]高万山.沙参麦冬汤加味治疗原发性干燥综合征20例[J].浙江中医杂志,2010,45(6):401.

[9]舒琦瑾,吴良村.新加沙参麦冬汤对MMC诱导小鼠染色体畸变抑制作用的实验研究[J].中国中西医结合杂志,1998,6(18):276.

[10]张继红,焦晓明.沙参麦冬汤对运动小鼠免疫功能的影响[J].中国康复医学杂志,2009,24(5):442.

[11]曹西华,侯家玉.沙参麦冬汤对大鼠慢性胃黏膜损伤的保护作用[J].中国中西医结合杂志,1996:141.

益胃汤

【方源】清代吴鞠通《温病条辨》。

【组成】沙参3钱(9 g),麦冬5钱(15 g),冰糖1钱(3 g),细生地5钱(15 g),玉竹1钱5分(4.5 g)(炒香)。

【服法】水5杯,煮取2杯,分2次服,渣再煮1杯服。

【功用】养阴益胃。

【主治】适用于胃阴损伤证。症见不能食,口干咽燥,舌红少苔,脉细数。

【方解】本方为滋养胃阴的代表方剂。热结虽解,但胃阴损伤已甚,故不能食,口干咽燥。舌红少苔,脉细数,为阴虚之征象。方中重用生地、麦冬,其味甘性寒,能养阴清热,生津润燥;配伍沙参、玉竹为臣药,以养阴生津;冰糖濡养肺胃,调和诸药,为使药。

【运用】

(1)辨证要点。以食欲不振,口干咽燥,舌红少苔,脉细数为辨证要点。

(2)加减变化。若汗多,气短,兼有气虚者,加党参、五味子(与生脉散合用)以益气敛汗。食后脘胀者,加陈皮、神曲以理气消食。

(3)现代运用。现代常用于治疗慢性胃炎、糖尿病、小儿厌食症等属胃阴亏损者。

(4)使用注意。挟痰湿者不可使用。

【附方】升阳益胃汤:黄芪30 g,半夏15 g,人参15 g,炙甘草15 g,独活9 g,防风9 g,白芍9 g,羌活9 g,橘皮6 g,茯苓5 g,柴胡5 g,泽泻5 g,白术5 g,黄连1.5 g。主治脾胃虚弱,湿热滞留中焦,怠惰嗜卧,四肢不收,体重节肿,口苦舌干,饮食无味,食不消化,大便不调,小便频数,兼见肺病,洒淅恶寒,惨惨不乐,面色恶而不和者。

【各家论述】《成方便读》:"夫伤寒传入阳明,首虑亡津液,而况温病传入阳明,更加汗、下后者乎?故虽邪解,胃中之津液枯槁已盛,若不急复其阴,恐将来液亏燥起,干咳身热等证有自来矣。阳明主津液,胃者五脏六腑之海。凡人之常气,皆禀于胃,胃中津液一枯,则脏腑皆失其润泽。故以一派甘寒润泽之品,使之饮入胃中,以复其阴,自然输精于脾,脾气散精,上输于肺,通调水道,下输膀胱,五经并行,津自生而形自复耳。"

《温病条辨》:"阳明温病,下后汗出,当复其阴,益胃汤主之。温热本伤阴之病,下后邪解汗出,汗亦津液之化,阴液受伤,不待言矣,故云当复其阴。此阴指胃阴而言,盖十二经皆禀气于胃,胃阴复而气降得食,则十二经之阴,皆可复矣。欲复其阴,非甘凉不可。汤名益胃者,胃体阳而用阴,取益胃用之义也。下后急议复阴者,恐将来液亏燥起,而成干咳身热之怯证也。"

【临证举隅】

(1)张某,女,80岁。2010年7月3日初诊。患者于1年前在无明显诱因下出现头晕,曾在省级医院住院治疗。诊断为脑栓塞、颈椎病、高血压。出院后经常头晕,伴耳鸣、失眠,无四肢麻木。平时服通心络胶囊(每日3次,每次3粒)、倍他乐克片(25 mg,每日1次),近1周来症状加重,伴心悸。刻诊:起床头晕、耳鸣、心悸,夜寐难以入睡,多噩梦,口苦干,小便赤短,大便溏薄,四肢乏力。舌尖红,苔薄中根腻,脉细数。脑CT

检查示两侧基底节区可见斑点状低密度阴影。血压16/9.3 kPa,其他检查正常。中医诊断为眩晕。证属脾虚下陷,气津不足。治宜健脾益气,调和阴阳。方用升阳益胃汤加减:黄芪30 g,党参30 g,炒白术10 g,茯苓10 g,炙甘草10 g,羌活10 g,独活10 g,白芍10 g,制半夏10 g,陈皮10 g,大枣20 g,柴胡6 g,防风6 g,小川连6 g,制附片4 g。服7剂,水煎服,每日1剂。7月12日二诊:患者服药后头晕好转,尿量增多,食欲转佳。守前方服药7剂。7月23日三诊:患者头晕症状消除,偶尔心悸,但能忍受,噩梦稍有改善。前方加酸枣仁20g,再予7剂。服药后,诸症转好,尚有耳鸣多梦,改服六味地黄丸善后。1年后随访,患者症状未见加重。

按:《内经·口问》曰:"上气不足,脑为之不满,耳为之苦鸣,头为之苦倾,目为之眩。中气不足,溲便为之变,肠为之苦鸣。下气不足,则乃为痿厥心悗。"对此条经文,李东垣认为:"此三元真气衰惫,皆由脾胃先虚,而气不上行之所致也。"用升阳益胃汤健脾益气,调和阴阳。方中加少量附片,微微生火,以鼓阳气,方证相应,故效果明显。

(2)章某,女,93岁。2009年6月25日初诊。患者于2日前因头昏跌倒出现神志不清、胡言乱语,无高热寒战,无恶心呕吐、抽搐、口吐白沫等症状。脑CT检查、脑核磁共振检查及血生化检查未见异常。西医诊断为老年精神失常。病人家属要求中医治疗。刻诊:患者哭笑无常,语无伦次,面色垢滞,双眼微闭,半明半昧。舌苔薄腻,脉小沉滑。中医诊断为神昏。证属湿闭清阳。治宜升清化浊,益气醒神。方用升阳益胃汤加减:黄芪30 g,菖蒲30 g,炒白术10 g,茯苓10 g,炙甘草10 g,制半夏10 g,陈皮10 g,羌活10 g,白芍10 g,独活10 g,泽泻10 g,人参6 g,柴胡6 g,防风6 g,小川连6 g,制附片6 g,郁金9 g。服1剂,水煎服,每日2次。6月27日二诊:患者服完1剂药后,小便量增多,头脑逐渐清醒,能食稀饭。遂予前方再进1剂。服药后,患者已答话正确,但语声低沉。仍守前方服2剂。至2011年7月随访,患者精神症状未复发,仍健在。

按:本例患者因年老精血虚衰,不耐暑热,湿邪蒙蔽清窍,神明不用,而发神昏。升阳益胃汤可健脾升阳,益气化浊。方中加用菖蒲、郁金,宗叶天士"外热一陷,里络就闭,非菖蒲、郁金所能开"之意。投入附片,温阳祛湿,则阴霾自散,心神轻灵。

【现代研究】

1. 临床研究

益胃汤多用于治疗消化系统疾病。如王东旭[1]运用益胃柔肝汤治疗小儿厌食30例,总有效率为96.6%。李强等[2]探讨益胃生津汤治疗慢性萎缩性胃炎的临床疗效,经治疗后,痞满、纳差、嗳气、嘈杂的症状评分均较治疗前有明显降低,说明益胃生津汤能使胃黏膜萎缩性炎症减轻或消失,并能较好地抑制幽门螺杆菌。刘海军[3]应用益胃汤治疗非溃疡性消化不良,治疗组总有效率为96.2%,对照组总有效率为75%,差异显著($P < 0.05$)。此外,薛瑜峰等[4]观察沙参麦冬汤合益胃汤加减治疗卡托普利所致干咳的临床疗效,结果表明,治疗组患者干咳缓解的有效率为90%,对照组为75%。

2. 药理研究

(1)减轻肾小管间质损害程度。王宇光等[5]探讨加味升阳益胃汤对阿霉素肾病大鼠肾小管间质结缔组织生长因子及其mRNA表达水平的影响。研究表明,加味升阳益胃汤能下调肾小管间质结缔组织生长因子的表达,从而减轻肾小管间质损害程度。

(2)抗溃疡。胡素敏等[6]探讨张氏益胃汤治疗胃溃疡的作用机制,结果表明,张氏益胃汤通过促进细胞生长因子的表达,从而发挥抗溃疡作用。

(3)调节外周血T细胞亚群。罗晓红等[7]认为,益胃汤对大鼠子宫内膜异位症有一定的治疗作用,调节外周血T细胞亚群紊乱可能是其治疗子宫内膜异位症的作用机制之一。

参考文献:

[1]王东旭.自拟益胃柔肝汤治疗小儿厌食30例[J].四川中医,2011,29(11):96.

[2]李强,丁娟娟.益胃生津汤治疗慢性萎缩性胃炎的临床研究[J].中华中医药学刊,2012,30(1):219-220.

［3］刘海军.益胃汤治疗非溃疡性消化不良疗效观察[J].中医临床研究,2012,4(9):85.

［4］薛瑜峰,薛佳茜.沙参麦冬汤合益胃汤加减治疗卡托普利所致干咳的疗效观察[J].中医学报,2012,27(165):9.

［5］王宇光,张琪.加味升阳益胃汤对大鼠肾小管内皮细胞结缔组织生长因子及其mRNA的影响[J].沈阳部队医药,2011,24(4):222-225.

［6］胡素敏,张小萍,谢斌,等.张氏益胃汤对乙酸性胃溃疡大鼠生长因子的影响[J].江西中医学院学报,2010,22(5):64-66.

［7］罗晓红,闫新林,徐进,等.益胃汤对子宫内膜异位症大鼠T细胞亚群的影响[J].成都中医药大学学报,2010,33(3):48-49.

增液汤

【方源】清代吴鞠通《温病条辨》。

【组成】玄参1两(30 g),麦冬(连心)8钱(24 g),细生地8钱(24 g)。

【服法】水8杯,煮取3杯,口干则予饮令尽;不便,再作服。

【功用】增液润燥。

【主治】适用于阳明温病,津亏便秘证。症见大便秘结,口渴,舌干红,脉细数或沉而无力。

【方解】阳明温病不大便,不外热结、液干两端。若阳邪炽盛之热结实证,则用承气汤急下存阴。若热病阴亏液涸,《温病条辨》所谓"水不足以行舟,而结粪不下者",当增水行舟。本方所治大便秘结为热病耗损津液,阴亏液涸,不能濡润大肠,"无水舟停"所致。津液亏乏,不能上承,则口渴。舌干红,脉细数,为阴虚内热之征象。脉沉而无力者,主里虚之候。治宜增液润燥。方中重用玄参,其苦咸而凉,滋阴润燥,壮水制火,启肾水以滋肠燥,为君药。生地甘苦而寒,清热养阴,壮水生津,以增玄参滋阴润燥之力;又肺与大肠相表里,故用甘寒之麦冬,滋养肺胃阴津以润肠燥,共为臣药。三药合用,养阴增液,以补药之体为泻药之用,使肠燥得润,大便得下,故名之曰"增液汤"。

本方咸寒苦甘同用,旨在增水行舟,非属攻下,欲使其通便,必须重用。

【运用】

(1)辨证要点。本方为治疗津亏肠燥所致大便秘结之常用方剂,又是治疗多种内伤阴虚液亏病证的基础方。以便秘,口渴,舌干红,脉细数或沉而无力为辨证要点。

(2)加减变化。胃热内盛者,加石膏。液干便秘者,加生首乌、麻仁等。痰热郁结者,加竹茹、芦根。气血亏虚者,加党参、黄芪、当归。肝肾阴虚者,加熟地、女贞子、旱莲草。

(3)现代运用。本方常用于温热病津亏肠燥便秘,以及习惯性便秘、慢性咽喉炎、复发性口腔溃疡、糖尿病、皮肤干燥综合征、肛裂、慢性牙周炎等证属阴津不足者。

(4)使用注意。本方增液有余,攻下不足,是为津液少而燥结不甚者而设,若阳明里实热结所致便秘,则非所宜。如津液不足,燥结正甚者,亦非本方所能胜任。本方咸寒苦甘同用,为增水行舟之计,然非重用不为功。本方所治之证偏于阴亏液耗,所谓"液干多而热结少",若用承气,则是重竭其阴。

【附方】养胃增液汤:石斛,乌梅,北沙参,玉竹,甘草,白芍。功用:养胃育阴。主治小儿厌食。症见口干多饮而不喜进食,皮肤干燥,大便干结,舌苔光剥,或舌红少津,脉细。

【各家论述】《温病条辨》:"温病之不大便,不出热结、液干二者之外。其偏于阳邪炽甚,热结之实证,则从承气法矣;其偏于阴亏液涸之半虚半实证,则不可混施承气,故以此法代之。独取元参为君者,元参味苦咸微寒,壮水制火,通二便,启肾水上潮于天,其能治液干,固不待言,《本经》称其主治腹中寒热积聚,其并能解热结可知。麦冬主治心腹结气,伤中伤饱,胃络脉绝,羸瘦短气,亦系能补能润能通之品,故以为之佐。生地亦主寒热积聚,逐血痹,用细者,取其补而不腻,兼能走络也。三者合用,作增水行舟之计,故汤名增液,但非重用不为功。""此方……妙在寓泻于补,以补药之体作泻药之用,既可攻实,又可防虚。余治体虚之温病,与前医误伤津液,不大便,半虚半实之证,专以此法救之,无不应手而效。"

【临证举隅】

(1)张某,女,29岁。2004年4月2日初诊。自诉3年前月经延期,时间推后10~15日,多方求治疗效不佳,经量少,色暗红,或有血块,或有小腹及乳房胀痛。刻诊:月经推后半月,烦躁不安,易怒,体倦乏力,多梦,面部可见黄褐斑,少腹微胀,舌质红,苔少微黄,脉细数,纳可,口干,口气微臭,大便干燥3日一行,小便黄。索前医处方,皆行气活血之品,如桃仁、红花、甲珠之属。再询患者,自诉3年前曾行人工流产,因工作繁忙,术后3日即开始工作,又喜辛辣咸香之品,平素性情急躁。诊断为月经后期。证属阴虚血燥,肝气郁结。治以滋阴清热,疏肝理气。方用增液汤合丹栀逍遥散加减:玄参15 g,麦冬15 g,生地15 g,牡丹皮10 g,炒栀子10 g,当归15 g,杭芍15 g,醋炒柴胡10 g,炒香附10 g,炙甘草6 g。服3剂,冷水煎服,每日1剂。服药3剂后大便通畅,日一行,烦躁减少,眠可。效不更方,再进药3剂,服2剂后经水至,少腹胀痛减轻。以此方调整2月余,月经正常,随访至今,未再复发[1]。

按:本例月经后期3年,患者3年前有流产史,休养不当,而致阴血亏虚,加之平素喜食辛辣之品,而致内酿生热,灼烁津血,以致血海燥涩干涸,加之肝气郁结,化热伤阴,气机逆乱而发本病。故治疗上采取增液汤以滋阴清热,增水行舟;丹栀逍遥散去白术、茯苓,加香附以疏肝养血调经。两方相伍,虚实兼顾,而致病愈。

(2)谢某,男,40岁。2004年12月21日初诊。患鼻衄2年余,时断时续,经多次治疗无效,X线摄片检查未见异常,血常规检查仅见轻度贫血。此次发病5日余,症见鼻塞微痒,时流浊涕,稍用力呼吸或用力排便即见衄血,量时多时少,并偶见吐血。神疲乏力,面色光白,头晕耳鸣,心悸,舌质淡,脉虚细无力。急予增液汤:玄参30 g,麦冬24 g,生地24 g。服药1剂,衄血大减,余症好转。服药2剂,衄血停止,余症基本痊愈。继服药2剂巩固疗效。

按:本例是在反复出血之后导致阴血亏损,虚火上浮,热迫血行,血行清道,故致鼻衄。阴血亏虚,脑海失养则头晕耳鸣;心失所养则心悸;四肢百骸失养则神疲乏力。血虚不能上荣于面,则面色光白。气血不足,血脉不充故舌淡,脉虚细无力。增液汤中三药均为甘寒清凉之品,有增水行舟之功效,原用于阳明温病津亏便秘之证,本病例选用此方不加凉血止血之品,直接用于血热迫行之出血证,亦收凉血止血之效。书云:"鼻衄者,多以凉血泄火为急务,然肾水干涸,虚火上浮者,非滋阴降火不效。增液汤之麦冬补肺金以益水之源,生地、玄参滋肾水以降虚火,使火降而衄止,故其效如神。"说明本方具有滋阴凉血之功效,可用于阴虚血热之出血证。

【现代研究】

1.临床研究

(1)呼吸系统疾病。韩娟[2]认为前人多用增液汤治疗阳明病,而肺与大肠相表里,对于以热盛伤津以及肺胃阴虚为特点的肺系疾病也是行之有效的治法之一。各类肺系疾病如鼻衄、风热乳蛾、喉痹、咳嗽等证,以清热、化痰、宣肺止咳的治法,配以增液汤养阴润肠通便,每每取效。

(2)干燥综合征。何静[3]运用养阴增液汤治疗干燥综合征,取得比较满意的疗效。研究显示,在增液汤的基础上加用黄芪、玉竹、石斛等,可以有效改善干燥综合征患者的症状。

(3)妇科疾病。王锦春等[1]认为,增液汤对于妇科疾病中的闭经及月经后期有一定的疗效,临床上合理加减配伍,辨证与辨病相结合,则效如桴鼓。

2.药理研究

(1)降低血糖。李东等[4]采用自拟方健脾增液汤治疗实验性2型糖尿病大鼠。该方能够明显降低糖尿病大鼠的空腹血糖,使胰岛素水平降低,胰岛素抵抗减轻,瘦素水平下降。

(2)抗炎。增液汤对小鼠二甲苯所致耳廓肿胀有显著的抗炎作用[5]。增液汤制成注射剂对蛋清引起大鼠关节肿及巴豆油涂小鼠耳廓皮肤刺激引起的炎症均有非常显著的抗炎作用。单味生地水煎剂对甲醛引起大鼠关节肿有明显的抗炎作用。

(3)抗心室重构。王樱等[6]观察增液汤和四逆汤对心脏指数、血压、血管紧张素Ⅱ、醛固酮、内皮素、羟脯氨酸的影响。结果表明:寒性方增液汤抗心室重构作用显著,其作用机制与降低血压、抑制神经内分泌因子有关;热性方四逆汤无明显抗心室重构作用。

(4)抑制血栓形成。用地塞米松、呋塞米和大肠杆菌内毒素复制家兔营热阴伤证模型,应用增液汤进行治疗。结果显示增液汤能显著抑制模型家兔体温上升、全血黏度增加和血小板数减少,降低血小板聚集率,使缩短的凝血酶原时间延长,抑制体外血栓的形成,提高组织纤溶酶原激活物含量,减少纤溶酶原激活抑制物含量,提高超氧化物歧化酶活性,降低丙二醛含量,调节血清电解质浓度。

参考文献:

[1]王锦春,王雪梅.增液汤治疗月经不调刍议[J].云南中医学院学报,2004,27(4):41-42.

[2]韩娟.增液汤治疗肺系疾病初探[J].湖北中医杂志,2004,26(4):39.

[3]何静.养阴增液汤对治疗干燥综合征的干预作用及机理研究分析[J].湖北中医杂志,2011,22(12):3038-3039.

[4]李东,刁青蕊,武彦舒.健脾增液汤对2型糖尿病大鼠药理作用研究[J].中医中药,2011,9(14):292-294.

[5]苏简单,王梦,钱红美.增液汤的药理作用研究[J].中医药研究,1995,4:49-50.

[6]王樱,陈长勋,杜军.增液汤和四逆汤抗心室重构的比较研究[J].中国实验方剂学杂志,2008,14(5):58-62.

薛氏四汁四香汤

【方源】清代薛雪《湿热病篇》。

【组成】西瓜汁、金汁、鲜生地汁、甘蔗汁,磨服郁金、木香、香附、乌药等味。

【服法】不用煎,直接服用。

【功用】清热生津行气。

【主治】适用于湿热证,四五日,口大渴,胸闷欲绝,干呕不止,脉细数,舌光如镜,胃液受劫,胆火上冲。

【方解】本方所治为胃液受劫,胆火上冲之证。津液大伤,津不上承则口大渴。胆火上充犯胃,气机不畅,故胸闷欲绝,干呕不止。脉细数,舌光如镜,为阴虚有热之征象。西瓜汁、鲜生地汁、甘蔗汁清热生津;金汁苦寒清热解毒;香附疏肝理气;乌药辛散温通,助香附疏肝解郁,行气止痛;木香、郁金行气消胀。

【运用】

(1)辨证要点。以口大渴,干呕不止,脉细数,舌光如镜为辨证要点。

(2)加减变化。若兼瘀血者,加蒲黄、五灵脂。痛甚者,加青皮、橘核疏肝理气。

(3)现代运用。现代用于治疗消化系统疾病。

(4)使用注意。本方为攻补兼施之剂,药性寒凉,纯虚证尤其是以阳气不足为主者不可用。

【附方】加味乌药汤(见《济阴纲目》):乌药、缩砂、木香、延胡索各30 g,香附60 g(炒,去毛),甘草45 g。功用:行气活血,调经止痛。主治痛经。症见月经前或月经初行时,少腹胀痛,胀甚于痛,或连胸胁乳房胀痛,舌淡,苔薄白,脉弦紧。

【各家论述】《湿热病篇》:"此营阴素亏,木火素旺者。今木乘阳明而耗其津液。然幸无饮邪,故一清阳明之热,一散少阳之邪。不用煎者,取其气之全耳。"

【临证举隅】

(1)瞿某,男,32岁。2005年12月20日初诊。患慢性胃炎,胃痛,从食道至胃脘灼热不适,胃中辣热如火燎,频繁呃逆。同时,脘腹胸胁闷胀不舒。曾四处找中医诊治而无效。舌红赤少苔,根部仅有薄黄苔,脉弦细略数。仿薛雪法用变通四汁四香汤加减:生地12 g,麦冬15 g,北沙参12 g,生白芍12 g,生栀子10 g,郁金4 g,木香2 g,香附3 g,台乌药2 g。服6剂。12月27日二诊:此方服1剂胃痛止,服6剂后胃脘灼热、胀闷诸症状消失。舌仍赤,苔少薄黄,脉弦细略数。用上方加玄参10 g,服6剂以善后。(选自《温病方证与杂病

辨治》)

按:胃阴损伤则舌赤少苔,郁火冲逆则灼热疼痛,肝胃气滞则胀满,三方面病机错综复杂。本证为虚实夹杂之证,实以肝胃郁火、气滞为主,虚以胃阴伤为主。故应以清热生津行气为主,后期调护注意顾护胃阴。

(2)湿温案。1948年秋治上海巨鹿路储姓少妇,热病神昏,汗黏齿垢唇焦,气息奄奄,投药罔效,诸医束手。急延褚乃昌往诊,曰:"此湿温重证也,邪热鸱张,烁津亡阴,若拘泥湿温化湿,忌用寒凉,必毕其命矣。"乃用石膏犀黄汤清热救津,处方:生石膏60 g,生地15 g,鲜石斛15 g,知母12 g,沙参12 g,麦冬12 g,牡丹皮12 g,犀角1.5 g(锉粉研)吞服。并嘱病家若觅得西瓜2枚,取汁频饮,夜半可获苏醒。时值深秋,西瓜价贵,乃重金购之,饮之果尔,遂请继治,竟救回生[1]。

按:本例系湿温重证,邪热入营,化燥亡阴,病人危在旦夕。褚乃昌力辟"湿温专注化湿,忌用寒凉"之说,取薛氏四汁四香汤之义,重用石膏、犀角、西瓜汁清热、凉血、救津而取效。可见辨证论治之精当,乃取效的关键所在。

【现代研究】

1.临床研究

(1)慢性胃炎。张文选应用薛氏四汁四香汤治疗慢性胃炎所致胃痛,有较好疗效。

(2)湿热疫毒化燥。褚乃昌取薛氏四汁四香汤之义治疗湿热疫毒重症,属邪热入营、化燥亡阴之候,疗效显著。

(3)慢性胆囊炎。邬森林[2]用薛氏四汁四香汤加减治疗慢性胆囊炎58例,痊愈12例,显效31例,有效12例,无效3例,总有效率为94.83%。

2.药理研究

(1)抑制肝组织的损伤。韦日明等[3]建立大鼠酒精性肝损伤病理模型,实验表明,甘蔗汁能够直接提高超氧化物歧化酶活性,降低丙二醛含量,能够有效清除活性氧和自由基,对酒精性肝损伤有明显的保护作用。

(2)镇痛、抗溃疡。王姿媛等[4]认为由高良姜、香附及木香3种提取物按最佳配比(高良姜:香附:木香=3:3:2)制成的制剂具有明显的抗溃疡、胃肠解痉以及镇痛、抗炎的药理作用。

参考文献:

[1]施杞.上海历代名医方技集成[M].上海:上海学林出版社,1994:829－835.

[2]邬森林.疏肝行气活血汤治疗慢性胆囊炎58例疗效观察[J].新中医,2012,4(5):16.

[3]韦日明,王凌宇,肖胜军,等.甘蔗汁对大鼠酒精性肝损伤的保护作用[J].安徽农业科学,2011,39(6):3660－3661.

[4]王姿媛,林志云.二香止痛软胶囊组分的配比优化及主要药效学研究[J].中成药,2008,30(8):1108－1112.

第十六节　咸寒滋阴法方剂

咸寒滋阴法有滋补真阴、壮水增液的作用。主治邪热久羁,耗损下焦肝肾真阴之证。症见温热病后期,身热不甚,口干舌燥,神惫委顿,耳聋,手足心热甚于手足背,或手足蠕动,或瘛疭,心中憺憺大动者。代表方剂是加减复脉汤、三甲复脉汤、大定风珠、黄连阿胶汤、青蒿鳖甲汤。

加减复脉汤

【方源】清代吴鞠通《温病条辨》。

【组成】炙甘草6钱(18 g),干地黄6钱(18 g),生白芍6钱(18 g),麦冬5钱(15 g),阿胶3钱(9 g),麻仁3钱(9 g)。

【服法】上以水8杯,煮取3杯,分3次服。

【功用】滋阴养血,生津润燥。

【主治】适用于温热病后期,邪热久羁,阴液亏虚证。症见身热不甚,口干舌燥,神惫委顿,耳聋,舌绛不鲜,干枯而痿,脉虚,手足心热甚于手足背者。

【方解】本方所治之证为春温重证后期的表现。热毒余邪久羁,损伤肝肾真阴,以致精血耗伤,虚热不退,属邪少虚多之候。阴虚不能制阳,则阳偏亢而低热不已,手足心热甚于手足背。咽干齿焦是肾阴亏损,津难上承之征象。舌干绛,甚则紫晦,是肝血肾液耗伤之征象。邪少虚多则脉虚软无力。本方是由炙甘草汤(复脉汤)加减衍化而成。因温病后期,热灼阴伤,故本方去益气温阳之人参、大枣、桂枝、生姜,加养血敛阴之白芍,变阴阳气血并补之剂为滋阴养液之方。温邪深入下焦,肝肾阴伤,方中白芍、地黄、阿胶、麦冬滋养肝肾真阴,炙甘草、麻仁扶正润燥。

【运用】

(1)辨证要点。以手足心热甚于手足背,舌绛不鲜,干枯而痿,脉虚为辨证要点。

(2)加减变化。虚衰至极,脉虚大欲散者,加人参。心无所主,震震悸动者,去麻仁,加生牡蛎、生龙骨。

(3)现代运用。现代常运用于心律失常。

(4)使用注意。邪热盛者不宜用。

【附方】复脉汤:炙甘草12 g,桂枝10 g,人参10 g,生地24 g,阿胶10 g(烊化),生姜9 g,麦冬10 g,麻仁9 g,大枣10枚,白酒(少量)。功用:滋阴养血,益气温阳,复脉定悸。主治:①阴血不足,阳气虚弱。表现为脉结代,心动不安,舌光少苔,舌质干且瘦小。②虚劳肺痿。表现为咳嗽,形体消瘦,气短,虚烦不眠,自汗盗汗,咽干舌燥,大便干结,脉虚数。

【各家论述】《成方便读》:"夫伤寒传入阳明,首虑亡津液,而况温病传入阳明,更加汗、下后者乎? 故虽邪解,胃中之津液枯槁已盛,若不急复其阴,恐将来液亏燥起,干咳身热等证有自来矣。阳明主津液,胃者五脏六腑之海。凡人之常气,皆禀于胃,胃中津液一枯,则脏腑皆失其润泽。故以一派甘寒润泽之品,使之饮入胃中,以复其阴,自然输精于脾,脾气散精,上输于肺,通调水道,下输膀胱,五经并行,津自生而形自复耳。"

《温病条辨》:"阳明温病,下后汗出,当复其阴,益胃汤主之。温热本伤阴之病,下后邪解汗出,汗亦津液之化,阴液受伤,不待言矣,故云当复其阴。此阴指胃阴而言,盖十二经皆禀气于胃,胃阴复而气降得食,则十二经之阴,皆可复矣。欲复其阴,非甘凉不可。汤名益胃者,胃体阳而用阴,取益胃用之义也。下后急议复阴者,恐将来液亏燥起,而成干咳身热之怯证也。"

【临证举隅】

(1)曾某,女,70岁。2007年12月14日初诊。患冠心病近15年,近年来时常发生心前区憋闷疼痛,经冠状动脉造影确诊为冠状动脉右侧支管腔狭窄,直径缩小达95%,严重影响血供。3日前在南京军区福州总医院做经皮冠状动脉支架置入手术,术后第2日极度疲乏,汗出淋漓,患者有糖尿病,要求中药配合治疗。就诊时见精神疲惫,自汗多,口渴不欲饮,胸微闷,大便偏干,舌质光红无苔,脉细弱。辨证为心肾气阴亏虚,气不敛津。治宜益气养阴,敛阴止汗。给予加减复脉汤合生脉散加减,处方:炙甘草10 g,干地黄24 g,生白芍15 g,麦冬15 g,人参15 g,五味子10 g。服3剂,常法煎服。药后汗止,诸症状好转,夜寐稍差,舌苔薄白,脉细缓。照上方去五味子,加茯苓10 g,再服5剂,症状基本消除。

按:本例患者有糖尿病病史,素体气阴不足,术后气阴更加亏虚。临床上阴液亏虚心肾失养,则神疲倦怠,口渴不欲饮,舌质光红无苔,脉细弱。心气虚则胸微闷,脉弱无力。气虚不能敛津液,则自汗多。阴虚肠道失润则大便干。方用加减复脉汤滋养阴液,生脉散益气生津、敛阴止汗,阴复气升则诸症得以消除。

(2)黄某,男,73岁。2007年10月20日初诊。患冠心病、高血压10余年,平日无明显不适,仅在活动时感到头晕、胸闷气促。2007年以来2次因排便用力后突然晕厥,送省立医院急诊,确诊为急性心肌梗死,经冠状动脉造影发现冠状动脉各支均有不同程度的狭窄,较为严重的是右束支管腔狭窄直径缩小达96%,在省立医院做经皮冠状动脉支架置入手术。手术已经3个月,按照术后要求服用西药,但心前区仍感不适,时有隐痛,上楼梯时气促,口干咽燥,大便干结,遂来就诊。查见面色苍白,消瘦,肌肤干燥,舌质红绛少苔,脉细无力。辨证为真阴亏虚,肌体失养。治宜养阴补血,宣通心阳。方用加减复脉汤加味:炙甘草10 g,干地黄24 g,生白芍15 g,麦冬15 g,阿胶10 g(烊化冲服),麻仁10 g,全栝楼24 g,人参15 g,桂枝10 g。服5剂,常法煎服。药后心前区隐痛缓解,大便通畅。继前方,再服药5剂,诸症状消除,自我感觉良好。停服中药2日,大便又见干结,再予加减复脉汤。处方:炙甘草10 g,干地黄24 g,生白芍15 g,麦冬15 g,阿胶10 g(烊化冲服),麻仁10 g。服5剂,常法煎服。嘱患者注意休息,多吃滋阴养液之品,适当活动,以养心肾之气阴。药后,症状消失。

按:本例患者阴液亏虚较为严重,出现机体失养的症状较为明显。手术后心之气阴恢复较慢,故心前区持续不适,时有隐痛,活动则气促。用加减复脉汤养阴复脉,人参补益心气,桂枝温通心阳,栝楼宽胸理气。心之气阴得以滋养,功能得以恢复,症状自然得以消除。

【现代研究】

1.临床研究

(1)钩端螺旋体病。李吉宗[1]在诊治钩端螺旋体病过程中,采用加减复脉汤结合西药治疗,并与单纯使用西药组比较。根据心肌损害出现的临床表现分为2型:Ⅰ型暑毒侵心,气阴两伤;Ⅱ型暑毒侵心,阴损及阳,心阳不振。治疗结果:中西药结合组治愈率为85.7%,有效率为12.5%,无效率为1.78%;西药组治愈率为56.3%,有效率为37.5%,无效率为6.2%。

(2)心血管系统疾病。林君平等[2]以加减复脉汤治疗早搏167例,取得较好疗效。其中评为显效者91例(占54.4%),有效者58例(占34.7%),无效14例(占8%),恶化者4例(占2%),总有效率为89.2%。栾光斗等[3]用加减复脉汤治疗病毒性心肌炎心律失常80例,取得良好效果,总有效率为78.8%,治疗组优于对照组。陈锦芳[4]在临床上运用加减复脉汤化裁治疗冠心病和经皮冠状动脉支架置入术后中医辨证属心肾气阴亏虚者,每每取得良效。

2.药理研究

(1)补充微量元素。秦俊法证实各类补益药中,补阴药的锌含量和锌铜比明显高于其他类。

(2)保护心肌细胞。陈兰英等[5]、朱若凯等[6]通过动物实验证实:炙甘草汤全方能明显降低大鼠离体右心房肌自律性、左心房肌兴奋性和延长左心房肌功能不应期;能明显提高诱发自律性和心律失常的肾上腺素水平。甘草酸单铵盐及其与人参总皂苷的配伍能增强再灌注心肌组织超氧化物歧化酶活性,降低心肌组织中脂质过氧化产物丙二醛含量,抑制心肌细胞磷酸肌酸激酶、乳酸脱氧酶的释放,抗自由基损伤,保护心肌细胞,而产生抗心肌缺血再灌注心律失常的作用。

(3)氨基酸含量丰富。郭莉等[7]通过实验测试了炙甘草汤及其加减方浓煎剂中19种氨基酸的含量,显示其中9种人体必需氨基酸含量丰富,且赖氨酸含量尤高,提示本方对心脏及整个机体营养代谢有调整、促进及改善作用。

参考文献:

[1]李吉宗.加减复脉汤结合西药治疗钩端螺旋体病致心肌损害56例[J].四川中医,1999,17(9):14-15.

[2]林君平,林晓丹.加减复脉汤治疗早搏167例[J].山东中医杂志,1995,14(4):156-157.

[3]栾光斗,曹忠义.加减复脉汤治疗病毒性心肌炎心律失常80例[J].山东中医杂志,1999,18(7):299-300.

[4]陈锦芳.加减复脉汤的临床应用[J].江苏中医药,2008,40(3):12-13.

[5]陈兰英,陈奇,刘荣华,等.炙甘草汤主要有效成分对心肌生理特性的影响[J].中草药,2002,32(2):134-136.

[6]朱若凯,陈奇,毕明,等.炙甘草汤及有效成分配伍对猫缺血再灌心脏触发活动及心肌损伤影响[J].中国实验方剂学杂志,2001,7(6):27-29.

[7]郭莉,刘瑞明.炙甘草汤抗心律失常研究及应用进展[J].中成药,1998,20(3):44.

三甲复脉汤

【方源】清代吴鞠通《温病条辨》。

【组成】炙甘草6钱(18 g),干生地6钱(18 g),生白芍6钱(18 g),麦冬5钱(15 g)(不去心),阿胶3钱(9 g),麻仁3钱(9 g),生牡蛎5钱(15 g),生鳖甲8钱(24 g),生龟板1两(30 g)。

【服法】水8杯,煮取3杯,分3次服。

【功用】滋阴息风。

【主治】适用于低热,手足蠕动或瘛疭,心中憺憺大动,甚则时时欲脱,形消神倦,齿黑唇裂,舌干绛或光亮无苔。

【方解】本方所治之证为肾阴耗伤,水不涵木,以致虚风内动之候。多见于温病的后期,由肾阴耗损证发展而来,阴虚不制阳则生内热,此属虚热,多为低热不去。肝为风木之脏,赖肾水以涵养。热邪久羁,真阴被灼,水亏木旺,筋脉失养而拘挛,以致出现手足蠕动,甚或瘛疭之动风证。心中憺憺大动系肾水耗竭,不能上济于心,心失所养之故。时时欲脱,是指真阴亏耗,不能维系阳气,随时可出现阴阳离决的危候。形消神倦,为精竭不能养形充神所致。齿黑唇裂,舌干绛或光亮无苔,皆为肾阴耗损之证候。本方系加减复脉汤加三甲(牡蛎、龟板、鳖甲)而成,在滋养肝肾之阴的同时,加三甲以潜阳息风。

【运用】

(1)辨证要点。以手足蠕动或瘛疭,舌干绛或光亮无苔为辨证要点。

(2)加减变化。若肝肾阴液亏耗严重者,可配合生脉注射液等。肺气将绝而喘息气促者,加人参。若将成阴阳两脱之势而兼见自汗者,加龙骨、人参、浮小麦以益气敛汗固脱。

(3)现代运用。现代常用于治疗甲状腺功能亢进、脑动脉硬化症、病毒性心肌炎等。

(4)使用注意。实证不可使用。

【附方】一甲复脉汤:加减复脉汤去麻仁,加牡蛎30 g。主治下焦温病真阴耗伤,但大便溏者。

二甲复脉汤:加减复脉汤加牡蛎、鳖甲。主治温病热邪深入下焦,肝肾阴伤,脉象沉数,舌干齿黑,手指微微蠕动,有发痉厥之势,或痉厥已作者。

【各家论述】《温病条辨》:"二甲复脉,防痉厥之渐,即痉厥已作,亦可以二甲复脉止厥。兹又加龟板名之三甲者,以心中大动,甚则痛而然也。心中动者,火以水为体,肝风鸱张,立刻有吸尽西江之势,肾水本虚,不能济肝而后发痉,既痉而水难淬补,心之本体欲失,然大动也。甚则痛者,阴维为病主心痛,此证热久伤阴,八脉丽于肝肾,肝肾虚而累及阴维,故心痛,非如寒气客于心胸之痛可用温通,故以镇肾气、补任脉、通阴维之龟板止心痛,合入肝搜邪之二甲,相济成功也。"

【临证举隅】

(1)患者,女,54岁。2005年1月25日初诊。1个月前因郁怒后出现颈前肿大,伴烦躁易怒,胸闷,手抖,眩晕,失眠,常自汗出,心悸作而不宁,未经诊治。近日乏力明显,口干手足心热,目干涩,视物易疲劳。大便溏,每日2~3次。经查:游离T3为27.2 pmol/L,高灵敏促甲状腺素为0.1 mU/L。脉搏102次/min,血压

20/12 kPa,眼球略外突,甲状腺肿大,质中等硬度,双侧肱动脉处可闻及动脉枪击音,双手平伸有震颤,舌质紫,苔白腻,脉弦细数。西医诊断为甲状腺功能亢进症(简称甲亢)。中医诊断为瘿病。证属气阴两虚,痰瘀互结。治以养阴散结,益气祛瘀化痰。方用三甲复脉汤加减:生牡蛎30 g(先煎),醋鳖甲20 g(先煎),生龟板20 g(先煎),白芍20 g,麦冬20 g,百合30 g,夏枯草30 g,浙贝母30 g,黄芪30 g,丹参20 g,合欢皮30 g,夜交藤30 g。水煎服。2005年5月23日复诊:无明显不适,已于4月底停用药物,查游离T3、游离T4、高灵敏促甲状腺素均在正常范围。

按:本例患者因郁怒而致肝疏泄失常,肝郁气滞,气滞不能运行津液,津液凝聚成痰,痰气搏结日久,气血运行受阻,气滞血瘀,痰瘀互结,而成瘿肿目突。肝郁日久化热,耗伤气阴,并有动风之征象。三甲复脉汤既可滋阴潜阳息风,又有软坚散结之功效,加夏枯草、浙贝母、丹参、合欢皮化痰活血散结,黄芪益气,百合、夜交藤养心安神。曾以此方加减治疗多例甲亢患者,均获显效,且见效快,复发率明显减少。

(2)患者,男,63岁。2004年11月14日初诊。既往高血压、冠心病、高脂血症病史数年。平素常眩晕,头胀痛,睡眠欠佳。近3个月来出现严重失眠,每夜仅可入睡约1 h左右,眩晕,健忘,胸闷,心悸,时左胸部刺痛,手抖,口干不欲饮水,时自汗,腰膝酸软,静脉输液及口服药物效不佳。舌质紫,苔白腻,脉弦细。西医诊断为脑动脉硬化症、原发性高血压、冠心病、高脂血症。中医诊断为失眠。证属肝肾阴亏,痰瘀互结。治以滋阴散结,化瘀祛痰安神。方用三甲复脉汤加减:生牡蛎30本g(先煎),生龟板20 g(先煎),醋鳖甲20 g(先煎),地龙15 g,槐花20 g,白芍20 g,麦冬20 g,合欢皮20 g,丹参20 g,百合30 g,莲子心20 g,夜交藤20 g,磁石20 g(先煎)。水煎服。

按:脑动脉硬化症是指脑动脉粥样硬化、小动脉硬化、玻璃样变等动脉管壁变性所引起的非急性、弥漫性脑组织改变和神经功能障碍。临床表现为神经衰弱证候群、动脉硬化性痴呆、假性延髓麻痹等慢性脑病。中医多辨为眩晕、头痛、不寐、呆病等。本病例即以严重失眠为主要症状,病初因肝郁化火伤阴,阴亏阳亢,病久则肝阳化风,再则由于气滞、痰浊、或气虚等,导致血行瘀结于脑及心络,病证复杂难以祛除。不寐证常用化痰清热,滋阴养心安神等治疗。本例选用三甲复脉汤加减治疗,可滋阴降火息风,另用其散结之功效配合化瘀祛痰安神之药,而慎用苦寒或寒凉滋腻之品,方可获得较好疗效。

【现代研究】

1.临床研究

(1)病毒性心肌炎。何坚等[1]研究发现,三甲复脉汤治疗病毒性心肌炎心律失常有较好疗效。

(2)儿童多动综合征。阮宇鹏等[2]近来用三甲复脉汤加减治疗儿童多动综合征取得较好疗效。其中,治疗组36例,治愈19例(占52.78%),有效12例(占33.33%),无效5例(占13.89%),总有效率为86.11%;对照组33例,治愈7例(占27.27%),总有效率为72.73%。两组比较差异显著($P < 0.05$),治疗组疗效优于对照组。

2.药理研究

(1)补充微量元素。陈广源等[3]通过微量元素分析,发现炙甘草汤系列诸方中富含镁、锌、锰、铁、钴、硒等元素。其中,镁可直接强心复脉,锌、锰等可益气滋阴潜阳,铁、钴及锌、硒分别与补血、补肾作用密切相关,形成了炙甘草汤系列诸方抗心律失常的物质基础。

(2)降低血浆脂蛋白(α)。高杰[4]通过实验证明,二甲复脉汤可有效降低血浆脂蛋白(α),且效果优于烟酸。

(3)诱导神经元样细胞转化。邝学媚等[5]认为三甲复脉汤含药血清可以在体外诱导成年大鼠骨髓间充质分化为神经元,而且能延长其表达。

参考文献:

[1]何坚,覃崇宁,覃江虹.三甲复脉汤治疗病毒性心肌炎心律失常疗效观察[J].山西中医,2007,23(6):18-19.

[2]阮宇鹏,吴勇惠,韩桃.三甲复脉汤治疗儿童多动综合征36例[J].山东中医杂志,2010,29(7):458-459.

[3]陈广源,李启运,霄媛容.复脉系列诸方与微量元素的相关现代研究[J].中国中医药科技,1996,3(6):29.

[4]高杰.二甲复脉汤对血浆脂蛋白(α)的影响[J].山东中医杂志,2005(1):6.

[5]邝学媚,廖欣,杜少辉,等.三甲复脉汤含药血清体外诱导成年大鼠骨髓间充质干细胞分化为神经元[J].中国临床康复,2005,9(30):53-55.

大定风珠

【方源】清代吴鞠通《温病条辨》。

【组成】生白芍6钱(18 g),干地黄6钱(18 g),阿胶3钱(9 g),麻仁2钱(6 g),麦冬(连心)6钱(18 g),炙甘草4钱(12 g),生龟板4钱(12 g),生牡蛎4钱(12 g),生鳖甲4钱(12 g),五味子2钱(6 g),鸡子黄(生)2枚。

【服法】水8杯,煮取3杯,去滓,再入鸡子黄,搅令相得,分3次服。

【功用】滋阴息风。

【主治】适用于热病后期,见低热,五心烦热,手足蠕动甚或瘛疭,齿黑唇裂,形体消瘦,皮肤干皱,两颧红赤,四肢厥逆,心中憺憺大动,时时欲脱,舌痿,干绛少苔或无苔,脉虚者。

【方解】本方所治为热病后期,真阴耗竭,水不涵木,虚风内动,阴竭至极,时时欲脱之证。肝肾阴亏,阴不制阳则虚热内生,见低热,五心烦热。阴亏于下,孤阳无制而上浮,故两颧红赤。真阴耗竭,脏腑形质失于濡养,形失所养则形体消瘦,皮肤干皱;心失所养则心中憺憺大动。肾主骨生髓,齿为骨之余,精不上奉,故齿黑唇裂。经脉枯涸,致血涩气滞,则阴阳气不相顺接,阳气不达于四末,故见四肢厥逆。邪热久羁,真阴被灼,水不涵木,筋脉失养而拘挛,见手足蠕动甚或瘛疭的虚风内动之征象。阴竭至极,阴不维阳,阴阳即将离诀,则时时欲脱。舌痿,干绛少苔或无苔,脉虚,为真阴耗竭之征象。治宜滋阴息风。本方系加减复脉汤合三甲加鸡子黄、五味子而成。加减复脉汤滋养肝肾真阴;三甲滋阴潜阳息风;鸡子黄滋阴,交通心肾,以增强滋阴息风之效;五味子酸敛,敛阴留阳,以防厥脱之变。大定风珠以大量"血肉有情之品"填补真阴,是救阴重剂,主治虚风内动,阴阳时时欲脱之重证。本方所用药物多系质重沉降之品,药物剂量较大,煎煮时间较长,体现了吴鞠通"治下焦如权,非重不沉"的思想。

本方配伍特点:①使用大量"血肉有情之品"填补真阴。②本方所治之证为阴阳即将离诀,时时欲脱的危重证,故加酸收的五味子以敛阴留阳。

【运用】

(1)辨证要点。本方是治疗虚风内动重证的主方。以手足蠕动甚或瘛疭,心中憺憺大动,时时欲脱,舌痿,干绛少苔或无苔,脉虚为辨证要点。

(2)加减变化。若肺之化源欲绝,兼见喘息气微者,急以人参益气固本。若将成阴阳两脱之势,兼见自汗者,可加浮小麦、龙骨、人参益气敛汗固脱。若心悸较重者,可加人参、浮小麦及茯神。

(3)现代运用。现代多用于治疗疱疹病毒性脑炎、乙脑等后遗症。甲亢、脑梗死等内科杂症属肝肾阴亏,虚风内动者,常用此方随症化裁,疗效较好。

(4)使用注意。本方药性滋腻,有敛邪的弊端,故邪热尚盛者不可用之。本方宜久煎。

【附方】小定风珠:鸡子黄1枚(生用),真阿胶6 g,生龟板18 g,童便1杯,淡菜9 g。功用:滋阴潜阳,清泄余热。主治温病后期,真阴被劫,虚多邪少,余热未尽,低热夜甚,时见手指蠕动,舌绛无苔,脉细弦。

【各家论述】《温病条辨》:"邪热久羁,吸烁真阴,或因误表,或因妄攻,神倦瘛疭,脉气虚弱,舌绛苔少,时时欲脱者,大定风珠主之。此邪气已去八九,真阴仅存一二之治也。观脉虚苔少可知,故以大队浓浊填阴塞隙,介属潜阳镇定。以鸡子黄一味,从足太阴,下安足三阴,上济手三阴,使上下交合,阴得安其位,斯阳可立根基。俾阴阳有眷属一家之义,庶可不致厥脱欤。"

【临证举隅】

(1)张某,女,40岁。3年前被确诊为甲亢。症见颈项肿大,双眼突出,双手颤抖,形体消瘦,心悸失眠,多梦易醒,腰膝酸软,面色潮红,口干欲饮,大便干结,舌质红绛,舌苔少津,脉细数。辨证属肝肾阴亏,虚风内动。治宜滋补肝肾,养阴息风,佐以化痰散结。处方:生地15 g,熟地15 g,杭白芍15 g,杭麦冬10 g,五味子6 g,生牡蛎25 g(先煎),炙鳖甲10 g,炙龟板10 g,阿胶10 g(烊化),火麻仁10 g,象贝10 g,海藻10 g,昆布10 g。配合西药他巴唑治疗6周后,诸症渐愈。随访1年,病情稳定。

(2)方某,女,48岁。2005年2月16日初诊。主诉眩晕2周,加重2日。于2周前,由于劳累、生气而致眩晕,视物旋转恶心,平素常发头昏。曾在医院诊治,摄颈椎X光片示颈椎退行性变,寰枢关节失稳。经服颈复康及维生素B$_1$等药,症状有所缓解。于2月15日上午与他人发生口角致眩晕加重,恶心呕吐,继服上药,病情未见明显缓解,经人介绍来本院就诊。现症:眩晕,视物旋转,不能独立行走,需人搀扶,伴恶心呕吐,时有头痛,面色潮红,口干欲饮,大便干结,舌质红绛,舌苔少津,脉弦细数。查体:心率76次/min,血压16/11 kPa,旋颈试验阳性,神经系统检查未见异常。西医诊断为椎动脉型颈椎病。中医诊断为眩晕。辨证为肝肾阴亏,虚风上扰。治宜滋补肝肾,息风潜阳。处方:生地15 g,杭白芍15 g,杭麦冬10 g,阿胶10 g(烊化),鸡子黄1枚,生牡蛎25 g(先煎),炙鳖甲10 g,炙龟板10 g,牡丹皮10 g,葛根15 g,天麻15 g,火麻仁15g,黄芪25 g,当归15 g,山茱萸15 g,炙甘草5 g。水煎服,每日1剂。连服药5剂,症状有所缓解,无恶心,能自己行走。继服药3剂,眩晕症状消失,平素头昏亦明显减轻。

【现代研究】

1.临床研究

(1)甲亢。吴海运[1]用大定风珠加减治疗甲亢之证属肝肾阴亏,虚风内动者,服药后诸症渐愈。

(2)脑梗死。吴海运[1]用大定风珠加减治疗脑梗死之证属肝肾阴亏,虚风内动者,治疗后患者活动自如。

(3)椎动脉型颈椎病。吴海运[1]利用大定风珠加减治疗颈椎退行性变,以眩晕为主证者,连服药8剂后,眩晕症状消失,头昏症状减轻。

(4)疱疹病毒性脑炎后遗症。贺兼进[2]以大定风珠加减,治疗疱疹病毒性脑炎后遗症属真阴亏虚,筋脉失养者,疗效满意。

2.药理研究

(1)补充微量元素。陈广源等[3]测定结果表明,复脉系列诸方的锌含量和锌铜比值都比较高,此比值为对机体有益比值,其中锌铜比值最高的是大定风珠,其次为复脉汤、三甲复脉汤和加减复脉汤。

(2)对细胞和体液免疫的影响。陈广源等[3]认为大定风珠可使阴虚证小鼠T淋巴细胞下降明显回升,使其血清凝集素抗体积数明显上升,另外可使实验动物的胸腺重量及胸腺中硒含量明显增加。由此说明该方对实验动物的细胞和体液免疫有显著影响。

【参考文献】

[1]吴海运.大定风珠临证新用举隅[J].江西中医药,2008(12):28.

[2]贺兼进.疱疹病毒性脑炎后遗症[J].湖南中医杂志,1995,11(4):38.

[3]陈广源,袁暖容.复脉系列诸方的益气滋阴、滋阴潜阳作用与锌、锰元素[J].中国中医药科技,1996,3(6):30-31.

黄连阿胶汤

【方源】清代吴鞠通《温病条辨》。

【组成】黄连4钱(12 g),黄芩1钱(3 g),阿胶3钱(9 g),白芍1钱(3 g),鸡子黄2枚。

【服法】水8杯,先煮三物,取3杯,去渣,纳胶烊尽,再纳鸡子黄搅令相得,日3服。

【功用】育阴清热。

【主治】适用于身热,心烦不得卧,口干咽燥,舌红,苔黄或薄黑而干,脉细数。

【方解】本方所治为春温后期,邪热久羁而灼伤肾阴,心火亢盛之证。热邪深入少阴,心火上亢,肾阴下虚,以致水亏火旺,水火不能相济,火愈亢而阴愈伤,阴愈亏而火愈炽,相互影响,其病益甚,故致心烦不得卧,此即吴鞠通所说的"阳亢不入于阴,阴虚不受阳纳"。心火炽盛则身热,心烦,舌红苔黄。肾水亏则口干咽燥,舌红苔黄,脉细。方中黄芩、黄连苦寒,泄心火而坚真阴;阿胶、白芍甘酸咸寒,滋真阴而抑心火;鸡子黄为血肉有情之物,下能补肾而益阴,上能宁心而安神,有安中焦,补精血,通心肾之功效。诸药刚柔相济,可使肾阴渐复,心火渐清,水火相济,阴能纳阳则诸症自除。正如吴鞠通所说:"以黄芩从黄连,外泻壮火而内坚真阴;以芍药从阿胶,内护真阴而外捍亢阳。名黄连阿胶汤者,取一刚以御外侮,一柔以护内主之义也。"

本方配伍特点:攻补兼施,刚柔相济,交通心肾。

【运用】

(1)辨证要点。以身热,心烦不得卧,脉细数为辨证要点。

(2)加减变化。若邪热亢盛者,可加用双黄连注射液等。若肝肾阴液亏损较严重者,可加用生地及生脉注射液等。

(3)现代运用。现代用于治疗失眠及口腔疾病、精神疾病等获得满意疗效。

(4)使用注意。阳热亢盛,以实证为主者不可使用。

【附方】加减黄连阿胶汤:黄连9 g,阿胶9 g,黄芩6 g,炒生地12 g,生白芍15 g,炙甘草4.5 g。主治春温内陷下利,热多湿少,阴液受伤者。

【各家论述】《温病条辨》:"少阴温病,真阴欲竭,壮火复炽,心中烦,不得卧者,黄连阿胶汤主之。按前复脉法,为邪少虚多之治,其有阴既亏而实邪正盛,甘草即不合拍。心中烦,阴邪挟心阳独亢于上,心体之阴,无容留之地,故烦杂无奈。不得卧,阳亢不入于阴,阴虚不受阳纳,虽欲卧得乎? 此证阴阳各自为道,不相交互,去死不远。故以黄芩从黄连,外泄壮火,而内坚真阴;以芍药从阿胶,内护真阴,而外捍亢阳。名黄连阿胶汤者,取一刚以御外侮,一柔以护内主之义也。其交关变化,神明不测之妙,全在一鸡子黄。前人训,鸡子黄金谓鸡为巽木,得心之母气,色赤入心,虚则补母而已,理虽至当,殆未尽其妙。盖鸡子黄有地球之象,为血肉有情,生生不已,乃奠安中焦之圣品,有甘草之功能,而灵于甘草;其正中有孔,故能上通心气,下达肾气,居中以达两头,有莲子之妙也;其性和平,能使亢者不争,弱者得振;其气焦臭,故上补心;其味甘咸,故下补肾。再释家有地水风火之喻,此证大风一起,荡然无余,鸡子黄镇定中焦,通彻上下,合阿胶能预熄内风之震动也。然不知人身阴阳相抱之义,必未能识仲景用鸡子黄之妙,谨将人身阴阳生死,窟寐图形,开列于后,以便学者入道有阶也。"

【临证举隅】

(1)崔某,男,60岁。2004年4月30日初诊。自述口腔溃疡反复发作6年多,稍食辛辣食物则加重,严重时上下口唇内均有溃疡,疼痛难忍。曾间断服用维生素、黄连上清丸,并局部吹锡类散或西瓜霜喷剂,可暂时缓解,但不能根治。查见口腔内多处溃疡,周围红肿。询问患者平时喜食辛辣食物及饮酒,长期口干苦,喜冷饮,腰膝酸软,入夜心烦不寐,盗汗,食欲尚可,大便干,小便黄,舌细红少苔,脉细数。证属肝肾阴虚,心肾不交,心火亢盛上灼口舌。治宜育阴清热,清心凉血,交通心肾。方用黄连阿胶汤加减:黄连6 g,黄芩10 g,阿胶15 g(烊化兑服),白芍15 g,生地15 g,竹叶15 g,金银花15 g,麦冬15 g,玄参15 g,莲子心15 g,木通10 g,大黄10 g(后下)。上方服用3剂后大便通,口干苦及口腔灼痛减,夜能寐。以上方去大黄,加乌贼骨15 g、白及15 g,以生肌敛疮。服药3剂溃疡愈合。停药观察1年未复发。

按:本例患者素体阴虚又喜食辛辣及饮酒,致使邪热积胃化热生火,火邪循经上蒸口舌而见溃疡。肾阴虚,肾水不能上济于心,心火不能下交于肾,造成心火亢盛而见溃疡,心烦不寐。故方中导赤散清心利尿,引火下行;黄连阿胶汤育阴清热,交通心肾;金银花、莲子心、大黄凉血解毒,通腑泄热;白芍、麦冬、玄参、生地酸甘化阴,养阴生津;乌贼骨、白及生肌敛疮。全方补中有泄,解毒而兼滋润,使肾水得济,心火下行则口疮自愈。

(2)患者,女,50岁。2006年8月初诊。主诉失眠多梦已有1年,入睡困难或凌晨两三点早醒,甚至通宵失眠,为入睡每日服安眠药,白天精神不振,甚是痛苦。西医诊断为神经官能症。曾服养血安神片、谷维素、天王补心丹、六味地黄丸等中成药,也按更年期综合征治疗,效果皆不佳。时有面烘潮热,出汗,尤其遇热更甚,腰膝酸软,耳鸣,心烦易怒,情志异常,舌红苔少,脉细数。证属阴虚阳亢,心肾不交。方用黄连阿胶汤加味:黄连12 g,黄芩8 g,白芍10 g,阿胶10 g(烊化),鸡子黄2枚(冲),酸枣仁9 g,知母10 g,煅牡蛎15 g(先煎),柴胡9 g。水煎服,服5剂。服药后睡眠改善,能睡眠5~6 h。继服药10剂,已能正常睡眠,舌脉复常,潮热、汗出、面烘热诸症均除。2个月后又复发,照原方服药10剂,诸症悉愈。

按:本例更年期失眠为肾阴虚,阴不敛阳,虚火上扰心神所致。肾阴虚不能涵木,肝阴虚,肝阳上亢,肝气不疏,故出现更年期综合征。故治疗本病当以滋阴潜阳,交通心肾为主。黄连阿胶汤加味能有效改善更年期综合征患者的睡眠及其他症状。方中黄连泄心火,黄芩善泄里热,二者配合泄心胸郁热;白芍养阴收敛神明;阿胶益血润燥;鸡子黄育阴清热,养心安神;柴胡疏肝理气;酸枣仁养心安神,敛阴止汗,镇静催眠;知母苦甘寒,滋阴清热泄火;煅牡蛎平肝而制亢,益阴养肝而潜阳。诸药共奏滋肾阴,降心火,养血安神功效,甚合病情。

【现代研究】

1.临床研究

(1)五官科疾病。江晓星[1]认为黄连阿胶汤有育阴清热、交通心肾之功效。宗先贤通过辨证论治,根据其辨证要点,在黄连阿胶汤基础上化裁治疗口腔扁平苔癣、复发性口疮、鼻咽癌放疗后口腔炎,获得满意疗效,同时也体现了中医学"异病同治"的原则。黄增强[2]用黄连阿胶汤治疗牙龈出血,取得较好疗效。

(2)神经系统疾病。黄增强[2]在临床中用黄连阿胶汤治疗长期失眠而阴血亏耗,心火亢盛,心中烦扰患者,疗效甚好。佀雪平等[3]采用黄连阿胶汤加减,治疗围绝经期抑郁症30例,并设对照组30例对比,结果:治疗组总有效率为90%,对照组总有效率为73.3%,黄连阿胶汤加减对本病有较好的疗效。

(3)发热。张小军[3]应用黄连阿胶汤治疗普通感冒、手足口病等引起的发热,临床疗效显著。尤其对温热病发烧反复不退者,只要紧抓适应证,往往只需1剂即热退神清,其疗效神速可见一斑。

2.药理研究

(1)抗焦虑作用。李彦冰等[5]选用小鼠足部电击诱发的攻击行为模型、小鼠行为绝望模型评价黄连阿胶汤对攻击行为及"失望"和"不动"行为的作用。结果显示,黄连阿胶汤可显著抑制小鼠由电刺激诱发的激怒状态,延长小鼠悬尾不动时间,减少小鼠的自主活动性,证明黄连阿胶汤具有抗焦虑作用。

(2)改善凝血机制。胡永珍[6]认为黄连阿胶汤可改善实验动物的临床症状、凝血指标及血液成分的变化,疗效优于肝素,具有养阴清热、活血止血之功效,从实验角度证实黄连阿胶汤是治疗血证安全有效的方剂。

(3)降低顺铂所致肾毒性。杨桂染等[7]通过实验观察加味黄连阿胶汤对顺铂致大鼠肾毒性的治疗作用。结果表明,加味黄连阿胶汤能降低顺铂肾毒性大鼠24 h尿蛋白及NAG含量,改善肾功能,增强肾小管上皮细胞内基质金属蛋白酶-9的表达,减轻顺铂引起的肾小管和肾小管间质损伤,对顺铂致大鼠肾损伤有一定的保护和治疗作用。

参考文献:

[1]江晓星.黄连阿胶汤的临床新用[J].辽宁中医药大学学报,2008,10(1):121.

[2]黄增强.黄连阿胶汤临床运用[J].医护论坛,2009,16(21):164-165.

[3]伲雪平,丛慧芳,王虹,等.黄连阿胶汤加减治疗围绝经期抑郁症30例[J].中国中医药现代远程教育,2011,9(9):43-44.

[4]张小军.黄连阿胶汤治疗发烧临床解读[J].光明中医,2011,26(11):2333-2335.

[5]李彦冰,耿慧春,李庭利,等.黄连阿胶汤抗焦虑作用的药效学研究[J].中医药学报,2004,32(5):21-22.

[6]胡永珍.黄连阿胶汤治疗血证的动物实验研究[J].国医论坛,1999,14(3):36-39.

[7]杨桂染,李淑贞,刘娜.加味黄连阿胶汤对顺铂所致大鼠肾毒性的影响[J].中国慢性病预防与控制,2010,18(2):162-163.

青蒿鳖甲汤

【方源】清代吴鞠通《温病条辨》。

【组成】青蒿2钱(6 g),鳖甲5钱(15 g),细生地4钱(12 g),知母2钱(6 g),丹皮3钱(9 g)。

【服法】水5杯,煮取2杯,日再服。

【功用】滋阴清热,搜邪透络。

【主治】适用于夜热早凉,热退无汗,能食形瘦,舌红苔少,脉沉细略数。

【方解】本方所治之证多见于春温后期,由于余邪留伏阴分所致。人体卫气昼行于阳而夜行于阴,阴分有余邪,卫气夜入阴分,必与阴分中之余邪相搏,故夜热。至晨卫气从阴分出于阳,不与余邪相争,故早凉。但因余热仍处营阴,不随卫气外出,故热虽退而身无汗。邪留伏阴分,病不在胃肠,故能进饮食。然余热久留,营阴耗损而不能充养肌肤,故形体消瘦。舌红苔少,脉沉细略数,都是余热耗损阴液之征象。阴虚夜热病情虽轻,但低热久延,耗阴伤正,也不能忽视。方中鳖甲咸寒滋阴,入络搜邪;青蒿芬芳,透络清热。两药相配,导邪从阴分而出。吴鞠通指出,本方"有先入后出之妙:青蒿不能直入阴分,有鳖甲领之入也;鳖甲不能独出阳分,有青蒿领之出也"。生地滋阴养液;牡丹皮凉血,散血中余热;知母清热生津润燥,并清气分之邪热,合而用之使阴分邪热得以透解。

本方配伍特点:养阴透热并举。

【运用】

(1)辨证要点。以夜热早凉,舌红苔少,脉沉细略数为辨证要点。

(2)加减变化。若兼肺阴虚者,可加沙参、麦冬滋养肺阴,还可用生脉注射液静脉滴注。若兼胃阴虚者,可加玉竹、石斛、山药等滋养胃阴。若虚热明显呈五心烦热者,可加地骨皮、白薇、胡黄连等清退虚热。

(3)现代运用。青蒿鳖甲汤的运用不限于温病后期,在临床治疗中应用亦非常广,只要辨证准确,随症加减变化,在内科、妇科、儿科多种疾病中常可收到满意疗效。

(4)使用注意。阳热亢盛,以实证为主者不可使用。

【附方】秦艽鳖甲散:柴胡30 g,鳖甲30 g,地骨皮30 g,秦艽15 g,当归15 g,知母15 g。功用:滋阴养血,退热除蒸。主治虚劳阴亏血虚,骨蒸壮热,肌肉消瘦,唇红颊赤,困倦盗汗。

【各家论述】《温病条辨》:"夜热早凉,热退无汗,热自阴来者,青蒿鳖甲汤主之。夜行阴分而热,日行阳分而凉,邪气深伏阴分可知,热退无汗,邪不出表,而仍归阴分,更可知矣。故曰:热自阴分而来,非上中焦之阳热也。邪气深伏阴分,混处气血之中,不能纯用养阴,又非壮火,更不得任用苦燥。故以鳖甲蠕动之物,入肝经至阴之分,既能养阴,又能入络搜邪。以青蒿芳香透络,从少阳领邪外出。细生地清阴络之热。丹皮泻血中之伏火。知母者知病之母也,佐鳖甲、青蒿而成搜剔之功焉。再此方有先入后出之妙:青蒿不能直入阴分,有鳖甲领之入也;鳖甲不能独出阳分,有青蒿领之出也。"

【临证举隅】

(1)杜某,男,32岁。1987年8月21日初诊。患者持续发热18日,每日傍晚发作,午夜增高,清晨热退后一如常人,发热前先寒战,饮食及大便尚可,小便黄。疑为肺结核,予雷米封作诊断性治疗半月无效。观其面黄体瘦,精神疲惫。切其胸腹,无异常发现,询其月前有血吸虫疫水接触史,遂作皮内试验和粪便沉孵,报告均为阳性,诊断为急性血吸虫病。方用青蒿鳖甲汤:鲜青蒿 200 g,鳖甲 15 g,生地 15 g,知母 10 g,牡丹皮 10 g。患者服完 2 剂则热瘥。尔后继以吡喹酮根治病源而痊愈。

按:血吸虫病其虫卵主要寄生于肝肠血脉之中为蛊作祟,引起以发热为主的一系列中毒症状,此与青蒿鳖甲汤证"邪气深伏阴分,混处气血之中"在机理上互通。方中鳖甲入肝经至阴之分,既能养阴除热,又能入络搜邪,尤其软坚散结之功效,更可阻止虫卵在机体组织中形成结节;青蒿味苦而不伤阴,性寒而不碍湿,气芳香而化浊,质轻清而透邪,不仅可清泄急性血吸虫病所致之肝胆虚热,亦能治疗因之而起的湿热流连、寒热交作或暮热早凉久久不愈,与鳖甲合用,还可从少阳领邪外出;生地清阴络之热,牡丹皮泄血中之伏火,知母清热止渴,共佐鳖甲、青蒿而成搜剔邪热之功效。虽然方中无一味中药针对急性血吸虫病发热而设,但在病变过程中,以其常常出现类似温病余邪留伏阴分之夜热早凉症,是以用之获效。此所谓有是症用是方也,亦所谓"异病同治"也。

(2)陈某,男,67 岁。2007 年 9 月 30 日初诊。自诉夜间燥热半年,经服多种药物治疗均无明显效果,近几日来夜间燥热较重,需揭被散热或下床行走片刻,方才缓解燥热症状。患者有糖尿病史 10 年,平素注射胰岛素控制血糖,无其他病史可询。刻诊:燥热每于夜间出现,或夜热早凉,热退无汗,伴有口干、口渴、善食易饥,夜寐不安,大便干燥,形体消瘦,舌红,苔薄少,脉沉细略数。中医辨证属阴虚夜热证。方用青蒿鳖甲汤加味:炙鳖甲 20 g(打碎先煎),青蒿 15 g,细生地 30 g,牡丹皮 10 g,天花粉 30 g,山茱萸 10 g,酸枣仁 15 g,玄参 20 g,麦冬 20 g,地骨皮 20 g,知母 20 g,白芍 20 g,五味子 10 g。每日 1 剂,水煎 2 次分服,共服 3 剂。10 月 10 日复诊:患者感觉夜间燥热减去大半,其余病症均有明显好转。守原方再进药 5 剂,诸症消失。

按:阴虚夜热症,是以夜热早凉、热退无汗为主要临床表现的病症,探其病因、病机,多为阴虚于内,邪热内留伏于阴分所致。《温病条辨》曰:"夜热早凉,热退无汗,热自阴来,青蒿鳖甲汤主之。"其与本例所列证型颇为相符,故临床运用,效如桴鼓。

【现代研究】

1. 临床研究

(1)发热。张霆[1]运用青蒿鳖甲汤治疗肺癌癌性发热,疗效较好。青蒿鳖甲汤对肿瘤化疗后出现纳差、神疲乏力、心悸、失眠等症也有效[2]。徐雯[3]运用青蒿鳖甲汤治疗小儿暑热证属阴虚证型者,疗效较好。

(2)血液系统疾病。黄礼明等[4-5]应用加味青蒿鳖甲汤调节急性髓系白血病缓解期患者的免疫功能,具有一定疗效,且对骨髓细胞增殖具有一定的抑制作用。王艳梅[6]应用青蒿鳖甲汤配合西药治疗阴虚火旺型慢性特发性血小板减少性紫癜,总有效率达 92%。

(3)内分泌系统疾病。张娟[7]运用青蒿鳖甲汤治疗阴虚型亚急性甲状腺炎和糖尿病合并结核性胸膜炎,有一定疗效。

(4)免疫系统疾病。钟嘉熙等[8]运用青蒿鳖甲汤治疗阴虚发热型系统性红斑狼疮见长期低中度发热者,效果良好。

2. 药理研究

(1)提高白血病细胞的凋亡率。黄礼明等[9]观察加味青蒿鳖甲汤对 K562 细胞株增殖周期及凋亡率的影响,其结论是:扶正透毒祛毒法可能较扶正祛毒法、透毒法更能阻止白血病细胞的增殖进程,能提高白血病细胞的凋亡率。

(2)抗肝纤维化。王宏论等[10]观察温病经典方剂青蒿鳖甲汤抗乙肝肝纤维化的作用,寻找抗肝纤维化的有效方剂。实验证明青蒿鳖甲汤联合辨证用药的抗纤维化作用比大黄蛰虫丸疗效更好,是一种抗肝纤维化较好的治疗方法。

参考文献:

[1]张霆.青蒿鳖甲汤治疗肺癌癌性发热经验撷菁[J].实用中医内科杂志,2006,20(6):566－567.

[2]藏凯.青蒿鳖甲汤对肿瘤化疗后体弱患者的应用[J].Journal of Medical Forum,2003,24(11):11－13.

[3]徐雯.青蒿鳖甲汤治疗儿科疾病验案举隅[J].上海中医药杂志,2008,42(5):46－48.

[4]黄礼明,胡莉文,陈怡宏,等.青蒿鳖甲汤对急性髓系白血病缓解期免疫功能的影响[J].辽宁中医药杂志,2005,32(3):193－194.

[5]黄礼明,胡莉文,陈怡宏,等.加味青蒿鳖甲汤对急性白血病缓解期患者骨髓细胞增殖周期的影响[J].辽宁中医药杂志,2006,33(7):813－814.

[6]王艳梅.中西医结合治疗慢性特发性血小板减少性紫癜26例[J].河南中医,2005,25(4):60.

[7]张娟.青蒿鳖甲汤治验举隅[J].实用中医内科杂志,2006,20(3):272.

[8]钟嘉熙,黎壮伟.青蒿鳖甲汤治疗系统性红斑狼疮发热30例[J].吉林中医药,2004,24(10):25－26.

[9]黄礼明,胡莉文,陈怡宏,等.加味青蒿鳖甲汤含药血清对K562细胞株增殖周期及凋亡率的影响[J].贵阳中医学院学报,2008,30(6):75－78.

[10]王宏论,吴月峨.青蒿鳖甲汤与大黄䗪虫丸抗肝纤维化疗效比较[J].中西医结合肝病杂志,2001,11(6):324－326.

第十七节　酸甘苦辛法方剂

酸甘苦辛法具有敛阴泄热、辛开苦降的作用。主治上热下寒、水火不济之证。代表方剂为椒梅汤、减味乌梅丸、连梅汤。

椒梅汤

【方源】清代吴鞠通《温病条辨》。

【组成】黄连2钱(6g),黄芩2钱(6g),干姜2钱(6g),生白芍3钱(9g),川椒(炒黑)3钱(9g),乌梅(去核)3钱(9g),人参3钱(6g),枳实1钱5分(4.5g),半夏2钱(6g)。

【服法】水8杯,煮取3杯,分3次服。

【功用】清上温下。

【主治】适用于温病后期,暑热深入下焦之候。症见低热无汗,消渴,呕恶,心下板实,或吐蛔,下利血水,甚至声音不出,舌苔灰燥,脉细无力。

【方解】本方所治为土败木乘,暑邪深入下焦之证。暑热灼伤阴液,肾水耗损,心火独亢,则低热无汗。水火不济,日久心肾之阴大亏,津不上润,故消渴不已。中焦虚寒,痰湿内生,阻滞气机,则见心下板实,呕恶,下利。上热熏灼咽喉,则声音不出;下寒,蛔虫上窜,则吐蛔。舌苔灰燥,脉细无力,为土败木乘之征象。本方扶正驱邪,寒温并调。黄芩、黄连苦寒泄火,治疗上热;乌梅、生白芍味酸,滋肝肾真阴,抑心火之亢。以上四药相伍,酸苦泄热。用辛热之干姜、川椒,取其气辛以伏蛔,热以温阳散寒;人参补益津气;枳实破结下气,以助半夏降逆和胃止呕。

本方配伍特点:酸苦复辛甘法。本方虽为温病而设,但在临床上,对以土虚木乘、上热下寒为辨证要领的杂病亦有效。

【运用】

（1）辨证要点。以消渴，呕恶，心下板实，舌苔灰燥为辨证要点。

（2）加减变化。热甚者，可加黄柏。下利甚者，可加附子。形体消瘦者，可加阿胶、当归。痰湿阻滞较重者，可加厚朴、生姜。若蛔虫窜入胆道，身目黄染者，加柴胡、金钱草、茵陈等。可加苦楝皮、槟榔、使君子等驱蛔。

（3）现代运用。本方加减多用于治疗蛔虫病，如单纯肠蛔虫症、蛔虫性肠梗阻、胆道蛔虫症等。亦可治疗五官科疾病及慢性溃疡性结肠炎等疾病。

（4）使用注意。本方适用于寒热错杂之证，热盛无下寒者不可用。

【附方】理中安蛔汤：人参6 g，白术9 g，茯苓9 g，川椒6 g，乌梅9 g，炮姜6 g。功用：温中安蛔。主治中阳不足，脾胃虚寒，腹痛肠鸣，吐蛔或从大便排出，便溏溲清，手足不温，舌苔白，脉虚。

椒梅附桂连理汤（见《谢映庐医集》）：川椒、乌梅、肉桂、熟附片、黄连、党参、炒白术、干姜、炙甘草。功用：温阳散寒，引火归源。

【各家论述】《温病条辨》："暑邪深入厥阴，舌灰，消渴，心下板实，呕恶吐蛔，寒热，下利血水，甚至声音不出，上下格拒者，椒梅汤主之。此土败木乘，正虚邪炽，最危之候。故以酸苦泄热，辅正驱邪立法，据理制方，冀其转关耳。"

【临证举隅】

（1）朱某，男，8岁。1980年7月15日入院治疗。患者4日前因受凉而发热，腹部隐痛并呕吐蛔虫2条，在乡卫生院诊为"感冒"，对症治疗后热退，但腹痛未解，给予"驱蛔灵糖浆"，口服后仍未见明显好转。今晨起因阵发性腹痛加剧，时有呕吐，外科急诊，诊为"蛔性肠梗阻"收住入院，请中医会诊。查见腹痛阵作，腹部胀满，并可触及条索状包块，呕吐时作，大便秘结，舌红，苔微黄腻，脉弦滑。证属虫阻肠道，腑气不通而成关格证。方用"梅椒连芍汤"加减：乌梅12 g，川椒10 g，黄连5 g，炒赤芍10 g，白芍10 g，苦楝皮20 g，花槟榔15 g，使君子10 g，川楝子10 g，木香10 g，炒枳实10 g，生大黄10 g（后下），玄明粉12 g（分次冲服），炙甘草5 g。急煎1剂，分2次服。另于服药前嘱服米醋10 g、花生油30 g。服药1剂后大便5～6次，排出大小蛔虫共126条而治愈[1]。

按：根据蛔虫喜甘温，恶酸，畏苦辛的特点，以乌梅、川椒、黄连、白芍4味为主药，可起安蛔、制蛔之功效。尤其白芍，不仅酸可安蛔，又能缓急止痛，养阴柔肝，可重用。配以苦楝皮、花槟榔、使君子等杀虫之品，驱蛔与安蛔并进，再合以生大黄、玄明粉泻下通腑，使杀死之虫体及时排出，则腑气通而腹痛可止。

（2）李某，男，62岁。2010年12月23日初诊。患者耳鸣3～4年之久，昼夜不息，以致听力逐渐下降。刻下：双耳鸣响，连续不断，其声低沉，伴以耳闭、头昏。腰膝酸软，怕冷，不能久立与行走。局部检查：双外耳道净，鼓膜内陷，光椎缩短，舌质淡，苔薄，脉沉细无力。辨证分析：患者年事已高，肾元本亏，又值冬季，当属肾亏阳虚型耳鸣。治当温阳补气，引火归源。方用椒梅附桂连理汤化裁：川椒8 g，熟附片12 g，乌梅10 g，肉桂8 g（后下），干姜5 g，黄连3 g，党参10 g，炒白术10 g，怀牛膝10 g，炙甘草10 g。该患者连服上方15剂，终使数年之久的顽疾（耳鸣）痊愈[2]。

按：耳鸣在现代医学中仅为一症状，而在中医学中却为单一病名。临床表现为：耳鸣，听力下降，甚可全聋，并可伴耳闭、耳胀、头昏等。肾藏精而主骨生髓，上通于脑，开窍于耳。肾气充沛，髓海充足则听力敏锐。《景岳全书》曰："耳为肾窍，乃宗脉之所聚，若精气调和，肾气充足，则耳目聪明。若劳伤血气，精脱肾惫，必至聋聩。故人于中年之后，每多耳鸣，如风雨、如蝉鸣、如潮声者，皆是阴衰亏然。"肾精者，包括肾阴、肾阳两部分，今医者治疗肾亏型耳鸣耳聋，多以滋补肾阴着手，不知肾亏也包括肾阳虚乎。故在五官科临床中，遇中老年耳鸣耳聋者，辨其病症，属肾亏阳虚者，可用椒梅附桂连理汤治疗。

（3）李某，男，12岁。1992年1月15日初诊。患者于半月前腹痛1次后，次日在小腿出现散在紫癜，逐渐蔓延至双大腿、阴囊、臀部,继则双上肢前臂亦出现紫癜,伴右膝关节酸痛。在乡医院肌内注射青霉素、止血敏、地塞米松等治疗,紫癜有增无减,故来医院儿科门诊。查双下肢自臀部以下至足背、双上肢腕关节以上皮肤满布斑片状紫癜,压之不褪色,扪之稍有灼热感,瘙痒,时有恶心,呕吐食物及黄水,鼻中流血,大便血水,面色苍白,头汗淋漓,两颧潮红,口干不欲饮,舌质胖嫩,苔薄黄,舌边满布齿印,脉细略数。诊断为血证(紫癜),病在太阴、厥阴二脏。证属脾虚肝旺,寒热错杂。治拟扶脾敛肝,宁络止血。方用椒梅汤加减:党参10 g,乌梅20 g,黄连4 g,炒黄芩10 g,炮姜6 g,川椒6 g,赤芍20 g,白芍20g,紫草6 g,丹参20 g,防风6 g,地榆炭20 g,焦山栀6 g。连服药1周,紫癜渐消。继服药1个月,患者康复,1年后随访,未再复发[3]。

按:本证属土虚木贼,正虚邪盛之候。椒梅汤之酸甘化阴,酸苦泄热,苦辛温降治法,正合病机。加之丹参、紫草、赤芍、地榆等活血化瘀之品,方证相符,效果显著。

【现代研究】

(1)蛔虫病。祁自忠[1]自拟椒梅汤加减方"梅椒连芍汤"治疗136例蛔虫病患者,为门诊及住院病例,疗效显著。其中门诊病人79例,住院病人57例;男性62例,女性74例;年龄最小者3岁,最大者74岁;发病时间最短者3 h,最长者8日;单纯肠蛔虫症47例,蛔虫性肠梗阻28例,胆道蛔虫症69例。

(2)五官科疾病。李寿岭[2]引用椒梅附桂连理汤,根据患者具体病情及个体的不同,调整每味药的剂量,把握住温阳、补气孰轻孰重之要,既取得满意的疗效,又不伤阴伤津。用之治疗复发性口腔溃疡、过敏性鼻炎、耳鸣、牙周萎缩、口腔黏膜扁平苔藓等五官科疾病,均获良效。

(3)慢性溃疡性结肠炎。周春和等[4]观察椒梅连理汤对慢性溃疡性结肠炎患者的疗效。方法:收集慢性溃疡性结肠炎患者120例,随机分为2组,每组60例,观察组给予椒梅连理汤治疗,对照组给予柳氮磺吡啶治疗。2个月后观察临床疗效,比较两组患者大便次数及性状、红细胞沉降率、C反应蛋白。结果:观察组总有效率为91.67%(对照组总有效率为75.00%),患者大便次数及性状改变明显,治疗后组间比较差异有统计学意义($P<0.05$)。经治疗红细胞沉降率、C反应蛋白也有一定的改善。结论:椒梅连理汤治疗慢性溃疡性结肠炎疗效明显,尤其对大便性状及次数改善明显,充分体现了中医药治疗溃疡性结肠炎的优势。

参考文献:

[1]祁自忠."梅椒连芍汤"治疗蛔虫病136例临床观察[J].中国农村医学,1995,23(2):50.

[2]李寿岭.椒梅附桂连理汤治疗五官科疾病临床体会[J].河南中医,2012,32(1):103-104.

[3]张荣明.椒梅汤加减治疗儿童过敏性紫癜1例[J].南京中医药大学学报,1997,13(2):101.

[4]周春和,高玉华,高社光,等.椒梅连理汤治疗慢性溃疡性结肠炎的临床研究[J].环球中医药,2012,5(10):770-771.

减味乌梅丸

【方源】清代吴鞠通《温病条辨》。

【组成】半夏,黄连,干姜,吴萸,茯苓,桂枝,白芍,川椒(炒黑),乌梅。用者临症斟酌剂量。

【服法】水8杯,煮取3杯,分3次服。

【功用】清上温下祛湿。

【主治】适用于厥阴三疟,日久不已,劳则发热,或有痞结,气逆欲呕。

【方解】本方所治之证为厥阴上犯阳明之疟痢。疟疾日久不已,寒热错杂,虚实互见。阴液大伤,阴虚生热,劳则更甚,见发热。寒热错杂,气机不调,或生痞结,胃气上逆则欲呕。减味乌梅丸乃乌梅丸去细辛、黄柏、当归、附子、人参,加半夏、吴萸、白芍、茯苓。本方以乌梅、白芍、黄连之酸苦,合桂枝、吴萸、半夏、干姜、川椒之温,共为酸苦辛之剂。用乌梅、白芍养肝敛肝,合黄连又为酸苦泄热。干姜、半夏、川椒、桂枝、吴萸辛热通补胃阳,降逆散痞,合乌梅、白芍酸辛行肝气,行阴泄肝。黄连合干姜、半夏、川椒、桂枝、吴萸,辛苦同用,辛开苦降,升降中焦气机。

本方配伍特点:酸、苦、辛三法合用。

【运用】

(1)辨证要点。以劳则发热,或有痞结,气逆欲呕为辨证要点。

(2)加减变化。下利甚者,可加附子。气结者,可加厚朴、枳实。

(3)现代运用。本方加减多用于治疗消化道疾病及闭经等。

(4)使用注意。本方适用于寒热错杂之证,热盛无下寒者不可用。

【附方】人参乌梅汤:人参,炒莲子,炙甘草,乌梅,木瓜,山药。功用:健脾救阴。主治久痢伤阴,口渴舌干,微热微咳,阴亏甚而土无他病者。

【各家论述】《温病条辨》:"凡厥阴病甚,未有不犯阳明者。邪不深不成三疟,三疟本有难已之势,既久不已,阴阳两伤。劳则内发热者,阴气伤也;痞结者,阴邪也;气逆欲呕者,厥阴犯阳明,而阳明之阳将愈也。故以乌梅圆法之刚柔并用,柔以救阴而顺厥阴刚脏之体,刚以救阳而充阳明阳腑之体也。"

【临证举隅】叶天士用减味乌梅丸治疗厥阴三疟,《临证指南医案·疟》中载蔡氏案:"三日疟,一年有余,劳欲发内热,素有结痞,今长大攻走不定,气欲呕酸,经闭四载,当厥阴阳明同治。"方用半夏、黄连、干姜、吴萸、茯苓、桂枝、白芍、川椒、乌梅,即减味乌梅丸。症见劳则发热,常见有结痞,攻走不定,呕酸,经闭。本方主治之证以气攻走不定为特色,是临床应用的重要指征。

按:疟痢两门,日久不治,暑湿之邪,与下焦气血混处者,或偏阴偏阳、偏刚偏柔,或宜补宜泻、宜通宜涩,或从太阴,或从少阴,或从厥阴,或护阳明,其证杂而多,不及备载。本论原为温暑而设,附录数条于湿温门中者,以见疟痢之源起于暑湿,俾学者识得源头,使杂症有所统属,初具规模而已。欲求完备,勤绎各家。

【现代研究】

1. 临床研究

(1)呼吸系统疾病。于月书[1]运用乌梅丸、河车大造丸,佐以小剂量的氨茶碱、H 受体阻滞剂(酮替芬)治疗变应性哮喘 61 例,疗程 3 个月,服药 1 个疗程后,临床治愈 29 例,好转 28 例,未愈 4 例。雷玉慧等[2]短期应用糖皮质激素,同时服用乌梅汤加减治疗慢性呼吸衰竭并肺部念珠菌感染 16 例,总有效率为 70.16%,疗效良好。

(2)消化系统疾病。谢谋华等[3]应用乌梅丸加减治疗慢性溃疡性结肠炎 56 例,临床痊愈 32 例,显效 11 例,有效 9 例,无效 4 例。朱玲[4]以乌梅丸治疗慢性萎缩性胃炎 36 例,结果治愈 6 例,显效 11 例,好转 10 例,无效 9 例,总有效率为 75%。

2. 药理研究

(1)麻醉蛔虫虫体。实验显示,将蛔虫移至乌梅丸溶液中,虫体活动明显受到抑制,甚至趋于完全静止状态。若将其又移至生理盐水中,经 2～3 min 后,虫体又逐渐恢复活动。表明乌梅丸虽不能直接杀灭蛔虫,但有明显的麻醉虫体的作用[5]。

(2)修复炎性肠黏膜上皮细胞。乌梅丸对动物炎性肠黏膜上皮细胞有明显修复作用。姚茹冰等[6]用SD 大鼠随机分组,免疫加局部刺激复制大鼠溃疡性结肠炎模型,灌胃给药,治疗结束后分别在光学显微镜与电子显微镜下观察病变结肠黏膜局部形态学变化。结果表明:病理观察显示经乌梅丸治疗后溃疡性结肠炎大鼠病变结肠黏膜上皮表面的微绒毛基本完整,细胞质内线粒体丰富,形态尚完整,基质尚均匀;肠腺杯状细胞内黏原颗粒较丰富,并向腺腔排出,呈现明显修复及好转趋势,其改善程度优于柳氮磺胺吡啶。

(3)免疫调节。乌梅丸对溃疡性结肠炎大鼠细胞因子具有良好的免疫调节作用。明彩荣等[7]采用乌梅丸汤剂灌胃治疗慢性溃疡性结肠炎 SD 模型大鼠,结果显示:乌梅丸可升高淋巴细胞转化率,降低 SD 大鼠结肠黏膜中一氧化氮的水平,对结肠黏膜免疫功能起调节和保护作用。

(4)降低血糖。卢健等[8]研究发现,消渴丸能降低正常小鼠空腹血糖含量,而乌梅丸不能降低正常小鼠空腹血糖含量,但乌梅丸与消渴丸均能降低四氧嘧啶诱发的高血糖小鼠空腹血糖含量。

参考文献:

[1]于月书.中西药合用防治变应性哮喘61例[J].黑龙江中医药,2004(6):17-18.

[2]雷玉慧,崔忠志,原质,等.乌梅汤加减治疗慢性呼衰并肺部念珠菌感染疗效观察[J].辽宁中医杂志,2004,31(7):586.

[3]谢谋华,王建军,姜宏博.乌梅丸加减治疗慢性溃疡性结肠炎56例[J].实用中医内科杂志,2007,21(8):51.

[4]朱玲.乌梅丸治疗慢性萎缩性胃炎36例[J].浙江中医杂志,2006,41(12):703.

[5]福安专区医院乌梅丸研究小组.乌梅丸治疗胆道蛔虫病作用机制的实验报告[J].福建中医药,1960(6):29.

[6]姚茹冰,邱明义,胡兵,等.乌梅丸对溃疡性结肠炎大鼠病变结肠黏膜形态学的影响[J].广州中医药大学学报,2003,20(1):59.

[7]明彩荣,张丽红,王守岩.乌梅丸治疗大鼠溃疡性结肠炎的实验研究[J].中国中医药科技,2007,14(1):51.

[8]卢健,李瑛,王凌志,等.乌梅丸降血糖作用的机理探讨[J].中医药学刊,2005,23(5):892.

连梅汤

【方源】清代吴鞠通《温病条辨》。

【组成】云连2钱(6g),乌梅3钱(9g)(去核),麦冬3钱(9g)(连心),生地3钱(9g),阿胶2钱(6g)。

【服法】水5杯,煮取2杯,分2次服。

【功用】清心泄火,滋肾养液。

【主治】适用于心热烦躁,消渴不已,肢体麻痹,舌红绛,苔薄黄或薄黑而干,脉细数。

【方解】本方所治为暑伤心肾之证。暑热久羁,灼伤阴液,肾水耗损,心火独亢,则心热烦躁。日久心肾之阴大亏,津不上润,故消渴不已。肝肾之阴失养,不能濡养筋脉,则肢体麻木。舌红绛,苔薄干,脉细数,为阴虚里热之征象。本方中黄连(云连)清心热,阿胶、生地滋肾液,麦冬养肺阴,以滋水之上源;乌梅与黄连相合,有酸苦泄热之效,与生地、麦冬相合,有酸甘化阴之功。心火清,肾水复,肝阴充,则消渴、麻痹均可愈。

本方配伍特点:酸甘敛阴,酸苦泄热。

【运用】

(1)辨证要点。以消渴,心烦,麻痹,舌苔薄干为辨证要点。

(2)加减变化。脉虚大则芤者,加人参。口干渴者,加石斛、天花粉、玉竹。心烦不寐者,可加远志。

(3)现代运用。现代运用于菌痢、结肠炎、月经病等。

(4)使用注意。本方治阴虚有热,虚实夹杂之证,阳虚者不可用。

【附方】连梅安蛔汤(见《通俗伤寒论》):胡黄连3g,炒川椒10粒,雷丸9g,乌梅2枚,黄柏2g,槟榔2枚。水煎服。治蛔厥,症见饥不欲食,食则吐蛔,甚则蛔动不安,脘痛烦躁,昏乱欲死者。

【各家论述】《温病条辨》:"肾主五液而恶燥,暑先入心,助心火独亢于上,肾液不供,故消渴也。再心与肾均为少阴,主火,暑为火邪,以火从火,二火相搏,水难为济,不消渴得乎?以黄连泻壮火,使不烁津;以乌梅之酸以生津,合黄连酸苦为阴;以色黑沉降之阿胶救肾水,麦冬、生地合乌梅酸甘化阴,庶消渴可止也。肝主筋而受液于肾,热邪伤阴,筋经无所秉受,故麻痹也。再包络与肝均为厥阴,主风木,暑先入心,包络代受,风火相搏,不麻痹得乎?以黄连泻克水之火,以乌梅得木气之先,补肝之正,阿胶增液而熄肝风,冬、地补水以柔木,庶麻痹可止也。心热烦躁神迷者,先与紫雪丹者,开暑邪之出路,俾梅、连有入路也。"

【临证举隅】

(1)张某,女,9个月。1995年5月17日初诊。患儿自出生以来常有腹泻,每日3~4次,时作时愈。近几日来,腹泻每日5~6次,薄糊状,伴少量黏液,大便常规阴性。形寒肢冷,面色少华,鼻流清涕,咽红,有咳嗽,无脱水状。证属素体中焦虚寒,复感风邪。治拟温阳疏风。予连梅汤加防风炭3 g,苏梗3 g,苍术10 g。服药3剂后,大便正常。复诊去防风、苏梗,续服3剂,以固其效[1]。

按:婴幼儿腹泻是小儿科常见的消化道疾病,一年四季均可发,以秋季为多见。因为小儿脏腑娇嫩,稚阴稚阳之体,脾胃不健,运化失职,而完谷不化,而致腹泻。小儿生机蓬勃,对营养物质需求量大,脾胃负担增加,加上喂养不当,过量饮食,脾胃不堪负荷,又更致腹泻。中焦虚寒,脾阳虚弱,水谷也因之不得运化,大便清稀。况小儿易感外邪,外感伤肺,肺与大肠相表里,肺失清肃,大肠清浊不分而有腹泻。凡此种种,温中健脾为治疗之常法。《小儿卫生总微论方·泻论》云:"泻多日,唇口及粪色皆白,粪颇多者,久因成冷,脾胃衰困,恐变脾风发病,宜以药防备而温养,补助脾胃……冷泻者,色必青白,谷不化,宜温脾胃止泻。"《古今医统大全·幼幼汇集·泻泄门》曰:"泻泄乃脾胃专病,凡饮食寒热,三者不调,此为内因,必致泻泄。"连梅理中汤有温中健脾止泻、收敛止泻之功效。方中炮姜、党参、白术、甘草温中健脾益气,黄连苦寒,入心肝胆胃大肠经,为清热燥湿厚大肠止泻之要药。乌梅酸平入肝脾肺大肠经,涩肠生津,对久泻不止者有涩肠止泻之功效。桔梗辛开苦涩,肺与大肠相表里,有升提止泻,消除黏液作用。山楂肉酸甘微温,有健脾胃,促消化之功效。全方温补为主,补中寓运,运中有止泻,起健脾、温中、消食、生津、止泻的作用,对婴幼儿慢性腹泻如桴应鼓,故短期奏效。

(2)唐某,女,30岁。1995年7月4日初诊。近年来,月经超前7~8日,有时1月2次,量多色红。此次经血如注,服胶艾四物汤、断血流等,10余日不已。头眩心悸,腰酸肢软,口干眠差,两颧色赤,五心烦热,小便短赤,舌质红,脉细数。此为阴虚火旺,心肾失交所致。治宜养阴清热,凉血止血。方用连梅汤加味:黄连6 g,乌梅6 g,牡丹皮6 g,黄芩12 g,白芍12 g,麦冬12 g,阿胶12 g(化服),茜草12 g,炒枣仁12 g,生地24 g,龙骨30 g,牡蛎30 g。服药3剂血止,心烦眠差好转,后以六神汤(四君子汤加山药、扁豆)加生地、女贞子、旱莲草、枸杞子等健脾滋肾收功[2]。

按:《内经·阴阳别论》谓:"阴虚阳搏谓之崩。"阴虚则阳亢,阳亢盛则迫血妄行,下注成崩。故用黄连、黄芩苦寒清心火,阿胶养阴止血,白芍、乌梅、麦冬酸甘滋阴,配生地、牡丹皮、茜草凉血止血,龙骨、牡蛎潜阳固摄。因出血过多,气血亏损,故后予健脾滋肾以收功。

【现代研究】

1. 临床研究

(1)月经病。杨善栋[2]用连梅汤加减治疗月经病,每获良效。

(2)咳嗽。黄增峰[3]用连梅清金汤治疗喉源性咳嗽82例,并与西药治疗的64例进行对照观察,临床疗效满意。治疗组82例中痊愈58例,占70.7%;好转19例,占23.2%;无效5例,占6.1%;总有效率为93.9%。对照组64例中痊愈16例,占25%;好转20例,占31.3%;无效28例,占43.7%;总有效率为56.3%。两组痊愈率和总有效率比较差异均非常显著($P < 0.01$)。

(3)急性菌痢。史宪莹等[4]采用加味连梅汤治疗急性菌痢108例,取得满意疗效。108例患者中,男58例,女50例,年龄在13~65岁之间,病程最长者18日,最短者1日;住院78例,门诊30例。诊断标准:临床表现全部病例有不同程度发热,体温多在38~39.5 ℃,腹痛腹胀,里急后重,水样便或脓血便,每日10~18次不等,左下腹压痛等急性菌痢表现。结果:治愈80例(症状消失,大便显微镜检查正常,培养致病菌连续3次阴性),好转28例(症状消失或减轻,大便显微镜检查正常,培养致病菌转阴或未转阴),其中3日内痊愈者57例,4~6日痊愈者23例,总有效率为100%。

(4)溃疡性结肠炎。张子福等[5]采用自拟连梅附姜汤配合艾条悬灸足太阴脾经穴位治疗溃疡性结肠炎,取得满意疗效。

2. 药理研究

近年2型糖尿病发病的炎症学说备受关注。2型糖尿病和动脉粥样硬化等患者血清C反应蛋白、IL-6等水平升高[6-7],炎症标志物升高与2型糖尿病和心血管疾病危险性增高有关。梁苹茂等[8]研究观察到,阴虚热盛证 2 型糖尿病患者经连梅汤治疗 16 周后,随糖代谢改善,血清 C 反应蛋白、IL－6 水平明显下降($P<0.05$),而对照组予达美康治疗后无明显变化。提示连梅汤可缓解体内炎症反应,并具有潜在的心血管保护作用,这对于防治糖尿病大血管并发症具有重要意义。

参考文献:

[1]郑剑萍,张杰彪.连梅理中汤治婴幼儿腹泻[J].四川中医,1996,14(12):40.

[2]杨善栋.连梅汤活用治疗月经病[J].浙江中医杂志,1998,2:88.

[3]黄增峰.连梅清金汤治疗喉源性咳嗽 82 例临床观察[J].浙江中西医结合杂志,2001,11(7):423.

[4]史宪莹,史霞.加味连梅汤治疗急性菌痢 108 例[J].实用中医内科杂志,2003,17(5):414－415.

[5]张子福,孙恒青,何平,等.自拟连梅附姜汤治疗溃疡性结肠炎临床观察[J].中国中医药信息杂志,2011,18(9):73.

[6]Pickup JC,Mattock MB,Chuseney GD,et al. NIDDM as a disease of the innate immune system:association of acute－phase reactants and interleukin－6 with metabolic syndrome X[J]. Diabetologia,1997,40:1286－1292.

[7]Pradhan AD,Manson JE,Rifai N,et al. C－reactive protein,interleukin－6,and risk of developing type 2 diabetes mellitus[J].JAMA,2001,286:327－334.

[8]梁苹茂,甄红旸,范春来,等.连梅汤对阴虚热盛证 2 型糖尿病患者血清 C 反应蛋白和白细胞介素－6 的影响[J].中国中医药信息杂志,2006,13(5):13－14.

第十八节　清暑益气生津法方剂

清暑益气生津法是治疗暑病津气两伤之治法。主治汗出不止,喘喝欲脱,脉散大者。其代表方剂是生脉散、东垣清暑益气汤。

生脉散

【方源】金代李杲《内外伤辨惑论》。

【组成】人参 3 钱(9 g),麦冬 2 钱(6 g)(不去心),五味子 1 钱(3 g)。

【服法】水 3 杯,煮取 8 分 2 杯,分 2 次服,渣再煎服,脉不敛,再作服,以脉敛为度。

【功用】益气敛津,扶正固脱。

【主治】适用于身热已退,汗出不止,喘喝欲脱,脉散大。

【方解】本方所治为津气欲脱之危证。暑热渐去,故身热已退。正气耗散过甚,固摄无权,津不内守,故汗出不止。津气耗伤太过,肺之化源欲绝,则见喘喝欲脱。津气势欲外脱,则脉散大而无力。本方中人参补益元气,麦冬、五味子酸甘化阴,守阴留阳,使元气得固。元气固则汗不外泄,阴液内守则阳留而不外脱,此即"再用酸敛"之意。三药合用,一补一润一敛,益气养阴,生津止渴,敛阴止汗,使气复津生,汗止阴存,气充脉复,故名"生脉"。

本方配伍特点:酸甘敛阴。

【运用】

（1）辨证要点。以汗出不止，喘喝欲脱，脉散大为辨证要点。

（2）加减变化。邪热未净者，加石膏、知母等。阳气外脱见肢厥、面色苍白等，加附子、干姜。

（3）现代运用。现代多应用于急性心肌梗死、心律紊乱等心血管系统疾病。

（4）使用注意。本方只适用于津气欲脱而邪热已去的病证。

【附方】加减生脉散（见《温病条辨》）：沙参9 g，麦冬6 g，五味子3 g，牡丹皮6 g，细生地9 g。用水1 L，煮取400 mL，分2次温服。功用：养阴生津，凉血清热。主治太阴伏暑，邪在血分而表虚之证，口渴、汗多、舌赤者。

【各家论述】《温病条辨》："汗多而脉散大，其为阳气发泄太甚，内虚不可留恋可知。生脉散酸甘化阴，守阴所以留阳，阳留，汗自止也。以人参为君，所以补肺中元气也。"

《医方集解》："人有将死脉绝者，服此能复生之，其功甚大。"

《成方切用》："肺主气，肺气旺则四肢皆旺；虚，故脉绝气短也。人参甘温，大补肺气而泻热，为君；麦冬甘寒，补水源而清燥金，为臣；五味酸温，敛肺生津，收耗散之气，为佐。盖心主脉，而百脉皆朝于肺，补肺清心，则气充而脉复，故曰生脉。夏月火旺克金，当以保肺为主，清晨服此，能益气而御暑也。"

【临证举隅】

（1）"陆祖愚治陈元甫，七月间因构讼事，忍饥，食冷粥数碗，少顷即吐出。自此茶饮皆吐，头痛身热，咽喉不利，昏冒，口中常流痰液。医知为中暑，用冷香薷饮投之，随吐；又以井水调益元散投之，亦吐，昏沉益甚。脉之，阳部洪数无伦，阴部沉微无力。此邪在上焦，在上者因而越之，此宜涌吐者也。盖饥饿之时，胃中空虚，暑热之气，乘虚而入于胃，胃热极而以寒冷之水饮投之，冷热相反，所以水入即吐；即口中流涎，亦胃热上溢之故也。因用沸汤入盐少许，齑汁数匙，乘热灌之，至二三碗不吐，至一时许方大吐，水饮与痰涎同出，约盆许。即以生脉散投之，人事清爽，诸症顿减。"（选自《续名医类案》）

（2）周某，女，75岁。患高血压及慢性支气管炎多年。平素血压在（25～23）/（15～13）kPa之间，并有头晕失眠、咳嗽胸闷等。诊前约10 min，因过劳突感呼吸困难，心悸，头汗如珠，口噤不语。脉形隐伏，息缓而结，至数不清，约36次/min。证属脱证。急取红参2支（切片）、麦冬15 g、五味子12 g，开水浸泡，白糖为引，徐徐灌入口中，药尽服，病人始能呻吟，手足扰动。再服即时苏醒，脉形始现，50次/min，仍无力而结，3～5至一止。此元气复而未盛。原方浓煎作饮，2 h内尽服生脉散2剂，患者神志清楚，转危为安。次日再诊，觉头昏疲乏心跳，六脉弦缓，5～8至一止，血压19/13 kPa，已进食。仍按原方再进3剂，素食调养，脉形整齐，恢复常态。（选自《成都中医学院学报》1979年第1期）

【现代研究】

1. 临床研究

（1）免疫系统疾病。生脉注射液在消化道恶性肿瘤的治疗中有增强手术耐受，减少恢复时间的作用，特别是在化疗后对抗白细胞降低的抗骨髓抑制治疗中效果明显，从而肯定其在恶性肿瘤支持治疗上的效果[1]。

（2）心血管系统疾病。吕宝经等[2]用生脉散颗粒剂治疗68例心绞痛和110例急性心肌梗死患者，结果提示，该药有显著的抗心肌缺血作用，且能明显增加心绞痛患者心排量和心脏指数，明显升高红细胞内超氧化物歧化酶以及全血中的谷胱甘肽超氧化酶的含量，降低血浆丙二醛含量，抗脂质过氧化。陆桂贵等[3]以生脉散为基础，自拟逐瘀生脉汤（生脉散加降香、葛根、黄芪、山楂、炙甘草）治疗胸痹，总有效率达80.0%。

（3）内分泌系统疾病。姬小云[4]运用生脉散合胰岛素治疗糖尿病酮症酸中毒，观察表明，糖尿病酮症酸中毒患者在给予小剂量胰岛素、补液、补充电解质、纠酸等治疗的同时，再配合以生脉散为基础方的中药辨证治疗，可显著提高疗效。

2. 药理研究

（1）改善免疫和造血功能。廖泽云等[5]运用生脉散口服液治疗白细胞减少症模型小鼠，研究表明，生脉散口服液可促进小鼠外周血白细胞、网织红细胞、骨髓有核细胞数、淋转指数及 TNF、IL－6 活性的恢复及升高,有显著改善机体免疫功能和刺激骨髓造血功能的作用。

（2）抗休克。张晓波等[6]认为,生脉散增强休克时糖皮质激素受体的功能为其抗休克的机制之一。华西医学院以生脉注射液治疗休克 114 例,包括感染性休克 98 例,用药 5 min 至 1 h 后开始升压,显效率为71.8%,血压稳定时间平均为 17.3 h[7]。吉林桦甸医院将生脉散用于流行性出血热休克期,也观察到在血压稳定上升的同时,患者尿量增多,症状改善,多较为顺利地度过少尿期。

（3）其他。吴莹等[8]研究表明,生脉散对血管性痴呆大鼠有一定的预防及逆转作用,但不能使其恢复至正常。

参考文献：

[1]王琳.生脉注射液辅助治疗恶性消化道肿瘤研究概况[J].实用中医内科杂志,2012,26(8):72.

[2]吕宝经,荣烨之,朱向阳,等.生脉散颗粒剂对冠心病抗自由基和心肌缺血的作用[J].上海第二医科大学学报,1999,19(4):319.

[3]陆桂贵,龙再超,刘梅.逐瘀生脉汤治疗胸痹[J].江西中医药,1998,29(5):22.

[4]姬小云.生脉散合胰岛素治疗糖尿病酮症酸中毒 52 例[J].中国中医急症,2011,20(8):1340-1341.

[5]廖泽云,李玉山,刘红,等.生脉散对小鼠免疫和造血功能影响[J].中国公共卫生,2007,23(9):1102-1103.

[6]张晓波,姚海涛,赵锦程,等.生脉散对失血性休克大鼠肝脏细胞液糖皮质激素受体的调节[J].中医临床康复,2006,10(31):58-60.

[7]彭明勇,李艳.生脉散的临床应用及药理研究[J].中医中药,2012,10(1):224-226.

[8]吴莹,温优良,杜丽.生脉散对 VD 大鼠行为学及海马组织 NOS 和神经元细胞凋亡的影响[J].南方医科大学学报,2010,30(6):1327-1330.

东垣清暑益气汤

【方源】金代李杲《脾胃论》。

【组成】黄耆 1 钱(3 g)[汗少减 5 分(1.5 g)],苍术 1 钱(3 g)(泔浸,去皮),升麻 1 钱(3 g),人参 5 分(1.5 g)(去芦),泽泻炒曲 5 分(1.5 g),橘皮 5 分(1.5 g),白术 5 分(1.5 g),麦门冬 3 分(1 g)(去心),当归身 3 分(1 g),炙甘草 3 分(1 g),青皮 2 分半(0.6 g)(去白),黄柏 2 分(0.6 g)或 3 分(1 g)(酒洗,去皮),葛根 2 分(0.6 g),五味子 9 枚。

【服法】将上药浸入清水中,水位高出药品约 2 cm,浸泡 30 min。微火煎煮约 30 min,去渣,空腹温服。量之多少,临病斟酌,也可少量频服。

【功用】清热益气,化湿生津。

【主治】适用于平素气虚,感受暑湿,身热头痛,口渴自汗,四肢困倦,不思饮食,胸闷身重,大便溏泻,小便黄赤,舌淡苔腻,脉虚弱。

【方解】本方所治系暑温挟湿证后期,出现暑湿尤盛,元气已耗之证候。暑热迫津外泄,则身热自汗。暑热扰心,津液受损,故心烦口渴。暑热伤中,元气亏乏,则胸闷气短,四肢困倦,大便溏薄。舌淡苔腻,脉虚弱为暑湿内蕴兼有气虚之征象。人参、黄芪、甘草益气固表,扶正敛汗。苍术、白术健脾燥湿。泽泻利水渗湿。麦冬、五味子养肺生津。黄柏清热泻火以存阴。当归养血而和阴。升麻、葛根升举清气。青皮、陈皮理气和中。六曲和胃消食。

本方配伍特点:全方药味精当,药力平和,在清化暑湿的同时,又助运和中,补益气阴以治本。

【运用】

（1）辨证要点。以口渴自汗,四肢困倦,胸闷身重,苔腻,脉虚弱为辨证要点。

（2）加减变化。若中满者，去甘草。咳甚者，去人参。口干、咽干者，加葛根。如烦乱犹不能止，少加黄连以去之。如气浮心乱，则以朱砂安神丸镇固之，得烦减，勿再服。如心下痞，亦少加黄连。

（3）现代运用。现代运用于儿科疾病及肾病、2型糖尿病等。

（4）使用注意。本方所治之证为虚实夹杂，以中气不足为主证。

【附方】王氏清暑益气汤：西洋参5 g，石斛15 g，麦冬9 g，黄连3 g，竹叶6 g，荷梗6 g，知母6 g，甘草3 g，粳米15 g，西瓜霜30 g。功用：清暑益气，养阴生津。主治暑热气津两伤证。症见身热汗多，口渴心烦，小便短赤，体倦少气，精神不振，脉虚数。

【各家论述】《古今名医荟萃》（张景岳论《脾胃论》）："及再考东垣之方，如补中益气、升阳益胃、黄人参、清暑益气汤等方，每用升、柴，此即其培养春生之气。而每用芩、连，亦即其制伏邪之意。第二三分之芩、连，固未必即败阳气；而以五七分之参、术，果能斡旋元气乎？思古仲景立方之则，用味不过三四品，用数每至二三两。且人之气血本大同，疾病多相类，而仲景之方大而简，东垣之方小而杂，何其悬绝一至如此？此其中必有至道存焉。实以后学不敢雌黄，而私心向往，不能不霄壤于其间也。"

【临证举隅】

（1）胡某，男，30岁。1993年10月5日初诊。患者痢下40余日，初起每日10余次。西医诊断为菌痢。曾经抗菌、消炎、输液等治疗10余日，发热退，痢下减缓，每日3～4次，肛门灼痛解除，但仍里急后重，时有腹痛。查见神倦乏力，面色魄白，消瘦，口腻不渴，纳呆，舌红嫩，苔根蚀腻微黄，脉细而弦滑。证属暑湿余邪未清，正气已伤。方用东垣清暑益气汤加减：党参15 g，黄芪15 g，泽泻15 g，葛根15 g，六曲15 g，苍术10 g，白术10 g，陈皮10 g，升麻10 g，黄柏10 g，烃木香10 g，五味子5 g，落仁5 g，砂仁5 g。服4剂。药后痢止，纳食增加，守方续服5剂而愈。

按：该例患者患病之初，为感受暑湿之气，留恋大肠，虽经治疗好转，但余邪未清，日久伤脾，生化无源，津气不布，清气不升，暑湿下迫而为痢下。方中党参、黄芪、白术补中益气；苍术、砂仁、落仁燥湿健脾；升麻、葛根清暑泄热，升清止泻；陈皮、木香理气和中；泽泻、黄柏清热除湿；五味子酸而敛阳，使邪去而不伤阴；六曲消食和中。诸药合用，扶正气而祛余邪，不治痢而痢自愈矣。

（2）庆某，女，15岁。1992年8月4日初诊。因月经量多，10余日未止而就诊。患者12岁月经初潮，经期40～90日不等，每次量多，淋漓不净。患者形体消瘦，面色黄，贫血面容，语声低微。平日汗多易感冒，手足心热，并有脱肛病史。舌苔薄白，脉沉弱。证属中气不足，气虚失摄。方用东垣清暑益气汤加减：黄芪15 g，阿胶15 g，乌贼骨15 g，党参12 g，茜草12 g，黄柏6 g，升麻6 g，当归10 g，麦冬10 g，五味子10 g，陈皮10 g，旱莲草30 g，龙骨30 g，牡蛎30 g。服药3剂后血止，唯头昏乏力，心悸。原方去黄柏、陈皮，加白芍10 g、熟地10 g，更进3剂，药后诸恙平复。嘱早服补中益气丸，晚服六味地黄丸巩固。下次月经按月而潮，经量基本正常，6日即净。继服丸剂治疗3个月经周期，患者不但月经正常，且自汗、贫血、脱肛亦愈，随访1年正常[1]。

按：功能性子宫出血属于中医学崩漏范畴。方中党参、黄芪、升麻补气升提；当归和血；黄柏坚阴泄火宁血；麦冬滋肺液，使金水相生；五味子宁心敛血；增入阿胶、乌贼骨、旱莲草、茜草、龙骨、牡蛎固冲止血。综观全方，能补中益气，泄火宁血，固冲止血。

【现代研究】

1. 临床研究

（1）儿科。琚玮[2]认为东垣清暑益气汤证，暑邪是标，元气为本，故针对暑伤元气、湿困脾胃的病机而制方，融清暑、益气、养阴、健脾、活血、理气、燥湿、渗利于一体。小儿素体稚阳未充，稚阴未长，脾常不足，元气虚弱，诸多慢性病症的病变过程中呈现本虚标实、虚实夹杂之候，临床以东垣清暑益气汤灵活加减可达标本同治、气血兼理、攻补兼施之功效，达异病同治之目的。小儿脾常不足，体弱气薄，一般慢性疾病均存在脾虚气弱的病理机制，凡此疾病感暑而发，逢暑加重，只要抓住元气亏乏、暑湿偏重的病因病理，用此方疗疾，效果皆在他方之上,而用方机会之多也不是王氏清暑益气汤所可企及的。

(2)甲状腺功能减退症。郭建生等[3]予东垣清暑益气汤加减治疗甲状腺功能减退症:党参 20 g,黄芪 30 g,白术 10 g,当归 10 g,泽泻 10 g,陈皮 10 g,神曲 10 g,谷芽 10 g,麦芽 10 g,厚朴 10 g,黄柏 6 g,甘草 6 g,五味子 6 g,葛根 15 g,麦冬 8 g,薤白 7 g。服药 7 剂后,疲劳感减轻,腹胀大减,大便变实而不结。原方加减服用 3 个月后,诸症悉除。

(3)其他。姜良铎在临床实践中每以东垣清暑益气汤收获奇效,且其应用不拘于常法,重在谨守病机,灵活变通,其加减方用于治疗眩晕、泄泻、胸痹等证,效果良好[4]。说明东垣清暑益气汤的应用范围广泛,不拘于夏月、冬日,亦不拘于阴暑一病,凡病机属气虚湿热者皆可用之,随症加减,变化无穷。

2. 药理研究

陈成香等[5-6]认为复方清暑益气中药及运动训练能够显著提高骨骼肌超氧化物歧化酶的活性,降低骨骼肌内丙二醛含量,具有保护骨骼肌免受自由基损伤的功能。

参考文献:

[1]沈开金.东垣清暑益气汤新用[J].湖南中医杂志,1999,15(2):57.

[2]琚玮.刍议东垣清暑益气汤及其在儿科之应用[J].四川中医,2004,22(9):29-30.

[3]郭建生,钟洪.东垣清暑益气汤临床运用举隅[J].江西中医药,2005,6:237.

[4]李春颖,李光善.姜良铎教授巧用东垣清暑益气汤举隅[J].北京中医药大学学报(中医临床版),2005,12(4):42-43.

[5]陈成香,蔺银萍.清暑益气中药对运动热应激大鼠骨骼肌谷胱甘肽抗氧化系统酶的影响[J].凯里学院学报,2012,30(3):48.

[6]陈成香.清暑益气中药对热应激运动大鼠骨骼肌丙二醛和超氧化物歧化酶的影响[J].长沙大学学报,2011,25(2):78.

第二章 湿热类疫病方剂

湿热类疫病是指感受湿热类温邪所致的一类急性外感热病。此类温病四时可见,但多发于气候炎热、雨湿较盛的夏秋季节。湿性氤氲黏滞,故此类温病较之温热类温病传变较慢,病程较长,缠绵难愈,病情复杂多变,既可从湿化伤阳,又可从热化伤阴。基本病理变化以湿阻、气滞、气虚、血瘀为主。对该类病证的辨治,一般遵循吴鞠通在三焦辨证中提出的"治上焦如羽,非轻不举;治中焦如衡,非平不安;治下焦如权,非重不沉",以祛湿行气、益气化瘀为基本治则,并注意分解湿热,顾阴护阳。本类温病临床较多见,本章重点介绍湿热类疫病的治法及代表方剂。

第一节 分消开泄湿热法方剂

分消开泄湿热法是指使用行气利湿的药物,因势利导,分别宣通上焦、中焦、下焦气机,使弥漫于三焦的湿邪分道而消。如治上焦,应宣通肺气,肺气宣,腠理开,水道通调,湿邪从表而出;治中焦,应辛开苦降,使湿邪从燥而化;治下焦应淡渗利湿,使湿邪从小便而去。本法适用于热邪挟痰湿留于三焦,气化失司导致痰热阻遏的病证。症见寒热起伏,胸痞腹胀,尿少,苔腻等。常用药物有杏仁、厚朴、茯苓、薏苡仁、白蔻仁、苏叶、藿香、苍术、半夏、泽泻、滑石等。常用方剂为三仁汤、甘露消毒丹、上焦宣痹汤、三石汤、黄芩滑石汤、薏苡竹叶散、温胆汤等等。正如叶天士在《温热论》中云:"再论气病有不传血分,而邪留三焦,亦如伤寒中少阳病也。彼则和解表里之半,此则分消上下之势,随证变法,如近时杏、朴、苓等类,或如温胆汤之走泄。因其仍在气分,犹可望其战汗之门户,转疟之机括。"

三仁汤

【方源】清代吴鞠通《温病条辨》。

【组成】杏仁5钱(12 g),飞滑石6钱(18 g),白通草2钱(6 g),白蔻仁2钱(6 g),竹叶2钱(6 g),厚朴2钱(6 g),生薏苡仁6钱(18 g),半夏5钱(12 g)。

【服法】甘澜水8碗,煮取3碗,每服1碗,日3服。

【功用】宣畅气机,清利湿热,芳香化浊,通阳利湿。

【主治】适用于湿温初起,邪在气分,湿热互结,留恋三焦,及暑湿初起,头痛恶寒,身重疼痛,面色淡黄,胸闷不饥,午后身热,口不渴或渴不欲饮,舌苔白,脉弦细而濡之湿重于热者。

【方解】杏仁为君药,苦辛,宣利上焦肺气,盖肺主一身之气,气化则湿化;白蔻仁芳香化湿,行气,调中,畅中焦之脾气;生薏苡仁甘淡,渗利下焦湿热,健脾,使湿热从小便而去。此三仁合用,能宣上、畅中、渗下,有清利湿热,宣畅三焦气机之功效,使湿热之邪从三焦分消。半夏、厚朴为臣药,辛开苦降,化湿行气,散结除痞。滑石、竹叶、通草为佐药,甘寒淡渗,利湿清热。

【运用】

(1)辨证要点。以头痛恶寒,身重疼痛,午后身热,舌苔白,不渴为辨证要点。为湿重于热者。

(2)加减变化。湿温初起,卫分症状较重者,加藿香、香薷以解表化湿。寒热往来者,加青蒿、草果以和解化湿。

(3)现代运用。现代用于急性黄疸型肝炎、急性肾炎、肾盂肾炎,及伤寒、副伤寒属湿热为患,湿重于热者。

(4)使用注意。杏仁用量不宜过大,常用量为10 g,过量则易出现呼吸困难,严重者则窒息乃至死亡。若湿已化燥者,不宜使用。

【附方】藿朴夏苓汤(《感证辑要》引《医原》):藿香6 g,厚朴3 g,姜半夏4.5 g,赤苓9 g,杏仁9 g,生薏苡仁12 g,白蔻仁3 g,猪苓9 g,淡豆豉9 g,泽泻4.5 g,通草3 g。功用:解表化湿。主治湿温初起,身热恶寒,肢体困倦,胸闷口腻,舌苔薄白,脉濡缓。

黄芩滑石汤(见《温病条辨》卷二):黄芩9 g,滑石9 g,茯苓皮9 g,猪苓9 g,大腹皮6 g,白蔻仁3 g,通草3 g。功用:清热利湿。主治湿温邪在中焦,发热身痛,汗出热解,继而复热,渴不多饮,或竟不渴,舌苔淡黄而滑,脉缓。

【各家论述】《温病条辨》:"湿为阴邪,自长夏而来,其来有渐,且其性氤氲粘腻,非若寒邪之一汗而解,温热之一凉则退,故难速已。世医不知其为湿温,见其头痛恶寒身重疼痛也,以为伤寒而汗之,汗伤心阳,湿随辛温发表之剂蒸腾上逆,内蒙心窍则神昏,上蒙清窍则耳聋目瞑不言。见其中满不饥,以为停滞而大下之,误下伤阴,而重抑脾阳之升,脾气转陷,湿邪乘势内渍,故洞泄。见其午后身热,以为阴虚而用柔药润之,湿为胶滞阴邪,再加柔润阴药,二阴相合,同气相求,遂有锢结而不可解之势。惟以三仁汤轻开上焦肺气,盖肺主一身之气,气化则湿亦化也。"

《中医热病论》:"本方用杏仁宣肺利气以化湿,蔻仁、厚朴、半夏芳化理气以燥湿,通草、苡仁、滑石淡渗利湿,竹叶以透热于外,合而共奏宣畅气机,清热利湿之效。"

【临证举隅】

(1)患者,女,15岁。2003年8月27日初诊。自述反复感冒,现下症见发热、恶寒、流涕、纳差、口干、便干,舌淡红齿痕,苔白厚。本病初风寒外感,但外邪从湿从热而化,气机不畅。治以清热化湿,行气宽中。方用三仁汤加减:杏仁6 g,白蔻仁5 g,厚朴5 g,半夏8 g,通草6 g,竹叶6 g,苍术5 g,神曲10 g,柴胡6 g。服3剂感冒乃愈,随访感冒至今未再发。

按:本例患者由于湿热较盛,肺气不宣,卫气不能固护肌表,易感外邪,故经常感冒,且因时值夏天,加之地气湿热,外邪易从湿从热而化,即成湿热之证。三仁汤清热化湿,使湿利热清而肺气宣,外邪得去而卫外得固。同时,此方宣畅气机,脾胃安则中气健而绝湿邪之源。加苍术以助除湿健脾;柴胡升举阳气,辛凉解表,助三仁汤以升脾气,又能增强解表之功效;神曲消食和胃,以助胃纳。此方在考虑病之本的基础上治其感冒之标,虽非专事补法,却能鼓舞正气以抗外邪,故能减少感冒复发,正所谓治病求本[1]。

(2)患者,男,68岁。2002年9月28日初诊。患者于1个月前因结肠癌手术治疗及化疗后,泄泻不止,经西药治疗无效,而要求中医治疗。刻下:泄泻呈水样,量少但次频难以计数,神疲,卧床,纳差,胃脘痞闷,口干不欲饮,消瘦,舌偏红,苔厚微黄,脉细。诊断为久泻伤脾,脾虚湿盛,湿郁化热。治宜健脾理气,清热利湿。处方:杏仁6 g,白蔻仁6 g,薏苡仁30 g,厚朴6 g,半夏10 g,通草6 g,竹叶10 g,党参15 g,生黄芪15 g,石榴皮6 g,绞股蓝15 g。服3剂。10月2日二诊:泄泻每日7~8次,自觉精神好转,胃纳改善。继原方服3剂。10月6日三诊:泄泻每日3~4次,精神明显好转,已能起身。后以参苓白术散加减调理10日,泻止纳进,体力渐复。嘱其自行调理后继续原方案化疗。

按:三仁汤虽不能直接用于抗癌,但针对手术及化疗过程中出现的一些症状,辨证治疗,效果还是非常明显的。作为辅助疗法,应用三仁汤可以改善癌症治疗期间的不良反应,提高患者对治疗的耐受力,同时提高手术后的生存质量及生存率。本例紧扣湿热病机,充分考虑其久泻脾虚,加入益气健脾、少佐固涩之品,清中有补,利中有涩[1]。

(3)刘某,男,40岁。2009年8月18日初诊。患荨麻疹2年有余,每有发作,遍身泛发风团样皮疹,色红瘙痒,以腹部、下肢为甚,多夜间发作,夏秋之交加重,且身重汗出,饮食少思。近半月来症状加重,下肢、腹部瘙痒不断,有灼热感,搔抓至皮破淌水方休。头重肢沉,脘腹胀闷,纳呆便溏,舌淡红,苔黄腻,脉滑。证属湿热蕴结。治以清利湿热,宣畅气机。方用三仁汤加味:杏仁10 g,白蔻仁10 g,厚朴10 g,半夏10 g,薏苡仁12 g,滑石12 g,通草6 g,竹叶3 g,苦参15 g,白鲜皮24 g。服5剂,每日1剂,水煎服。8月24日二诊:汗出已瘥,疹止痒减,神清纳香,脘腹舒畅。效不更方,续服药5剂,诸症痊愈。随访1年未复发。

按:湿为阴邪,其性黏腻,为长夏之主气。湿热郁阻,内不得疏泄,外不得透达,郁于皮毛腠理之间而发疹瘙痒,色红灼热,以腹部及下肢为重,夏秋之交加剧。投以三仁汤辛开苦降淡渗,可宣上、畅中、渗下,使湿热之邪从三焦分消,调畅气机。加苦参、白鲜皮,有清热燥湿止痒之效[2]。

(4)李某,男,28岁。2008年8月5日初诊。发热2周,体温37.5~38.5 ℃,下午尤甚,微咳,经某医院诊治,口服复方阿司匹林、对乙酰氨基酚片,静脉滴注抗生素、地塞米松注射液,体温降至正常,停用地塞米松注射液后体温又升起,反复不愈。刻诊:发热,口淡不渴,头身困重,尤以下肢为甚,小便短赤,舌质红,苔薄黄而腻,脉濡数。证属湿遏热伏。治以清利湿热。方用三仁汤加味:杏仁10 g,白蔻仁10 g,薏苡仁12 g,厚朴8 g,滑石8 g(包煎),半夏8 g,竹叶3 g,通草6 g,柴胡9 g。每日2剂,每剂水煎2次,4 h服1次。8月8日二诊:热退(体温36.8 ℃),精神好转,周身舒适。再进药3剂,诸症悉除。随访半月未复发。

按:患者病发于夏暑之季,又据其脉舌症均为一派湿热之象,断为湿遏热伏。湿为阴邪,黏腻重着,热为阳邪,易于伤津耗液。热得湿则郁遏不宣而热愈炽,湿得热则蒸腾上熏而湿愈横,故湿热合邪,病势缠绵。其病机与三仁汤证同,故投此方即效,加柴胡有利枢机、畅三焦之效[2]。

(5)赵某,女,46岁。2009年5月20日初诊。阵发性汗出2周。1个月前患大叶性肺炎,住院治疗半月,复查胸片正常后出院。近2周出现胃脘内阵发性烘热,热气外窜,随即汗出,日发4~6次,每次发作后周身汗出浸衣,汗后畏寒。伴轻咳,口干有甜味,饮食二便尚可,舌红,苔黄腻,脉滑数。证属病后湿热未清,郁遏肺胃。治以清泄肺胃郁热。方用三仁汤加减:杏仁6 g,白蔻仁6 g,竹叶6 g,枇杷叶6 g,薏苡仁15 g,通草3 g,冬瓜仁9 g,石膏9 g,芦根12 g,粳米12 g。服3剂,每日1剂,水煎服。5月24日二诊:热平汗息,口干亦减,唯舌红、苔黄腻。此乃湿热未清之象。上方去石膏,再进药3剂。服药后诸症消失,随访1个月未复发。

按:汗出浸衣,汗后畏寒,发于肺炎之后,似属卫气不固,但其胃内烘热、舌红苔黄腻、脉滑数实,为湿热壅盛熏蒸于肺而令其腠理开而自汗出。所以用三仁汤加减化裁,清化湿热。湿热清则胃中和,肺卫实,故汗止[2]。

(6)姜某,男,47岁。2009年4月13日初诊。眼睑、双下肢间断水肿7年,伴头晕、身软乏力、汗出2月余。曾辗转于多家医院治疗,先后查血压为(16~19)/(9~12)kPa,肾功能正常。尿常规检查示尿蛋白(++),尿潜血(++),血钾、钠、氯正常。B超检查示肾脏正常。诊断为慢性肾炎,一直服用黄葵胶囊、潘生丁片等药,疗效不著。刻诊:眼睑、双下肢水肿,头闷,乏力,腰膝酸软,纳呆食少,脘痞腹胀,小便黄赤,大便不畅,舌质红,苔黄厚腻,脉濡数。证属湿热壅滞。方用三仁汤加味:杏仁 10 g,厚朴 10 g,半夏 10 g,竹叶 10 g,白蔻仁 6 g,通草 6 g,薏苡仁 30 g,泽兰叶 30 g,赤小豆 30 g,黑茅根 30 g,滑石粉 15 g,丹参 15 g,郁金 15 g。每日 1 剂,水煎服。服药 3 剂,眼睑浮肿消失,双下肢水肿减轻。守方继进 5 剂,双下肢浮肿消失,出汗明显减少,遂减去黑茅根。继服药 3 剂,临床症状消失,连续 6 日,复查尿常规均正常。半年来复查各项实验室指标正常,临床痊愈。

按:慢性肾炎属中医学水肿范畴,凡因感受湿热疮毒之邪所致,病机为湿热壅滞,气机不畅,水道不利者,治以宣畅三焦气机、清热化湿为主,使三焦宣畅,气机升降有序,湿热分消,水湿得以正常运行,不致停蓄为患。该方可"辛开肺气宣达于上,芳香燥湿和降于中,甘淡渗湿利窍于下",有三焦同治之妙,符合患者之病机。方中酌加丹参、郁金、泽兰叶等活血利水之品,可加速水肿消退及肾功能恢复,以提高疗效[3]。

【现代研究】

1. 临床研究

(1)湿温病。陈伯青[4]用三仁汤治疗一糜烂性胃炎患者,水煎服,每日 1 剂,连服 5 日后,诸症消失,纳食增进,大便成形,但舌脉如故,以原方连服 10 剂而愈。何成莲[5]用三仁汤治疗湿温病患者 86 例,结果治愈 66 例,有效 14 例,无效 6 例,总有效率为 93%。邹世光等[6]用三仁汤分别治疗暑伏暴汗证、夏季盗汗证、手足心出汗证,每日 1 剂,水煎服,7 剂药服完后均汗止病愈。张广梅[7]用三仁汤治疗 1 例心律失常患者,服药 6 剂而心悸减,周身渐爽,继服药 10 剂痊愈。

(2)非感染性发热。孔畅[8]将脊椎病术后非感染性发热患者 90 例,随机分为 2 组,每组 45 人,分别采用三仁汤和西乐葆口服治疗,有效率分别为 93.33% 和 65%,疗效有明显差异。王开荣[9]用三仁汤治疗腰椎术后非感染性发热 45 例,结果 36 例在 3 日内体温恢复正常,4 例在 5 日内体温恢复正常,3 例在 7 日内体温恢复正常,2 例在 10 日左右体温恢复正常,45 例患者均未出现高热症状。

(3)儿科。龙贤林[10]用银翘散合三仁汤治疗水痘 78 例,均在 3~6 日治愈,无一例并发症。

2. 药理研究

(1)抗内毒素。常淑枫等[11]通过观察三仁汤对湿热证大鼠血浆内毒素的廓清作用,认为三仁汤对湿热证大鼠血浆内毒素的廓清作用可能与以下几方面有关:①抑制细菌繁殖,使细菌释放内毒素的总量降低,恢复肠道黏膜屏障功能。②减少肠源性内毒素入血,恢复肠道正常菌群保护屏障,加快肝脏功能恢复,缓解肝脏损害。③增强机体对内毒素的清除能力。

(2)免疫调节。文小敏等[12]观察到三仁汤有对抗在湿热环境、肥甘饮食、病原微生物等复合因素特别是鼠伤寒杆菌的作用下所导致的淋巴细胞 HSP70 增强表达的作用,对湿热证、湿偏重证大鼠尿液中水通道蛋白的降低有调节作用,能较好地恢复水通道蛋白 -2 在机体内的含量至正常水平,具有调节免疫功能的作用。

(3)调节胃的分泌功能。文小敏等[13]通过建立脾胃湿热证大鼠模型,对照观察了三仁汤对胃的分泌功能的影响,结果显示,三仁汤有促进湿热证大鼠血浆胃动素升高的作用,并具有调节湿热证大鼠血浆胃泌素的功能。

(4)改善血液流变学指标。张自立[14]通过对大肠湿热证模型大鼠血中 IL-1 及血液流变学的研究,揭示了三仁汤能有效改善大肠湿热证模型大鼠诸症状、体征,能使升高的血清 IL-1 降至正常水平,改善血液流变学指标。

参考文献:

[1]成改霞,李灿东.三仁汤临床应用举隅[J].现代中西医结合杂志,2011(7):856-57.

[2]张瑞平.三仁汤临床治验 4 则[J].山西中医,2011(7):35.

[3]刘美凤.三仁汤临床治验举隅[J].山西中医,2010(5):35.

[4]陈伯青.三仁汤临床应用举隅[J].中医药临床杂志,2004,16(5):466-467.

[5]何成莲.三仁汤治疗湿温病疗效观察[J].当代医学,2008,14(23):163.

[6]邹世光,刘志群,张勇.三仁汤治疗顽固性汗证举隅[J].湖北中医杂志,2008,30(5):49.

[7]张广梅.三仁汤治验3则[J].陕西中医,2009,30(3):349.

[8]孔畅.三仁汤治疗脊柱术后湿阻发热的临床研究[J].时珍国医国药,2006,17(6):1045-1046.

[9]王开荣.三仁汤治疗腰椎术后湿阻发热45例疗效观察[J].现代医药卫生,2009,25(20):3134.

[10]龙贤林.银翘散合三仁汤治疗水痘78例[J].四川中医,2007,25(10):90.

[11]常淑枫,萧照岑,陈爽白,等.三仁汤对温病湿热证大鼠血浆内毒素廓清作用机制研究[J].四川中医,2003,21(11):21-23.

[12]文小敏,廖荣鑫.三仁汤对脾胃湿热证大鼠模型血浆淋巴细胞HSP70表达的影响[J].湖南中医学院院报,2006,26(1):11-12.

[13]文小敏,谭永振.三仁汤对脾胃湿热证、湿偏重证大鼠尿液中AQP2的影响[J].湖南中医杂志,2008,24(2):91.

[14]张自立.三仁汤对大肠湿热证模型大鼠血中IL-1、血液流变学影响的研究[J].贵阳中医学院学报,2009,31(2):86-88.

甘露消毒丹

【方源】清代魏之琇《续名医类案》。

【组成】飞滑石15两(15 g),淡黄芩10两(10 g),茵陈11两(11 g),藿香4两(4 g),连翘4两(4 g),石菖蒲6两(6 g),白蔻仁4两(4 g),薄荷4两(4 g),木通5两(5 g),射干4两(4 g),川贝母5两(5 g)。

【服法】生晒研末,每服3钱(9 g),开水调下。或以神曲糊丸如弹子大,开水化服亦可。

【功用】清热解毒,利湿化浊。

【主治】适用于湿温时疫,身黄,小便短赤,淋浊,吐泻,舌苔淡白或厚腻或干黄者。并主水土不服。

【方解】重用茵陈、滑石、黄芩,其中茵陈清热利湿退黄,以除肝胆脾胃之邪在气分;滑石清热利湿,使湿热、疫毒从小便而去;黄芩苦寒燥湿,清热解毒。以石菖蒲、藿香、白蔻仁、木通为臣药,石菖蒲、藿香辟秽和中,宣湿浊之壅滞;白蔻仁芳香醒脾;木通渗利湿热,导湿热从小便而出。由于热毒上壅,咽颐肿痛,故用连翘清热解毒;薄荷利咽止痛,解咽颐之湿热疫毒并消肿;射干清利咽喉;贝母清热散结,利咽。

【运用】

(1)辨证要点。本方为夏令暑湿病证常用方剂,运用比较广泛,王士雄誉之为"治湿温时疫之主方"。以湿温湿热并重之口渴尿赤,身热困倦,或咽痛身黄,舌苔白腻或微黄为辨证要点。

(2)加减变化。黄疸较重者,加栀子、大黄清泄湿热。咽喉肿痛者,加山豆根、板蓝根等解毒消肿利咽。

(3)现代运用。现代用于伤寒、胆囊炎、病毒性肝炎、钩端螺旋体病等属于湿热并重者。

(4)使用注意。若湿重于热,或湿已化热,热灼津伤者,本方不宜。

【附方】加减甘露消毒丹(见《杂病证治新义》):茵陈,山栀,黄芩,石菖蒲,藿香,白蔻仁,薄荷,滑石,木通,枳壳。功用:清热解毒,利湿退黄。主治湿热发黄,身热倦怠,胸闷懒食,小便短黄。

【各家论述】《医效秘传》卷一:"时毒疠气……邪从口鼻皮毛而入,病从湿化者,发热目黄,胸满,丹疹,泄泻,其舌或淡白,或舌心干焦,湿邪犹在气分者,用甘露消毒丹治之。"

王孟英:"此治湿温时疫之主方也……温湿蒸腾,更加烈日之暑,流金烁石,人在气交之中,口鼻吸受其气,留而不去,乃成湿温疫疠之病,而为发热倦怠,胸闷腹胀,肢酸咽肿,斑疹身黄,颐肿口渴,溺赤便闭,吐泻疟痢,淋浊疮疡等证。但看病人舌苔淡白,或厚腻,或干黄者,是暑湿热疫之邪尚在气分,悉以此丹治之立效,并主水土不服诸病。"

叶天士:"时毒疠气必应司天,癸丑湿土气化运行,后天太阳寒水,湿寒合德,挟中运之火流行,气交阳光不治,疫气大行,故凡人之脾胃虚者,乃应其疠气,邪从口鼻皮毛而入,病从湿化者,发热目黄,胸满丹疹泄泻,当察其舌色,或淡白或舌心干焦者,湿犹在气分,甘露消毒丹治之。"

【临证举隅】

(1)陈某,女,39岁。因田中劳累淋雨,症见发烧,全身酸重,口渴,汗出粘衣,咽喉疼痛,胸脘痞满,恶心欲吐,大便干,尿色黄赤,偶口苦,舌苔黄腻,脉滑数。体温39 ℃,咽喉充血。血白细胞计数 12×10^9/L,尿常规(-),肝功能(-)。辨证为湿热蕴结。治以利湿化浊,清热解毒。方用甘露消毒丹加厚朴、黄连、土大黄各10 g。服药7剂后,患者热减,咽痛消失,唯纳呆、倦怠,舌苔转白微腻,脉缓。此乃热势已微,而湿邪未去,脾运未健。仍以上方去黄芩、黄连、土大黄,加焦三仙10 g,茯苓15 g,扁豆10 g。续服药7剂而愈。

按:本例虽为外感,但表邪迅即入里,其发热、口渴、汗出即为表邪入里化热,气分热甚的明证,咽痛为热毒之象,身重、汗出粘衣、胸脘痞满、恶心呕吐、尿黄赤、舌苔黄腻、脉滑数均为湿热内蕴的表现,故以甘露消毒丹为主方,清利湿浊,清热解毒。此证邪气入里较快,为湿热邪气致病,故用黄连加强清热解毒之功效;大便秘结,故加厚朴、土大黄泻下,有上下分消之意,促湿热邪气外出。如此则可畅利三焦,湿热邪气得解。后期邪去脾胃功能未复,故用焦三仙、茯苓、扁豆加以调理,不可一味苦寒,恐伤中气[1]。

(2)李某,男,48岁。患者诉1周前感冒,发烧,后遗下咳嗽、咽痛,进食肥甘、辛辣后尤甚,时咳,痰黏,口气臭秽。查见咽部充血明显,扁桃体Ⅱ度肿大。诊断为急性咽喉炎。现症见咽喉吞咽痛甚,口苦干,腹胀,口角生疮,舌苔黄腻,脉滑数。方用甘露消毒丹加木蝴蝶10 g,败酱草20 g,土大黄10 g,板蓝根20 g,金刚藤10 g。服2剂后咽痛减轻,服药7剂痊愈。

按:本例辨证属湿热内蕴,热毒上壅,聚于咽部。方中以黄芩、连翘、薄荷清热解毒;藿香、白蔻仁、石菖蒲芳香化浊以畅中焦;茵陈、滑石、木通渗湿泄热以利下焦;射干、川贝母宣肺利气以开上焦,与黄芩、连翘相配,更有解毒利咽之功效。方中清热、渗利、化浊方法俱全,故使湿化热清,气机畅利,诸症消失[1]。

(3)李某,女,53岁。带状疱疹发作3日,局部痒痛,口干不欲饮,舌淡胖,苔黄白腻,脉弦数。处方:白蔻仁10 g,藿香8 g,茵陈25 g,滑石30 g,通草5 g,石菖蒲15 g,黄芩15 g,连翘30 g,浙贝母10 g,射干10 g,薄荷8 g,地肤子15 g,贯众10 g,金银花30 g,野菊花10 g,蒲公英30 g,紫花地丁30 g,天葵子10 g。服6剂,水煎服。服药2剂后疼痛大为缓解,6剂服完,各种症状消失,未再复发。

按:此例患者舌淡胖、苔黄白腻示素体脾虚,湿气不化,郁滞于内。热郁于内,津液不能上承,故口干。湿邪内停故不欲饮。脉弦数为热郁少阳,胆热炽盛所致。证属湿热毒蕴,治以化湿止痛解毒。合五味消毒饮清热解毒,贯众清血分之热毒,地肤子除风湿止痒[2]。

(4)石某,女,52岁。口腔溃疡反复发作2年不愈,劳累、生气后加重。大便干,咽痛,舌红,舌尖有疮数块,苔黄腻,脉沉弦细。处方:白蔻仁10 g,藿香8 g,茵陈25 g,滑石30 g,通草5 g,石菖蒲15 g,黄芩15 g,连翘30 g,川贝母10 g,射干10 g,薄荷10 g,生草梢10 g,竹叶10 g,生地30 g,栀子15 g,石膏30 g。服5剂,水煎服。服药2剂后口腔内痛止,服药5剂后痊愈,舌恢复至正常。

按:该例患者咽痛、舌红、舌尖有疮数块,均示心肝火旺。然此患者脉沉弦细,示内有虚热。苔腻为湿邪为患。口腔溃疡反复发作2年不愈,如单用清热之法,其湿不化,后必复发。此证属肝郁脾生湿热,兼心火有余,治以清利脾湿兼泄心火。口干、大便干,故加入石膏清热生津[2]。

【现代研究】

1.临床研究

(1)扁平疣。华刚等[3]用甘露消毒丹加减治疗扁平疣38例,治愈28例,好转8例,无效2例,总有效率为94.17%。病情较轻者,一般1个疗程即愈,病情重者2~3个疗程治愈或显效。

(2)胃炎。姚立群[4]用甘露消毒丹加减治疗胆汁反流性胃炎60例,结果治疗组60例,治愈39例,显效15例,有效4例,无效2例,总有效率为90.00%;对照组60例,治愈21例,显效19例,有效14例,无效6例,总有效率为66.67%。两组总有效率比较差异有统计学意义($P < 0.05$),治疗组疗效优于对照组。

(3)湿疹。徐一平[5]用甘露消毒丹加减治疗慢性湿疹47例,结果治疗组显效率为63.8%,对照组显效率为26.2%,两组比较治疗组明显优于对照组($P < 0.01$)。在临床治疗过程中,两组均未出现不良反应。

(4)手足口病。田慧等[6]用甘露消毒丹加减治疗手足口病普通病例80例,疗效观察结果:试验组总有效率为96.3%,对照组为80.0%,两组比较,差异显著($P < 0.05$),试验组疗效优于对照组。两组热退时间、口腔溃疡愈合时间、手足皮疹消退时间及痊愈时间比较,差异均显著($P < 0.05$)。结论:甘露消毒丹加减治疗手足口病普通病例较常规治疗疗效为优。

(5)疱疹性咽峡炎。马生莲[7]用甘露消毒丹加减治疗小儿疱疹性咽峡炎96例,结果显效31例,有效58例,无效7例,总有效率为92.7%。

(6)高胆红素血症。陈佐云[8]用甘露消毒丹为主治疗中重度高胆红素血症120例,结果治疗组120例中,显效82例(占68%),有效35例(占29%),无效3例(占3%),总有效率为97%;对照组120例中,显效50例(占40%),有效52例(占45%),无效18例(占15%),总有效率为85%。两组显效率和总有效率比较差异显著($P < 0.05$)。

(7)传染性单核细胞增多症。朱会清[9]用甘露消毒丹治疗传染性单核细胞增多症38例,结果治愈23例,显效14例,无效1例,总有效率为97.4%。服药时间最短7日,最长35日,平均为22日。

(8)咳嗽。陈文芳等[10]用甘露消毒丹治疗咳嗽96例,结果服药3剂后症状消失38例,服药6剂后症状消失36例,服药9剂后症状消失22例。

王昕等[11]用甘露消毒丹治疗支气管肺炎68例,结果服用此方3个疗程后,60例痊愈,8例好转。调整药物,加用健脾除湿药继续治疗3个疗程后均痊愈。

赵东凯等[12]应用甘露消毒丹治疗暑季肺炎46例,结果治疗组明显优于对照组,两组比较差异具有统计学意义($P < 0.05$)。结论:甘露消毒丹具有较好的清热解毒、芳化淡渗作用,临床疗效满意。

(9)淋病。谭胜真等[13]用甘露消毒丹治疗慢性淋病80例,结果治疗组与对照组均有疗效,两组疗效无统计学差异。结论:甘露消毒丹治疗慢性淋病有较好的临床疗效且无明显不良反应。

2. 药理研究

(1)抗炎、抗病毒。程方平等[14-16]研究表明,甘露消毒丹对温病湿热证大鼠肝巨噬细胞LBP mRNA、CD14 mRNA、NF-κB的激活及TLR4 mRNA、NF-κBp65表达具有较好的干预调控作用,能中止炎症介质的转录,限制急性炎症反应。彭新念等[17]研究提示:甘露消毒丹合剂能抑制蛋清所致大鼠的足肿胀,抑制二甲苯致小鼠耳廓肿胀,减轻小鼠因炎性物质刺激导致的炎性渗出,与模型对照组比较差异显著;大剂量者与阿司匹林或地塞米松作用相当,提示甘露消毒丹合剂具有很好的抗炎作用。

(2)保肝利胆。郭建生等[18]研究了甘露消毒丹水煎剂对实验性动物肝损伤的影响,提示甘露消毒丹具有抗CCl_4所致动物肝细胞的损害,达到保护肝脏,恢复肝功能的目的。

(3)抗肝纤维化。赵国荣等[19]用小牛血清白蛋白复制大鼠免疫性肝损伤模型,应用清热化湿三方(甘露消毒丹、茵陈蒿汤、茵陈四苓散)进行治疗,观察形态学、肝功能生化学及肝纤维化指标。结果表明:三方均可降低谷丙转氨酶及透明质酸;甘露消毒丹对血清前胶原Ⅲ、甘胆酸均有效,茵陈蒿汤降甘胆酸效果较好,而茵陈四苓散降前胶原Ⅲ作用较佳;甘露消毒丹能较好治疗肝纤维化,茵陈四苓散次之,茵陈蒿汤对肝纤维化治疗作用较差。

(4)免疫调节。贺又舜等[20]实验结果表明:甘露消毒丹全方、甘露消毒丹加味方与甘露消毒丹苦残方,对小鼠IFN效价的影响,明显高于模型组;甘露消毒丹全方、甘露消毒丹加味方与甘露消毒丹苦残方,均能显著增强自然杀伤细胞活性;甘露消毒丹全方对IL-22刺激指数的影响,优于甘露消毒丹加味方与甘露消毒丹苦残方、甘露消毒丹芳残方。程方平等[21]研究发现湿热模型组大鼠免疫指标SIgA、TNF-α、IL-1β水平显著升高,经过甘露消毒丹治疗后,各项指标水平显著降低($P < 0.05$),与正常组比较无显著性差异

（$P > 0.05$），提示甘露消毒丹对温病湿热证大鼠的免疫指标 SIgA、TNF－α、IL－1β 水平显著升高具有调节与降低作用。

（5）调整胃肠功能。程方平等[22]观察甘露消毒丹对温病湿热证大鼠胃动素、胃泌素的调控作用，结果表明甘露消毒丹既能降低温病湿热证大鼠血浆显著升高的胃动素水平，又能升高其血清显著降低的胃泌素水平。

（6）调节脂质代谢。程方平等[23]研究发现甘露消毒丹对温病湿热证大鼠脂质代谢指标高密度脂蛋白胆固醇、低密度脂蛋白胆固醇的异常具有恢复与调节作用。

参考文献：

［1］段妍君.甘露消毒丹临床运用举隅［J］.湖北中医杂志，2011（1）：49－50.

［2］殷振瑾，郭长青，闫远杰，等.李荣春应用甘露消毒丹经验［J］.中医杂志，2008（3）：213214.

［3］华刚，管爱芬，刘守新.甘露消毒丹加减治疗扁平疣38例［J］.云南中医中药杂志，2009，30（7）：46.

［4］姚立群.甘露消毒丹加减治疗胆汁反流性胃炎60例［J］.河北中医，2011，5（33）：704.

［5］徐一平.甘露消毒丹加减治疗慢性湿疹47例［J］.中医药临床杂志，2010，6（22）：154－151.

［6］田慧，马美美.甘露消毒丹加减治疗手足口病普通病例80例疗效观察［J］.新中医，2011，6（43）：77.

［7］马生莲.甘露消毒丹加减治疗小儿疱疹性咽峡炎96例［J］.中国民间疗法，2011，4（19）：40.

［8］陈佐云.甘露消毒丹为主治疗中重度高胆红素血症120例［J］.内蒙古中医药，2010，1：49.

［9］朱会清.甘露消毒丹治疗传染性单核细胞增多症38例［J］.实用中医药杂志，2011，7（27）：454.

［10］陈文芳，陈宜阳.甘露消毒丹治疗咳嗽96例［J］.实用中医药杂志，2010，11（26）：767.

［11］王昕，金轶.甘露消毒丹治疗支气管肺炎68例［J］.实用中医内科杂志，2008，8（22）：16.

［12］赵东凯，王檀.应用甘露消毒丹治疗暑季肺炎46例临床观察［J］.中医中药，2011，8（9）：125.

［13］谭胜真，刘鑫.甘露消毒丹治疗慢性淋病80例的疗效观察［J］.四川中医，2009，3（27）：78.

［14］程方平，周洁，陈娟，等.甘露消毒丹对湿热大鼠内毒素转导信号的动态干预［J］.中医药学报，2008，36（4）：43－45.

［15］程方平，刘松林，杨红兵，等.甘露消毒丹对温病湿热证大鼠 LBP mRNA、CD14 mRNA、NF－κBp 动态干预［J］.中国实验方剂学杂志，2008，14（4）：56－59.

［16］程方平，周洁，陈娟，等.甘露消毒丹对温病湿热证大鼠 TLR4 mRNA、NF－κBp65 表达的影响［J］.广州中医药大学学报，2007，24（6）：478－482.

［17］彭新念，吕文亮，高清华，等.甘露消毒丹合剂抗炎作用的实验研究［J］.湖北中医杂志，2009，31（10）：6－7.

［18］郭建生，罗杰荣，裴刚，等.甘露消毒丹水煎剂对实验性动物肝损伤的影响［J］.中国中药杂志，1993，18（10）：625－627.

［19］赵国荣，曹军连，卢岳华，等.清热化湿三方对大鼠免疫性肝损伤治疗作用的对比观察［J］.湖南中医学院学报，2000，20（2）：18－21.

［20］贺又舜，赵国荣，胡建中，等.甘露消毒丹对小鼠 IFN、NK 及 IL－2 影响的研究［J］.中国实验方剂学杂志，1999，5（1）：9－11.

［21］程方平，刘松林，李云海，等.甘露消毒丹对温病湿热证大鼠 SIgA、TNF－α、IL－β 调控的实验研究［J］.中华实用中西医杂志，2007，20（14）：1232－1234.

［22］程方平，刘松林，李云海，等.甘露消毒丹对温病湿热证大鼠胃动素、胃泌素作用的实验研究［J］.中华实用中西医杂志，2006，19（8）：900－901.

［23］程方平，刘松林，李云海，等.甘露消毒丹对温病湿热证大鼠脂质代谢的调控作用［J］.中医药临床杂志，2007，19（1）：21－22.

上焦宣痹汤

【方源】清代吴鞠通《温病条辨》。

【组成】枇杷叶2钱（6 g），郁金1钱5分（4.5 g），射干1钱（3 g），白通草1钱（3 g），香豆豉1钱5分（4.5 g）。

【服法】水5杯,煮取2杯,分2次服。

【功用】苦辛通阳,轻宣肺痹。

【主治】适用于太阴湿温,气分痹郁而哕者。

【方解】郁金芳香善走,透湿舒气,专开上焦郁滞;枇杷叶甘淡清凉,清热不碍湿,肃降肺气以通调水道;射干味苦性寒,化痰利咽;通草淡渗利湿;淡豆豉清香,解郁开胃。五味相佐,共达宣透上焦湿痹,清解上焦郁热之功效。全方药味平淡,而贵在轻灵取胜。

【运用】

(1)辨证要点。以胸咽自觉痹阻,轻度郁热为辨证要点。

(2)加减变化。风热证加蝉衣、薄荷。风寒证加荆芥、苏叶。热盛者,加荷叶、石膏。湿盛者,加薏苡仁、滑石。气虚者,加人参、黄芪。

(3)现代运用。现代多用于治疗急性及慢性咽炎、梅核气、呃逆、多汗症等。

(4)使用注意。阳明湿热忌用。

【附方】宣痹汤(见《温病条辨》卷二):防己15 g,杏仁15 g,滑石15 g,连翘9 g,山栀9 g,薏苡仁15 g,半夏9 g(醋炒),蚕沙9 g,赤小豆皮9 g(取五谷中之赤小豆,凉水浸,取皮用)。功用:清化湿热,宣痹通络。主治湿热痹证。症见湿聚热蒸,阻于经络,寒战发热,骨节烦疼,小便短赤,舌苔黄腻或灰滞,面目萎黄。

【各家论述】《温病条辨》:"太阴湿温,气分痹郁而哕者,宣痹汤主之。"吴鞠通自注:"上焦清阳膹郁,亦能致哕,治法故以轻宣肺痹为主。"

邹时乘:"呃逆一证,古无是名,其在《内经》,本谓之哕,因其呃呃连声,故今人以呃逆名之……先生谓肺气郁痹,及阳虚浊阴上逆,亦能为呃,每以开上焦之痹,及理阳驱阴,从中调治为法,可谓补前人之不逮。"

【临证举隅】

(1)舒某,女,47岁。2005年1月19日初诊。主诉胸闷痛1个多月。始因于感冒后使用抗生素,以致胸上部板闷隐痛,自觉气息不得畅通,喉中如有痰梗而欲咳,咳则咽痛剧,微痒。咳不甚,喜咯吐,但痰不易出,痰色白中带灰,质浓稠。无气喘,饮食如常,口干多饮,咽不红,舌略红,苔略灰厚。脉较弦,左兼细,右略滑。诊断为胸痹。辨证则属湿痰郁热于上焦胸中。治宜舒气宽胸,宣湿化痰。方用上焦宣痹汤合栝楼薤白半夏汤加减:栝楼皮20 g,法半夏15 g,郁金15 g,薤白10 g,枇杷叶10 g,射干10 g,枳壳10 g,桔梗10 g。服药7剂后,胸闷大减,胸痛尽除,口干略减,咳嗽反增,并转以胸骨后及喉痒为主,痒甚则咳,咳无痰出,舌转淡红,苔转薄白,脉细转滑,右寸、左寸及寸上转浮。此为上焦痰湿渐开,风痰上出,郁热未净。再以宣痹汤合止嗽散、温胆汤加减:郁金15 g,陈皮15 g,竹茹15 g,枇杷叶10 g,荆芥10 g,桔梗10 g,百部10 g,白前10 g,连翘10 g,枳壳10 g,生甘草5 g。服药7剂,胸闷痛均除,咳、痰均大减,咽中不适仅略需清嗓动作,多语则声嘶也显减,口干再减,风痰郁热均减退而未尽。以上方去荆芥,加桑叶10 g,浙贝母10 g。再进药7剂告愈。

按:论及胸痹,人多知《金匮要略》"阳微阴弦"之说,即病因多从痰饮阴寒考虑,病位多从心肺胸阳论治。其实湿亦为阴邪,而湿重者,亦可浊邪害清而闭阻胸阳,岂可置之不顾?三焦之上停布于胸中,包裹肺心,上焦阳气,又岂可置之不论?湿郁于上焦化热,湿重及肺则胸痹,热重扰心则心悸。此时,若单取栝楼薤白白酒汤类,则嫌其温燥助热太过;若取小陷胸汤之类,病因虽然湿痰同类,但终与有形痰饮宜取荡涤,无形湿郁尤当透而立法不同。橘枳姜汤虽能行气,但也嫌其药性偏温,湿热难除。因此,湿痹胸阳而夹有热者,也应选上焦宣痹汤,疏透兼清,才是贴切病机之治[1]。

(2)张某,女,45岁。2005年2月16日初诊。主诉汗出身冷1年余。10年前曾因动脉导管未闭行手术,术后稳定,素易感冒。2005年1月因感冒引发心衰,住院治疗,症状控制后出院,但一直有阵发身热,汗出,继则身冷恶寒。气短乏力,纳差,食后恶心,喉梗,大便偏干,口干欲热饮,两颧暗红,咽喉壁暗,舌质暗淡,苔厚偏黄。脉细模糊,不流利,不规则,两寸相对微浮。证属湿困,乃湿痰郁热于上焦。治以化湿透热兼化痰。方用上焦宣痹汤参菖蒲郁金汤法:郁金15 g,竹茹15 g,杏仁15 g,枇杷叶10 g,射干10 g,菖蒲10 g,桔梗 10 g,连翘 10 g,枳壳 10 g,滑石 10 g,芦根 10 g,茯苓 20 g,蔻仁 6 g,白通草 5 g。服药 7 剂后,头汗止,喉梗尽除,口干、热感、烦躁也减,苔转薄黄,但仍较乏力。此湿化热退,但未全净。继守上方去滑石、芦根,加三七粉 3 g（冲服）、丹参 15 g,再进 7 剂以善后。

按:病热、阳气虚,皆可令汗出。湿虽为阴邪,但湿郁有热者,也多有汗出,其或是自汗,或是盗汗,均为汗出不彻。如但见头汗,齐颈而还,即是郁热的表现之一。此例患者,为湿郁于上而热尚不盛,其小便自利不同于茵陈蒿汤证（阳明湿郁发热）之小便不利者。此例患者虽有脉模糊,不流利,不规则,看似病情较重,但因见其体力、精神较佳,故认定是湿邪卒病,影响其心脏痼疾,当先重点治其卒病,待湿邪去,郁热除,再缓图治其痼疾[1]。

【现代研究】

1. 临床研究

何忠福[2]用上焦宣痹汤加减治疗湿热型咳嗽 56 例,治愈 49 例（占 87.5%）,好转 6 例（占 10.7%）,无效 1 例（占 1.8%）,总有效率为 98.2%。程晓春等[3]用上焦宣痹汤加味治疗慢性咽喉炎 120 例,痊愈 26 例,临床治愈 70 例,好转 20 例,无效 4 例,总有效率为 96.67%。岑小龙[4]用上焦宣痹汤治疗咳嗽 190 例,痊愈 123 例（占 65%）,2 个疗程后痊愈 38 例（占 20%）,无效 29 例（占 15%）。

2. 药理研究

对此方的药理研究暂未见报道,对其主要药物的药理作用介绍如下:

（1）枇杷叶。Hideyuki 等[5]报道枇杷叶中的多酚类对人类口腔肿瘤具有抑制其细胞毒性的作用。葛金芳等[6]研究发现枇杷叶三萜酸具有良好的镇咳、祛痰和平喘作用。鞠建华等[7]也证实从枇杷叶中分离得到的乌苏酸和总三萜酸对枸橼酸喷雾引起的豚鼠咳嗽有明显的止咳作用。枇杷叶三萜酸具有良好的免疫调节作用,与葛金芳等的研究相吻合[8]。熊果酸对于正常小鼠的细胞免疫功能为小剂量促进、大剂量抑制,对体液免疫功能表现出剂量依赖性抑制作用;熊果酸显著增强环磷酰胺致免疫低下小鼠的免疫功能,具有免疫调节作用。

（2）射干。吴泽芳等[9]体外实验显示,射干水煎剂对流感病毒、腺病毒、埃柯病毒、柯萨奇病毒、疱疹病毒有抑制作用,并认为野鸢尾苷元是抗病毒活性成分。刘训红等[10]研究显示,杜果苷对Ⅱ型单纯疱疹病毒体外复制也有较强的抑制作用。有学者[11]给皮下接种前列腺癌 LNCaP 细胞的裸鼠喂饲含射干提取物（含鸢尾苷元等异黄酮）饲料,能明显降低肿瘤发生率和肿瘤生长。

参考文献:

[1]黄希,胡任飞.从三焦理论看上焦宣痹汤的灵活应用[J].四川中医,2006(6):95-96.

[2]何忠福.上焦宣痹汤加减治疗湿热型咳嗽 56 例[J].河北中医,2009,31(2):226-227.

[3]程晓春,岳代荣,张世荣,等.上焦宣痹汤加味治疗慢性咽喉炎 120 例[J].陕西中医,2005,26(12):1276-1277.

[4]岑小龙.上焦宣痹汤治疗咳嗽 190 例[J].实用中医药杂志,2011,17(3):12-13.

[5]Hideyuki I,Eri K,Yoshie T. Polyphenols from Eri - obotrya japonica and their cytotoxiclty against human oral Tumor celllines[J]. Chem Pharm Bull,2000,48(5):687.

[6]葛金芳,李俊,金涌,等.枇杷叶三萜酸的镇咳祛痰平喘作用[J].安徽医科大学学报,2006,41(4):413.

[7]鞠建华,周亮,林耕,等.枇杷叶中三萜酸类成分及其抗炎、镇咳活性研究[J].中国药学杂志,2003,38(10):752.

[8]葛金芳,李俊,胡成穆,等.枇杷叶三萜酸的免疫调节作用研究[J].中国药理学通报,2006,22(10):1194-1198.

[9]吴泽芳,熊朝敏.射干与白射干、川射干(鸢尾)的药理作用比较[J].中药药理与临床,1990,6(6):28-30.

[10]刘训红,潘金火,王玉玺.射干及其鸢尾属代用品中芒果苷的定量分析[J].中草药,2000,31(10):739-740.

[11]Thelen P,Scharf JG,Burfeind P,et al. Tectorigenin and other phytochemicals extracted from leopard lily Belamcanda chinensis affect new and established targets for therapies inprostate cancer[J]. Carcinogenesis,2005,26(8):1360-1367.

三石汤

【方源】清代吴鞠通《温病条辨》。

【组成】飞滑石 3 钱(9 g),生石膏 5 钱(15 g),寒水石 3 钱(9 g),杏仁 3 钱(9 g),竹茹 2 钱(6 g),银花 3 钱(9 g),金汁 1 酒杯(冲),白通草 2 钱(6 g)。

【服法】水 5 杯,煮成 2 杯,分 2 次温服。

【功用】清热利湿,宣通三焦。

【主治】适用于暑湿弥漫三焦,邪在气分者。症见身热汗出,面赤耳聋,胸脘痞闷,下利稀水,小便短赤,咳痰带血,不甚渴饮,舌质红,苔黄滑,脉滑数。

【方解】滑石为君药,味甘、淡,性寒,利尿通淋,清热解暑,使三焦热毒从小便排出;石膏可以解肌清热,除烦止渴;寒水石清热降火,利窍消肿;金银花清热解毒;杏仁降泄肺气;竹茹清热化痰,除烦止呕,助杏仁引热下行;白通草味苦性寒,通上达下,宣行气血,清心降火,导热下行。诸药合用,共奏清热利湿,宣通三焦之功效。

【运用】

(1)辨证要点。以夏天身热,汗出,小便短黄,舌苔黄滑,脉数为辨证要点

(2)加减变化。若见心烦较甚者,加栀皮、竹叶心。痰多带血者,可加川贝母、竹沥、白茅根。小便赤痛明显者,可加车前草、薏苡仁。

(3)现代运用。可用治中暑、急性膀胱炎、急性尿道炎及非感染性发热。

(4)使用注意。正气虚则金汁不用,此药过于寒凉。

【附方】河间桂苓甘露饮(见《皇帝素问宣明论方·伤寒门》):滑石,石膏,寒水石,甘草,白术,茯苓,泽泻,猪苓,肉桂。主治中暑受湿,引饮过多,头痛烦渴,湿热便秘。

【各家论述】《温病条辨》:"三石,紫雪丹中之君药,取其清热退暑利窍,兼走肺胃者也;杏仁、通草为宣气分之用,且通草直达膀胱,杏仁直达大肠;竹茹以通脉络;金汁、银花败暑中之热毒。"

《温病学》:"本证属暑湿弥漫三焦,故予三石汤清宣上中下三焦暑湿之邪。方中以杏仁宣开上焦肺气,气化则暑湿易化;石膏、竹茹清泄中焦邪热;滑石、寒水石、通草清利下焦湿热;另用银花、金汁涤暑解毒。全方重在清暑泄热,兼以利湿。"

【临证举隅】张某,男,9 岁。小脑蚓部髓母细胞瘤术后第 7 日会诊,患者术后第 2 日起连续发热 6 日,神清乏力,手术伤口处阵痛,口干舌腻,纳呆,有时恶心,夜寐不安,体温持续高热 39.5 ℃以上,午后体温渐升,晨起略降,舌苔黄稍腻,脉滑数。方用丹栀三石汤加焦三仙 30 g,服 6 剂,嘱患者服用方法。次日晨 9 时左右复诊,患者体温降至 37.8 ℃。继服药 4 剂,体温降至 36.6 ℃。

按:本例在吴鞠通三石汤的基础上去金汁、金银花、杏仁,加牡丹皮、栀子、羚羊角粉为基础方(即丹栀三石汤),治疗颅脑术后发热。颅脑术后发热多见中枢性高热,故去杏仁、金银花。金汁由于现代人无法接受,故舍去。栀子性苦寒,归心经、肝经、肺经、胃经、三焦经,功能清热泄火解毒,既为清气分实热之要药,又入血分,凉血止血。牡丹皮苦辛寒,归心经、肝经、胃经,具有清热凉血、活血散瘀、清肝降压、清除虚热之功效,两药结合清热凉血,疏泻肝胆郁热。羚羊角粉咸寒,归心经、肺经,主泄肝火兼清心肺,用治热甚风动引起的神昏痉厥,惊厥抽搐,可以平肝息风。生石膏、寒水石、滑石、竹茹、通草、牡丹皮、栀子、羚羊角粉八药配合,均以清热利湿为主,并各有侧重,宣通三焦,使邪有去处[1]。

【现代研究】

1.临床研究

王岩[1]观察丹栀三石汤加减治疗颅脑术后发热的临床疗效,结果:治疗组总有效率明显优于对照组。

结论:丹栀三石汤加减治疗颅脑术后发热疗效安全满意。

2.药理研究

对此方的药理研究暂未见报道,对其主要药物的药理作用介绍如下:

(1)生石膏。周远鹏[2]总结出生石膏降温作用的特性和优点:①凡外感表证,只要热象存在,而又不是脾胃虚寒之人,均可用之。即使热不甚重,也可用之,并无弊端。②不降正常体温,只有在体温异常时生石膏才发挥它的降温作用。③在降温的同时,并无大量的汗出,无降温过程中出现因汗出过多而休克的现象,故虚弱病人也可使用。

(2)滑石。滑石含硅酸镁、氧化铝、氧化镍等成分,有吸附和收敛作用。内服能保护胃肠黏膜而起止呕、止泻及阻止毒物在胃肠中吸收,外用有保护创面黏膜吸收分泌物,促进结痂的作用[3]。

(3)寒水石。对寒水石的药理研究较少,文献报道寒水石具有泄热润燥、软坚消肿等作用[4]。

参考文献:

[1]王岩.丹栀三石汤加减治疗颅脑术后发热91例临床观察[J].河北中医药学报,2008(1):16-17.

[2]周远鹏.生石膏的研究回顾及其思考[J].中药药理与临床,2011,27(5):107.

[3]雷载权.中药学[M].上海:上海科学技术出版社,1995,6:140.

[4]王保荣,胡多朝.寒水石的鉴别及药效研究[J].基层中药杂志,1996,10(4):11-12.

黄芩滑石汤

【方源】清代吴鞠通《温病条辨》。

【组成】黄芩3钱(9 g),滑石3钱(9 g),茯苓皮3钱(9 g),猪苓3钱(9 g),大腹皮2钱(6 g),白蔻仁1钱(3 g),通草1钱(3 g)。

【服法】水6杯,煮取2杯,渣再煮1杯,分温3服。

【功用】清热利湿。

【主治】适用于湿温证邪在中焦,发热身痛,汗出热解,继而复热,渴不多饮,或竟不渴,舌苔淡黄而滑,脉缓。

【方解】黄芩苦寒清热燥湿;滑石、茯苓皮、通草、猪苓清热利湿;白蔻仁、大腹皮化湿利水,兼以畅气,使气化则湿化。诸药合用,湿祛热清,诸症自解。

【运用】

(1)辨证要点。以身疼痛,口不渴,或渴不多饮,脘痞,便溏,舌苔淡黄而滑,脉缓为辨证要点。

(2)加减变化。湿重者,加石菖蒲。热重者,加黄连。腹胀则加枳实。

(3)现代运用。现代多用于伤寒、鼠伤寒沙门菌属感染、小儿泄泻、小儿遗尿、慢性肾炎等。

(4)使用注意。太阴湿温者忌用。

【附方】藿朴夏苓汤(《感证辑要》引《医原》):藿香6 g,厚朴3 g,姜半夏4.5 g,赤苓9 g,杏仁9 g,生薏苡仁12 g,白蔻仁3 g,猪苓9 g,淡豆豉9 g,泽泻4.5 g,通草3 g。功用:解表化湿。主治湿温初起,身热恶寒,肢体困倦,胸闷口腻,舌苔薄白,脉濡缓。

三仁汤(见《温病条辨》):杏仁15 g,飞滑石18 g,白通草6 g,白蔻仁6 g,竹叶6 g,厚朴6 g,生薏苡仁18 g,半夏15 g。功用:清利湿热,宣畅气机。主治湿温初起,头痛恶寒,面色淡黄,身重疼痛,午后身热,胸闷不饥等。

【各家论述】吴鞠通:“以黄芩、滑石、茯苓皮清湿中之热,蔻仁、猪苓宣湿邪之正,再加腹皮、通草,共成宣气利小便之功,气化则湿化,小便利则火腑通而热自清矣。”

薛雪:"此湿热参半之证,而燥湿之中即佐清热者,亦所以存阳明之液也。"

曹炳章:"汗出热解,继而复热,此湿温中常见之症,亦庸医所最无主见者。发表攻里两不可施,则治法必宜治中可知,治中则不外宣气化湿。如兼热者多,则凉多温少,如兼寒者多,则温多凉少,用药在乎活法。"

【临证举隅】

(1)甘某,男,26岁。1987年5月28日初诊。主诉头昏重伴四肢倦怠、脘中痞闷3日。患者于3日前出现头昏且重,四肢倦怠,脘中痞闷,食欲不振,小便短黄,大便正常,无发热、恶寒等症状。舌质红,苔黄厚腻,脉象缓滑。询问病史时,述素体健康,于5日前曾饮酒过量,恣食肥腻食物,并服饮汽水、冰棒等,其间曾用凉水洗过一次澡。根据发病季节、病史和临床症状,细辨其证,诊断为脾胃湿热证。方用黄芩滑石汤加藿香9 g,郁金9 g,厚朴9 g。嘱服药2剂后复诊。二诊:患者进前方2剂后,自觉症状明显减轻,头昏重改善,脘痞渐开,食欲增加,精神好转,小便转长,舌苔转淡黄滑腻。既已获效,继进原方2剂善后[1]。

(2)王某,女,40岁。患者10余日来,终日发热,汗出,午后较甚,头感沉痛,四肢倦怠,嗜卧懒动,食欲欠佳,小便短赤,大便溏泄。患者面色萎黄,精神不振,舌红,苔白腻,脉濡数。诊断为湿温证(湿热并重,邪在气分)。治则清热化湿。方用黄芩滑石汤:黄芩10 g,西滑石10 g,白通草10 g,白茯苓20 g,川萆薢12 g,生薏苡仁30 g,冬瓜仁30 g,鲜芦根30 g,杏仁10 g,桔梗10 g,佩兰叶15 g,草豆蔻10 g,甘草5 g。服3剂,水煎服。二诊:热已尽退,头身自感舒适,但食欲仍不好,胸脘痞闷。此乃湿邪中阻,胃失和畅。上方加佛手花15 g,厚朴花10 g。嘱服药2剂而告痊愈。(选自《河南省名老中医经验集锦》)

按:此例用方为黄芩滑石汤减大腹皮、猪苓两味渗利之品,再加生薏苡仁、冬瓜仁、杏仁、佩兰叶、桔梗以化湿,川萆薢、鲜芦根甘寒,利中有润,清热化湿兼保津,热解湿除,而津液不伤也[2]。

【现代研究】

1.临床研究

姚梦华[3]用加减黄芩滑石汤治疗婴幼儿病毒性肠炎48例,治疗组治愈18例,有效26例,无效4例,总有效率为91.67%;对照组治愈11例,有效16例,无效12例,总有效率为69.23%。两组疗效比较,差异显著,$P<0.05$。

2.药理研究

对此方的药理研究暂未见报道,对其主要药物的药理作用介绍如下:

(1)黄芩。范书铎等[4]试验发现黄芩苷(4 mg/kg)的解热作用与复方氨基匹林(0.1 g/kg)的解热作用相当,但对正常大鼠无作用。侯艳宁等[5]认为"黄芩苷能显著抑制大鼠腹腔白细胞内白三烯 B4、白三烯 B3的生物合成以及人工三肽激发的白细胞内 Ca^{2+} 升高,并能提高多形核白细胞内环磷酸腺苷水平,说明其显著影响白细胞的多种功能,而白细胞的功能则与抗炎作用机理有关",黄芩能增强吞噬细胞对病毒的吞噬能力。研究发现,黄芩苷对淋巴细胞增殖具有双向调节作用,并有相应的量效关系,即低剂量有明显促进作用,高剂量有明显抑制作用;同时,黄芩苷可提高小鼠脾脏单个核细胞中环磷酸腺苷含量,对环磷酸鸟苷含量无影响;黄芩苷能明显提高小鼠血清 IgM 和 B 淋巴细胞分泌 IgM 水平,对血清 IgM 含量的影响呈浓度依赖性,并可显著增加血清 IgG 的含量,体内用药还可增加机体的体液免疫功能[6]。

(2)滑石。见本节"三石汤"的药理研究部分。

(3)茯苓。茯苓具有利尿、免疫调节、保肝、抗肿瘤、抗氧化、抗炎、抗病毒等药理作用[7]。

参考文献:

[1]杨长兴.黄芩滑石汤治疗脾胃湿热证[J].湖北省卫生职工医学院学报,1994(1):29.

[2]王振坤.温病条辨新解[M].北京:学苑出版社,1995:372.

[3]姚梦华.加减黄芩滑石汤治疗婴幼儿病毒性肠炎48例[J].江西中医药,2008(11):38.

[4]范书铎,赵红艳,王翠花,等.黄芩苷对发热大鼠解热作用的实验研究[J].中国医科大学学报,1995,24(4):358－360.

[5]侯艳宁,朱秀媛,程桂芳.黄芩苷的抗炎机理[J].药学学报,2000,25(3):161-164.

[6]Wakabayashi I. Inhibitory effects of baicalein and wogonin onlipopo-lysaccharide-induced nitric oxide production in macro-phages[J]. Pharmacol Toxico,1999,84(6):288-291.

[7]梁学清,李丹丹,黄忠威.茯苓药理作用研究进展[J].河南科技大学学报(医学版),2012,30(2):154.

薏苡竹叶散

【方源】清代吴鞠通《温病条辨》。

【组成】薏苡仁5钱(15 g),竹叶3钱(9 g),飞滑石5钱(15 g),白蔻仁1钱半(4.5 g),连翘3钱(9 g),茯苓块5钱(15 g),白通草1钱半(4.5 g)。

【服法】共为细末,每服5钱,日3服。

【功用】辛凉解表,淡渗利湿。

【主治】适用于湿温证。症见湿郁经脉,身热疼痛,汗多自利,胸腹白疹。

【方解】本方辛凉解肌表之热,辛淡渗在里之湿,避开苦寒之品,使表邪从气化而散,里邪从小便而出,湿热两驱,表里双解。以竹叶、连翘辛凉透热解表;薏苡仁、茯苓淡渗利湿;滑石、通草清热利小便,使湿热从小便排出;白蔻仁芳香醒脾化湿。诸药共奏辛凉解表,淡渗利湿之功效。

【运用】

(1)辨证要点。以身热疼痛,汗多自利,胸腹白疹,舌苔白腻为辨证要点。

(2)加减变化。身痒者,加蝉蜕、荆芥。

(3)使用注意。辛温发汗、纯苦清热者皆当禁忌。

(4)现代运用。用于治疗水痘、白疹、过敏性皮疹、手足口病、咳嗽咽痛等。

【各家论述】叶天士:"再有一种白痦小粒如水晶色者,此湿热伤肺,邪虽出而气液枯也,必得甘药补之。或未至久延,伤及气液,乃湿郁卫分,汗出不彻之故,当理气分之邪。或白如枯骨者多凶,为气液竭也。"

王孟英:"湿热之邪,郁于气分,失于轻清开泄,幸不传及他经,而从卫分发白痦者,治当清其气分之余邪。"

曹炳章:"纯辛走表则犯汗多之禁,且风湿相搏,非解表所能愈。纯苦清热则药过于入里,况见症有身热胸腹白疹之表病,故均在所忌。"

【临证举隅】

(1)史某,女,28岁。1988年11月12日初诊。患者1987年6月开始出现多疑,独自哭笑,幻听,失眠,出走,思维障碍,语无伦次,自制力差,生活不能自理,检查不甚合作。经1年多的中西医治疗,症状未见好转。刻诊:伴恶心,食欲不振,发热,头晕,心烦,小便短赤,舌尖红,苔黄腻,脉滑数。诊断为狂证。辨证分析:感受湿热,留恋不去,故恶心,食欲不振,舌红,苔黄腻,脉滑数;湿热上蒙清窍,心神被扰,故发为狂证;湿邪黏腻,故病程缠绵,久治不愈。治以清热化湿,开窍醒神,用轻以去实法。方用薏苡竹叶散加减:薏苡仁15 g,竹叶15 g,滑石20 g,白蔻仁6 g,连翘10 g,大腹皮15 g,通草15 g,郁金10 g,蚕沙15 g,鲜荷叶20 g。每日1剂,水煎2次,共成300 mL,分2次服,30日为1个疗程。服上方1个月,幻听减少,思维较连贯,自制力稍恢复,诸症减轻。续方服至3个月时幻听消失,生活能自理,劳动力恢复。继续服原方半年后停药。1年后生育一男孩,随访10年未复发。

按:狂证多属西医精神分裂症范畴,易复发,用西药治疗需长期或终身服药,不可避免地产生不良反应。近年来,用中药治疗狂证已取得了一定的研究成果。许多患者起病于夏季,天暑下逼、地湿上蒸之时,感受湿热淫邪是其病因。伴随症状中多有胸闷,心烦,恶心,舌质红,苔黄腻或厚腻,脉滑数或濡数等典型湿热症状,其病程长,正与湿温病相合,且湿温"内蒙心窍则神昏",故尝试以治疗湿温病的轻以去实之法来治疗。经用薏苡竹叶散加味,"主以辛凉解肌表之热,辛淡渗在里之湿",加鲜荷叶升发清阳以开窍,郁金凉血清心以醒神,使湿热得去,心神得安,故病得愈[1]。

(2)陈某,女,6岁。1996年9月20日初诊。3日前发热(体温39.2℃)咳嗽,虽经他医治疗,但未见好转,2日前发现发际及胸背部散在红色斑丘疹及水疱,且渐趋密集并遍及躯干和四肢,发展迅速,伴纳呆,便结尿赤,夜寐不安。查见体温39.5℃,神清而烦,全身遍布水疱,晶莹透亮,间或见淡红色斑丘疹,少数水疱已干瘪并结痂,左侧颈项和上腹部可见2处各2 cm×3.5 cm及2 cm×3 cm的大疱,咽红,颊及唇黏膜可见3处淡黄色溃疡灶。舌红唇赤,苔黄厚腻,脉滑数。两肺听诊呼吸音粗,右下肺闻及少许细小湿性啰音。胸片提示支气管肺炎。血白细胞计数13.4×10⁹/L,中性粒细胞为78%,淋巴细胞为22%。诊断为重症水痘合并支气管肺炎。予常规补液支持治疗。方用薏苡竹叶散加味:薏苡仁20 g,滑石15 g,茯苓9 g,连翘9 g,竹叶6 g,牛蒡子6 g,杏仁6 g,紫草6 g,鲜鸭跖草50 g,鲜空心苋50 g,通草4 g,黄芩5 g。水煎服。外用以新鲜空心苋制备后涂患处。2日后,热退身凉,咳嗽减轻,疱疹多数干瘪结痂,胃纳有增。前方去鸭跖草,加谷芽12 g,白蔻仁5 g。续进药3剂,疱疹全部结痂脱落。守方合参苓白术散出入善后。

按:重症水痘病情多较重。中医认为小儿为稚阳之体,脏腑娇嫩,脾胃虚弱,易致湿浊内蕴,复因外感时邪,邪毒与湿浊相搏,透达肌表而为疱疹。用《温病条辨》中之薏苡竹叶散加味治疗,取薏苡仁、滑石、茯苓、通草祛湿利尿,连翘、竹叶、黄芩、鸭跖草清热解毒,紫草凉血兼助牛蒡子透疹。重用鲜空心苋,内服诸药清热凉血、利尿解毒,外敷与白矾共奏解毒止痒收敛之效。通过观察,本法治疗小儿重症水痘,有迅速控制病情发展,降低体温,阻止新发痘疹,缩短病程之功效[2]。

【现代研究】

1.临床研究

(1)手足口病。周恒民[3]用加味薏苡竹叶散治疗手足口病56例,服药2日治愈24例,3日治愈20例,4日治愈12例。

(2)蛇串疮。周淑桂等[4]用薏苡竹叶散加味治疗脾经湿盛型蛇串疮,治疗组56例中痊愈45例,显效7例,好转3例,无效1例,总有效率为92.9%。

(3)水痘。李桂芳[5]观察中药内服外敷治疗小儿重症水痘45例,平均退热时间为1.3日,平均治愈时间为4.7日;对照组平均退热时间为2.5日,平均治愈时间为9.2日。两组比较,退热及治愈时间均差异显著($P<0.05$)。

2.药理研究

对此方的药理研究暂未见报道,对其主要药物的药理作用介绍如下:

(1)薏苡仁。Chang等[6]研究发现,薏苡仁的甲醇提取物在体内和体外均能诱导人肺癌A549细胞凋亡和细胞周期停滞,即减少细胞有丝分裂,阻止细胞增殖。苗明三[7]发现薏苡仁多糖可显著提高免疫低下小鼠腹腔巨噬细胞的吞噬百分率和吞噬指数,并能促进溶血素及溶血空斑形成,促进淋巴细胞转化。张明发等[8]在采用多种实验性急性及慢性动物炎症模型进行研究时发现,薏苡仁的有效成分为薏苡素,具有温和的镇痛抗炎作用,对癌性疼痛及炎症反应有一定的缓解作用。

(2)竹叶。竹叶具有广泛的生物活性,其提取物具有优良的抗自由基、抗氧化、抗衰老及降血脂、降胆固醇的作用[9]。

(3)滑石。见本节"三石汤"的药理研究部分。

参考文献:

[1]胡益利.轻以去实法治疗狂证一例[J].赣南医学院学报,2001(2):179.

[2]李桂芳.中药内服外敷治疗小儿重症水痘45例[J].浙江中医杂志,1999(6):248.

［3］周恒民.加味薏苡竹叶散治疗手足口病 56 例[J].河北中医,2000,22(8):628 - 629.

［4］周淑桂,高春秀.薏苡竹叶散加味治疗脾经湿盛型蛇串疮疗效观察[J].北京中医药,2008,27(5):369 - 370.

［5］李桂芳.中药内服外敷治疗小儿重症水痘 45 例[J].浙江中医杂志,1999(6):248.

［6］Chang HC,Huang YC,Huang W,et al. Antiproliferative and chemopre - ventive effects ofadlay seed on lung cancerin vitroandinvivo[J]. Agric Food Chem,2003,51(12):3656 - 3660.

［7］苗明三.薏苡仁多糖对环磷酰胺致免疫抑制小鼠免疫功能的影响[J].中医药学报,2002,30(5):49 - 51.

［8］张明发,沈雅琴,朱自平,等.薏苡仁镇痛抗炎抗血栓形成作用的研究[J].第三军医大学学报,2000,22(6):578 - 582.

［9］梁丹,陈奇兰,陈清霞.竹叶药理作用研究进展[J].临床合理用药,2014,7(4): 89.

第二节　和解湿热法方剂

　　和解湿热法是指用清热利湿、理气化痰之品清利肝胆湿热以调和胃气。主治肝胆胃湿热痰浊证。症见恶寒发热,口苦脘闷,胸胁胀痛,吐酸苦水,舌苔腻,脉滑数等。常用药物如青蒿、竹茹、茯苓、滑石等。常用方剂有蒿芩清胆汤、温胆汤、香附旋覆花汤等。《重订通俗伤寒论》云:"足少阳胆与手少阳三焦合为一经,其气化一寄于胆中以化水谷,一发于三焦以行腠理。若受湿遏热郁,则三焦之气机不畅,胆中之相火乃炽。""青蒿脑清芬透络,从少阳胆经领邪外出。虽较疏达腠理之柴胡力缓,而辟秽宣络之功比柴胡为尤胜。故近世喜用青蒿而畏柴胡也。"

蒿芩清胆汤

　　【方源】清代俞根初《重订通俗伤寒论》。

　　【组成】青蒿脑 1 钱半至 2 钱(4.5~6 g),淡竹茹 3 钱(9 g),仙半夏 1 钱半(4.5 g),赤茯苓 3 钱(9 g),青子芩 1 钱半至 3 钱(4.5~9 g),生枳壳 1 钱半(4.5 g),陈广皮 1 钱半(4.5 g),碧玉散(包)3 钱(9 g)。

　　【服法】水煎服。

　　【功用】清胆利湿,和胃化痰。

　　【主治】适用于少阳湿热痰浊证。症见寒热如疟,寒轻热重,口苦膈闷,吐酸苦水或呕黄涎而黏,胸胁胀痛,小便黄少,舌红苔白腻,间现杂色,脉濡数。

　　【方解】青蒿苦寒芳香,清透少阳邪热;黄芩苦寒,善清胆热,并能燥湿,配青蒿既可内清少阳湿热,又能透邪外出,共为君药。竹茹善清胆胃之热,化痰止呕;枳壳下气宽中,除痰消痞;半夏燥湿化痰,和胃降逆;陈皮理气化痰,宽胸畅膈,共为臣药。碧玉散、赤茯苓清热利湿,导邪从小便而去,为佐使药。

　　【运用】

　　(1)辨证要点。以寒轻热重,口苦膈闷,胸胁胀痛,吐酸苦水,舌苔腻,脉数为辨证要点。

　　(2)加减变化。呕吐甚者,用姜半夏,加代赭石。

　　(3)现代运用。肠伤寒、急性胆囊炎、急性黄疸型肝炎、胆汁反流性胃炎、肾盂肾炎、疟疾、盆腔炎、钩端螺旋体病属少阳胆与三焦湿遏热郁者,均可用之。

　　(4)使用注意。邪犯少阳,寒重热轻者禁用。

【附方】温胆汤(见《三因极一病证方论》):半夏 6 g(汤洗 7 次),竹茹 6 g,枳实 6 g(麸炒,去瓤),陈皮 9 g,甘草 3 g,炙茯苓 4.5 g,生姜 5 片,大枣 1 枚。功用:理气化痰,清胆和胃。主治胆胃不和,痰热内扰,虚烦不眠,或呕吐呃逆,惊悸不宁,癫痫等。

【各家论述】《重订通俗伤寒论》:"足少阳胆与手少阳三焦合为一经,其气化一寄于胆中以化水谷,一发于三焦以行腠理。若受湿遏热郁,则三焦之气机不畅,胆中之相火乃炽,故以蒿、芩、竹茹为君,以清泄胆火;胆火炽,必犯胃而液郁为痰,故臣以枳壳、二陈和胃化痰;然必下焦之气机通畅,斯胆中之相火清和,故又佐以碧玉,引相火下泄;使以赤苓,俾湿热下出,均从膀胱而去。此为和解胆经之良方。凡胸痞作呕,寒热如疟者,投无不效。""青蒿脑清芬透络,从少阳胆经领邪外出。虽较疏达腠理之柴胡力缓,而辟秽宣络之功比柴胡为尤胜。故近世喜用青蒿而畏柴胡也。"

【临证举隅】

(1)朱某,女,41 岁。2007 年 10 月 19 日初诊。1 个月来脘腹满闷,小便频数短促,溺时有灼痛感,腰酸软,尿黄浊,有臭味,大便溏,口苦黏,舌红,苔薄黄腻,脉滑数。尿检:红细胞(++),白细胞(+++),蛋白(±)。证属中焦湿热下注膀胱。治宜清化湿热,利尿通淋。处方:青蒿 15 g,黄芩 15 g,茯苓 12 g,枳壳 12 g,竹茹 12 g,姜半夏 12 g,陈皮 12 g,栀子 9 g,碧玉散 12 g(包煎)。服药 5 剂后尿道涩痛减轻。又服药 5 剂,诸症消失,尿检转阴,以参苓白术散调理善后。

按:湿热之邪蕴结下焦,而致膀胱气化不利,常为淋证发病之主因。临床选方用药,多以八正散、导赤散、小蓟饮子之属,本例遵丁甘仁"和解枢机,芳香淡渗,使伏匿之邪从枢机而解"立法,选用蒿芩清胆汤,每收良效[1]。

(2)徐某,男,46 岁。2008 年 2 月 20 日初诊。6 个多月来,头晕目眩,甚则房屋旋转,胸闷泛恶,时作时止。纳差少寐,语声重浊,喉间多痰,口苦燥,苔白腻,脉弦滑数。曾经中医、西医治疗,疗效不显。证属脾胃不和,痰热中阻。治宜清胆泄热化痰。处方:青蒿 12 g,黄芩 12 g,枳壳 12 g,陈皮 12 g,姜半夏 12 g,碧玉散 12 g(包煎),蔓荆子 12 g,竹茹 12 g,茯苓 18 g,升麻 6 g,荷叶半张,赭石 20 g(先煎)。服药 5 剂后,眩晕减,呕泛止,语声清,思纳食。续服原方 7 剂获愈。

按:眩晕之因,有风火痰虚之别,立法遣方须辨四者轻重。若兼挟湿(痰)热者,一般选用温胆汤、半夏白术天麻汤化裁。然温胆汤为温和之剂,虽有祛痰化湿之功效,但清化湿热之力稍嫌不足;半夏白术天麻汤性温香燥,每有灼津成痰,而使眩晕加剧之弊。唯用蒿芩清胆汤,使清窍通畅,眩晕即止[1]。

(3)黄某,男,42 岁。2008 年 3 月初诊。夜间盗汗 3 年余,汗出即醒,循手足流下如水洗样,身发凉。月发数次,神萎,口苦黏,苔白黄厚腻,脉弦细滑。证属肝胆湿热胶蒸。治宜清胆泄热利湿。处方:青蒿 12 g,黄芩 12 g,茯苓 12 g,枳壳 10 g,姜半夏 10 g,碧玉散 10 g(包煎),秦艽 10 g,陈皮 9 g,胡黄连 6 g,薏苡仁 30 g。服药 5 剂后,口苦减,舌苔转薄白腻。再服药 10 剂,盗汗即止。

按:盗汗多以阴虚为主,故治疗多从滋阴立法。然而临床所见,湿热胶蒸而盗汗者也不少见。如肝胆湿热扰于阴分而盗汗,当以清胆泄热利浊为要,令湿热分离则愈,用蒿芩清胆汤加减获效[1]。

(4)苏某,女,36 岁。2007 年 8 月 2 日初诊。自诉每至夏季失去味觉,2 个月前又作,经医院反复检查,原因未明。曾有鼻窦炎病史 3 年。舌苔薄黄腻,脉滑数。盖怪病多痰,痰阻胆经,横逆犯胃,胃气不和。治宜转枢机以宁胆和胃。处方:青蒿 15 g,炒黄芩 18 g,姜半夏 12 g,陈皮 12 g,枳壳 12 g,竹茹 12 g,石菖蒲 12 g,碧玉散 12 g(包煎),茯苓 12 g,乌梅 12 g,甘草 3 g,荷叶半张。服药 5 剂后,能辨香味。续进药 5 剂,味觉正常而告愈。

按:味觉失常,病因繁多,而总与脾胃运纳失常相关。大凡治法,以健运为主,但若以清胆气运脾胃则效更著。因为"脾开窍于口""心气通于舌",心脾不和,则舌为之无味。又胆为少阳枢机,若枢机拨动则脾升而胃降。故与其独运脾胃,毋宁用蒿芩清胆汤加乌梅、菖蒲、荷叶之属转枢机而宁胆腑,则收效更著[1]。

(5)王某,女,46 岁。2007 年 8 月 25 日初诊。患胆囊炎病史 5 年,每月发作,右胁作痛,牵引肩背。形体瘦,往来寒热,口苦咽干,胸闷泛恶,厌食油腻,脉滑数。证属肝胆湿热蕴结。治宜利胆畅中。处方:青蒿15 g,黄芩15 g,枳壳12 g,竹茹12 g,茯苓12 g,姜半夏12 g,碧玉散12 g(包煎),郁金12 g,延胡索12 g,川楝子12 g,陈皮9 g。服药5剂后,胁痛稍安,胸闷好转。原方加生栀子15 g,再服5剂,诸症消失。予四逆散合异功散加焦山楂30 g,神曲15 g善后。

按:湿热之邪,阻于少阳,肝胆之气怫郁,发为胁痛。治此之法,当以疏肝利胆,清热化湿为要,常用大柴胡汤、柴胡疏肝散之类。但上方虽属和通之剂,用于体虚之人则不甚适宜。如气滞兼挟湿热之胁痛,用蒿芩清胆汤最宜[1]。

【现代研究】

1. 临床研究

(1)咳嗽。庄秋红[2]用蒿芩清胆汤加减治疗急性咳喘型肺炎,结果治疗组治愈26例,好转3例,无效1例,总有效率为96.67%;对照组治愈6例,好转18例,无效6例,总有效率为80%。两组比较差异显著($P<0.05$)。屈西轩[3]用蒿芩清胆汤加减治疗流感40例,对照组总有效率为80%,观察组总有效率为95%,两组总有效率经统计学分析,差异有统计学意义($P<0.05$)。赵东凯等[4]应用蒿芩清胆汤治疗支气管哮喘(胆胃郁热,肺气上逆型)58例,结果治疗组总有效率为86.24%,对照组总有效率为44.82%,两组比较差异显著($P<0.05$)。结论:蒿芩清胆汤具有较好的清胆利湿,和胃止喘作用,临床疗效满意。

(2)胆囊炎。尹雪峰[5]用蒿芩清胆汤加减治疗慢性胆囊炎肝胆湿热证30例,结果治疗组临床治愈率为34.3%,总有效率为96.9%;对照组临床治愈率为10.7%,总有效率为85.7%。治疗组综合疗效优于对照组。结论:蒿芩清胆汤加减治疗慢性胆囊炎临床疗效确切,具有可行性和实用性。

(3)消化不良。朱雪琼[6]以蒿芩清胆汤加减治疗功能性消化不良35例,结果痊愈20例,有效10例,无效5例,总有效率为85.71%。朱建军[7]用蒿芩清胆汤加减治疗小儿秋季腹泻36例,结果显效17例,有效15例,无效4例,总有效率为88.89%。

(4)新生儿病理性黄疸。高修安[8]用中西医结合方法治疗新生儿病理性黄疸30例,治疗3日后,血清胆红素的下降值,对照组与治疗组比较差异显著,治疗组疗程短于对照组。

2. 药理研究

(1)体外抗菌、体内抗内毒素。李鹏[9]采用平皿法,观察含药培养基的菌落生长情况;通过腹腔注射大肠杆菌内毒素的方法建立大鼠外感热病模型,观察大鼠注射药液后的死亡数及平均生存时间。结果显示,蒿芩清胆汤对金黄色葡萄球菌、大肠埃希菌、绿脓假单胞菌均有抑制作用,其中对绿脓假单胞菌的作用最强;对内毒素所致的感染性大鼠有明显的抗内毒素作用。结论:蒿芩清胆汤对某些外感热病有治疗作用,其作用机理可能与其抗菌、抗内毒素作用有关。

(2)解热与抗炎。任存霞等[10]建立家兔急性胆道感染模型,以蒿芩清胆汤进行治疗,观察其生物化学及病理学改变。结果显示,蒿芩清胆汤能明显降低血清转氨酶、总胆红素、直接胆红素。病理学检查显示,治疗组虽仍有不同程度的肝细胞破坏、炎细胞浸润、瘀胆等肝损伤病变,但损伤程度明显减轻,且无瘀胆现象。结论:蒿芩清胆汤能减轻家兔胆道系统炎症,可降低血清转氨酶、胆红素。卢志刚[11]对蒿芩清胆汤的解热抗炎作用进行实验研究,结果表明蒿芩清胆汤对由二甲苯诱导的小鼠耳肿胀和低分子右旋糖酐诱导的大鼠足肿胀,以及对由生物刺激因子啤酒酵母和化学刺激因子二硝基苯酚引起的大鼠发热,皆有明显的抑制作用,并具有能持续一定作用时间的特点,提示蒿芩清胆汤是通过多种途径、多种机制来发挥其解热抗炎功效的。

(3)抗病毒。莫日根等[12]采用鸡胚培养法测定蒿芩清胆汤对3种流感病毒的抑制作用,结果显示:蒿芩清胆汤在浓度为2 g/mL(指含生药量)时对鸡胚无毒副作用;药物浓度在1:8时,对不同的流感病毒均有较强的抑制作用;药物浓度在1:32时,可抑制甲3型流感病毒的繁殖;药物浓度在1:16时,对甲型、乙型流感病毒仍有一定的抑制作用。结论:蒿芩清胆汤对甲型、乙型流感病毒均有抑制作用。

(4)体内免疫调节。李鹏[13]用巨噬细胞吞噬功能测定法观察蒿芩清胆汤对实验动物的非特异性免疫功能的影响,用免疫器官重量法、玫瑰花环形成实验法来观察其对实验动物的特异性免疫功能的影响。结果显示,蒿芩清胆汤能提高小鼠的巨噬细胞吞噬能力,提高非特异性免疫能力,可升高玫瑰花环形成率和胸腺指数,提高特异性免疫能力,但对脾脏指数无明显影响,说明蒿芩清胆汤增强特异性免疫功能主要是通过 T 淋巴细胞发挥作用的。结论:蒿芩清胆汤对某些外感热病有较好的防治作用,其作用机理可能与其提高机体免疫能力有关。

参考文献:

[1]樊莹丽.蒿芩清胆汤临床新用[J].光明中医,2010,25(3):508.

[2]庄秋红.蒿芩清胆汤加减治疗急性肺炎[J].吉林中医,2010,30(3):196.

[3]屈西轩.蒿芩清胆汤加减治疗流行性感冒40例疗效分析[J].中国实用医药,2011,6(20):164-165.

[4]赵东凯,王檀.应用蒿芩清胆汤治疗支气管哮喘(胆胃郁热,肺气上逆型)58例临床观察[J].中国医学工程,2011,19(7):136-137.

[5]尹雪峰.蒿芩清胆汤加减治疗慢性胆囊炎肝胆湿热证30例临床观察[J].中医药导报,2011,17(4):56-57.

[6]朱雪琼.蒿芩清胆汤治疗功能性消化不良35例[J].吉林中医药,2001,21(6):25.

[7]朱建军.蒿芩清胆汤加减治疗小儿秋季腹泻36例[J].河北中医,2000,22(5):369.

[8]高修安.中西医结合治疗新生儿病理性黄疸疗效观察[J].实用中西医结合临床,2004,4(2):26.

[9]李鹏.蒿芩清胆汤的抗菌、抗内毒素作用研究[J].中医研究,2004,17(3):15-16.

[10]任存霞,潭亚琴,钱占红,等.蒿芩清胆汤对家兔实验性急性胆道感染疗效观察[J].中药药理与临床,2005,21(6):3-5.

[11]卢志刚.蒿芩清胆汤的解热抗炎作用的实验研究[J].中华中医药学刊,2005,23(3):454-455.

[12]莫日根,韩雪梅,新燕,等.蒿芩清胆汤抗流感病毒的实验研究[J].中医研究,2005,18(5):16-18.

[13]李鹏.蒿芩清胆汤的免疫作用研究[J].中医研究,2004,17(5):22-23.

温胆汤

【方源】宋代陈言《三因极一病证方论》。

【组成】半夏(汤洗7次)、竹茹、枳实(麸炒,去瓤)各2两(6g),陈皮3两(9g),炙甘草1两(3g),白茯苓1两半(4.5g)。

【服法】上锉为散,每服4大钱(12g),水1盏半,加生姜5片,大枣1枚,煎7分,去渣,食前服。

【功用】理气化痰,和胃利胆。

【主治】适用于胆胃不和,痰热内扰证。症见胆怯易惊,头眩心悸,心烦不眠,夜多异梦;或呕恶呃逆,眩晕,癫痫。舌苔白腻,脉弦滑。

【方解】方中半夏降逆和胃,燥湿化痰,为君药。竹茹清热化痰,止呕除烦;枳实行气消痰,使痰随气下,为臣药。陈皮理气燥湿,茯苓健脾渗湿,为佐药。生姜、大枣、甘草益脾和胃,协调诸药,为使药。诸药合用,共奏理气化痰,清胆和胃之效。

【运用】

(1)辨证要点。以心烦不寐,眩悸呕恶,舌苔白腻微黄,脉弦滑为辨证要点。

(2)加减变化。若心热烦甚者,加黄连、山栀、淡豆豉以清热除烦。失眠者,加琥珀粉、远志以宁心安神。惊悸者,加珍珠母、生牡蛎、生龙齿以重镇定惊。呕吐呃逆者,酌加苏叶或苏梗、枇杷叶、旋覆花以降逆止呕。眩晕者,可加天麻、钩藤以平肝息风。癫痫抽搐者,可加胆南星、钩藤、全蝎以息风止痉。

(3)现代运用。常用于神经官能症、急性及慢性胃炎、消化性溃疡、慢性支气管炎、梅尼埃病、更年期综合征、癫痫等属胆胃不和,痰热内扰者。

（4）使用注意。阴虚燥痰者忌用。

【附方】十味温胆汤（见《证治准绳》）：半夏（汤泡）、枳实（麸炒）、陈皮（去白）各6 g，白茯苓4.5 g（去皮），酸枣仁（炒）、远志（去心，甘草汁煮）、五味子、熟地（酒洗，焙）、人参（去芦）各3 g，粉草1.5 g（炙），生姜5片，红枣1枚。功用：益气养血，化痰宁心。主治心虚胆怯，痰浊内扰证。症见触事易惊，惊悸不眠，夜多噩梦，短气自汗，耳鸣目眩，四肢浮肿，饮食无味，胸中烦闷，坐卧不安，舌淡苔腻，脉沉缓。

【各家论述】《医方集解》："此足少阳阳明药也，橘、半、生姜之辛温，以之导痰止呕，即以之温胆；枳实破滞；茯苓渗湿；甘草和中；竹茹开胃土之郁，清肺金之燥，凉肺金，即所以平甲木也。如是则不寒不燥而胆常温矣。《经》曰：胃不和则卧不安。又曰：阳气满不得入于阴，阴气虚故目不得瞑。半夏能和胃而通阴阳，故《内经》用治不眠。二陈非特温胆，亦以和胃也。"

《成方便读》："夫人之六腑，皆泻而不藏，惟胆为清净之腑，无出无入，寄附于肝，又与肝相为表里。肝藏魂，夜卧则魂归于肝，胆有邪，岂有不波及肝哉。且胆为甲木，其象应春，今胆虚则不能遂其生长发陈之令，于是土不能得木而达也。土不达则痰涎易生。痰为百病之母，所虚之处，即受邪之处，故有惊悸之状。此方纯以二陈、竹茹、枳实、生姜和胃豁痰、破气开郁之品，内中并无温胆之药，而以温胆名方者，亦以胆为甲木，常欲得春气温和之意耳。"

【临证举隅】

（1）患者，女，47岁。2008年11月22日初诊。失眠反复发作5年，常因情绪变化、精神紧张而加重。最近1周因情绪波动而反复，难以入寐，易醒，多梦，兼见头不清，脘腹胀满，大便每日一行，舌苔黄腻，脉滑数。证属痰热内扰。方用温胆汤加味：清半夏，竹茹，茯苓，知母，陈皮，夜交藤，柏子仁，黄芩，甘草。服药1周，脉数减，寐稍见好，脘腹胀满减。去知母、柏子仁、夜交藤，加枳实、厚朴、石菖蒲、藿香、贝母。继服药1周，症大减，腹已舒，寐达5～6 h。调方，继服2周痊愈。

按：夫寐者，阳入于阴也，火蛰藏于水也。是故肾水充盛，则寐方深熟；肾水亏乏，则寐难而易醒。是故不寐一证，主求于心肾之间也。另外，有邪犯心、肾，他藏阻碍交泰，亦可导致不寐。该证虽以不寐为主，但伴有纳呆脘胀、舌淡苔腻、脉滑数等症状，当是中焦病变，由痰热中阻，脾胃不和，周身气机因失脾胃之斡旋而失条达，影响了阳入于阴的正常功能，故而失眠[1]。

（2）患者，男，8岁。2008年10月11日初诊。9月份发癫痫，已发3次，发则目上吊，吐涎。躁动，咽红肿，语欠清晰，纳呆。证属痰火引木。处方：清半夏，竹茹，茯苓，枳实，槟榔片，三棱，莪术，酒大黄，地龙，石菖蒲，黄芩，川贝母，败酱草，生麦芽，茵陈，桔梗，苏子。服药1周后，躁动减。调方继服1月而愈，随访未再复发。

按：癫者，颠之病也，颠者高也。颠高之处，唯风可到。是斯病变，关乎于风，关乎于肝。颠高之处，脑所居也，脑为元神之府，颠高既病，元神受扰，神明迷惑，而发癫矣。本例证属痰热内扰，痰热引风，故发癫痫。治以化痰清热，调和肝胃，切中病机，故愈[1]。

（3）王某，男，37岁。2010年10月27日初诊。主诉心慌半年余，加重5日。易惊吓，时有心烦口苦，偶有咳嗽痰黏难咳，寐差，夜间易惊醒，纳可，大便秘，小便短赤，舌红，苔黄腻，脉弦滑。心电图示窦性心律。心脏彩超未见异常。诊断为心脏神经官能症。中医辨证属痰火扰心。治以清热化痰，宁心安神。处方：陈皮10 g，半夏10 g，茯苓15 g，枳壳10 g，竹茹10 g，胆南星6 g，栀子10 g，远志15 g，酸枣仁10 g，珍珠母30 g，炙甘草6 g。每日1剂，水煎分2次服。服药3剂后心慌症状明显减轻，睡眠改善，二便正常。效不更方，继服药4剂，诸症消失。

按：本例患者平素饮食不节，嗜食膏粱厚味，以致脾运失常，滋生痰浊，痰郁日久化热，扰乱心神而致心悸。本方中用半夏、竹茹清化痰热、降逆和胃，陈皮理气燥湿，枳壳理气化痰，茯苓健脾渗湿、安神定志，栀子清心泄火，胆南星清热化痰，远志养心安神，酸枣仁养心安神，珍珠母重镇安神，甘草调和诸药。诸药配伍，辅以加减法，更显本方灵活精巧[2]。

(4)薛某,男,53岁。2010年12月10日初诊。主诉间断头晕半年余,加重2日。头晕随体位改变而变化,头颈部前后屈伸及左右转动时加重,时有颈肩部酸痛,偶有心烦、恶心,时疲倦乏力,纳食少,自觉口淡无味,寐差,入睡困难,大便干,小便可,舌质红,苔黄腻,脉数。心电图示窦性心律,正常心电图。颈椎X光片示颈椎项韧带钙化,颈椎骨质增生,生理曲度变直。经颅多普勒检查示:双侧椎-基底动脉血流减慢。诊断为颈性眩晕。中医辨证属痰浊上扰。方用温胆汤加味:陈皮10 g,半夏10 g,茯苓15 g,枳壳10 g,竹茹10 g,胆南星6 g,黄芩5 g,桃仁10 g,红花10 g,石菖蒲15 g,远志10 g,神曲10 g,生龙骨30 g,生牡蛎30 g,炙甘草6 g。每日1剂,水煎分2次服。服药3剂后头晕、恶心等症状明显减轻,睡眠好转,二便正常。效不更方,继服药4剂,诸症消失。

按:本例患者形体肥胖,且头晕较重,证属痰浊中阻,为温胆汤之适应证。正如《丹溪心法·头眩》云:"无痰则不作眩,痰因火动。"痰湿内盛,蕴久化热,痰热上扰清空则眩晕,故用温胆汤清热燥湿化痰,使痰消热清,则眩晕自愈。又佐石菖蒲化湿行气,远志养心安神,胆南星清热,黄芩清热燥湿,桃仁活血祛瘀、润肠通便,红花活血通经、祛瘀止痛,神曲健脾和中、消食化积,生龙骨、生牡蛎镇静安神,甘草调和诸药。诸药合用痰浊得除,气机调和,则头晕好转[2]。

(5)梁某,女,58岁。2010年4月23日初诊。主诉头痛、眩晕5年余。患者于2004年10月起,因头痛、眩晕到某市级医院求医,当时因绝经仅半年,诊为绝经期综合征,用西药治疗1年余罔效。近两三年来,多次住院诊治,经检查排除颅脑、内耳、颈椎等病患,诊为脑部供血不足、脑动脉硬化,曾使用中西药、针灸等治疗,效果均不明显。查见患者体形较胖,面色苍黄,时眩晕,行走不稳,两侧太阳穴处疼痛,伴胸痞,脘胀,欲吐,舌淡红,苔腻微黄,脉弦滑。证属痰阻经络,痰蒙清窍。治宜燥湿祛痰,通络止痛。方用温胆汤加味:法半夏10 g,枳实10 g,川芎10 g,地龙10 g,僵蚕10 g,白芷10 g,苍耳子10 g,竹茹15 g,白蒺藜15 g,大枣15 g,茯苓20 g,陈皮5 g,甘草6 g,生姜3片(自备)。服7剂,每日1剂,水煎服。二诊:服药7剂后,头痛除,眩晕减轻,胸痞、脘胀、呕恶均减轻。效不更方,照上方再服。共服药治疗1月,诸症均除,5年痛苦豁然而解。

按:本例患者痰湿表现明显,眩晕是痰蒙清窍所致,中医学有"无痰则不作眩"之说;头痛乃痰阻经络,不通则痛之故;胸闷是痰阻气机所致;脘胀、呕恶是胃失和降所致。用温胆汤理气和胃,燥湿祛痰;用地龙、僵蚕除痰通络;川芎、白芷、苍耳子有祛风止头痛之功效。方证相符,故疗效明显[3]。

【现代研究】

1.临床研究

邵建军[4]用温胆汤加减治疗精神心理科患者132例,其中显效41例,占31.1%;有效74例,占56.1%;无效17例,占12.8%。总有效率为87.2%。

朱贵良[5]用温胆汤加减治疗胸痹30例,结果治愈2例,好转27例,无效1例,总有效率为96.17%。

周迎霞[6]用温胆汤加味治疗胆汁反流性胃炎56例,结果治愈44例,好转6例,总有效率为89.28%。

陈万立等[7]用温胆汤加味治疗痰热扰心型失眠33例,结果治疗组总有效率为90.91%,复发率为28.00%;对照组总有效率为54.55%,复发率为68.00%。治疗组疗效明显优于对照组($P<0.01$)。

2.药理研究

(1)对神经系统的影响。谢辉等[8]采用免疫组化技术和高效液相-电化学法分别对酪氨酸羟化酶(TH)、DA进行了含量测定,显示温胆汤可增加TH、DA的含量,促进DA的合成。其机制在于温胆汤的某个作用部位与DA竞争参与受体结合,使磷酸化的TH增多,从而增加了酪氨酸向多巴的生物合成。吴晓丹等[9]在验证温胆汤促进睡眠的作用时,应用行为学实验研究观察温胆汤对小鼠睡眠的影响,结果表明:在戊巴比妥钠阈下催眠剂量实验中,与空白对照组比较,温胆汤全方能提高小鼠翻正反射消失阳性率($P<0.05$),并能与戊巴比妥钠协同明显延长小鼠睡眠时间($P<0.05$),且在连续给药后1日、4日、7日的实验中,显示温胆汤有明显累积作用,具有良好的改善睡眠的作用。贺又舜等[10-11]通过温胆汤、宁神温胆汤灌胃小鼠,发现其对正常小鼠的自发活动、醋酸所致小鼠扭体反应以及士的宁所致惊厥均有显著影响

（$P<0.05$），显示此二方具有较好的镇惊、镇痛、抗惊厥作用。

（2）抗衰老。皮明钧等[12]观察了加味温胆汤对 D - 半乳糖亚急性衰老大鼠大脑皮质神经元超微结构改变的影响。结果表明：脂褐素数量较正常组增多（$P<0.05$），线粒体则减少（$P<0.05$）。对溶酶体、脂褐素大小形态不规则，线粒体肿胀、变性、嵴断裂、空泡样变，核膜内褶断裂，核仁边移等衰老改变，应用加味温胆汤能使上述变性程度减轻，从而能延缓脑衰老，并具有稳定神经细胞生物膜系统作用。

（3）降血脂。李佳楠等[13]采用腹腔注射蛋黄乳剂的方法建立急性高脂血症小鼠模型，灌胃给予温胆汤后发现，温胆汤可降低小鼠粪便脂质含量，显著降低急性高脂血症小鼠血清总胆固醇、血清总甘油三酯、低密度脂蛋白含量（$P<0.05$），提高血清超氧化物歧化酶活性，降低丙二醛含量，达到降低体内脂质过氧化程度的目的。

（4）调节冠心病血液流变学指标。用温胆汤治疗冠心病（治疗组）与用消心痛治疗（对照组）对照比较，通过观察治疗前后的临床症状、血常规、尿常规、便常规、肝肾功能、电解质、心电图、血液流变学指标，两组的临床疗效显示：治疗组疗效优于对照组（$P<0.05$）；治疗组血液流变学各项指标均有不同程度下降，且与对照组比较差异显著。表明温胆汤对冠心病患者有一定的治疗作用，且疗效可靠，不仅明显改善患者症状，缓解心绞痛，而且无不良反应[14]。

（5）改善肾功能。严志林等[15]证实加味温胆汤能纠正慢性肾功能衰竭患者的酸中毒，升高其血中二氧化碳结合力，使血中的尿素氮、肌酐水平下降，血红蛋白和 24 h 蛋白定量也有好转趋势。

参考文献：

[1]韩红伟,杨晓黎.王淑玲运用温胆汤经验[J].中国中医药现代远程教育,2011,9(16):129 – 130.

[2]张旭杰,张景凤.温胆汤的临床应用[J].长春中医药大学学报,2011,27(5):802.

[3]彭胜权.温胆汤类方临床应用经验[J].新中医,2011,43(9):148 – 149.

[4]邵建军.温胆汤加减在精神心理科应用 132 例[J].光明中医,2011,26(5):964.

[5]朱贵良.温胆汤加减治疗胸痹 30 例疗效观察[J].云南中医中药杂志,2011,32(8):45.

[6]周迎霞.温胆汤加味治疗胆汁反流性胃炎 56 例[J].中国中医急症,2011,20(5):764.

[7]陈万立,陈万祥.温胆汤加味治疗痰热扰心型失眠 33 例[J].实用中医内科杂志,2011,25(6):53.

[8]谢辉,贺又舜.温胆汤及其配伍对大鼠纹状体 DA 合成的影响[J].湖南中医杂志,2004,20(3):66.

[9]吴晓丹,马伯艳,李然,等.《三因极一病证方论》温胆汤改善睡眠的实验研究[J].中医药信息,2004,21(5):31.

[10]贺又舜,袁振仪,瞿延晖,等.温胆汤镇静镇痛抗惊厥的实验研究[J].中国中医药科技,1997,4(4):226.

[11]贺又舜,袁振仪,欧阳建军,等.宁神温胆汤镇静镇痛抗惊厥的实验研究[J].湖南中医杂志,1999,15(1):54.

[12]皮明钧,文彬,陈力,等.加味温胆汤对亚急性衰老大鼠大脑皮质超微结构改变的影响[J].中国中医药科技,1999,6(1):34.

[13]李佳楠,陈东辉,罗霞,等.温胆汤对高脂血症大鼠及小鼠体内脂质代谢调节机理研究[J].江汉大学学报（自然科学版）,2004,32(2):62.

[14]戴嫣.温胆汤对冠心病患者血液流变学的影响[J].河南中医,2004,24(11):31.

[15]严志林,王钢.加味温胆汤治疗慢性肾功能衰竭 70 例临床观察[J].江苏中医,1992,13(9):5.

香附旋覆花汤

【方源】清代吴鞠通《温病条辨》。

【组成】香附 3 钱（9 g），旋覆花 3 钱（9 g）（绢包），苏子霜 3 钱（9 g），广皮 2 钱（6 g），半夏 5 钱（15 g），茯苓 5 钱（15 g），薏苡仁 3 钱（9 g）。

【服法】水煎服。

【功用】疏肝理气,化痰利水。

【主治】适用于伏暑湿温胁痛,或咳或不咳,无寒但潮热,或寒热如疟状。

【方解】方中香附、旋覆花善通经络,而逐胸中结痰;苏子降肺气,以消痰化饮,起到肃降肺金而平肝木的作用;广皮、半夏能消除痰饮;茯苓、薏苡仁利水渗湿,又能补中健脾,是治水必须实土,"大河涨水开导支流"的方法。诸药共奏蠲饮化痰,行气活血之功效。

【运用】

(1)辨证要点。以胁痛,无寒但潮热,或寒热如疟状为辨证要点。

(2)加减变化。腹满者,加厚朴。痛甚者,加降香。

(3)现代运用。现代常用于肋骨骨折伴气血胸、肺不张、肺炎后期、胸膜炎恢复期等疾病。

(4)使用注意。疏肝理气药不能用之太过,否则会耗散正气。

【附方】旋覆花汤(见《金匮要略》):旋覆花60g,葱14茎,新绛少许。功用:行气活血,通阳散结。主治肝着病,胸胁部满闷、胀痛、刺痛,喜太息,脉弦。

【各家论述】《温病条辨》:"按伏暑、湿温,积留支饮,悬于胁下,而成胁痛之证甚多,即《金匮》水在肝而用十枣之证。彼因里水久积,非峻攻不可;此因时令之邪,与里水新搏,其根不固,不必用十枣之太峻。只以香附、旋复,善通肝络而逐胁下之饮,苏子、杏仁降肺气而化饮,所谓建金以平木;广皮、半夏消痰饮之证,茯苓、薏仁开太阳而阖阳明,所谓治水者必实土,中流涨者开支河之法也。用之得当,不过三五日自愈。其或前医不识病因,不合治法,致使水无出路,久居胁下,恐成悬饮内痛之证,为患非轻,虽不必用十枣之峻,然不能出其范围,故改用陈无择之控涎丹,缓攻其饮。"

【临证举隅】

(1)范某,男,42岁。车祸伤致左侧肋部、右侧小腿疼痛半小时入院治疗。查体:神清合作,左侧肋部疼痛,压痛(+),胸廓挤压痛(+),左侧呼吸音减低,右小腿可及骨擦音,右足背动脉可及,感觉正常。X线摄片示:左侧第5肋骨折伴大量血胸,右胫腓骨骨折。B超示腹部未见明显异常。入院后即予右小腿石膏固定,左侧气血胸行胸腔闭锁引流。常规心电监护、吸氧、抗炎止血对症处理。患者胸痛明显,舌质红,苔黄,脉弦。方用加减香附旋覆花汤:香附10g,旋覆花10g,制半夏10g,杏仁10g,桔梗10g,桃仁10g,红花10g,当归10g,柴胡10g,牡丹皮10g,生地10g,桑皮10g,黄芩10g,茯苓15g,薏苡仁30g,延胡索15g,川贝母粉4g。进药7剂后,疼痛基本消失,住院半月痊愈出院。

按:中医学认为,胸为肺之分野,清阳所聚之地,肝之经脉布于胁肋。肺主气,肝藏血。胸胁损伤,气滞血瘀,责之于肝肺两脏。治当以行气活血,宣肺疏肝,涤痰降气之法。加减香附旋覆花汤方中香附疏肝理气;旋覆花宣肺降气,化痰平喘;杏仁、桔梗、半夏助旋覆花降气化痰,止咳平喘;柴胡助香附疏肝理气;桃仁、红花、当归、延胡索活血祛瘀,通经止痛,与香附相配,气血并行;与茯苓、薏苡仁配伍,水瘀并利。诸药合用,可使瘀消饮散,气降水利[1]。

(2)戴某,女,47岁。1997年9月8日初诊。病起20载,主要特征为左侧胸部发闷,气短,时有咳嗽,咳吐浊唾涎沫,舌淡,苔薄白,脉细涩。经医院检查多次,西医诊断为左上肺不张、肺功能减退。中医辨证属肺气不足,清肃无权,痰瘀阻滞。治拟宣肺气,化痰浊,和络脉。方用香附旋覆花汤加减:香附10g,旋覆花10g(包煎),苏子10g,杏仁10g,陈皮5g,法半夏10g,薏苡仁10g,栝楼皮10g,桔梗5g,枳壳5g,鱼腥草15g,红花10g。水煎,每日1剂,分2次口服。服药1个月后,痰浊渐去,肺虚脾弱之象显露。遂去枳壳、栝楼皮、鱼腥草,加黄芪15g、党参15g、白术10g,以补肺健脾。又继续服药2个月后,复查肺不张已痊愈[2]。

(3)刘某,男,24岁。1998年4月10日初诊。患者发热、咳嗽、胸痛3日,体温达40.2℃,微恶寒,咯黄黏痰,气急,舌苔黄腻,脉滑数,两肺呼吸音粗,右下肺呼吸音低。查血白细胞计数15.3×10^9/L,中性粒细胞为89%,淋巴细胞为11%。X光片示右下肺炎性病变。中医辨证属风温犯肺,肺失宣降。治拟辛凉解表,清热宣肺。方用银翘散合麻杏石甘汤加减。治疗3日后体温复常,咳嗽减轻。治疗2周后,唯胸痛不减,余症皆平,复查血白细胞正常,X 光片示右下肺炎性病灶基本吸收。遂投以理气和络之香附旋覆花汤加减,处方:香附 10 g,旋覆花 10 g(包煎),苏子 10 g,杏仁 10 g,郁金 10 g,丝瓜络 6 g,桃仁 10 g,红花 10 g,赤芍 10 g。水煎,每日 1 剂,分 2 次口服。治疗 1 周后胸痛消失[2]。

【现代研究】

1. 临床研究

蒋晶飞[1]用加减香附旋覆花汤治疗肋骨骨折伴少量气血胸 32 例,其中显效 30 例(疼痛基本消失,气血胸情况消失),有效 2 例(疼痛减轻,胸闷气急情况减轻)。

2. 药理研究

对此方的药理研究暂未见报道,对其主要药物的药理作用介绍如下:

(1)香附。日本的系川秀治等研究发现:香附水提取液对小鼠肉瘤腹水型肿瘤细胞生长有较强的抑制作用;香附醇提取物 100 mg/kg 腹腔注射,对角叉菜胶和甲醛引起的大鼠脚肿有明显的抑制作用,其抗炎作用的有效成分为三萜类化合物。欧润妹等[3]以阿司匹林为阳性对照,用内毒素致大鼠发热为发热模型,以小鼠物理(热板法)和化学(醋酸扭体法)刺激为镇痛模型,研究中药香附不同溶剂提取物的解热镇痛效应,结果:香附醇提取物解热效应明显,其特点是起效快,持续时间长,且有较强的镇痛作用;香附水提取物也见较强的镇痛作用,但未见明显的解热效应。薛建欣等[4]通过动物实验表明:在由黄芪、归尾、川芎、赤芍组成的补气活血方中加入香附,能显著增强活血化瘀作用。

(2)旋覆花。对施覆花的药理作用研究暂未见报道。

(3)半夏。王志强[5]总结了半夏药理作用研究进展,认为半夏具有镇咳、镇吐、镇痛、抗肿瘤等多种药理作用。

参考文献:

[1]蒋晶飞.加减香附旋覆花汤治疗肋骨骨折伴少量气血胸 32 例[J].浙江中医杂志,2009,44(4):265.

[2]王冠华.汪履秋运用香附旋覆花汤治疗肺系疾病验案举隅[J].江苏中医药,2006,27(6):37-38.

[3]欧润妹,邓远辉,李伟英,等.香附不同溶剂提取物解热镇痛效应的比较[J].山东中医杂志,2004,23(12):740-742.

[4]薛建欣,严永清.黄芪、归尾、香附、川芎、赤芍等配伍对"血瘀"大鼠血液流变学的影响[J].中国中药杂志,1994,19(2):108-110.

[5]王志强.半夏药理作用研究进展[J].山西医药杂志,2009,38(1):65.

第三节　开达膜原法方剂

开达膜原法是指使用疏利透达的药物祛除膜原湿热秽浊之邪的治法。主治湿热秽浊郁闭于膜原之证。症见憎寒壮热如疟,发无定期,脘痞腹胀,心烦懊恼,舌质红绛,苔白腻如积粉等。常用药物有草果、厚朴、槟榔等。代表方剂有达原饮、草果知母汤等。薛雪曰:"膜原者,外通肌肉,内近胃腑,即三焦之门户,实一身之半表半里也,邪由上受,直趋中道,故病多归膜原。"吴又可认为:"本方槟榔、草果、厚朴能破戾气所结,除伏邪之盘踞,三味协力,直达膜原,使邪气溃败,速离膜原,是以为达原也。"

达原饮

【方源】明代吴又可《瘟疫论》。

【组成】槟榔2钱(6 g),厚朴1钱(3 g),草果仁半钱(1.5 g),知母1钱(3 g),芍药1钱(3 g),黄芩1钱(3 g),甘草半钱(1.5 g)。

【服法】上用水2盅,煎8分,午后温服。

【功用】开达膜原,辟秽化浊。

【主治】适用于温疫或疟疾,邪伏膜原证。症见憎寒壮热,或1日3次,或1日1次,发无定时,胸闷呕恶,头痛烦躁,脉弦数,舌边深红,苔垢腻,或苔白厚如积粉。

【方解】槟榔辛散湿邪,化痰破结,使邪速溃,为君药。厚朴芳香化浊,理气祛湿;草果辛香化浊,辟秽止呕,宣透伏邪,共为臣药。以上三药气味辛烈,可直达膜原,逐邪外出。凡温热疫毒之邪,最易化火伤阴,故用芍药、知母清热滋阴,并可防诸辛燥药之耗散阴津;黄芩苦寒,清热燥湿,共为佐药。配以甘草生用为使药者,既能清热解毒,又可调和诸药。全方合用,共奏开达膜原,辟秽化浊,清热解毒之功效,可使秽浊得化,热毒得清,阴津得复,则邪气溃散,速离膜原,故以"达原饮"名之。

【运用】

(1)辨证要点。以憎寒壮热,发无定时,胸闷呕恶,头痛烦躁,脉弦数,舌边深红,苔垢腻,或苔白厚如积粉为辨证要点。

(2)加减变化。胁痛耳聋,寒热往来,呕而口苦者,加柴胡3 g。腰背项痛者,加羌活3 g。目痛、眼眶痛,鼻干不眠者,加干葛3 g。

(3)现代运用。现代常用于疟疾、流感、病毒性脑炎属温热疫毒伏于膜原者。

(4)使用注意。本证虽有头疼身痛,不可以为伤寒表证而用麻黄、桂枝之类强发汗,此邪不在经,汗之徒伤表气,热亦不减。又不可下,此邪不在里,下之徒伤胃气,其渴愈甚。

【附方】三消饮(见《瘟疫论·表里分传》):槟榔,草果,厚朴,白芍,甘草,知母,黄芩,大黄,葛根,羌活,柴胡。治温疫毒邪表里分传,膜原尚有余结,舌根渐黄至中央者。

【各家论述】《重订通俗伤寒论》:"膜者,横膈之膜;原者,空隙之处。外通肌腠,内近胃腑,即三焦之关键,为内外交界之地,实一身之半表半里也。"

《瘟疫论》:"疫者感天地之疠气……邪从口鼻而入,则其所客,内不在脏腑,外不在经络,舍于伏脊之内,去表不远,附近于胃,乃表里之分界,是为半表半里,即《针经》所谓'横连膜原'者也。"

【临证举隅】

(1)陈某,男,54岁。2007年3月6日初诊。自诉双手关节突然对称性红肿疼痛,晨僵超过1 h,伴全身酸痛,呈游走性。西医诊断为类风湿性关节炎急性发作期。查见面红,口苦,手指关节对称性红肿,屈伸不利,僵硬变形,便秘,舌质深红,苔白厚腻,脉滑数。证属湿热壅滞,经络不通。治以清热利湿,消肿通络。方用达原饮加减:槟榔18 g,知母18 g,厚朴18 g,白芍18 g,黄芩18 g,威灵仙12 g,山栀12 g,木瓜12 g,生薏苡仁30 g,土茯苓30 g,草果6 g,甘草6 g。药后诸症减半,说明药已切中病机。二诊后诸症完全缓解。此后,每当病有再发之势,就进服几剂药,常常获效。

按:类风湿性关节炎属中医学之历节、尪痹。唯湿热内侵经络,流注筋骨,深伏关节膜原,呈湿热俱盛型。故用《瘟疫论》中之达原饮清利湿热,荡涤痰湿。加木瓜、威灵仙疏经通络,土茯苓、生薏苡仁、山栀加强清热利湿之力。诸药合用,使湿热祛,筋骨舒,经络通,而诸症自愈[1]。

(2)李某,女,23岁。2009年11月26日初诊。诉发烧畏寒,全身酸痛,纳呆,体温38.2~39.3 ℃。此季节正值流感高发时期,诊断为流感。查见发热,咽痛,头痛,肢体倦怠,舌红,苔白浊腻,脉濡数。证属湿遏热伏,营卫不和。治拟清热解毒,辟秽宣透。方用达原饮加减:槟榔18 g,知母18 g,黄芩18 g,厚朴12 g,白芍12 g,白薇12 g,黑栀子12 g,草果6 g,甘草6 g,金银花30 g,连翘30 g。服药3剂后热退,后用银翘散善后。

按:流感属病毒感染性传染性疾病,常并发重症肺炎,因无特效抗病毒药物,缠绵难愈,久热不退,病情重。中医辨证为热伏于里,阻遏营卫运行,故见发热畏寒,全身酸痛,舌红,苔白浊腻,为湿遏热伏之征象,此为辨证要点。方用达原饮清热解毒、辟秽宣透,加白薇、黑栀子退热,金银花、连翘清热解毒。诸药合用使秽浊去而病自愈[1]。

(3)阿某,男,39岁。2009年7月30日初诊。诉胃胀痛、干呕、食欲差加重2周。电子胃镜检查示慢性浅表性胃炎。查见面色萎黄,呃逆,纳呆,倦怠,大便不爽,小便黄,舌边深红,苔白厚如积粉,脉滑数。证属痰湿阻遏于中,热伏于里。治拟燥湿和胃,清利壅滞。方用达原饮加减:槟榔12 g,知母12 g,黄芩12 g,草果12 g,枳壳12 g,桔梗12 g,厚朴12 g,连翘12 g,山栀12 g,佩兰12 g,茵陈20 g,土茯苓20 g。服药10剂后症状明显减轻。再用藿香正气丸加健脾丸善后。

按:正值暑天,由于饮食不洁,贪凉贪腻,湿阻胃肠,壅滞不通,积而化热,气机不畅,故见呃逆,纳呆,倦怠,大便不爽,小便黄,舌边深红,苔白厚如积粉。为痰湿阻遏于中,热伏于里,此为辨证要点。故用达原饮再加桔梗、佩兰、茵陈、土茯苓、枳壳行气化湿,连翘、山栀清热化积。诸方合用,使湿化热祛气畅,则胃和[1]。

(4)王某,女,30岁。以"大便秘结1年"就诊,症见形体肥胖,纳可,大便秘,质软,排便不畅,3~5日一行,腹部胀痛,餐后明显,睡眠一般,小便调,舌暗红,苔薄白微腻,脉滑。方用达原饮加减:槟榔15 g,厚朴15 g,枳实15 g,白芍15 g,黄芩10 g,柴胡10 g,木香10 g,乌药10 g,草果5 g,甘草5 g,白术15 g。予7剂,水煎服。二诊:患者诉大便每日1次,质稍硬,无腹痛。舌暗红,苔薄白,脉滑。上方加桃仁、赤芍两味活血之品。予7剂,水煎服。随诊患者痊愈。

按:湿邪阻滞,腑气不通,以大便排出困难,或排便不畅,便后有排便未尽感,伴或不伴腹胀,舌苔白腻为辨证要点。故在达原饮基础上加柴胡、木香、乌药等理气之品。考虑患者长期便秘,气机阻滞日久,必夹血瘀,故加活血之品[2]。

(5)王某,男,22岁。2006年4月15日初诊。4年前始发幻听,胆小,喜独自静卧,夜不能寐。曾多方求治,观其药方多以镇静药为主,疗效甚微。病情反复发作至今。现症见夜不能寐,幻听,胆小,恐惧,多疑,有孤独感,反应迟钝,舌质暗红,苔黄腻,脉弦数。证属痰热内阻,邪伏膜原。治以开达膜原,清热化痰,定惊安神。方用达原饮加味:草果12 g,厚朴12 g,槟榔12 g,知母12 g,黄芩12 g,赤芍12 g,胆南星6 g,生龙骨30 g,牡蛎30 g。每日1剂,水煎服。服药3剂后,诸症悉减,夜已能寐。继服药10剂,病瘥,随访2年未复发。

按:失眠多以镇静药治之,此为常法。而本证乃湿浊痰热,蕴阻于内,邪浊交阻,表气不通,里气不达,邪伏膜原,而致失眠等症。故用厚朴除湿散满,化痰下气;草果辛香辟秽,宣透伏邪;槟榔攻下破结,使邪速溃。三药合用,直达膜原,逐邪外出。佐以知母、黄芩、赤芍,滋阴清热凉血;胆南星清热化痰,息风定惊;生龙骨、牡蛎平肝镇静。诸药配伍标本兼治,故而病愈[3]。

(6)姚某,男,33岁。2008年11月18日初诊。低热、自汗1月余。经胸透检查及化验血常规、尿常规、红细胞沉降率(简称血沉)等均未见异常,用西药治疗无效。查见面色灰黄而垢,语声重着,汗出如洗,夜间尤甚,头晕体重,胸脘痞闷,纳乏力,口干黏腻,大便不爽,体温37.5 ℃,舌苔白厚如积粉而滑腻,脉弦滑数,重按无力。脉症合参,此乃邪伏膜原,痰湿郁阻三焦经络所致。治宜开达膜原,辟秽化浊,通利三焦。方用达原饮合三仁汤加减:草果12 g,厚朴12 g,槟榔12 g,柴胡12 g,木通12 g,半夏12 g,黄芩12 g,知母12 g,白蔻仁12 g,杏仁10 g,滑石10 g,薏苡仁30 g。每日1剂,水煎服。服药3剂后,体温36.5 ℃,汗出大减。继服药10剂,诸症皆平。

按:《景岳全书·汗证》云:"自汗、盗汗亦各有阴阳之证,不得谓自汗必属阳虚,盗汗必属阴虚也。"薛雪在《湿热病篇·湿热病提纲》中说:"膜原者,外通肌肉,内近胃腑,即三焦之门户,实一身之半表半里也。"以舌苔白厚加积粉而滑腻为辨证要点,本证实属湿热之邪伏于膜原,痰湿郁阻三焦,气化不利。故以厚朴除湿散满;草果辛香辟秽;槟榔破结,使邪速溃;柴胡为引直捣半表半里湿浊之邪。再合三仁汤宣化畅中,清热利湿,而获显效[3]。

【现代研究】

1. 临床研究

(1)发热。申建中[4]用达原饮加减治疗癌性发热42例,结果:治疗组42例中,显效11例,有效20例,无效11例,总有效率为73.8%;对照组40例中,显效2例,有效13例,无效25例,总有效率为37.5%。两组总有效率比较,差异极显著(P<0.01),治疗组疗效优于对照组。

(2)荨麻疹。杨瑞海等[5]用达原饮加减治疗慢性荨麻疹,结果:治疗组痊愈22例中,复发5例,未复发17例,复发率为23%;对照组痊愈18例中,复发14例,未复发4例,复发率为78%。两组复发率比较,差异显著(P<0.05)。

2. 药理研究

对此方的药理研究暂未见报道,对其主要药物的药理作用介绍如下:

(1)槟榔。槟榔对多种寄生虫有抑制或杀灭作用。研究发现,槟榔对体外培养的猪囊尾蚴有良好的驱虫效果[6]。槟榔对功能性消化不良模型大鼠胃平滑肌有显著的促收缩作用,主要增强其收缩振幅[7]。槟榔水煎液及槟榔碱纯品水溶液对大鼠胃底肌条、结肠及家兔十二指肠、回肠的离体肠管标本的收缩运动均有明显的增强作用,主要表现在张力的增加和振幅的变化上[8]。槟榔除了抑制肥大细胞脱颗粒外,还可抑制过敏反应后期炎症因子的产生,提示槟榔可能开发为治疗即刻型和迟发型过敏性疾病的有效药物[9]。槟榔乙醇提取物随给药浓度的不同呈现双向作用,在4~80 mg/kg范围内,具有显著的抗抑郁作用[10]。台湾高雄医学院口腔卫生所的一份报告显示,槟榔会降低人体免疫力。胡怡秀等[11]就槟榔对小鼠免疫功能的影响进行了实验研究,对采用绵羊红细胞诱导小鼠迟发型变态反应、抗体生成细胞检测、碳粒廓清试验等进行了实验观察,探讨了其对细胞免疫、体液免疫、单核巨噬细胞功能的影响,表明槟榔对小鼠免疫功能有一定影响。

(2)厚朴。王志强等[12]探讨了厚朴的体外抑菌作用,发现厚朴对金黄色葡萄球菌、白色葡萄球菌、绿脓杆菌、大肠杆菌、伤寒杆菌、甲型链球菌、乙型链球菌均有明显的抑制作用。张启荣等[13]研究了厚朴对兔离体胃肠平滑肌运动的作用,结论是厚朴对十二指肠平滑肌有松弛作用,而对胃底平滑肌的运动具有增强作用,能促进胃蠕动,有利胃排空。

参考文献:

[1]张莉,安军.达原饮的临床治验[J].贵阳中医学院学报,2010,32(6):61-62.

[2]王敏.达原饮加味临床应用体会[J].中国民族民间医药,2012(9):34.

[3]樊莹丽,荆秀芳.达原饮治验举隅[J].山西中医,2009,25(9):6.

[4]申建中.用达原饮加减治疗癌性发热42例临床观察[J].江苏中医药,2010,42(4):36.

[5]杨瑞海,林少健.达原饮加减治疗慢性荨麻疹疗效观察[J].辽宁中医杂志,2004,31(3):223.

[6]赵文爱,李泽民,王伯霞.槟榔与白胡椒对猪囊尾蚴形态学改变的影响[J].现代中西医结合杂志,2003,12(3):237-238.

[7]邹百仓,魏兰福,魏睦新.槟榔对实验性大鼠胃平滑肌运动影响的研究[J].湖南中医杂志,2003,19(2):66-67.

[8]倪依东,王建华,王汝俊.槟榔及槟榔碱对胃肠作用的对比研究[J].中药药理与临床,2004,20(2):11-12.

[9]王维娜.槟榔体内外抗过敏作用[J].国外医药:植物药分册,2005,20(5):212.

[10]杜海燕.槟榔乙醇提取物对啮齿类动物的抗抑郁作用[J].国外医药:中医中药分册,1998,20(3):47.

[11]胡怡秀,臧雪冰,丘丰,等.槟榔对小鼠免疫功能影响的实验研究[J].中国医师杂志,1999,1(10):21-22.

[12]王志强,宓伟,刘现兵,等.厚朴体外抑菌作用研究[J].时珍国医国药,2007,18(11):2763.

[13]张启荣,丁立,赵训明,等.厚朴对兔离体胃肠平滑肌运动的影响[J].陕西医学杂志,2007,36(6):656-659.

草果知母汤

【方源】清代吴鞠通《温病条辨》。

【组成】草果1钱半(4.5 g),知母2钱(6 g),半夏3钱(9 g),厚朴2钱(6 g),黄芩1钱半(4.5 g),乌梅1钱半(4.5 g),花粉1钱半(4.5 g),姜汁5匙(冲)。

【服法】水5杯,煮取2杯,分2次温服。

【功用】清热化湿。

【主治】适用于疟疾。症见背寒,胸中痞结,疟来日晏,邪渐入阴。

【方解】方中草果性温香燥,能温太阴之寒,燥湿醒脾以开邪出阳,佐厚朴以燥中焦之湿;知母苦甘寒,能泄阳明之热,佐天花粉以生津退热;姜汁、半夏开结除痞;乌梅、黄芩清热和肝,以防肝木乘土。诸药合用,共达清热化湿,祛邪外出之目的。

【运用】

(1)辨证要点。以胸中痞结,舌苔厚腻,遍布舌面,全身发冷,发热,多汗,背寒为辨证要点。周期性规律发作。

(2)加减变化。湿热并重,小便赤痛者,加茵陈、黄柏。

(3)现代运用。现代用于治疗气虚(脾虚)痰浊型的癫痫。症见发作性精神恍惚,甚者突然仆倒,不知人事,两目上视,口吐涎沫,四肢抽搐,或口中如猪羊叫声,持续短暂和反复发作。

(4)使用注意。热重于湿者慎用。

【附方】达原饮:见本节"达原饮"。

【各家论述】《温病条辨》:"是方以草果温太阴独胜之寒,知母泻阳明独盛之热,厚朴佐草果泻中焦之湿蕴,合姜、半而开痞结,花粉佐知母而生津退热;脾胃兼病,最畏木克,乌梅、黄芩清热而和肝;疟来日晏,邪欲入阴,其所以升之使出者,全赖草果。"

吴又可(《瘟疫论》):"槟榔能消能磨,除伏邪,为疏利之药,又除岭南瘴气;厚朴破戾气所结;草果辛列气雄,除伏邪盘踞。三味协力,直达其巢穴,使邪气溃败,速离膜原,是以达原也。热伤津液,加知母以滋阴;热伤营气,加白芍以和血;黄芩清燥热之余;甘草为和中之用。以后四味,不过调和之剂,如渴与饮,非拔病之药也。"

【临证举隅】

(1)吴某,背寒,疟来渐晏,邪有入阴之意。此伏邪不肯解散,都因久积烦劳,未病先虚也。饮水少腹如坠,脘中痞结不舒,中焦屡受邪迫,阳气先已馁弱,议两和太阴阳明法。药用草果、知母、半夏、厚朴、姜汁、乌梅、黄芩、天花粉。(选自《临证指南医案·疟》)

按:此例与草果知母汤所治之证相比较,所有临证表现相同,所用药物也相同。而病案述证详细,处方之用意"两和太阴阳明法",可理解为健脾胃之阳,兼化湿浊,清阳明之热,兼降胃气。总以气机畅通为要[1]。

(2)陈某,邪伏于里,积久而发,道路已远,未能日有寒热,汗出不解,攻表无谓,平昔肛垂骱痛,必有湿痰阻隧,舌白不喜饮,治在太阴阳明。药用炒半夏、厚朴、草果、知母、姜汁、杏仁。(选自《临证指南医案·疟》)

按:此例其证"未能日有寒热"与"疟来日晏"是一致的,其"肛垂骱痛"与"背寒"皆为脾阳虚之不同表现而已。治疗调理太阴、阳明,所用处方与草果知母汤比较,因本例湿邪为重,内热较轻,故去黄芩、天花粉;无肝乘脾之证,故去乌梅;加杏仁以宣降肺气。气机畅调,湿气得化[1]。

【现代研究】

1.临床研究

张晖等[2]对草果知母汤抗癫痫性的临床观察及实验研究显示:草果知母汤抗癫痫的总有效率为

64.7%,单服中药与中西药合用的抗癫痫性差异无显著性($P > 0.05$)。

2.药理研究

张晖等[2]对草果知母汤抗癫痫性的临床观察及实验研究结果:草果知母汤对小鼠电休克发作的拮抗作用及用药2周对大鼠听源性发作的抗癫痫性均与苯巴比妥相似($P > 0.05$);对戊四唑阈值发作的疗效弱,但与氯硝西泮合用抗惊厥率达85%,疗效优于模型组($P < 0.01$)。结论:草果知母汤有肯定的抗癫痫作用,对强直－阵挛性发作疗效优于对失神发作的疗效,无明显不良反应。对于失神发作,草果知母汤与氯硝西泮有较强的协同作用。

参考文献:

[1]王振坤.温病条辨新解[M].北京:学苑出版社,1995:372.

[2]张晖,王丽.草果知母汤抗癫痫性的临床观察及实验研究[J].中国实用儿科杂志,2002,17(1):35.

第四节　苦辛开泄法方剂

苦辛开泄法是指用辛温药如干姜、半夏等配伍苦寒药如黄芩、黄连等,具有寒热并调、辛开苦泄的作用。凡病在中焦而见寒热错杂,痰热互结,脾胃不和,胃热火郁等证者皆为辛开苦泄法的适应证。症见心下痞满,呕吐下利,舌苔黄腻,脉滑数等。常用药物除了半夏、干姜、黄连、黄芩外,还常用藿香、佩兰、石菖蒲、白蔻仁等芳香辛开之品。代表方剂有半夏泻心汤、甘草泻心汤等。辛温以散之,苦寒以泄之,正如《内经》云:"辛以散之,苦以泄之。"寒热互用和其阴阳,苦辛并进调其升降。

半夏泻心汤

【**方源**】汉代张仲景《伤寒论》。

【**组成**】半夏半升(12 g)(洗),黄芩3两(9 g),干姜3两(9 g),人参3两(9 g),甘草3两(9 g)(炙),黄连1两(3 g),大枣12枚(4枚)(擘)。

【**服法**】上7味,以水1斗(2000 mL),煮取6升(1200 mL),去渣,再煎,取3升(600 mL),温服1升(200 mL),日3服。

【**功用**】辛开苦降,调和寒热。

【**主治**】适用于寒热错杂之痞证。症见心下痞,但满而不痛,或呕吐,肠鸣下利,舌苔腻而微黄。

【**方解**】黄芩、黄连泄热消痞,中焦气机壅滞,苦能泄其满;半夏、干姜和胃降逆,气机阻结在中焦,辛能散其结;人参、甘草、大枣补益脾胃,甘能补其虚,调补中焦之虚,以恢复中焦的斡旋机能。

【**运用**】

(1)辨证要点。以心下痞满,呕吐下利,舌苔黄腻为辨证要点。

(2)加减变化。痞证呕甚而中气不虚,或舌苔厚腻者,可去人参、大枣,加枳实、生姜以理气止呕。湿热俱重者,去干姜、半夏,加藿香、佩兰等芳香化湿,配合黄芩、黄连,同样有辛开苦泄之效。

(3)现代运用。本方常用于急性及慢性胃肠炎、慢性结肠炎、慢性肝炎、早期肝硬化等属中气虚弱,寒热互结者。

(4)使用注意。因气滞或食积所致的心下痞满,不宜应用。

【附方】生姜泻心汤(见《伤寒论》):生姜12 g(切),甘草9 g(炙),人参9 g,干姜3 g,黄芩9 g,半夏9 g(洗),黄连3 g,大枣12 枚(擘)。上8味,以水2 L,煮取1.2 L,去渣,再煎取600 mL。每次温服200 mL,每日3次。功用:和胃消痞,散结除水。主治伤寒汗后,胃阳虚弱,水饮内停,心下痞硬,肠鸣下利;妊娠恶阻,噤口痢。现用于胃下垂、胃扩张、慢性胃炎等属胃阳虚弱,水饮内停者。

甘草泻心汤:见本节"甘草泻心汤"。

黄连汤(见《伤寒论》):黄连9 g,甘草9 g(炙),干姜9 g,桂枝9 g,人参6 g,半夏6 g(洗),大枣12 枚(擘)。上7味,以水1 L,煮取600 mL。去渣温服,昼3次,夜2次。功用:平调寒热,和胃降逆。主治伤寒,胸中有热,胃中有邪气,腹中痛,欲呕吐者。

【各家论述】《金匮玉函经二注》(赵以德注):"自今观之,是证由阴阳不分,塞而不通,留结心下为痞,于是胃中空虚,客气上逆为呕,下走则为肠鸣,故用是汤分阴阳,水升火降,而留者去,虚者实。成注是方:连、芩之苦寒入心,以降阳而升阴也;半夏、干姜之辛热,以走气而分阴行阳也;甘草、参、枣之甘温,补中而交阴阳,通上下也。"

《伤寒来苏集》:"伤寒五六日,未经下而胸胁苦满者,则柴胡汤解之;伤寒五六日,误下后,心下满而胸胁不满者,则去柴胡、生姜,加黄连、干姜以和之。此又治少阳半表半里之一法也。然倍半夏而去生姜,稍变柴胡半表之治,推重少阳半里之意耳。君火以明,相火以位,故仍名曰泻心,亦以佐柴胡之所不及。"

《医方集解》:"苦先入心,泻心者,必以苦,故以黄连为君,黄芩为臣,以降阳而升阴也;辛走气,散痞者必以辛,故以半夏、干姜为佐,以分阴而行阳也;欲通上下交阴阳者,必和其中,故以人参、甘草、大枣为使,以补脾而和中。"

《金匮要略心典》:"是虽三焦俱病,而中气为上下之枢,故不必治其上下,而但治其中。黄连、黄芩苦以降阳,半夏、干姜辛以升阴,阴升阳降,痞将自解;人参、甘草则补养中气,以为交阴阳,通上下之用也。"

《成方便读》:"所谓彼坚之处,必有伏阳,故以芩、连之苦以降之,寒以清之,且二味之性皆燥,凡湿热为病者,皆可用之。但湿浊粘腻之气,与外来之邪,既相混合,又非苦降直泄之药所能去,故必以干姜之大辛大热以开散。一升一降,一苦一辛,而以半夏通阴阳行湿浊,散邪和胃,得建治痞之功。用甘草、人参、大枣者,病因里虚,又恐苦辛开泄之药过当,故当助其正气,协之使化耳。"

【临证举隅】

(1)周某,女,53 岁。2007 年3 月1 日初诊。原有慢性胆囊炎病史3 年,近因过食油腻而加重。查见纳差,右上腹胀痛不适,胃脘痞满,右肩下沉痛,恶心欲吐,口苦,面色晦滞,大便时溏,舌苔白腻微黄,舌质淡,脉沉缓。查体:肝脾肋下未及,胆囊区压痛明显。B 超提示胆囊壁增厚毛糙,排除胆囊结石。西医诊断为慢性胆囊炎。中医诊断为胁痛。证属肝气郁结,湿阻脾胃。治以疏肝利胆,健脾和胃,理气化湿。方用半夏泻心汤加减:半夏12 g,黄芩10 g,黄连3 g,干姜12 g,党参15 g,柴胡10 g,枳壳15 g,厚朴10 g,醋延胡索12 g,金钱草24 g,甘草6 g,大枣5 枚。服10 剂,水煎服,每日1 剂。二诊:右上腹胀痛及胃脘痞满明显减轻,恶心呕吐消失,纳食好转,右肩已无沉痛感,仍有口苦,大便溏,舌脉同前。查体:肝肋下未及,胆囊区压痛不明显。上方改黄连为9 g,干姜为6 g,余不变,继服药10 剂。三诊:服药后上症消失,纳食香。查体:胆囊区无压痛。B 超提示胆囊壁略厚,余阴(-)。予以逍遥丸、理中丸善后调治月余,半年后随访未复发。

按:胆囊炎临床主要表现为右上腹胀痛不适或痛及右肩背,常伴有厌食油腻、胃脘闷胀、恶心呕吐、口苦,急性期可有发热、黄疸等表现。慢性胆囊炎多由急性胆囊炎迁延失治而致。胆为奇恒之腑,处中焦枢机之地,主气机疏泄。胆气疏泄不利,则中焦气机升降失常,脾胃运化失司。木郁而化火,土虚而生痰,寒热互结于中焦,故见右上腹胀痛不适,厌油纳呆,胃脘闷胀,恶心呕吐,口苦,时有便溏等表现。方用半夏泻心汤寒热并用,辛开苦降,补脾和胃,斡旋中机;加柴胡、枳壳、厚朴、醋延胡索、金钱草以疏肝利胆。胆气条达,胆腑清明,中焦升降正常,则脾胃自健,痰结自消,方切病机,诸症自除[1]。

(2)李某,女,40岁。2009年11月12日初诊。3年前,因家庭不和,情绪不佳而出现腹胀胸满,时有腹痛腹泻,嗳气太息,矢气后略有好转,3年来反复发作,日渐加重。曾在某三甲医院行结肠镜、胃肠造影及动力学检查,诊断为结肠曲综合征,予以胃肠动力药、调节神经药等治疗,初服有效,渐渐无效。近2月来诸症加剧,转求中医。查见胃脘痞满,腹胀胸闷,纳差嗳气,口干苦,大便时干时溏,舌质暗,苔薄白微腻,脉弦滑。中医诊断为息积病。证属痰阻中焦,气机不畅。治以理气化痰,消胀散结。方用半夏泻心汤加味:半夏12 g,黄芩9 g,黄连4 g,干姜9 g,人参9 g,旋覆花12 g,代赭石30 g,厚朴12 g,陈皮9 g,甘草6 g。服5剂,每日1剂,水煎服。服药后嗳气脘痞、胸闷腹胀明显减轻,舌质仍淡,苔转薄白,脉弦滑。守方继服5剂。三诊:主症基本消失。予以原方进退加减10剂以巩固疗效。半年后随访未复发。

按:结肠曲综合征是由于结肠脾曲或肝曲积气过多引起的腹部疼痛、腹胀或向胸部及肩部放射等一系列证候群,多由情志不畅、消化不良、产气食物摄入过多或便秘等诱发。本病多因劳倦、中寒、风冷或气郁伤及脾胃,而使其功能失常,浊气壅滞不通。病机为脾胃升降失调,浊气不降,上攻胸胁,则胀满作痛。治以健脾和胃,调理升降,通腑行气。方用半夏泻心汤寒热并用,辛开苦降,补脾和胃,斡旋中焦气机,加旋覆花、代赭石、厚朴、陈皮等取旋覆代赭汤义,以增通腑行气之功效。方证相合,自然功成[1]。

(3)患者,女,36岁。患者因过食冷饮,胃脘隐痛2周,心中嘈杂,就诊于医院,给予西药、中成药等,均未好转。2日前饭后,疼痛加剧,辗转反侧,彻夜不安,于医院急查胃镜,提示慢性胃炎。其身体蜷缩,双手按于胃脘部,观其舌淡红,苔薄黄而腻,脉弦紧。处方:半夏9 g,干姜6 g,黄芩9 g,黄连9 g,党参9 g,甘草6 g,木香9 g,厚朴9 g,陈皮9 g,神曲12 g。每日1剂煎服,夜半痛减寐安,矢气频作,大便排出不化食物数块。服药3剂后复诊,患者已不觉疼痛,仅感胃中略有不舒,食纳差,舌淡,苔薄白,脉沉细无力。继用药3剂而愈。

按:患者过食冷饮,以致寒邪凝结于胃,胃失和降,食滞内停,壅塞化热,而致寒热胶结,气机壅滞,升降失职,从而导致诸症发生。以半夏泻心汤为主寒热并用,平调升降,加行气止痛之要药木香,下气宽中、消积导滞之厚朴,消食和胃之神曲。辨病辨证结合,诸症得消[2]。

【现代研究】

1. 临床研究

陈保正[3]用半夏泻心汤治疗慢性胃炎50例,观察结果:治疗1个月后治愈39例,占78.0%;有效9例,占18.0%;无效2例,占4.0%。总有效率为96.0%。刘莹晖等[4]用半夏泻心汤治疗反流性食管炎36例,临床观察结果:治疗组36例,治愈20例,显效9例,有效3例,无效4例,总有效率为88.9%;对照组30例,治愈11例,显效9例,有效2例,无效8例,总有效率为77.3%。胡德华[5]用加味半夏泻心汤治疗功能性消化不良89例:临床治愈56例,占62.69%;好转28例,占31.46%;无效5例,占5.61%。总有效率为94.15%,疗程最短7日,最长32日,平均20日。李仁延[6]采用半夏泻心汤治疗肿瘤化疗引起消化道反应128例,所有病例均在化疗后1~3日出现恶心呕吐、厌食、脘腹痞满,部分患者有腹痛、肠鸣、泄泻,继续用药症状加重,大多数病人在经用胃复安等药对症处理后症状未能缓解的情况下,服用半夏泻心汤加减,显效86例,有效39例,无效3例,总有效率为97.66%。解英等[7]采用辛开苦降法治疗贲门癌术后反流性食管炎,对照组用雷尼替丁治疗,总有效率为30%;治疗组用半夏泻心汤加减治疗,总有效率达85.5%。张明利等采用半夏泻心汤联合胃复安治疗肿瘤化疗所致消化道反应23例,肺癌采用PE方案,食管癌采用PF方案。患者在化疗开始前3日服用半夏泻心汤,连服10日,同时服用胃复安治疗,结果在食欲、恶心、呕吐等方面的疗效均优于单用胃复安组的疗效。

2. 药理研究

(1)抗炎。梁广和等[8]研究半夏泻心汤对溃疡性结肠炎大鼠炎性细胞因子含量的影响,发现辛开苦降法之半夏泻心汤,能够调节溃疡性结肠炎大鼠模型血清中 TNF-α 及 IL-6 的含量,通过抑制 TNF-α 的产生,减少特异性或非特异性炎症分子的释放,缓解肠道免疫破坏作用,从而减轻炎性细胞浸润和炎症反应,达到缓解和治愈溃疡性结肠炎的目的。

(2)对小肠功能失调有双向调节作用。付东等[9]、陈国志等[10]以小肠移行性肌电复合波为指标,分别观察半夏泻心汤对 ^{60}Coγ 线照射和顺铂引起大鼠小肠功能紊乱的调节作用,结果表明,本方对上述原因引起的大鼠小肠功能紊乱具有明显的调节作用,可延长大鼠存活时间。许景峰等[11]用自制的半夏泻心汤胶囊给予大鼠后,发现该药能增加大鼠胃排空,改善小肠功能。麻春杰等[12]实验研究证明,半夏泻心汤对大鼠胃运动具有双向调节作用,即在胃运动受抑制时具有促进胃运动作用,而在胃运动增强时具有抑制胃运动作用,提示这一作用是半夏泻心汤治疗非溃疡性消化不良的机制之一。

参考文献:

[1]朱超,常凤玲.半夏泻心汤临床应用举偶[J].四川中医,2011,29(3):121.

[2]肖茜.半夏泻心汤治疗慢性胃炎2例[J].第四军医大学学报,2005,26(7)598.

[3]陈保正.半夏泻心汤治疗慢性胃炎50例观察[J].浙江中医药大学学报,2012,36(5):517-518.

[4]刘莹晖,陈环宇.半夏泻心汤治疗反流性食管炎36例临床观察[J].辽宁中医杂志,2006,33(4):436.

[5]胡德华.加味半夏泻心汤治疗功能性消化不良89例[J].辽宁中医杂志,2006,33(10):1287.

[6]李仁延.半夏泻心汤治疗肿瘤化疗引起消化道反应128例[J].四川中医,2003,21(1):35.

[7]解英,任秀芒,李改香,等.辛开苦降法治疗贲门癌术后反流性食管炎[J].肿瘤研究与临床,1999,11(4):277-278.

[8]梁广和,李晓军.半夏泻心汤对溃疡性结肠炎大鼠炎性细胞因子含量的影响[J].时珍国医国药,2007,12(18):3029.

[9]付东,陈国志.半夏泻心汤对照射引起小肠运动紊乱的调节作用[J].中国实验方剂学杂志,1996,2(3):21.

[10]陈国志,任华.半夏泻心汤对顺铂引起小肠功能紊乱的调节作用[J].中药药理与临床,1997,13(4):5.

[11]许景峰,王金萍.半夏泻心汤对大鼠胃溃疡及小肠功能的影响[J].中国药业,2002,11(2):48.

[12]麻春杰,米子良,云彩嶙.半夏泻心汤对实验性大白鼠胃运动的影响[J].实用中医药杂志,1996,12(4):31.

甘草泻心汤

【方源】汉代张仲景《伤寒论》。

【组成】甘草4两(12g),半夏半升(9g)(洗),黄芩3两(9g),人参3两(9g),干姜3两(9g),黄连1两(3g),大枣12枚(4枚)(擘)。

【服法】上7味,以水1斗(2000 mL),煮取6升(1200 mL),去渣,再煎,取3升(600 mL),温服1升(200 mL),日3服。

【功用】和胃补中,降逆消痞。

【主治】适用于胃气虚弱之痞证。症见下利日数十行,谷不化,腹中雷鸣,心下痞硬而满,干呕心烦不得安。

【方解】黄芩、黄连苦寒,清热解毒;干姜、半夏辛开,辛燥化湿。此4味药苦辛合用即可杀虫。人参、大枣、甘草和胃扶正,益气和中,清热化湿,安中解毒。此方用之,不仅能使湿热清化,中焦健运,而且具有杀虫解毒的作用。正如尤在泾所说:"甘草泻心,不特使中气运而湿热自化,抑亦苦辛杂用,足胜杀虫之任。"

【运用】

(1)辨证要点。以下利日数十行,谷不化,腹中雷鸣,心下痞硬而满,干呕心烦不得安为辨证要点。

(2)加减变化。生甘草和炙甘草同用且可重用。热不重者,减干姜用量。湿热盛者,去干姜、半夏,加藿香、佩兰、蔻仁。

（3）现代运用。常用于治疗口腔糜烂、急性及慢性胃肠炎、狐惑病（白塞氏综合征）、痤疮、毛囊炎、阴部口糜、慢性泄泻、胃虚便秘等。

（4）使用注意。湿热较重者，辛温之品慎用，改为芳香化湿之品，同样有辛开苦降之意。

【附方】 半夏泻心汤、生姜泻心汤：见本节"半夏泻心汤"及其附方。

【各家论述】 《古方选注》："甘草泻心，非泻结热，因胃虚不能调剂上下，致水寒上逆，火热不得下降，结为痞。故君以甘草、大枣和胃之阴，干姜、半夏启胃之阳，坐镇下焦客气，使不上逆；仍用芩、连，将已逆为痞之气轻轻泻却，而痞乃成泰矣。"

《医宗金鉴》："方以甘草命名者，取和缓之意。用甘草、大枣之甘温，补中缓急，治痞之益甚；半夏之辛，破客逆之上从；芩、连泻阳陷之痞热，干姜散阴凝之痞寒。缓急破逆，泻痞寒热，备乎其治矣。"

《金匮要略释义》："湿热肝火生虫而为狐惑证，故宜清湿热，平肝火；由于虫交乱于胃中，又当保胃气，因人以胃气为本，故选用甘草泻心汤。君甘草以保胃气；连、芩泻心火，去湿热。虫疾之来也非一日，其脏必虚，卧起不安，知心神欠宁，故用人参补脏阴，安心神；大枣以和脾胃；用姜、夏者，虫得辛则伏也。"

【临证举隅】

（1）李某，男，70 岁。因"腹泻 4 日"于 2010 年 9 月 12 日入院治疗。既往贲门癌病史，先后在某肿瘤医院放疗、化疗 7 次。查体：贫血貌，余阴（ - ）。血常规示血红蛋白 30 g/L。给予奥美拉唑 40 mg 静脉滴注，每日 2 次，2 次输入悬浮红细胞共 4U。9 月 17 日复查血红蛋白仅 34 g/L，肛门指检见指套上染有黑便，大便隐血试验（ + ）。禁食，加用去甲肾上腺素溶液口服。9 月 18 日查房，主诉头昏、乏力，间断黑便。查见面色萎黄无华，口臭微干，舌质淡，边有瘀斑，苔黄，脉弱。证属脾虚不摄，胃络瘀阻。治宜健脾益气，化瘀止血。方用甘草泻心汤加减：甘草 10 g，半夏 15 g，黄芩 15 g，人参 15 g，乌贼骨 30 g，瓦楞子 30 g，蒲黄炭 30 g，地榆炭 30 g，白及 30 g，龙眼肉 30 g，黄连 8 g，阿胶 15 g 等。服 1 剂，水煎，少量频服。9 月 19 日查房：加服上方 1 剂后出血停止。又服药 2 剂，头昏、乏力明显好转，未再出血。48 h 后换为归脾汤加减，补血益气，摄血。于 9 月 25 日好转出院。随访未再发。

按：①本例乃胃癌日久，脾胃已虚，感受湿热病邪，再伤脾胃，脾气亏虚，不能统摄血液，血液外溢。故予甘草泻心汤加减使脾气健运，中阳得展，则湿浊自祛，出血自止，较单独运用奥美拉唑和去甲肾上腺素溶液效果显著。主要用于出血较缓的非门脉高压性出血（如急性及慢性胃炎、消化性溃疡、消化道肿瘤等）。②出血后，虽然患者贫血，面色无华，但只要有口中秽臭、舌苔黄的特征不变，就可应用本方，不可误用"黄土汤"之类温阳[1]。

（2）湛某，女，56 岁。于 2010 年 12 月 10 日初诊。因"中上腹痛、牙痛半月，舌下溃烂、疼痛 1 周"在某县医院查血常规、血糖、血脂、心肌酶谱、微量元素、抗链球菌溶血素 O、类风湿因子、癌胚抗原均无明显异常，经口服葡萄糖酸锌、维生素 B₂ 等药不见好转。查见舌下淡红、溃烂，舌淡红，苔黄腻，脉弱。证属脾胃虚弱，湿热内蕴。治宜健脾益气，清热除湿。方用甘草泻心汤和归脾汤加减：甘草 10 g，苍术 10 g，半夏 15 g，厚朴 15 g，人参 15 g，黄连 6 g，黄芪 50 g，龙眼肉 30 g，茯苓 30 g，薏苡仁 30 g，酒黄芩 30 g，水煎服。同时配合外用"桂林西瓜霜喷剂"喷患处。服药 1 剂后疼痛大减，服药 3 剂痊愈。嘱其治疗期间，忌辛辣食物。

按：口疮，多由脾胃湿热所致，少数由阴虚火旺而成。甘草泻心汤补虚泻实，简单实用，治疗口疮，包括复发性口炎、感染性口炎（如舌乳头炎、牙龈炎、疱疹性口腔炎、义齿损伤所致口腔溃疡等），较西医治疗效果显著，病程明显缩短[1]。

（3）患者，女，45 岁。2007 年 4 月 12 日初诊。诉持续性口干、眼干、鼻干 5 年，加重 3 个月，5 年来咀嚼或吞咽食物时需用水送下，常用人工泪液、滴鼻剂。近 3 个月症状加重，伴有乏力，大便干，舌红，苔薄黄不干，脉细数。滤纸试验为 3 ram/5min，血沉 148 mm/h，血抗核抗体（ANA）（ + ），类风湿因子（RF）（ + ），抗干燥综合征 A（ + ），抗干燥综合征 B（ + ）。诊断为干燥综合征。病机为湿热壅滞，津不上承。处方：生甘草 30 g，生半夏 15 g，干姜 10 g，黄连 6 g，黄芩 10 g，党参 6 g，大枣 3 枚。水煎服。服药 10 剂后口干、眼干、鼻干症状缓解。继服药30剂后,血沉降至15 mm/h,余症消失。

按:干燥综合征属于一种慢性全身自身免疫性疾病,目前病因未明,归属于中医学燥证的范畴。从"燥者润之"治疗,但疗效不佳。临床观察,多数患者舌质润、腻而口渴甚,此非津亏不足所致,为湿热中阻、津不上承所为,病机恰与甘草泻心汤证机相合。方中生甘草清热解毒,和中;黄芩、黄连、生半夏、干姜苦降辛开,化湿清热;人参、大枣益气安中。诸药共奏清热化湿、津承燥止之功效[2]。

(4)患者,男,43岁。因胃脘胀闷1年余,加重伴胸闷不适5日,于2005年6月7日就诊。患者精神不振,皱眉扪胸,脉微弱,舌质淡,苔薄白。心电图示窦性心动过缓,心率45次/min。诊断为心脾两虚。治宜补脾养心。方用甘草泻心汤加减:党参15 g,黄连6 g,半夏9 g,干姜6 g,桂枝9 g,黄芪20 g,全栝楼15 g,当归12 g,厚朴9 g,炙甘草9 g。每日1剂。先后服药20剂,诸症消失。给予香砂枳术丸善后。随访3年未再发作。

按:患者素体虚弱,脾胃不健,中气不足,升降失调,致使胃气不降,病发心下痞满。脾为后天之本,精血生化之源;"心主血脉、心主神明"。脾胃虚弱,水谷精微物质来源不足,精血虚少,心气不足,心失所养,神明无主,故脉缓弱。心居胸中,故胸闷不适。虚则喜按,故病人扪胸以图缓之。取桂枝振奋营血,鼓舞卫气;甘草泻心汤配黄芪、厚朴以补脾胃降胃气,黄芪又能益心气。因此例为虚证,故去苦寒之黄芩。诸药合用,共奏健脾养心之效。药后脾胃得补而调和,精血化生有源,心气得充则痞消脉复[3]。

(5)患者,女,35岁。2006年4月1日初诊。主诉小腹痛,发热3日。病史:因劳累,近3日下腹痛、拒按,白带色黄量多、气秽,伴畏寒、发热,体温39 ℃,恶心欲吐,饮食不思,肠鸣泄泻,呈水样便日行10余次,神倦乏力,语音低弱,舌淡红质胖,苔黄腻,脉弦滑数,重按无力。血常规示白细胞计数19.32×10⁹/L,中性粒细胞为85.7%。B超示子宫后方包块11 mm×97 mm×90 mm。诊断为急性盆腔炎、盆腔炎性肿物。辨证为湿热壅盛,热毒内结,中虚失运。处方:制半夏20 g,黄芩10 g,黄连3 g,干姜12 g,党参15 g,柴胡30 g,炙甘草30 g,大枣7枚。服3剂,每日1剂,水煎分2次服。二诊诉恶心除,胃中舒,欲饮食,不再腹泻,体温降至37 ℃。效不更方,上方再服3剂,第4日体温正常,饮食如常,下腹压痛明显减轻。继续以中药辨证治疗2周,复查B超,子宫后方混合性包块消失。

按:患者因劳累,导致中焦运化失常,湿热下注致腹泻、纳少、恶心等中虚湿热之证,病人较虚弱,即所谓大实有赢状也。此病人服甘草泻心汤3剂后,腹泻迅速控制住,食欲增加,营养改善,为控制炎症营造了良机。方中党参、干姜、大枣温脾健胃,以运水湿;甘草、黄芩、黄连清热泄火,燥湿解毒;干姜、半夏辛燥,既可开阴凝而祛湿,又可防黄芩、黄连苦寒太过,其奥无穷。综上所述,本方有补中和胃、清热止泻之功效[4]。

(6)丁某,女,18岁。2007年8月11日初诊。口腔及外阴部溃疡2月余,反复发作,时轻时重。曾在某省级医院诊为白塞综合征,实验室检查示:ANA阳性,血沉36 mm/h,IgM偏高。口腔溃疡两处,疼痛,述外阴部亦有一处,纳差,睡眠可,大小便正常,舌质暗,苔薄黄,脉细。西医诊断为白塞综合征。中医诊断为狐惑病。辨证属湿热瘀阻。治以清热利湿解毒。方用甘草泻心汤加减:蒲公英30 g,党参15 g,苦参15 g,生甘草12 g,炒黄芩12 g,皂荚刺12 g,全当归10 g,赤小豆10 g,佛手片10 g,清半夏9 g,黄连6 g,干姜5 g,大枣4枚。服7剂,每日1剂,水煎2次,早晚各服1次。嘱以药渣加水再煎1次,熏洗外阴部。忌食肥腻、辛辣之物。8月18日二诊:口腔溃疡明显缩小,疼痛减轻,述外阴部溃疡也有好转,痒感已消,舌脉如前。效不更方,继用药7剂。8月27日三诊:外阴部溃疡已基本消除,偶有痒感,口腔溃疡余1处,面积较初诊时明显缩小,舌质红,苔薄,脉细。上方减苦参、赤小豆、皂荚刺。因患者要去上学,故为其开药3剂,另开中成药调理善后,并嘱平时注意保持个人卫生,少食或不食用肥腻、辛辣刺激及冰冻之物。寒假放假时回来,身体已康复。

按:白塞综合征属于中医学狐惑病范畴,病机为湿热蕴结,毒气腐蚀气血。多因心胃之火炽盛,肝胆湿热蕴结,火毒湿热之邪上犯于目,浸淫于口腔,下注于外阴,故见眼、口、阴部溃疡之三联征。甘草泻心汤化裁方以甘草甘平泄火解毒,为君药;伍以黄芩、黄连苦寒泄热,解毒除湿;半夏、干姜辛热燥湿,开阴凝而祛湿;党参、甘草、大枣健运中焦以化湿邪;苦参清热燥湿,解毒杀虫;当归补血活血通络。全方辛开苦降,共奏清热祛湿解毒之功效[5]。

【现代研究】

1. 临床研究

(1)胃肠疾病。庄洪顺[6]用甘草泻心汤治疗胃虚痞结型残胃炎48例,临床疗效分析结果:实验组患者治疗有效率为91.67%,与对照组患者(治疗有效率为76.09%)相比,差异统计学意义($P<0.05$)。结论:甘草泻心汤治疗胃虚痞结型残胃炎具有显著疗效,值得在临床上使用。方清文[7]用甘草泻心汤加减治疗32例白塞综合征患者,其中21例痊愈,总有效率为93.8%。牛舜宝等[8-9]用甘草泻心汤治疗复发性口腔溃疡,均痊愈。李荣[10]用甘草泻心汤加减治疗肠易激综合征18例,治愈12例,总有效率为91%。李福章[11]用甘草泻心汤加减治疗慢性结肠炎124例,治愈84例,总有效率为87%。

(2)性病。郭本传[12]用甘草泻心汤加味治疗性病42例,有效率为100%。

(3)带状疱疹。刘敏等[13]用甘草泻心汤治疗带状疱疹40例,疗效明显优于对照组。

2. 药理研究

赵江宁等[14]研究甘草泻心汤对实验性肝损伤的保护作用,发现甘草泻心汤能缩短四氧化碳致肝损伤小鼠戊巴比妥钠入睡时间,降低四氧化碳和对乙酰氨基酚致肝损伤后的谷丙转氨酶、碱性磷酸酶活性和血清总甘油三酯含量,表明本品对上述实验性肝损害所具有的保护作用可能与它激活或促进肝微粒药酶生成,增强肝脏转化毒物或药物的功能有关。张守峰等[15]研究甘草泻心汤对小鼠的免疫机能和常压缺氧耐受力的影响,发现甘草泻心汤能显著提高小鼠的体液免疫、细胞免疫和非特异性免疫机能,并显著延长常压缺氧状态小鼠的存活时间。宋小莉等[16]通过胃分泌指标对甘草泻心汤君药进行研究,结果显示在构成甘草泻心汤的各味药物中,半夏的药效学作用似乎与全方的药效学作用更为接近。另外,实验研究显示半夏对肠运动具有双向调节作用,甘草对肠运动具有促进作用。何者为甘草泻心汤之君药,有待于进一步深入探讨。胡渝芳等[17]研究表明,甘草泻心汤可降低复发性阿弗他溃疡患者血清一氧化氮和一氧化氮合酶浓度,对复发性阿弗他溃疡治疗作用明显。

参考文献:

[1]陈太全,杨艳.甘草泻心汤在消化内科的临床应用举隅[J].中国民族民间医药,2011,23(2):84.

[2]臧海洋,杨晓慧.甘草泻心汤临证治验3则[J].世界中医药,2010,5(2):128.

[3]朱冬霞,柳庆明.甘草泻心汤治验3则[J].中国社区医师:医学专业半月刊,2010,12(1):94.

[4]李学慧.李发枝老中医甘草泻心汤临床治验[J].河南中医学院学报,2008,23(5):73-74.

[5]徐克军.甘草泻心汤加减治疗白塞综合征[J].山西中医,2012,28(1):31.

[6]庄洪顺.甘草泻心汤治疗胃虚痞结型残胃炎48例临床疗效分析[J].中医临床研究,2011,3(22):63.

[7]方清文.当归补血汤合甘草泻心汤治疗白塞综合征32例[J].新中医,2001,33(1):61-62.

[8]牛舜宝,牛虎,牛爱萍.甘草泻心汤治疗复发性口腔溃疡18例[J].内蒙古中医药,2000(S1):110.

[9]杨光成.甘草泻心汤治疗复发性口腔溃疡42例[J].现代中西医结合杂志,2007,16(33):4925-4926.

[10]李荣.甘草泻心汤加减治疗肠易激综合征18例小结[J].甘肃中医,2000(4):41-42.

[11]李福章.甘草泻心汤加减治疗慢性结肠炎124例[J].光明中医,2006,21(11):86.

[12]郭本传.甘草泻心汤加味治疗性病42例[J].国医论坛,1994(6):11.

[13]刘敏,李义君.甘草泻心汤治疗带状疱疹40例疗效分析[J].皮肤病与性病,1996,18(3):17-18.

[14]赵江宁,龚传美.甘草泻心汤对实验性肝损伤的保护作用[J].中药药理与临床,1998,14(5):13.

[15]张守峰,郝莉萍.甘草泻心汤对小鼠的免疫机能和常压缺氧耐受力的影响[J].中药药理与临床,1997,13(2):12.

[16]宋小莉,牛欣.基于胃分泌指标的甘草泻心汤君药问题探讨[J].中华中医药杂志,2007,22(8):563-565.

[17]胡渝芳,张永忠.甘草泻心汤对复发性阿弗他溃疡患者血清NO及NOS的影响[J].实用药物与临床,2008,11(3):143-144.

半夏泻心汤去人参干姜大枣甘草加枳实生姜方

【方源】清代吴鞠通《温病条辨》。

【组成】半夏6钱(18 g),黄连2钱(6 g),黄芩3钱(9 g),枳实2钱(6 g),生姜3钱(9 g)。

【服法】水8杯,煮取3杯,分3次服。

【功用】清热化湿开结。

【主治】适用于阳明湿温,心下痞证。症见脉滑数,不饥不便,有浊痰,心下痞满之湿热互结,阻中焦气分。

【方解】半夏、枳实开气分湿结,黄连、黄芩开气分热结。不下利,热甚,故去干姜。呕吐甚者加生姜。非伤寒误下之虚痞,而是湿浊痞结较甚,故去人参、甘草、大枣,且畏其助湿作满也。

【运用】

(1)辨证要点。以脉滑数,不食不饥不便,胃脘满闷为辨证要点。

(2)加减变化。虚者复纳人参6 g,大枣3枚。

(3)现代运用。现代用于治疗疟疾、细菌性痢疾、胃痛等。

(4)使用注意。体虚者慎用。

【附方】半夏泻心汤去人参干姜大枣甘草加枳实杏仁方(见《温病条辨》卷二):半夏30 g,黄连6 g,黄芩9 g,枳实6 g,杏仁9 g。治阳明暑温,脉滑数,不食不饥不便,浊痰凝聚,心下痞者。

【各家论述】吴鞠通:"呕而不渴者,饮多热少也,故主以小半夏加茯苓,逐其饮而呕自止。呕而兼痞,热邪内陷,与饮相搏,有固结不通之患,故以半夏泻心,去参、姜、甘、枣之补中,加枳实、生姜之宣胃也。"

曹炳章:"呕而不渴则用半夏加茯苓,呕甚而痞则用泻心去人参,是真能读伤寒者。人言伤寒与温病毫不相涉,吾言伤寒与温病交相为济,热邪呕痞则如此。""去人参、干姜等者,以暑邪故。观此而不能加减古方者,真呆汉也。治湿必开气,此天气开则湿化之。理不观夫天地乎! 阴云蔽复则地之湿气不收,及天气开朗一转,瞬间而大地干燥矣。"

叶天士:"再人之体,脘在腹上,其地位处于中,按之痛,或自痛,或痞胀,当用苦泄,以其入腹近也。必验之于舌,或黄或浊,可与小陷胸汤或泻心汤,随证治之。"

【临证举隅】马某,女,17岁。2004年11月17日初诊。素有胃痛,近1周来因学习紧张,剧烈胃痛,曾去医院急诊治疗1次。诊时胃痛难忍,进食则堵在胃脘不能下行,自觉胃脘灼热,气窜而胀,泛酸,大便黏滞不爽。脉细滑,左关大,舌偏红,苔白腻。处方:法半夏15 g,干姜10 g,枳实10 g,黄连6 g,黄芩10 g,栀子10 g,淡豆豉6 g,吴萸3 g,陈皮6 g。服6剂。服药1剂即胃痛止,服药6剂后诸症消失,大便也转正常。

按:胃痛脘痞属变通半夏泻心汤证,胃脘灼痛嘈杂属栀子豉汤证,泛酸属左金丸证。用三法合而为方[1]。

【现代研究】

1.临床研究

对此方的临床研究暂未见报道。

2.药理研究

对此方的药理研究暂未见报道,对其主要药物的药理作用介绍如下:

(1)半夏。见本章第二节"香附旋覆花汤"的药理研究部分。

(2)黄连。陈渡华等[2]通过纸片法抑菌实验发现黄连能抑制幽门螺杆菌生长,其效果甚至超过某些抗生素。陈芝芸等[3]通过琼脂平板稀释法对100味常用中药进行了体外抑制幽门螺杆菌的研究,发现黄连等对幽门螺杆菌有高度抑制作用。马伏英[4]用柯萨奇B3病毒感染BAL – A/C小鼠建立病毒性心肌炎动物模型,用黄连、黄芩、栀子及复方制剂对感染鼠进行治疗,表明这4种药物均有抗病毒性心肌炎作用。刘强等[5]研究表明,黄连具有体外抑制白色念珠菌生长的作用,其作用机理可能是药物作用于真菌细胞的细胞壁,改变其选择性渗透的性质,进而弥散入细胞内,与核的细胞膜部分磷脂成分结合,导致细胞器消失。黄连能兴奋网状内皮系统,提高巨噬细胞和白细胞的吞噬能力,提高机体免疫力,促进淋巴细胞转化[6]。耿东升等[7]在小鼠的整体及离体试验中,探索黄连素对免疫系统的影响,结果表明:黄连素可增强腹腔巨噬细胞和人全血白细胞吞噬白葡萄球菌的功能,促进小鼠腹腔巨噬细胞产生 IL－1,抑制脾细胞产生 IL－2,抑制 T 淋巴细胞和 B 淋巴细胞转化;能加速小鼠网状内皮系统对碳粒的廓清速率,抑制小鼠血清溶血素的产生和小鼠迟发型超敏反应,从而增强小鼠非特异性免疫反应,抑制细胞和体液免疫功能。

(3)黄芩。见本章第一节"黄芩滑石汤"的药理研究部分。

参考文献:

[1]张文选.温病方证与杂病辨治[M].北京:人民卫生出版社,2007:515.

[2]陈渡华,刑洪君,张影,等.浅述黄连等中药抑制幽门螺杆菌生长的实验研究[J].时珍国药研究,1996,7(1):115－116.

[3]陈芝芸,项柏康,朱林喜,等.100味中药对幽门螺杆菌抑菌作用的实验研究[J].时珍国药研究,1996,7(1):25－16.

[4]马伏英.黄连等中药抗实验性小鼠柯萨奇 B3 病毒性心肌炎的实验研究[J].武警医学,1998,9(4):187－190.

[5]刘强,李力,陈枝岚.黄连体外抗白色念珠菌的实验研究[J].中国药业,2004,13(10):26－27.

[6]林义明,刘娟,彭代国.中兽医免疫学[J].中兽医医药杂志,2003(4):45.

[7]耿东升,刘发,刘学彬,等.硫酸黄连素对免疫系统的影响[J].中国药理学通报,1996,12(6):536－539.

小陷胸加枳实汤

【方源】清代吴鞠通《温病条辨》。

【组成】黄连 2 钱(6 g),栝蒌 3 钱(9 g),枳实 2 钱(6 g),半夏 5 钱(15 g)。

【服法】急流水 5 杯,煮取 2 杯,分 2 次服。

【功用】清热行气去湿。

【主治】适用于阳明暑温,水结在胸。症见脉洪滑,面赤身热头晕,不恶寒,但恶热,舌上黄滑苔,渴欲凉饮,饮不解渴,得水则呕,按之胸下痛,小便短,大便闭。

【方解】黄连、栝楼清在里之热痰,半夏降逆化痰。加枳实者,取其苦辛通降,开幽门而引水下行也。半夏配黄连,实为辛温与苦寒相合,辛温宣气化湿,苦寒清热燥湿,辛开苦降,湿得化,热得除。

【运用】

(1)辨证要点。以脉洪滑,面赤身热头晕,不恶寒,但恶热,舌上黄滑苔为辨证要点。

(2)现代运用。现代用于治疗慢性胃炎、幽门梗阻等。

(3)加减变化。脾虚者加白术。

(4)使用注意。湿重于热者慎用。

【附方】小陷胸汤(见《伤寒论》):黄连 6 g,半夏 12 g(洗),栝楼实大者 30 g。上 3 味,以水 1200 mL,先煮栝楼取 600 mL,去渣,纳诸药,煮取 400 mL,去渣,分温 3 服。功用:清热化痰,宽胸散结。主治小结胸病,痰热互结心下。症见胸脘痞闷,按之则痛,或咳痰黄稠,舌苔黄腻,脉滑数。

俞氏柴胡陷胸汤(见《通俗伤寒论·六经方药·和解剂》):柴胡 3 g,姜半夏 9 g,小川连 2.4 g,苦桔梗 3 g,黄芩 4.5 g,栝楼仁 15 g(杵),小枳实 4.5 g,生姜汁 4 滴(冲服)。水煎服。功用:和解兼开降。

【各家论述】叶霖:"在伤寒水热结胸,宜大陷胸汤,此节论小结胸,论大结胸,论暑,论温,似是而非,全无主脑。"

曹炳章:"此证用小陷胸汤加枳实,扼要处全在得水则呕、胸下痛数句。若但见脉洪滑,面赤身热及饮不解渴等则是白虎证。"

【临证举隅】常某,男,38岁。1995年4月5日初诊。有上腹部疼痛病史,进食后缓解,已3年,春秋时节反复发作,确诊为十二指肠球部溃疡。曾服用胃必治、丽珠得乐等胃药,症状逐渐改善。3日前因工作劳累,饮酒较多后,上腹部痞满疼痛,呕吐,进水则吐,经某医院诊断为十二指肠球部溃疡合并幽门梗阻,建议手术治疗。患者不同意手术遂来中医门诊诊疗。检查:体温36.8℃,呼吸16次/min,脉搏72次/min,血压12/9.5 kPa。神清,检查合作,急性面容,略见消瘦,舌红,苔黄腻,脉象弦滑。心肺听诊正常,腹部触诊平坦,心窝部硬满,按之疼痛,叩之有振水音,肝脾未触及。诊断为小结胸证。处方:黄连15 g,栝楼50 g,清半夏20 g,枳实20 g。服3剂,水煎服。服药3剂后,呕吐停止,有饥饿感,可进半流质饮食,上腹部胀闷减轻,脉象仍弦滑,舌红,苔黄腻,心窝部较硬满,按之疼痛减轻。此湿热痰浊渐除,胃失和降好转。拟以黄连10 g,栝楼25 g,清半夏15 g,枳实15 g,陈皮15 g,厚朴15 g。服药3剂后诸症消失,经随访1年未见复发。

按:本例幽门梗阻患者,符合中医学所言的小结胸证,其因劳累饮酒过多,日久积热,蕴生痰湿,湿热痰浊搏结中焦,胃脘气机阻滞,胃失和降,升降失司所致,非温病、伤寒表邪入里或表邪误下,邪热内陷与痰饮相结可比[1]。

【现代研究】

1. 临床研究

对此方的临床研究尚未见报道。

2. 药理研究

对此方的药理研究暂未见报道,但对其药物研究较多,就其主要药物的药理作用介绍如下:

(1)半夏。见本章第二节"香附旋覆花汤"的药理研究部分。

(2)黄连。见本节"半夏泻心汤去人参干姜大枣甘草加枳实生姜方"的药理研究部分。

(3)栝楼。栝楼皮离体兔心实验结果显示,其有抑制心率作用[2]。另有实验表明,适当剂量的栝楼能使豚鼠离体心脏收缩力有所加强。栝楼皮扩冠脉作用与其所含类生物碱有关,而其总氨基酸可能有祛痰作用而不是扩冠脉作用[3]。静脉注射栝楼注射液可使正常家兔血压降低,脉压增加,但心率无明显改变。对正常家兔肠系膜微动脉、微静脉直接观察测量,发现静脉注射栝楼注射液2 mL/kg和4 mL/kg,微动脉口径有非常显著增加,提示其有扩张微血管作用[4]。从栝楼中分离得到的氨基酸具有良好的祛痰效果[5]。栝楼中所含天门冬氨酸能促进骨髓T淋巴细胞前体转化为成熟的T淋巴细胞,提高细胞免疫功能,有利于减轻炎症,减少分泌物;半胱氨酸能裂解痰液黏蛋白,使痰液黏度下降而易于咳出[6]。蛋氨酸可变为半胱氨酸及胱氨酸而起协同作用[7]。张霄翔等[8]研究了栝楼皮对环磷酰胺致免疫功能低下模型小鼠免疫功能的影响,体外实验结果显示,栝楼皮具有显著提高巨噬细胞活性及促进巨噬细胞吞噬鸡红细胞的作用,且对淋巴细胞的转化有显著促进作用。体内实验结果证明,栝楼皮能显著提高小鼠碳粒廓清水平,显著促进免疫,抑制小鼠血清溶血素的生成。

参考文献:

[1]骆宏石.小陷胸加枳实汤治疗幽门梗阻案例[J].中医药学报,1997(1):30.

[2]浙江医科大学生理教研组.若干中草药对离体兔心冠脉流量与心脏的影响[J].浙江通讯,1975(2):701.

[3]上海市化工"七.二一"工人大学有机系中草药组.栝楼研究Ⅲ:栝楼有效成分的研究初报——有效部位分离、药理及临床观察[J].医药工业,1975(1):151.

[4]王红光,孙喜杭,余惠铭,等.瓜蒌注射液对微血管作用的实验研究[J].中草药,1984,15(1):291.

[5]巢志茂,刘静明,王伏华,等.五种瓜蒌皮挥发性有机酸的分析[J].中国中药杂志,1992,17(11):673-6741.

[6]江明性.药理学:第3版[M].北京:人民卫生出版社,1995:251.

[7]王秀汪.药理学[M].北京:人民卫生出版社,1985:1781.

[8]张霄翔,王艳苹,王玉凤,等.瓜蒌皮对环磷酰胺致免疫功能低下小鼠免疫功能的影响[J].中国药房,2009,20(9):6481.

薛氏黄连苏叶汤

【方源】清代薛雪《温热经纬》。

【组成】川连三四分(0.9~1.2 g),苏叶二三分(0.6~0.9 g)。

【服法】两味煎汤。

【功用】清热除湿,调理肺胃,和胃降逆。

【主治】适用于湿热证。症见肺胃不和,胃热移肺,呕恶不止,昼夜不寐欲死者,咽下即止。亦治妊娠恶阻。

【方解】黄连苦寒清热燥湿,为君药,泄降胃火。苏叶辛香,芳化湿浊,宣肺理气。二药共奏清热除湿,调理肺胃,和胃降逆之功效。

【运用】

(1)辨证要点。以呕恶不止,汗出胸痞,四肢倦怠,肌肉烦疼,昼夜不寐欲死,舌苔黄腻为辨证要点。

(2)加减变化。呕吐甚者,加半夏、生姜。有痰者,加竹茹。痞甚者,加枳实。

(3)现代运用。现代用于治疗呕吐,特别是胎前呕恶。

(4)使用注意。呕吐无热者不用。

【各家论述】薛雪:"肺胃不和,最易致呕,盖胃热移肺,肺不受邪,还归于胃。必用川连以清湿热,苏叶以通肺胃,投之立愈者,以肺胃之气,非苏叶不能通也,分数轻者,以轻剂恰治上焦之病耳。"

【临证举隅】

(1)陈某,女,26岁。1997年7月22日初诊。妊娠多日,恶心呕吐不食,呕吐酸水或苦水,头胀而晕,神疲思睡,口干,舌红,苔薄黄,脉弦滑。此属妊娠恶阻,脾虚胃热,肝胃不和之证。治当抑肝和胃健脾,降逆止呕。处方:黄连2 g,苏叶10 g,陈皮6 g,法半夏10 g,白术10 g,竹茹15 g,乌梅10 g,石斛15 g。每日1剂,水煎服。3日后回复病情,自诉服上述中药第1剂后,恶心呕吐明显改善,精神转佳,食纳增进,病情逐日好转。

按:本例妊娠恶阻,主要是冲脉之气上逆,胃失和降所致。受孕之后,阴血聚于下以养胎,脾胃素虚,阴血不足,冲脉之气较盛,肝气偏旺,胃失和降而呕吐。方中苏叶、陈皮、白术健脾和胃理气,黄连、竹茹清热止呕降胃气,法半夏降逆止呕,乌梅味酸抑肝,使肝胃得和,逆气得降则呕吐自平。呕甚防伤津液,加石斛以养胃阴。综合诸药,仿古法而不拘泥其方,故临床奏效较快。服药3剂后症随病瘥[1]。

(2)蔡某,男,48岁。1996年3月12日初诊。自诉失眠半年多,经中西药反复治疗,多处求医未能显效,每晚无法正常睡眠。西医诊断为神经衰弱。开始时每晚需服安定2~3片方稍能入睡片刻,尔后服5~6片也无济于事,每夜只能闭眼二三小时,清醒无法入睡,白天头晕眼胀,精神疲乏,饮食无味,不能正常工作。经人介绍,前来就诊。自诉不寐头重,痰多胸闷,时呕吐痰涎,心烦口苦,舌红,苔腻薄黄,脉滑略数。此属痰热内扰,胃气不和之不寐。治当清热化痰,和中安神。处方:黄连3 g,苏叶10 g,合欢花15 g,夜交藤20 g,法半夏6 g,陈皮5 g,竹茹15 g,枳实10 g,茯苓30 g,莱菔子15 g。水煎服,每日1剂。服药4剂后,自觉每晚稍能入睡。效不更方,继原方再进4剂。复诊:每晚已能入睡,诸症俱除。善后调治而病瘥。

按:本案属饮食不节,肠胃受伤,宿食停滞,酿为痰热,壅遏于中,痰热上扰,胃气不和,以致不得安寐,这就是《内经·逆调论篇》所说"胃不和则卧不安"者,"阳明者,胃脉也,胃者,六腑之海,其气亦下行,阳明逆不得从其道,故不得卧"。《张氏医通·不得卧》曰:"脉数滑有力不眠者,中有宿食痰火,此为胃不和则卧不安也。"方中黄连苦寒,清热燥湿;苏叶宣通肺胃气滞,兼以醒胃;合欢花、夜交藤清热宁神;陈皮、法半夏、枳实、竹茹理气化痰,和胃降逆;茯苓宁心安神;莱菔子消导和中。诸药合用,使热清湿除,胃复和降,则不寐得愈[1]。

【现代研究】

1. 临床研究

赵远伦[2]用黄连苏叶汤加味治疗呕吐31例,31例均获显著疗效,呕吐很快得到控制。其中服药1剂后呕吐止者23例,服药2剂后呕吐止者5例,服药3剂后呕吐止者3例。

2. 药理研究

对此方的药理研究暂未见报道,对其主要药物的药理作用介绍如下:

(1)黄连。见本节"半夏泻心汤去人参干姜大枣甘草加枳实生姜方"的药理研究部分。

(2)苏叶。苏叶煎剂有缓和的解热作用;有促进消化液分泌,增进胃肠蠕动的作用;能减少支气管分泌物,缓解支气管痉挛。苏叶煎剂对大肠杆菌、痢疾杆菌、葡萄球菌均有抑制作用[3]。

参考文献:

[1]方俊荣.黄连苏叶汤治验2则[J].现代中医,1997(3):168.

[2]赵远伦.黄连苏叶汤加味治疗呕吐31例[J].四川中医,1998,16(8):29.

[3]雷载权.中药学[M].上海:上海科学技术出版社,1995:140.

第五节　苦辛淡宣清导浊法方剂

苦辛淡宣清导浊法,即由苦、辛、淡属性的中药组成,具有宣泄湿浊、通利二便功效的治法。主治湿久郁结于下焦气分,闭塞不通所致的神昏窍阻,少腹硬满,大便不下,小便赤少,舌苔浊腻,脉实等症。常以猪苓、茯苓、寒水石化无形之气,用蚕沙、皂荚子逐有形之湿。代表方剂为宣清导浊汤。

宣清导浊汤

【方源】 清代吴鞠通《温病条辨》。

【组成】 猪苓5钱(15 g),茯苓5钱(15 g),寒水石6钱(18 g),晚蚕沙4钱(12 g),皂荚子3钱(9 g)(去皮)。

【服法】 以水5杯(1000 mL),煮成2杯(400 mL),分2次服,以大便通快为度。

【功用】 宣泄湿浊,通利二便。

【主治】 适用于湿温久羁,三焦弥漫,神昏窍阻,少腹硬满,大便不下,小便赤少,舌苔浊腻,脉象实者。

【方解】 湿久郁结于下焦气分,闭塞不通,故用能升能降,苦泄滞、淡渗湿之猪苓,合甘少淡多之茯苓,以渗湿利气。寒水石色白性寒,由肺直达肛门,宣湿清热,盖膀胱主气化,肺开气化之源,肺藏魄,肛门曰魄门,肺与大肠相表里之义也。蚕沙化浊中清气,大凡肉体未有死而不腐者,蚕则僵而不腐,得清气之纯粹者也,故其粪不臭不变色,得蚕之纯清,虽走浊道而清气独全,既能下走少腹之浊部,又能化浊湿而使之归清,以己之正,正人之不正也,用晚者,本年再生之蚕,取其生化最速也。皂荚辛咸性燥,入肺与大肠,金能退暑,燥能除湿,辛能通上下关窍,子更直达下焦,通大便之虚闭,合之前药,俾郁结之湿邪,由大便而一齐解散矣。

本方配伍特点:猪苓、茯苓、寒水石化无形之气,蚕沙、皂荚子逐有形之湿。

【运用】

(1)辨证要点。《温病条辨》称本方为"苦辛淡法",是治疗湿久郁结于下焦气分,闭塞不通之证的常用方剂。以神昏窍阻,少腹硬满,大便不下,小便赤少,舌苔浊腻为辨证要点。

(2)加减变化。眩晕者,系蒙清窍,加泽泻、白术,增利湿降浊之效。小便赤涩者,系膀胱热甚,加滑石、黄柏,以利膀胱湿热。腹痛便秘,系腑气不通,可加大黄、芒硝,攻下泄热。心烦谵语,系邪热扰心,加栀子、莲子心、竹叶以清心除烦。

(3)现代运用。本方是治疗湿温弥漫三焦的有效方剂,临床报道用于治疗湿温便秘、湿温发热、湿温水肿、癃闭(慢性膀胱炎伴尿潴留)、臌胀(肝硬化伴腹水)、关格(尿毒症)、黄疸(乙肝)等,取得较好疗效。

(4)使用注意。本方之药,多为利湿开窍之品,故气阴不足、营血亏虚之人不宜久服。

【附方】桂苓甘露饮(见《宣明论方》卷六)。治伏暑引饮过度,肚腹膨胀,霍乱吐泻。

【各家论述】《温病方证与杂病辨治》:"本方取刘完素桂苓甘露饮法,以猪苓、茯苓淡渗利湿,寒水石辛咸大寒,清热泻火。寒水石与猪苓、茯苓配合,重在清热利湿。另用晚蚕沙祛湿化浊,皂荚子祛痰通窍,这两药合用,可逐湿化浊,开窍通痹。"

《温病求真——叶天士、吴鞠通温病学说研究》:"本方即湿门蔡案方,方名由鞠通所加,原案是湿郁气结,小便不利,引起神昏、小腹硬满、大便不下等症,叶氏自云'用甘露饮法',究叶氏组方之义,此症小腹硬满,大便不下,均系由小水不利引起,故先引经文作蓄水蓄血之辨,因小便不利者为无血,故断为湿郁,而治用二苓。若小便利,便是'血证谛也',若是蓄血,则当用桃仁承气汤,此意虽不言而已跃然于纸上。故本方必小便不利而致大便不下者,投之方合,若小便利而大便不下,岂有反用二苓淡渗之理耶?"

【临证举隅】

(1)高某,男,41岁。患湿温证20日,热减能食,但大便仍溏滞不爽,头胀如蒙。续因不善口腹,误食荤腥,致大便由不爽而不行。二三日来,神昏转甚,妄行独语,不饥不食,脘腹胀满,按之脐旁有痛处,腹濡软,舌质淡,苔黄腻,脉濡。诊断为下焦湿热,湿滞大肠。方用宣清导浊汤:蚕沙30 g(包煎),酥炙皂荚子12 g(打碎包煎),茯苓15 g,猪苓15 g,薏苡仁30 g,泽泻9 g,佩兰30 g,青蒿15 g。服药3剂,腹胀神昏均退,大便亦逐渐恢复正常。(选自《温病方证与杂病辨治》中篇)

按:本例属中医学之湿温便秘神昏,《温病条辨》下焦篇五十五条云:"湿温久羁,三焦弥漫,神昏窍阻,少腹硬满,大便不下,宣清导浊汤主之。"该方由宣清导浊汤去寒水石,避其过寒伤胃,加薏苡仁、泽泻、佩兰、青蒿以增清热利湿而成,方证相应,取效甚捷。

(2)孙某,女,45岁。1998年4月15日初诊。素有高血压,体型肥胖,浮肿20余年,以下肢浮肿为重,大便秘结,腹胀,舌暗红,脉沉滑。从火郁水气不行论治。用大黄黄连泻心汤、黄连解毒汤合宣肺利水法。处方:黄连10 g,黄芩10 g,栀子10 g,黄柏10 g,大黄5 g,车前子16 g,白术12 g,紫菀10 g,枳壳10 g,杏仁10 g。服7剂。4月22日二诊:服药后,浮肿有所减轻,但仍然周身浮肿,大便仍干结不通,汗出较多,口渴心烦,舌胖大暗红,苔厚腻,脉沉滑。从湿热郁阻下焦,窍闭不通考虑,改用宣清导浊汤加减。处方:茯苓30 g,猪苓20 g,泽泻20 g,白术12 g,滑石16 g,寒水石10 g,蚕沙10 g(包煎),大黄6 g,生石膏12 g,炒皂荚子10 g。服7剂。4月29日三诊:服药后浮肿大减,小便通利,大便通畅,每2日1次。腑气已通,改用桂苓甘露饮化裁善后。处方:猪苓20 g,茯苓30 g,泽泻20 g,桂枝10 g,白术10 g,寒水石10 g,滑石16 g,生石膏18 g。服14剂。(选自《温病方证与杂病辨治》中篇)

按:本例属水肿便秘,以他方治疗效果不显,改用宣清导浊汤后,浮肿减而二便通,使湿热之邪从二便去,邪去则正安。

(3)案一:陈某,男,12岁。1997年3月20日初诊。半月前因暴食后出现腹部胀满疼痛,大便不畅。胃肠钡餐造影未见异常,查血常规示白细胞计数13.0×10^9/L。静脉滴注庆大霉素、合霉素、口服土霉素、四环素及中药保和丸、枳实导滞汤、大承气汤等未见好转。现症见腹部胀满,坚硬压痛,面色苍白,面部轻度浮肿,形体消瘦,不欲饮食,二便不畅,舌质淡红,苔白滑且腻,两尺脉沉弦而滑。诊断为臌胀。证属肠道气滞湿阻。治宜升清降浊。方用宣清导浊汤加减:皂荚子10 g,寒水石30 g,茯苓20 g,猪苓15 g,蚕沙12 g,薏苡仁20 g,荜茇10 g。每日1剂,水煎服。3月23日二诊:服药2剂,泻下黏稠便约1000 mL,腹胀减半。继服药2剂,又泻2次,余症悉除。后改用香砂六君子汤巩固善后。

案二:许某,男,30岁。1997年6月23日初诊。患者两月前下乡淋雨感湿,翌日全身困倦,不欲饮食,发热,体温在38 ℃左右波动,肌内注射青霉素钠、复方奎宁,服中药银翘散、藿朴夏苓汤等,未效。刻诊:体温38.2 ℃,微恶寒,四肢乏力,口涎胶黏,不欲食,面色萎黄,大便不畅,小便短涩,舌质淡红,苔白腻,脉弦滑。中医诊断为湿温。证属湿浊内蕴胃肠。治宜清热化湿,升清降浊。方用宣清导浊汤加味:蚕沙12 g,泽兰12 g,茯苓20 g,猪苓15 g,皂荚子10 g,佩兰10 g,青蒿12 g,薏苡仁30 g(炒),寒水石30 g。每日1剂,水煎服。6月26日二诊:服药2剂热退,二便通调。上方去泽兰,继服药2剂,诸症消失。

按:宣清导浊汤是治疗湿浊久郁下焦,气机受阻,清气不升,浊阴不降,下行传导失职的常用方剂。方中猪苓、茯苓甘淡渗湿利水,寒水石利湿清热,蚕沙、皂荚子宣清化浊。诸药合用,一则化无形之气,一则逐有形之湿。湿邪既解,则气机宣畅,大便可通,诸症可除[1]。

【现代研究】

1. 临床研究

(1)流行性出血热。万兰清[2]根据1990年在南昌召开的"全国中医药治疗流行性出血热学术研讨会"资料,整理出流行性出血热的分期辨证论治,其中恢复期,肾阴亏虚证属湿热瘀阻三焦者,治以除湿、清下、攻瘀或兼养阴益气,以调畅三焦,方用宣畅三焦方或泻下通瘀合剂、宣清导浊汤、茯苓皮汤加减。

(2)其他。宣清导浊汤在治疗癃闭(慢性膀胱炎伴尿潴留)、臌胀(肝硬化伴腹水)、关格(尿毒症)、黄疸(慢性重度乙肝,活动型)等方面均有较好疗效[3]。

2. 药理研究

对此方的药理研究暂未见报道,对其相关药物的药理作用介绍如下:

(1)猪苓。研究报道,猪苓具有利尿、抗肿瘤、调节免疫功能、保肝、治疗病毒性肝炎、抗衰老、抗辐射、抗疟原虫、抗氧化、清除自由基、促进毛发生长、抗菌等作用[4]。

(2)茯苓。研究发现,茯苓具有利尿,增强机体免疫功能,镇静,抗肿瘤,松弛家兔离体肠肌,使肠肌收缩振幅减小、张力下降,保肝,抗感染,抗病原体等作用[5]。

(3)寒水石。碳酸盐类寒水石,从矿物组成和化学成分看,包括方解石($CaCO_3$)、文石($CaCO_3$)和白云石[$CaMg(CO_3)_2$],经煅烧研末的寒水石粉,实际上是$CaCO_3$、Ca和Mg等的混合物,具有杀菌、消毒、收敛等作用。硫酸盐类寒水石,从矿物组成和化学成分来看,包括硬石膏($CaSO_4$)、石膏($CaSO_4 \cdot 2H_2O$)和芒硝($Na_2SO_4 \cdot 10H_2O$),主治高热烦渴,目赤齿痛等症。外用需煅烧研末,具有收敛拔毒、生肌的功效[6]。

(4)蚕沙。蚕沙具有较高的营养价值,并有促进骨髓造血、保肝、促进创伤愈合、抗溃疡、抗肿瘤等作用[7]。

(5)皂荚子。研究发现,皂荚子具有抗菌活性、杀虫活性、杀鼠活性、抗病毒活性、抗肿瘤活性、免疫调节、抗凝血活性、改善心肌缺血、抗炎活性等[8]。

参考文献:

[1]李鳌才.宣清导浊汤临证验案举隅[J].山西中医,1999,15(1):47.

[2]万兰清.流行性出血热的辨证论治[J].中国医药学报,1992,7(5):40.

[3]张雨雷.宣清导浊法在急症中的运用[J].中国中医急症,2007,16(3):363.

[4]赵英永.中药猪苓的现代研究与应用[M].北京:化学工业出版社,2010:101-108.

[5]王海峰.茯苓的现代研究进展[J].社区医学杂志,2011,9(12):44-45.

[6]王保荣,胡多朝.寒水石的鉴别及药理效应[J].基层中药杂志,1996,10(4):11-12.

[7]巨君芳,魏克民.蚕沙的古代应用与现代研究概况[J].浙江中医杂志,2006,41(11):672-673.

[8]王蓟花,唐静,李端,等.皂荚化学成分和生物活性的研究进展[J].中国野生植物资源,2008,27(6):1-3.

第六节　苦寒辛淡轻下湿热法方剂

苦寒辛淡轻下湿热法,即由苦寒、辛、淡属性的中药组成,具有轻下湿热功效的治法。主治温病湿热里结三焦胃肠所致的脘腹胀痛,下利泄泻,或大便秘结,小便短赤,舌苔黄腻,脉沉滑有力,甚至三焦俱急,大热大渴,舌燥,脉不浮而躁甚,舌色金黄,痰涎壅甚等症。常重用泄热通下之大黄,配行气导滞之枳实、厚朴,苦寒清热之黄芩、黄连,利湿之茯苓、泽泻,燥湿之半夏等药物组成。代表方剂如枳实导滞丸、承气合小陷胸汤等。

枳实导滞丸

【方源】金代李杲《内外伤辨惑论》。

【组成】大黄1两(30 g),枳实(麸炒,去瓤)、神曲(炒)各5钱(15 g),茯苓(去皮)、黄芩(去腐)、黄连(拣净)、白术各3钱(9 g),泽泻2钱(6 g)。

【服法】上为细末,汤浸蒸饼为丸,如梧桐子大。每服50~70丸(6~9 g),食远,量虚实加减服之。

【功用】消食导滞,清热祛湿。

【主治】适用于湿热食积证。症见脘腹胀痛,下利泄泻,或大便秘结,小便短赤,舌苔黄腻,脉沉滑有力。

【方解】本方所治之证多由食积不消,蕴生湿热,或素有湿热,又与食积互结于肠胃而致。积滞内阻,气机不畅,传导失司,故脘腹痞满胀痛,或大便秘结。湿热积滞下迫于肠,则泄泻或下利。本方重用大黄为君药,直入肠腑,攻积泄热导滞。臣药以枳实、神曲,行气下积消痞,消食化滞和胃。佐以黄连、黄芩、茯苓、白术,黄连、黄芩清热燥湿止痢;茯苓、泽泻渗湿利水止泻;白术健脾燥湿,兼制黄芩、黄连之苦寒败胃。诸药相伍,共奏消食导滞、清热祛湿之效,而诸症得解。

本方配伍特点:一是"通因通用",以攻下湿热积滞为主。二是采用丸剂,峻药缓图,旨在消导。

【运用】

(1)辨证要点。《内外伤辨惑论》以本方"治伤湿热之物,不得施化,而作痞满,闷乱不安"之证。以脘腹胀痛,大便秘结,或下利,或泄泻,舌苔黄腻,脉沉有力为辨证要点。

(2)加减变化。气滞甚而脘腹胀满,里急后重明显者,系气滞较甚,加木香、槟榔行气除满。下利便脓血者,系热毒较甚,加白头翁、金银花清热解毒止痢。呕吐甚者,系肠阻胃逆,加半夏、生姜、代赭石降逆止呕。

(3)现代运用。本方广泛用于消化不良、急性胃肠炎、细菌性痢疾、胃肠功能紊乱及食物中毒等属湿热食积证者。

(4)使用注意。泻痢而无积滞、脾虚停积者忌用。孕妇慎用。

【附方】木香槟榔丸(见《儒门事亲》)：木香30 g，槟榔30 g，青皮30 g，陈皮30 g，广术30 g(烧)，黄连30 g，枳壳30 g(麸炒，去瓤)，黄柏90 g，大黄90 g，香附子120 g(炒)，牵牛120 g。上为细末，以水为丸，如小豆大。每服30丸(3~6 g)，食后，生姜汤送下。功用：行气导滞，攻积泄热。主治痢疾、食积。症见赤白痢疾，里急后重；或食积内停，脘腹胀满，大便秘结，舌苔黄腻，脉沉实。

【各家论述】《医方集解》："此足太阴、阳明药也，饮食伤滞，作痛成积，非有以推荡之则不行，积滞不尽，病终不除。故以大黄、枳实攻而下之，而痛泻反止，经所谓'通因通用'也；伤由湿热，黄芩、黄连佐以清热，茯苓、泽泻佐以利湿；积由酒食，神曲化食解酒，温而消之；芩、连、大黄苦寒太过，恐伤胃气，故又以白术之甘温，补土而固中也。"

【临证举隅】

(1)患者，男，52岁。平素嗜酒。便溏不爽，食欲不振，腹胀，恶心，呕吐。以结肠炎往诊数次，效果不显。2009年10月16日就诊，患者自述便溏近5年之久，所便之物臭秽不堪，黏腻不爽。舌苔黄腻，脉象滑数。前医投以中药健脾、清热止痢之品，以及头孢、氟哌酸等月余，皆无明显疗效。辨证分析，此为长期嗜酒，湿热之邪结于肠腑之湿热下利。如吴鞠通云："徒清热则湿不退，徒祛湿则热愈炽。"但止痢则又恐有闭门留寇之弊。故遣方枳实导滞丸，以汤易丸为疏：枳实10 g，大黄10 g(后下)，黄芩15 g，黄连10 g，茯苓15 g，白术15 g，车前子15 g，白茅根20 g，滑石20 g。服6剂，每日1剂，分3次服，少食辛辣，忌酒。药尽大便成形，舌苔转常而病愈。

按：本例为湿热挟滞郁结肠道，非阳明腑实燥结，故不得用三承气汤苦寒下夺。若误投承气大剂峻攻，其行速，徒伤正气而湿热仍然胶结不去。又因本证为湿热挟滞胶着肠腑，故需再三缓下清化，湿热积滞方尽。正如俞根初所云："每有迟一二日，热复作，苔复黄腻，伏邪(指湿热之邪)层出不穷。往往经屡次缓下，再次清利，伏邪始尽。"说明此证往往要连续攻下，但制剂宜轻，避免伤正，因势利导，涤除湿热之邪，此即所谓"轻法频下"。如叶天士在《温热论》所载："伤寒邪热在里，劫烁津液，下之宜猛；此多湿热内搏，下之宜轻。伤寒大便溏为邪已尽，不可再下；湿温病大便溏为邪未尽，必大便硬，慎不可再攻也，以粪燥为无湿矣。"[1]

(2)乔某，男，44岁。2004年3月14日初诊。肛周顽固瘙痒20余年。病起于20年前，冬夜暴食后受风寒而致。近10余年来，逐年加重，夜不能寐，曾以肛周湿疹多方治疗，无明显效果。刻诊：面色晦滞，精神不安，肛周瘙痒难忍，夜不能寐，肛周皮肤增厚、潮湿，严重时烦躁，腹胀，畏寒，口疮频生，大便每日2~3次，黏滞不爽，舌绛，苔根部厚，脉沉而濡数。辨证属湿热停积肠道，久而伤及脾阴营阴。治以祛湿清热导滞。方用枳实导滞丸加减：枳实10 g，大黄10 g(后下)，黄芩8 g，黄连8 g，干姜5 g，泽泻6 g，茯苓6 g，厚朴9 g，焦术9 g，苦参9 g，土茯苓20 g。服3剂，每日1剂，水煎服。连服药3剂后瘙痒明显减轻，夜能稍寐。继以上方加党参9 g，生地12 g，白鲜皮12 g。加减进退60余剂，诸症渐愈。为防复发，予益气健脾养阴之丸药收功。

按：大肠者，传导之官。大肠湿热由脾胃虚弱，运化失司，或暴饮暴食，导致大肠传导糟粕功能受损，酿湿生热而成食积湿热之病。本例患者初因饮食不节，风寒侵袭，以致大肠食滞，生湿化热，病久湿热进而伤及脾阳营阴。故湿热生虫，下注肛周，见瘙痒、烦躁、口疮等湿热内停之症及舌绛、脘腹胀满、畏寒之正虚之症。本病湿重热轻，病情历久，宜先治致病之本湿热，缓调正气不足。以枳实导滞丸之大黄祛湿热积滞，予病邪以出路；以黄芩、黄连清热燥湿；枳实、厚朴行气，行气则湿浊得化；苦参、土茯苓祛湿止痒；茯苓、泽泻淡渗利湿；焦术兼顾脾虚。本方虽初服小效，但湿性缠绵，湿热合邪如油入面，祛湿清热非一日之功，如图一时之快，反伤正气。故嘱患者坚持服药2月余，又以益气健脾养阴之丸药收功[2]。

(3)刘某，女，30岁。1992年7月10日初诊。诉阴道出气，簌簌作响月余，伴口臭，口渴烦热，上腹胀闷，呃逆频作，大便干燥秘结，5日一行，舌红，苔黄腻，脉弦滑。辨证为湿热蕴结，腑气不通。治宜泄热通腑。方用枳实导滞丸加减：枳实20 g，大黄15 g，神曲15 g，黄芩10 g，黄连10 g，白术10 g，泽泻10 g，茯苓10 g。水煎服，每日1剂。连进药3剂，诸症愈。

按：尤在泾的《金匮要略心典》云："大便结而不通，是以阳明下行之气，不得从其故道，而乃别走旁窍也。"腑气下泄走前阴,则阴吹。腑气上逆,则口臭呃逆。胃失和降,则上腹胀闷。上方枳实、大黄破气通腑,荡涤肠胃之热;黄连、黄芩清热燥湿;神曲、白术、泽泻、茯苓和胃健脾。湿热祛,腑气通,浊气从后阴出,则诸症悉除[3]。

【现代研究】

1. 临床研究

(1)儿童轮状病毒性肠炎。刘宇[4]分别用枳实导滞丸加减、利巴韦林加思密达治疗儿童轮状病毒性肠炎80例、41例。治疗方法:治疗组口服枳实导滞丸加减汤,药物组成:枳实6 g,黄连6 g,苏梗6 g,生大黄3 g,山楂3 g,神曲3 g,黄芩9 g,川木通9 g,茯苓15 g,泽泻15 g,炒白术15 g,车前草30 g。加减:发烧者,加葛根9 g,柴胡9 g,荆芥9 g。呕吐者,加陈皮3 g,姜汁竹茹9 g。烦哭腹痛者,加木香6 g,厚朴6 g。每剂煎汤400 mL,服2日,每日4次,每次40~50 mL。对照组口服思密达和利巴韦林。思密达:1岁以下每日1袋;1~2岁,每日1~2袋;2岁以上,每日2~3袋。均分3次服用。利巴韦林(新博林)颗粒剂:每日10 mg/kg,均分3次服用。两组患儿均要求少量频饮米汤或口服补液盐预防或纠正脱水。治疗效果:治疗组治愈63例,有效13例,无效4例;对照组治愈20例,有效11例,无效10例。腹泻治愈时间:治疗组为1.91日±0.52日,对照组为2.63日±0.44日。枳实导滞丸加减方疗效优于后者($P<0.01$),特别是在治愈时间上优于后者($P<0.01$)。

(2)慢性便秘。周建扬等[5]运用枳实导滞丸治疗慢性便秘60例。枳实导滞丸由宁波中药厂配制,即按《中华人民共和国药典》中的配方制成,方药基本类同于《内外伤辨惑论》中的制法与剂量。服法:每日1~2次,每次3~6 g。对照组应用果导片治疗,服法:每次2片,每日1~2次。结果:两组服药时间平均为5日,治疗组服药后,显效25例,有效3例,无效3例,有效率为90%;对照组服药后,显效12例,有效8例,无效9例,有效率约70%。两组疗效比较差异显著($P<0.05$)。

(3)肠梗阻。姚公树[6]用枳实导滞丸治疗中毒性麻痹性肠梗阻、结核性粘连性肠梗阻、蛔虫性肠梗阻、术后粘连性肠梗阻等,获效甚佳。

2. 药理研究

(1)促进胃排空、肠推进。李媛等[7]通过实验研究枳实导滞丸对抗阿托品所致小鼠胃肠运动抑制的作用,结果:与空白对照组比较,模型对照组胃内残留率明显升高,小肠推进率明显降低($P<0.01$),表明小鼠腹腔注射阿托品后已致胃肠运动抑制。与模型对照组比较,枳实导滞丸各组胃内残留率明显降低,小肠推进率明显升高($P<0.05$),枳实导滞丸高剂量组与小剂量组及中剂量组比较,均有统计学意义,表明枳实导滞丸不同剂量组对抗阿托品所致胃肠运动抑制有明显差异。

(2)其他。枳实导滞丸质量标准收载于《中华人民共和国药典》2010年版一部,原标准中仅有君药枳实的含量测定方法,而无另一主药大黄的含量测定方法。徐世霞[8]为保证枳实导滞丸质量稳定可靠,确保疗效,在参考有关文献的基础上,采用高效液相色谱分析法同时对大黄中芦荟大黄素、大黄酸、大黄素、大黄酚及大黄素甲醚进行了含量测定,结果表明其所建方法简单、快速、准确,可用于枳实导滞丸的质量控制。

参考文献:

[1]谷建军,李海波.枳实导滞丸临证偶拾[J].中国民间疗法,2011,19(4):39.

[2]花亚历,刘爱萍.枳实导滞丸治验2则[J].山西中医,2004,20(增刊).

[3]王永彬.枳实导滞丸治阴吹1例[J].甘肃中医,1995,8(1):17.

[4]刘宇.枳实导滞丸加减治疗儿童轮状病毒性肠炎80例观察[J].四川中医,2004,22(10):74.

[5]周建扬,钟一棠.枳实导滞丸治疗慢性便秘临床观察[J].浙江中医学院学报,1996,20(2):28.

[6]姚公树.枳实导滞丸治疗肠梗阻的体会[J].浙江中医杂志,1997(3):138.

[7]李媛,董乃娥,郭玉成.枳实导滞丸对小鼠胃排空和小肠推进的影响[J].承德医学院学报,2008,25(2):212-213.

[8]徐世霞.HPLC法测定枳实导滞丸中芦荟大黄素、大黄酸、大黄素、大黄酚及大黄素甲醚的含量[J].中国药师,2011,14(7):971.

承气合小陷胸汤

【方源】清代吴鞠通《温病条辨》。

【组成】生大黄5钱(15 g),厚朴2钱(6 g),枳实2钱(6 g),半夏3钱(9 g),栝楼3钱(9 g),黄连2钱(6 g)。

【服法】水8杯(1600 mL),煮取3杯(600 mL),先服1杯(200 mL)。不下,再服1杯(服后若不解大便,可再服1杯)。得快利,止后服(若服后大便畅通,则不必再服)。不便再服(不大便则再服)。

【功用】攻下里实,涤痰开结。

【主治】适用于温病三焦俱急,大热大渴,舌燥,脉不浮而躁甚,舌色金黄,痰涎壅甚,不可单行承气者。

【方解】此方所治为温病三焦俱急,热盛伤津,腑气不通,痰涎壅盛之证,急用大黄泄热通便,厚朴行气散满,枳实破气消痞,三药合用以攻下热结,除满消痞,逐三焦热邪从大便而去。又以黄连清热泄火,半夏化痰开结,二药合用,辛开苦降,以清心热而降痰火。更以栝楼荡热涤痰,宽胸散结,助黄连、半夏之力以清热化痰,宽胸散结。诸药合用,共奏攻下里实,涤痰开结之效。

本方配伍特点:一是重用大黄逐热邪从大便而去,以开门逐寇。二是将主治阳明腑实证的小承气汤,与主治小结胸病的小陷胸汤合用,用于治疗温病湿热里结三焦胃肠之证。

【运用】

(1)辨证要点。《温病条辨》称本方为"苦辛寒法"。以舌苔黄厚,大便秘结,痰涎壅盛为辨证要点。

(2)加减变化。燥干饮水多者,为伤津较甚,加生地、玄参清热养阴生津。小便短赤者,乃热移小肠膀胱,可加芦根、栀子、滑石以清热利小便。若神昏谵语,痰声辘辘者,系痰湿蒙蔽心包,可加鲜竹沥、胆南星、天竺黄以豁痰开窍,清心宁神。

(3)现代运用。本方现代用于肺炎、胃炎、溃疡病、胆囊炎、胆道蛔虫症等的治疗。

(4)使用注意。凡无形邪热炽盛及痰热互结轻证均禁用。本方力猛,正气大虚者慎用。

【附方】小陷胸汤合朴黄丸(见《重订广温热论·验方》):栝楼仁18 g,仙露夏9 g,朴黄丸9 g,黄连2.4 g。上药煎成,用绢筛滤清服。主治"舌苔黄浓而滑,脉息沉数,中脘按之微痛不硬,大便不解,此粘腻湿热与有形渣滓相搏,按之不硬,多败酱色溏粪"者。

【各家论述】《新增温病条辨汤头歌诀》:"此小承气汤合小陷胸汤法,为多数医师所接受,临证实验每有良效,而叶霖非之,拘泥之见也。"

《医门新录》:"此方为三焦俱急,痰涎壅甚之方剂,法以苦辛寒并用。吴鞠通说:'上焦未清,已入中焦阳明,大热大渴,脉躁苔焦,阳上燥烈,煎熬肾水,不下则阴液立见消亡,下则引上焦余邪陷入,恐成结胸之证,故以小陷胸合承气汤,涤三焦之邪,一齐俱出。'此因病急,故方亦急。然非审定之证,不可用是方。方中用瓜蒌、半夏之辛开滑降为主,善能宽胸启膈;用枳实、黄连之苦辛通降为佐,善能消痞泄满;然下既不通,必壅乎上,又必辅以大黄,苦寒达下,使以厚朴,辛苦通气,俾痰火一齐通解。"

【临证举隅】

(1)许某,男,60岁。于1989年11月25日以胸闷心前区持续性刺痛1日,伴心悸、口干、腹胀,大便5日未行,前来就医。听诊心率136次/min,心律不齐,可闻及早搏,每分钟6~8次。心电图示急性前壁心肌梗死伴室上性心动过速。收住入院。查见舌质紫暗,苔黄腻,脉滑数。中医辨证为痰阻气滞血瘀,上焦痰热壅甚,中焦、下焦腑气不通。治宜清热通腑,理气豁痰,活血化瘀。处方:生大黄6 g,黄连6 g,厚朴10 g,红花10 g,川芎10 g,蒲黄10 g,五灵脂10 g,枳实15 g,全栝楼15 g,苦参15 g,半夏12 g,赤芍12 g,当归20 g。加水700 mL,煎至200 mL口服,每日3次,2日内服完3剂药。同时用50%葡萄糖40 mL加西地兰0.4 mg静脉推注,早晚10时各1次后停用;5%葡萄糖250 mL加复方丹参液20 mL静脉滴注,每日1次。11月28日,仍胸痛,大便已解,腹胀减轻,舌苔仍黄腻,脉滑。继用前法。处方:制大黄8 g,厚朴10 g,川芎10 g,赤芍10 g,蒲黄10 g,枳实12 g,半夏12 g,全栝楼15 g,苦参15 g,当归18 g,五灵脂6 g,黄连3 g。水煎常规服4剂。12月2日,胸闷疼痛止,心悸症状消失,大便正常,听诊心率82次/min,心律不齐,舌质紫,黄腻苔已退,脉弦。虑其余热有伤阴之势,故改用清热养阴、活血化瘀方,并停用液体。处方:沙参15 g,丹参15 g,麦冬12 g,竹叶12 g,莲子心10 g,赤芍10 g,红花10 g,五灵脂10 g,蒲黄10 g,苦参10 g。水煎常规服7剂。12月7日,胸闷疼痛未再发作,心电图示前壁心肌梗死恢复期。在上方基础上加五味子10 g,砂仁6 g。继服药4剂后病情好转出院。

按:本例患者主要为痰湿从阳化热,阻塞气机,表现为痰热壅盛与阳明腑实俱急,故用小陷胸汤泄浊豁痰,小承气汤理气泄热,并佐以活血化瘀之品以通络止痛。在便通热解后,改用养阴清热、活血化瘀之剂收功[1]。

(2)刘某,男,36岁。2006年6月6日初诊。患者近1个月来胸骨处疼痛,胸部满闷不适,经心电图、胸片检查未见异常。中医曾用栝楼薤白汤加理气活血药15剂治疗,未效。心烦益甚,胸闷如有一块石头压着,欲捶胸大喊,胸骨灼热疼痛,深呼吸则痛剧,睡眠欠佳,胃脘痞胀,不思饮食,二便尚可。舌红赤,苔黄白相间而腻、水滑,脉沉弦滑。辨证为厚朴大黄合小陷胸汤证。处方:厚朴18 g,生大黄6 g,枳实12 g,清半夏15 g,黄连6 g,全栝楼30 g。服6剂。6月13日,患者带其妻子来治头痛,云:上方服1剂,大便泻稀便2次,便物臭秽发黑,胸骨痛、胸满闷顿时减轻。服第2剂大便自行恢复正常,服药3剂后胸痛胸满痊愈[2]。

按:此法适用于痰热互结心下,兼阳明腑实之证。如《温病条辨·中焦篇》云:"温病,三焦俱急,大热大渴,舌燥,脉不浮而躁甚,舌色金黄,痰涎壅甚,不可单行承气者,承气合小陷胸汤主之。""三焦俱急",在上则痰涎壅甚;在中则大热大渴,舌燥,脉不浮而躁甚;在下当有劫烁阴津之虞。以方测症,当有大便不通一症。本例不仅有燥热郁结在胃腑,而且又有痰涎壅阻在胸膈。对于这种热邪与痰浊互结的局面,显然仅用承气之剂是不能胜任的,但用陷胸之类又鞭长莫及。因此,只能把清泄热结的承气汤和开胸凉膈的小陷胸汤合而用之,方为上策。正如吴鞠通自注云:"三焦俱急,谓上焦未清,已入中焦阳明,大热大渴,脉躁,苔焦,阳土燥烈,煎熬肾水,不下则阴液立见消亡,下则引上焦余邪陷入,恐成结胸之证,故以小陷胸合承气汤,涤三焦之邪。"方中小承气汤通降腑气,使邪热下夺;小陷胸汤清热化痰以开结,使肺气得降,以利化源。合而用之,能太阴、阳明兼顾,上下二焦合治,辛开苦降,化痰导下,使邪热不致延及下焦而损伤真阴[3]。

【现代研究】

1. 临床研究

(1)肺炎。肺炎是由病原体如细菌、病毒、寄生虫等引起的肺实质炎症,属中医学咳喘或温病学的范畴。中医认为肺炎初期多为风热犯肺,中期多为痰热壅肺,后期多为肺阴不足。对肺炎中期,高热不退,咳嗽,咳吐黄痰,胸闷胸痛等,可用小陷胸汤合承气汤加减:石膏24 g,知母10 g,生大黄10 g,黄芩10 g,黄连6 g,厚朴6 g,枳实6 g,半夏10 g,栝楼10 g,麻黄6 g,杏仁10 g,桑白皮10 g,贝母20 g,生甘草10 g。水煎,分2次温服,每日1剂[4]。

庞华威[5]以承气合小陷胸汤再合麻杏石甘汤治疗小儿支气管肺炎50例,处方:麻黄1.5～3 g,杏仁4.5 g,生石膏12 g,甘草3 g,黄连1.5 g,半夏6 g,栝楼仁6 g,鲜茅根12 g,胆南星3 g,玉蝴蝶6 g。咳痰不利,尤其是哮鸣音多者,加前胡6 g,白前3 g,紫苑4.5 g。高热者(体温超过39 ℃),加羚羊角粉1 g,分2次服。痰多者,加川贝母6 g。便秘者,加大黄1.5～3 g。疗效标准:①治愈:喘咳消失,体温恢复正常,舌质、舌苔转为正常;肺部哮鸣音及湿啰音消失;末梢血白细胞计数恢复正常;胸部X线检查恢复正常。②好转:服药后症状、肺部体征虽有改善,但未治愈,须配合其他药物治疗方能治愈。③无效:服中药3剂后,症状、肺部体征未见改善或病情加重。治疗结果:治愈37例,好转7例,无效6例,治愈率为74%,有效率为88%。治愈病例平均退热时间为2.4日,气喘消失时间平均为2.8日,咳嗽消失时间平均为4.5日,肺部体征消失时间平均为5.0日,血象恢复正常时间平均为4.2日,胸部X线检查恢复正常时间平均为5.4日。

(2)胃炎、溃疡病。慢性胃炎、胃及十二指肠溃疡属中医学胃脘痛范畴。辨证分为气滞、郁热、虚寒、阴虚等证型。对肝胃郁热型者可用承气合小陷胸汤加减治疗。基本方:生大黄6 g,厚朴6 g,枳实6 g,半夏10 g,栝楼10 g,黄连6 g,牡丹皮10 g,白芍10 g,川楝子10 g,延胡索10 g。恶心、呕吐、心烦不安者,加栀子10 g,淡豆豉10 g。泛酸者,加吴萸6 g,煅瓦楞子20 g。溃疡者,加白及10 g,蒲公英30 g。萎缩性胃炎患者,去半夏、厚朴,加沙参20 g,生地10 g,三七10 g[4]。

马晓中[6]以小陷胸汤(黄连、半夏、栝楼仁)为主,临症加味,治疗以心下不适,按之则痛或隐隐作痛,舌苔黄厚或黄腻为主症的胃痛患者83例,其中,男性51例,女性32例,年龄5~75岁,急性及慢性胃炎36例,胃、十二指肠溃疡30例,胃神经官能症17例。痊愈52例,好转29例(多为胃、十二指肠溃疡患者),无效2例(系严重胃溃疡患者)。

(3)胆囊炎、胆道蛔虫症。急性及慢性胆囊炎、胆道蛔虫症属中医学胁痛范畴,辨证分为气滞型、湿热型及瘀阻型。承气合小陷胸汤加减可用于各种类型的胆道疾病。处方:生大黄15 g,厚朴6 g,枳实6 g,半夏10 g,栝楼10 g,黄连6 g,郁金15 g,金钱草20 g,延胡索10 g。气滞型者,可加柴胡10 g,薄荷10 g。湿热型者,加茵陈20 g,栀子10 g。胆道蛔虫症者合用乌梅丸[1]。

包应有[7]观察小陷胸汤治疗胆道蛔虫症的临床疗效。方法:将79例患者随机分成2组,治疗组40例采用小陷胸汤为基础方治疗,对照组39例用西药肠虫清及抗感染治疗。疗程为3日,观察比较两组疗效。结果:治疗组有效率为87.5%,对照组有效率为66.7%,两组比较差异显著($P < 0.05$),治疗组疗效优于对照组。结论:小陷胸汤治疗胆道蛔虫症疗效确切。

2.药理研究

对此方的药理研究暂未见报道,但对其祖方(即小陷胸汤及小承气汤)的药理研究较多。

(1)小陷胸汤。四逆汤、陷胸汤合方能提高实验性慢性萎缩性胃炎大鼠血清胃泌素、胃黏膜前列腺素E2的含量[8]。小陷胸汤能提高功能性消化不良大鼠胃固体排空率,减轻一氧化氮对胃排空的抑制[9]。加味小陷胸汤对小鼠移植性肿瘤S_{180}有一定抑制作用,能明显延长荷瘤小鼠存活时间,并能明显促进荷瘤小鼠非特异性细胞免疫功能[10]。抵当汤合小陷胸汤化裁方能明显降低肺间质纤维化大鼠血清中透明质酸及IV型胶原含量,因而提示本方是通过影响细胞外基质的合成而治疗肺间质纤维化的[11]。小陷胸汤加枳壳能够降低实验性高脂血症大鼠血清总胆固醇和低密度脂蛋白胆固醇[12]。小陷胸汤加味方能够有效改善动脉粥样硬化模型大鼠血脂、血液流变学、血清炎症因子,起到干预动脉粥样硬化炎症机制的作用[13]。小陷胸汤加味方具有提高一氧化氮合酶活性,增加心肌一氧化氮含量的作用,从而减轻心肌缺血再灌注损伤的程度[14]。小陷胸汤加味方能减轻实验兔急性心肌缺血再灌注损伤的程度,这与临床观察结果相符,其作用机制与提高超氧化物歧化酶活性、降低丙二醛含量有关,提示其能明显减轻氧自由基所致的细胞损伤,保护缺血再灌注心肌组织,可有效防治心肌缺血再灌注损伤[15]。

(2)小承气汤。据报道,小承气汤具有抗菌、保肝及降低血管通透性作用,对置人工气道的危重患者胃肠功能有保护作用[16]。有人测试厚朴三物汤、厚朴大黄汤、小承气汤和其组方的单味药中的钙、镁、铜、锌、铁、锰的含量,结果表明:三方的通便、消胀、止痛功能与元素钙、镁有关;钙、镁与蒽醌类物质的协同作用,可增加肠道蠕动和平滑肌的收缩运动,达到通便及消除腹胀、腹痛的目的;三方"行气"作用的大小与它们的含锌量成正比,以厚朴三物汤含锌量最高,小承气汤次之,厚朴大黄汤更次之。

参考文献:

[1]童安荣.承气合小陷胸汤治疗急性心梗1则[J].陕西中医,1995,16(3):122.

[2]张文选.温病方证与杂病辨治[M].北京:人民卫生出版社,2007:560-561.

[3]张亮亮.试论《温病条辨》承气诸法[J].中医研究,2004,17(2):13.

[4]徐树楠.吴鞠通医方精要[M].石家庄:河北科学技术出版社,2003.

[5]庞华威.麻杏石甘汤合小陷胸汤加减治疗小儿急性支气管炎50例[J].上海中医药杂志,1986(1):27.

[6]马晓中.小陷胸汤加味治疗胃痛83例[J].湖北中医杂志,1984(1):33.

[7]包应有.小陷胸汤治疗胆道蛔虫症疗效观察[J].中医药临床杂志,2008,20(5):484-485.

[8]张秋霞,聂惠民,韩奕.四逆陷胸汤的胃肠动力学研究[C].仲景医学求真(续一)——中华中医药学会第十五届仲景学说学术研讨会论文集,2007.

[9]王瑜,邵沛,崔丽,等.小陷胸汤治疗功能性消化不良的实验研究[J].中国中西医结合消化杂志,2008,12(7):94-95.

[10]黄金玲,顾武军.加味小陷胸汤抗肿瘤作用的实验研究[J].中国中医药科技,2007,14(4):239-240.

[11]阎醒予.抵当汤合小陷胸汤化裁方对实验性肺间质纤维化大鼠血清中透明质酸与血清中Ⅳ型胶原影响的实验研究[J].实用中医内科杂志,2006,20(4):375-376.

[12]毛炜,江巍,陈可冀.小陷胸汤加味对实验性高脂血症大鼠血脂的影响[J].时珍国医国药,2010,21(12):3360-3361.

[13]李娜,张林.小陷胸汤加味方对动脉粥样硬化大鼠炎性因子的影响[J].中医杂志,2011,52(2):31-32.

[14]刘炜,刘奇龙,刘玉洁.小陷胸汤加味方对兔心肌缺血再灌注损伤一氧化氮、一氧化氮合酶的影响[J].河北中医,2010,32(7):1074-1075.

[15]刘玉洁,郭志清.小陷胸汤加味方预处理对兔心肌缺血再灌注损伤血清MDA、SOD的影响[J].河北中医,2010,32(2):255-256.

[16]李广彬.小承气汤的现代药理与临床应用[J].中国医药指南,2008,6(15):136.

第七节　苦辛淡祛湿治痢法方剂

　　苦辛淡祛湿治痢法,即由苦、辛、淡属性的中药组成,具有祛湿止痢功效的治法。主治三焦湿郁,升降失司所致的脘连腹胀,大便不爽,滞下红白,舌色灰黄,渴不多饮,小溲不利等症。常用芳化苦燥淡渗湿邪之藿香、厚朴、茯苓、猪苓、泽泻、苍术、广皮,以及疏上之杏仁,畅中之神曲、麦芽,利下之茵陈、大腹皮,治痢之黄芩、白芍、木香等药组成。代表方剂如加减正气散、滑石藿香汤、四苓合芩芍汤等。

一加减正气散

　　【方源】清代吴鞠通《温病条辨》。

　　【组成】藿香梗2钱(6g),厚朴2钱(6g),杏仁2钱(6g),茯苓皮2钱(6g),广皮1钱(3g),神曲1钱5分(4.5g),麦芽1钱5分(4.5g),茵陈2钱(6g),大腹皮1钱(3g)。

　　【服法】水5杯(1000mL),煮2杯(400mL),再服(分2次服)。

　　【功用】芳香化湿,理气和中。

　　【主治】适用于三焦湿郁,升降失司,脘连腹胀,大便不爽。

　　【方解】正气散体现了苦辛温兼甘法,本方在正气散基础上加减而成,可称为"苦辛微寒法"。本方主治之证无表证,无须解表,故去掉原方的紫苏、白芷;病变部位主要在中焦,咽痛等上焦症状不显,故去掉原方的甘草、桔梗。本方主要用藿香梗化浊,以厚朴、广皮、茯苓皮、大腹皮泄湿满,加杏仁利肺与大肠之气,神曲、麦芽升降脾胃之气,茵陈宣湿郁而动生发之气。用藿香梗,取其走中不走外;用茯苓皮,因诸皮皆凉,擅长泄湿热。

　　本方配伍特点:以藿香梗、厚朴、茯苓皮、广皮芳化苦燥淡渗湿邪,加杏仁疏上,神曲、麦芽畅中,茵陈、大腹皮利下,三焦分治而重在畅中。

【运用】

(1)辨证要点。《温病条辨》称本方为"苦辛微寒法",是分消三焦湿邪之良方。以脘腹胀闷,大便不爽,舌苔白腻为辨证要点。

(2)加减变化。脘闷不舒,大便不爽者,系中焦气机不畅所致,加广木香、莱菔子理气调中,消食除胀。四肢困重,系湿邪困脾所致,加苍术健脾燥湿。腹泻者,系水湿走于肠间所致,加马齿苋利湿止泻。暑热重者,合六一散。兼寒湿者,加草果。暑湿腹泻者,加木瓜。

(3)现代运用。本方临床可用于治疗急性胃肠炎、病毒性肠炎、功能性消化不良、胆囊炎、伤寒、副伤寒、乙脑初期等,属三焦湿邪,升降失司,脘腹胀满,大便溏垢不爽者。

(4)使用注意。本方辛香温燥,阴虚火旺者禁用。

【附方】

(1)二加减正气散(见《温病条辨》)。主治身痛,便溏,脘闷,舌苔白,脉象模糊。病机:湿郁三焦,经络受阻,脾胃升降失常。取正气散之藿香、厚朴、陈皮、茯苓祛湿滞;加防己走经络中湿郁;加大豆黄卷能化酝酿之湿热;由于"便溏"不比"大便不爽",故加通草;加薏苡仁利小便以实大便。

(2)三加减正气散(见《温病条辨》)。主治舌苔黄,脘闷。病机:秽湿着里,久则酝热。取正气散之藿香、厚朴、陈皮、茯苓泄湿满,加杏仁利肺气,滑石清利湿中之热。

(3)四加减正气散(见《温病条辨》)。主治湿温,秽湿着里,邪阻气分,脘闷,舌苔白滑,脉缓。病机:秽湿着里,邪阻气分,脾阳为湿阻而不运。仍取藿香、厚朴、陈皮、茯苓,加草果、山楂、神曲以运脾阳。

(4)五加减正气散(见《温病条辨》)。主治秽湿着里,脘闷便泻。病机:湿困中焦,脾胃不和。仍用藿香、厚朴、陈皮、茯苓外,又选原方中大腹皮、苍术运脾气,加麦芽一味升胃气。

【各家论述】《新增温病条辨汤头歌诀》:"此乃局方藿香正气散之加减法。鞠通方论云:'正气散,本苦辛温兼甘法,今加减之,乃苦辛微寒法也。去原方之紫苏、白芷,无须发表也;去甘、桔,此证以中焦为扼要,不必提上焦也。只以藿香化浊,厚朴、广皮、茯苓、大腹泻湿满,加杏仁利肺与大肠之气,神曲、麦芽升降脾胃之气,茵陈宣湿郁而动生发之气。藿香但用梗,取其走中不走外也;茯苓但用皮,以诸皮皆凉,泻湿热独胜也。'余意三焦湿郁,以致升降失司,重在脾胃之治。"

《医门新录》:"本方宜从正气散加减组成。为三焦湿郁,重在中焦的方剂。"

宋乃光[1]:"一加减正气散以恢复脾胃升降为主旨,可用于消化系统、新陈代谢与内分泌系统中一些疾病的治疗,如慢性胃炎、消化性溃疡、肥胖症、高脂血症、脂肪肝等;二加减正气散治湿郁三焦,脾胃升降失常,见脘闷便溏者,也是治疗湿热痹之主方;三加减正气散可用于湿郁化热类病证及一些慢性内伤病致清阳不展,水湿不化等症的治疗;四、五加减正气散用于中焦湿热证湿从寒化证候的治疗。"

【临证举隅】

(1)张某,男,41岁。1974年7月19日初诊。小腹胀满疼痛,胃脘痞闷不舒,大便溏而不爽,舌红,苔白略腻,脉濡略数。辨为三焦湿郁,脾胃升降失司所致的一加减正气散证。治拟理气化湿,调和脾胃法。处方:藿香6g,杏仁9g,陈皮5g,茯苓皮9g,神曲9g,麦芽9g,茵陈9g,木香6g,枳壳9g,青皮3g,莱菔子9g。服3剂。二诊:大便不爽消失,脘腹胀满减轻。用上方加厚朴9g,继进药3剂,诸症告愈。(选自《温病方证与杂病辨治》中篇)

(2)刘某,男,25岁。2005年4月26日初诊。左下腹疼痛,多为痉挛性痛。腹痛则泻,泻后痛减。大便稀,不成形,每日2次。胃脘、脐周胀满,肠中咕噜噜作响,大便时排气很多,气与粪便相并而出,有大便排不尽感。工作紧张则便溏、腹痛加重。西医诊断未见异常,怀疑肠激惹综合征。用痛泻要方、葛根芩连汤等方无效。舌红赤,苔厚腻、黄白相间,脉弦滑略数。根据大便特征辨为一加减正气散证。处方:藿香梗10g,厚朴15g,陈皮10g,茯苓30g,大腹皮10g,神曲10g,麦芽10g,茵陈10g,苍术8g,猪苓10g,泽泻10g,防风6g。服7剂。5月3日二诊:服药后腹痛、腹鸣、排气大为减少,大便每日1次,已成形,脘腹胀满消失。舌苔

仍然偏腻,舌红,脉弦滑略数。继续用上方加草果 3 g。服 7 剂,诸症痊愈。(选自《温病方证与杂病辨治》中篇)

(3)徐某,男,37 岁。2005 年 4 月 5 日初诊。大便稀溏,黏滞不爽,每日 2～3 次,肛门下坠,腹部隐隐作痛。胃堵纳差,心情烦闷,舌红赤,苔黄白相间而腻,脉弦细滑略数。据舌苔、大便特点辨为一加减正气散证。处方:藿香梗 10 g,厚朴 15 g,陈皮 10 g,茯苓 20 g,神曲 10 g,麦芽 10 g,茵陈 10 g,柴胡 12 g,白芍 12 g,枳实 12 g,炙甘草 12 g。服 7 剂。4 月 12 日二诊:服药后大便成形,心情舒畅。上方加防风 6 g。服药 7 剂,便溏、腹痛痊愈。(选自《温病方证与杂病辨治》中篇)

(4)张某,男,52 岁。1963 年 6 月 18 日初诊。半个月来,大便稀,每日四五次,无腹痛,饮食不佳,睡眠一般,阴雨天关节痛。脉缓有力,舌淡苔白腻。证属饮食不适,兼过度疲劳,以致脾湿不化。治宜调和脾胃,通阳利湿。处方:炒苍术 4.5 g,厚朴 3 g,陈皮 4.5 g,炙甘草 1.5 g,藿香梗 6 g,大腹皮 4.5 g,白蔻仁 3 g,茵陈 6 g,扁豆皮 6 g,炒麦芽 6 g,神曲 6 g。服 3 剂,每剂两煎,共取 200 mL,早晚温服。7 月 8 日二诊:服药后大便已正常,但久坐则少腹胀较著,矢气后减轻。脉沉细微弦,舌正无苔。由于中虚湿滞,治宜益气和中,疏利湿热。处方:生白术 4.5 g,云茯苓 9 g,泽泻 4.5 g,厚朴 4.5 g,大腹皮 4.5 g,木香 2 g,陈皮 4.5 g,白通草 3 g,藿香梗 4.5 g,茵陈 6 g。服 4 剂,隔日 1 剂,煎服法同前。药后症状消失。(选自《温病方证与杂病辨治》中篇)

【现代研究】

1.临床研究

(1)大棚综合征。苏君美[2]用藿香正气散加减治疗大棚综合征 114 例。大棚综合征是在塑料薄膜大棚内操作所致的一组证候群,临床表现为头痛、头晕、呼吸窒迫等。患者全为菜农,其中男 48 例,女 66 例;年龄最小者 17 岁,最大者 62 岁;病程最短 2 h,最长 34 日。治疗中单纯服中药者 87 例,重症并电解质紊乱配合补液者 27 例。治疗方法:以藿香正气散加减治疗。处方:藿香 12 g,苍术 10 g,半夏 10 g,茯苓 10 g,紫苏 9 g,厚朴 9 g,白扁豆 20 g,白芷 9 g。发热者,加青蒿。口渴心烦者,加黄连、石膏。伴荨麻疹者,加地肤子、胡麻仁。小便赤涩者,加滑石、木通。中气虚弱者,加党参、黄芪。病情较重伴电解质紊乱者,配合补液等治疗。以诸症消失为治愈。114 例患者全部治愈,治愈率达 100%,其中服药 1～2 剂者 15 例,服药 3～5 剂者 76 例,服药 6 剂以上者 23 例。

(2)小儿秋季腹泻。杨莉颖等[3]观察疏风解表、运脾化湿类中药治疗小儿秋季腹泻的临床疗效。方法:对照组 32 例采用宝乐安、思密达治疗,治疗组 33 例在对照组的基础上加用藿香正气散化裁治疗。处方:藿香 3 g,厚朴 3 g,木香 3 g,甘草 3 g,茯苓 10 g,车前子 10 g,陈皮 6 g,白术 6 g,半夏 6 g,竹茹 6 g,紫苏 6 g。方中为 6 个月至 1 岁婴幼儿的用药剂量,1 岁以上患儿用药剂量根据年龄、体重加减。每日 1 剂,水煎分服。两组病人均给予继续饮食、补液、纠正电解质紊乱治疗,3 日为 1 个疗程,1 个疗程结束评价效果。结果:对照组总有效率为 81.3%,治疗组总有效率为 90.9%,$P < 0.01$。治疗组伴随症状消失率优于对照组,$P < 0.05$。结论:藿香正气散治疗轮状病毒所致泄泻,能有效改善腹泻患儿的临床症状,缩短腹泻病程。

(3)溃疡性结肠炎。张宝山[4]用藿香正气散加地塞米松治疗 31 例溃疡性结肠炎患者,其中男性 19 例,女性 12 例;发病年龄 20～30 岁 9 例,30～40 岁 22 例。方用藿香正气散加减:藿香 9 g,苍术 9 g,厚朴 9 g,苏叶 9 g,白蔻仁 9 g,莱菔子 9 g,神曲 9 g,茯苓 12 g,陈皮 6 g,甘草 5 g。水煎服,每日 1 剂,分 2 次饭后服,12 剂为 1 个疗程。发热恶寒头痛者,加荆芥 9 g。腹痛肢冷者,加肉桂 9 g。激素治疗:地塞米松(氟米松)片剂,含量为每片 0.75 mg,每日上午一次性给药,与早饭同时服用,短时间应用。为防止反跳,采用逐渐减量法,每 7 日减量 1 次。地塞米松开始用 1.5 mg(每日 2 片),7 日后减去 0.75 mg,每日服用 0.75 mg(1 片),再过 7 日减至 0.375 mg(每日半片),继服 7 日停药,疗程 21 日。疗效评定标准:经过治疗症状逐渐减轻,无腹泻、腹痛等不适症状,无阳性体征,多次大便化验正常,保持 2 年以上未复发者谓明显好转;1 年以上未发病,偶有腹泻但腹泻次数少,症状轻者属好转。结果:对上述 31 例患者治疗后经观察随访,明显好转者 25 例,好转 6 例。

(4)腹泻型肠易激综合征。曹福凯等[5]观察藿香正气散加减方治疗腹泻型肠易激综合征的临床疗效。方法:105例腹泻型肠易激综合征患者,随机分为治疗组和对照组。其中治疗组58例,用自拟藿香正气散加减方治疗(处方:藿香10 g,厚朴10 g,陈皮6 g,法半夏10 g,炒白术10 g,茯苓15 g,大腹皮15 g,蒲公英15 g,炒白芍10 g,白芷10 g,全当归10 g,炙甘草5 g);对照组47例,用思密达粉剂治疗(每次3 g,每日3次,口服)。均以4周为1个疗程,连续服药2个疗程,观察疗效。结果:治疗组显效率为72.4%,有效率为87.9%,其显效率明显高于对照组,P<0.05。结论:藿香正气散加减方治疗腹泻型肠易激综合征具有研究及推广价值。

(5)湿浊眩晕。梁国权[6]观察藿香正气散治疗湿浊眩晕的临床疗效。处方:藿香10~15 g,紫苏5~10 g,大腹皮5~10 g,陈皮5~10 g,半夏5~10 g,厚朴5~10 g,桔梗6 g,甘草5 g。血压偏高者,加石决明20 g,泽泻10 g。颈椎病者,加葛根15 g,丹参15 g。寒湿偏盛者,加白蔻仁5 g,生姜2片。痰多者,加竹茹5~10 g。兼食积者,加焦山楂15 g,焦神曲15 g,炒麦芽15 g。每日1剂,水煎分2次服,服药3~7日为1个疗程。结果:100例治愈,证候全部消失,占67%;40例好转,证候减轻,占27%;10例无效,证候无变化,占6%。总有效率为94%。结论:藿香正气散治疗湿浊眩晕疗效明显。

2. 药理研究

对一加减正气散的药理研究暂未见报道,对藿香正气散的药理研究介绍如下:

(1)对胃肠道的作用。解痉作用:刘立煜[7]研究发现,藿香正气水对离体豚鼠十二指肠的自动收缩,以及由组胺、乙酰胆碱、氯化钡所引起的回肠收缩均有明显的抑制作用,其拮抗组胺、乙酰胆碱的作用成量效关系,抑制率随藿香正气水的浓度增高而加大。

肠屏障功能保护作用:谢肄聪等[8]通过建立肢体缺血—再灌注模型,观察肠组织超微结构、肠黏液分泌,进行肥大细胞量化分析,测定血清一氧化氮浓度。结果发现藿香正气软胶囊可显著降低血清一氧化氮浓度,减少肢体缺血—再灌注模型大鼠的肠壁各层内肥大细胞数量,抑制TNF-α等细胞因子的释放,减轻相关的病理程度。

调节胃肠运动功能:陆茵等[9]实验结果表明,加味藿香正气软胶囊能增加正常小鼠的小肠推进功能,对阿托品抑制小鼠小肠运动有明显的兴奋作用;对新斯的明所致小鼠小肠运动有明显的抑制作用。这表明加味藿香正气软胶囊对小鼠小肠具有双向调节作用。

(2)镇痛。热板法实验证明,藿香正气水用药后有显著提高实验性小鼠痛阈的作用[7]。

(3)抑菌。刘立煜[7]用平皿内药液稀释法实验证明,藿香正气水对藤黄八叠球菌、金黄色葡萄球菌、痢疾杆菌及沙门菌等8种细菌均有不同程度抗菌作用,其中尤对藤黄八叠球菌及金黄色葡萄球菌作用较强,最小抑菌浓度为0.000 32 mL/mL。

(4)抗Ⅰ型变态反应。余传星等[10]经体外动物实验证实,藿香正气水在各时间对肥大细胞脱颗粒均呈现出显著阻断作用(P<0.05),并且肥大细胞脱颗粒百分率与作用时间呈正相关,但相关性不显著(P>0.05)。

(5)对吗啡依赖大鼠戒断症状的影响。黄德彬等[11]观察藿香正气口服液以0.02 mL/kg、0.08 mL/kg给药后的大鼠吗啡成瘾模型,以盐酸纳洛酮催促,连续观察1 h,记录各项戒断症状并评分。结果表明藿香正气口服液能显著减少戒断症状,并成量效关系,但不能完全消除戒断症状。认为藿香正气口服液具有明显缓解腹泻、流涎、流泪等乙酰胆碱戒断症状,减轻因戒断时多巴胺过度释放导致的激惹、不安、抽搐、跳跃、震颤等戒断症状。

参考文献:

[1]宋乃光.《温病条辨》加减正气散五方论[J].北京中医药,2008,27(8):606.

[2]苏君美.藿香正气散加减治疗大棚综合征114例[J].山东中医杂志,1995,14(12):541-542.

[3]杨莉颖,郭素香.藿香正气散加减治疗小儿秋季腹泻33例[J].陕西中医,2011,32(11):1462-1463.

[4]张宝山.藿香正气散加地塞米松治疗31例溃疡性结肠炎临床观察[J].黑龙江中医药,2009(5):16.

[5]曹福凯,钱峻,金小晶,等.藿香正气散加减方治疗腹泻型肠易激综合征58例观察[J].安徽中医临床杂志,2003,15(5):376-377.

[6]梁国权.藿香正气散治疗湿浊眩晕150例疗效观察[J].辽宁中医学院学报,2006,8(2):90.

[7]刘立煜.藿香正气水解痉、镇痛和抗菌作用实验观察[J].中草药,1984,12(15):15.

[8]谢肆聪,唐方.藿香正气软胶囊对肠屏障功能保护作用的机理研究[J].中国中药杂志,2004,29(5):456-458.

[9]陆茵,陈文星,孟政杰,等.加味藿香正气软胶囊调节胃肠运动功能的作用[J].中药新药与临床药理,2003,14(6):381-383.

[10]余传星,朱玲.藿香正气水阻断肥大细胞脱颗粒的实验研究[J].中医药研究,1994(4):60-61.

[11]黄德彬,余昭芬,胡泽华.藿香正气口服液对吗啡依赖大鼠戒断症状的影响[J].中成药,2003,25(6):476-479.

滑石藿香汤

【方源】清代吴鞠通《温病条辨》。

【组成】飞滑石3钱(9 g),白通草1钱(3 g),猪苓2钱(6 g),茯苓皮3钱(9 g),藿香梗2钱(6 g),厚朴2钱(6 g),白蔻仁1钱(3 g),广皮1钱(3 g)。

【服法】水5杯(1000 mL),煮取2杯(400 mL),分2次服。

【功用】宣达三焦,分消暑湿。

【主治】适用于滞下红白,舌色灰黄,渴不多饮,小溲不利。

【方解】本方所治之证因暑湿内伏,三焦气机阻窒所致,故不可见积治积,应以辛淡渗湿宣气、芳香利窍的方法治疗。方中白蔻仁芳香化上焦之湿,藿香梗、厚朴、广皮苦辛温燥中焦之湿,飞滑石、白通草、猪苓、茯苓皮清利下焦之湿。诸药合用,共奏宣达三焦,分消暑湿之效。

本方配伍特点:三焦分消暑湿,不专治痢而能疗暑湿痢疾之本。

【运用】

(1)辨证要点。《温病条辨》称本方为"辛淡合芳香法",主治暑湿痢疾。以脘腹胀满,下利脓血便,舌苔腻为辨证要点。

(2)加减变化。泻下脓血,红多白少者,系热毒下迫大肠,加白头翁、黄芩清热解毒止痢。腹痛,里急后重者,系湿热壅滞大肠,加木香、枳实行气利湿。小便不利者,可加甘草,合方中飞滑石而取六一散之意。暑热盛者,可加黄连、青蒿、鲜荷叶、鲜芦根清暑泄热。

(3)现代运用。本方临床可用于治疗急性胃肠炎、细菌性痢疾等,症见暑湿滞下,下利红白,渴不多饮,不饥恶心,小便不利,舌苔灰黄者。

(4)使用注意。白多红少,滑脱不禁之寒湿痢疾禁用。孕妇忌服。

【附方】藿朴夏苓汤(《感证辑要》引《医原》):藿香6 g,厚朴3 g,姜半夏4.5 g,赤苓9 g,杏仁9 g,生薏苡仁12 g,白蔻仁3 g,猪苓9 g,淡豆豉9 g,泽泻4.5 g,通草3 g。水煎服。功用:解表化湿。主治湿温初起,身热恶寒,肢体困倦,胸闷口腻,舌苔薄白,脉濡缓。

【各家论述】《吴鞠通医方精要》:"暑湿下利,是由于暑湿内伏三焦,胃肠气滞所为。临床表现正如《温病条辨》所说:'滞下红白,舌色灰黄,渴不多饮,小溲不利,滑石藿香汤为主之。'大便白冻带血,是痢疾的特征之一;舌苔灰黄,是湿热内伏的表现;口渴不喜多喝水,也与湿热蕴伏于内有关;小便不利,同样是湿热阻滞气机的缘故。所以,自注谓:是因'暑湿内伏,三焦气机阻滞',失于宣达所致。本方证虽属湿热利,但湿重于热,症见渴不多饮,小便不利,故不用苦寒燥湿药,而用淡渗分利小便,行气除湿来治疗暑湿下利。正如《医门法律》喻昌所训'凡治痢,不分标本先后,概用苦寒者,医之罪也'。"

《中医治法与方剂》:"本方用藿香、厚朴、白蔻、陈皮等辛温香燥之品醒脾去秽,以宣化中焦湿浊,疏理胃肠气机,使脾阳得运,则湿浊自消,气机宣畅,则痞胀自除。二苓、滑石、通草淡渗分利,使湿从小便而去,亦即利小便以实大便的意思。用滑石、通草略事清热,共呈除湿清热之效。"

《时振声中医世家经验辑要》:"滑石藿香汤用于滞下红白,出自《临证指南医案》之中:'某女,舌色灰黄,渴不多饮,不饥恶心,下利红白积滞,小溲不利。此暑湿内伏,三焦气机不得宣达,宜用分理气血,不必见积即用攻涤之药。'方用飞滑石、川通草、猪苓、茯苓皮、藿香梗、厚朴、白蔻仁、新会皮。此方所治,乃湿重之证,故以辛温苦淡渗湿宣气,并芳香利窍,治其致积之因。以藿香、厚朴、白蔻仁之辛温,广皮之苦温,合滑石、通草、猪苓、茯苓皮之淡渗所组成,《温病条辨》称之为辛淡合芳香法。"

《新增温病条辨汤头歌诀》:"此乃治痢之辅助方也。痢之重证不可依赖此方。"

《温病求真——叶天士、吴鞠通温病学说研究》:"此即痢门某女案方,方名系鞠通所取。叶氏此方,从淡渗利水、芳香化湿着眼,若以此法治泻,自属可取,今下利红白积滞之痢疾亦用之,是否妥当,宜加商榷。"

【临证举隅】

(1)陈某,女,26 岁。2005 年 11 月 29 日初诊。患者 2 日前在一小餐馆进餐后,当天腹中不适,随后腹泻,每日 4 ~ 5 次,恶心,呕吐 1 次。自服西药诺氟沙星,腹泻次数减少,但仍溏稀,腹中隐隐作痛,恶心欲吐,口黏,无食欲。脉滑略数,舌偏红,苔白腻。此由不洁食物内生湿热,阻滞中焦,胃脾升降功能失司,为滑石藿香汤证。处方:滑石 30 g,藿香 12 g,白蔻仁 6 g,厚朴 10 g,陈皮 10 g,茯苓 30 g,猪苓 15 g,通草 6 g,清半夏 15 g,生姜 10 g,黄连 6 g。服药 4 剂,大便成形,恶心止,胃口渐开而愈。(选自《温病方证与杂病辨治》中篇)

按:此例因饮食不洁而致腹泻、呕吐,故以藿香、厚朴、陈皮、清半夏、茯苓、生姜、黄连祛湿辟秽化浊,理气和中;加白蔻仁芳香开化上焦;滑石、通草利湿渗下。三焦分消湿浊,而呕痢可除。

(2)患者,女,42 岁。患口疮达 30 年之久,每因饮食生冷或受凉而发病。历年服寒凉之剂,反复发作不辍。就诊时下唇内侧及舌两侧见溃疡数枚,灼痛不已,致使不能进食,说话受限。口苦黏腻,脘闷泛恶,口不渴,大便溏薄,小溲色黄,舌淡红,苔腻而微黄,脉象濡缓。证属湿热蕴滞脾胃,湿胜于热。治宜淡渗芳化。方用滑石藿香汤去滑石加薏苡仁。服药 5 剂后口腔溃疡愈合,胃脘转舒,诸症消失。嘱忌生冷饮食,慎勿受凉。随访 2 年,未见复发。

按:口疮的病名首见于《内经》。对其病因病机,有心脾积热、外感热邪、阴虚火旺、阳虚浮火等各家学说。清代叶天士在《温热论》中指出:"在阳旺之躯,胃湿恒多;在阴盛之体,脾湿亦不少,然其化热则一。"通过辨证,发现口疮的证候为湿偏重之脾胃湿热证,诚如明代吴昆的《医方考·口病方论》中"口糜本于湿热"之说。关于湿热的治法,明清医家论述颇多,清代李用粹在《证治汇补·湿症》中主张"夫湿胜其热,不可以热治而用寒药,使湿愈重;热胜湿者,不可以湿治而用燥药,使热愈甚也";吴鞠通则更认为"徒清热则湿不退,徒祛湿则热愈炽"。滑石藿香汤集芳香化浊与淡渗利湿于一方,俾湿重于热之脾胃湿热证,湿化热清,口疮得以消除。明代赵献可的《医贯·后天要论》论及脾胃喜温而恶寒,喜燥而恶湿。过食生冷,或感受寒湿病邪,脾胃健运和降机能失常,湿浊中阻,郁从热化,酿成湿偏重的脾胃湿热,蒸灼口腔黏膜而发生口疮。告诫患者忌食生冷,提防寒湿的侵袭,是消除临床症状,提高口疮疗效,防范其复发的要领[1]。

【现代研究】

1.临床研究

(1)急性胃肠炎。周泽溥等[2]以滑石藿香汤治疗急性胃肠炎 60 例,其中男 31 例,女 29 例,患者年龄 8 个月至 94 岁,自发病至就诊历时 3 h 至 7 日。用滑石藿香汤加味治疗,处方:滑石 15 g,藿香梗 10 g,茯苓皮 10 g,猪苓 10 g,陈皮 10 g,白蔻仁 5 g(后下),厚朴 5 g,白通草 5 g,广木香 10 g,焦山楂 10 g,麦曲 10 g。每日 1 剂,水煎 2 次,分服。在 5 日疗程内观察疗效。治疗结果:57 例治愈(呕吐止,大便正常,其他症状消失,临床检验正常),3 例未愈(症状未见改善)。治愈率为 95%。治愈时间 2 ~ 5 日,平均 3.7 日。

(2)口疮。周泽溥[1]用《温病条辨》中的滑石藿香汤治疗口疮 42 例,其中男 16 例,女 26 例,患者年龄

23～80岁,病程3日至30年。用滑石藿香汤加减治疗:滑石15 g,白通草5 g,厚朴5 g,猪苓10 g,茯苓皮10 g,藿香梗10 g,陈皮10 g,白蔻仁3 g(后下)。滑石性属寒滑,若脾虚便溏者,当易薏苡仁15 g。每日1剂,水煎,分2次温服。服药5日为1个疗程。治疗结果:42例经1个疗程治疗后,30例治愈(口腔溃疡愈合,局部无不适感),9例好转(口疮虽然时有复发,但数量减少,程度减轻),3例无效(口疮症状及溃疡无明显变化)。总有效率为92.9%。

2. 药理研究

对此方的药理研究暂未见报道,对其主要药物的药理作用介绍如下:

1)滑石

(1)抗菌。体外实验(平板纸片法)表明,滑石煎剂对伤寒杆菌、脑膜炎球菌、金黄色葡萄球菌均有抑制作用。近年报道,10%滑石粉培养基平板实验,可抑制伤寒杆菌、副伤寒杆菌生长;纸片法实验显示仅轻度抑制脑膜炎双球菌生长。

(2)抗毒物。滑石制成的粉末(滑石粉),由于颗粒细小,总表面积大,可吸附大量的化学刺激物或毒物,对皮肤和黏膜均有保护作用,能阻止毒物的吸收。

(3)对胃肠的作用。滑石粉末内服后能保护发炎的胃肠黏膜,以达到消炎、止泻、镇吐的作用,止泻而不引起鼓肠,对治疗水泻尤为适宜。

(4)对皮肤及创面的保护作用。滑石的粉末,外用时有保护皮肤、黏膜及发炎破损组织的作用。滑石粉撒布于皮肤、黏膜及创面能形成被膜,可防止外来刺激,同时又能吸收分泌液,促进干燥结痂。滑石所含的硅酸镁有吸附和收敛的作用。

(5)其他。滑石有利尿、渗湿、清热的作用,但效力较缓。滑石中所含的镁能增加草酸钙的溶解度,可治草酸钙结石,临床上常与治结石的中药配伍,如金钱草、海金沙等[3]。

2)藿香

(1)细胞毒活性。最新研究发现,从藿香中分离得到了新的二萜类成分,此类成分具有细胞毒活性。将提取得到的二萜类成分进行衍生化后的产物也具有类似活性。这些化合物在体外能非特异性地作用于多种人的癌细胞链[4]。

(2)抗病毒活性。日本学者发现藿香中的黄酮类物质具有抗病毒活性,该物质可用来抑制及消灭上呼吸道病原体,即抑制所谓"鼻病毒"的繁殖增长[5]。

(3)对消化系统的影响。藿香挥发油能促进胃分泌,提高消化能力,对胃肠道有解痉作用[6]。

(4)抗真菌活性。藿香中的二萜类成分具有弱的抗真菌活性[4]。藿香的乙醇、水的浸出液在体外对同心性毛癣菌等15种真菌具有弱的抗菌作用[7]。

(5)抗钩端螺旋体活性。藿香水煎剂在低浓度(15 mg/mL)对钩端螺旋体仅有抑制作用,将浓度增至31 mg/mL时,方能杀死钩端螺旋体[8]。

3)白蔻仁

(1)增强消化功能。白蔻仁有调节胃肠功能,促进胃液分泌,增强消化功能的作用,并能止呕。

(2)驱气。白蔻仁有驱除胃肠积气和抑制异常发酵的作用[9]。

参考文献:

[1]周泽溥.滑石藿香汤治疗口疮42例[J].浙江中医杂志,1997(8):352.

[2]周泽溥,王扣珍.滑石藿香汤治疗急性胃肠炎60例[J].江苏中医,1998,19(8):27.

[3]梅全喜.现代中药药理与临床应用手册[M].北京:中国中医药出版社,2008.

[4]Lee H K. Diterpenes from roots of Agastache rugosa and their cytoroxic activities[J]. Saengyak Hakhaechi,1994,25(4):319－327.

[5]孔祥麟.从藿香中提取抗病毒成分[J].日本医学介绍,1983(5):封4.

[6]Patwardhan S A,Gopra A S. An octamethoxyflavone from Agastache rugosa[J]. Phytochemistry,1981,20(6):1485－1459.

[7]孙迅.中药对某些致病性皮肤癣菌抗菌作用的研究[J].中华皮肤科杂志,1958(3):210－213.

[8]江苏新医学院.中药大词典[M].上海:上海人民出版社,1977:2701－2715.

[9]沈丕安.中药药理与临床运用[M].北京:人民卫生出版社,2006.

四苓合芩芍汤

【方源】清代吴鞠通《温病条辨》。

【组成】苍术2钱(6 g),猪苓2钱(6 g),茯苓2钱(6 g),泽泻2钱(6 g),白芍2钱(6 g),黄芩2钱(6 g),广皮1钱5分(4.5 g),厚朴2钱(6 g),木香1钱(3 g)。

【服法】水5杯(1000 mL),煮取2杯(400 mL),分2次温服。

【功用】清热祛湿,行气止痛。

【主治】适用于自利不爽,欲作滞下,腹中拘急,小便短者。

【方解】方中苍术、厚朴、广皮燥湿健脾,消胀散满;猪苓、茯苓、泽泻淡渗利湿,利小便以实大便;黄芩清热燥湿止痢;白芍养血柔肝缓急;木香理气止痛。诸药合用,共同起到清热祛湿,行气止痛之功效。

本方配伍特点:既用猪苓、茯苓、泽泻、苍术等治泄泻之品,又用黄芩、白芍、木香等治痢疾之药,使本方能够治疗类似于痢疾的腹泻。

【运用】

(1)辨证要点。《温病条辨》称本方为"苦辛寒法",常用于治疗腹泻。以下利黏滞不爽,腹痛,小便短赤为辨证要点。

(2)加减变化。舌质红者,系热盛所致,加白头翁清热解毒。腹胀,后重甚者,系气机阻滞所致,加槟榔、焦山楂消积下气。小便赤涩者,系热移膀胱所致,加竹叶、滑石、甘草以利小便。大便黏滞者,可加大黄通便泄热。

(3)现代运用。本方现用于急性胃肠炎、细菌性痢疾及尿路感染而属湿热下注者。

(4)使用注意。久痢患者不宜使用本方。

【附方】四苓加厚朴秦皮汤(见《温病条辨》卷二):茅术9 g,厚朴9 g,茯苓块15 g,猪苓12 g,秦皮6 g,泽泻12 g。用法:水8杯,煮成3杯,分3次服。功用:温阳利水兼清泄肝热(苦温辛淡法)。主治寒湿郁困脾阳。症见腹胀,小便不利,大便溏而不爽,苦欲滞下等。

加减芩芍汤(见《温病条辨》卷二):白芍9 g,黄芩6 g,黄连4.5 g,厚朴6 g,木香3 g(煨),广皮6 g。用法:用水8杯,煮成3杯,分3次服。功用:清热燥湿,行气化滞。主治滞下已成,腹胀痛。

【各家论述】《温病条辨》:"既自利(俗谓泄泻)矣,理当快利,而又不爽者何?盖湿中藏热,气为湿热郁伤而不得畅遂其本性,故滞。脏腑之中,全赖此一气之转输,气既滞矣,焉有不欲作滞下之理乎?曰欲作,作而未遂也。拘急,不爽之象,积滞之情状也。小便短者,湿注大肠,阑门不分水,膀胱不渗湿也。故以四苓散分阑门,通膀胱,开支河,使邪不直注大肠。合芩芍法,宣气分,清积滞,预夺其滞下之路也。此乃初起之方,久痢阴伤不可分利,故方后云:久痢不在用之。"

《吴鞠通医方精要》:"痢疾之为病,由外感湿热、疫毒或寒湿邪气,或又兼内伤饮食而致。实邪停滞,调气和血,兼表者解表。湿热证热毒盛者,重用清热解毒凉血;湿胜于热者利湿清热;寒湿下痢者温化寒湿;久痢脾肾虚寒者,温补脾肾之阳。四苓合芩芍汤是淡渗利湿为主,与清热、行气、和血并用,用于湿热下痢,湿盛而热轻者。通过分利小便以止痢,必须注意不得伤阴,临床初病下痢,阴液未伤,症见小便不利者可用之。否则,四苓伤阴耗液于病不利。"

《新增温病条辨汤头歌诀》:"痢疾古称肠澼或滞下。把疟、痢、疸、痹纳入温病范畴,可知鞠通见识之高。以今观之,疟疾为原虫性疾病;痢疾为细菌性或原虫性疾病;急性肝炎黄疸型,多因病毒,急性胆道、胰腺炎症发黄亦多由感染所致;风湿热、风湿性关节炎,其病因亦常与感染性疾病有关。例如现代医学已发现病毒性肝炎伴发关节炎之部分病机。余临证用本方治急性肠炎及急性菌痢之轻型者有效。治黄疸型肝炎用此方亦效。"

【临证举隅】

(1)李某,男,28岁。1974年9月10日初诊。患者便溏不爽,带有白色泡沫,里急后重,腹痛不舒,体倦懒言,不思饮食。舌红,苔白,根部微腻,脉象濡数。辨为湿热内蕴,阻滞气机所致的四苓合芩芍汤证。治拟清利湿热,宣畅气机法。处方:茯苓12 g,猪苓9 g,白术9 g,泽泻9 g,黄芩9 g,白芍12 g,槟榔9 g,焦山楂9 g,白头翁9 g,苦参6 g,干姜6 g,木香6 g。上方连服3剂,腹痛便溏痊愈,精神全复。(选自《王正宇医疗经验存真》)

按:此例便溏腹痛似泻,里急后重似痢,舌红苔白、苔腻脉濡乃湿热内蕴阻滞气机之象。方中猪苓、茯苓、泽泻、白术、干姜、焦山楂等健脾利湿以治泄泻,白头翁、苦参、黄芩、白芍、木香、槟榔等清热解毒,行气止痢。方证相合,故疗效迅速。

(2)孙某,女,25岁。2006年4月22日初诊。患者长期大便溏稀,每日2次,大便中带有黏液,大便时下腹痛、肛门下坠,平时肚脐右侧与右下腹痛,胀气多。曾先后找两位名中医诊治,所用处方有葛根芩连汤、生姜泻心汤、吴茱萸汤、理中汤、白头翁汤等,无一有效。自觉口中黏腻不爽,口干不渴。舌正红,有瘀点,苔黄白相间厚腻,脉沉滑。辨为湿热阻滞中焦的四苓合芩芍汤证。处方:苍术10 g,猪苓10 g,茯苓15 g,泽泻10 g,生白芍15 g,黄芩10 g,黄连6 g,陈皮6 g,厚朴12 g,藿香10 g,木香6 g。服6剂。4月29日二诊:便溏明显改善,每日1次,腹痛、肛坠等症状消失。仍口中黏腻,自觉舌苔厚腻不爽。舌正红,苔黄白相间略厚腻,脉沉滑。上方加佩兰叶10 g。服药6剂,诸症痊愈。(选自《温病方证与杂病辨治·中焦篇》)

【现代研究】

1. 临床研究

四苓合芩芍汤是藿香正气散合四苓汤,再合芍药汤法,主治腹泻而泻下黏腻不爽,欲作滞下,腹痛,似痢非痢之证[1]。

2. 药理研究

对此方的药理研究暂未见报道,对其主要药物的药理作用介绍如下:

(1)苍术。据报道,苍术具有抗溃疡、降血糖、抗缺氧、抗炎、抑菌消毒(烟熏)、肠免疫调节、阻断烟碱受体、抑制中枢神经系统等作用[2]。

(2)猪苓。见本章第五节"宣青导浊汤"的药理研究部分。

(3)茯苓。见本章第五节"宣青导浊汤"的药理研究部分。

(4)泽泻。研究显示,泽泻具有利尿、消炎、排石、降血脂、抗糖尿病、降血压、抗肿瘤、促进生长激素的释放、抗过敏、免疫活性、抑制平滑肌收缩、提高脑血流量、降低脑血管阻力、轻度抑制心肌收缩、保肝、抗组胺、抗脂肪肝、减肥、调控腹膜孔、降低肝硬化门脉压力、抗血小板聚集、抗血栓等作用[3]。

(5)白芍。白芍有较好的解痉、抗溃疡、保肝、镇静、镇痛、降温、抗炎、抗应激、抗病原微生物和免疫增强作用。白芍水提取液对大鼠胰淀粉酶活力有明显的抑制作用。白芍水溶物可以扩张血管,改善心肌缺氧状况,其提取物能够抑制血小板形成。白芍总苷对血小板聚集有抑制作用[4]。

(6)黄芩。黄芩具有抗病原微生物、调节环磷酸腺苷水平、抗炎、抗变态反应、镇静、降低心肌耗氧量、降血脂、保肝、抑制醛糖还原酶活性、防治糖尿病肾病、利尿、抗肿瘤等作用[5]。

参考文献:

[1]张文选.温病方证与杂病辨治[M].北京:人民卫生出版社,2007.

[2]李维林,冯照.药用植物研究与中药现代化[M].南京:东南大学出版社,2004:362-369.

[3]吴水生.泽泻的药学与临床研究[M].北京:中国中医药出版社,2007.

[4]王晓光,傅江南.常用中药药理研究与临床新用[M].北京:人民军医出版社,2006.

[5]金凤燮.天然产物生物转化[M].北京:化学工业出版社,2009.

第八节　苦辛寒淡宣利湿热治疸法方剂

苦辛寒淡宣利湿热治疸法,即由苦、辛、寒、淡属性的中药组成,具有宣通三焦气机、清热化湿退黄功效的治法。主治三焦气机不通,湿热蕴蒸所致的黄疸脉沉,中痞恶心,腹胀,甚至肿胀,便结溺赤等症。常用清泄郁火之石膏、栀子、黄柏,辛开苦降、理气化湿、宽中消胀之半夏、姜汁、栀子、厚朴、枳实、大腹皮,消石排石之鸡内金、海金沙,利水导浊之猪苓、白通草等药组成。代表方剂如杏仁石膏汤、二金汤等。

杏仁石膏汤

【方源】清代吴鞠通《温病条辨》。

【组成】杏仁5钱(15 g),石膏8钱(24 g),半夏5钱(15 g),山栀3钱(9 g),黄柏3钱(9 g),枳实汁每次3茶匙(15 mL),姜汁每次3茶匙(15 mL)(冲)。

【服法】水8杯(1600 mL),煮取3杯(600 mL),分3次温服。

【功用】宣通三焦气机,清热化湿退黄。

【主治】适用于黄疸脉沉,中痞恶心,便结溺赤,病属三焦里证。

【方解】本方主治三焦气机不通,湿热蕴蒸发黄之证。以杏仁宣降上焦肺气;半夏、生姜、枳实燥湿降逆消痞以和降中焦,三药合用,宣通三焦气机以化湿邪;又用石膏辛寒以清上热,黄柏苦寒以清下热,栀子苦寒以清三焦之热从小便出,三药合用,清泄三焦以除热邪。诸药合用,共奏宣通三焦,化湿清热之功效。

本方配伍特点:一是石膏配姜汁,辛寒宣泄郁热。二是栀子、黄柏、姜汁配伍,清泄郁火。三是半夏、姜汁与栀子、枳实相伍,寓辛开苦降之半夏泻心汤之意。

【运用】

(1)辨证要点。《温病条辨》称本方为"苦辛寒法",是治疗湿热发黄证的有效方。以心烦懊恼,脘痞恶心,大便黏滞不爽,小便短赤,舌红,苔黄腻为辨证要点。

(2)加减变化。目身黄色如金者,乃湿热壅滞,胆汁外溢所致,加茵陈以清热利湿退黄。大便干结者,系阳明热甚所致,加大黄、芒硝通腑泄热。目赤者,乃肝热循经上冲所致,加夏枯草、龙胆草、杭菊以清肝明目。胁痛者,乃肝郁气滞,气郁化火所致,加延胡索、川楝子以疏肝泄热,活血止痛。

(3)现代运用。本方临床报道可用于急性黄疸型肝炎属湿热者。

(4)使用注意。本方性寒凉,主治湿热蕴蒸之阳黄,若见黄色晦暗、大便稀溏、舌淡苔白腻之阴黄,则禁用本方。

【附方】杏仁汤(见《温病条辨》卷一):杏仁9 g,黄芩4.5 g,连翘4.5 g,滑石9 g,桑叶4.5 g,茯苓块9 g,

白蔻皮2.4g,梨皮6g。用水600mL,煮取400mL,日服2次。主治肺疟,咳嗽频发,寒从背起,舌白渴饮,伏暑所致之证。

杏仁滑石汤(见《温病条辨》卷二):杏仁9g,滑石9g,黄芩6g,橘红4.5g,黄连3g,郁金6g,通草3g,厚朴6g,半夏9g。用水1.6L,煮取600mL,分3次服。功用:苦辛通降,清利三焦湿热。主治湿热弥漫三焦,胸脘痞闷,潮热呕恶,烦渴自利,汗出溺短,舌灰白。

【各家论述】《温病条辨》:"杏仁、石膏开上焦,姜汁、半夏开中焦,枳实则由中驱下矣,山栀通行三焦,黄柏直清下焦。凡通宣三焦之方,皆扼重上焦,以上焦为病之始入,且为气化之先,虽统宣三焦之方,而汤则名杏仁石膏也。"

《吴鞠通医方精要》:"本方所治之黄疸,乃由湿热邪气,充斥三焦,三焦气机不通,中上二焦气失宣降所致,治当通利三焦,清热除湿。宣通三焦,首先开上焦,因上焦主气化,又为病邪热初入处。故用杏仁、石膏先开上焦之郁;姜汁、半夏开中焦之痞;枳实从中焦开泄下焦之闭;山栀通行三焦之郁热,清热利湿;黄柏清下焦湿热。本方虽无直接治黄疸的药物,但三焦通利,湿去热清,黄疸诸症也就痊愈。"

《新增温病条辨汤头歌诀》:"此方效在山栀、黄柏清解,枳、夏宽中。据现代中药药理资料,山栀、黄柏均能利胆益肝,有消除黄疸之功。余常用于肝胆疾病有良效。"

《温病求真——叶天士、吴鞠通温病学说研究》:"此即疸门张案方,方名为鞠通所定。原案是'湿热在里,郁蒸发黄',叶氏以半夏、姜汁辛以开湿,以石膏、栀、柏寒以清热,药虽寒温互用,但寒多热少,故曰其辛寒主之。而肺主一身之气化,气化则湿化,气运则滞散,故并用杏仁与枳实。鞠通取起首两味以命方,亦命方之最简单之法。"

【临证举隅】

(1)刘某,男,12岁。缘于暑天浴水捕鱼,上蒸下褥,即感寒热,继而身黄目黄溲黄俱现,黄而鲜明,如橘子色。胸腹热满,按之灼手,神烦口渴,渴不欲饮,恶心脘痞,便秘,舌边尖红欠津,苔黄腻,脉沉弦而数。经查:黄疸指数52单位,转氨酶350单位。辨证为阳黄。因上蒸下褥,热结于里,病发于阳明胃肠,气分邪热,郁遏灼津,尚未郁结血分,立苦辛寒法以清利湿热,重在清热。仿《温病条辨》之杏仁石膏汤加味:茵陈30g,杏仁12g,生石膏30g,炒栀子12g,黄柏10g,半夏5g,生姜汁10mL(另兑),连翘12g,赤小豆15g。服药10剂后,黄疸明显消退,寒热诸症均罢。佐以和胃之品,共服药30余剂,诸症悉愈,肝功能亦恢复正常。(选自《刘渡舟医学全集》)。

按:本例是典型的杏仁石膏汤证:口渴、舌红欠津属石膏证,神烦属栀子豉汤证,恶心脘痞属半夏泻心汤证,苔黄腻、胸腹热满、便秘、渴不欲饮为湿热郁结三焦,热重于湿的特征性表现。因此,以杏仁石膏汤为基础方。阳黄明显,取茵陈蒿汤意加茵陈利湿退黄。郁热较重,从麻黄连翘赤小豆汤法加连翘、赤小豆以加强清热。便秘与渴不欲饮、恶心脘痞并见,知非热结阳明的里实大黄证,而是由湿热郁结三焦,气机不得宣展所致,故不用茵陈蒿汤。

(2)张某,女,47岁。1999年4月22日初诊。患者自觉头痛脑胀,心跳,失眠,烦闷,口渴,下肢倦怠无力,舌红,苔黄白相间而腻。辨为杏仁石膏汤证。处方:杏仁10g,生石膏30g,栀子10g,黄柏6g,半夏10g,生姜10g,枳壳10g,茵陈15g,射干10g。服7剂。5月20日二诊:服药有显效,口渴、心烦、头痛脑胀、失眠诸症消失,下肢有力,患者未再求诊服药。近几日自觉眼球内疼痛,右侧腹痛,大便后仍欲大便。舌红,苔黄白相间而厚、略干。改用柴平汤合大黄黄连泻心汤调治而愈。(选自《刘渡舟医学全集》)

按:刘渡舟在为患者诊脉察舌时曾说:上焦有热,出现口渴、心烦、失眠、头胀等症时,辨证要以舌为依据,苔黄腻为热中夹湿,用杏仁石膏汤;舌红苔不腻为热伤津,当另用别法。刘渡舟点出了他用杏仁石膏汤的心得,即:不论什么病,只要上焦郁热(口渴、心烦、失眠、头胀)而见舌苔黄腻、脘痞者,可率先用杏仁石膏汤宣达清泄湿热以治之。每加茵陈、射干者,是仿甘露消毒丹用茵陈、射干之法,以加强清解上焦热毒、清利下焦湿热的作用。

（3）余某，女，47岁。2006年8月1日初诊。患更年期综合征，心烦急躁，有时欲哭欲喊，情绪不能自控，烘热，一阵阵汗出，心慌心悸，口渴、恶心，胃脘痞胀，胸闷，面部雀斑隐隐，额头、下颌见痤疮样皮损。曾请某妇科专家诊治，用补肝肾法，服药后烦躁更甚，汗出更多。因其女儿患支气管哮喘，经治疗获效，在陪女儿诊病时，遂顺便请医生诊治。查见舌红赤，苔黄白相间、略腻，脉浮滑略数。辨为杏仁石膏汤证与竹皮大丸证。处方：杏仁15 g，石膏30 g，法半夏15 g，生山栀10 g，黄柏10 g，枳实12 g，生竹茹30 g，桂枝10 g，生甘草15 g，白薇10 g，大枣7枚。服7剂。8月8日二诊：服药后心烦、汗出、烘热、心悸诸症减轻。舌红偏赤，苔黄白相间，脉滑略数。上方加柏子仁10 g。服药7剂，诸症再减。后以此方加牡丹皮、赤芍等，服药10余剂，诸症愈[1]。

【现代研究】

1. 临床研究

刘渡舟擅用杏仁石膏汤，他既遵从叶天士、吴鞠通原意，以此方化裁治疗肝病黄疸，又扩展临床范围，以之治疗无黄疸型慢性肝病以及其他杂病。刘渡舟认为，只要上焦郁热（口渴、心烦、失眠、头胀）而见舌苔黄腻、脘痞者，可率先用杏仁石膏汤宣达清泄湿热以治之。张文选常用杏仁石膏汤合《金匮要略》之竹皮大丸治疗妇人更年期综合征[1]。

2. 药理研究

陈荣洲等[2]报道，杏仁石膏汤能显著减轻肝细胞发炎，减少细胞核的有丝分裂，抗中性粒细胞的浸润。

对此方主要药物的药理作用介绍如下：

（1）杏仁。杏仁有抗氧化、防治高血压、抗肿瘤、镇咳、镇痛、抗凝血、抗血栓、降血脂、润肠通便、补脑、益智、美容、减肥等作用[3]。

（2）石膏。石膏有解热、增强机体免疫功能、止渴、镇痛等作用。40%石膏上清液能使蟾蜍、家兔的离体心脏心率加快，收缩振幅加大，并使家兔的耳廓、后肢和肠系膜血管灌流量增加，具有扩张血管作用。另外，石膏上清液对家兔的离体小肠和子宫平滑肌显示双向作用，小剂量使其收缩振幅加大，大剂量则使之紧张性降低，收缩振幅减小。石膏上清液还能抑制小鼠小肠内容物的输送、缩短血液凝固时间、利尿、抑制胆汁排泄等[4]。

参考文献：

[1]张文选.温病方证与杂病辨治[M].北京：人民卫生出版社，2007.

[2]陈荣洲，陈延年，王稳创.《温病条辨》中焦湿温疸证处方治疗ANIT诱发大白鼠胆小管性肝炎的效果[J].中医药杂志，2000,11(2):53-64.

[3]肖朝霞，蒋萌蒙，王向军.杏仁的功能性及其药理研究进展[J].农产品加工，2011(11):71.

[4]王本祥.现代中药药理与临床[M].天津：天津科技翻译出版公司，2004.

二金汤

【方源】清代吴鞠通《温病条辨》。

【组成】鸡内金5钱(15 g)，海金沙5钱(15 g)，厚朴3钱(9 g)，大腹皮3钱(9 g)，猪苓3钱(9 g)，白通草2钱(6 g)。

【服法】水8杯(1600 mL)，煮取3杯(600 mL)，分3次温服。

【功用】利胆渗湿，理气消胀。

【主治】适用于夏秋黄疸病，湿热气蒸，外干时令，内蕴水谷，由黄疸而肿胀者。

【方解】湿热内蕴,气机失宣,黄疸恶化而成肿胀者,有形之积昭然,宜用二金汤治疗。方中鸡内金运脾健胃、磨积消胀,海金沙利水通淋、清化胆热,此二味为主药;辅以厚朴、大腹皮理气化湿、宽中消胀,猪苓、白通草利水导浊消肿。诸药同用,具有利胆渗湿,理气消胀之功效。

本方配伍特点:鸡内金、海金沙并用。鸡内金化坚消食而运脾,海金沙利水通淋而排石,有消石排石、运脾利水之功效,用于治疗湿热内蕴之结石。

【运用】

(1)辨证要点。《温病条辨》称本方为"苦辛淡法",是治疗由黄疸而致肿胀的常用方剂。以湿热黄疸,腹胀甚至肿胀为辨证要点。

(2)加减变化。腹胀如鼓,乃腹水量多所致,加二丑、甘遂末以峻下逐水。腹部胀满,小便不利,乃脾虚水停,水蓄膀胱所致,加茯苓、泽泻以健脾利水。大便稀溏,乃脾虚所致,加党参、白术以健脾益气。呕吐者,乃胃气上逆所致,加半夏、生姜以降逆止呕。腹胀甚者,乃中焦气滞所致,加木香、陈皮理气消胀。

(3)现代运用。本方现代常用于治疗功能性消化不良、湿热型黄疸、慢性胆囊炎、胆石症等。

(4)使用注意。凡气滞血瘀或脾虚水停所致之水肿禁用本方。

【附方】金银花二金汤(姜家仁,《陕西中医》,1997年):金银花18 g,山药18 g,茵陈30 g,白芍30 g,田基黄20 g,白花蛇舌草20 g,丹参15 g,延胡索15 g,茯苓15 g,垂盆草15 g,郁金12 g,佛手12 g,鸡内金12 g,柴胡10 g,枳壳10 g,甘草6 g。水煎服,每日1剂,早晚分服,小儿药量酌减。功用:清热解毒,利湿健脾,疏肝利胆。适用于乙型肝炎。随症加减:若胸闷不舒者,加栝楼皮宽胸理气;心中烦热,口苦者,加栀子清热除烦;谷丙转氨酶数值增高者,加用五味子;胁肋疼痛者,重用川楝子、青皮理气止痛;HBsAg比值高于1:128者,可重用金银花、垂盆草清热解毒。临床疗效:共治疗156例,结果显效86例,有效58例,无效12例,总有效率为92.3%。

灵仙二金汤(项先早,《安徽中医学院学报》,2000年):由威灵仙、金钱草、海金沙、牛膝、延胡索组成。适用于肾结石、输尿管及膀胱结石。肾结石,且结石较大者,宜溶石、缓攻法,处方:威灵仙20 g,金钱草20 g,海金沙15 g,车前子15 g,牛膝10 g,延胡索10 g,六一散30 g,黄芪30 g,砂仁9 g。输尿管及膀胱结石,且结石阴影较小者,宜峻攻利下,处方:威灵仙10 g,金钱草60 g,牛膝15 g,延胡索15 g,六一散30 g,木通15 g,泽泻15 g,石韦15 g。水煎服,每日1剂,分早中晚3次口服。每日饮水4~6 L,同时在饮水后45 min左右,做跳绳或慢跑运动。10日为1个疗程,2个疗程结束评定疗效。治疗结果:368例中,治愈208例,有效124例,无效36例,总有效率为90.2%。其中,肾结石84例,有效率为79.8%;输尿管结石201例,有效率为96%;肾结石伴输尿管结石56例,有效率为83.9%;膀胱结石27例,有效率为92.6%。1个疗程治愈者89例,2个疗程治愈者119例。

大黄二金汤(唐茂清,《四川中医》,1986年):生大黄10 g,郁金12 g,枳壳12 g,金钱草30~60 g。适用于胆道术后残余结石。加减变化:气郁型者,枳壳用20~30 g,加柴胡、木香。血瘀型者,郁金用20~30 g,加丹参、红花、桃仁;湿热型者,大黄用20~30 g,加茵陈、虎杖、黄芩;寒湿型者,换用熟大黄3~6 g,加干姜、苍术、白术、草果,若寒甚者再加制附片。水煎,每日1剂,煎2次,分2次服。临床疗效:临床以本方随症加减治疗胆道术后残余结石患者24例,其中,经治疗症状体征完全消失并排出结石者15例,症状体征缓解者7例,中转手术者2例,总有效率为91.7%。

【各家论述】《吴鞠通医方精要》:"由黄疸而继发肿胀者,可用苦辛淡渗的二金汤以宣通气机,淡渗利湿,恰中病情。正如《临证指南医案·疸》所云'由黄疸变为肿胀,湿热何疑……仍议苦辛渗利'。本方所治证属水湿泛滥所致,故治宜淡渗利湿,行气导滞。方中鸡内金健脾消积,厚朴行气燥湿,大腹皮行气导滞,合成行气燥湿,健脾消积之功;海金沙清热利湿,猪苓利水渗湿,通草淡渗利湿,合成清热利湿之效。诸药合用,共成淡渗利湿,行气导滞之剂,使湿热得除,气滞得通,则诸症消失。"

《中医内科临证医诀》："本方用内金的甘平,合厚朴、腹皮的苦辛,宜通利气而行水,金沙清除血分湿热,猪苓、通草淡渗气分水湿,而消肿满。"

《新增温病条辨汤头歌诀》："夏秋疸病,湿热气蒸,失治则为肿胀。余在临证亲见,重症病毒性肝炎、急性或亚急性肝坏死,确易出现此证。二金汤虽有一定治疗作用,但因病势危重,尚需结合多种治疗措施,方能脱险!"

【临证举隅】

(1)郭某,女,45岁。体质肥胖,酷嗜肥甘,夏月乘凉,又喝冰镇啤酒,未几而睡,及至天明,则觉周身酸疼,发热,恶心欲吐,服羚翘解毒丸,病不愈,而心中懊侬殊甚,小便黄赤而短,脘腹痞满,闻食味即欲吐,乃来诊治。即其脉弦而略滑,舌苔白腻而厚,视其目之白睛已有黄色。仲景云:"阳明病,无汗,小便不利,心中懊侬者,身必发黄。"今病者,心中懊侬为甚,而眼中黄色已见,恐即将发为黄疸。然湿邪太重,治当有别。处方:茵陈30 g,泽泻10 g,茯苓12 g,猪苓10 g,通草10 g,滑石12 g,海金沙12 g,鸡内金10 g,冬瓜皮10 g,藿香6 g,厚朴6 g,佩兰6 g。药未购回,而患者黄疸已现,乃亟前药与服,凡5剂而黄疸病愈。(选自《刘渡舟医学全集·肝病证治概要》)

按:刘渡舟解释加减二金汤方曰:用厚朴、大腹皮、鸡内金宣气化湿以消肿胀,海金沙、猪苓、通草淡渗利湿以宣通气化,加柴胡疏肝,射干开痹解毒,茵陈清肝胆以疗黄疸,使湿热之邪从小便分消。刘渡舟认为:急性及慢性肝炎属于湿热发黄、湿重于热,用大量清热解毒法而黄疸不退,症见腹胀便溏、纳差等症状者,二金汤疗效颇好[1]。

(2)罗某,男,37岁。2005年4月10日初诊。患乙肝多年,HBsAg(＋)、抗－HBs(－)、HBeAg(＋)、抗－HBe(－)、HBcAb(＋),乙肝病毒核酸5×10^5 copies/mL,转氨酶持续增高,长期腹胀,无食欲,厌油腻食物,大便偏溏,小便气味浓浊臊臭,心烦急躁。脉软滑略数,舌偏红,苔黄白相间略腻。辨为湿热蕴郁三焦,肝胆郁热,脾胃升降失常证。方用二金汤合蒿芩清胆汤加减:鸡内金15 g,海金沙15 g,厚朴10 g,大腹皮10 g,猪苓10 g,通草6 g,青蒿12 g,黄芩10 g,枳实10 g,竹茹10 g,陈皮6 g,茯苓15 g。服7剂。4月17日二诊:服药后腹胀减轻,小便气味变淡,饮食增进。继续用此方化裁,据症加桑皮、枇杷叶、升麻、栀子、连翘、山楂等,每周服5剂药,坚持治疗。至2006年11月4日,转氨酶正常,HBsAg(＋)、抗－HBs(＋)、HBeAg(－)、抗－HBe(＋)、HBcAb(＋),乙肝病毒核酸500 copies/mL,腹胀诸症消失,病情稳定,嘱停药观察[1]。

(3)案一:赵某,男,49岁。1984年2月6日初诊。主诉右上腹胀痛2年,2年内先后阵发性发作4次。右上腹剑突下有明显压痛,肝脾未触及,巩膜无黄染,胆囊B超见胆囊内有1 cm×0.5 cm强光团,囊壁增厚约0.4 cm。诊断为慢性胆囊炎、胆囊结石。查见舌正脉滑。证属中焦湿阻。方用二金汤化裁:金钱草30 g,海金沙15 g,威灵仙30 g,茵陈9 g,栀子9 g,大黄10 g,香附12 g,郁金12 g,白蔻仁9 g。服15剂。二诊:服药15剂后症状完全消除,胆囊B超2次均为阴性,经胰胆管造影检查亦未见胆管结石。随访1年未见复发。

案二:周某,男,40岁。1981年12月21日初诊。右上腹部剧烈疼痛时发时愈已近10年,疼痛向后肩放射,厌油、口苦,1978年在某医院B超体检示胆囊结石。舌红,苔薄腻。证属肝胆湿热。治以清肝胆之湿热。方用二金汤加减:金钱草15 g,威灵仙15 g,丹参15 g,柴胡15 g,生大黄15 g,片姜黄15 g,虎杖15 g,鸡内金10 g,木香15 g,木贼草15 g。先后服上方30余剂后,右胁剧烈疼痛1次,又经肝胆B超检查呈阴性,1983年以上方改为丸剂服用。随访4~5年,病情一直稳定,始终未手术。

按:两例病案用方,皆由二金汤演变而来,经临床使用,对胆结石减除疼痛效果良好,在使用过程中很少看见发生剧烈疼痛者,确有良好止痛作用。长期服药后经B超检查,有的胆囊结石可消失[2]。

【现代研究】

1.临床研究

(1)胆汁反流性胃炎。张太坤等[3]用二金汤治疗胆汁反流性胃炎。方法:将纳入的120例病例随机分为治疗组60例和对照组60例,治疗组给予二金汤治疗,对照组给予吗丁啉片加硫糖铝片治疗,疗程均为4

周。比较两组治疗前后临床症状的改善情况及胃镜像、病理的改善情况,检测治疗前后血清一氧化氮、血浆前列腺素 E2 及胆囊收缩素水平,并对其安全性进行临床评估。结果:治疗组总有效率为91.67%,明显高于对照组的73.33% ($P < 0.05$);治疗组治疗后血清一氧化氮比治疗前降低($P < 0.05$),血浆前列腺素 E2 比治疗前明显升高($P < 0.01$),血浆胆囊收缩素比治疗前明显降低($P < 0.01$);对照组治疗后血清一氧化氮比治疗前降低($P < 0.05$),血浆前列腺素 E2、血浆胆囊收缩素与治疗前比较均无明显变化($P > 0.05$);治疗组治疗前后肝肾功能、血常规无异常。结论:二金汤治疗胆汁反流性胃炎疗效确切、安全可靠。其作用机制可能与二金汤通过抑制内源性胆囊收缩素、一氧化氮产生,促进内源性前列腺素 E2 释放等对胃肠激素的调节作用有关。

(2)功能性消化不良。张光奇等[4]用二金汤治疗功能性消化不良48 例,48 例患者随机分为治疗组(A组,用二金汤治疗,30 例)和对照组(B 组,用吗丁啉片治疗,18 例)。两组患者性别、年龄、各症状的发生及病程经统计学处理,无显著性差异,具有可比性。二金汤由黄连 12 g、吴萸 6 g、川楝子 15 g、延胡索 15 g 组成。吗丁啉片,由西安杨森制药有限公司生产(91 卫药准字 X – 191 号)。治疗方案:治疗组,二金汤每日 1剂,煎成200 mL,每日 3 次,饭前半小时服,疗程 2 ~ 4 周;对照组,吗丁啉片 10 mg,每日 3 次,饭前半小时服,疗程同前。结果:治疗组在改善主症脘腹胀痛、烧心、返酸方面明显优于对照组,对恶心、呕吐、早饱的改善二者无明显差异,中医分型中以肝胃不和组疗效最好。这可能与吗丁啉主要是通过促进肠蠕动、加强胃排空有关,而二金汤具有整体调节精神神经功能,通过促进内源性胃动素的释放,改善胃肠功能障碍,多方面协调治疗功能性消化不良,故能较好地改善患者的临床症状。

(3)尿路结石。苏绍华[5]用复方二金汤治疗尿路结石 110 例,其中男性 76 例,女性 34 例,年龄最小者15 岁,最大者 65 岁,以 20 ~ 50 岁占大多数(占 80%)。所有病例,以腰痛、腹痛、尿血为主症,通过 B 超检查或 X 线腹部平片或静脉肾盂造影,结合尿常规检查,发现结石而确诊。本组病例结石直径均小于 1.0 cm;初发结石99 例,复发结石 11 例,多发结石 15 例,单发结石95 例。在单发结石中,输尿管结石78 例,肾结石10例,膀胱结石7 例。复方二金汤为基本方:金钱草60 g,海金沙 30 g,生白芍 30 g,制延胡索 15 g,三棱 20 g,莪术 20 g,生甘草 3 g。加减:肾和输尿管上段、中段结石宜缓攻,基本方加黄芪 30 g;输尿管下段及膀胱结石宜峻攻,基本方加生大黄 15 g。当出现绞痛或绞痛加重时,患者可单腿跳跃 10 min 左右,以促进结石排出。上述中药每日 1 剂,每剂煎500 mL,分 2 次服,连服 10 日为 1 个疗程。用药最短 3 剂,最长 89 剂,平均30剂。治疗结果:本组 110 例病例中,治愈 88 例,有效 8 例,无效 14 例,总有效率为87%。在治愈的 88 例中,共排出结石94 块,收集到的结石标本 50 块,其中最大者 1.2 cm × 0.7 cm。

2.药理研究

现代研究表明,二金汤具有降低血清一氧化氮和胃窦部肥大细胞数,促进内源性胃动素释放和胃排空,以及镇痛和促进胃肠运动等作用,为其利胆渗湿、理气消胀功效提供了一定的现代阐述。

(1)降低血清一氧化氮和胃窦部肥大细胞数。叶仁群等[6]观察二金汤对功能性消化不良大鼠胃窦部肥大细胞数量和血清一氧化氮的影响,探讨其可能的作用机制。方法:采用不规则进食加稀酸喂养制作大鼠功能性消化不良模型,并随机分成二金汤大剂量组及小剂量组、多潘立酮组、0.85% 氯化钠液(正常)组及模型组,共 5 组,连续给药 28 日后,以硝酸还原酶法测定血清一氧化氮,以中性红染色法对胃窦黏膜肥大细胞进行计数。结果:与正常组相比,模型组大鼠血清一氧化氮和胃窦黏膜肥大细胞计数增多($P < 0.05$)。二金汤大剂量组血清一氧化氮和胃窦部肥大细胞数较模型组显著降低($P < 0.05$),与正常组相仿。结论:二金汤具有降低血清一氧化氮和胃窦部肥大细胞数作用,可能是其治疗功能性消化不良的机制。

(2)促进内源性胃动素释放和胃排空。叶仁群等[7]观察二金汤对大鼠胃排空和胃肠激素的影响,探讨其可能的作用机制。方法:采用不规则进食加稀酸喂养制作大鼠功能性消化不良模型,并随机分成二金汤大剂量组及小剂量组、吗丁啉组、生理盐水组、模型组共 5 组,连续给药 28 日后,检测血浆胃动素和血清胃泌素含量,并以酚红法观察胃排空。结果:与正常组相比,模型组胃排空和血浆胃动素含量显著降低($P < 0.05$),

二金汤大剂量组与吗丁啉组胃排空和血浆胃动素含量比模型组显著升高($P<0.05$);各组血清胃泌素含量无差异($P>0.05$)。结论:二金汤具有促进内源性胃动素释放和胃排空作用,可能是其治疗功能性消化不良的机制之一。

(3)镇痛和促进胃肠运动。叶仁群等[8]探讨二金汤的镇痛作用和对胃肠运动的影响。方法:以不同剂量的二金汤灌胃给药后,观察其对腹腔注射醋酸引起的小鼠扭体反应次数和潜伏期,及对小鼠小肠推进运动的影响。结果:二金汤能明显减少腹腔注射醋酸引起的小鼠扭体反应次数,延长小鼠扭体反应潜伏期,对正常小鼠的小肠运动有明显的推进作用。结论:二金汤具有镇痛和促进胃肠运动的作用。

参考文献:

[1]张文选.温病方证与杂病辨治[M].北京:人民卫生出版社,2007.

[2]刘俊士.古妙方验案精选[M].北京:人民军医出版社,1992.

[3]张太坤,曾兆雄,王春晖.二金汤治疗胆汁反流性胃炎的临床研究[J].中国医学工程,2010,18(1):16.

[4]张光奇,叶仁群.二金汤治疗功能性消化不良48例临床观察[J].贵州医药,2003,27(8):763-764.

[5]苏绍华.复方二金汤治疗尿路结石110例小结[J].江西中医药,2005,36(11):35.

[6]叶仁群,张光奇.二金汤对功能性消化不良大鼠胃窦肥大细胞和血清一氧化氮的影响[J].中国中西医结合消化杂志,2004,12(6):334-336.

[7]叶仁群,张光奇.二金汤对实验性功能性消化不良大鼠胃排空和胃肠激素的影响[J].山东中医药大学学报,2005,29(2):156-158.

[8]叶仁群,张光奇.二金汤镇痛作用和对胃肠运动功能影响的实验研究[J].中南药学,2004,2(1):39-40.

第九节　苦辛温淡宣利湿热通痹法方剂

苦辛温淡宣利湿热通痹法,即由苦、辛、温、淡属性的中药组成,具有清热化湿、宣痹通络功效的治法。主治外感暑湿,邪气内侵,痹阻经脉所致的关节肿胀疼痛,活动不利,肌肉疼痛,口干渴,小便黄,舌红,苔黄腻,脉滑数,或见寒战热炽,骨骼烦疼,舌色灰滞,面目萎黄等症。常用祛湿除痹之防己、薏苡仁,泄热通脉之石膏、桂枝,分消上下湿热之杏仁、白通草、滑石,宣泄血分瘀热之赤小豆皮、连翘等药组成。代表方剂如加减木防己汤、中焦宣痹汤等。

加减木防己汤

【方源】清代吴鞠通《温病条辨》。

【组成】木防己6钱(18 g),桂枝3钱(9 g),石膏6钱(18 g),杏仁4钱(12 g),滑石4钱(12 g),白通草2钱(6 g),薏仁3钱(9 g)。

【服法】水8杯(1600 mL),煮取3杯(600 mL),分温3服。见小效不即退者,加重服,日3夜1(白天服3次,晚上服1次)。

【功用】清暑利湿,宣通经脉,除痹止痛。

　　【主治】适用于暑湿痹。症见关节肿胀疼痛,活动不利,肌肉疼痛,伴口干渴,小便黄,舌红,苔黄腻,脉滑数。

　　【方解】本方所治之证乃因外感暑湿,邪气内侵,痹阻经脉所致。故用防己祛风止痛、行水消肿,用薏苡仁健脾渗湿、除痹止痛,两药合用以祛湿除痹,宣通经络关节之湿热,疗关节肿胀疼痛,活动不利;用石膏泄火解毒、除烦止渴,用桂枝发汗解肌、通脉化饮,两药合用泄热通脉,疗关节红肿,解肌肉疼痛;用杏仁疏利开通、破壅降逆,白通草清热利水通脉,滑石清热解暑通淋,三药共用以分消上下,宣利湿热而除暑湿。诸药合用,共奏清暑利湿,宣通经脉,除痹止痛之功效。

　　本方配伍特点:一是防己配薏苡仁以祛湿除痹。二是石膏配桂枝以泄热通脉。三是杏仁、白通草、滑石同用,以分消上下之湿热。

　　【运用】

　　(1)辨证要点。《温病条辨》称本方为"辛温辛凉复法",是治疗暑湿痹的有效方剂。以肢体关节疼痛肿胀,舌红,苔黄腻为辨证要点。

　　(2)加减变化。风胜则或上或下,四肢游走作痛,加桑叶。湿胜则肿,加萆薢、苍术。寒胜则痛,加姜黄、海桐皮。面赤,口涎自出者,重加石膏、知母。绝无汗者,加羌活、苍术。汗多者,加黄芪、炙甘草。兼痰饮者,加半夏、厚朴、广皮。

　　(3)现代运用。本方现代多用于治疗风湿性关节炎属热湿者。

　　(4)使用注意。凡关节疼痛,喜温喜按,遇冷加重者禁用。

　　【附方】木防己汤(见《金匮要略》):防己9 g,石膏30 g,桂枝6 g,人参12 g。水煎,分2次服。功用:清热益气利水。主治膈间支饮,喘满,心下痞坚,面色黧黑,脉沉紧,得之数十日,医吐下之不愈者。亦治伤后湿热痹证。

　　平痿康复汤(见《常见病的中医治疗研究》):黄菊花10 g,山药15 g,沙参10 g,玄参10 g,当归10 g,白芍10 g,熟地15 g,龟板12 g,桑枝15 g,橘络10 g,丝瓜络10 g,阿胶10 g,地龙10 g。水煎服。功用:清热通络,滋阴养血。主治痿证。症见下肢痿弱不用,头晕目眩耳鸣,腰背痿软,舌红少苔,脉细数。

　　加味二妙散(见《外科大成》):黄柏2 g,苍术3 g,归尾3 g,赤芍3 g,桃仁3 g,天南星3 g,牛膝3 g,胆草3 g,黄芩1.5 g,连翘1.5 g,羌活1.5 g,红花1 g,木通1 g,甘草1 g,金银花6 g。用水1盏,煎8分,加姜汁2匙,食前服。主治:膝肿初起者。

　　【各家论述】《新增温病条辨汤头歌诀》:"鞠通谓'此治痹之祖方也'。四肢游走作痛、肿胀,更近似今风湿病之描述。其加减法亦妙,余临证多用之以取效。其中桑叶,改用桑枝或桑寄生,更合实际。《条辨》汪按:'学者细考本文,可得治热痹之梗概矣。'"

　　《吴鞠通医方精要》:"本方所治证属湿热病邪,侵犯肌肉、经络、关节所致,故治宜清热利湿,宣通经络。方中防己祛经络中湿热;杏仁开宣肺气,肺气开宣则湿化;滑石、通草、薏苡仁清热利湿;桂枝通经活血,疏散风邪;重用石膏清热。诸药合用,共奏清热利湿,宣痹止痛之效。吴氏以本方作为治疗痹证的基础方,然而根据邪之偏盛,提出了诸多加减法,以示门径。所谓'暑湿痹',与宣痹汤证之痹比较而言,二者虽均由湿热所为,但彼者为湿热并重,此证则是热重湿轻。因此,本证除有痹证共有特征外,还具有关节红肿热痛,或有发热,口渴,舌红苔黄腻,脉滑数等症。所以,用加减木防己汤以清热利湿,宣通经络。"

　　【临证举隅】

　　(1)王某,男,15岁。患右踝右膝关节红肿疼痛已半年之久,严重影响活动。伴右脚底抽掣,右肩关节疼痛。大便素来干结,小便黄赤,口干喜饮。舌质红,苔黄腻,脉滑数。血沉为50 mm/h。处方:防己15 g,桂枝10 g,杏仁10 g,滑石15 g,通草10 g,苍术10 g,蚕沙10 g,生石膏30 g,薏苡仁30 g,海桐皮12 g。上方加减服30余剂后,关节疼痛明显减轻,血沉测定为25 mm/h。上方又加赤小豆、金银花各12 g,再服药60余剂,疼痛消失,活动自如,血沉测定为3 mm/h,从此病愈。(选自《温病方证与杂病辨治》中篇)

（2）崔某，男，18岁。患者因两下肢关节肿痛2个月，加重1周，于1983年9月入院治疗。2个月前左踝关节扭伤，后用凉水洗足，次日左踝关节肿胀，相继左膝关节肿痛。经用青霉素、泼尼松、阿司匹林、消炎痛等治疗，未见好转。入院前在某医院查左膝关节腔穿刺液，黄色混浊，李凡他试验（＋＋），多核细胞为48%，淋巴细胞为45%，单核细胞为5%，嗜酸性粒细胞为2%，类风湿因子强阳性，血沉52 mm/h。以"急性类风湿性关节炎"收入病房。查体温37.7℃，恶风，汗出，口干喜饮，膝与踝关节胀痛有热感，小便短赤，舌尖红，苔白少津，脉细数。诊断为风湿热痹。用加减木防己汤治疗：防己20 g，桂枝10 g，生石膏30 g，炒杏仁12 g，滑石30 g，通草6 g，生薏苡仁30 g，苍术10 g，黄柏10 g。水煎服。服药8剂，关节热痛减轻，但体温未降，左膝关节肿痛如故，脉舌同前。此为风邪虽去但湿热稽留，再加利湿清热之品以退热。上方增入青蒿15 g，萆薢15 g，秦艽15 g。服药6剂，体温正常，关节肿痛止，下肢活动自如。查血沉23 mm/h。继服药7剂，痊愈出院。

按：本例系风湿热痹。吴鞠通在《温病条辨》中说："暑湿痹者，加减木防己汤主之。"考木防己汤出自《金匮要略》，原为支饮而设，方由防己、桂枝、石膏、人参4味组成。吴鞠通认为（见《温病条辨·中焦篇》）："痹证总以宣气为主，郁则痹，宣则通也。"遂取其原方辛温（桂枝）、辛凉（防己、石膏）合意，以求两开表里之痹，而不用人参之补，另加杏仁宣气，滑石、通草利湿，薏苡仁滑利关节，组成加减木防己汤。阅《吴鞠通医案》，其中痹证篇所述案例，多为湿热痹而选加减木防己汤治疗。本例病程短，湿热症状明显，与加减木防己汤方义合拍，故选用之。在临床中可加二妙散清热祛湿，加青蒿以使热邪从里达外。萆薢善走下肢，不论湿热或寒湿，皆可应用；秦艽有"风药中之润剂"之称，祛风而不燥，故为医家所喜用。（选自《毛德西临证经验集萃》）

（3）鲁氏，38岁。太阳痹，腰腿痛甚，脉弦迟。治予温通经络。处方：云苓皮15 g，桂枝15 g，片姜黄9 g，生薏苡仁15 g，海桐皮9 g，羌活3 g，防己9 g，公丁香3 g，乳香3 g。煮3杯，分3次服。服药1剂后，去羌活，再服1剂。二诊：太阳痹，腰腿痛甚，因风寒而起，脉弦迟。兹风已化热，右脉洪大，痛未止。议用经热则痹例。处方：生石膏60 g，桂枝18 g，小茴香9 g（炒），云苓皮18 g，杏仁泥15 g，生薏苡仁18 g，防己18 g，片姜黄9 g。煮3杯，分3次服。三诊：太阳痹，与经热则痹例已效。仍宗前法，加利小便，使邪有出路。处方：生石膏60 g，桂枝18 g，生薏苡仁18 g，飞滑石12 g，蚕沙9 g，云苓皮18 g，防己18 g，杏仁泥15 g，小茴香9 g（炒），大黄9 g。煮4杯，分日3夜1共4次服。（选自《吴鞠通医案·痹》卷三）

（4）林某，女，52岁。2005年8月9日初诊。患者经北京某医院诊断为类风湿性关节炎，全身关节肌肉疼痛，肩、肘、腕、指关节痛甚，活动严重受限，汗多怕风，口干欲饮，有时烘热，阵发性突然出汗，心烦易怒，小便频数，口气浊热。舌红赤，苔腻白腐，脉沉弦细滑数。辨为湿热痹加减木防己汤证。处方：粉防己18 g，桂枝15 g，生石膏45 g（先煎），杏仁10 g，飞滑石30 g，通草6 g，生薏苡仁30 g，片姜黄10 g，海桐皮10 g，知母10 g，乌梢蛇10 g，青风藤20 g。服7剂。8月16日二诊：恶寒罢，关节疼痛大为减轻，肢体可灵活运动。脉左沉滞，右沉弦滑数，舌红赤，苔中部黄腻而腐。用上方加草果5 g。服7剂。8月23日三诊：烘热、尿频明显减轻，关节肌肉无明显疼痛，能够自己洗澡，可以做家务，有时疲劳，全身沉。8月22日劳动后肩、膝关节微痛。守法用一诊方减乌梢蛇、青风藤，加红参4 g。服7剂。8月30日四诊：关节未明显疼痛。继续用上方服7剂。其后，患者每周来诊1次，用加减木防己汤法与当归拈痛汤交替使用至2005年12月初，病情稳定，嘱停药观察。（选自《温病方证与杂病辨治》中篇）

（5）王某，女，53岁。2005年11月15日初诊。素有类风湿性关节炎，最近关节痛加重，双肩、上臂、手指关节疼痛难忍，右腿膝关节疼痛不能下蹲。脉浮滑略数，舌偏红赤，苔少。辨为湿热痹加减木防己汤证。处方：粉防己18 g，桂枝10 g，生石膏50 g（先煎），杏仁10 g，滑石30 g，生薏苡仁30 g，通草6 g，海桐皮10 g，片姜黄10 g，蚕沙10 g，知母12 g，青风藤15 g。服7剂。11月30日二诊：服药后疼痛明显减轻。患者照原方自行取7剂药，共服14剂，疼痛得到控制。但自觉心烦，口苦口干，口中有异味。脉弦滑数甚，舌偏红，苔薄白偏干。继续用上方加柴胡20 g，黄芩12 g。服7剂。12月6日三诊：关节痛止，最近因孩子接受中耳炎后鼓膜修补术，担心、紧张，体重下降5 kg，纳差，无食欲，口苦口干。脉弦滑浮数，舌偏红，苔少略白。改用加减木防己汤合小柴胡汤化裁:柴胡24 g,黄芩10 g,清半夏10 g,生姜6 g,炙甘草6 g,党参3 g,粉防己18 g,桂枝10 g,生石膏40 g(先煎),杏仁30 g,滑石30 g,通草6 g,生薏苡仁30 g。服7剂。12月13日四诊:服药1剂即胃口顿开,饭量增多,关节未痛,心微烦。脉浮滑数,左略小,舌偏赤,苔薄白略黄。用三诊方加生栀子10 g,片姜黄10 g,海桐皮10 g。服10剂,以巩固疗效。(选自《温病方证与杂病辨治》中篇)

(6)曹某,男,55岁。患坐骨神经痛,右臀下至大腿后与委中穴处剧痛拘急,不能步履,注射杜冷丁及普鲁卡因穴位封闭法皆不得效。舌绛苔腻,脉弦大。视其白睛带黄,询知小便黄短。辨证为湿热痹。先服芍药甘草汤缓解筋脉拘急,后用木防己12 g,海桐皮12 g,生石膏30 g,薏苡仁30 g,桂枝10 g,杏仁10 g,滑石18 g,木瓜10 g,通草10 g,片姜黄10 g,龙胆草10 g。服药6剂痛减其半。改用苍术10 g,黄柏10 g,木瓜10 g,龙胆草10 g,木通10 g,柴胡10 g,黄芩10 g,知母10 g,槟榔10 g,当归10 g,白芍10 g,防己10 g,车前子10 g,泽泻10 g。服6剂而痛止。(选自《温病方证与杂病辨治》中篇)

【现代研究】

1.临床研究

(1)痛风性关节炎。黄德军[1]以加减木防己汤治疗痛风性关节炎40例,其中男32例,女8例,年龄最大73岁,最小34岁,平均43岁。处方:防己15 g,生石膏30~60 g,桂枝12 g,海桐皮12 g,薏苡仁30 g,通草10 g,滑石15 g,杏仁10 g,姜黄10 g。热甚者,加知母。疼痛剧烈者,加乳香、没药、穿山甲。湿邪盛而小便不利者,加龙胆草、车前子、苍术、黄柏。每日1剂,水煎服。10日为1个疗程。本组40例,服药最少7剂,最多40剂,平均20剂。结果:27例局部症状全部消失,血尿酸钠含量300~400 $\mu mol/L$,随访1~2年无复发,为治愈;11例局部症状全部消失,血尿酸钠含量400~500 $\mu mol/L$,随访1~2年复发1~2次,为好转;2例局部症状无改善,血尿酸钠含量700~900 $\mu mol/L$,为无效。

(2)湿热痹。董其宁[2]运用加减木防己汤治疗湿热痹40例。处方:防己15 g,生石膏30 g,桂枝10 g,海桐皮12 g,薏苡仁30 g,通草6 g,滑石10 g,杏仁10 g,姜黄10 g。每2日1剂,水煎服,每日3次,1个月为1个疗程。红肿重者,加大生石膏用量,可达45~60 g。大便秘结者,加大黄10 g。出现关节红斑者,加金银花15 g、赤小豆15 g、紫草15 g、茜草15 g,以清热解毒,凉血活血。关节疼痛较突出者,加炮山甲10 g、乳香10 g、没药10 g,以活血止痛。疗效标准:治愈——关节红肿热痛消失,结节红斑亦消失,血沉降至正常范围。好转——关节红肿热痛明显好转,红斑未见消失。无效——关节红肿热痛未见好转,红斑未见消失。结果:治愈30例,好转6例,无效4例,总有效率达90%。

(3)类风湿性滑膜炎。李现林[3]运用加减木防己汤内服治疗类风湿性滑膜炎216例,其中男68例,女148例,年龄最小者14岁,最大者68岁。均以加减木防己汤治疗,处方:防己15 g,薏苡仁30 g,生石膏30 g,木通10 g,黄柏10 g,海桐皮10 g,桂枝6 g,独活15 g。水煎服,每日1剂。3个月为1个疗程。结果:临床缓解144例,占66.67%;显效28例,占12.96%;有效24例,占11.11%;无效20例,占9.26%;总有效率为90.74%。结论:加减木防己汤治疗类风湿性关节炎早期疗效满意。

(4)充血性心力衰竭。汪惠斯等[4]观察加减木防己汤对充血性心力衰竭的治疗效果。方法:将94例心功能Ⅱ~Ⅲ级的充血性心力衰竭患者,随机分为治疗组和对照组。对照组予以卧床休息,低盐饮食,吸氧,常规服用利尿剂、硝酸酯类药物及血管紧张素转换酶抑制剂,对于心率过快(大于130次/min)患者加用地戈辛口服。治疗组在对照组治疗的基础上加服加减木防己汤,处方:防己20 g,人参10 g,茯苓25 g,桂枝10 g,桃仁10 g,红花5 g,葶苈子20 g,生姜5 g,大枣4枚。水煎服,每日1剂,疗程为4周。结果:治疗组在总有效率、左心室舒张末期内径、左心室射血分数及24 h动态心电图监测心率改善方面,均明显优于对照组($P < 0.05$)。结论:加减木防己汤为治疗充血性心力衰竭安全、有效的方药。

(5)改善心功能。钱晶等[5]观察加减木防己汤对慢性充血性心力衰竭阳虚血瘀水停证患者B型钠酸肽水平和射血分数的影响。符合入选标准的病例共67例,随机分为治疗组41例,对照组26例。其中男35

例,女32例;年龄46～80岁;心功能Ⅱ级5例,Ⅲ级8例,Ⅳ级54例。两组在性别、年龄、病种、心功能等分布上,经统计学分析,均无显著统计学差异($P > 0.05$),具有可比性。治疗组在常规西医抗心衰治疗基础上,服用加减木防己汤,主要由汉防己15 g、生黄芪60～90 g、人参10～15 g、茯苓30 g、桂枝10 g、三七粉30 g(冲)、葶苈子30 g等组成,浓煎汤剂每次服100 mL,每日2次。对照组只予常规西药抗心衰治疗,包括强心药、利尿剂、硝酸酯类药物、血管紧张素转换酶抑制剂等。疗程14日。统计分析治疗前后患者的左心室射血分数和B型钠酸肽水平。结果:治疗组及对照组均可使入选慢性充血性心力衰竭患者的射血分数升高、B型钠酸肽水平降低,差别具有统计学意义($P < 0.05$),但治疗组较对照组的改变更加显著($P < 0.05$)。结论:加减木防己汤能够提高慢性充血性心力衰竭阳虚血瘀水停证患者的射血分数,从而改善患者心脏的收缩功能;能够降低慢性充血性心力衰竭阳虚血瘀水停证患者的B型钠酸肽水平,从而改善患者心脏的舒张功能。加减木防己汤可以改善慢性充血性心力衰竭阳虚血瘀水停证患者的心功能。

2. 药理研究

对此方的药理研究暂未见报道,对其君药防己的药理作用介绍如下:

(1)对中枢神经系统的作用。吴向群等[6]观察到木防己碱具有抑制小鼠的自主活动,加强戊巴比妥钠及水合氯醛对中枢的抑制作用,拮抗咖啡因与苯丙胺的兴奋作用,推迟出现戊四氮和士的宁致惊厥的潜伏期,延长士的宁致小鼠惊厥后死亡时间。本品尚有镇痛和降温作用,表明木防己碱具有镇静、镇痛、降温等中枢抑制作用。

(2)对实验性矽肺的疗效。第二军医大学学报编辑室报道[7]:木防己碱是自防己科植物中提取的双苄基异喹啉化合物,该校于1978年6月成功地提取了纯品,并对其化学结构、性质等做了鉴定。该校军队卫生教研室于1978年12月起进行了木防己碱对实验性矽肺疗效的研究。初步观察的结果表明:每只大鼠服用木防己碱1～2 mg/次,每周3次,给药60日后,各指标的T/C值为0.45～0.66。经统计学分析,用药组与对照组之间差异非常显著($P < 0.01$)。剖检时,可见染尘2月后的对照组动物,肺脏表面布满大小不等的灰白色病灶,触之甚硬。用木防己碱治疗组动物肺脏表面无任何病灶,触之柔软,无砂粒感。切片检验,对照组动物肺组织之病理变化为互级,给药组仅见散在之尘细胞灶。

(3)清除活性氧自由基。杨海东等[8]首次提取出木防己多糖,并发现其有一定的清除羟自由基和超氧阴离子自由基的作用。

(4)对猫血压的影响。谭建权等[9]报道:麻醉猫5只,依次静脉注射盐酸木防己碱1.25 mg/kg、2.5 mg/kg、5.0 mg/kg、10.0 mg/kg、20.0 mg/kg,血压下降4～8 kPa,血压下降的幅度与剂量有关,5 mg/kg以上剂量均伴有短暂的呼吸抑制。麻醉猫16只,分3组,分别用受体激动剂与拮抗剂等方法处理:第1组用硫酸阿托品、盐酸心得安、六甲双铵、切除双侧迷走神经处理;第2组用去甲肾上腺素处理;第3组用苯海拉明、西咪替丁处理。分析静脉注射盐酸木防己碱降压效应的机理。实验结果证实盐酸木防己碱的降压效应与胆碱能M受体与N受体、肾上腺素能β受体与α受体、迷走神经、H_1与H_2组胺受体以及神经节无关。因此,推测静脉注射盐酸木防己碱的降压效应可能主要与直接扩张血管平滑肌有关。

参考文献:

[1]黄德军.加减木防己汤治疗痛风性关节炎40例报告[J].中医正骨,2006,18(4):63.

[2]董其宁.加减木防己汤治疗湿热痹40例疗效观察[J].云南中医中药杂志,2004,25(4):22.

[3]李现林.加减木防己汤治疗类风湿性滑膜炎[J].四川中医,2004,22(5):57.

[4]汪惠斯,张绪生,张满芝.加减木防己汤治疗充血性心力衰竭临床研究[J].湖南中医学院学报,2005,25(1):30-31.

[5]钱晶,崔艳静,齐文升.加减木防己汤对慢性充血性心力衰竭阳虚血瘀水停证患者BNP及EF值的影响[J].北京中医药,2011,30(8):567-569.

[6]吴向群,袁惠南.木防己碱对中枢神经系统影响的实验观察[J].中国药理学通报,1986,2(1):34.

[7]第二军医大学学报编辑室.木防己碱对实验性矽肺疗效显著[J].第二军医大学学报,1980(3):79.

[8]杨海东,陈艳梅,刘淑芬,等.木防己多糖的组成及其清除活性氧自由基的作用[J].河北北方学院学报(医学版),2005,22(2):6-8.

[9]谭建权,竺正绪,郑成之,等.盐酸木防己碱对猫血压的影响[J].第二军医大学学报,1983,4(3):171-176.

中焦宣痹汤

【方源】清代吴鞠通《温病条辨》。

【组成】防己5钱(15 g),杏仁5钱(15 g),滑石5钱(15 g),连翘3钱(9 g),山栀3钱(9 g),薏苡5钱(15 g),醋炒半夏3钱(9 g),晚蚕沙3钱(9 g),赤小豆皮3钱(9 g)。赤小豆乃五谷中之赤小豆,味酸肉赤,凉水浸取皮用。非药肆中之赤小豆,药肆中之赤小豆乃广中野豆,赤皮蒂黑肉黄,不入药者也。

【服法】水8杯(1600 mL),煮取3杯(600 mL),分温3服。痛甚者,加片子姜黄2钱(6 g),海桐皮3钱(9 g)。

【功用】清化湿热,宣痹通络。

【主治】适用于湿痹。症见湿聚热蒸,蕴于经络,寒战热炽,骨骼烦疼,舌色灰滞,面目萎黄者。

【方解】患者舌苔灰滞、目睛发黄,乃湿热所致;寒战发热,说明邪在经络;骨节疼痛,说明湿热痹阻不通。若只用利湿之药,而不知循经入络,则疗效不佳。故本方用防己急走经络之湿,杏仁开肺气之先,连翘清气分之湿热,赤小豆皮清血分之湿热,滑石利窍而清热中之湿,山栀肃肺而泄湿中之热,薏苡仁淡渗而主挛痹,半夏辛平而主寒热,蚕沙化浊道中清气。痛甚者,加片子姜黄、海桐皮,以宣络止痛。

本方配伍特点:一是防己配薏苡仁以宣通经络湿邪。二是赤小豆皮合杏仁、连翘,以宣泄血分瘀热。

【运用】

(1)辨证要点。《温病条辨》称本方为"苦辛通法",是治疗湿痹的有效方剂。以骨节烦疼,舌苔灰滞,面目萎黄为辨证要点。

(2)加减变化。热重于湿者,重用山栀、连翘、滑石。湿重于热者,蚕沙、半夏、薏苡仁加量。痛甚者,加片子姜黄、海桐皮,以宣络止痛。若湿浊甚者,可加苍术、藿香、佩兰、菖蒲之属增强燥湿化浊作用。

(3)现代运用。本方治疗急性风湿热,或急性风湿性关节炎疗效甚捷。对于关节红肿疼痛,发烧头痛,纳差腹满,脉数,舌苔黄腻,血沉升高,抗链球菌溶血素O也明显升高的风湿病患者,加苍术、黄柏、忍冬藤等,可使症状很快消失,血沉及抗链球菌溶血素O下降。

(4)使用注意。寒湿痹阻经络所致之关节疼痛禁用。

【附方】上焦宣痹汤(见《温病条辨》卷一):枇杷叶6 g,郁金4.5 g,射干3 g,白通草3 g,淡豆豉4.5 g。功用:苦辛通阳,轻宣肺痹。主治太阴湿温,气分痹郁而哕者。应用:呃逆;胸痛;喉痹,症见咽中不爽,常有异物梗阻感。

【各家论述】《温病条辨》:"本方谨遵《内经》'风淫于内,治以辛凉,佐以苦甘;热淫于内,治以咸寒,佐以甘苦'之剂,又宗喻嘉言芳香逐秽之说,用东垣清心凉膈散,辛凉苦甘。病初起,且去入里之黄芩,勿犯中焦;加银花辛凉,芥穗芳香,散热解毒;牛蒡子辛平润肺,解热散结,除风利咽,皆手太阴药也。此方之妙,预护其虚,纯然清肃上焦,不犯中下,无开门揖盗之弊,有轻以去实之能,用之得法,自然奏效。"

《成方便读》:"银翘散,治风温温热,一切四时温邪。病从外来,初起身热而渴,不恶寒,邪全在表者。故以辛凉之剂,轻解上焦。银花、连翘、薄荷、荆芥,皆辛凉之品,轻扬解散,清利上焦者也。豆豉宣胸化腐,牛蒡利膈清咽,竹叶、芦根清肺胃之热而下达,桔梗、甘草解胸膈之结而上行,此淮阴吴氏特开客气温邪之一端,实前人所未发耳。"

《上卿济生录》:"我行医东南沿海,所见热痹甚多。《温病条辨》谓:'寒痹势重而治反易,热痹势缓而治反难。'的确如此,缘由何在? 因寒邪遇辛温则散,而湿热之邪,湿聚热蒸,蕴于经络,粘腻难解。吴鞠通中焦宣痹汤为热痹而设,用之得法,多能取效。"

【临证举隅】

(1)杨某,男,25 岁。患者系渔民,因台风侵袭,为抢救船只,大汗淋漓,上岸后即入溪中洗澡,随后头疼身痛,恶寒发热,服银翘散、香苏饮、安乃近,并注射青链霉素等 5 日无效。症见全身肿痛不能转侧,肿胀按之即起,项背强直,身热不恶寒,但欲衣被,无汗,面色淡黄,口干不欲饮,食欲不振,大便不爽,小便黄,舌淡红,苔灰滞,脉沉数。证属湿热蕴蓄气分之热痹。治宜清热利湿,行气宣痹。方用宣痹汤去山栀,加细辛:防己 15 g,滑石 15 g,薏苡仁 15 g,姜黄 15 g,杏仁 21 g,半夏 10 g,蚕沙 10 g,赤小豆皮 10 g,海桐皮 10 g,细辛 3 g。水 8 杯,煮取 3 杯,分 3 次温服。服 3 剂。二诊:药后微汗出,身热肿痛均减,二便通畅,灰苔退,脉和缓,但心烦不寐。守上方去细辛,加山栀 10 g 清热除烦。服 3 剂。三诊:肿痛尽消,项舒,能起坐饮食。继进药数剂而愈。(选自《桐山济生录》)

(2)叶某,男,38 岁。劳动时大汗口渴,饮冷水 2 碗而汗收。逾月余,渐觉胸脘痞闷,呕吐酸水数次,心烦不安,身体重痛,四肢浮肿。当地医院予止痛剂和利尿剂,只能暂时缓解,过后复发,每况愈下,病已旬余,于1979 年 5 月 3 日转中医治疗。症见身体重痛,行动困难,四肢浮肿,按之没指,体温38.2~39 ℃,无汗,口渴饮少,腹微胀,大便 5 日未行,小便黄,舌淡胖,苔灰腻,脉濡革。证属湿蕴化热,脾胃不运,水湿内停。治宜清热化湿,健运中焦,利水消肿。方用宣痹汤去滑石、连翘,加苍术、白术:防己 15 g,杏仁 15 g,赤小豆 15 g,海桐皮 15 g,薏苡仁 30 g,白术 60 g,苍术 40 g,半夏 10 g,蚕沙 10 g,山栀 10 g,姜黄 10 g。水炖分 4 次服。药进3 剂,肿痛缓解,二便通畅。连服药 20 余剂而愈。(选自《桐山济生录》)

(3)张某,男,48 岁。患者系农民,经常出没于雨露之间,下肢曾跌伤,常每阵发疼痛,此次疼痛缓解后,即下田刈稻,次日寒战发热(体温 39~39.8 ℃),两脚痹痛,不能行走。口服激素、安乃近等,仅可缓解一时。1982 年 5 月 7 日前来诊治。查见面色晦暗,目眶紫黑,指甲、口唇微绀,两足痹痛拒按,青筋显露,肌肉略瘦,发热不恶寒,但欲厚衣被,无汗,口渴饮少,心烦少寐,大便数日未行,小便短赤,舌质紫,苔灰,脉沉涩。此属瘀血阻络,水湿侵袭,郁久化热,湿热瘀血蕴结之证。瘀血不去,经脉难通,湿热之邪亦难清化。因此,一方面自当清热化湿,另一方面还得活血行瘀。方用宣痹汤去滑石,加桃仁:防己 15 g,杏仁 15 g,赤小豆 15 g,桃仁15 g,薏苡仁 15 g,半夏 10 g,姜黄 10 g,栀子 10 g,蚕沙 10 g。服药 2 剂后身热痹痛减轻,二便通畅。继进药月余而愈。(选自《桐山济生录》)

(4)顾某,女,28 岁。1978 年 7 月 13 日初诊。主诉身酸乏力伴恶心 1 周。患者 1 周来自觉全身酸楚,四肢乏力,胸闷恶心,恶寒发热。初按感冒治疗 3 日,寒热不解,饮食减少,右胁疼痛,腹胀厌油腻,溲赤便干。体温 37 ℃,舌苔白腻、根微黄,脉弦稍数。尿化验:血胆红素(+ + +)。肝功能检查:黄疸指数 12U,谷丙转氨酶 160U,麝香草酚浊度试验 16U,脑絮(+)。辨证为外有寒邪,里有湿热。证属黄疸病中的阳黄。治以利湿消黄,兼解表邪。方用宣痹汤加减:杏仁 10 g,滑石 10 g,连翘 10 g,防己 10 g,茵陈 15 g,车前子 15 g,山栀10 g,制半夏 10 g,蚕沙 10 g,薏苡仁 15 g,麻黄 5 g,赤小豆 20 g。水煎服,每日 1 剂。另用肝炎冲剂、板蓝根冲剂各 1 包,日服 2 次,交替服用。服药 5 剂,黄疸渐退。宗原方去麻黄,连服药 25 剂,黄疸消除,诸症消失,肝功能正常。[选自《中国现代名中医医案精华(四)》]

(5)温某,男,42 岁。患者系农民,因生产繁忙,人感疲乏,自服红参炖冰糖后,气憋欲喘,骨节痹痛,身热(体温 38~39 ℃)。胸透示双肺纹理增粗。拟(诊):①支气管炎;②风湿热。注射青链霉素,服小青龙汤、杏苏散等治疗 10 余日,未见好转。症见骨节痹痛,按之尤甚,气憋欲喘,卧蚕浮肿,身热无汗,不恶寒,欲厚衣,口干不欲饮,即饮亦嗜热水,纳少,心烦少寐,噩梦纷纭,大便不爽,小便黄,舌淡红,苔黄腻,脉浮滑。证属湿热蕴结,痰饮内扰。治当以清热祛湿,化痰通络。方用宣痹汤去赤小豆加陈皮:防己15 g,杏仁15 g,半夏15 g,海桐皮15 g,滑石15 g,蚕沙10 g,山栀10 g,陈皮10 g,姜黄10 g。服2剂。二诊:药后咳嗽痰饮甚多,余症同前。因湿性黏腻,再加痰饮内扰,不能立即解除,原方再进3剂。三诊:仍咳出痰饮甚多,二便通畅,气息平稳,然痹痛未减。继原方去陈皮,加远志30 g,因陈皮不能化经络之痰。药后痹痛减轻。守原方连服10余剂而安。(选自《桐山济生录》)

(6)陈某,女,26岁。2005年8月6日初诊。患者经北京某医院诊断为强直性脊柱炎,髋关节僵硬疼痛,手指发麻,腰与下肢发凉,每晚睡觉时必须用毛巾被裹住腰髋方适,肩背疼痛,难以转侧。舌淡红,苔白偏腻,脉沉滑略数。辨为葛根汤合桂枝芍药知母汤证。处方:葛根20 g,炙麻黄8 g,桂枝10 g,白芍15 g,炙甘草6 g,生姜10 g,知母12 g,炮附子8 g,生白术15 g,防风10 g,生石膏45 g(先煎)。服7剂。8月13日二诊:服药后疼痛减轻,但汗出较多,时胃脘痞胀。素有痔疮,大便干则疼痛。脉沉细滑数,舌红,苔白偏腻。辨为湿热痹中焦宣痹汤证。处方:粉防己18 g,杏仁12 g,飞滑石30 g,连翘15 g,生栀子10 g,半夏10 g,生薏苡仁30 g,蚕沙10 g,丹参30 g,片姜黄10 g,海桐皮10 g,生石膏40 g(先煎),酒大黄5 g。服7剂。8月20日三诊:汗出减少,疼痛得到控制,关节无明显疼痛,每日早晨可以跑步运动,大便通畅,痔疮未痛。脉沉细滑数,舌边尖红,苔黄白相间略腻。继续用二诊方去大黄,加赤小豆30 g。服7剂。8月27日四诊:髋及肩关节无明显疼痛,自觉消化欠佳,有时腹胀。脉沉细滑略数,舌红,苔黄白相间略腻。三诊方减石膏,加苍术10 g。服7剂。9月10日五诊:腹胀消失,关节未痛。继续用四诊方7剂。此后用中焦宣痹汤与《医宗金鉴》中的加味苍柏散交替使用,调治至11月26日,病情稳定,再未出现明显疼痛,嘱停药观察。(选自《温病方证与杂病辨治》中篇)

【现代研究】

1.临床研究

(1)急性痛风性关节炎。张勇[1]以加味中焦宣痹汤治疗急性痛风性关节炎50例,其中男48例,女2例;年龄21～48岁,其中21岁1例,22～37岁5例,38岁3例,39～48岁41例。50例中,属反复发作者38例,初次发作者12例。本次发作病程最长12日,最短7日,平均病程9日。已经过解热止痛西药治疗的21例(其中18例有胃肠道反应或血象受影响),其余29例未经过任何药物治疗。治疗基本方:防己10 g,杏仁10 g,滑石10 g,连翘10 g,山栀10 g,半夏10 g,制乳香10 g,炒甲珠10 g,川牛膝10 g,赤芍10 g,赤小豆30 g,金银花30 g,薏苡仁15 g,蚕沙15 g(包煎),丹参15 g。发热较剧,血象升高明显者,加生石膏30 g,生青蒿12 g。胃纳较差或素有胃疾者,上方蚕沙减至10 g,另加木香10 g,鸡内金15 g。每日1剂,水煎分3次服。治疗结果:50例患者服药后,显效41例,好转9例,全部有效。本组病例服药最短5日,最长9日,平均服药7日,并且均未出现胃肠道反应及影响血象的不良反应。

(2)痿痹。曾万玲等[2]运用吴氏中焦宣痹汤治痿痹患儿18例,其中男孩15例,女孩3例;年龄最大者9岁,最小者1.5岁;城镇患儿1例,乡村患儿17例;病程最长者2个月,最短7日。所有患儿均以下肢疼痛,不能站立,经西医确诊为多发性神经炎,西药治疗无效后就诊中医。其中1例病前高热(体温39.3 ℃),1例病发于菌痢后,其余病例均无明显外感史而突然发病。起病后,双下肢均疼痛不能站立者10例,剧烈疼痛伴肌肉痿软者4例。双下肢疼痛,左重于右者5例,右重于左者3例。所有患儿均无脑膜刺激征,血白细胞计数,仅2例轻度增高,达12.0×10^9/L,余无明显变化。治疗方法:基本方以中焦宣痹汤(防己、杏仁、滑石、连翘、山栀、薏苡仁、半夏、蚕沙、赤小豆)加减,常加药物有姜黄、乳香、没药、海桐皮。在内服中焦宣痹汤的同时,用嫩桑枝500 g煎水,先熏后洗,每日2次。治疗结果:18例全部治愈(疼痛消失,行步如常),治愈时间15～35日。

2. 药理研究

对此方的药理研究暂未见报道,对其主要药物的药理作用介绍如下:

(1)防己。药理研究表明,防己具有镇静、镇痛、降温等中枢抑制作用,以及治疗实验性矽肺、清除活性氧自由基、降低猫血压等作用[3-6]。

(2)连翘。连翘具有抗菌、抗病毒、抗炎、止血、抗内毒素、抑制弹性蛋白酶活力、抑制环磷酸腺苷磷酸二酯酶活力及解热、保肝、镇吐、利尿、镇痛、抗过敏等作用[7]。

(3)山栀。山栀具有利胆退黄、促进胰腺分泌、解热、抑菌、镇静、降压、促凝血、抑制胃酸、泻下及加速软组织愈合等作用[8]。

(4)薏苡仁。薏苡仁具有抗肿瘤、抑制骨骼肌收缩、增强体液免疫、降血糖、诱发排卵及镇痛、解热、抗炎等作用[9]。

(5)半夏。半夏具有抗心律失常、抗肿瘤、抗早孕、减少胃酸、抗胃溃疡、降血脂、镇吐(制半夏)、催吐(生半夏)、镇咳等作用[10]。

(6)蚕沙。蚕沙具有较高的营养价值,并有促进骨髓造血、保肝、促进创伤愈合、抗溃疡、抗肿瘤等作用[11]。

参考文献:

[1]张勇.加味中焦宣痹汤治疗急性痛风性关节炎50例[J].四川中医,1999,17(2):32-33.

[2]曾万玲,刘刚.吴氏中焦宣痹汤治痿痹18例[J].江西中医药,2000,31(2):28.

[3]吴向群,袁惠南.木防己碱对中枢神经系统影响的实验观察[J].中国药理学通报,1986,2(1):34.

[4]第二军医大学学报编辑室.木防己碱对实验性矽肺疗效显著[J].第二军医大学学报,1980(3):79.

[5]杨海东,陈艳梅,刘淑芬,等.木防己多糖的组成及其清除活性氧自由基的作用[J].河北北方学院学报(医学版),2005,22(2):6-8.

[6]谭建权,竺正绪,郑成之,等.盐酸木防己碱对猫血压的影响[J].第二军医大学学报,1983,4(3):171-176.

[7]王晓光.常用中药药理研究与临床新用[M].北京:人民军医出版社,2006.

[8]沈丕安.中药药理与临床运用[M].北京:人民卫生出版社,2006.

[9]谭兴贵.薏苡仁[M].天津:天津科学技术出版社,2010.

[10]王和权.防治肺脏疾病的中药药理与临床[M].北京:中医古籍出版社,2006.

[11]巨君芳,魏克民.蚕砂的古代应用与现代研究概况[J].浙江中医杂志,2006,41(11):672-673.

第十节　宣通经络湿热瘀滞法方剂

宣通经络湿热瘀滞法,即由祛风胜湿、宣通脉络、破滞散瘀属性的中药组成,具有宣通经络湿热瘀滞功效的治法。适用于湿热夹风侵入经络所致的口噤,四肢牵引拘急,甚则角弓反张,神志昏迷等症。常用清热定惊通络之地龙,通经活络、宣痹止痛之丝瓜藤、海风藤,祛风胜湿之秦艽、威灵仙,活血通络之地鳖虫、鳖甲、穿山甲、僵蚕、桃仁,疏散肝木、畅达气机之柴胡等药组成。代表方剂如薛氏地龙二藤汤、薛氏加减三甲散等。

薛氏地龙二藤汤

【方源】清代薛雪《湿热病篇》。

【组成】鲜地龙(10 g),秦艽(10 g),威灵仙(10 g),滑石(15 g),苍耳子(6 g),丝瓜藤(15 g),海风藤(10 g),酒炒黄连(6 g)。

（说明：原方无方名及剂量,根据张文选《温病方证与杂病辨治》补入。）

【服法】用水 1 L,煮成 400 mL,分 2 次服。

【功用】祛风通络止痉。

【主治】适用于湿热证,三四日即口噤,四肢牵引拘急,甚则角弓反张,此湿热侵入经络脉隧中。

【方解】本方所治为湿热夹风侵入经络之证。其特点是病初三四日即口噤肢急,说明病非湿热化火动风发痉,而是外邪走窜经络,筋脉拘挛所致。故治用秦艽、威灵仙、苍耳子、地龙、丝瓜藤、海风藤祛风胜湿、宣通脉络,滑石、黄连利湿清热。本证名为湿热证,实质上是以风湿侵入经络的见证为主,乃湿邪挟风者。风为木之气,风动则木张,乘入阳明之络则口噤,走窜太阴之经则拘挛。故药不独胜湿,重用息风,一则风药能胜湿,二则风药能疏肝也。选用地龙及诸藤者,欲其宣通脉络耳。

本方配伍特点:一是用鲜地龙,清热,定惊,通络。二是用藤类药之丝瓜藤、海风藤,通经活络,宣痹止痛。

【运用】

(1)辨证要点。本方是治疗肝风内动,筋脉拘挛的有效方剂。以手足抽搐,肌肉痉挛为辨证要点。

(2)加减变化。寒湿阻滞,关节肿痛者,加制川乌、桂枝、乌梢蛇、薏苡仁以除湿通络,佐淫羊藿、鹿衔草、鸡血藤以益肾壮骨,养血祛风。痰凝阻络,关节僵硬变形者,加红花、桃仁、僵蚕、地鳖虫以祛痰化瘀,佐巴戟天、蜂房、骨碎补以补肾壮骨,通经散结。正虚邪恋,骨弱筋挛者,加当归、熟地、肉苁蓉、鹿角胶以益肾健骨,佐全蝎、蜈蚣以搜络祛风。

(3)现代运用。本方临床应用于风湿热痹阻经络,例如痛风、三叉神经痛、类风湿性关节炎、强直性脊柱炎等。

(4)使用注意。凡营阴亏损、筋脉失养所致的筋脉拘急,禁用本方。

【附方】二藤汤(见《中医药学报》1988 年第 6 期):雷公藤30 g,海风藤30 g。水煎服。主治类风湿性关节炎。临床治疗类风湿性关节炎病例,服药 1.5～5 个月,结果:临床治愈(症状及体征消失,化验结果正常)共 5 例,占 12.5%;显效(关节肿痛明显减轻,晨僵时间缩短,血沉正常或稍高,类风湿因子阴性)共 24 例,占60%;好转(关节肿痛减轻,晨僵有所改善,血沉比以前有所下降,类风湿因子阴性或阳性)9 例,占22.5%;无效(症状、体征及化验检查与治疗前比较无改善或加重)2 例,占 5%。本组总有效率达 95%。

【各家论述】章虚谷:"十二经络皆有筋相连系,邪由经络伤及于筋,则瘛疭拘挛,角弓反张。筋由肝所主,故筋病必当舒肝也。"

王孟英:"地龙殊可不必,加以羚羊、竹茹、桑枝等亦可。"

吴锡璜:"热病用升提药尤易致此。地龙、秦艽既有未合,凡甘菊、羚羊、竹茹、桑枝、菖蒲、川贝、银花、天竺、连翘均可加入。"

张文选:"薛氏地龙二藤汤重在治疗湿热侵入经络脉隧所引起的痉挛、拘急、疼痛等病证,是一首通经络、除痉挛、止痹痛的良方。"

【临证举隅】

(1)于某,男,32 岁。时值盛夏,于水田作业,突感口噤不能开,继则四肢牵引拘急,汗出粘衣,胸闷脘痞,纳差泛恶。延医竟用芳香辟秽诸法,旬日未见少减。查见舌苔黄腻,脉濡。辨证属湿热侵犯经络脉隧,肝风内动。方用薛氏胜湿息风方加减:鲜地龙 15 g,薏苡仁 30 g,秦艽 12 g,威灵仙 10 g,滑石 18 g,苍耳子 3 g,丝瓜络 15 g,海风藤 10 g,酒炒黄连 9 g,蚕沙 12 g。药服 3 剂,四肢拘急减轻。守方续服 6 剂,苔腻渐化,口噤诸症悉除。转手调理脾胃以巩固。(选自《刘渡舟医学全集》)

(2)罗某,男,66 岁。1999 年 5 月 20 日初诊。患痛风半年,右手大拇指与腕关节结合处红肿疼痛,大便不爽,每日 1 次,小便黄,舌红偏绛,脉沉细。辨证属湿热夹风阻滞阳明经。方用薛氏地龙二藤汤加减:秦艽 10 g,地龙 10 g,鸡血藤 15 g,桑枝 10 g,海风藤 10 g,钩藤 15 g,防己 10 g,大黄 1.5 g,黄芩 4 g,黄连 4 g,生地 10 g,当归 10 g,藏红花 1 g。服 7 剂。5 月 27 日二诊:服药后红肿疼痛明显减轻。继用上方 7 剂。此后,以上方与《金匮要略》中治疗溢饮的大青龙汤交替使用,坚持治疗月余,肿痛消失[1]。

(3)芦某,女,42 岁。1999 年 7 月 8 日初诊。患者右侧鼻根与上唇交界处阵发性刺痛,疼时向右耳部放射,以至牵扯右半侧面部疼痛,吞咽唾沫则引发疼痛,且颈部不舒,大便干燥,每 2 日 1 次,舌红苔黄。方用薛氏地龙二藤汤加减:秦艽 10 g,海风藤 10 g,丝瓜络 10 g,地龙 10 g,忍冬藤 16 g,黄连 6 g,大黄 4 g,黄芩 10 g,栀子 10 g,牡丹皮 10 g,当归 15 g,白芍 20 g,炙甘草 4 g,羚羊角粉 1.8 g(分冲),柴胡 12 g,葛根 15 g,白芷 5 g,生石膏 30 g,龙胆草 10 g,钩藤 15 g,羌活 3 g。服 7 剂。服药后疼痛缓解。上方再加漏芦 10 g。继服药 7 剂,疼痛得到控制[1]。

(4)李某,男,36 岁。2005 年 5 月 10 日初诊。患者经北京某医院确诊为类风湿性关节炎,双手指关节肿胀疼痛,腕、肘、肩、膝、踝关节游走性痛,晨僵,曾用附子乌头剂、麻黄剂、祛风胜湿蠲痹方不能止疼。心烦急躁,大便溏,口气浊,舌绛赤,苔黄白相间而厚腻,脉弦劲略数。因僵硬明显,湿热蕴郁深重,故用薛氏地龙二藤汤化裁:地龙 15 g,秦艽 10 g,威灵仙 10 g,桑枝 30 g,苍耳子 6 g,丝瓜络 15 g,海风藤 10 g,黄连 8 g,忍冬藤 15 g,当归 15 g,藏红花 1 g,石见穿 10 g,青风藤 15 g。服 7 剂。5 月 17 日二诊:关节疼痛减轻,晨僵也减。舌赤,苔黄白相间略腻,脉弦略数。上方加乌梢蛇 10 g,络石藤 15 g。服 7 剂。5 月 24 日三诊:关节疼痛、晨僵再减。一诊方去藏红花、苍耳子、青风藤,加木瓜 10 g,徐长卿 10 g。服 7 剂。后用三诊方与当归拈痛汤交替使用,治疗 2 个月,关节痛、晨僵得到控制[1]。

【现代研究】

1. 临床研究

张文选报道[1],刘渡舟用薛氏地龙二藤汤加减治疗湿热在经,肝风内动证,并常用本法治疗湿热阻滞经络,引动肝风,经络肌肉痉挛、疼痛的病证。张文选在临床上常用此方治疗类风湿性关节炎、强直性脊柱炎等风湿性疾病,认为薛氏地龙二藤汤重在治疗湿热侵入经络脉隧所引起的痉挛、拘急、疼痛等病证,是一首通经络、除痉挛、止痹痛的良方。

2. 药理研究

对此方的药理研究暂未见报道,对其主要药物的药理作用介绍如下:

1)地龙

(1)解热。地龙中的蛋白质经加热或受酶的作用分解后有解热作用,其作用的成分是蚯蚓解热碱。其中地龙水浸剂的作用较氨基比林、盐酸奎宁温和,与氨基比林同用,解热作用迅速。其解热机理是影响体温调节中枢,使散热增加[2]。

(2)镇静、抗惊厥。地龙热水浸液、醇浸液对小鼠及兔均有镇静作用;对戊四唑或咖啡因引起的惊厥及电惊厥均有对抗作用,能使惊厥发生的潜伏期延长,使惊厥发生率和死亡率明显下降。但对士的宁引起的小鼠惊厥无效,因士的宁主要作用于脊髓,故认为地龙抗惊厥的作用部位可能在脊髓以上,抗惊厥作用的成分可能与琥珀酸有关[2]。

(3)抗组胺、平喘。动物实验证明,地龙有显著的舒张支气管作用,并能对抗组胺及毛果芸香碱引起的支气管收缩。该药止喘的有效成分是琥珀酸、次黄嘌呤,其中琥珀酸的作用大于次黄嘌呤[2]。

(4)改善血液流变学和抗血栓。分别给家兔静脉注射 1 mg/kg、2mg/kg 地龙冻干粉针,5 min 后采血检测发现可显著降低家兔血浆黏度、全血高切黏度、全血低切黏度。2 mg/kg 剂量还能降低红细胞压积,减小血沉指数和红细胞刚性指数。

(5)降压。分别给小鼠灌服20 g/kg、40 g/kg地龙水煎液,连续7日,可显著降低小鼠血清血管紧张素转换酶活性,对小鼠血糖浓度无影响[3]。

(6)抗组织纤维化和细胞增殖。给由四氯化碳、花生油所致的实验性肝纤维化大鼠灌服25 mg/kg、50 mg/kg地龙2号提取活性成分(主要成分为蚯蚓纤溶酶和蚯蚓胶原酶),连续8周,大鼠血清肝纤维化指标透明质酸和层粘连蛋白显著降低,病理学观察显示肝纤维化程度、肝细胞损害均明显减轻[4]。

(7)保护脑神经细胞。给大鼠灌服相当于生药1 g/kg、4 g/kg的地龙水提取液,14日后能显著减轻大鼠大脑局灶性脑缺血再灌注损伤所致大脑皮层水肿、充血,改善神经元的形态结构,并能降低大脑皮层损伤后的caspase-3蛋白表达,降低神经元凋亡[5]。

(8)促进免疫。由Sephadex G-25凝胶和DEAE-Sephadex A-25阴离子交换剂分离得的3种活性地龙肽T、A、B体外能不同程度地增强小鼠巨噬细胞吞噬功能[6];地龙肽T、A可显著提高自然杀伤细胞活性,并与IL-2有协同作用;地龙肽T、A、B可拮抗地塞米松、环磷酰胺等免疫抑制剂对自然杀伤细胞的抑制作用[7]。

(9)兴奋子宫平滑肌。地龙对离体和在体、已孕和未孕动物的子宫平滑肌均有兴奋作用,当剂量增大时,子宫平滑肌呈痉挛性收缩[2]。

2)丝瓜藤

(1)抗菌。丝瓜藤粉煎剂与酒精浸剂对呼吸道常见细菌有较弱抑制作用,对肺炎球菌作用稍强,丝瓜藤鲜汁无抑菌作用。

(2)抗病毒。丝瓜藤提取物对小白鼠感染乙脑病毒以及对组织培养细胞感染滤泡性口腔炎病毒有明显的预防作用,实验证明其是核酸类的干扰素诱生剂[8]。

(3)止咳祛痰。小鼠口服丝瓜藤煎剂、丝瓜藤鲜汁及丝瓜藤的甲醇提取物都有一定的止咳作用。小鼠口服丝瓜藤的甲醇提取物,有明显增加呼吸道排泌酚红的作用(酚红法)。

3)海风藤

(1)抑制血小板活化因子。马迎等[9]先后从海风藤中分离得到了9种拮抗血小板活化因子的活性成分。王伟等[10]研究发现海风藤醇提取物对血小板活化因子诱导血小板聚集有剂量依赖性抑制作用。

(2)抗炎和镇痛。孙绍美等[11]对海风藤及其3种代用品的药理作用进行了比较研究,结果表明,海风藤的抗炎和镇痛作用最强。

(3)保护局部缺血组织。史留斌等[12]报道了海风藤酮在肝脏缺血再灌注中的保护作用。研究表明,海风藤木脂素类成分对脑缺血组织有保护作用,海风藤酮可明显改善缺血区局部脑血流,增加脑缺血再灌注期脑组织的超氧化物歧化酶活性,明显减轻缺血脑组织水肿及神经元的坏死;可明显抑制脑缺血再灌注期脑磷脂酶A2活性及自由基的形成[13]。

(4)对生殖系统的作用。肖君刚等[14]对妊娠小鼠进行研究,发现海风藤酮有抗着床作用。余书勤等[15]应用毛细管穿透、低渗肿胀试验及精子跨膜移动试验测定了海风藤酮对血小板活化因子促精子运动及稳定膜功能的拮抗作用。

(5)抗氧化活性。沈传勇等[16]用自旋捕捉与自旋标记电子顺磁共振法研究发现海风藤酮具有一定的抗氧化能力[17]。

参考文献:

[1]张文选.温病方证与杂病辨治[M].北京:人民卫生出版社,2007.

[2]王本祥.现代中药药理学[M].天津:天津科学技术出版社,1997:1104.

[3]潘敏娟,赵阳春,毛水龙.地龙对小鼠血管紧张素转换酶活性的影响[J].浙江中西医结合杂志,2006,16(11):667-668.

[4]陆亚琴,刘顺英,陈洪,等.地龙2号抑制大鼠肝纤维化的研究[J].胃肠病学和肝病学杂志,2004,13(3):225-227.

[5]李青,肖移生,侯吉华,等.地龙抗大鼠大脑局灶性脑缺血诱导的凋亡研究[J].江西中医学院学报,2010,22(2):63-66.

[6]傅炜昕,李建华,董占双,等.免疫活性地龙肽的制备及其对小鼠巨噬细胞活性的影响[J].微生物学杂志,2008,28(1):36-40.

[7]傅炜昕,董占双,李铁英,等.免疫活性地龙肽的制备及其对小鼠NK细胞活性的影响[J].中国医科大学学报,2007,36(6):650-652.

[8]许兆祥,李苗琴,曲凤珍.丝瓜藤提取物对机体和体外细胞的抗病毒感染效果[J].中西医结合杂志,1987,7(7):421.

[9]马迎,韩桂秋,王银叶.海风藤中有PAF拮抗活性的苯骈呋喃类新木脂素[J].药学学报,1993,28(5):370-373.

[10]王伟,刘洋,周清明,等.海风藤醇提取物对血小板活化因子诱导血小板聚集作用的初步研究[J].卒中与神经疾病,2000,7(4):193-195.

[11]孙绍美,於兰,刘俭,等.海风藤及其代用品药理作用的比较研究[J].中草药,1998,29(10):677-679.

[12]史留斌,陈怀仁,杨建中,等.肝脏缺血-再灌注损伤中血小板激活因子致伤作用的实验研究[J].中国危重病急救医学,1996,8(8):457-460.

[13]王伟,董为伟.PAF受体拮抗剂海风藤酮脑保护作用的实验研究[J].卒中与神经疾病,1996,3(1):8-12.

[14]肖君刚,李惠,刘斌.海风藤酮对小鼠胚卵着床的影响[J].北京医科大学学报,1994,26(1):42.

[15]余书勤,钱之玉.血小板激活因子拮抗剂海风藤酮对人精子体外运动的影响[J].生殖与避孕,1995,15(1):57-59.

[16]沈传勇,鲁纯素,卢景芬,等.海风藤酮及其类似物抗氧化活性研究[J].北京医科大学学报,1995,27(1):62-64.

[17]宋敬丽,袁林,刘艳菊,等.海风藤化学成分和药理作用的研究进展[J].湖北中医学院学报,2007,9(3):70.

薛氏加减三甲散

【方源】清代薛雪《湿热病篇》。

【组成】醉地鳖虫(6 g),醋炒鳖甲(15 g)(先煎),土炒穿山甲(10 g)(先煎),生僵蚕(10 g),柴胡(10 g),桃仁泥(10 g)。

(说明:薛雪将此方称为"仿吴又可三甲散",根据张文选《温病方证与杂病辨治》,改称为"薛氏加减三甲散",并拟定剂量补入。)

【服法】用水1200 mL,煮成600 mL,分3次服。

【功用】活血通络,破滞散瘀。

【主治】适用于湿热证,七八日,口不渴,声不出,与饮食亦不却,默默不语,神志昏迷,进辛香凉泄、芳香逐秽俱不效,邪入厥阴,主客浑受者。

【方解】本方所治为湿热病之变证,多见于病之后期。本证的主要表现虽属神志方面的改变,但与热邪内陷之神昏和秽浊内闭之昏蒙病机均不相同,故进辛凉开泄、芳香逐秽俱不能取效。其证神志昏迷,默默不语,声不出,与饮食亦不却,实即神志呆钝似清似昧的表现,与神志昏聩不省人事有所区别。这是因病久气血呆滞,灵机不运之故。用地鳖虫、鳖甲、穿山甲、僵蚕、桃仁以活血通络,惕络祛瘀。加柴胡疏散肝木,透邪外出。全方共奏活血通络,破滞散瘀之功效,待气血灵通,神机得运,则神志自可恢复正常。薛雪自注:"暑热先伤阳分,然病久不解,必及于阴。阴阳两困,气钝血滞而暑湿不得外泄,遂深入厥阴,络脉凝瘀,使一阳不能萌动,生气有降无升,心主阻遏,灵气不通,所以神不清而昏迷默默也。破滞破瘀,斯络脉通而邪得解矣。"

本方配伍特点:一是重用活血通络药,融地鳖虫、鳖甲、穿山甲、僵蚕、桃仁于一方。二是通络药中加柴胡以疏散肝木,畅达气机。

【运用】

(1)辨证要点。本方是治疗破滞通瘀的有效方剂。以神志障碍,舌质紫暗为辨证要点。

（2）加减变化。口干舌燥，大便干结，舌红少苔者，乃津伤较重，加黄精、女贞子、旱莲草以补肝脾肾之阴。腹胀尿少者，加大腹皮、猪苓、益母草、车前子。肝肿大者，加浙贝母、莪术、三棱。默默不语，神志不清者，可加鲜竹沥、胆南星、天竺黄。

（3）现代运用。本方现代用于治疗脑炎后遗症、强直性脊柱炎、乙肝胁痛、中风后遗症、老年性痴呆、久痹疼痛及肿块硬痛者。

（4）使用注意。凡阴阳气血亏虚，清窍失养所致之神昏，禁用本方。

【附方】瘟疫论三甲散（见《瘟疫论》卷二）：鳖甲、龟甲（并用酥炙黄为末，如无酥，各以醋炙代之）各 3 g，穿山甲 1.5 g（土炒黄，为末），蝉蜕 1.5 g（洗净，炙干），僵蚕 1.5 g（白硬者，切，生用），牡蛎 1.5 g（煅为末），地鳖虫 3 个（干者擘碎，鲜者杵烂，和酒少许，取汁入汤药同服，其渣入诸药同煎），白芍 2.1 g（酒炒），当归 1.5 g，甘草 0.9 g。上药用水 400 mL，煎取 320 mL，去渣温服。主治素患久疟或内伤，身体羸弱，复感疫气，饮食暴减，胸膈痞闷，身疼发热，彻夜不寐，经治热减得睡，饮食稍增，但仍肢体时疼，胸胁锥痛，脉数，身热不去，过期不愈者。若素有老疟或痎疟者，加牛膝 3 g，何首乌 3 g（胃弱欲作泻者，宜 9 蒸 9 晒）。若素有郁痰者，加贝母 3 g。有老痰者，加栝楼霜 1.5 g（善呕者勿用）。若咽干作痒者，加天花粉、知母各 1.5 g。若素有燥嗽者，加杏仁 4.5 g（捣烂）。若素有内伤瘀血者，倍虫（地鳖虫）[如无虫，以干漆炒烟尽为度，研末 1.5 g，及桃仁 3 g（捣烂）代之]。

【各家论述】许益斋："此条即伤寒门百合病之类。赵以德、张路玉、陶厚堂以为心病，徐忠可以为肺病，本论又出厥阴治法，良以百脉一宗，悉致其病。元气不布，邪气淹留，乃祖仲景法，用异类灵动之物。鳖甲入厥阴，用柴胡引之，俾阴中之邪尽达于表；土鳖虫入血，用桃仁引之，俾血分之邪尽泄于下；山甲入络，用僵蚕引之，俾络中之邪亦经风化而散。缘病久气钝血滞，非拘于恒法所能愈也。"

汪日桢："此有神昏一证，可知其非百合病矣，故与百合病异治。百合病究宜治肺为是。湿热证误治变为此候者颇多。叶氏以为湿邪蒙蔽，故神呆，用温运开湿之法；此节主行瘀通络，以治神识昏迷，乃为病久气血浑乱者而设。不知与饮食不却，则神机犹在若明若昧之间，不必湿邪，虚证亦有之。余曾遇此证，诊其脉甚虚，舌淡红而无苔，投以养营汤而愈。乃知治病未可拘执一法也。"

张文选："薛氏加减三甲散具有'破滞通瘀'的作用，主治湿热邪入厥阴络脉，络脉凝瘀所致的默默不语，神识昏迷，久痹疼痛，肢体不遂，肿块硬痛等病证。"

钟嘉熙："薛氏加减三甲散以鳖甲滋阴搜邪，柴胡行气透邪，配合鳖甲领阴分余热尽出于外；地鳖虫入血，用桃仁引之，俾血分之邪尽泄于下；穿山甲入络，用僵蚕引之，俾络中之邪亦经风化而尽散。"

【临证举隅】

（1）赵某，女，35 岁。2005 年 11 月 15 日初诊。患者经北京协和医院确诊为强直性脊柱炎，双侧髋关节疼痛，从髋关节向上至腰部强硬疼痛，背部、颈肩强痛不灵活，腰部活动受限，久坐则起身困难。舌质偏红，苔白薄，脉弦滑。辨为葛根汤与桂枝芍药知母汤证。处方：葛根 20 g，炙麻黄 8 g，桂枝 10 g，生白芍 10 g，知母12 g，生姜 8 g，生白术 15 g，防风 10 g，炮附子 8 g，炙甘草 6 g。服 6 剂。11 月 22 日二诊：疼痛稍减，晨起腰背强硬，舌暗红，苔薄白，脉弦滑。方用薛氏加减三甲散化裁：地鳖虫 8 g，鳖甲 10 g（先煎），炮穿山甲 10 g（先煎），僵蚕 10 g，柴胡 15 g，桃仁 12 g，当归 15 g，皂荚刺 10 g，乌梢蛇 10 g，海桐皮 10 g，片姜黄 10 g，忍冬藤20 g，青风藤 15 g。服 6 剂。11 月 29 日三诊：腰、髋、背、颈疼痛明显减轻，口略干，舌偏红略暗，苔薄白，脉弦滑。上方加生薏苡仁 30 g，生白芍 15 g，炙甘草 6 g。服 7 剂。12 月 6 日四诊：腰、髋、背、颈痛止，活动较前灵活。改用当归拈痛汤继续调治[1]。

（2）袁某，男，31 岁。2005 年 11 月 19 日初诊。患乙肝多年，西医诊断有肝硬化趋势，肝区隐隐作痛。舌红赤、边有瘀点，苔白略腻，脉弦细沉。曾一直服用中药，但肝区痛不能解除。治拟通络化肝法。方用薛氏加减三甲散化裁：地鳖虫 6 g，鳖甲 10 g（先煎），炮穿山甲 5 g（先煎），僵蚕 10 g，柴胡 18 g，桃仁 12 g，生牡蛎

30 g(先煎),当归 15 g,生白芍 12 g,海螵蛸 15 g(先煎),茜草 10 g,旋覆花 10 g(包煎)。服 7 剂。12 月 10 日二诊:服药后胁痛减轻。患者又自行取药 7 剂,服后肝区疼痛消失。最近大便偏溏,腹中作响,舌红,苔薄白滑,脉沉细弦。辨为柴胡桂枝干姜汤证。处方:柴胡 20 g,黄芩 6 g,桂枝 10 g,干姜 10 g,生牡蛎 30 g(先煎),天花粉 10 g,炙甘草 6 g,地鳖虫 6 g,郁金 10 g,茯苓 30 g。服药 7 剂,便溏、腹中鸣响痊愈。改用养肝活络法继续治疗乙肝[1]。

【现代研究】

1. 临床研究

张文选[1]认为本方对久病入络,络脉凝瘀,虚实夹杂的病证,如中风、脑梗死后遗症、脑外伤后遗症等表现为神志呆钝、四肢强直、瘫痪等,有较好的疗效。在临床上常用此方合桂枝芍药知母汤或合葛根汤治疗强直性脊柱炎、类风湿性关节炎等病。常用此方治疗中风后遗症,火证明显者,合入黄连解毒汤或三黄泻心汤;血分瘀热者,合入清热地黄汤(原犀角地黄汤)或清宫汤;气虚明显者,合入补阳还五汤;肾阳不足者,合入地黄饮子或与其交替使用。

2. 药理研究

对此方的药理研究暂未见报道,对其主要药物的药理作用介绍如下:

1)鳖甲

(1)对甲亢型阴虚证的影响。灌服鳖甲水煎剂对以三碘甲状腺氨酸皮下注射大鼠出现的体重减轻,饮水量增多,血糖、血清总胆固醇及血浆环磷酸腺苷水平升高等阴虚证有明显的抑制作用,并能明显降低四氯化碳中毒小鼠谷丙转氨酶活性的升高。

(2)抗癌作用。鳖甲提取液对小鼠腹水肉瘤细胞、小鼠肝癌细胞和小鼠肺癌细胞体外生长有抑制作用。鳖甲浸出液对肠癌细胞主要起抑制生长作用,降低了肠癌细胞的代谢活性,损伤或破坏了肠癌细胞线粒体结构,干扰了细胞功能,影响了细胞内三磷酸腺苷的合成,当增高浓度时,可进一步破坏细胞核,影响 DNA 合成,从而抑制癌细胞增殖。

(3)增强免疫力及抗辐射。小鼠灌服鳖甲提取液 0.1 mL/kg,再经致死剂量 X 线照射,结果表明鳖甲提取液具有增强机体免疫力及抗辐射损伤的功效。预先灌服鳖甲粗多糖 3 日,可延长受 X 线照射小鼠的存活时间,提高 30 日存活率,可明显升高经 6 Gy 的 X 线照射小鼠的外周血白细胞水平,显著提高吞噬百分率、消化百分率及吞噬指数,并能降低外周血淋巴细胞微核数;不同程度地提高受不同剂量(2 Gy、4 Gy、6 Gy)X 线照射后 24 h 小鼠的体重、脾重和胸腺重,显著增加受照小鼠的白细胞数、脾细胞数及胸腺细胞数。

(4)抗突变。以小鼠骨髓细胞姐妹染色单体互换为实验指标,对鳖甲的抗突变效应进行实验研究,结果鳖甲实验组的姐妹染色单体互换值较对照组有显著降低($P < 0.05$),表明鳖甲具有抗突变活性。

(5)抗疲劳。采用游泳实验,观察鳖甲提取物对小鼠游泳时间、血清尿素氮、乳酸脱氢酶活力以及耐缺氧时间的影响。结果表明,各剂量组鳖甲提取物均能显著增强小鼠乳酸脱氢酶活力,有效清除剧烈运动时机体的代谢产物,能延缓疲劳的发生,也能加速疲劳的消除。

(6)抗肝纤维化。鳖甲对大鼠实验性肝纤维化有明显的保护作用,早期应用可以预防或延缓肝纤维化的形成和发展[2]。

2)穿山甲

(1)降低血液黏度。穿山甲片的水煎液有明显延长大白鼠和小白鼠凝血时间和降低大白鼠血液黏度的作用[3]。

(2)抗炎。穿山甲片的水提取液、醇提取液均有明显的抗巴豆油引起的小白鼠耳部炎症作用[4]。

(3)抗缺氧。穿山甲片中的环二肽酸能提高小白鼠对常压缺氧的耐受能力[5]。

(4)泌乳作用。穿山甲有显著促进分娩母鼠单次泌乳量和 1 日泌乳量的作用。对母鼠乳腺组织切片显示,穿山甲组乳腺形态与正常对照组授乳期乳腺形态相仿[6]。

(5)其他。穿三甲对诱变作用剂的诱变有抑制作用[4]。

参考文献：

[1]张文选.温病方证与杂病辨治[M].北京：人民卫生出版社,2007.

[2]梅全喜.现代中药药理与临床应用手册[M].北京：中国中医药出版社,2008.

[3]杨立权,迟程,迟萍.穿山甲的研究概况与展望[J].云南中医学院学报,1994,17(4):46.

[4]高英,吕振兰,李卫民,等.穿山甲片与猪蹄甲的成分研究[J].中药材,1989,12(2):34.

[5]李忠.现代临床中药[M].北京：中国医药科技出版社,1994:172.

[6]侯士良,赵晶,董秀华,等.比较猪蹄甲、穿山甲泌乳作用实验研究[J].中国中药杂志,2000,25(1):44.

第十一节　宣通湿热血瘀法方剂

　　宣通湿热血瘀法,即由清热利湿、行瘀排脓属性的中药组成,具有宣通湿热、活血化瘀功效的治法。主治湿热灼伤脉络所致的便血,色鲜红,或表情沉默,口目或前阴溃烂,出血,舌质红,苔黄,脉数等症。常用渗湿清热,解毒排脓之赤小豆,活血去瘀生新之当归,清凉解毒之浆水等药组成。湿毒明显者,常加苦参、黄柏。血热明显者,常加生地、玄参、牡丹皮等。代表方剂如赤小豆当归散。

赤小豆当归散

【方源】汉代张仲景《金匮要略》。

【组成】赤小豆3升(600 mL)(浸令芽出,曝干),当归3两(45 g)。

【服法】上2味,杵为散,浆水服方寸匕(5 mL),日3服。

【功用】清热利湿,行瘀排脓。

【主治】①便血,色鲜红有脓液。②汗出,目赤,或目内外眦黑,或眼睑微肿或溃烂,或阴痒溃烂,身发红斑,小便灼热或赤黄,口苦,舌苔黄腻,脉数,汗出。

【方解】湿热下注而灼伤脉络,则大便下血,色鲜红量多,先血后便;湿热壅滞气机,则肛门坠胀;湿热阻滞不通,则腹痛;湿热壅滞大肠传导变化功能,则大便不畅;湿热不解,蕴结成脓,上冲于目,则目四眦黑;舌红,苔黄腻,脉数均为湿热之征象。其治当清热利湿,行瘀排脓。方中赤小豆渗湿清热,解毒排脓;当归活血,去瘀生新;浆水清凉解毒。诸药共奏清热利湿,行瘀排脓之功效。

　　本方配伍特点:用清浆水煎药,以增强清热解毒之功效。

【运用】

(1)辨证要点。本方既是主治湿热出血证的基础方,又是主治湿热毒血证(表情沉默,懒怠喜卧,汗出,目赤,或目内外眦黑,或眼睑微肿或溃烂,或阴痒溃烂,身发红斑,小便灼热或赤黄,口苦,苔黄腻,脉数)的基础方。以便血,色鲜红,或表情沉默,口目或前阴溃烂,舌质红,苔黄,脉数为辨证要点。

(2)加减变化。若湿毒明显者,加苦参、黄柏,以燥湿解毒。若血热明显者,加生地、玄参、牡丹皮,以清热凉血等。

(3)现代运用。本方不仅对口眼等部痈肿成脓病变有效,而且对肛门及其附近痈肿病变脓成或伴有便血者,也有较好疗效。如:白塞综合征、痔疮、肛周脓肿等。此外,临床常用本方内服兼外洗,治疗渗出性皮肤病。如:传染性湿疹样皮炎、接触性皮炎、生漆过敏、急性湿疹、脓疱疮、暑疖等。

(4)使用注意。阴虚火旺证,慎用本方。

【附方】赤小豆散(见《太平圣惠方》卷五十五):赤小豆30 g,丁香0.3 g,黍米0.3 g,瓜蒂0.15 g,薰陆香3 g,青布16 cm(烧灰),麝香3 g(细研)。上为细散,都研令匀,每服3 g,以清粥饮调下,不拘时候。若用少许吹鼻中,当下黄水即效。主治急黄身如金色。

【各家论述】周扬俊:"凡脉数则发热而烦。此热在血,不在荣卫,故不发热,但微烦尔。汗出者,以血病不与卫和,血病则恶烦,故欲默;卫不和则阳陷,故欲卧;腠理因开而津液泄也。3~4日目赤如鸠眼者,热血循脉炎上,注见于目也;7~8日目四眦黑者,其血凝蓄,则色变成黑也。若不能食,脓已成者,湿热之邪散漫,则毒血流,伤其中和之气不清,故不能食;若能食,可知其毒血已结成脓,胃气无扰,故能食也。用赤豆、当归治者,其赤小豆能消热毒,散恶血,除烦排脓,补血脉,用之为君;当归补血、生新去陈为佐;浆水味酸,解热疗烦,入血为辅使也。"

沈明宗:"用赤小豆去湿清热,而解毒排脓;当归活血养正,以驱血中之风;浆水属阴,引归、豆入阴,驱邪为使。斯治风湿流于肠胃而设,非狐惑之方也。"

张璐:"方以赤小豆清热利水,且浸令芽出,以发越蕴积之毒,佐当归司经血之权,使不致于散漫也。至于先便后血亦主,此方以清小肠流入大肠热毒之源,见证虽异,而主治则同也。"

【临证举隅】

(1)贾某,女,25岁。1983年4月14日初诊。3个月前即患双侧小阴唇溃疡,经治无效。刻诊:双侧小阴唇内分别可见0.7 cm×1.0 cm及0.6 cm×0.8 cm的2个溃疡灶,视有白色脓膜,局部红肿,阴道内脓样分泌物增多。同时发现右眼疼痛,球结膜充血,瞳孔边缘角膜3点处见高粱米粒大凸起的溃疡灶,舌尖部见绿豆大溃疡灶。右颈部淋巴结肿大,双腿内侧散在大小不等结节性红斑。舌红,苔黄腻,脉弦细。中医诊断为狐惑病(白塞病四联征)。治宜清热解毒,活血化瘀。方用赤小豆当归散化裁:赤小豆40 g,当归25 g,黄芩15 g,黄连10 g,甘草12.5 g。连续服药43剂后,舌、前阴溃疡均减轻,右眼疼痛消失,瞳孔边缘角膜3点处见谷粒大白翳,舌尖溃疡缩为针尖大,双侧小阴唇溃疡均缩至0.3 cm×0.5 cm。病情已明显好转,但瘀热尚未尽除。药用赤小豆当归散加牡丹皮25 g,生地20 g,白芍20 g。连服药52剂,病愈。经追访16个月,未见复发[1]。

按:此例乃属中医学狐惑病范畴,《金匮要略》云:"狐惑之为病,状如伤寒,默默欲眠,目不得闭,卧起不安,蚀于喉为惑,蚀于阴为狐……"方中以赤小豆当归散为底方,清热解毒,活血化瘀,加黄芩、黄连增强清热燥湿之力,又加甘草以清解阴经毒邪。守方43剂而取效。后又以赤小豆当归散加牡丹皮、生地、白芍,以增其清热化瘀之效。治疗时始终以赤小豆当归散为基础方,此方主治狐惑之功可见一斑。

(2)熊某,男,74岁。1989年4月1日入院治疗。主诉便血3个月,加重3日,有痔疮史38年。症见面色萎黄,爪甲苍白。大便软,先便后血,色鲜红,量多,每次达30 mL左右,日4~5次,肛门灼热疼痛,有异物感,尿黄。舌体胖大,舌质淡暗,苔薄黄而干,脉沉细滑数。外科会诊见环状痔,直肠未触及肿块。入院后即输同型血300 mL。辨为大肠湿热,气血两亏证。拟清肠止血,益气养血法,予槐角丸加黄芪、党参、当归、大黄等治疗3日未效,血压下降为10.7/6.7 kPa,遂加用云南白药止血,两日后便血量略减。从4月5日起,更用赤小豆当归散合槐花散加味:赤小豆30 g,当归10 g,槐花10 g,侧柏叶10 g克,荆芥炭10 g,枳壳10 g,贯众30 g,仙鹤草30 g,红参10 g(另煎冲服),生黄芪30 g。服药6剂,便血止,肛门灼热及异物感除。4月12日复查大便未见异常[2]。

按:此例乃属中医学便血范畴,《金匮要略》云:"下血,先血后便,此近血也,赤小豆当归散主之。"方中以赤小豆当归散清热利湿,活血止血,合用主治肠风脏毒下血的槐花散,以增强清利大肠湿热之功效。因患者失血过多,又用贯众、仙鹤草以清热解毒止血,用红参、生黄芪益气摄血。诸药合用以清肠利湿,益气摄血,使湿热去、便血止而诸症皆除。

（3）周某，女，50岁。患者周身风疹瘙痒已4月余，时好时发。查见周身风疹，瘙痒难受，活动则剧痒，虽寒冬腊月而喜用凉水淋浴，过后又瘙痒不止，饮食、大便均正常，小便色赤，舌红，苔薄而黄，脉浮有力。证属风热瘾疹。治拟清热解毒，凉血散血之法。方用赤小豆当归散加味：赤小豆30 g，当归15 g，连翘10 g，土茯苓20 g，忍冬藤20 g，生地20 g。服药3剂后，症状大有好转，风疹基本消失。再进药3剂，嘱其禁酒及辛香燥热之品，已2月余未复发[3]。

按：此例风疹瘙痒，当以"虽寒冬腊月而喜用凉水淋浴"为辨证眼目，以此观之，当属热证无疑，故当清热解毒，凉血散血为治。方中赤小豆当归散，清热凉血解毒；连翘、忍冬藤清热解毒，疏风通络；生地清热凉血；土茯苓解毒除湿。全方共奏清热凉血，解毒疏络之效。

【现代研究】

1. 临床研究

（1）尿路感染。李文宝[4]用赤小豆当归散加味治疗尿路感染44例。基本方：赤小豆30 g，当归12 g，连翘12 g，枳壳12 g，续断15 g，石韦12 g，甘草6 g。每日1剂，水煎400 mL，早晚分服。血尿或红细胞多者，加白茅根30 g，大蓟10 g，小蓟10 g。白细胞多者，加金银花15 g，鱼腥草15 g。脓球多者，加败酱草15 g，蒲公英15 g。有寒热表证者，加荆芥9 g，柴胡12 g。尿混浊者，加萆薢10 g，车前草10 g。腰痛甚者，加狗脊12 g，怀牛膝15 g。结果：痊愈（临床症状消失，尿常规连续3次阴性或尿培养连续2次阴性）38例；好转（临床症状减轻，尿常规连续3次好转）5例；无效（临床症状、尿常规检查均未好转）1例。总有效率为97.73%。

（2）前阴疮肿。刘临乡[5]用赤小豆当归散加味治疗前阴疮肿8例。处方：赤小豆25 g，茵陈25 g，黄芪25 g，当归15 g，栀子15 g，云苓15 g，黄芩9 g，黄柏9 g，木通9 g，甘草梢9 g。水煎取汁，每日1剂，分3次服，并用药渣煎水清洗患处。治疗效果：所有病例均服药5~10剂即愈。

（3）前列腺肥大。张天兰等[6]利用赤小豆当归散加味治疗前列腺肥大7例，均获良效。

（4）复发性口腔溃疡。牛文贵[7]用甘草泻心汤合赤小豆当归散治疗复发性口腔溃疡30例。处方：生甘草20 g，炙甘草20 g，黄芩10 g，西洋参9 g，干姜3 g，法半夏10 g，黄连3 g，赤小豆20 g（杵），当归9 g，桔梗6 g，白芷6 g，大枣5枚。脾虚有湿者，加薏苡仁、茯苓、炒白术。心火旺者，加竹叶、白茅根。水煎服，每日1剂，分2次口服，7日为1个疗程。疗效标准：显效——溃疡面直径小于1 cm，用药3日内愈合，或直径大于1 cm的创面4~7日痊愈，水肿、充血、疼痛等症状消失，随访1年无复发；有效——溃疡面直径小于1 cm，用药4~7日愈合，或直径大于1 cm的创面愈合1/2以上，水肿、充血、疼痛明显减轻，停药后无发作；无效——用药7日后，上述症状未减轻，创面不愈合。结果：观察病例30例，显效25例，有效3例，无效2例，总有效率为93.3%。

（5）便血。汪慎之等[8]用黄土汤与赤小豆当归散治疗便血28例。治疗远血，用《金匮要略》中之黄土汤；治疗近血，用《金匮要略》中之赤小豆当归散加生地、牡丹皮、赤芍、知母、地榆、侧柏、蒲黄等。疗效：便血完全消失，2年以上未复发者为显效，共18例（占64.2%）；便血一时性消失，但经数月后又重复出现者为有效，共10例（35.8%）；药后便血症状减轻，但未停止者为无效，共0例。

2. 药理研究

对此方的药理研究暂未见报道，对其主要药物的药理作用介绍如下：

1）当归

当归具有抗炎、清除氧自由基、保肝利胆、保护肾脏、增强免疫功能等作用，为其活血化瘀、补血止痛功效提供了一定的现代阐述。

（1）对血液系统的影响。①补血。当归多糖能刺激造血多能干细胞、造血祖细胞增殖、分化。用小鼠体内扩散盒法证明当归多糖对小鼠粒单系祖细胞和晚期红系祖细胞的产率均有明显升高作用，而当归水溶液无类似作用[9]。②抗凝血。研究发现，当归多糖及其硫酸酯可显著延长凝血时间，缩短出血时间；显著延凝血酶时间和活化部分凝血活酶时间,其抗凝血作用主要是影响内源性凝血系统[10]。③促凝。当归具有双向调节作用,能升高低切全血黏度,增强红细胞的聚集性,促进血小板的聚集[11]。

(2)对心血管系统的作用。当归能扩张血管,降低血管阻力,改善器官血流量。周远鹏[12]给麻醉犬静脉注射当归提取物后,其冠脉、脑和外周血流量均增加,血管阻力降低,说明当归有扩张血管作用。

(3)对中枢神经系统的作用。①镇痛。研究表明,当归多糖及其分离出的多种组分均有镇痛作用。当归多糖可显著抑制己烯雌酚、缩宫素和醋酸诱发的小鼠扭体反应,提高热板法所致小鼠痛觉反应的痛阈,其作用强度与剂量有关[13]。当归水提醇沉所得总浸膏分离后得到 4 个部分,分别以小鼠扭体反应进行镇痛实验,结果表明,其总浸膏及其 4 个洗脱部位均有镇痛作用,其中水洗脱部分镇痛作用尤为突出,强于阿魏酸钠、当归总浸膏和另外 3 个洗脱部分,提示当归中起镇痛作用的主要物质除阿魏酸钠外,在水洗脱部分仍含有镇痛活性更大的物质[14]。②抗惊厥。在高压氧中暴露 20 min 后的大鼠脑中游离氨基酸的含量明显升高,使用当归后部分氨基酸(天冬氨酸、苏氨酸、丝氨酸、谷氨酸、甘氨酸、丙氨酸)含量保持在相对较低的水平,有些甚至低于正常组(苏氨酸、丝氨酸、谷氨酸),说明高压氧条件下当归能够逆转脑内氨基酸类神经递质的异常改变,这可能是它延缓氧惊厥发生的作用途径之一[15]。

2)赤小豆

赤小豆胰蛋白酶抑制剂具有避孕作用。通过一系列酶促反应动力学研究表明,赤小豆胰蛋白酶抑制剂对胰蛋白酶有较强的不可逆竞争性抑制作用,其 k_m 和 k_i 值分别为 1.43×10^{-3} mol/L 和 2.4×10^{-4} mol/L。赤小豆胰蛋白酶抑制剂对人体精子顶体酶有显著抑制作用,抑制摩尔比是 1:1:39,其抑制常数为 1.1×10^8,为典型的抑制反应曲线,说明赤小豆胰蛋白酶抑制剂能抑制人体精子顶体酶的活性[16]。

参考文献:

[1]杨成山,陈大志.赤小豆当归散治愈白塞病四联征一例[J].辽宁中医杂志,1988(2):46-47.

[2]张瑾.赤小豆当归散合槐花散治痔疾[J].江西中医药,1989(6):38.

[3]匡民华."赤小豆当归散"加味治愈瘾疹一例[J].江西中医药,1984(3):55.

[4]李文宝.赤小豆当归散加味治疗尿路感染 44 例[J].山东中医杂志,1996,15(10):451.

[5]刘临乡.赤小豆当归散加味治疗前阴疮肿 8 例[J].湖北中医杂志,1994(5):12.

[6]张天兰,陈志良.赤小豆当归散加味治疗前列腺肥大[J].中医药研究,1990(6):5.

[7]牛文贵.甘草泻心汤合赤小豆当归散治疗复发性口腔溃疡 30 例[J].中国民间疗法,2012,20(2):35.

[8]汪慎之,刘廷来,董汉勤.黄土汤与赤小豆当归散治疗便血 28 例[J].哈尔滨中医,1960(8):5.

[9]谢玲.当归药理作用研究进展[J].中医药研究,2000,16(6):56.

[10]杨铁虹,商澎,梅其炳.当归多糖硫酸酯对凝血和血小板聚集的作用[J].中草药,2002,33(11):1010-1013.

[11]夏泉.当归的药理作用研究进展[J].时珍国医国药,2004,15(3):64.

[12]周远鹏.红花和当归对实验性心肌缺血的影响[J].中国医学科学院学报,2001,33(2):36

[13]乐江,彭仁,孔锐,等.当归粗多糖镇痛作用的实验研究[J].中国药学杂志,2002,37(10):746-748.

[14]杨瑜,查仲玲,朱蕙,等.当归提取物的镇痛作用[J].医药导报,2002,21(8):481-482.

[15]李润平,张汉明,陶恒沂.当归对高压氧暴露中的大鼠脑内氨基酸含量的影响[J].解放军药学学报,2002,18(4):212-214.

[16]梅全喜.现代中药药理与临床应用手册[M].北京:中国中医药出版社,2008.

第三章　寒湿类疫病方剂

　　湿邪为病多缠绵难愈,病程较长或反复发作,其常有风、寒、暑、热相间,病情有寒化、热化之异。吴鞠通把湿按寒热属性的不同分成寒湿与湿温两大类。《温病条辨·中焦篇》曰:"湿之入中焦:有寒湿,有热湿。"吴鞠通进一步分析所谓寒湿者,是湿与寒水之气的相互搏结,其致病特点主要表现在对中焦脾胃的损伤,以及阻遏人体气机,损伤人体阳气等,出现脘腹痞胀,纳呆,便溏,水肿,畏寒,小便不利,舌淡,苔白腻,脉濡缓等症状。寒湿类温病在临床上较为多见,本章重点介绍寒湿类疫病的治法及代表方剂。

第一节　辛香温燥寒湿法方剂

　　寒湿困脾,弥漫三焦,可致寒湿之证,而以寒湿困脾为主,主要表现为脘腹痞胀,食少便溏,口淡不渴,头身困重,舌淡胖,苔白腻,脉濡缓等。寒湿之邪侵袭人体,若阳气还未受损,应以藿香、草果、半夏、苍术、厚朴等辛温芳香药为主辨证组方,以温燥寒湿,芳香化浊。代表方剂如厚朴草果汤、雷氏芳香化浊法等。张文选在其《温病方证与杂病辨治》中谓此类方剂所代表的治法为"辛香温燥寒湿法"。

厚朴草果汤

【方源】清代吴鞠通《温病条辨》。

【组成】厚朴1钱半(4.5 g),杏仁1钱半(4.5 g),草果1钱(3 g),半夏1钱半(4.5 g),茯苓块3钱(9 g),广皮1钱半(4.5 g)。

【服法】用水1 L,煮取400 mL,分2次温服。

【功用】苦辛通降。

【主治】适用于湿疟,热少湿多,舌苔白腻,胸脘痞闷,寒起四肢,渴喜热饮。

【方解】以草果、厚朴、半夏、陈皮苦温辛烈燥太阴寒湿,以通脾阳;茯苓渗利膀胱,使湿从下而泄;杏仁宣畅肺气,以求气化而湿亦化。

本方配伍特点:以辛燥中焦寒湿为主而三焦分治,上下分消。

【运用】

(1)辨证要点。以舌苔白厚腻,胸脘痞闷为辨证要点。

(2)加减变化。湿邪偏重者,加苍术健脾祛湿,藿香芳香化湿。中焦寒甚者,加干姜。腹胀满者,加槟榔、枳实下气。

(3)现代运用。本方多运用于寒湿阻遏膜原及三焦所致的腹痛、腹胀等。

(4)使用注意。厚朴草果汤以开达膜原法、分消三焦法并举为特点,用于内伤杂病属寒湿阻滞所致之证,凡属湿热内蕴者禁用。

【附方】四苓加木瓜厚朴草果汤(见《温病条辨》):厚朴草果汤去杏仁、陈皮,加白术、猪苓、泽泻、木瓜。

【各家论述】《温病条辨》:"此热少湿多之证。舌白脘闷,皆湿为之也;寒起四末,湿郁脾阳,脾主四肢,故寒起于此;渴,热也,当喜凉饮,而反喜热饮者,湿为阴邪,弥漫于中,喜热以开之也。故方以苦辛通降,纯用温开,而不必苦寒也。"

《成方便读》:"夫疟之一证,多因伏暑所致。然暑必兼湿,若脾胃湿盛之人受之者,发则以上等证作矣。故虽热渴,而仍欲热饮也。治之者,当以苦辛温之法以化之,使湿化则暑无依附,而病自愈耳。草果辛温香燥,气猛而刚,能治太阴独胜之寒,可化脾部稽留之湿;助以半夏、茯苓之燥,厚朴、广皮之散以佐之;湿阻则周身气机皆滞,肺主一身之气,故以杏仁开其肺,使之清肃下行,其湿焉有不去者乎?"

【临证举隅】

(1)患者舌白,脘闷,寒起四末,渴喜热饮。此湿邪内蕴,脾阳不主宣达,而成湿疟。处方:厚朴4.5 g,杏仁4.5 g,草果仁3 g,半夏4.5 g,茯苓9 g,广皮白4.5 g。(选自《临证指南医案·疟》)

按:此医案中"寒起四末",因湿郁太阴,脾阳被寒湿所遏不能伸展而引起;湿郁津液不升则口渴,寒湿阻遏中阳故喜热饮;舌苔白、脘闷,皆为寒湿之征象。故治用温燥寒湿,上下分消法。方用厚朴草果汤。

(2)患者,女,25岁。发热5个多月,体温38~39 ℃,西药用激素治疗,中药遍用清解之法。高热不退。查见舌胖大而淡,苔白厚腻滑,脉浮大滑而虚软无力。予厚朴草果汤加苍术、藿香、红参,体温下降而渐愈[1]。

按:对寒湿发热古人已有明确的认识,如《临证指南医案》中提到的"寒热不饥"即是寒湿发热。《金匮要略》中所述麻黄加术汤证,亦讲到寒湿发热。是今,学者对寒湿所致发热的研究较少,对此问题可以与前人互参。

【现代研究】

1. 临床研究

张文选以厚朴草果汤加味治疗胃脘痞胀不舒,三诊后,诸症痊愈;以厚朴草果汤加味治疗浅表性胃炎,二诊后,诸症痊愈;以厚朴草果汤加味治疗因暴饮暴食致胃脘痞胀,服药4剂而愈[1]。

2. 药理研究

对此方的药理研究暂未见报道,但对其药物的研究较多,就其主要药物的药理作用介绍如下:

1)草果

现代研究表明,挥发油的化学组成是草果的有效成分[2]。草果果实精油中1,8-桉油精含量(16.19%)比较高,具有祛风、镇静、抗菌、抗病毒、杀灭寄生虫及发汗的作用。柠檬醛、α-蒎烯等具有平喘、祛痰、抑菌的作用。樟脑具有刺激神经,使头脑清醒灵活的作用。α-松油醇、橙花叔醇、香叶醇等有明显的镇静、抗菌作用。

余凤琼等[3]用草果盐水治疗妊娠高血压综合征伴腹水引起的腹胀,治疗59例,治愈51例,治愈率为86.4%。

戴芙蓉[4]对42例剖宫产术后腹胀产妇用草果治疗,有效率为97.62%,表明草果对促进胃肠排气有明显作用。

闫倩等[5]实验研究表明,草果甲醇溶出物能够显著提高小鼠血浆及肝组织抗氧化酶水平、肽水平,降低脂质过氧化产物的含量。

2）厚朴

张启荣等[6]研究表明,厚朴对十二指肠平滑肌有松弛作用,对胃底平滑肌有增强作用,可以促进胃蠕动,有利于胃排空。

黄沛东等[7]研究表明,和厚朴酚与厚朴酚分别具有对 K562（髓系白血病细胞系）、HL-60（幼稚粒细胞白血病细胞系）和 U937（组织细胞淋巴瘤）细胞株增殖抑制或诱导凋亡作用,和厚朴酚与厚朴酚对 HL-60 的增殖抑制无协同联合作用。此结果为研发新的抗白血病治疗药物和厚朴的新用途提供了实验依据。

Schuhly 等[8]研究表明,和厚朴酚对环氧化酶-1/2 和 5-脂氧合酶的 IC50 分别为 18.21 μmol/L 和 4.2 μmol/L,能清除过氧自由基和超氧自由基,具有抗氧化作用。

冯瑾等[9]研究结果显示,厚朴酚与和厚朴酚对 5 种口腔致龋浮游菌有明显的抑制作用,对变形链球菌,药物浓度分别在 15.7 μg/mL、7.8 μg/mL 时可抑制其生长。厚朴酚及和厚朴酚对致龋菌产酸均有一定的抑制作用,随着药物浓度增加,抑制作用增强。

伟忠民[10]研究发现,和厚朴酚能抑制 NF-κB mRNA 转录水平,显著减轻刀豆素诱导的自身免疫性肝炎的肝功能损伤,从而起到保肝护肝的作用。

徐莹等[11]研究和厚朴酚在帕金森病小鼠模型中的神经保护作用及机制时发现,和厚朴酚能对抗 1-甲基 4-苯基 1,2,3,6-四氢吡啶诱导的帕金森病模型小鼠的神经损伤,具有神经保护作用。其作用机制可能与和厚朴酚能营养神经元,促多巴胺能神经元存活、分化、生长,部分恢复多巴胺的合成代谢有关。

3）杏仁

现代医学临床调查显示,杏仁具有降血脂、抗肿瘤、预防心脏病和动脉粥样硬化等作用[12]。

4）半夏

王志强等[13]总结了半夏的药理作用:

（1）对呼吸系统的作用。①镇咳。半夏有着明显的镇咳作用,与可待因相似,但其作用较弱。半夏醇提取液能使氨水引起的小鼠咳嗽减少,使枸橼酸导致豚鼠咳嗽的潜伏期延长。②祛痰。半夏水煎剂可明显抑制硝酸毛果芸香碱片对唾液的分泌作用。

（2）对消化系统的作用。①镇吐。半夏能激活迷走神经传出活动而具有镇吐作用。②镇痛、抗溃疡。半夏抗溃疡作用的药理基础可能跟减少胃液分泌,降低胃液游离酸度和总酸度,抑制胃蛋白酶活性,以及保护胃黏膜等有关。

（3）对心血管系统的作用。清半夏水煎液预防给药,对氯化钡诱发的大鼠心律失常有明显的拮抗作用。半夏水煎醇沉液可增加离体心脏冠状动脉流量。

（4）对肝脏的作用。半夏能作用于小鼠肾上腺,从而使小鼠血中皮质酮上升,增强皮质酮对肝脏内酪氨酸转氨酶的诱导作用,升高肝脏内酪氨酸转氨酶的活性。

5）陈皮

（1）抗氧化。体外研究发现,陈皮渣提取物对抑制动物油的自动氧化、清除羟自由基等具有较强作用。体内实验发现,陈皮水提取液不仅能抑制动物脑、心、肝组织的脂质过氧化反应,亦可增强超氧化物歧化酶相对活性[14]。

（2）降脂。实验研究表明,陈皮具有降低肝细胞脂质的作用,可显著降低胆汁中胆固醇的比例以及胆固醇饱和指数,且与溶石剂鹅去氧胆酸效应近似[15]。

此外,有实验表明:①免疫应激大鼠灌服陈皮混悬液后,可明显降低血清中 IL-1、TNF-α 的含量,说明陈皮可调节机体免疫功能。②免疫应激大鼠灌服陈皮混悬液后,可明显降低血清中谷丙转氨酶、谷草转氨酶的含量,说明陈皮对应激状态下肝脏的损伤有一定的缓解作用。③免疫应激大鼠灌服陈皮混悬液后,可明显降低血清中肌酐、尿素氮的含量,说明陈皮对应激状态下肾脏损伤有一定的缓解作用[16]。

参考文献:

[1]张文选.温病方证与杂病辨治[M].北京:人民卫生出版社,2007.

[2]彭建明,马洁,张丽霞.近年来草果的研究概况[J].中成药,2006,28(7):1037.

[3]余凤琼,郭丽娟,徐霞.草果盐水治疗妊高症及术后腹胀疗效观察[J].中国社区医师,2003,19(8):29-30.

[4]戴芙蓉.草果治疗剖宫产术后腹胀42例临床分析[J].中国民族民间医药杂志,2003(5):281-282.

[5]闫倩,俞龙泉,陈野,等.草果甲醇溶出物对D-半乳糖致衰老小鼠的抗氧化作用机理研究[J].食品工业科技,2014,35(6):351.

[6]张启荣,丁立,赵训明.厚朴对兔离体胃肠平滑肌运动的影响[J].陕西医学杂志,2007,36(6):656-659.

[7]黄沛东,刘就娣,邱斯奇,等.中药厚朴提取物对人白血病细胞作用初探[J].汕头大学医学院学报,2012,25(3):151.

[8]Schuhly W,Hyfner A,Pferschy-Wenzig E M,etal. Design and synthesis of ten biphenyl-neolignan derivatives and their in vitro inhibitory potency against cyc100xygenase-1/2 activity and 5-lipoxygenase-mediated LTB4-for-mation[J]. Bioorg Med Chem,2009,17(13):4459-4465.

[9]冯瑾,李继遥,周学东.厚朴活性成分对致龋菌生长和产酸影响的体外研究[J].四川大学学报(医学版),2007,38(3):456-458.

[10]伟忠民.和厚朴酚对小鼠急性肝炎的保护作用研究[J].中国药房,2011,22(7):4428-4431.

[11]徐莹,唐锁勤,王静,等.和厚朴酚在帕金森病小鼠模型中的神经保护作用[J].解放军医学杂志,2008,33(8):981-982.

[12]肖朝霞,蒋萌蒙,王向军.杏仁的功能性及其药理研究进展[J].农产品加工,2011,11:72.

[13]王志强,李炳超.半夏药理作用研究进展[J].山西医药杂志,2009,38(1):65-66.

[14]敬璞,丁晓雯,苏晔.柑橘皮水提液在小鼠体内的抗氧化作用研究[J].西南农业大学学报,2003,25(3):265.

[15]苗彬,崔乃强,赵二鹏,等.中药对犬肝细胞脂质分泌的影响[J].中国中西医结合外科杂志,2004,10(3):203-205.

[16]周蕾,姜晓文,辛秀,等.陈皮对应激大鼠免疫抑制的缓解和肝肾功能影响[J].动物保健品,2013,12:151.

雷氏芳香化浊法

【方源】清代雷丰《时病论》。

【组成】藿香叶1钱(3 g),佩兰叶1钱(3 g),陈皮1钱半(4.5 g),半夏1钱半(4.5 g),大腹皮1钱(3 g),厚朴1钱(3 g),鲜荷叶3钱(9 g)。

【服法】水煎服。

【功用】芳香宣化,燥湿运脾。

【主治】适用于五月霉湿,并治秽浊之气。症见身热不扬,脘痞腹胀,恶心欲吐,口不渴,渴不欲饮或渴喜热饮,大便溏泻,小便混浊,舌苔白腻,脉濡缓。

【方解】方中藿香、佩兰芳香辟秽,荷叶升清降浊以轻开上焦肺气,陈皮、半夏利气化湿,大腹皮、厚朴燥湿除满以运中焦脾气。上焦、中焦气机得以宽畅,湿浊之邪不克凝留,则诸症自愈。

【运用】

(1)辨证要点。以头痛而胀,胸脘痞闷,频欲恶心,不思饮食,舌苔白腻等为辨证要点。

(2)加减变化。若暑热偏盛者,可于方中加入薄荷3 g,黄芩9 g,鲜芦根30 g。

(3)现代运用。现代用于湿浊阻滞所致的急性胃肠炎、细菌性痢疾等。

(4)使用注意。本方为治湿浊郁阻上中二焦的主方。雷氏常用本方治疗霉湿、秽蚀、痧气等证。

【各家论述】《温病纵横》:"方中藿香辛温芳香,轻宣透泄,使上焦湿热秽浊之邪外达。配佩兰又芳香化浊,和中解暑。陈皮、半夏辛温,大腹皮、厚朴苦温,四药相配,辛开苦降,燥湿化浊,宣通气机。半夏又有降逆止呕之功效。荷叶清热解暑,芳香化浊,辟秽而生清气。诸药相配,气味芳香,解暑化浊,以辟暑湿秽浊之气。然其剂偏温,宜于暑秽湿浊偏盛之证。"

【临证举隅】

(1)李某,男,9岁。1990年10月6初诊。患儿于5日前头隐痛如裹,四肢沉困,呕恶频作,日10余次,呕吐物为清水及黏液。在某医院诊为病毒性脑炎,用激素、维生素B_{12}、青霉素、链霉素治疗1周,症增无减。会诊时,症见右侧轻瘫,手不能持物,行走跌倒,肌力Ⅲ级,右侧鼻唇沟略浅,神志昏蒙,呕恶,大便溏薄,小便黄短,舌苔白厚腻,脉象濡滑。血常规示白细胞计数10.6×10^9/L,中性粒细胞为7%,淋巴细胞为28%,大单核细胞为2%。脑脊液:无色,透明,蛋白(+),细胞数30个/mm³。辨证为痰湿秽浊阻滞型脑病。治宜解毒化浊,豁痰开蔽。用《时病论》中之雷氏芳香化浊法加味:藿香6g,佩兰6g,陈皮3g,半夏5g,大腹皮6g,厚朴3g,菖蒲6g,郁金3g,杏仁3g,竹茹6g,鲜荷叶10g,板蓝根20g。水煎服,每日1剂,早午晚3次分服。服药3剂,呕吐止,大便成形,小便清利,语言清楚,神志转清,肌力好转为Ⅳ级。仅存患肢乏力一症。上方去竹茹、大腹皮、杏仁,加黄芪15g,太子参10g,甘草3g,以健脾益气。继服药9剂,四肢活动灵活,饮食正常,谈笑自如,告愈停药。随访至今健康[1]。

按:本例为痰湿秽浊侵犯脑海,阻滞窍隧,故神志昏蒙,语言不利;脾受湿困,健运失司,故脘痞呕吐,四肢不收。方中藿香、佩兰芳香辟秽;半夏、厚朴、竹茹燥湿化痰,理气止呕;杏仁宣肺启水之上源;陈皮健脾理气化痰;大腹皮利尿排湿;荷叶清透郁热,板蓝根解毒;菖蒲、郁金豁痰开窍宁神。全方芳香化浊辟秽,浚利三焦气机,融开上、运中、渗下为一体,使气行、湿化、痰除、窍启、毒散,肢灵神清,病脑得遣。

(2)刘某,男,15岁。因倦怠乏力、纳少、恶心厌油7日而于1994年4月10日就诊。患者于7日前外出春游,淋雨后出现恶寒,回家后自服"感冒灵"3片,恶寒消失,继而感倦怠乏力,不思饮食,腹胀,伴恶心厌油及小便黄,再服"感冒灵"无效,继服"藿香正气丸"2包,腹胀恶心较前好转,遂来就诊。查巩膜不黄,心肺(-),肝肋下1cm处可触及,有触痛,肝区叩击痛(+),舌质淡,苔白微腻,脉缓,谷丙转氨酶150单位。诊断为急性无黄疸型肝炎。给予雷氏芳香化浊法治疗:藿香10g,佩兰10g,陈皮15g,法半夏10g,大腹皮10g,厚朴8g,干荷叶10g,连翘10g,白蔻仁10g,车前子20g(布包)。每日1剂。服药7剂后,临床症状消失,10日后复查肝功能正常。

按:急性无黄疸型肝炎多由湿困脾胃,阻滞中焦所致,因而症见倦怠乏力,纳少便溏,恶心欲吐,厌油腹胀。雷丰所著《时病论》中芳香化浊法原为"治五月霉湿,并治秽浊之气"而设。本例以之治疗湿困脾胃,阻滞中焦之急性无黄疸型肝炎,正切中病机。方中"君藿、兰之芳香,以化其浊,臣陈、夏之温燥以化其湿,佐腹皮宽其胸腹、厚朴畅其脾胃,气机宽畅,则湿浊不克凝留,使荷叶之升清,清升则浊自降",用治急性无黄疸型肝炎确有事半功倍之效[2]。

(3)刘某,男,54岁。1979年6月30日初诊。患者素体肥胖,有高血压病史,经常反复头痛。近1月来,头痛且胀,逐渐加剧,呻吟不已,伴微恶寒发热、口不作渴、胸闷脘痞、食欲不振、尿清便溏等症。初投川芎茶调散祛风散寒无效,乃从辨病着眼,改用建瓴汤加减。服后头痛反见加剧,迁延月余,屡治罔效。尔后,细察患者面色淡黄而垢,神倦嗜睡,舌苔白腻,脉弦缓。证属湿浊头痛。方用雷氏芳香化浊法加减:藿香6g,佩兰6g,大腹皮6g,羌活6g,川芎6g,厚朴6g,陈皮10g,半夏10g,茯苓10g,白芷10g,蔓荆子10g。服药3剂后,头痛大减,精神清爽。继服药5剂,头痛消失,诸恙悉平。半年后随访,头痛未再复发[3]。

按:本例颇似风寒头痛,但时值梅雨季节,且又有湿浊见证,实非风寒头痛,故投祛风散寒之剂无效。高血压头痛,大多从肝论治,用建瓴汤平肝潜阳,每收良效,但患者为湿浊上蒙清阳所致,投以滋阴潜镇之剂,阻碍湿浊宣化,故投药后头痛反剧。

【现代研究】

1. 临床研究

(1)2型糖尿病。梁苹茂[4]用雷氏芳香化浊法加味治疗2型糖尿病40例,其中显效14例,有效20例,无效6例,总有效率为85%。

(2)腹泻型肠易激综合征。高伟等[5]用雷氏芳香化浊加味方治疗腹泻型肠易激综合征70例,对照组50例用马来酸曲美布汀治疗,两组治疗后各症状积分均较治疗前明显减少($P<0.05$),治疗组治疗后各症状积分明显低于对照组($P<0.05$),两组总有效率分别为94.3%和76.0%,疗效比较差异显著($P<0.05$)。结论:雷氏芳香化浊加味方治疗腹泻型肠易激综合征疗效确切。

(3)急性无黄疸型肝炎。廖安亚[2]用雷氏芳香化浊法治疗急性无黄疸型肝炎120例,其中治愈87例,有效28例,无效5例,总有效率为95.8%。

2. 药理研究

刘金刚[6]观察雷氏芳香化浊方对糖耐量异常患者的血糖、总胆固醇、三酰甘油等指标的影响,发现雷氏芳香化浊方治疗糖耐量异常患者6个月后,患者的血糖、三酰甘油、总胆固醇明显下降,且无明显的不良反应,对肝肾功能无影响。

参考文献:

[1]王广见,王淑瑞.雷氏芳香化浊法治愈脑病案[J].四川中医,1992(7):28-29.

[2]廖安亚.芳香化浊法治疗急性无黄疸型肝炎120例[J].湖南中医杂志,1996,12(2):28.

[3]杜勉之.雷氏芳香化浊法的临床辨证鉴别运用[J].中医杂志,1982(7):25.

[4]梁苹茂.雷氏芳香化浊法治疗2型糖尿病临床观察[J].天津中医,1997,14(4):157.

[5]高伟,蔡春江,白鹏飞,等.雷氏芳香化浊加味方治疗腹泻型肠易激综合征临床观察[J].山东中医药大学学报,2012,36(4):316.

[6]文金刚.雷氏芳香化浊方对IGT患者血糖、血脂的影响[D].天津中医药大学,2006.

第二节　通阳利湿法方剂

　　寒湿蕴郁不解,可阻滞中焦脾胃之阳气,亦可旁及他脏,如上可凌心,下可及肾,形成寒湿遏阳证。其主要临床表现为脘腹痞闷胀痛,纳呆,便溏,恶心欲吐,心悸,小便不利,舌淡胖,苔水滑或白腻,脉濡缓等。叶天士以苓桂术甘汤加减变化治疗寒湿遏阳证。吴鞠通总结叶天士医案,制定出苓姜术桂方,称为“苦辛温法”,在《温病条辨·中焦篇》中谓:“寒湿伤脾胃两阳,寒热,不饥,吞酸,形寒,或脘中痞闷,或酒客湿聚,苓姜术桂汤主之。”张文选在其《温病方证与杂病辨治》中谓这类方剂所代表的治法为“通阳利湿法”。

苓姜术桂汤

【方源】清代吴鞠通《温病条辨》。

【组成】茯苓块5钱(15 g),生姜3钱(9 g),炒白术3钱(9 g),桂枝3钱(9 g)。

【服法】水5杯,煮取8分2杯,分温再服。

【功用】运脾胃,宣通阳气。

【主治】适用于寒湿伤脾胃两阳,寒热,不饥,吞酸,形寒,或脘中痞闷,或酒客湿聚。

【方解】寒湿弥漫中焦,损伤脾胃两阳,水谷之气失其化机,致寒热、不饥、吞酸、形寒、痞闷。本方以桂枝温心阳,助气化;配茯苓利水渗湿;生姜助桂枝温阳散寒,二者配伍,上温心阳,中暖脾阳,下助膀胱气化兼以散寒;白术助茯苓健脾除湿,宁心利水。

【运用】

(1)辨证要点。以脘痞,腹胀,眩晕,心悸,舌胖大为辨证要点。

(2)加减变化。头眩者,为脾虚水停所致,加泽泻利小便。腹胀者,为寒湿下注,以苍术易白术。呕吐者,为寒湿阻滞中焦,加半夏降逆止呕。

(3)现代运用。本方是叶天士巧用苓桂术甘汤的手法之一,可用于治疗中焦寒湿所致的腹胀、泄泻等,亦可用于治疗水湿泛滥所致的足肿等证。

(4)使用注意。本方所治之证为寒湿内盛伤脾胃两阳,因此湿热内盛者禁用。此外,本方是对苓桂术甘汤的变通应用,因此所治之证当包括苓桂术甘汤证的临床表现,如心下逆满、起则头眩、气上冲胸、气短等。

【附方】苓桂术甘汤(见《伤寒论》):苓姜术桂汤去生姜,加甘草。

苓桂枣甘汤(见《伤寒论》):苓姜术桂汤去生姜、白术,加大枣、甘草。

【各家论述】《温病条辨》:"寒湿伤脾胃两阳,寒热,不饥,吞酸,形寒,或脘中痞闷,或酒客湿聚,苓姜术桂汤主之。"

【临证举隅】莫某,50岁。夏四月,寒热不饥,是时令潮涔气蒸,内应脾胃。夫湿属阴晦,必伤阳气,吞酸形寒,乏阳运行。议鼓运转旋脾胃一法。方用苓姜术桂汤。(选自《临证指南医案·湿》)

按:本例患者,夏四月感受湿邪,出现寒热不饥。由于湿邪损伤脾胃阳气,中阳不运,则吞酸形寒。故用苓姜术桂汤温阳除湿,鼓运转旋脾胃。

【现代研究】

1.临床研究

本方可用于治疗寒湿为患所引起的冠心病、内耳性眩晕等。

2.药理研究

对此方的药理研究暂未见报道,但对其药物的研究较多,就其主要药物的药理作用介绍如下:

1)白术

(1)对肠道的作用。马晓松等[1]依次制备不同浓度的白术水煎剂,发现较小剂量的白术水煎剂1 mL对离体豚鼠回肠平滑肌收缩有较轻度抑制效应,较大剂量的白术水煎剂1 mL能显著加强离体豚鼠回肠平滑肌的收缩,呈量-效反应关系。

叶涵婷等[2]探讨白术水煎液在溃疡性结肠炎大鼠模型中所起的作用,表明白术可通过下调IL-6、IL-7水平的表达来实现抑制炎症细胞的分化、增殖及炎症介质的释放、聚集,从而实现抑制炎症的浸润及对组织结构的破坏。

(2)抗肿瘤。白术可通过多种途径产生抗肿瘤的作用,主要表现在促进肿瘤细胞的凋亡,降低肿瘤细胞的增殖,提高机体的抗肿瘤能力,增加对肿瘤细胞的细胞毒作用及降低肿瘤组织的侵袭转移能力等[3]。

(3)促进胃肠黏膜损伤的修复。宋厚盼等[4]探讨白术促进胃肠黏膜损伤修复的作用机制,表明白术提取物促进小肠上皮细胞迁移的作用与影响多胺介导信号通路中钙离子调控有关,其主要作用途径可能是通过促进细胞外Ca^{2+}内流而增加细胞质游离钙离子($[Ca^{2+}]$cyt),另一较弱的作用途径可能为增加细胞内钙库释放Ca^{2+}。

2)桂枝

(1)镇痛解痉。现代药理学研究证实[5],桂枝具有明显的镇痛解痉作用,它所含皮醛能兴奋唾液及胃液分泌而起到健胃的作用,并能兴奋汗腺而解热,舒张支气管平滑肌而平喘,同时改善外周循环。此外,桂枝对霉菌、炭疽杆菌、金黄色葡萄球菌、沙门菌、结核杆菌、伤寒杆菌、副伤寒杆菌等有较强的抑制作用,并有抑制补体活性和抗过敏的作用。

(2)对心血管的作用。刘萍等[6]总结了桂枝的化学成分及对心血管的药理作用,表明从桂枝中分离的主要化学成分包括桂皮醛、肉桂酸、2－甲氧基肉桂酸、1,4－二苯基－丁二酮、香豆素、β－谷甾醇、多聚体糖苷及多种二萜类化合物。对心血管系统具有扩血管、抗氧化、降血脂等方面的药理活性。

(3)抗肿瘤。黄敬群等[7]研究表明,对胃癌裸鼠模型以不同浓度桂皮醛腹腔注射,显示其抗肿瘤作用明显,其作用机制与抑制肿瘤细胞的增殖、诱导细胞凋亡有关。

(4)抗病毒。刘睿等[8]研究桂枝挥发油及桂皮醛体外对甲型流感病毒 A/PR/8/34(H1N1)增殖的影响及对该流感病毒株感染小鼠的治疗作用,表明,桂枝挥发油及桂皮醛具有抗甲型流感病毒的作用。

(5)抗血小板聚集、抗凝血。研究表明桂皮醛在体外能明显抑制胶原蛋白和凝血酶诱导的大鼠血浆中血小板的聚集,在体内能显著延长小鼠断尾后的凝血时间,减轻大鼠动－静脉旁路丝线上血栓的质量,因此说明桂皮醛具有明显抗血小板聚集和体内抗血栓作用[9]。

参考文献:

[1]马晓松,樊雪萍,陈忠,等.白术对离体豚鼠回肠收缩的影响[J].新消化病学杂志,1996,4(11):603.

[2]叶涵婷,陈超,朱曙东.白术水煎液对溃疡性结肠炎大鼠模型及血清 IL－6、IL－7 的影响[J].陕西中医学院学报,2014,37(1):69.

[3]向小庆,叶红.白术抗肿瘤作用的研究及应用进展[J].中国实验方剂学,2013,19(8):368.

[4]宋厚盼,李茹柳,王一寓,等.白术提取物对 IEC－6 细胞迁移过程多胺信号通路钙离子调控的影响[J].中华中医药杂志,2014,29(5):1361.

[5]赵耀.桂枝的现代药理与临床应用浅议[J].中国中医药现代远程教育,2009,7(9):77.

[6]刘萍,张丽萍.桂枝化学成分及心血管药理作用研究[J].辽宁中医杂志,2012,39(10):1926.

[7]黄敬群,王四旺,罗晓星,等.桂皮醛对裸鼠人胃癌细胞移植瘤生长及凋亡的影响[J].解放军药学学报,2006,22(5):343－346.

[8]刘睿,何婷,陈恬,等.桂枝挥发油抗甲型流感病毒作用[J].中药药理与临床,2012,28(2):75－78.

[9]黄敬群,罗晓星,王四旺,等.桂皮醛对抗血小板聚集和血栓形成的特点[J].中国临床康复,2006,10(31):34－36.

第三节　温阳逐湿法方剂

叶天士在《温热论》中谓:"湿邪害人最广,如面色白者,需要顾其阳气,湿盛则阳微也。"指出了湿邪容易损伤人体的阳气。寒湿相合,停留人体,可致脾胃心肾之阳损伤。临床以脘腹胀痞,畏寒,便溏,舌淡,苔白厚腻,脉濡缓等为主。由于既有寒湿内停,又有阳气损伤,故须在温燥寒湿的同时温补脾肾之阳。代表方剂如术附汤、薛氏扶阳逐湿汤、加减附子粳米汤、椒附白通汤等。张文选在其《温病方证与杂病辨治》中将此类方剂所代表的治法谓之"温阳逐湿法"。

术附汤

【方源】清代吴鞠通《温病条辨》。

【组成】生茅术5钱(15 g),人参2钱(6 g),厚朴3钱(9 g),生附子3钱(9 g),炮姜3钱(9 g),广皮3钱(9 g)。

【服法】水5杯,煮成2杯,先服1杯,约3时,再服1杯。以肛痛愈为度。

【功用】燥湿理气,温补中阳。

【主治】适用于浊湿久留,下注于肛,气闭肛门坠痛,胃不喜食,舌苔腐白者。

【方解】胃受寒湿所伤,则肛门坠痛而便不爽;阳明失阖,则不喜食。本方治浊湿久留,下注于肛门,气闭坠痛,兼见舌苔腐白之证。人参、附子补肾中元阳之气;炮姜、生茅术补脾中健运之气;厚朴、广皮行浊湿之滞气。诸药合用,使虚者充,闭者通,浊者行,胃气得健。

【运用】

(1)辨证要点。以脘痞,腹胀,纳呆,肛坠痛,舌苔白腐为辨证要点。

(2)加减变化。胃痛,为中焦阳虚甚者,加干姜温中散寒。呕吐者,为胃气上逆,加半夏降逆止呕。纳呆者,为寒湿阻滞脾胃,影响纳运功能,加焦三仙以助纳运。泄泻者,为寒湿稽留,真阳不足,可加肉豆蔻涩肠止泻。

(3)现代运用。张文选用本方治疗寒湿伤阳所致的胃痛等病,若方证相对,有立竿见影之效。(见《温病方证与杂病辨治》)

(4)使用注意。本方为苦辛温法,为寒湿伤阳证而设,故湿热壅滞者禁用。有寒湿阻滞中焦,但无损伤脾胃之阳者亦当慎用。

【附方】术附姜苓汤(见《温病条辨》):术附汤去人参、厚朴、广皮,加茯苓。

【各家论述】《温病条辨》:"浊湿久留,下注于肛,气闭肛门坠痛,胃不喜食,舌苔腐白,术附汤主之……气虚而为寒湿所闭,故以参、附峻补肾中元阳之气,姜、术补脾中健运之气,朴、橘行浊湿之滞气。俾虚者充,闭者通,浊者行,而坠痛自止,胃开进食矣。"

【临证举隅】王某,62岁。病人述病中厚味无忌,肠胃滞虽下,而留湿未解,湿重浊,令气下坠于肛,肛坠痛不已。胃不喜食,阳明失阖。舌上有白腐形色。议劫肠胃之湿。处方:生茅术、人参、厚朴、广皮、炮姜炭、生炒黑附子。(选自《临证指南医案·湿》)

按:患者下利,肛坠痛,胃不喜食,舌苔白腐,为寒湿阻滞气机,损伤脾胃之阳,故用术附汤燥湿理气,温补中阳。

【现代研究】

1.临床研究

本方除用于治疗胃痛等疾病外,张文选还用本方治疗有尿黄赤臊臭、腹胀症状的前列腺炎、盆腔炎、少腹疼痛等。(见《温病方证与杂病辨治》)

2.药理研究

对此方的药理研究暂未见报道,但对其药物的研究较多,就其主要药物附子的药理作用介绍如下:

(1)强心。动物实验表明,附子煎剂对动物蛙、兔、蟾蜍等具有强心作用,其主要作用机理是兴奋和激动β受体,释放儿茶酚胺[1]。

(2)抗心肌缺血、缺氧作用。乌头属类生物碱具有扩张冠状血管及四肢血管的作用[2]。

(3)降糖。附子多糖可通过增加葡萄糖的利用而不提高胰岛素水平的机制,产生降糖的作用[3]。

(4)抗肿瘤。董兰凤等[4]研究结果表明,附子多糖主要是通过增强机体的细胞免疫功能,诱导肿瘤细胞凋亡和上调抑癌基因的表达等多种因素而发挥抗肿瘤作用。

（5）抗炎。附子煎剂能够抑制蛋清、甲醛等所致的大鼠足踝肿胀,抑制醋酸导致的毛细血管通透性亢进,并抑制肉芽肿形成,以及抑制佐剂性关节炎[5]。

参考文献：

[1]周远鹏.附子及其主要成分的药理作用和毒性[J].药学学报,1983,13(5):394-396.

[2]李石蓝.乌头、附子的药理与毒理[J].陕西中医药,1979,8(3):54-56.

[3]金治萃,田德真,杨煜荣,等.附子注射液对免疫影响的初步研究[J].中华微生物学和免疫学杂志,1983,3(1):52-55.

[4]董兰凤,刘京生,苗智慧,等.附子多糖对H22和S180荷瘤小鼠的抗肿瘤作用研究[J].中国中医基础医学杂志,2003,9
　　　(9):14-17.

[5]久保道.附子的抗炎作用[J].国外医学:中医中药分册,1981(3):57-59.

薛氏扶阳逐湿汤

【方源】清代薛雪《湿热病篇》。

（说明:原方无方名,张文选在其编著的《温病方证与杂病辨治》一书中称为薛氏扶阳逐湿汤。）

【组成】人参(6 g),白术(9 g),附子(6 g),茯苓(15 g),益智仁(39 g)。

（说明:原方未标明剂量。）

【服法】水煎服。

【功用】扶阳逐湿。

【主治】适用于身冷脉细,汗泄胸痞,口渴舌白。

【方解】方中附子温阳,白术、茯苓健脾除湿,三药合用温阳逐湿。益智仁温燥寒湿,人参补益胃阳。诸药配伍,共奏扶阳逐湿之功效。

【运用】

（1）辨证要点。以身冷,汗出,胸脘痞闷,大便溏泻,舌白,苔滑腻为辨证要点。

（2）加减变化。湿盛者,以苍术易白术。脾胃阳虚者,加干姜。

（3）现代运用。本方可用于治疗寒湿伤阳所致的泄泻、腹痛等。

（4）使用注意。本方为寒湿伤阳所设,有温阳逐湿的功效,湿热者禁用。

【附方】冷香饮子(见《湿热病篇》):炮附子、陈皮、草果、炙甘草、生姜。

【各家论述】《湿热病篇》:"湿热证,身冷脉细,汗泄胸痞,口渴舌白,湿中少阴之阳,宜人参、白术、附子、茯苓、益智仁等味。"

【临证举隅】林某,男,31岁。2005年12月13日初诊。患者异常消瘦,面色苍黄,长期腹泻,每日2~3次,时有腹痛,肠鸣甚,下腹部发凉,极易疲劳,下肢酸软,遗精,舌质淡,苔白略厚而腻,脉沉软。此寒湿伤阳,用薛氏扶阳逐湿汤化裁。处方:红参5 g,干姜10 g,白术15 g,茯苓30 g,炮附子10 g,益智仁10 g。服6剂。12月20日二诊:大便成形,每日1次,腹痛、肠鸣止,疲劳减轻,下肢不再酸软,1周来未遗精,唯头微晕。脉弦细,舌正红,苔变薄白。上方加菟丝子15 g。服6剂善后。

按:本例患者诸症状为寒湿伤阳所致,故用干姜、白术、茯苓配伍健脾燥湿,附子温阳,诸药合用,善治腹泻。又用人参补益胃阳,益智仁温燥寒湿。服药6剂而见效[1]。

【现代研究】

1.临床研究

张文选常用本方治疗腹泻、腹痛、腹胀等消化系统疾病[1]。

2. 药理研究

对此方的药理研究暂未见报道,但对其药物的研究较多,就其主要药物的药理作用介绍如下:

1)茯苓

(1)抗衰老。研究表明,茯苓水提取液可能通过提高皮肤中羟脯氨酸的含量来延缓衰老[2]。

(2)对免疫功能的影响。吕苏成等[3]报道,茯苓多糖能增强小鼠巨噬细胞的吞噬功能,增加酸性非特异脂酶阳性淋巴细胞数,并能使脾脏抗体分泌细胞数明显增多。

林晓明等[4]报道,茯苓能增强小鼠特异性细胞免疫功能。除此之外,茯苓还能增强小鼠肝脏超氧化物歧化酶活性,抑制丙二醛生成,表明茯苓具有清除自由基的作用。

(3)抗肿瘤。茯苓的抗肿瘤作用主要表现在影响人体细胞的 DNA、RNA 及蛋白质生物合成作用,从而抑制细胞的生长繁殖,最终导致癌细胞死亡。其次,直接影响复制,还可干扰 DNA 转录,影响细胞的繁殖,影响纺锤丝,影响生物膜[5]。

(4)对肝硬变的治疗作用。茯苓可以使动物肝脏胶原蛋白降解,使肝内纤维组织重吸收[6]。

(5)抗排斥反应。茯苓提取物对大鼠异位心脏移植急性排斥反应有明显的抑制作用[7]。

(6)抗菌。100%茯苓浸出液滤纸片对金黄色葡萄球菌、绿脓杆菌、白色葡萄球菌、大肠杆菌等均有抑制作用[8]。茯苓提取物对二甲苯棉球致大鼠皮下肉芽肿的形成有抑制作用[9]。

2)益智仁

刘书新[10]研究表明,益智仁多糖具有较好的刺激淋巴细胞增殖的能力。随着益智仁多糖质量浓度的增加,其刺激淋巴细胞增殖的能力也逐渐增强,但当益智仁多糖质量浓度超过 200 μg/mL,其刺激淋巴细胞增殖的能力下降。

吴珊珊等[11]研究表明,益智仁生品与盐炙品对腺嘌呤所致肾阳虚多尿模型 mRNA 和蛋白质表达均有较好的改善作用,而且盐炙后作用明显增强。

参考文献:

[1]张文选.温病方证与杂病辨治[M].北京:人民卫生出版社,2007.

[2]于凌,徐小东,吴警东,等.茯苓延缓大鼠皮肤衰老作用的实验研究[J].辽宁中医学院学报,2003,5(1):52-53.

[3]吕苏成,曹巧俐,张力,等.茯苓多糖对正常及荷瘤小鼠免疫功能的影响[J].第一军医大学学报,1990,10(3):267-268.

[4]林晓明,冯建英,龙珠,等.银耳、茯苓、绞股蓝对小鼠免疫功能和清除自由基的作用[J].北京医科大学学报,1995,27(6):455-457.

[5]梁喜爱.中药猪苓、茯苓治疗肿瘤的药理功能新探[J].铁道医学,1992,20(4):235.

[6]尹镭,赵元昌.茯苓对实验性肝硬变的治疗作用[J].山西医学院学报,1992,23(2):101-103.

[7]张国伟,夏求明.茯苓醇提取物抗心脏移植急性排斥反应的实验研究[J].中华器官移植杂志,2003,24(3):169-171.

[8]孙博光,邱世翠,李波清,等.茯苓的体外抑菌作用研究[J].时珍国医国药,2003,14(7):394.

[9]侯安继,彭施萍,项荣.茯苓多糖的抗炎作用研究[J].中药药理与临床,2003,19(3):15-16.

[10]刘书新.益智仁多糖的响应面提取及免疫活性研究[J].食品工业,2014,35(1):34.

[11]吴珊珊,胡昌江,潘新,等.益智仁盐炙前后对肾阳虚多尿大鼠 AQP-2 与 AVPR-V2 表达的影响[J].中国医院药学杂志,2013,33(21):1747.

加减附子粳米汤

【方源】清代吴鞠通《温病条辨》。

(说明:原方名为附子粳米汤,与张仲景方同名,但药物组成不同,为便于区别,张文选在其编著的《温病方证与杂病辨治》一书中称此方为加减附子粳米汤。)

【组成】人参3钱(9 g),附子2钱(6 g),炙甘草2钱(6 g),粳米1合(150 g),干姜2钱(6 g)。

【服法】水5杯,煮取2杯,渣再煮1杯,分3次温服。

【功用】温中散寒。

【主治】适用于自利不渴,甚则哕者。

【方解】仲景附子粳米汤以附子为君药,温阳散寒;伍半夏化湿降逆止呕;粳米、甘草、大枣助脾胃以缓急迫。本方以仲景附子粳米汤为基础,以干姜、人参易半夏、大枣,扶阳明,补太阴少阴之阳,以救土败。

【运用】

(1)辨证要点。以自利,呃逆,纳呆为辨证要点。

(2)加减变化。呕吐者,为胃气上逆,加半夏降逆止呕。脘胁胀满者,为气机阻滞,加厚朴行气宽中。

(3)现代运用。本方可用于治疗中焦虚寒所致的胃痛、呕吐、泄泻等。

(4)使用注意。本方以附子、干姜、人参配伍,重在温补,故有湿热壅滞及寒湿阻滞等实证者禁用。

【附方】仲景附子粳米汤(见《金匮要略》):加减附子粳米汤去人参、干姜,加半夏、大枣。

【各家论述】《温病条辨》:"自利不渴者属太阴,甚则哕,冲气逆,急救土败,附子粳米汤主之。"

【临证举隅】某患者,自利不渴者属太阴。呃忒之来,由乎胃少纳谷,冲气上逆。有土败之象,势已险笃。议《金匮要略》附子粳米汤。处方:人参、附子、干姜、炙甘草、粳米。(选自《临证指南医案·痢》)

按:患者自利不渴,是太阴阳虚有寒;呃忒,胃少纳谷,冲气上逆,是为土败。故用药急救土败之危。

【现代研究】

1.临床研究

(1)消化系统疾病。有报道,仲景附子粳米汤可用于治疗胃痉挛、胃溃疡、呕吐等[1]。

(2)妇科疾患。有报道,仲景附子粳米汤可治疗产后腹痛、妊娠呕吐、习惯性流产等妇科疾患[2]。

2.药理研究

陈继婷等[3]研究仲景附子粳米汤对脾阳虚大鼠疼痛模型血浆降钙素基因相关肽(CGRP)和血管紧张素Ⅱ(AngⅡ)的影响,结果表明仲景附子粳米汤能明显改善脾阳虚大鼠的疼痛症状,可调节血浆CGRP和AngⅡ水平,说明该方镇痛作用可能与其调节胃肠肽类激素的水平有关。

张芸[4]研究仲景附子粳米汤对脾阳虚模型大鼠血中IL-1β、TNF-α的影响,结果表明仲景附子粳米汤能降低脾阳虚大鼠血清中IL-1β、TNF-α的含量,调节机体神经-内分泌-免疫网络系统,治疗脾阳虚证腹痛。

参考文献:

[1]矢数道明.临床应用汉方处方解说[M].李文瑞,译.北京:人民卫生出版社,1983:374.

[2]夏光福.附子粳米汤的妇科运用举隅[J].河南中医,1992(3):119.

[3]陈继婷,王俊霞,王和生,等.附子粳米汤对脾阳虚大鼠疼痛模型血浆CGRP和AngⅡ的影响[J].中国实验方剂学杂志,2011,17(23):192.

[4]张芸.附子粳米汤对脾阳虚模型大鼠血中白介素-1β、肿瘤坏死因子-α的影响[J].贵阳中医学院学报,2009,31(3):78.

椒附白通汤

【方源】清代吴鞠通《温病条辨》。

【组成】生附子3钱(9 g)(炒黑),川椒2钱(6 g)(炒黑),淡干姜2钱(6 g),葱白3茎,猪胆汁半烧酒杯(去渣后调入)。

【服法】水5杯,煮成2杯,分2次凉服。

【功用】通三焦之阳,急驱浊阴。

【主治】适用于足太阴寒湿,舌白滑,甚则灰,脉迟,不食,不寐,大便窒塞,浊阴凝聚,阳伤腹痛,痛甚则肢逆者。

【方解】本方通三焦之阳,驱浊阴之蕴。由于寒湿滞凝,肾之生阳不升,故脉迟、不食、不寐、不便。中焦湿聚,阻碍脾胃两阳,不得下交于阴,阳气无从旁达,浊阴盘踞,邪正相争,故腹痛肢厥。此时非热不足以胜重寒而回阳。方中以附子为君药,补命门真火,助少阳火热,速通三焦水道,湿不得停,而痛自愈。干姜温中逐湿痹,川椒燥湿除胀消食,二药为臣药。葱白为使药,由内而达外,其中空有通阳之功效。以猪胆汁为佐药,苦寒反佐诸辛热药燥热之性。

本方配伍特点:一是附子、干姜、川椒配伍,具有散寒除湿止痛的特殊作用。二是附子、干姜配葱白,葱白具有通阳、辛温发汗、解表散寒的作用,这一配伍在温阳除湿的基础上可以发散寒湿。由于以上两种配伍,本方具有了温补真阳,散寒除湿,通彻表里内外的特殊作用。

【运用】

(1)辨证要点。以腹痛,胃脘痛,大便窒塞,舌苔白滑甚则灰滑为辨证要点。

(2)加减变化。脘痞者,为寒湿阻滞中焦,气机不畅,加厚朴理气。便秘者,为腑气不通,加大黄通便。大便黏腻不畅者,为湿邪甚,加苍术、草果健脾燥湿,芳香化湿。

(3)现代运用。本方用于寒湿伤阳所致的腹痛、便秘等。

(4)使用注意。方中附子、干姜温阳并用,并配伍川椒散寒除湿,葱白辛温发散表湿,功能温补中阳、散寒除湿、通彻表里内外,故寒湿无阳虚者慎用,病证偏热者禁用。

【附方】白通汤(见《伤寒论》):葱白、干姜、附子。

白通加猪胆汁汤(见《伤寒论》):白通汤加人尿、猪胆汁。

【各家论述】《温病条辨》:"此苦辛热法复方也。苦与辛合,能降能通,非热不足以胜重寒而回阳。附子益太阳之标阳,补命门之真火,助少阳之火热。盖人之命门,与太阳之阳,少阳之阳旺,行水自速。三焦通利,湿不得停,焉能聚而为痛? 故用附子以为君,火旺则土强。干姜温中逐湿痹,太阴经之本药,川椒燥湿除胀消食,治心腹冷痛,故以二物为臣。葱白由内而达外,中空通阳最速,亦主腹痛,故以之为使。浊阴凝聚不散,有格阳之势,故反佐以猪胆汁。猪水畜,属肾,以阴求阴也;胆乃甲木,从少阳,少阳主开泄,生发之机最速。此用仲景白通汤,与许学士椒附汤,合而裁制者也。"

【临证举隅】方某,44岁。形质颓然,脉迟小涩,不食不寐,腹痛,大便窒痹。平昔嗜酒,少谷中虚,湿结阳伤,寒湿浊阴鸠聚为痛。处方:炒黑生附子、炒黑川椒、生淡干姜、葱白。调入猪胆汁1枚。(选自《临证指南医案·湿》)

按:患者表现为腹痛、不食不寐、大便窒痹、脉迟小涩,根据平素嗜酒,少谷中虚,诊断为湿结阳伤,寒湿浊阴鸠聚为痛证。故用椒附白通汤温阳逐湿。

【现代研究】

1.临床研究

张文选常用本方治疗寒湿聚结的胃脘痞痛、腹中冷痛、大便不通、冲气上逆等消化系统疾病[1]。

2.药理研究

对此方的药理研究暂未见报道,但对其药物的研究较多,就其主要药物川椒的药理作用介绍如下:

(1)抑菌。川椒挥发油对8种常见细菌和6种真菌均有一定的抑菌和杀菌作用,其中以大肠杆菌和志贺菌最敏感[2]。

(2)降压。给家兔静脉注射花椒所含挥发油成分牻牛儿醇,能引起家兔血压迅速下降,反射性引起呼吸兴奋,其降压作用不被阿托品所阻断[3]。

（3）对血液流变学的影响。花椒水提取物10 g/kg和醚提取物0.15～0.3 mL/kg剂量时,具有一定的抗凝作用,可以明显延长血浆凝血酶原、白陶土部分凝血酶原时间,其水提取物的作用强于醚提取物。因此,推测花椒的抗栓、抗凝作用可能与血小板功能及血管内皮细胞的抗凝成分有关[3]。

（4）对心肌的影响。花椒粗提取物对冰水应激的心肌损伤有一定的保护作用,其水提取物和醚提取物均可使血清单胺氧化酶和血清甘油三酯的含量明显下降,醚提取物还可明显使5'－核苷酸酶活性下降[3]。

（5）镇痛。花椒水提取物5～10 g/kg和醚提取物3.0～6.0 mL/kg对乙酸引起的小鼠扭体反应有明显的抑制作用,其中醚提取物的作用强于水提取物,且呈剂量关系。花椒中所含的菌芋碱可能是其镇痛的活性成分之一[4]。

（6）抗溃疡。花椒水提取物5 g/kg对小鼠水浸应激性溃疡、大鼠结扎幽门性溃疡均有明显的抑制作用,10 g/kg对吲哚美辛加乙醇和水浸应激性引起的小鼠溃疡有显著的对抗作用。花椒醚提取物3.0 mL/kg能显著地抑制大鼠盐酸性溃疡的形成,对其他溃疡无作用[5]。

（7）保肝。花椒对四氯化碳诱发的肝损害有对抗作用,这种作用和剂量呈依赖性,但对谷草转氨酶的升高无作用[4]。

参考文献:

[1]张文选.温病方证与杂病辨治[M].北京:人民卫生出版社,2007.

[2]叶萍,何前军,高碧秀,等.川椒挥发油抗常见细菌及真菌作用实验研究[J].现代预防医学,1997,24(1):17.

[3]阴健.中药现代研究与临床应用[M].北京:中医古籍出版社,1997:109－110.

[4]张明发.花椒的温里药理作用[J].西北药学杂志,1995,10(2):89－91.

[5]张明发,沈雅琴,朱自平,等.花椒温中止痛药理研究[J].中国中药杂志,1991,16(8):493.

第四节　温阳通补奇经法方剂

叶天士在《临证指南医案》中提出通补奇经的理论,他认为奇经与肝肾、阳明、太阴有关,肝肾损伤,下元不足,则可进一步累及奇经,发为奇经病证。治疗以补益奇经和宣通脉络相结合,补肝肾、益精血、固阳明、调阴阳,佐以辛润通络、苦辛芳香、宣通气血,以补为主,以通为用。（参见《临证指南医案》:"治奇经虚者,必辛甘温补,佐以流行脉络,务在气血调和,病必痊愈。"）

寒湿之邪停留人体,最易伤及脾肾之阳,累及奇经,致奇经虚证。叶天士在《临证指南医案》之湿门等医案中,论述了寒湿损伤奇经的证治。吴鞠通整理叶天士医案,制定了双补汤、安肾汤、鹿附汤、参茸汤、加减参茸汤等方剂,张文选在其《温病方证与杂病辨治》中将这一组方剂所代表的治法称为"温阳通补奇经法"。

双补汤

【方源】清代吴鞠通《温病条辨》。

【组成】人参（3 g）,山药（9 g）,茯苓（12 g）,莲子（9 g）,芡实（9 g）,补骨脂（9 g）,苁蓉（9 g）,山萸肉（9 g）,五味子（9 g）,巴戟天（9 g）,菟丝子（9 g）,覆盆子（9 g）。

（说明：原方中未标明剂量。）

【服法】水煎服。

【功用】平补脾肾。

【主治】适用于老年久痢，食滑便溏者。

【方解】人参、山药、茯苓甘温补脾渗湿；芡实、莲子、山茱萸、五味子酸温收涩固摄；补骨脂、肉苁蓉、巴戟天、菟丝子、覆盆子升补肾脏阴中之阳，兼能益精气而安五脏。该方治脾肾阳虚所致的久痢便溏，方中配伍得当，药性温和，健脾而性不燥，温阳而不伤阴。

【运用】

（1）辨证要点。本方在健脾益气的基础上，可平补肾气，兼顾肾阴肾阳。以便溏，遗精，崩漏，带下等为辨证要点。

（2）加减变化。腹痛者，为气机不畅，加木香、延胡索，理气活血止痛。呕吐者，系胃气上逆所致，加半夏和胃降逆止呕。腰痛者，因肾气不足，加杜仲、桑寄生、续断、怀牛膝补肾，强筋健骨。

（3）现代运用。本方可广泛用于脾肾两伤所致的泻痢、胃痛、遗精、不孕不育、头晕、水肿等。

（4）使用注意。双补汤是为脾肾双补，用于脾肾两伤的虚证，故实证者禁用。

【附方】缪仲淳脾肾双补丸（见《先醒斋医学广笔记》）：双补汤去茯苓、芡实、肉苁蓉、覆盆子，加车前子、肉豆蔻、橘红、砂仁。

【各家论述】《温病条辨》："老年久痢，脾阳受伤，食滑便溏，肾阳亦衰，双补汤主之。"

【临证举隅】陈某，男，31岁。1985年7月28日初诊。结婚4年未育，妻子身体健康，检查无异常发现。本人做精液常规检查，精液量少清稀，精子含量低，活动力差。伴有四肢欠温，入冬下肢彻夜不暖，头晕，腰酸膝软，食后腹胀，便溏，舌质淡，脉沉细。证属脾肾阳衰，脾虚则不运，肾虚则不能生精。治当温补脾肾，先后天得充则无精少之虞。处方：潞党参10 g，怀山药10 g，茯苓10 g，补骨脂8 g，山茱萸8 g，巴戟天8 g，菟丝子10 g，肉苁蓉10 g，五味子5 g（杵）。服上方10剂后，四肢不再清冷，便溏、腹胀均除。以后每月服药20剂，继用药5个月后，爱人已怀孕。复查精子含量正常，活动良好。遂嘱停药。

按：本例患者曾用多方治疗，用药多属滋补之品。刻诊从肢冷、便溏、舌淡、脉沉细等着手，诊为脾肾阳衰，后从温补之方，用药温而不燥，佐以益阴之品，收到较好疗效[1]。

【现代研究】

1.临床研究

张文选擅长用本方治疗月经不调、不孕，以及阳痿、遗精等病证。（参见《温病方证与杂病辨治》）

2.药理研究

对此方的药理研究暂未见报道，但对其药物的研究较多，就其主要药物的药理作用介绍如下：

1）山药

（1）调节免疫功能。山药多糖可明显提高环磷酰胺导致的免疫功能低下小鼠腹腔巨噬细胞吞噬百分率和吞噬指数，并促进其溶血素和溶血空斑的形成以及淋巴细胞转化，明显提高外周血T淋巴细胞比率[2]。

（2）调整胃肠功能。山药可明显拮抗氯乙酰胆碱及氯化钡引起的大鼠离体回肠强直性收缩[3]。

（3）降血糖。山药块茎在甲醇：水为1∶1的溶液中，其提取物能明显降低小鼠血糖浓度[4]。

（4）抗衰老。山药多糖具有明显的体外和体内抗氧化活性[5]，能降低维生素C-还原型辅酶Ⅱ及Fe^{2+}-半胱氨酸诱发的微粒体过氧化脂质的含量，对黄嘌呤-黄嘌呤氧化酶体系产生的超氧自由基及Fenton反应体系产生的羟自由基有清除作用，能明显提高衰老模型小鼠体内红细胞超氧化物歧化酶活力及血过氧化氢酶活力，能降低衰老模型小鼠血、脑匀浆和肝匀浆过氧化脂质水平。

2）巴戟天

（1）补阳。龚梦鹃等[6]运用代谢组学方法研究氢化可的松诱导的肾阳虚大鼠血清代谢组变化及巴戟天补肾阳作用的机制,结果表明巴戟天可增强阳虚机体甲基转移反应,改善能量代谢,逆转氨基酸代谢紊乱。

(2)祛风湿。对巴戟天温浸液的药理研究表明,巴戟天对大白鼠塑料环肉芽肿有明显抑制作用[7]。

3)芡实

於怀龙等[8]探讨中药芡实对小鼠急性胃黏膜损伤的保护作用,结果表明预防给药可以明显降低小鼠胃溃疡指数,升高小鼠急性胃黏膜损伤后超氧化物歧化酶活性,并抑制胃黏膜中丙二醛含量的增多,回升小鼠胃黏膜中前列腺素 E_2 含量。

4)补骨脂

(1)抗肿瘤。蔡宇等[9-10]研究表明,补骨脂素有逆转人乳腺癌细胞株 MCF-7/ADR 多药耐药性的作用,能降低 MCF-7/ADR 耐药细胞中凋亡抑制基因 Bcl-2 的表达,提高化疗敏感性。

(2)补骨。Wang 等[11]探讨了补骨脂素体外对大鼠成骨细胞增殖与分化的影响,结果显示补骨脂素体外能促进成骨细胞的增殖与分化。

(3)抗白血病。Shen 等[12]研究发现,预激肽的补骨脂素对白血病原代细胞具有显著的杀伤作用。

(4)抗氧化。Zhu 等[13]通过研究补骨脂总黄酮对小鼠肝脏中超氧化物歧化酶的活力的影响,表明补骨脂总黄酮可将小鼠肝脏中超氧化物歧化酶活力提高 14.84%。

5)肉苁蓉

(1)保肝。赵锡安等[14]研究了肉苁蓉对小鼠肝组织、糖原及乳酸脱氢酶同工酶活性的影响。负荷运动小鼠的肝组织严重损伤,糖原减少,乳酸脱氢酶同工酶活性显著升高,服用肉苁蓉后,负荷运动小鼠的肝组织趋向正常,糖原丰富,乳酸脱氢酶同工酶活性明显下降。

(2)免疫调节。张涛等[15]研究表明,肉苁蓉总苷可明显增强 D-半乳糖致衰老小鼠的免疫功能。

(3)改善记忆能力。罗兰等[16]研究发现,肉苁蓉总苷能改善三氯化铝导致的学习记忆障碍,增加脑组织中的超氧化物歧化酶活性,降低丙二醛含量,并可使脑重系数增加。

6)山茱萸

(1)免疫抑制作用。付桂香等[17]研究表明山茱萸总苷对大鼠佐剂性关节炎的原发病变和继发病变均有明显的治疗作用($P<0.01$)。

(2)免疫促进作用。杜伟锋等[18]研究结果显示,山茱萸经酒蒸制后,其多糖对免疫低下小鼠非特异性免疫功能的影响明显增强。

(3)对糖尿病的治疗作用。Yokozawa 等[19]研究发现,对糖尿病大鼠连续给药 20 日,山茱萸活性成分 morroniside 可以显著降低大鼠血糖及尿蛋白水平。

(4)对神经系统的作用。Jiang 等[20]研究结果提示山茱萸新碱对大脑缺血性损伤具有潜在的保护作用,其作用可能是由于其抑制细胞内 Ca^{2+} 隆凸细胞凋亡蛋白酶及细胞 caspase-3 活性,改善线粒体的能量代谢及抗氧化特性实现的。

7)五味子

(1)对肝损伤的保护作用。有研究表明,五味子可显著对抗四氯化碳造成的小鼠肝损伤,对小鼠因腹腔注射四氯化碳所致的谷丙转氨酶升高及肝脏的病理损伤均有改善作用[21]。

(2)对中枢神经系统的作用。五味子及其乙醇提取物、五味子甲素、五味子乙素、五味子丙素和五味子醇乙可明显延长戊巴比妥所致的小鼠睡眠时间,减少小鼠自主活动[22]。

(3)对免疫功能的影响。五味子粗多糖、五味子水煎剂具有升高白细胞及增强免疫功能的作用,还能明显对抗环磷酰胺所致小鼠外周血白细胞的减少,并能增加免疫抑制小鼠胸腺和脾脏的重量[23]。

8)覆盆子

(1)抗肿瘤。有研究表明,覆盆子浆对人原发性肝癌细胞的增殖有抑制作用,并呈现出与药物浓度、作用时间的依赖性[24]。

(2)降血糖。樊柏林等[25]研究结果显示,湖北掌叶覆盆子水提取物有明显的降血糖作用。

(3)抗血栓。有研究显示,覆盆子叶的70%乙醇提取物在体内及体外试验中有显著的抗血栓作用,分离出来的山奈酚、槲皮素及椴树苷能明显延迟血液中血浆复钙时间[26]。

参考文献:

[1]杨进,张文选.孟澎江治疗内科杂病的经验[J].中医杂志,1987(5):21.

[2]山原条二.现代东洋医学[J].1986,7(3):51.

[3]北京中医医院,北京中医研究所.对"脾主运化"的初探[J].中医杂志,1981(3):61.

[4]Maurice M. Dioscoreatine:the hypoglycemic principle of dioscorea dumetorum[J].Planta Medica,1990,56(1):119.

[5]郝志奇.山药水煎剂对实验性小鼠的降血糖作用[J].中国药科大学学报,1991,22(3):158.

[6]龚梦鹃,叶文华,谢媛媛,等.巴戟天补肾阳作用的血清代谢组学研究[J].中国中药杂志,2012,37(11):1682.

[7]沈亚修.中药巴戟天的研究[J].上海中医药杂志,1985(11):46.

[8]於怀龙,怀晴晴,薛玲.中药芡实预防急性胃黏膜损伤药理作用的研究[J].药学研究,2013,32(6):326.

[9]Cai Y. Reversal of multidrug resistance in human breast cancer cell by psoralen[J].Tumor,2004,24:204－241.

[10]蔡宇,杨燕霞,梁少玲,等.补骨脂对乳腺癌多药耐药细胞株Bcl－2基因蛋白表达的影响[J].中药材,2004,27:855－856.

[11]Wang J H,Wang Y,Pan Y M. Effects of psoralen on proliferation and differentiation of culured osteobhsis in vito[J].Prid ResDev,2007,19:844－846.

[12]Shen J L,Huang Y Z,Yang P D. Cytotoxic effects of previously activated psoralens on leukemic cells[J].Chin Clin Oncol(临床肿瘤学杂志),2006(1):502－508.

[13]Zhu Z R,Li Y Q,Liu J,etal. Antiroxidation effect of bavachin flavonoid[J].Chin Veterinary Drug(中国兽药杂志),2005,39:18－20.

[14]赵锡安,阎晓红,侯金凤,等.肉苁蓉对负荷运动小鼠肝脏保护作用的探讨[J].内蒙古大学学报,2007,38(3):344.

[15]张涛,柳朝阳,王建杰,等.肉苁蓉总苷对D－半乳糖所致衰老模型小鼠免疫功能的影响[J].中国老年学杂志,2004,24(5):441.

[16]罗兰,王晓雯,刘凤霞,等.肉苁蓉对三氯化铝致小鼠学习记忆障碍的保护作用[J].中国新药与临床杂志,2007,26(1):33.

[17]付桂香,李建民,周勇,等.山茱萸总苷抗炎免疫抑制作用及其机理的大鼠实验研究[J].中华微生物学和免疫学杂志,2007,27(4):316－320.

[18]杜伟锋,王明艳,蔡宝昌.山茱萸炮制前后多糖对小鼠免疫功能的影响[J].中药材,2008,31(5):715－717.

[19]Yokozawa T,Yamabe N,Kim H Y,etal. Protective effects of morroniside isolated from Comi Fructus against renal damage in streptozotocin－induced diabetic rats[J].Biol Pharm Bull,2008,31(7):1422－1428.

[20]Jiang W L,Chen X G,Zhu H B,etal. Comuside attenuates apoptosis and ameliorates mitochondrial energy metabolism in rat cortical neurons[J].Pharmscology,2009,84(3):162－193.

[21]齐彦,郭丽新,周迎春.五味子对四氯化碳所致小鼠急性肝损伤的作用研究[J].中医药学报,2009,37(4):26－27.

[22]林蔚,黄宗锈,陈冠敏,等.中药五味子改善小鼠睡眠作用的研究[J].海峡预防医学杂志,2009,15(4):51－52.

[23]李岩,曲绍春,孙文娟,等.五味子粗多糖对环磷酰胺所致小鼠免疫功能低下的保护作用[J].白求恩医科大学学报,1995,21(6):583.

[24]齐贯和,王静,李业永.覆盆子浆对原发性肝癌细胞影响的临床研究[J].山西中医学院学报,2010,11(4):22－23.

[25]樊柏林,龚晨睿,孙凡中,等.湖北掌叶覆盆子叶水提取物降血糖作用动物实验和人群研究[J].食品科学,2010,31(3):239－242.

[26]Han N,Gu Y,Ye C,etal. Antithrombotic ancivity of fractions and components obtained from raspberry leaves(Ru－bus chingii)[J].Food Chemistry,2012,132(1):181－185.

安肾汤

【方源】清代吴鞠通《温病条辨》。

【组成】鹿茸3钱(9 g),葫芦巴3钱(9 g),补骨脂3钱(9 g),韭子1钱(3 g),大茴香2钱(6 g),附子2钱(6 g),苍术2钱(6 g),茯苓3钱(9 g),菟丝子3钱(9 g)。

【服法】水8杯,煮取3杯,分3次服。

【功用】温补肾阳,燥湿补脾。

【主治】适用于湿久,脾阳消乏,肾阳亦惫者。

【方解】方中以鹿茸为君药,与葫芦巴、补骨脂、韭子、菟丝子温润通补奇经督脉,附子、大茴香温阳散寒,苍术、茯苓健脾燥湿利水。诸药合用,以温补肾阳为主,燥湿通脾阳为辅。本方温补脾肾之阳,以使寒湿得散的治法,吴鞠通称为"釜底增薪法"。

【运用】

(1)辨证要点。以腰痛,下肢痿软,不孕不育等为辨证要点。

(2)加减变化。气虚者,加人参。血虚者,加当归。大便溏者,加赤石脂。

(3)现代运用。可用于治疗脾肾阳虚所致的男子阳痿、不育,女子带下、不孕等。

(4)使用注意。本方适用于脾肾阳虚,寒湿伤阳者,故湿热内盛者禁用。

【附方】石刻安神丸(见《世医得效方》):苍术,川乌,附子,川楝子,巴戟天,白术,陈皮,茯苓,肉豆蔻,木香,熟地,菟丝子,茴香,黑牵牛,山药,晚蚕蛾,葫芦巴,肉桂,石斛,川牛膝,肉苁蓉,破故纸,杜仲。

【各家论述】《温病条辨》:"湿久,脾阳消乏,肾阳亦惫者,安肾汤主之。"

【临证举隅】庞某,男,44岁。湿久脾阳消乏,中年未育子,肾真也惫。仿安肾汤法,处方:鹿茸,附子,韭子,赤石脂,补骨脂,真茅术,茯苓,菟丝子,大茴香。(选自《临证指南医案·湿》)

按:患者中年未育子,为湿久脾阳消乏,肾真也惫所致,故治以补肾阳、散寒、祛湿。

【现代研究】

1. 临床研究

本方临床可用于不孕不育等疾病的治疗。

2. 药理研究

对此方的药理研究暂未见报道,但对其药物的研究较多,就其主要药物的药理作用介绍如下:

1)鹿茸

(1)免疫增强作用。潘凤光等[1]检测鹿茸多肽对淋巴细胞的免疫功效,结果表明,鹿茸多肽可以促进小鼠T淋巴细胞、B淋巴细胞的增殖,并且,鹿茸多肽刺激腹腔巨噬细胞产生IL-12的含量升高,说明鹿茸多肽对机体有免疫增强作用。

(2)对脑神经的作用。陈东等[2]研究了鹿茸多肽对大鼠脑神经干细胞体外分化的影响,试验结果表明,鹿茸多肽能通过多因子协调作用明显促进大鼠脑神经干细胞向神经元分化。

(3)耐缺氧。罗翔丹等[3]研究表明,鹿茸多肽能显著提高小鼠耐缺氧和抗疲劳的能力。

2)葫芦巴

(1)调血脂。葫芦巴胶体在消化道内可形成胶体屏障,抑制胆汁盐酸的吸收,并减少肝内循环,从而降低血清胆固醇的浓度[4]。

(2)抗胃溃疡。葫芦巴种子的提取物可以通过提高胃黏膜的抗氧化能力来防止酒精引起的脂质过氧化反应,从而减轻胃黏膜损伤[5]。

(3)补肾壮阳。尚明英等[6]研究表明,葫芦巴补肾壮阳作用的物质基础是种子中锌、锰含量较高。

参考文献：

[1] 潘凤光,孙威,周玉,等.梅花鹿鹿茸活性多肽的提取及免疫功效的初步研究[J].中国生物制品学杂志,2007,20(9)：669-673.

[2] 陈东,孟晓婷,刘佳梅,等.鹿茸多肽对大鼠脑神经干细胞体外诱导分化的实验研究[J].解剖学报,2004,35(3):240-243.

[3] 罗翔丹,潘凤光,张铁华,等.鹿茸多肽对小鼠耐缺氧和抗疲劳能力的影响[J].食品科学,2008,29(4):386-388.

[4] 荆宇,赵余庆.葫芦巴的化学成分与药理作用研究进展[J].中草药,2003,34(12):1146-1149.

[5] Suja P R,Anuradha C V,Viswanathan P,etal.Gastroprotective effect of fenugreek seeds (Trigonella foenum-graecum) on experimental gastric ulcer in rats[J].Jounal of Ethnopharmacology,2002,81(3):393-397.

[6] 尚明英,蔡少青,王璇.中药葫芦巴宏量及微量元素分析[J].中药材,1998,21(11):574-575.

鹿附汤

【方源】清代吴鞠通《温病条辨》。

【组成】鹿茸5钱(15 g),附子3钱(9 g),草果3钱(9 g),菟丝子3钱(9 g),茯苓5钱(15 g)。

【服法】水5杯,煮取2杯,日再服,渣再煎煮1杯服。

【功用】温补肾阳,散寒燥湿。

【主治】适用于湿久不治,伏足少阴,舌白身痛,足跗浮肿。

【方解】鹿茸温补奇经督脉,菟丝子助鹿茸温补肾督,附子温补肾阳、通经散寒,草果燥湿,茯苓健脾利湿。全方共奏温补肾阳,通补督脉,散寒燥湿利水之功效。

【运用】

(1)辨证要点。以身痛,足肿,舌白为辨证要点。

(2)加减变化。湿盛者,加苍术。脾虚者,加炒白术。脾胃虚寒者,加干姜。

(3)现代运用。张文选用本方加减治疗督脉与肾阳不足,寒湿内盛,阴湿下注引起的诸多病证,如慢性湿疹、带下如注。该方还可用于治疗内伤寒湿所致的水肿等证。(见《温病方证与杂病辨治》)

(4)使用注意。本方主治督脉与肾阳不足,寒湿内盛的诸多病证,故湿热内盛及无肾阳不足者禁用。

【各家论述】《温病条辨》:"湿久不治,伏足少阴,舌白身痛,足跗浮肿,鹿附汤主之。湿伏少阴,故以鹿茸补督脉之阳。督脉根于少阴,所谓八脉丽于肝肾也;督脉总督诸阳,此阳一升,则诸阳听令。附子补肾中真阳,通行十二经,佐之以菟丝,凭空行气而升发少阴,则身痛可休。独以一味草果,温太阴独胜之寒以醒脾阳,则地气上蒸天气之白苔可除……以茯苓淡渗,佐附子开膀胱,小便得利,而跗肿可愈矣。"

【临证举隅】

(1)患者,38岁。舌白身痛,足跗浮肿,从太溪穴水流如注。此湿邪伏于足少阴,当用温蒸阳气为主。处方:鹿茸,淡附子,草果,菟丝子,茯苓。(选自《临证指南医案·湿》)

按:寒湿阻滞经络则身痛;寒湿伤及肾阳,阳虚水泛,水湿下注故足肿,甚则太溪穴水流如注;舌白为寒湿之象。故用温阳燥湿利水之法。

(2)周某,女,38岁。2006年4月11日初诊。患者长期腰痛,白带颇多,有时如水下注,自觉流出白带湿冷,小腹下坠、发凉,四肢也凉,月经量少,痛经。曾多次经西医妇科检查治疗,未效,服中药完带汤、补中益气汤也不效。舌淡胖,苔白厚腻,脉沉软。辨为寒湿损伤奇经的鹿附汤证。处方:鹿角片15 g,鹿角霜15 g,炮附子8 g,菟丝子15 g,草果3 g,茯苓30 g,炒白术30 g,干姜10 g,炙甘草6 g。服7剂。4月18日二诊:白带大为减少,腰痛减轻。脉沉软,舌淡,苔白略腻。上方加小茴香6 g。服药7剂,带下、腰痛、小腹坠凉诸症痊愈。

按：张文选从叶天士原案用本方治疗"足跗浮肿,从太溪穴水流如注"得到启示,以鹿角片或鹿角霜易鹿茸,加白术,治疗妇人白带如注,效佳。(见《温病方证与杂病辨治》)

【现代研究】

1. 临床研究

张文选应用本方治疗疮疡痈疽、湿疹等皮肤疾患。(见《温病方证与杂病辨治》)

2. 药理研究

对此方的药理研究暂未见报道,但对其药物的研究较多,就其主要药物菟丝子的药理作用介绍如下:

(1)激素样作用。秦达念等[1]研究表明,菟丝子的黄酮类提取物具有雌激素样活性,可使成年大鼠腺垂体、卵巢、子宫重量增加;增强卵巢人绒毛膜促性腺激素、黄体生成素受体功能及垂体对促性腺激素释放激素的反应性;促进离体培养人早孕绒毛组织人绒毛膜促性腺激素的分泌;增加未成年雄性小鼠睾丸、附睾的重量;促进离体培养大鼠睾丸间质细胞睾酮的分泌。

(2)抗衰老。郭军等[2]实验结果表明,菟丝子可使老龄小鼠红细胞膜的超氧化物歧化酶活性增高,血清脂肪过氧化作用水平和脑脂褐素含量显著降低,提示菟丝子有延缓机体衰老的作用。

参考文献:

[1]秦达念,佘白蓉,余运初.菟丝子黄酮对实验动物及人绒毛组织生殖功能的影响[J].中药新药与临床药理,2000,11
(6):349－351.

[2]郭军,白书阁.菟丝子抗衰老作用的实验研究[J].中国老年学杂志,1996,16(1):37.

参茸汤

【方源】清代吴鞠通《温病条辨》。

【组成】人参(3 g),鹿茸(6 g),附子(6 g),当归(9 g)(炒),茴香(3 g)(炒),菟丝子(12 g),杜仲(12 g)。(说明:原方未标明剂量。)

【服法】水煎服。

【功用】阴阳两补,偏于补阳。

【主治】适用于久痢阴阳两伤,少腹肛坠,腰胯脊髀酸痛。

【方解】鹿茸为血肉有情之品,与菟丝子、杜仲相配温阳督脉;人参补阳明而益奇经;当归、茴香补冲脉,通肝络;附子升少阴之阳,兼通太阳之络。诸药合之,可温补奇经之督脉,通厥阴、少阴、太阳之络。

【运用】

(1)辨证要点。以少腹肛坠,腰胯脊髀酸痛为辨证要点。

(2)加减变化。偏于阴伤多者,去附子。肝肾阴虚者,加熟地。腰痛甚者,加续断。

(3)现代运用。因本方通补奇经,可用于治疗不孕症、痛经、月经不调等。

(4)使用注意。本方主治阴阳两伤者,故实证禁用。

【各家论述】《温病条辨》:"痢久阴阳两伤,少腹肛坠,腰胯脊髀酸痛,由脏腑伤及奇经,参茸汤主之。"

【临证举隅】患者,痢久阴阳两伤,少腹肛坠,连两腰胯,脊髀酸痛,由脏腑络伤,已及奇经。处方:人参,鹿茸,炒当归,茴香,菟丝子,杜仲。(选自《临证指南医案·痢》)

按:本例患者症见少腹肛坠,连两腰胯,脊髀酸痛,为脏腑络伤损及奇经,故以参茸汤通补奇经。

【现代研究】

1. 临床研究

因本方为通补奇经法的代表方剂,因此,张文选用本方主要治疗各种原因引起的虚损性腰胯脊髀的酸痛,以及妇科疾病表现为奇经不足者、慢性疲劳变现为本方证者。

2. 药理研究

对此方的药理研究暂未见报道,但对其药物的研究较多,就其主要药物的药理作用介绍如下:

1)人参

(1)对中枢神经系统的作用。人参对神经系统的调节表现为刺激和抑制双重作用,并且它可调节神经传递。Tsang 等[1]对小鼠脑突触体的研究证实了人参的提取物对 γ-氨基丁酸、多巴胺及五羟色胺等具有抑制调节作用。

Benishin 等[2]研究表明人参皂苷 Rb1 可以促进胆碱能神经系统的改善。

Lim 等[3]研究表明人参皂苷 Rb1 能够保护海马神经元,并能延缓神经细胞的死亡和萎缩。

(2)对心血管系统的作用。Chen 等[4]研究报道,人参皂苷能激活一氧化氮合酶释放一氧化氮,产生保护血管内皮细胞的作用。

(3)对内分泌系统的作用。体外实验研究发现,人参皂苷的代谢产物能通过对乙酰胆碱受体的作用,降低肾上腺嗜铬细胞分泌儿茶酚胺类激素的水平[5]。

(4)抗肿瘤。Wakabayashi 等[6]研究报道,人参皂苷 Rb1、Rb2 和 Rc 转化后的产物可抑制鼠恶性肿瘤的繁殖,并且在 24 h 内高浓度可减少细胞的死亡。

2)当归

有学者总结,当归及其有效成分对神经系统、免疫系统、血液系统、循环系统、呼吸系统等均有作用,而且有研究发现其在抗肿瘤、抗氧化、抗炎等方面亦有作用。(见《浅谈当归药理作用的研究进展》)

3)杜仲

(1)降血压。有研究报道,杜仲可抑制磷酸二酯酶,使血管平滑肌中的环磷酸腺苷浓度升高,从而激活蛋白酶 A,抑制钙离子内流,舒张血管,达到降血压的作用[7]。

(2)降血脂。刘静等[8]研究显示,杜仲叶黄酮可降低营养性高脂血症小鼠的血浆总胆固醇、总三酰甘油、低密度脂蛋白胆固醇等指标,升高高密度脂蛋白胆固醇水平。

(3)抗氧化。李建民等[9]研究发现,杜仲中的木脂素类、苯丙素类、黄酮类、多糖类等活性成分有清除体内自由基,还原氧化物质而保护机体的作用。

(4)调节骨代谢。研究表明杜仲总黄酮可诱导骨髓间充质干细胞分化为成骨细胞[10],可对抗 H_2O_2 诱导的成骨细胞凋亡,可促进骨髓基质细胞、成脂细胞的增殖来调节骨代谢,促进骨的形成[11]。

(5)降血糖。刘国荣等[12]研究表明,杜仲多糖可降低糖尿病小鼠的血糖值,其作用机理可能与提高小鼠的免疫力与体内抗氧化能力有关。

参考文献:

[1]Tsang D,Yeung H W,Tso W W,etal. Ginseng saponins:Influence on neurotransmitter uptake in rat brain synaptosomes[J]. Planta Med,1985(3):221-224.

[2]Benishin C G,Lee R,Wang L C,etal. Effects of ginsenoside Rb1 on central cholinergic metabolism[J]. Pharmacology,1991(42):223-229.

[3]Lim J H,Wen T C,Matsuda S,etal. Protection of ischemic hippocampal neurons by ginsenoside Rb1,a main ingredient of ginseng root[J]. Neurosci Res,1997(28):191-200.

[4]Chen X. Cardiovascular protection by ginsenosides and their nitric oxide releasing action[J]. Clin Exp Pharmacol Physio,1996(23):728-732.

[5]Kim H S,Lee J H,Goo Y S,etal. Effects of ginsenosides on Ca^{2+} channels and membraile capacitance in rat adrenal chromaltin cells[J]. Brain Res Bul,1998,46(3):245-251.

[6]Wakabayashi C,Murakami K,Hasegawa H,etal. An intestinal bacterialmetabolite of ginseng protopanaxadiol saponins has the

ability to induce apoptosis in tumor cells[J]. Biochem Biophys Res Commun,1998,246:725 – 730.

[7]罗丽芳,吴卫华,欧阳冬生,等.杜仲的降压成分及降压机制[J].中草药,2006,37(1):150 – 152.

[8]刘静,濮智贤,李爱玲,等.杜仲叶黄酮降血脂及抗氧化作用的研究[J].安徽农业科学,2010,38(11):5631 – 5632.

[9]李建民,徐艳明,朱魁元,等.杜仲抗氧化生物活性研究进展[J].中医药学报,2010,38(2):137 – 139.

[10]张贤,蔡建平,张艳红,等.杜仲诱导大鼠间充质干细胞成骨分化中成骨与成脂相关转录因子的表达[J].中国组织工程研究与临床康复,2010,14(19):3523 – 3526.

[11]邹宇云,韩博,王炼,等.杜仲水提液对大鼠成骨细胞增殖的影响[J].中国兽医杂志,2010,46(8):75 – 76.

[12]刘国荣,邱立朋,周延萌,等.杜仲多糖对糖尿病小鼠降血糖作用及其机制研究[J].泰山医学院学报,2010,31(9):659 – 661.

加减参茸汤

【方源】清代吴鞠通《温病条辨》。

(说明:原方无方名,张文选在其编著的《温病方证与杂病辨治》一书中将此方称为加减参茸汤。)

【组成】人参1钱(3 g),鹿茸2钱(6 g),茯苓3钱(9 g),制补骨脂4钱(12 g),舶茴香1钱(3 g),菟丝子4钱(12 g),杜仲4钱(12 g),砂仁3钱(9 g)。

【服法】水煎服。

【功用】温养奇经。

【主治】适用于久痢伤肾,下焦沉坠。

【方解】方中鹿茸配菟丝子、补骨脂温补督脉。人参补阳明,益八脉。舶茴香、砂仁、茯苓共用,通络除湿。因本方无当归之辛润、附子之辛热,因此通络止痛的作用减弱,用于治疗久痢损伤脾肾之阴,累及奇经督脉之下焦沉坠者。

【运用】

(1)辨证要点。以下利日久,少腹肛坠为辨证要点。

(2)加减变化。阳虚多者,加附子。

(3)现代运用。同本节"参茸汤"的现代运用。

(4)使用注意。本方治疗久痢损伤脾肾之阴,故实证禁用。

【各家论述】《温病条辨》:"若其人但坠而不腰脊痛,偏于阴伤多者,可于本方去附子,加补骨脂,又一法也。"

【临证举隅】陈某,37岁。泻痢久则伤肾,多见下焦沉坠。先伤在阴,刚药不效。处方:人参,鹿茸,菟丝子,茯苓,舶茴香,制补骨脂,砂仁。(选自《临证指南医案·痢》)

按:本例患者下焦沉坠,系由久痢损伤奇经八脉所致,故用通补督脉法升阳治之。

【现代研究】

1.临床研究

见本节"参茸汤"的临床研究部分。

2.药理研究

对此方的药理研究暂未见报道,但对其药物的研究较多,就其主要药物补骨脂的药理作用介绍如下:

(1)调节免疫功能。王淑兰等[1]实验研究证明了补骨脂能明显地提高二倍体细胞的生长增殖速度,提高小鼠腹腔巨噬细胞的吞噬功能,并有提高机体非特异性免疫的能力。徐志立等[2]实验表明,补骨脂对颗粒性抗原绵羊红细胞(SRBC),免疫后淋巴细胞产生的抗 SRBC 抗体(溶血素)的含量有显著的提高作用,对可溶性抗原卵白蛋白免疫后的特异性抗体水平亦有显著的增强作用。

(2)抗肿瘤活性。吴少华等[3]实验表明,补骨脂素在体内外对乳腺癌 EMT6 细胞有显著的生长抑制作用,可能与该细胞 DNA 含量相对减少,细胞线粒体变性及细胞空泡化有关。

(3)平喘。邓时贵等[4-5]研究提示,补骨脂对过敏性哮喘潜伏期有延长趋势,差异不显著,但对组胺性哮喘潜伏期有显著延长作用。此外,补骨脂总香豆素对过敏性哮喘和药物性哮喘潜伏期有显著的延长作用。

(4)胆汁清除作用。叶少梅等[6]实验表明,豚鼠灌服高剂量补骨脂水煎剂在 1~2 h 时间段胆汁排泄量明显高于低剂量组,提示高剂量补骨脂水煎剂可能通过刺激肝细胞内质网的生长,从而促进胆汁的生成,增加胆汁的分泌和排出,产生利胆作用。

(5)抗良性前列腺增生。董能本等[7]通过观察发现,补骨脂素能使丙酸睾酮诱导的前列腺增生模型大鼠前列腺体积缩小,前列腺重量减轻,组织学增生程度减轻。

对此方其他主要药物的研究,可参见本书相关方剂的药理研究部分。

参考文献:

[1]王淑兰,李淑莲,董崇田.枸杞子等8种中药提取液对体外培养细胞和小鼠腹腔巨噬细胞影响的实验研究[J].白求恩医科大学学报,1990,16(4):325.

[2]徐志立,张旭.补骨脂对小鼠免疫功能的影响[J].儿科药学杂志,2004,10(3):1.

[3]吴少华,张仲海,赵建斌.补骨脂素体内外抗癌活性的实验研究[J].中国中药杂志,1998,23(5):303.

[4]邓时贵,区勇全,李爱群,等.补骨脂中黑色黏稠物鼻腔给药的止喘作用[J].西北药学杂志,2000,15(5):211.

[5]邓时贵,李爱群,区润妹,等.补骨脂总香豆素的平喘作用[J].中国现代应用药学杂志,2001,18(6):439.

[6]叶少梅,欧卫平,洪馨,等.补骨脂胆汁清除的动力学研究[J].中药新药与临床药理,1999,10(3):162.

[7]董能本,詹炳炎,夏焱森,等.补骨脂素抗前列腺增生的研究[J].中华实验外科杂志,2003,20(2):109.

下篇
‖ 疫病临床篇 ‖

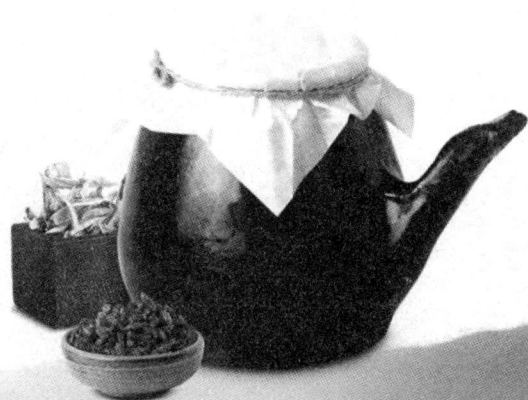

第一章 呼吸道传染疫病

呼吸道传染病是病原微生物(病毒、细菌和支原体等)通过呼吸道传播、感染的疾病。本章主要涉及流感、麻疹、风疹、水痘、单纯疱疹、流行性腮腺炎、支原体肺炎、猩红热、肺结核、白喉、百日咳、流行性脑脊髓膜炎、SARA 等疾病。病原体侵入和寄生的部位不同,可引起呼吸道不同部位感染(如鼻炎、咽炎、喉炎、气管炎、支气管炎、肺炎),亦可导致皮疹、脑脊髓感染或败血症(如天花、流行性脑脊髓膜炎)。传染源来自病人或病原携带者。病原微生物主要通过空气(飞沫、尘埃)传播,少数(如天花、白喉、猩红热等)亦可通过直接接触而感染。呼吸道传染病好发于冬春两季,传播迅速,流行性强,是最常发生的疾病,其预防重点在于接种疫苗。中医学文献中有大量关于此类疾病的记载,本章介绍的几种疾病依次大抵归属于中医学风温、丹疹、风痧、水痘、热疮、大头瘟、肺热病、烂喉痧、肺痨、喉缠风、时行顿咳、春温、瘟疫等疾病范畴,此类疾病多具有较强传染性,且传变迅速,故《外感温热篇》云:"温邪上受,首先犯肺,逆传心包。"《重庆堂随笔》云:"温病、热病、湿温病,治不得法,皆易致死,流行不已,即成疫疠。"且均隶属于《诸病源候论·时气令不相染易候》所指的"时气病"之类:"夫时气病者,此皆因岁时不和,温凉失节,人感乖戾之气而生,病者多相染易,故预服药及为方法以防之。"

第一节 流行性感冒

【现代医学描述】流行性感冒(influenza)简称流感,是由流感病毒引起的一种急性呼吸道传染病,传染性强,发病率高,容易引起暴发流行或大流行。流感病毒属于正粘病毒科病毒,为分节段的负链 RNA 病毒。依据核蛋白和基质蛋白抗原性差异,可将流感病毒分为甲、乙、丙 3 型,其中以甲型流感病毒危害最大。甲型流感病毒根据其表面血凝素和神经氨酸酶的蛋白结构及其基因特性又可分成许多亚型,目前已发现的血凝素有 16 个亚型,神经氨酸酶有 9 个亚型。流感病毒以微粒气溶胶形式在咳嗽、打喷嚏或呼吸时从呼吸道排出,病毒也可通过人与人之间的接触或与被污染物品的接触传播。潜伏期通常 1~4 日,主要临床表现为发热、头痛、周身酸痛、乏力等明显的全身中毒症状及咽痛、咳嗽、声音嘶哑、鼻炎等相对较轻的呼吸道症状。秋冬季节高发。本病具有自限性,但婴幼儿、老年人和存在心肺基础疾病的患者容易并发肺炎、脑炎、心肌炎、瑞氏(Reye's)综合征等严重并发症。此外,本病也是很多慢性病的死因。现代医学治疗坚持预防隔离与药物治疗并重、对因治疗与对症治疗并重的原则,及早应用抗流感病毒药物,避免盲目或不恰当使用抗菌药物,合理使用对症治疗药物,预防和治疗并发症[1-2]。

【中医学认识】中国古代医学文献中虽无流感病名的记载,但中医书籍里有不少类似该病的记载。"感冒"一词首见于北宋的《仁斋直指方·诸风》,原文是:"……感冒风邪,发热头痛,咳嗽声重,涕唾稠粘。"此时该词仅作动词用,还不作病名。元代《丹溪心法·头痛》中开始把"感冒"作为病证名。

隋代《诸病源候论·时气病诸候》云:"时行病者……非其时而有其气,是以一岁之中,病无长少,悉相似者,此则时行之气也……一名时行伤寒,此则节候有伤于人,触冒之过也。"关于它的证候,记述如下:"其病与温病及暑病相似……头痛、腰脊疼、内热、鼻干、不得眠、胸胁热、腹满、咽干、口热、舌干而引饮。"这与流感最常见的一些症状相近似。且又说:"夫时行气病者,此皆因岁时不和,温凉失节,人感乖戾之气而生,病者多相染易,故预服药及为方法以防之。"故流感大抵属于中医学外感病、时行感冒的范畴。

一、病因病机

1.六淫邪气

六淫邪气是引起外感热病的主要原因。《内经·至真要大论》曰:"夫百病之生也,皆生于风寒暑湿燥火,以之化之变也。"《内经·生气通天论》曰:"因于露风,乃生寒热……冬伤于寒,春必病温;春伤于风,夏生飧泄;夏伤于暑,秋必痎疟;秋伤于湿,冬生咳嗽。四时之气,更伤五藏。"致病的"外因",是构成多种"热病"的主要因素,并强调季节性疾病的发生与气候变化具有一定的相关性。

2.戾气致病

《内经·刺法论》早有"五疫之至,皆相染易,无问大小,病状相似"的认识。《诸病源候论》记载:"时行病者,是春时应温而反寒,夏时应热而反冷,秋时应凉而反热,冬时应寒而反温,非其时而有其气,是以一岁之中,病无少长,悉相似者,此则时行之气也。"由此可见,寒热异常,温凉失节,岁时不和是时行感冒的主要病因。《诸病源候论》中同时提及"人感乖戾之气生病者,此则多相染易,乃至灭门"。明代吴又可在《瘟疫论》中首先提出了"戾气"的概念,认为温疫病的发生原因是天地间别有一类特殊致病因素"戾气"所致。流感正是由于人感染天地间疫戾之气而发生的急性呼吸道传染病。

3.正气损伤

《内经·评热病论》云:"邪之所凑,其气必虚。"如果人体禀赋薄弱,正气亏虚;或起居不慎,肺宣发失调,腠理不固,亦有饮食劳倦伤及脾胃,致脾肺气虚;中虚卫弱,不能输精于肺,肺气虚则不能输精于皮毛,致表卫不固,腠理疏松;亦有素体阳虚、阴虚或病后、产后调摄不慎,阴血亏损,"疫疠"便可乘虚而入,引起流感。诚如《内经·百病始生》所云:"风雨寒热,不得虚,邪不能独伤人……此必因虚邪之风,与其身形,两虚相得,乃客其形。"可见,正气为是否发病的重要影响因素。

4.中医学病机演变

流感在中医学中属重伤风和时行感冒。病邪侵入人体,先从肺卫开始,风温之邪多从口鼻而入,风寒之邪则多从皮毛而入。诚如吴鞠通所言:"温病由口鼻而入,鼻气通于肺,口气通于胃。肺病逆传,则为心包;上焦病不治,则传中焦,胃与脾也;中焦病不治,即传下焦,肝与肾也。始上焦,终下焦"。

时行感冒是由戾气引起的一种外感热病,在春冬广泛播散,属疫疠、瘟疫、风温等范畴。时疫有六,其中以热疫、寒疫侵袭人体为主。六淫之邪侵犯人体必夹时疫病毒,正如《医医琐言》所言:"六淫之邪无毒不犯人。"时疫犯人的3条途径:其一,邪由上受,侵卫犯肺。其二,直犯营血,逆传心包,神明受累,脑髓不利,机窍受阻。其三,则邪虽由上受,但直趋中道,伏于膜原,内见脾胃呆滞,外见卫气受困。时疫多由呼吸道而入,其邪所客,始于卫气。卫气为邪所束不能御邪于外,疫邪遂由气道侵伤于肺,由肺之络脉波及于胃。而邪之袭人是否发病,全在乎正气之盛衰、疫毒之多寡、毒气之强弱。

二、证候特征

流感起病较急,临床以发热、头痛、鼻塞、流涕、喷嚏、咳嗽、恶寒、全身不适为主要证候,其病以卫表的症状最为突出。症状表现常呈多样化,以鼻咽部痒、干燥、不适为早期症状,继而喷嚏、鼻塞、流涕等,轻则上犯肺窍,重则高热、咳嗽、胸痛,全身症状较重,体温可达 39~40 ℃,全身酸痛,待热退之后,鼻塞流涕、咽痛、干咳等肺系症状始为明显。重者高热持续不退,喘促气急,唇甲青紫,甚则咯血,部分患者出现神昏谵妄,小儿可发生惊厥,出现传变。

三、诊断

1. 诊断依据

本病首发症状常见发热、恶寒,体温可达 39~40 ℃,全身酸痛,疲乏无力。病初起,全身症状重而肺系证候并不突出,1~3 日后出现明显的鼻塞、流涕、咳嗽、咽痛等,病情较重,体力恢复较慢。本病四季皆可发,以冬春两季为多见,多呈流行性,多人同时突然发病,迅速蔓延,传染性强,常可引起大流行。

2. 鉴别诊断

本病主要与普通感冒相鉴别。一般来说普通感冒常呈散发性,发热多不高,或不发热,起病缓慢,全身症状较轻,多无传变,无传染性。

四、辨证论治

本病临床辨证时要注重辨表里、辨寒热、辨虚实。遵循《内经·阴阳应象大论》中"其在皮者,汗而发之"之意,应用解表祛邪,宣通肺气,照顾兼症为基本治法。因本病常易化热,发生传变,因此清热解毒法亦是重要而常用的治疗法则。体虚患者,发汗祛邪之时需注重固表实里,一般均忌用补敛之品,以免留邪。

(一)分证论治

1. 表卫证

(1)风热犯表。

【证候】发热,微恶风寒,头痛,汗出,口渴,咽干且痛,小便短赤,舌边尖红,苔薄黄,脉浮数。

【治法】疏风解表清热。

【方药】银翘散加减。发热甚者,加黄芩、大青叶、石膏。头痛重者,加菊花、桑叶、蔓荆子。咽喉肿痛者,加板蓝根、马勃、玄参。口渴重者,加天花粉、石斛。

(2)寒邪束表。

【证候】恶寒,发热,身痛,头项强痛,无汗,鼻塞流涕,咽痒咳嗽,舌苔薄白,脉浮或浮紧。

【治法】散寒解表透邪。

【方药】荆防败毒散加减。头痛者,加白芷。项背强痛者,加葛根。咳嗽痰白者,加陈皮、杏仁。胸闷不舒者,加法半夏、陈皮、厚朴。风寒挟湿,身热不扬,身重苔腻,脉濡者,用羌活胜湿汤加减。

（3）温邪夹湿。

【证候】身热不扬,头晕目胀,四肢困倦,骨节痛重,舌苔白腻,脉弦滑。温邪夹暑则除见风热及温邪夹湿之症状外,虽汗出而身热不解,心烦,尿赤,舌苔黄腻,脉濡数。

【治法】解表清暑利湿。

【方药】新加香薷饮加减。呕吐者,加法半夏、竹茹。脘痞,不思饮食者,加莲子、藿香、佩兰。小便短赤者,加六一散、赤茯苓。暑热偏盛者,加黄芩、青蒿。

2.入里化热证

（1）邪热壅肺。

【证候】高热,汗出,咳喘,或咯黄稠痰,或带血,或痰呈铁锈色,胸闷痛,口渴,舌红,苔黄腻,脉滑数。

【治法】清热宣肺平喘。

【方药】麻杏石甘汤合千金苇茎汤加减。高热不退者,加黄芩、大青叶、柴胡。痰多者,加竹茹、天竺黄。腹胀便秘者,加生大黄、芒硝。

（2）肺热及肠。

【证候】身热,咳嗽,下利色黄热臭,肛门灼热,口渴,舌红,苔黄,脉数。

【治法】清肺泄肠。

【方药】葛根黄芩黄连汤加减。咳嗽甚者,加桔梗、金银花。腹痛者,加白芍、木香。呕吐者,加法半夏、竹茹。里急后重者,加木香、槟榔。

（3）热毒内陷。

【证候】高热不退,烦躁不安,时有谵语,甚或昏迷,颈项强直,或有抽搐,舌红绛,无苔或苔黄,脉细数。

【治法】清心凉营,泄热开窍。

【方药】清营汤加减,配合安宫牛黄丸或紫雪丹。痰热盛而神志模糊者,加竹茹、石菖蒲、郁金。热盛动风,抽搐明显者,加羚羊角、钩藤、菊花。大便秘结者,加生大黄。

3.本虚证

（1）正虚邪恋。

【证候】低热,盗汗,干咳或痰少而黏,口舌干燥,但不欲饮,食欲不振,舌干红少苔,脉细数。

【治法】滋阴涤邪。

【方药】沙参麦冬汤加减。口干明显者,加天花粉、生地、芦根。大便干结者,加知母、火麻仁。身热盗汗甚者,加地骨皮、玉竹、黄连。

（2）正气衰竭。

【证候】发热骤退,汗出不止,虚烦躁扰,气息短促,喘喝欲脱,面色苍白,四肢厥冷,舌红少津,脉微细欲绝。

【治法】益气回阳,敛阴固脱。

【方药】生脉散合参附汤加减。呼吸急促者,加杏仁、栝楼。喉间痰鸣者,加葶苈子、杏仁、浙贝母。神昏者,加石菖蒲、郁金。大汗淋漓者,加煅龙骨、煅牡蛎。

（二）其他治疗

1.单方、验方

（1）贯众10 g,紫苏10 g,荆芥10 g,甘草3 g。水煎服。治疗风寒感冒。

（2）蝉蜕10 g,僵蚕10 g,板蓝根10 g,连翘10 g,桑叶10 g,薄荷9 g,芦根15 g。水煎服。适用于风热感冒。

（3）藿香5 g,佩兰5 g,薄荷2 g。煮汤以代饮料。治疗暑湿型感冒。

（4）香薷 6 g，藿香 10 g，佩兰 10 g，厚朴 10 g，炙枇杷叶 12 g，鸭跖草 15 g。水煎服。适用于暑热感冒。

（5）板蓝根 50 g，生地 50 g，麦冬 20 g，知母 20 g，桑叶 20 g，桔梗 15 g，蝉蜕 15 g。每日 1 剂，水煎 2 次，分 2～3 次温服，连服 3 次。适用于阴虚感冒。

2. 外用法

（1）鹅不食草。水煎过滤后，制成滴鼻剂滴鼻。

（2）菊花 3 g，荆芥 3 g，冰片 3 g。菊花、荆芥研细末，冰片溶化成水，三药调糊涂于鼻孔内。

（3）食醋。蒸馏液对咽喉喷雾。

（4）葱白适量。切片，夹在口罩中戴上。

3. 针灸治疗

（1）体针疗法。取穴：合谷、外关、曲池、迎香、太阳、足三里、风池、大杼、风门、肺俞、三阴交。高烧者加少商、大椎。咽痛较重者，配少商、商阳。头痛较重者，配百会。中等强度刺激手法，每次治疗留针 15 min。每日治疗 1 次，重症患者每日治疗 2 次。

（2）灸法。取穴：大椎、大杼、肺俞、足三里、三阴交、太溪。用艾条温和灸，或用隔姜灸，每穴灸 15 min，使局部有明显的温热感为宜。每日治疗 1～2 次。施灸时注意避免烫伤。

（3）电针体穴疗法。取穴：曲池、合谷、外关、足三里、三阴交、太溪。采用疏密波，刺激量的大小以出现明显的局部肌肉颤动为宜。每次电针 20 min。每日治疗 1 次。

（4）穴位注射疗法。取穴：风池、大椎、肺俞、足三里、三阴交、曲池。用 5% 当归注射液或柴胡注射液，根据不同的穴位及患者年龄、胖瘦确定针刺深度和注射的药量。

（5）拔罐疗法。取穴：大椎、大杼、风门、肺俞、厥阴俞、T1～T4 夹脊穴。拔火罐，也可以采用走罐疗法，每日治疗 1～2 次。拔罐疗法可与针刺疗法或点刺疗法配合使用。

（6）耳针疗法。取穴：内鼻、气管、脑点、咽喉、皮质下、内分泌。高烧、咽痛者加耳尖、耳垂。每日治疗 1 次，重症患者每日治疗 2 次。

（7）耳穴贴压疗法。取穴：内鼻、气管、脑点、咽喉、皮质下、肾上腺。用王不留行子进行贴压。每个穴位每次按压 2～3 min，按压的力量以有明显的痛感但又不过分强烈为度。隔日换药 1 次，双侧耳穴交替使用。

4. 按摩推拿

（1）风寒型。按揉印堂、太阳、迎香，分抹前额，拿按合谷、外关，以患者出汗为度，然后用力拿捏风池、肩井，依次按揉中府、风门、风池、肺俞（每穴操作时间为 1～2 min），接着再按揉上背部 1～2 min，最后拿捏手太阴肺经和手阳明大肠经 1～2 遍。

（2）化热型。按揉印堂、太阳、迎香，分抹前额，然后从肩部沿手阳明大肠经和手太阴肺经向手指末端拿揉 1～2 遍，重点按揉曲池、尺泽、外关、合谷、鱼际，拿揉风池，再着力按揉中府、天突、膻中，拿捏肩井，按摩上背部 1～2 min，并点按大椎、肺俞（每穴操作时间为 1～2 min），拍打上背至两肩 5 遍，并沿督脉和膀胱经从上背部向腰部拍打 5 遍。

五、调摄防护

流感是流行性很强的传染病，必须贯彻以预防为主的方针。如《内经》所提出的"不治已病治未病""既病防变"，提示在预防方面要顺应四时，避邪外袭，既强调正气的御邪作用，又注重避免直接接触病邪。其具体的方法：一是加强体育锻炼，增强机体适应气候变化的调节能力，在气候变化时适时增减衣服，注意防寒保暖，慎接触感冒病人以免时邪入侵等，减少发病诱因。二是注意卫生。王孟英说："人烟稠密之区，疫疠时行者，以地气既热，秽气亦盛也。故住房不论大小，必要开爽通气，扫除洁净，庶清气徐来，疫气自然消散。"三是加强防疫知识的宣传，做到"五早"，即早发现、早诊断、早隔离、早治疗、早预防。

流感的流行季节,预防服药一般可使感冒的发病率大为降低。主要药物有贯众、大青叶、板蓝根、鸭跖草、藿香、佩兰、薄荷、荆芥等。不过随着季节的变化,预防感冒的药物亦有所区别。如冬春季用贯众、紫苏、荆芥;夏季用藿香、佩兰、薄荷;时邪毒盛,流行广泛,用板蓝根、大青叶、菊花、金银花等。常用食品如葱、大蒜、食醋亦有预防作用。亦可接种疫苗预防。

流感病人应适当休息,多饮水,以素食流质饮食为宜,慎食油腻难消化之物。卧室空气应流通,但不可直接吹风。药物煎煮时间宜短,取其气全以保留芳香挥发有效物质,无汗者宜服药后进热粥或覆被以促汗解表,汗后及时换干燥洁净衣服免再次受邪。

六、古籍论述

《伤寒论·辨太阳病脉证并治》:"太阳病,头痛发热,汗出恶风者,桂枝汤主之。"又曰:"太阳病,头痛发热,身疼腰痛,骨节疼痛,恶风无汗而喘者,麻黄汤主之。"

《诸病源候论·时气病诸候》:"然得时行病,一日在皮毛,当摩膏火灸愈。不解者,二日在肤,法针,服行解散汗出愈。不解,三日在肌,复发汗,若大汗即愈;不解,止勿复发汗也。四日在胸,服藜芦丸微吐愈;若病固,藜芦丸不吐者,服赤豆瓜蒂散,吐已解,视病者尚未了了者,复一法针之当解。不愈者,六日热已入胃,乃与鸡子汤下之愈。"

《瘟疫论》:"瘟疫初起,先憎寒而后发热,日后但热而无憎寒也。初得之二三日,其脉不浮不沉而数。昼夜发热,日晡益甚,头疼身痛。其时邪在夹脊之前,肠胃之后,虽有头疼身痛,此邪热浮越于经,不可以为伤寒表证,辄用麻黄、桂枝之类强发其汗。此邪不在经,汗之徒伤表气,热亦不减。又不可下,此邪不在里,下之徒伤胃气,其渴愈甚。宜达原饮。""设有三阳见证,用达原饮三阳加法。因有里证,复加大黄,名三消饮。三消者,消内、消外、消不内外也。"

《类证治裁·伤风论治》:"时行感冒,寒热往来,伤风无汗,参苏饮、人参败毒散、神术散。"

《医林改错》:"古方如达原饮、消毒饮、解毒汤、败毒散,近方如银翘散、桑菊饮等,皆能清热解毒,然用之有效有不效,何哉?以有清热解毒之方,而无活血祛瘀之药也。"

《医方考》:"风寒客于皮毛,理宜解表,四时不正之气由鼻而入,不在表而在里,故不用大汗以解表,但用芳香利气之品以主之。白芷、紫苏、藿香、陈皮、腹皮、厚朴、桔梗,皆气胜者也,故足以正不正之气;白术、茯苓、半夏、甘草,则甘平之品耳,所以培养中气,而树中营之帜者也。"

《医学衷中参西录》:"伤寒温病始异而终同。""伤寒发表可用温热,温病发表必须辛凉,为其终同也。故病传阳明之后,无论寒温,皆宜治以寒凉而大忌温热。"

七、专方专药

郑慧敏等[3]用加味麻杏石甘汤治疗流感60例,效果显著,可快速恢复患者体温,改善临床症状,且无不良反应。方药组成:薄荷4 g,甘草5 g,青蒿5 g,麻黄6 g,柴胡8 g,藿香12 g,大青叶12 g,金银花14 g,杏仁14 g,羌活15 g,连翘15 g,板蓝根16 g,石膏20 g,鱼腥草20 g。其余随症加减。

孙建国[4]用柴葛解肌汤治疗流感51例,治愈43例,好转5例,无效3例,总有效率为94.12%,临床疗效显著。方药组成:柴胡15~30 g,葛根15 g,黄芩10 g,白芍10 g,羌活8 g,白芷8 g,板蓝根15 g,大青叶15 g,石膏20 g,甘草10 g,生姜3片,大枣3枚。其余随症加减。

张春霞等[5]自拟清瘟汤治疗流感高热28例,总有效率达92.9%,收到较好的疗效。方药组成:生石膏20 g,板蓝根20 g,知母10 g,荆芥10 g,贯众10 g,白术10 g,防风10 g,金银花10 g,连翘10 g,竹叶9 g,藿香9 g,蝉蜕9 g,甘草6 g。其余随症加减。

北京市中医管理局[6]发布人感染预防 H7N9 禽流感中药处方。中药代茶饮处方 1:芦根 10 g,连翘 3 g。功用:清热解毒。适应人群:儿童(3~12 岁)。泡服方法:每日 1 剂,开水浸泡,小量频饮。中药代茶饮处方 2:白茅根 5 g,藿香 3 g,菊花 3 g,北沙参 5 g。功用:清热化湿,养阴生津。适应人群:成人。泡服方法:每日 1 剂,开水浸泡,小量频饮。

参考文献:

[1]许晶瑶,郭凯,姚文清.流行性感冒季节性的基本原因和模型理论[J].中国微生态学杂志,2013,25(12):1458-1463.

[2]卫生部流行性感冒诊断与治疗指南编撰专家组.流行性感冒诊断与治疗指南(2011 版)[J].中华结核和呼吸杂志,2011,34(10):725-734.

[3]郑慧敏,曹桂平.加味麻杏石甘汤治疗流行性感冒的疗效分析[J].实用中西医结合临床,2013,13(9):17-18.

[4]孙建国.柴葛解肌汤治疗流行性感冒 51 例[J].中国中医急症,2011,20(4):636-637.

[5]张春霞,郭坤霞.清瘟汤治疗流行性感冒高热 28 例疗效观察[J].新中医,2010,42(8):32-33.

[6]北京市中医管理局.北京市中医管理局人感染 H7N9 禽流感中医药预防方案(2013 年第一版)[S].2013-04-04.

第二节　麻疹

【现代医学描述】麻疹(measles)是由麻疹病毒引起的急性呼吸道传染病,传染性强,一年四季均可发生,但以冬末春初多发。麻疹病毒属于副粘病毒科麻疹病毒属,只有 1 个血清型,电子显微镜下呈球状或丝状,有包膜,核心为单股负链 RNA。急性患者为重要的传染源,病毒主要通过飞沫传播,也可经用具、玩具或密切接触传播。以往约 90% 病例为 6 个月至 5 岁的未接种过疫苗的幼儿,自从应用麻疹减毒活疫苗预防以来,该病的流行已得到很好控制,儿童发病率明显下降,成人因幼时接种麻疹疫苗,以后未再复种,也未接触麻疹病人,致免疫力逐渐下降而成为易感者。麻疹的主要临床表现为发热、流涕、咳嗽、眼结膜炎、科氏斑(Koplik spots)及皮肤斑丘疹,出疹达高峰时,患者体温可达 40 ℃,伴嗜睡或烦躁不安,甚至谵妄、抽搐等全身中毒症状。疹退后有糠麸样脱屑,留下褐色色素沉着,2~3 周后消失。年幼体弱者易并发肺炎、喉炎、心肌炎、脑炎等。成人麻疹中毒症状常较小儿为重,但并发症较少。现代医学对本病无特异抗病毒药物,重点为对症治疗、加强护理和预防并发症的发生。通过疫苗接种提高易感者的免疫力,是预防麻疹的关键性措施[1]。

【中医学认识】中医学文献在汉代以前尚无对麻疹的记载。隋代曹元方的《诸病源候论》、唐代孙思邈的《备急千金要方》、唐代王焘的《外台秘要》、宋代钱乙的《小儿药证直诀》等书中有"发斑""瘾疹""丹疹""赤疹"等记载,但由于条件限制,描述不详,把斑、痘、疱疹相提并论。但当时有"疹证之发,多在天行疠气传染之时,沿门比屋相传,轻重相等"的认识。宋代医家陈文中的《小儿痘疹方论》才将麻疹与天花加以区分,称为"疹子"。元代滑寿在《麻证新书》中记载了"麻疹",小儿麻疹的"口腔黏膜疹"作为诊断本病的主要依据。到明代王肯堂在《证治准绳》中才将本病定名为"麻疹",并指出各地有不同的俗名:"麻疹……北人谓之糠疮,南人谓之麸疮,吴人谓之痧,越人谓之瘄。"《古今医鉴》中明确指出麻疹和痘疹的区别:"痘疹之症,自发热、出痘、起胀、灌浆而收靥;麻疹之症,自发热、出疹而疹退,始终无脓浆。"明代医家万全在《痘疹世医心得》指出了麻疹常见的并发症为"喉痹""肺胀""口疳"等,并观察到患麻疹后具有免疫能力的现象:"至于疹子则与痘疹相似,彼此传染,但发过不再作耳。"到清代,对麻疹的理、法、方、药认识已趋完善,以谢玉琼所著的《麻科活人全书》论述最详,叶霖在《沙疹辑要》中记载了用人工感染接种方法进行自动免疫,为后世创用弱毒疫苗接种奠定了基础。

一、病因病机

对麻疹的病因,金元以前的医家大多持胎毒说、胎毒时邪说。前者如《小儿痘疹方论·论受病之由》云:"夫小儿在胎之时,乃母五脏之液所养成形也,其母不知禁戒,纵情厚味,好啖辛酸,或食毒物,其气传于胞胎之中,此毒发为疮疹。"后者如《小儿药证直诀·疮疹候》云:"面燥腮赤,目胞亦赤,呵欠顿闷,乍凉乍热,咳嗽嚏喷,手足梢冷,夜卧惊悸多睡,并疮疹证,此天行之病也。""小儿在胎十月,食五脏血秽,生下则其毒当出。故疮疹之状,皆五脏之液。"《仁端录》中指出:"麻虽胎毒,皆带时行。"金元之后,对麻疹的认识不断深入,多数医家认识到时行邪气致病的重要性。《万氏家传痘疹心法·疹毒症治歌括》云:"虽曰胎毒,未有不由天行者。"《幼科全书·原疹赋》云:"疹虽毒结,多带时行。气候喧热非令,男女传染而成。"到了清代,更进一步认识到其发病是感受"时行""疠气"所致。如《幼科指南》指出:"盖麻证之说,诸书未明言……此非胎毒,乃时行之毒也。"《痘疹会通》说:"麻非胎毒,皆属时行。"《麻疹拾遗》云:"麻疹之发,多为天行疠气传染,沿门阖巷,遍地相传。"认为是"先起于阳,后归于阴"。

麻毒时邪由口鼻而入,先侵于肺,肺卫失宣,故见发热、咳嗽、鼻塞、流涕等肺卫表现,此为初热期;麻毒由肺及脾,脾主四肢和肌肉,热壅于脾,正气奋起抗争,外发肌肤,而见纳少,体倦胞肿,皮疹透发全身,达于四末,此为见形期;疹发透之后,毒随疹泄,麻疹逐渐收没,热去津伤,此为疹没期。此是麻疹顺证的病机演变规律。麻疹以外透为顺,内传为逆,若素体虚弱,正气不足,或热毒太盛,或复感外邪,或调护失当等,均可导致麻疹透发不顺,形成逆证、险证。若毒流于心,与气血相搏,正邪交争,毒透于外,则疹色鲜红,邪郁肝经,上熏目窍而目赤畏光,泪水汪汪,麻疹为阳毒,化热化火,易耗阴津,故后期多见伤阴之证。若患者年幼体弱,正气不足,则易引起麻毒内陷,郁闭于肺,清肃失常,肺气闭塞,见高热不退,咳嗽加剧,鼻扇气促,喉间痰鸣等。若麻毒炽盛,熏蒸心包,犯扰肝木,则见抽搐、神昏、谵语等。

二、证候特征

疾病初期,可有发热、咳嗽、喷嚏、鼻塞流涕、泪水汪汪、畏光羞明,口腔内两颊黏膜近臼齿处可见麻疹黏膜斑。发热3~4日后,热盛疹出,皮疹按序透发,3~4日后出齐。疹发透后身热渐退,皮疹收没,皮肤有糠麸样脱屑和色素沉着斑。麻毒深重者,常可合并邪毒闭肺或邪毒攻喉或邪陷心肝等危重变证。

三、诊断

1.诊断依据

本病的诊断主要依据流行病学资料及临床症状。易感者在2~4周内有麻疹接触史,出现发热、咳嗽、喷嚏、流涕、结膜充血、畏光等,早期口腔内有麻疹黏膜斑,随后出现典型皮疹和出疹后有色素沉着斑等表现。实验室检查,血象白细胞总数降低,淋巴细胞相对增高。非典型病人难以诊断者,可根据病原学检查及血清抗体检查结果确诊[2]。

2.鉴别诊断

本病临床上应注意与风疹、幼儿急疹、猩红热等病相鉴别。

(1)风疹。皮疹疹型类似麻疹,发热及上呼吸道症状轻,无麻疹黏膜斑,发热1~2日出疹,迅速见于全身,1~2日疹即退,不脱屑,不留色素沉着,耳后、枕后、颈部淋巴结常肿大,多无并发症,预后良好。

（2）幼儿急疹。多见于婴幼儿，1 岁以内者为主，高热骤起，持续 3~5 日，无其他明显症状，热退后出现皮疹，呈散在性玫瑰色斑丘疹，以躯干为多，疹退不脱屑，无色素沉着。

（3）猩红热。前驱期发热、咽痛明显，1~2 日全身出现大头针帽大小红疹，皮肤充血，呈一片猩红，压之褪色，疹退可见大片脱皮，白细胞总数及中性粒细胞增高。

（4）药疹。有近期服药史，皮疹多样，停药后皮疹逐渐消退。

（5）肠道病毒感染。柯萨奇病毒及埃柯病毒感染时，常并见皮疹，但皮疹形态不一，大多为斑丘疹，也有疱疹、瘀点，常伴咽痛、肌痛、腹泻等。

四、辨证论治

麻疹之辨证，首当辨别顺逆。顺证者，发热 3~4 日后疹出均匀，疹色鲜红而后渐转暗，先见于耳后、颈、头面，渐及胸背、腹部、四肢、手足，疹收后热退身凉，精神转佳，渐趋康复。此乃患者正气盛而邪毒轻之表现。逆证者，疹出不畅，出疹无先后次序，疹色紫暗，稠稀不均，或见高热等变证，疹退后诸症状不改善。此为麻毒灼盛，毒邪内陷之征象。

（一）分证论治

1. 顺证

（1）初热期（从发热开始到出疹止，约 3~4 日）。

【证候】发热恶风，咳嗽，流涕，目赤喷嚏，眼睛浮肿，泪水汪汪，神倦纳呆，或伴呕吐、泄泻、咽痛，热甚时伴有惊惕，口腔颊部近臼齿处可见麻疹黏膜斑，舌苔薄白或微黄，脉浮数，指纹紫。

【治法】辛凉透表。

【方药】银翘散、宣毒发表汤加减：金银花 6 g，连翘 6 g，葛根 6 g，牛蒡子 8 g，升麻 5 g，薄荷 5 g，桔梗 5 g，前胡 5 g，荆芥 5 g，甘草 5 g，浮萍 3 g。热甚惊惕者，加蝉蜕 8 g，僵蚕 8 g。咽痛甚者，加射干 10 g，板蓝根 10 g。体虚者，加人参 12 g，黄芪 12 g。

（2）见形期（从皮疹开始出现至消退止，约 3~4 日）。

【证候】壮热不退，肌肤灼热，烦渴引饮，咳嗽加剧，神倦懒动，目赤唇红，或见惊跳抽风等。皮肤见玫瑰样丘疹，从耳后、颈、头面、胸背、四肢依次出现，初起色鲜红，渐暗红，分布均匀。舌质红，苔黄，脉洪数，指纹紫。

【治法】清热解毒透疹。

【方药】清解透表汤加减：金银花 10 g，桑叶 10 g，连翘 10 g，赤芍 8 g，葛根 8 g，西河柳 8 g，知母 8 g，麦冬 8 g，紫草 8 g，升麻 5 g，甘草 5 g，蝉蜕 3 g。高热烦渴者，加生地 10 g，天花粉 10 g，芦根 10 g，生石膏 20 g。抽风者，加地龙 8 g。疹色紫暗者，加红花 10 g，丹参 10 g。

（3）疹没期（从疹点出齐至依次收没止，约 3~4 日）。

【证候】皮疹依次消退，热退身凉，咳嗽轻微，胃纳日增，舌红少津，脉细数，指纹淡红。

【治法】养阴益气，清解余邪。

【方药】沙参麦冬汤加减：沙参 10 g，麦冬 10 g，生地 10 g，天花粉 10 g，竹叶 10 g，知母 10 g，生扁豆 10 g，桑叶 8 g，牡丹皮 8 g，甘草 8 g。胃纳呆滞者，加炒麦芽 10 g，神曲 10 g，山楂 9 g。低热不退者，加地骨皮 9 g。

2. 逆证

（1）麻毒闭肺。

【证候】高热不退，咳嗽剧烈，气促鼻扇，喉间痰鸣，疹出不透，甚则烦躁不安，口唇紫绀，四肢不温，舌红绛,苔黄厚,脉浮数,指纹青紫。

【治法】清热解毒,宣肺化痰。

【方药】麻杏石甘汤加味:麻黄5 g,杏仁9 g,生石膏15 g(先煎),升麻8 g,葶苈子8 g,葛根10 g,金银花10 g,连翘10 g,鱼腥草10 g,紫草10 g,板蓝根10 g。痰多者,加天竺黄10 g,鲜竹沥10 g。口唇紫绀,四肢不温者,合用生脉散。

(2)麻毒内陷。

【证候】咽喉肿痛,吞咽不利,呛咳呕吐,声嘶,心烦不宁,甚则呼吸困难,抬肩张口,舌红,苔黄,脉浮数。

【治法】清热解毒,利咽消肿。

【方药】清咽下痰汤加减:玄参10 g,牛蒡子10 g,贝母10 g,板蓝根10 g,紫草10 g,桔梗8 g,栝楼皮8 g,射干8 g,甘草6 g。另吞服六神丸。

(二)其他治疗

1.单方、验方

(1)鲜芫荽30 g,浮萍30 g。水煎服。用于麻疹初热期和见形期,可帮助透疹。

(2)鲜柚子叶30~60 g。煎水外洗。适用于麻疹见形期,帮助出疹。

(3)野菊花12 g,一点红12 g,青蒿9 g。水煎服。适用于麻疹见形期。

2.饮食疗法

(1)宜给予富有营养、易消化的流质或半流质饮食,忌食油腻和辛辣食物。

(2)疹没期可给甘蔗、荸荠、鲜芦根煎水代茶饮,或红萝卜煎水代茶饮。

3.针灸疗法

高热者,可配合针刺中冲穴放血治疗,或针刺曲池、大椎、合谷等穴,强刺激。有抽风惊厥者,可取穴人中、合谷、内关、太冲、涌泉、百会、印堂,耳针取穴神门、皮质下,均予中强刺激。

4.推拿疗法

(1)初热期。推攒竹,分推坎宫,推太阳,擦迎香,按风池,清脾胃,清肺经,推上三关。

(2)见形期。拿风池,清脾胃,清肺经,清天河水,按揉二扇门,推天柱。

(3)疹没期。补脾胃,补肺经,揉中脘,揉脾俞,揉胃俞,揉足三里。

五、调摄防护

(1)麻疹患者要及时隔离。麻疹流行期间,未患病的儿童应尽量不到公共场所。

(2)有麻疹接触史的儿童宜隔离和被动免疫。有麻疹接触史的儿童应立即隔离观察2周,并可于接触后的5日内进行被动免疫。

(3)提高易感儿童的抗病力。未患过麻疹者,积极进行麻疹减毒活疫苗的预防接种。

(4)注意保持清洁卫生。用淡盐水漱口,保持口腔清洁,眼睑眵多者,可用眼药水滴眼。

六、古籍论述

《麻疹阐注》:"凡麻疹出,贵透彻。宜先用表发,使毒尽达于肌表。若过用寒凉,冰伏毒热,则必不能出透,多致毒气内攻,喘闷而毙。至若已出透者,又当用清利之品,使内无余热,以免疹后诸证。且麻疹属阳,热甚则阴分受伤,血为所耗,故没后须以养血为主,可保万全。此首尾治疹之大法……麻疹一证,非热不出,故欲出时,身先热也。表里无邪者,热必和缓,毒气松动,则易出而易透。若兼风寒食热诸证,其热必壮盛,毒气郁闭,则难出而难透。治以宣毒发表汤……麻疹见形,贵乎透彻。出后细密红润,则为佳美。有不透彻者,须察所因。如风寒闭塞,必有身热无汗,头痛,呕恶,疹色淡红而黯之证。宜用升麻葛根汤……"

《医宗金鉴》:"喘为恶候,麻疹尤忌之。如初出未透,无汗喘急者,此表实拂郁其毒也,宜用麻杏石甘汤发之。疹已出,胸满喘急,此毒气内攻,肺金受克,宜用清气化毒饮(前胡、桔梗、栝楼仁、连翘、桑皮、杏仁、黄芩、黄连、玄参、麦冬、生甘草)清之。"

《麻疹阐注》:"余看麻疹数十年矣,泄泻、痢疾从不见有虚证,但窃意麻后日久,或有脾虚而作泻痢者,必其脉弱唇白,舌苔滑白,统舌不见紫红,不口渴而精神倦怠者,方可作脾虚论,或四苓散(茯苓、白术、泽泻、猪苓),或四君子汤(人参、茯苓、白术、甘草),或补中益气汤(人参、黄芪、白术、当归、甘草、柴胡、升麻),谨慎审择用之。"

《小儿痘疹方论》:"治痘疹之法,与痈疽无异。若邪气在里而实热者,用前胡枳壳散;元气怯而虚热者,用参芪四圣散;虚弱者,用紫草木香汤;虚寒者,用参芪内托散;虚寒内脱者,用木香散。若邪气在表而实热者,用麻黄甘葛汤。"

《麻疹全书》:"初潮宜宣发,已潮宜解毒,将收宜养阴,收后宜安胃。"

《麻科活人全书》:"但治麻者……当先以肺为主,总宜泻火清金,而泻火当用黄连、黄柏、栀仁、大青、元参、连翘之类,清金当用黄芩、知母、贝母、麦冬、石膏、天花粉、牛蒡子、地骨皮、桑白皮、杏仁之类。"

《痘疹大成》:"麻疹者……总宜解二经之邪热,邪热解则诸症自愈。治宜清凉发散药,用辛散以升发之,凉润以清解之,最忌酸收温补。若渐出渐收者,势虽重而热已发汇,必无他变,宜化斑解毒汤或消毒饮加元参、膏、冬;若发热时出汗衄血者,此毒解也……"

七、专方专药

钱育寿对麻疹3个不同阶段分别采用宣表透达法、清热解毒法和养阴清热法治疗,收到较好疗效[3]。初热期方选蝉衣宣透饮,药如蝉蜕、牛蒡、荆芥、防风、象贝、薄荷、栝楼、通草,或选葛根解肌汤,药如葛根、前胡、牛蒡、连翘、蝉蜕、贝母、荆芥、赤芍、桑皮、木通、甘草、灯芯等化裁。见形期如热咳俱盛,可选麻杏石甘汤、清解散(豆卷、山栀、牛蒡、连翘、知母、象贝、石膏、黄芩、滑石、菖蒲、芦根)化裁。疹没期选用沙参麦冬汤(沙参、麦冬、知母、生甘草、桑叶、扁豆、天花粉)随症化裁。

若麻疹发热后3日而疹出不现者,吴光烈认为乃热毒内陷,必然发喘,危亡立至,应急用鲜芫荽(干芫荽亦可)加酒盖密煮沸,乘热熨擦皮肤以透疹外出[4]。

瞿镜清治疗麻毒闭肺者,选用麻杏石甘汤;麻毒内陷心包者,选用犀角地黄汤加减;麻毒攻喉者,选用麻杏石甘汤合葶苈大枣泻肺汤加减;麻后下利,予葛根芩连汤加味,收到较好疗效[5]。

上海中医学院附属曙光儿童医院治疗122例麻疹病例,其中热型占87.69%,寒型占12.31%,分别予辛凉透达法和辛温透达法治疗[6]。

陈睦涛[7]认为麻疹喘逆为素禀体虚,或感受时行疫毒深重,或复感外邪等所致,治疗喘逆的同时不可忽视麻疹的透发。

邓锦生认为治疗麻疹初期以早透疹为主,中期、后期以透营转气为先,并注意配合益气养血、活血等治法,有助于麻疹透发[8]。

参考文献:

[1]李凡,徐志凯.医学微生物学:第8版[M].北京:人民卫生出版社,2013.

[2]中华医学会.临床诊疗指南:传染病学分册[M].北京:人民卫生出版社,2006.

[3]朱考礼.钱育寿老中医诊治麻疹经验[J].四川中医,1995(7).

[4]吴盛荣.吴光烈老中医论治麻疹经验琐谈[J].国医论坛,1995(05).

[5]陈建平.瞿镜清老中医诊治麻疹的经验[J].辽宁中医杂志,1991(03).

[6]上海中医学院附属曙光儿童医院.122例麻疹肺炎的临床讨论[J].中医杂志,1965(02).

[7]陈睦涛.辨证治疗小儿麻疹喘逆74例[J].湖北中医杂志,1986(06).

[8]杜同仿.邓锦生老中医治疗麻疹逆证经验[J].新中医,1993(04).

第三节　风疹

【现代医学描述】风疹(rubella)是风疹病毒引起的一种急性呼吸道传染病,呈世界性流行,一年四季均可发生,以冬季、春季发病最高。在风疹疫苗使用前,本病每隔3~4年或稍长时间发生一次流行,疫苗使用后发病率明显下降,流行的周期性也被打破。风疹病毒属披膜病毒科风疹病毒属,呈椭圆形或多形性,直径50~70 nm,外有包膜,中央为20面体对称的核衣壳,核心为单股正链RNA,仅1个血清型。风疹病人、亚临床型和隐性感染者可作为传染源,通过口、咽、鼻、眼等分泌物排出病毒,病毒主要通过飞沫经呼吸道传播,也可通过人与人之间密切接触传播,妊娠早期感染的风疹病毒还可通过胎盘屏障感染胎儿。人群普遍易感,感染后可获持久免疫力。风疹的主要临床表现为低热、皮疹和淋巴结肿大,尤以耳后、枕部、颈后淋巴结肿大最为明显,可伴关节痛、头痛,偶可并发中耳炎、肺炎、心肌炎、脑炎、内脏出血等,全身症状轻,病程短。但妊娠早期感染风疹病毒后常可严重损害胎儿,引起先天性风疹综合征。胎儿感染风疹病毒后,可发生宫内死亡、流产、早产等,也可发生各种畸形或多种脏器损害表现,常见有先天性心血管畸形、白内障、视网膜病、青光眼、小头畸形、智力障碍、骨发育障碍等。现代医学无特殊治疗药物,主要为对症治疗和并发症治疗,先天性畸形患儿条件许可时可行手术矫正治疗[1]。

【中医学认识】风疹是一种较轻的发疹性的传染病,大都发生在冬春季之间,以1~5岁小儿较为多见,因疹细小如沙,故民间又称之为风痧。文献中亦有称之为"瘾疹""风瘾"者。如在《金匮要略》中有"风气相搏,风强则为瘾疹"的记载,《养生方》中认为不避寒凉容易发病,并指出"汗出不可露卧及浴,使人身振寒热,风疹也"等预防方法。《医门补要·风疹》云:"小儿乃脆嫩弱质,淫风厉气,每能侵犯而发风疹,壮热咳嗽,鼻塞作呕,眼如含泪,烦躁易啼,身现似针尖红点,此名风疹。"本病在疹点透发之后即热退,预后多属良好。

一、病因病机

中医学认为,本病由外感风热时邪而引发。风热时邪,自口鼻而入,温邪上受,首先犯肺,时邪郁肺,则肺气失宣。又时邪由表入里,正邪相争,且有由里出表,透于肌肤的特点。风疹病变脏腑在肺。发病机制主要为风热时邪与气血相搏,发于皮肤。邪蕴于肺,则表现为发热、咳嗽、鼻塞、流涕等肺失宣肃诸症;风邪搏结于气血,透于肌表,则皮疹透发,分布均匀;邪毒阻滞于少阳经络,则发为耳下及枕后淋巴结肿大。因此,本病的病理机制,是以风热时邪,相搏于气血,阻滞少阳为特点。疾病过程中,其病情变化于疾病初期,风热邪毒袭于肺卫,遏于肌肤,搏于气血,阻滞少阳,正邪相争,发于肌表,邪毒外泄,内传入里,燔灼气营,或破血伤阴,则可见壮热不退,烦躁口渴,尿赤便秘,皮疹色鲜红或深红,疹点分布较密等症状,属里证。

二、证候特征

本病初起有低热、流涕、咳嗽、咽喉疼痛等感冒症状，发热 1 日后即在全身出现淡红色的圆形斑丘疹，一般由面部延及躯干和四肢，发疹细小，色淡红，稀疏均匀，高出皮肤，并有瘙痒感，但手足心无疹或疹子较少，常伴耳后及枕部臖核肿大，左胁下痞块轻度肿大。出疹 1～2 日后，发热渐退，皮疹逐渐隐没。皮疹消退后，可有皮肤脱屑，但无色素沉着。

三、诊断

1. 诊断依据

主要依据流行病学史，如风疹病人接触史，结合临床表现，如发热、皮疹、耳后及枕部淋巴结肿大等可作出临床诊断。实验室检查行病原学检查及血清抗体测定有助于确诊[2]。

2. 鉴别诊断

（1）麻疹。发疹前发热、喷嚏、流涕、咳嗽等全身症状更加明显，目赤畏光，口腔黏膜有灰白色麻疹斑点。出疹时壮热，疹出齐后，发热渐退。痧疹先见于耳后、面部，逐渐分布全身，约 3 日左右出齐，手掌、足底都有，皮疹呈玫瑰色，可相互融合。皮疹消退后，有糠麸状脱屑。

（2）烂喉痧。发疹前有高热等全身症状，咽痛及草莓舌是其特征。出疹时壮热不退，疹退热降。皮疹先见于胸、颈、腋下，3～4 日遍及全身，呈红色点状，密集成片，颜面部潮红而无皮疹，口唇周围见苍白圈，皮肤皱褶处呈线状疹。

（3）药疹。发病前有服药史，皮疹突然发生，颜面及手臂暴露部位较多见，一般无发热及流涕、咳嗽、咽痛、喉痛等症状。

四、辨证论治

风疹症见轻度发热，精神安宁，疹色淡红，分布均匀，其他症状轻，为邪犯肺卫，此属轻证，治宜疏风解表清热。如壮热烦渴，疹色鲜红或紫暗，分布密集等，为邪犯气营血，属重证，治宜清气凉血解毒。

（一）分证论治

（1）邪郁肺卫。
【证候】恶风，发热，咳嗽流涕，目赤喷嚏，精神倦怠，胃纳欠佳。疹色浅红，先起于头面，继发于身躯，分布均匀，稀疏细小，2～3 日消退，有瘙痒感，耳后及枕部淋巴结肿大。脉浮数，指纹紫于风关。
【治法】疏风清热。
【方药】银翘散加减：金银花 9 g，连翘 9 g，牛蒡子 9 g，竹叶 9 g，薄荷 8 g（后入），桔梗 8 g，蝉蜕 6 g，甘草 6 g。
（2）邪热炽盛。
【证候】高热口渴，心烦不宁，神倦懒动，小便黄短。疹色鲜红或紫暗，成片相见，扪之碍手，瘙痒较甚，消退延缓。纳呆食少，或伴胸腹闷胀，大便干结，口唇较干，舌质红，苔黄粗或黄厚，脉洪数，指纹紫于风关或上达气关。
【治法】凉血解毒。

【**方药**】透疹凉解汤加减:桑叶10 g,金银花10 g,连翘10 g,牛蒡子10 g,竹叶10 g,赤芍10 g,生地10 g,牡丹皮10 g,紫草9 g,薄荷8 g(后入),蝉蜕8 g。口渴甚者,加天花粉15 g,鲜芦根15 g。纳呆食少者,加神曲10 g,麦芽10 g。胸腹闷胀者,加枳壳10 g。大便干结者,加生大黄6 g(后入)。

(二)其他治疗

(1)野菊花15 g,千里光15 g,咸虾菜15 g。水煎服,每日1剂。瘙痒难忍者,可用生油适量涂拭患处,有止痒作用。

(2)香樟木30~60 g,蚕沙30~60 g;或葎草30 g,苍耳草30 g,凌霄花30 g,冬瓜皮30 g。煎汤熏洗,每日2次。

五、调摄防护

(1)注意隔离。托儿所、幼儿园等儿童集中的地方,发现风疹患儿应隔离到出疹后5日。未患过风疹的小儿,应尽量避免与风疹患者接触,勿去公共场所。

(2)注意避免风寒侵袭,防止并发症发生。

(3)防止因瘙痒抓破皮肤而引起感染。

(4)发病期间忌食辛辣、煎炸、油腻食物,宜食清淡易消化的食物。

(5)对孕妇特别是妊娠初3个月者,尽量避免与风疹病人接触。对确诊有风疹病毒感染的早期孕妇,多应终止妊娠。

六、古籍论述

《诸病源候论·风瘙瘾疹候》:"小儿风瘙瘾疹者,由汗出解脱衣裳,风入腠理……其势微,故不肿不痛,但成瘾疹瘙痒也。"

《麻科活人全书·正麻奶麻风瘾不同》:"风瘾者,亦有似麻疹……时值天气炎热,感风热而作,此不同于胎毒,乃皮肤小疾,感风热客于肺脾二家所致,不在正麻之列。"

七、专方专药

杨少珍[3]认为风疹前期宜疏风清热、辛凉解表,用蝉蜕饮(蝉蜕、金银花、连翘、竹叶、灯芯草、芦根、薄荷、甘草)。出疹期,若疹未出齐,宜透表解毒、辛凉透疹,用透疹汤(荆芥、升麻、黄芩、木通、葛根、蝉蜕、垂丝柳、牛蒡子、紫草、金银花、连翘);热重邪实者,宜清热解毒,用大青汤(大青叶、黄芩、牛蒡子、连翘、生石膏、炙麻黄、杏仁、甘草)。疹退期宜养阴清肺,用养阴清肺汤。

黄小兵[4]治疗400例风疹患者,药用金银花、连翘、荆芥、牛蒡子、桔梗、薄荷、竹叶、葛根、升麻、甘草。高热口渴者加石膏、柴胡,咽红肿者加板蓝根、蝉蜕、玄参、射干,瘙痒者加蝉蜕、钩藤、地肤子,目赤者加黄芩、菊花,疹点融合成片者加赤芍、牡丹皮、生地、紫草,淋巴结肿大者加夏枯草、浙贝母等,收到较好疗效。

参考文献:

[1]贾文祥.医学微生物学:第2版[M].北京:人民卫生出版社,2010.

[2]中华医学会.临床诊疗指南:传染病学分册[M].北京:人民卫生出版社,2006.

[3]杨少珍.辨证治疗风疹[J].中医杂志,1981(7):584.

[4]黄小兵.中医治疗风疹临床观察[J].江西中医药,1982(2):12.

第四节　水痘

【现代医学描述】水痘(varicella,chickenpox)是由水痘－带状疱疹病毒感染引起的急性传染病。水痘－带状疱疹病毒初次感染表现为水痘,多见于儿童,如果病毒长期潜伏在机体内,受某些因素的影响而激活再发则表现为带状疱疹,多见于成人。水痘－带状疱疹病毒属疱疹病毒科,仅1个血清型。病毒呈椭圆形,直径150～200 nm,外有包膜,中央为20面体对称的核衣壳,核心为双链DNA分子。病毒主要存在于患者的鼻咽分泌物、病变黏膜、皮肤组织、疱疹液及血液中,主要通过飞沫和直接接触传播,亦可通过接触被污染的用具传播。处于潜伏期的供血者,可通过输血传播。妊娠早期感染水痘,可致胎儿畸形、早产和死胎。产前数日患水痘可致胎儿感染,引起新生儿水痘,病情较危重。人类普遍易感,以学龄前儿童发病率高,10岁以下儿童占病人总数的90%以上,20岁以后发病者不到2%。水痘的临床表现为低热、头痛等不适,伴向心性分布的皮疹,皮疹初为红斑疹,数小时后变为丘疹,再经数小时发展为疱疹,疱疹形成后1～2日,就开始从中心部位枯干结痂,1周以后痂皮脱落愈合。水痘的特征是疱疹分批发生,红斑、丘疹、疱疹和结痂等各阶段损害可在同一时间内并存于同一患者。疱疹壁薄,常因剧烈瘙痒而抓破,从而继发细菌感染而形成典型脓疱甚至败血症。少数水痘患者可并发脑炎、肝炎、肾炎、间质性心肌炎等。现代医学应用阿昔洛韦等抗病毒药物进行治疗,采取碳酸氢钠液或炉甘石洗剂湿敷止痒,以避免或减少对皮疹的搔抓。疱疹破溃后可外涂龙胆紫或抗生素软膏,防止继发感染。一旦发现有继发感染,应及时使用抗生素。水痘减毒活疫苗可对正常人群或高危人群起保护作用,有较好的预防效果[1]。

【中医学认识】中医称水痘为水花、水疮、水疱。其形态如豆,色泽明净如水疱,故名。有关水痘的记载,最早见于北宋钱乙的《小儿药证直诀》:"疱疹证,此天行之病也。""肝为水疱,以泪出如水,其色青小。"南宋张季明在《医说》中首次提出了水痘的病名,并描述了水痘的特征:"其疱皮薄如水也,即破易干,无渐次,白色或淡红,冷冷如水浆者,谓之水痘。"明代徐春圃的《古今医统大全》记载水痘的症状更为详细:"痘出稠密如蚕种,根虽润,顶面白平,摸不碍指,中有清水者,此由热毒熏蒸皮肤而为疹子,大者曰水痘,非痘疮也。"明代王肯堂在《证治准绳》中提出水痘除有局部症状外,还有全身症状:"小儿痘疮,有正痘与水痘之不同……亦与疹子同,又轻于疹子,发热一二日而出,出而即消,易出易靥……如心闷烦躁,发热及大小便涩,口舌生疮者……"清代吴谦在《医宗金鉴·痘疹心法要诀》中比较完整地叙述了水痘的脉因证治。清代陈复正在《幼幼集成》中还对水痘的护理提出了要求:"切忌姜辣椒物,并沐浴冷水。"总之,中医学所称之水痘,除包含西医所称之水痘病外,还包括了中医学所称之水花、水疮等病证。

一、病因病机

水痘主要是因湿热内蕴,外感风热病毒而发,盖风为阳邪,热乃火性,故起病较急。邪从上受,从口鼻而入,首先伤于肺卫,故有发热头疼、咳嗽、流涕、咽痛等症状。脾主四肢肌肉,肺主皮毛,风热病毒与脾胃之湿热相搏于内,蒸发于外,故在肌肤上出现疱疹,内含清水,色淡红晕。一般来说,本病毒邪较轻,全身症状不重,故患者精神较佳,数日可愈。但亦有个别病例,因素体阳盛,邪气内陷营血,攻冲脏腑者。毒热蕴肺则高热喘急,热扰神明则烦躁不安,热闭心包者神志不清,热盛生风则痉厥抽搐。

1. 风温时毒,侵犯肺经

风邪上受首先犯肺。风温之邪,从口鼻侵入,口鼻为肺经之通道,肺主皮毛,主肃降,风温袭肺,肺失宣肃,邪郁于肺,故出现一系列肺卫症状,如发热、咳嗽、流涕。肺为水之上源,肺气不利,影响上源分布,挟邪外透肌表,以致皮肤水痘布露。

2. 内蕴湿热,外泄于脾

《医宗金鉴·痘疹心法要诀》曰:"水痘皆因湿热成。"素蕴内湿,与邪相搏,脾主四肢肌肉而恶湿,湿困脾土,脾阳受遏,时邪与湿相搏,透达皮肤肌腠,而见斑丘疹、疱疹、结痂。

3. 毒热炽盛,内犯气营

邪热炽盛,湿热蕴郁,以致出现痘点稠密,色红根赤,或见紫暗。然患者素体禀赋有异,故症情亦有轻重之别。重症患者表现为邪毒内犯气营,则可见壮热、口渴、烦躁不安诸症状。若邪热内陷心包,热甚动风引起抽搐、神志昏迷,热入血分,火炎毒盛则热深厥深,若邪热迫肺,肺气闭塞,则见发热、咳嗽、气促、鼻扇等症状。

二、证候特征

本病发病较急,初起有轻微的发热恶寒,头痛,微咳流涕,食欲不振,小儿常因周身不适而哭闹,发热1～2日内,头面、发际及全身其他部位出现针头大小红色斑丘疹,很快形成绿豆大小椭圆形水疱,色淡红晕,内含清水,皮薄透明,易破易靥,随出随清,出无渐次,微有瘙痒。水痘破后多结痂而愈,不留瘢痕,个别溃烂如疮。好发于躯干、四肢近端、头部、面部,以及口腔、眼等黏膜,手掌、足底较少见,有轻度瘙痒感。

三、诊断

1. 诊断依据

冬春季节发病,既往未患过水痘,近2～3周内接触过水痘病人,并有典型的临床表现即可诊断[2]。

2. 鉴别诊断

(1)天疱疮。天疱疮多发生于夏暑,初起水疱,皮薄光泽,小如芡实,大如棋子,或有更大的根盘,顶白根赤或全见赤色。疱内所含为透明或混浊的液体,膨胀至相当程度时,即行破裂,但不发生化脓和结痂。

(2)水疥。水疥与现代医学荨麻疹样苔藓相似,好发于夏季与春末、秋季,以风团样丘疹,中央有水疱,伴有瘙痒为主要特征。皮疹形态多样,大小不一,有的皮疹,水肿程度较突出,多为红色风团样或呈水肿性红色丘疹,有的小而疱壁较厚且坚,不易破损,不结痂,反复发病,分布部位见于下肢及腰背部,多无全身症状。

(3)天花。天花为任何年龄皆可发病,有天花接触史,全身症状重,有见点、起胀、灌浆、结痂等过程。皮疹大多一批同时出现,以头面及四肢较多,呈离心性分布。痘疹为圆形,深藏皮内,中央凹陷如脐形,不透亮,内含脓液,愈后留有瘢痕。

四、辨证论治

水痘初起宜疏风清热为主,毒重者凉血解毒,夹湿者佐以淡渗。

(一)分证论治

(1)风热夹湿。

【证候】发热,咳嗽,流涕,纳减。痘疹红润,稀疏椭圆,清净明亮,内含水液,并有瘙痒。二便调和,舌苔薄白,脉浮数或略数。

【治法】疏风清热,解毒祛湿。

【方药】银翘散加减:金银花 10 g,连翘 10 g,牛蒡子 12 g,薄荷 6 g,竹叶 8 g,紫草 10 g,桔梗 8 g,滑石 12 g,萆薢 10 g,甘草 10 g。皮肤瘙痒者,加蝉蜕 6 g,浮萍 6 g。湿邪盛者,加土茯苓 15 g。

(2)湿热炽盛。

【证候】壮热烦渴,口齿干燥,唇红面赤,神萎不振,痘疹稠密,疹色紫暗,痘浆混浊不亮,甚则见口腔疱疹,并有牙龈肿痛,大便干结,小便短赤,舌苔黄厚,脉洪数或滑数。

【治法】清热凉血,解毒渗湿。

【方药】五味消毒饮、清胃解毒汤加减:金银花 10 g,连翘 10 g,牛蒡子 12 g,赤芍 10 g,黄芩 10 g,牡丹皮 12 g,生石膏 20 g(先煎),知母 10 g,生地 10 g,紫草 10 g,猪苓 10 g,茯苓 10 g,薏苡仁 20 g。若值发疹时,或疱疹已消退,或壮热不退,神志模糊,口渴烦饮,甚则抽搐,脉浮数或滑数者,此邪在气营血,宜予清瘟败毒饮加减(水牛角、生石膏、生地、黄连、黄芩、玄参、赤芍、知母、连翘、板蓝根、甘草),另吞服紫雪丹。

(二)其他治疗

(1)金银花 20 g,甘草 3 g。水煎服,每日 1 剂。

(2)野菊花 15 g,路边菊 15 g,金沙蕨 30 g。水煎服,每日 1 剂。

(3)板蓝根 30 g。每日 1 剂,煎服。

(4)苦参 30 g,浮萍 15 g,芒硝 30 g。煎水外洗,每日 2 次。对水痘患者皮肤瘙痒者,有止痒作用。

(5)青黛散。用麻油调后外敷,每日 1~2 次。用于疱疹破溃化脓者。

(6)锡类散、冰硼散、珠黄散,任选一种。每日 2~3 次,每次取适量吹口。用于口腔黏膜水疱破溃成溃疡者。

(7)推拿疗法。轻症:清板门,清天河水,揉小天心,推补脾经,开天门,推坎宫,运太阳,运耳后高骨。重症:清天河水,退六腑,揉乙窝风,推补肾水,揉二人上马,清板门,推补脾经,运八卦。

五、调摄防护

(1)水痘传染性很强,发现患儿应当立即隔离,直至全部痘疹结痂干燥为止。

(2)保持患儿室内空气流通,注意避风寒,防止复感外邪。

(3)注意手、皮肤、口腔的清洁,儿童应修剪指甲,睡时可将双手包扎,防止抓破疱疹,继发感染。

(4)患病期间宜给予易消化及营养丰富的饮食,忌食油腻及辛辣食物,多饮开水,或用红萝卜、荸荠、甘蔗等煎水代茶饮。

(5)保护易感人群。

六、古籍论述

《景岳全书·麻疹诠》:"水痘亦有类伤寒之状,身热二三日而出者,或咳嗽面赤,眼光如水,或喷嚏,或流涕,但与正痘不同,易出亦易靥,治以清热解毒为主。"

《保婴撮要·水痘麻痘》:"水痘多属表邪,或发热引饮,小便赤涩者,当用升麻葛根汤。"

《证治准绳》:"此表证,发于腑也,亦与疹子同,又轻于疹子,发热一二日而出,出而即消,易出易靥,不易燥温,但用轻剂解之,麦汤散主之,羌活散、消毒饮、麦煎散俱可服,又当服大连翘汤以解之。"

《幼幼集成·水痘露丹》:"水痘似正痘,外候面红唇赤,眼光如水,咳嗽喷嚏,涕唾稠粘,身热二三日而出,明净如水泡,形如小豆,皮薄,痂结中心,圆晕更少,易出易靥,温之则痂难落而成烂疮,切忌姜椒辣物,并沐浴冷水,犯之则成姜疥水肿。自始至终,惟小麦汤为准。"

七、专方专药

李江[3]自拟银石汤(金银花、石膏、玄参、紫草、泽泻、薄荷、荆芥)治疗水痘116例,均获痊愈。一般服药3~5剂,平均治疗3日。

郭润英[4]认为水痘为时邪挟湿,热毒从口鼻而入,由卫到气,甚至传营而发病。治疗以清法为主,用解毒消痘方内服,同时予蛇硝散外洗治疗水痘200例,总有效率达100%。

郑敦法[5]用清热解毒汤加减治疗水痘与予阿昔洛韦治疗组对比,清热解毒汤组总有效率达100%,阿昔洛韦组总有效率为94.67%,两组比较差异显著($P < 0.01$)。

参考文献:

[1]谷鸿喜,陈锦英.医学微生物学:第6版[M].北京:北京大学医学出版社,2009.

[2]中华医学会.临床诊疗指南:传染病学分册[M].北京:人民卫生出版社,2006.

[3]李江.银石汤治疗小儿水痘116例[J].浙江中医杂志,1989(3):115.

[4]郭润英.中药内服外洗治疗水痘200例[J].中医外治杂志,1999(08).

[5]郑敦法.清热解毒汤加减治疗重症水痘80例[J].新中医,2003(35).

第五节　单纯疱疹

【现代医学描述】单纯疱疹(herpes simplex)由人单纯疱疹病毒(HSV)感染所致,是一种常见的传染性皮肤病。HSV属于人疱疹病毒科α亚科单纯疱疹病毒属,分为HSV-1、HSV-2两个亚型。病毒呈球形,由核衣壳及外包膜组成。核衣壳呈20面体形状,核心内含病毒基因组,为线性双链DNA分子。急性期病人及慢性带毒者均为传染源,病毒存在于感染者的疱疹液、病损部位分泌物、唾液及粪便中,主要通过患者病损部位直接接触健康人黏膜或皮肤微小破损处而传播。通过飞沫传播是HSV-1型感染的另一重要途径,性交、接吻也是传播本病的重要方式之一。患病孕妇可在自然分娩过程中将病毒经由产道传染新生儿,病毒也可在妊娠期间经孕妇宫颈进入宫腔,导致胎儿宫内感染。此外,HSV感染还可经消化道途径传播,人群普遍易感。单纯疱疹的临床特征为皮肤黏膜成簇出现单房性的小水疱,主要发生于面部或生殖器等局部,水疱在短期内可自行溃破、糜烂,并可继发细菌性感染。人受HSV原发感染后,HSV常在感觉神经节中潜伏,每当机体抵抗力下降,如发热、胃肠功能紊乱、月经、妊娠、病灶感染和情绪改变时,体内潜伏的HSV易被激活而复发。单纯疱疹患者全身症状一般轻微,但发生疱疹性脑炎或全身播散性疱疹时,病情可相当严重,甚至危及生命。发生于特殊部位的疱疹损害可能导致严重后果,值得警惕。例如,疱疹性角膜炎是导致失明的常见病因之一;生殖器疱疹可能导致患者发生器质性及心因性性功能障碍。此外,新生儿及各种原因造成的免疫力低下者感染HSV后,则可能播散累及重要脏器,预后差;胎儿宫内感染可导致早产或先天畸形等。现代医学以一般治疗及抗病毒治疗为主,疑有细菌感染者,可外用抗生素软膏。预防单纯疱疹的疫苗国外尚在试用阶段,我国也在积极研制中[1-2]。

【中医学认识】中医学认为,本病的发生多由于患者内有蕴热,复感风邪,风热互结,蕴蒸肌肤而成。如《圣济总录》云:"热疮本于热盛,风气因而乘之,故特谓之热疮。"

一、病因病机

中医学认为本病的发生多与发热、日晒、精神紧张、过度疲劳、月经来潮等诱因有关。主要是由于内有蕴热，或因外感时毒，客于肺胃两经，蕴蒸皮肤而生；或因肝胆湿热下注，阻于二阴而生；或因热邪伤津，阴虚内热，蕴蒸皮肤而生。

1. 风热外感

素有内热，外感时邪，热毒互结，郁于肺胃，上蒸头面及口周而发病。

2. 湿热下注

不洁性交导致肝胆湿热下注，阻于二阴而发病。

3. 阴虚内热

病情迁延日久，反复发作，热邪伤津，阴虚内热，蕴蒸皮肤而发病。

二、证候特征

本病发病前，局部有灼痒紧张感，随即出现红斑，在红斑基础上迅速出现成簇或几簇水疱，部分相互融合，四周有红晕，灼痛。初起水疱透明，2～3日后变成混浊或形成稀薄脓液，4～5日后逐渐结痂脱落。愈后可留有轻微的色素沉着。病程约1周左右，常反复发作，可伴有全身轻微不适、口干、烦躁、便秘、尿赤等。

三、诊断

1. 诊断依据

多发于热病过程中或发热之后，好发于口角、唇缘、眼睑、鼻孔旁、外生殖器等处的皮肤与黏膜交界处。皮损呈针尖大小至绿豆大小成群的水疱，疱液先清后浊，周围红晕，自觉瘙痒灼热，数日后疱破露出糜烂面，渐结痂痊愈。病程约1周，易反复发作。

2. 鉴别诊断

（1）带状疱疹。单纯疱疹多发生在皮肤黏膜部位（如口唇等部位），多在机体免疫力低下时发病，可有烧灼感，有的没有什么自觉症状；带状疱疹一般发生在身体的一侧而不超过正中线，多有神经痛。单纯疱疹一般不需治疗，随着免疫力增强，几日即可自愈；带状疱疹多数需要抗病毒治疗，一般症状重。

（2）水痘。水痘见分批发出的皮肤黏膜斑疹、丘疹，初为红斑疹，渐变为红色丘疹，后又转为疱疹，1～2日干枯结痂。出疹先见于躯干及四肢近端，向心性分布，躯干、胸背、发际较多，四肢及面部较少。

（3）麻疹。麻疹为红色斑丘疹，发热3～4日后出现，热退疹渐退，留有色素沉着，全身症状重，无水疱形成。

四、辨证论治

本病有自限性。治疗原则为缩短病程，防止感染，预防并发症和减少复发。

（一）分证论治

（1）肺胃风热。

【证候】疱疹多发于面颊，尤以口唇、鼻侧多见，疹见红斑、水疱，灼热刺痛，或伴有发热、倦怠不适、口苦、舌红,苔薄黄,脉浮数。

【治法】清肺胃风热。

【方药】辛夷清肺饮加减:辛夷10 g,黄芩10 g,栀子10 g,枇杷叶10 g,玄参10 g,生石膏20 g,知母10 g,菊花12 g,连翘12,生地10 g。

(2)湿热蕴结。

【证候】疱疹多见于下身,如外阴等处,群集水疱,基底红,灼热剧痛,口干口苦,舌质红,苔黄腻,脉濡数。

【治法】清利肝经湿热。

【方药】龙胆泻肝汤加减:黄芩10 g,栀子10 g,柴胡10 g,木通9 g,车前子8 g,当归10 g,生地10 g,甘草8 g。

(二)其他治疗

(1)水疱密集,基底红痛者,可选用5%马齿苋液、5%硝矾液湿敷。还可用2%龙胆紫液外搽,每日1~2次。

(2)马齿苋30 g,板蓝根30 g,紫草15 g,薏苡仁30 g。煎水内服。对防止疱疹复发有预防作用。

(3)黄连软膏,或黄灵丹。以麻油调敷结痂处。可促进痂皮脱落及愈合。

五、调摄防护

(1)病变广泛性的单纯疱疹患者,应予隔离,施行口内操作或气管导管检查应戴手套。生殖器疱疹患者,应节制性生活,或用避孕套。临产妇阴部单纯疱疹者,可行剖腹产,以防新生儿感染。

(2)对反复发作患者,应除去诱发因素。

(3)忌食肥甘厚味、辛辣炙煿之品。

(4)局部保持清洁,促使皮损干燥结痂,防止继发感染。

六、古籍论述

《诸病源候论·热疮候》:"诸阳气在表,阳气盛则表热,因运动劳役,腠理则虚而开,为风邪所客,风热相搏,留于皮肤则生疮。"

《圣济总录·热疮》:"热疮本于热盛,风气因而乘之,故特谓之热疮。盖阳盛者表热,形劳则腠疏,表热腠疏,风邪得入,相搏于皮肤之间,血脉之内,聚而不散,故蕴结为疮,赤根白头。轻者瘭浆汁出,甚者腐为脓血,热少于风则痒,热盛于风则痛而肿。"

七、专方专药

刘天骥[3]自拟荆黄散(荆芥10 g,黄连10 g,研末后加青黛6 g调匀,用时香油调敷)治疗36例单纯疱疹,2日痊愈13例,3日痊愈16例,显效4例,有效2例,无效1例,有效率为97.2%。

张富春[4]用鲜三七叶捣糊后点在疱疹病损处,治愈率达98%,优于对照组(予病毒灵、维生素B_2,外用四环素软膏),且病程明显缩短。

赵红梅[5]用中药外洗方(马齿苋30 g,板蓝根30 g,紫草根30 g,败酱草30 g。煎水凉后用纱布沾水湿敷,每次20 min,每日2~3次)加内服方(贯众15 g,防风15 g,重楼15 g,葛根15 g,前胡15 g,灵芝15 g,芦根15 g,连翘15 g,金银花15 g,板蓝根15 g,大青叶12 g,桑叶12 g,郁金12 g,蜈蚣2条)治疗单纯疱疹170例,痊愈率为97%,总有效率为100%。

侯秀俊[6]用复方三黄油(大黄 15 g,黄柏 15 g,黄芩 15 g,虎杖 15 g,紫草 15 g,地榆 15 g,冰片 3 g。加入 300 g 香油浸泡 3 日,再文火煎熬,待药枯黄后滤渣)外涂治疗单纯疱疹,每日 3 次。对照组患处外涂炉甘石洗剂,结果治疗组疗效明显优于对照组。

参考文献:

[1]贾文祥.医学微生物学:第2版[M].北京:人民卫生出版社,2010.

[2]宋诗铎.传染病学[M].北京:北京大学医学出版社,2010.

[3]刘天骥.单纯疱疹验方[J].时珍国药研究,1994,5(4).

[4]张富春.三七叶外用治疗单纯疱疹 50 例[J].河南中医,2001,21(5):65-66.

[5]赵红梅.中医治疗单纯疱疹 170 例疗效观察[J].云南中医中药杂志,2005,26(3):14.

[6]侯秀俊.复方三黄油治疗颜面单纯疱疹 38 例[J].辽宁中医杂志,2000,27(5):280.

第六节 流行性腮腺炎

【现代医学描述】流行性腮腺炎(epidemic parotitis,mumps)是一种由腮腺炎病毒引起的急性呼吸道传染病,儿童和青少年常见,近年成人患者也有所增加。该病在世界各地均有流行,全年均可发病,温带地区以冬季、春季发病最多,夏季较少。热带地区发病无明显的季节性差异,呈流行或散发。在幼儿园、部队以及卫生条件不良的人群中易造成暴发流行。随着生活条件的不断改善及对易感人群进行预防免疫,本病的发病率已大大下降,但近年来在我国有逐步上升的趋势。腮腺炎病毒属于副粘病毒科副粘病毒属,球形,直径 90~300 nm,外膜表面规则分布血凝素和神经氨酸酶,核心为单股负链 RNA,病毒对腺体和神经组织有亲和性。早期患者和隐性感染者均是传染源。病毒主要通过飞沫经呼吸道传播,孕妇感染可通过胎盘传染胎儿,导致胎儿畸形或死亡,流产的发生率也增加。人群对腮腺炎病毒普遍易感,尤其 5~9 岁儿童。临床上以腮腺的化脓性肿胀疼痛为较突出表现,腮腺肿大一般从一侧腮腺开始,以耳垂为中心并向前方、下方和后方弥漫,呈梨形,无明显界限,质地较坚韧,有轻触痛,当腮腺肿大明显时,局部皮肤张紧发亮,表面灼热而不红,同时出现局部胀痛及感觉过敏,于进食或食用酸味食品时加重。1~4 日后波及对侧腮腺。80%左右的患者可累及双侧腮腺,也有双侧腮腺同时肿大者。腮腺炎病毒还可侵犯各种腺体组织、神经系统、关节和心、肝、肾等器官,引起睾丸炎、胰腺炎、无菌性脑炎、脑膜脑炎等并发症。现代医学尚无特效治疗方法,仍以综合对症治疗为主。一般抗生素无效,早期应用利巴韦林等抗病毒药物对缩短病程、减轻症状可能有一定疗效。腮腺炎减毒活疫苗具有较好的预防效果,通常与麻疹疫苗、风疹疫苗同时联合使用,效果满意[1]。

【中医学认识】在我国历代医家著作中,根据本病的发病部位、证候特征、流行季节和传染性而有不同的命名。《内经》称"颌肿",《诸病源候论》称"胮肿",《局方发挥》称"时行腮肿",《疮疡经验全书》称"痄腮",《医学入门》称"腮肿",《证治准绳》称"腮颌发",《外科活人定本》称"赤痄痧"等。民间称"鸬鹚瘟","蛤蟆瘟"亦指此病。在中医文献中很早就有关于本病的叙述。如《内经·至真要大论》中有"民病少腹控睾,引腰脊,上冲心痛,血见,嗌痛颌肿"的记载,从所述证候来看,可能是痄腮邪毒引睾窜腹所致的变证的最早记载。隋代《诸病源候论》中有"风热毒气客于咽喉、颌颊之间,与气血相搏,结聚肿痛"的记载,不但论述了本病的病因病机,亦论及了病位和主要证候,后世不少医家都以此作为依据。金代窦杰的《疮疡经验全书》在《诸病源候论》的基础上又有了进一步的发展,指出"痄腮毒在耳根、耳聤,通于肝肾,气血不流,壅滞颊颧,是风毒证。"不但指出了本病的确切部位,还分析了病邪可通于肝肾产生气血不和的病理变化,并首立痄腮之名。

之后,喻昌在《医门法律》中创立内因说,他认为:"腮肿亦名痄腮,因风热或膏粱积热而作。"《证治准绳》集各家之论,指出"发于耳项咽喉,焮赤疼痛,漫肿无头","肌肉浮而不著骨者名曰痄腮",并指出了它的病变部位("若肿焮痛,连耳下者,属足少阳胆经")和"当清肝火""急服活命饮加玄参、芩、连,水酒煎服,及紫金丹汗之"等治疗方法,进一步指出痄腮与经络的关系及其治法。《外科正宗》认为痄腮是热性病,并指出:"天时不正,感受传染者多。"清代高锦庭在《疡科心得集》之痄腮篇中说:"此症水不成脓,过一候自然消散"。《温热病篇》指出痄腮病两侧可相互染及,云:"腮者,肝肾所属,有左肿者,有右肿者,有右及左、左及右者,名曰痄腮。"吴鞠通的《温病条辨》云:"温毒咽痛喉肿,耳前耳后肿,颊肿,面正赤,或喉不痛但外肿,甚则耳聋,俗名大头瘟、虾蟆瘟者,普济消毒饮去柴胡、升麻主之"。《外科大成》云:"若延治十日以外,即不治而能愈也。"历代医家有关本病的脉因证治及其预后转归的论述至今仍被广泛采用。

一、病因病机

本病为感受风温时邪,从口鼻而入,侵犯足少阳胆经,邪毒壅阻于足少阳经脉,与气血相搏,凝结于耳下腮部所致。

1. 邪犯少阳

外感风温时邪,侵于足少阳胆经。胆经之脉起于目外眦,上行至头角,下耳后,绕耳而行,下行于身之两侧,终止于两足第四趾端。邪毒循经上攻腮颊,与气血相搏结,则致耳下腮部漫肿疼痛,咀嚼困难。邪毒郁于肌肤,则见发热恶寒、咽红等风热表证。

2. 热毒蕴结

若感邪较重,或素体虚弱,正不胜邪,邪从火化。温毒壅盛于少阳经脉,循经上攻腮颊,导致经脉气血凝滞不通,蕴结于腮颊部,则致腮部肿胀疼痛,坚硬拒按。热毒亢盛,扰及心神,则壮热烦躁;热毒内蕴阳明,则见纳少、呕吐;热邪伤津,则见口渴欲饮,尿少而黄。

又因足少阳胆经与足厥阴肝经互为表里,热毒炽盛,邪陷厥阴,蒙蔽心包,扰动肝风,则致高热、神昏、抽搐等症状,此为邪陷心肝之变证。足厥阴肝经循少腹络阴器,邪毒内传,由少阳经脉传于厥阴经脉,引睾窜腹,可见睾丸肿痛,或少腹疼痛,此为毒窜睾腹之变证。

二、证候特征

本病初病时可有发热,1~2日后,以耳垂为中心腮部漫肿,边缘不清,皮色不红,压之疼痛或有弹性。通常先发于一侧,继发于另一侧。口腔内颊黏膜腮腺管口可见红肿。腮腺肿胀约经4~5日开始消退,整个病程约1~2周。

三、诊断

1. 诊断依据[2]

(1)临床表现及流行病学史。主要根据有发热和腮腺或颌下腺肿大,结合当地有流行性腮腺炎流行或发病前2~3周有流行性腮腺炎病人接触史,即可作出临床诊断。

(2)实验室检查。90%的患者发病早期有血清和尿淀粉酶升高。应用酶联免疫法(ELISA)检测血清中腮腺炎病毒的IgM抗体,可作出近期感染的诊断。亦可采用补体结合试验和血凝抑制试验检测抗体,如恢复期抗体效价较急性期增高4倍或4倍以上,亦可诊断。此外,应用特异性抗体或单克隆抗体检测腮腺炎病毒抗原或应用逆转录—聚合酶链反应(RT-PCR)法检测腮腺炎病毒RNA,可大大提高阳性率,并可用作早期诊断。

2.鉴别诊断

(1)发颐。发颐是发生在颐颌部位的一种化脓性感染,多继发于麻疹等急性热病的后期,由于汗出不畅,邪热不得透达,以致郁结少阳、阳明经络而成,故又名"汗毒"。常为单侧发病,局部红肿热痛明显,挤压腮腺管口时有脓液溢出。而流行性腮腺炎是一种非化脓性病变。

(2)急性淋巴结炎。耳前、颈部、颌下淋巴结炎,有时易与流行性腮腺炎、颌下腺炎相混淆,应注意鉴别。淋巴结发炎时,局部疼痛较重,肿胀的淋巴结边缘清楚,质地较硬,不以耳垂为中心,局部红肿灼热明显,腮腺管口无红肿,常有头面或口咽部感染灶,周围血象白细胞总数及中性粒细胞增高。

(3)其他原因所致的腮腺肿大。如糖尿病、慢性肝病、营养不良结节病、腮腺导管阻塞等,以及青春期男性均可有单纯性腮腺肿大,服用碘化物、羟保泰松、硫氧嘧啶等也可引起腮腺肿大,呈对称性,质软,无肿痛。

四、辨证论治

本病的治疗原则以疏风散结,清热解毒,软坚消肿为主。初起邪在卫表,重以辛凉透表。如毒邪入于气分,则重在清热解毒,散结消肿。若毒邪内陷心营,引动肝风时,则又当以清营开窍,凉肝息风为主。辨证首先辨轻重,轻症不发热或发热不甚,腮肿不坚硬,属温毒在表;重症高热,腮肿坚硬,胀痛拒按,属热毒在里。其次辨常证、变证,虽有发热腮肿,但神志清楚,无抽风,无睾丸肿痛及少腹痛者为常证;若出现高热不退,神志昏迷,反复抽风,或睾丸胀痛,少腹疼痛等并发症者,为变证。

(一)分证论治

1.常证

(1)温毒在表。

【证候】畏寒发热,头痛微咳,耳下腮部酸痛,咀嚼不便,继之一侧或两侧腮腺部肿胀疼痛,边缘不清。舌苔薄白或微黄,脉浮数。

【治法】疏风清热,消肿散结。

【方药】银翘散加减:金银花15 g,连翘15 g,桔梗10 g,牛蒡子15 g,薄荷8 g,黄芩10 g,板蓝根10 g,夏枯草20 g,浙贝母10 g。

(2)热毒蕴结。

【证候】高热头痛,烦躁口渴,食欲不振,或伴呕吐,精神倦怠,腮部漫肿,灼热疼痛,咽喉红肿,吞咽咀嚼不利,大便干结,小便短赤,舌苔薄黄或腻,脉滑数。

【治法】清热解毒,软坚消肿。

【方药】普济消毒饮加减:黄连6 g,黄芩10 g,薄荷5 g(后下),僵蚕10 g,牛蒡子10 g,连翘12 g,板蓝根15 g,升麻9 g,柴胡10 g,浙贝母10 g。初起表邪较重而里邪尚未太盛者,去黄芩、黄连,以免遏逆。若兼腑实者,加生大黄6~10 g。腮部漫肿者,加昆布10 g,海藻12 g。并发睾丸肿痛者,加龙胆草9 g,荔枝核10 g,延胡索9 g。若并发脑膜炎,神昏惊厥者,加僵蚕、地龙合紫雪丹。伴呕吐频繁者,可用玉枢丹。

2.变证

(1)邪陷心肝。

【证候】在腮部尚未肿大或腮肿后4~5日,壮热不退,头痛项强,嗜睡,严重者昏迷,惊厥,抽搐,舌质绛,舌苔黄,脉数。

【治法】清热解毒,息风开窍。

【方药】清瘟败毒饮加减。昏迷、抽搐明显者,另服紫雪丹、至宝丹以增强清热息风开窍的作用。

（2）毒窜睾腹。

【证候】腮部肿胀渐消，男性多有一侧或两侧睾丸肿胀疼痛，女性多有一侧或两侧少腹疼痛，伴有发热、呕吐，舌质红，舌苔黄，脉数。

【治法】清肝泄火，活血止痛。

【方药】龙胆泻肝汤加减。睾丸肿大明显者，可加荔枝核、橘核、青皮、莪术，以行气散滞，消肿止痛。少腹痛甚伴腹胀便秘者，加大黄、枳壳，以理气通腑泄热。

（二）其他治疗

1. 单方、验方

（1）夏枯草 15 g，板蓝根 15 g。水煎服，每日 1 剂，连服 2～4 日。用于预防和治疗流行性腮腺炎轻症患者。

（2）紫花地丁 15 g。水煎服，每日 1～2 剂。

（3）鲜海金沙 30 g，或海金沙干根 15 g。水煎服，每日 1 剂。

（4）黄花败酱草适量，生石膏 15～30 g。共捣烂成泥，外敷患处。

（5）酢浆草 30 g。水煎内服，另外用 50 g 煎水熏洗患部。适用于治疗流行性腮腺炎并发睾丸炎者。

（6）板蓝根 10 g，金银花 10 g。水煎服，每日 1 剂，连服 3 日。在疾病流行期间有预防作用。

2. 外治法

以下方法均可配合内服药同时治疗。一般只涂药，不包扎。

（1）青黛散 2 g。以醋或清水调成糊状，外敷腮部，每日 3～4 次。

（2）玉枢丹或金黄散。以水调匀后外敷患部。

（3）天花粉、绿豆粉各等份。研成细末，加冷开水调成糊状，外敷患部，每日 3～4 次。

（4）鲜蒲公英、鲜马齿苋、鲜芙蓉花叶、鲜仙人掌。可任选 1 种，捣烂外敷患部。

（5）吴萸 9 g，虎杖 5 g，紫花地丁 6 g，胆南星 3 g。共研末，取 6～15 g，加醋适量调成糊状，敷双足涌泉穴，上盖塑料薄膜，再加纱布固定。经 2～3 次外治后多可肿消热退。

（6）鲜蚯蚓数条（洗净），冰片少许。捣烂，涂于患处，干后再涂，次数不定。

（7）新鲜仙人掌 1 块。去刺，捣泥或切成薄片，贴于患腮处，每日 1～2 次。

3. 针刺疗法

在外敷、内服治疗同时，尚可给予针刺治疗，以提高疗效。取穴翳风、颊车、合谷，强刺激。发热者，加刺曲池；并发睾丸肿痛者，加刺血海、三阴交。每日 1 次。或取角孙穴，用常规消毒后的三棱针，挑刺 1～3 下，轻挤微出血，每日 1 次，左患刺左，右患刺右，双侧患者则刺双侧，一般治疗 1～3 次肿消痛止。

五、调摄防护

（1）及早隔离患者直至腮腺肿胀消退为止。

（2）中药可用板蓝根、金银花等煎水内服，预防感染。

六、古籍论述

《温病条辨》："温毒咽痛喉肿，耳前耳后肿，颊肿，面正赤，或喉不痛但外肿，甚则耳聋，俗名大头瘟、虾蟆瘟者，普济消毒饮去柴胡、升麻主之。"

《通俗伤寒论》："厥阴时毒，一起即头痛吐涎，巅顶尤痛，寒热类疟，一身筋挛，手足微厥，面青目赤，耳聋颊肿，腮颐亦皆肿硬而痛，胸满呕逆，甚则状如惊痫，时发瘛疭……若少厥并受，时毒大盛，风火交煽，痉厥兼臻者，速与羚角钩藤汤加犀角汁、金汁、童便、紫雪，泻火熄风以消毒，继与七鲜育阴汤，清滋津液以善后。"

《温病合编》："疏散之后，以滋阴化痰散郁和肝，而肿自消，如细生地、麦冬、贝母、蛤壳、海浮石、郁金、赤芍、连翘、柑橘之类，略佐青皮、柴胡足以。"

七、专方专药

张小燕[3]以普济消毒饮加减治疗流行性腮腺炎116例，在原方基础上，伴恶寒发热者，加金银花、柴胡；热甚者，加生石膏、大青叶、牡丹皮；腮肿硬痛者，加海藻、昆布、延胡索；有生殖器并发症者，加龙胆草、荔枝核。116例全部治愈。姜秀容[4]运用龙胆泻肝汤加减（龙胆草、栀子、黄芩、柴胡、生地、车前草、泽泻、木通、甘草、板蓝根、金银花）治疗痄腮20例，痊愈15例，显效4例，无效1例，总有效率为95%。刘树华[5]采用自拟方消腮饮（板蓝根、蒲公英、大黄、醋柴胡、地龙、马勃、僵蚕、赤芍、忍冬藤、络石藤、前胡、玄参、桔梗、白茅根）加减，高热者加生石膏、青蒿，腮腺肿而不消者加夏枯草、浙贝母，头痛头闷者加蔓荆子，咽痛而肿者加锦灯笼、山豆根，治疗流行性腮腺炎患儿数百人，一般3～6日可痊愈。李伟等[6]用鲜瓦松60 g、瓦楞子20 g、青黛2 g，研末共捣，加食醋调膏外敷治疗流行性腮腺炎102例，治疗7日，显效82例，有效12例，无效8例，总有效率为92.15%。王敏[7]用大黄50 g、黄连50 g、黄柏50 g、青黛100 g、芒硝100 g、冰片10 g，研为细末，用醋或香油调成糊状外敷患处治疗流行性腮腺炎63例，全部治愈。朱子凤[8]用赤小豆40 g、苎麻根40 g、生大黄30 g、生天南星15 g、冰片7 g，共研末后用鸡蛋清调糊外敷，每日1次，治疗小儿流行性腮腺炎30例，4～10日后痊愈。邹积宝[9]治疗58例流行性腮腺炎患者，用侧柏叶30 g、白糖10 g、明矾少许，捣烂如泥后敷于腮腺处，每日换3～4次，用药2日后见效，3～6日治愈。姜明煤等[10]用生半夏30 g（研末）、仙人掌50 g（去刺），捣成泥状，加鸡蛋清适量调成膏状外敷于肿痛部位，每日换药1次，治疗流行性腮腺炎70例，敷药3日痊愈30例，敷药5日痊愈36例。王磊[11]自拟银翘柴葛汤（金银花9～15 g，连翘、柴胡、葛根、玄参各6～9 g，荆芥、薄荷、竹叶、甘草各3～6 g），外敷三七冰片散（三七、冰片各等份为末，用鸡蛋清调匀）治疗100例流行性腮腺炎患者，治愈时间平均为6日。孙晓嘉等[12]自拟痄腮方（金银花15 g，连翘15 g，板蓝根15 g，玄参12 g，黄芩10 g，蒲公英12 g，僵蚕5 g，升麻3 g，柴胡5 g，甘草3 g。里热重者加黄连、生石膏，肿甚者加夏枯草、青黛、马勃，热毒壅盛、大便秘结者加大黄、玄明粉，硬结不散者加海藻、昆布），配合金黄膏（大黄25 g，黄柏25 g，姜黄25 g，白芷25 g，生天南星5 g，苍术5 g，陈皮5 g，厚朴5 g，天花粉50 g，甘草5 g。研细末，加凡士林熬成30%软膏）为基本方外敷治疗流行性腮腺炎800例，3日治愈者664例，4～7日治愈136例，无一例并发症发生。田海燕[13]在患者起病3日后取腮腺穴（耳垂下腮腺肿大最高点硬结处，在此穴按压会感到酸胀、疼痛，舌下并有唾液分泌）针刺放血治疗1次后，治疗125例，临床痊愈106例，显效6例，有效7例，无效6例，总有效率为95.2%。田明涛[14]认为耳尖穴有疏肝利胆、清热解毒之功效，采用耳尖穴划痕放血疗法，治疗80例流行性腮腺炎患者，治愈74例，显效4例，有效2例。王利红等[15]通过围刺颊车、翳风、痄腮3穴，配双侧合谷，治疗15例流行性腮腺炎患者，其中治疗3次后治愈10例，5例病人疼痛消失，肿块明显缩小。

参考文献：

[1]翁心华,张婴元.传染病学[M].上海:复旦大学出版社,2009.

[2]中华医学会.临床诊疗指南:传染病学分册[M].北京:人民卫生出版社,2006.

[3]张小燕.普济消毒饮加减治疗流行性腮腺炎116例[J].实用中医杂志,2007,23(12):768.

[4]姜秀容.加减龙胆泻肝汤治疗痄腮[J].现代中西医结合杂志,2001,10(4):347.

[5]刘树华.治疗小儿流行性腮腺炎经验介绍[J].中医儿科杂志,2007,3(4):44.

[6]李伟,李翔.消痄贴外敷治疗流行性腮腺炎102例[J].新中医,2002,34(12):54.

[7]王敏.三黄黑白散外敷治疗流行性腮腺炎63例观察[J].时珍国医国药,2001,12(1):76.

[8]朱子凤.内外合治小儿腮腺炎30例[J].四川中医,2002,20(4):61.

[9]邹积宝.中药外敷治疗流行性腮腺炎58例[J].中医外治杂志,2002,11(5):54.

[10]姜明煤,车桂彦.生半夏、仙人掌外敷治疗流行性腮腺炎70例[J].中国中医急症,2002,11(6):497.

[11]王磊.中药内外合治流行性腮腺炎100例[J].四川中医,2006,24(9):74.

[12]孙晓嘉,胡泓,秦明芳.流行性腮腺炎的中药治疗[J].广西中医学院学报,2001,4(4):67.

[13]田海燕.针刺腮腺穴治疗流行性腮腺炎125例[J].中国针灸,2005,25(12):897.

[14]田明涛.耳尖穴部位划痕放血疗法治疗流行性腮腺炎80例[J].中国现代医药杂志,2007,9(6):122.

[15]王利红,郭秋芳.围刺为主治疗流行性腮腺炎15例[J].针灸临床杂志,2004,20(3):45.

第七节　支原体肺炎

【现代医学描述】支原体肺炎(mycoplasma pneumoniae pneumonia)是由肺炎支原体引起的呼吸道感染,全年散发,我国北方地区冬春季节多见,南方地区夏秋季节多见。该病约占急性肺部感染总数的15%~20%,部分地区高达30%左右,且有逐年增高的趋势。该病最常见于学龄期儿童及青壮年,但近年来6岁以下儿童发病率有升高的趋势。肺炎支原体属于支原体科支原体属,大小为200 nm,呈多种形态,无细胞壁,细胞膜有3层结构,内层、外层由蛋白质和糖组成,中间层为脂质。细胞质内含核糖体、DNA、RNA,基因组为双链环状DNA。患者与肺炎支原体携带者是主要传染源,主要通过飞沫经呼吸道传播,人群普遍易感,学龄儿童及青壮年发病较多。本病起病缓慢,临床表现以发热和刺激性咳嗽为主要特征,可无痰或少量黏液痰,偶有痰中带血丝或咯血,咳嗽以晨起或夜间发作较重。肺部体征多不明显,胸部X线检查结果比肺部体征显著,可见肺部浸润性病变,多呈小点片状,或云雾状。病变以一侧下叶(尤其是左下叶)近肺门区多见。成人患者头痛较显著,但一般情况较好。年幼患者可引起鼻咽炎、疱疹性或出血性耳鼓膜炎。小儿肺外并发症较多见,尤其是中枢神经系统并发症,如脑膜炎、脑炎、急性多发性神经炎等,还可并发心肌炎、心包炎、贫血、斑疹、丘疹、荨麻疹等。支原体肺炎感染期间易发生混合感染,如合并沙眼衣原体感染、细菌感染、病毒感染等,在临床上应注意早期识别,及时诊治,减少重症肺炎的发生。现代医学首选大环内酯类抗生素进行治疗,同时注意密切观察病情,防止各种肺外并发症的发生。目前尚无特殊预防措施。

【中医学认识】中医学无"支原体肺炎"这一名称,但根据临床表现,中医学多把本病归属于咳嗽的范畴。中医学对咳嗽的外因,都是从六淫方面进行探讨的。《内经》中分篇阐述了风、寒、暑、湿、燥、火六气胜复的变化对咳嗽的影响。就外感咳嗽来说,历代多数医家认为是外感风寒,巢元方在《诸病源候论》中强调肺感微寒则咳嗽,刘完素、张子和等则明确地将咳嗽和六淫之气联系起来,认为"咳分六气,无拘以寒"。秦景明在《症因脉治》中正式提出"外感咳嗽"病名。戴天章在《广瘟疫论》中,则进一步明确了"时行疫疬"致咳者为疫邪夹他邪干于肺。

一、病因病机

本病之发生,乃时行疫疬之邪从口鼻而入,干及于肺,肺失宣降,而至咳嗽。

1. 时邪外感,犯肺作咳

本病由秋季感受时行疫邪所致。寒温不时,起居不慎,耗伤机体正气,肺卫不固,感受时邪。肺为娇脏,为五脏之华盖,上连喉咙,开窍于鼻。外邪由口鼻而入,循喉至肺,肺气不宣,气逆而上,咳嗽乃作。

2. 肺胃受邪,燥热伤津

本病初期,邪在肺卫,如邪势尚轻,且治疗及时,其病可愈。若邪不从外解,则由卫分传入气分。邪入气分之后,其病位尚有上焦、中焦之分,即肺胃同时受邪,临床上见邪热壅肺或热郁胸膈,以致咳嗽痰少黏稠,或邪热蕴结胃肠耗伤津液,致口渴欲饮,或肠燥便结。正如俞根初的《通俗伤寒论》云"上燥则咳,中燥则渴,下燥则结"。

3. 湿从热化,波及营血

若时邪夹湿,稽留不去,病多缠绵,即《症因脉治》谓"伤湿咳嗽"。盖湿为阴邪,其性重浊凝滞,一旦与疫邪相合,则胶着难化,且湿易热化,湿热化燥化火,即可深逼营血,偶可出现皮疹、鼻衄、抽搐或惊厥等症状,但其症状较轻,预后尚好。

二、证候特征

本病起病缓慢,也有急骤的,初起发热,或有畏寒、全身乏力、头痛、咽痛、食欲减退、胸痛等,2～3日后出现阵发性刺激性咳嗽,咯痰,偶见痰中带血。

三、诊断

1. 诊断依据

年龄低于60岁,无基础疾病,社区或家庭中有发病者,剧咳少痰,胸部体征很少,血白细胞正常,X线检查显示肺毛玻璃状病变或病灶变化迅速。

2. 鉴别诊断

本病应与病毒性肺炎、细菌性肺炎、百日咳、肺结核、传染性单核细胞增多症等鉴别。一般根据流行病学资料、典型临床表现及X线片表现,临床上不难区别。

四、辨证论治

(一)分证论治

根据本病的临床表现,大抵可参考中医的咳嗽、温病等疾病进行辨治。

(1)邪犯肺卫。

【证候】发热微恶寒,或身热不恶寒,呛咳阵作不畅,痰少黏稠,伴头痛,咽红肿痛,或纳呆,恶心呕吐,或胸痛隐隐,舌苔薄黄或腻,脉浮或浮数。

【治法】轻宣解表,祛痰清咽。

【方药】蒌杏橘贝汤、清咽汤加减:桑叶10 g,杏仁6～9 g,前胡6～9 g,牛蒡子6～9 g,象贝9～12 g,栝楼皮9～12 g,炙僵蚕9～12 g,桔梗3～6 g,橘红3～6 g,薄荷1.5～3 g,生甘草1.5～3 g。若头痛肢楚较甚,加荆芥9 g、防风9 g,以加强疏风解表之力。但汗出多而头痛者,可加川芎6 g、白芷9 g,去薄荷。若恶心呕吐,加制半夏9 g以和胃降逆,加焦六曲12 g以消食。胸闷痛者,加枳壳9 g,延胡索12 g,以理气止痛。

（2）肺胃燥热。

【证候】身热较甚，不恶寒，汗出，咳嗽痰少黄稠，胸闷，口渴欲饮，恶心呕吐，大便干燥，小便短黄，或耳鼓膜充血，或颈淋巴结肿大，舌质红，苔薄黄或黄腻，脉滑数。

【治法】解肌退热，清肺润燥。

【方药】活人葳蕤汤加减：肥玉竹 9～15 g，葛根 9～12 g，栝楼仁 9～12 g，麻黄 6～9 g，杏仁 6～9 g，枳壳 6～9 g，陈皮 3～6 g，竹茹 3～6 g，生甘草 3～6 g，生石膏 15～30 g（另包先煎）。若内热较盛，大便燥结者，可合用宣白承气汤，方中杏仁 9～12 g 研末入煎，再加生大黄 3～9 g（后下）。若耳鼓膜充血或小便短赤者，去甘草，加碧玉散 15～30 g（包煎）、白薇 9～12 g，以清热凉血。若伴头晕，恶心呕吐，胸闷腹胀，舌苔黄厚腻者，乃有湿从热化之象，可于上方去玉竹、葛根、甘草，加黄芩 9～12 g、连翘 9～12 g、射干 6～9 g、藿香 6～9 g、碧玉散 15～30 g（包煎），亦可用甘露消毒丹 12～30 g，布包入煎。

（3）邪犯气营。

【证候】壮热不退，或身热夜甚，汗出而热不解，口渴欲饮，心烦不寐，咳嗽顿作，痰少而黏，或见皮肤斑疹，舌红或暗，苔黄腻或少苔，脉滑数或弦细数。

【治法】气营两清，肃肺化痰。

【方药】清金降火汤、清营汤加减：大生地 15～30 g，生石膏 15～30 g（先煎），杏仁 6～9 g，川贝母 6～9 g，水牛角 30～60 g（先煎），玄参 9～12 g，麦冬 9～12 g，黄芩 9～12 g，金银花 9～12 g，连翘 9～12 g，栝楼仁 9～12 g。如大便秘结，可加生大黄 10 g（后下）、杏仁 9～12 g，研末入煎。惊厥动风者，加琥珀抱龙丸 1.5 g，或紫雪丹 3～6 g，冲服或灌服。若见发热、心悸、胸闷者，加虎杖 9～12 g，大青叶 9～12 g，蚤休 9～12 g。若见心悸、胸闷、唇紫舌暗者，加丹参 9～15 g，益母草 15～30 g。

（二）其他治疗

1. 单方、验方

（1）鲜桑叶 9 g，鲜枇杷叶 9 g（去毛）。煎水服，每日 2 次。

（2）鱼腥草 60 g，杏仁 9 g，桔梗 12 g。水煎服。

（3）贯众 9 g，野菊花 9 g，大青叶 15 g，生甘草 6 g。在本病流行时，煎汤连用 5 日，有预防作用。

2. 针灸疗法

取穴：①天突、曲池、内关、丰隆。②肺俞、尺泽、太白、太冲。两组穴交替使用，每次取 1 组，每日 1 次，用中等刺激，病久、体弱者，可用弱刺激或针后加灸，有辅助治疗作用。

3. 饮食疗法

（1）鸭梨 1 个（去核），杏仁 9 g，冰糖 15 g。蒸服。用于干咳无痰者的辅助治疗。

（2）川贝母 6 g，雪梨 1 个，冰糖 15 g。蒸服。对于病后干咳不愈者，有辅助治疗作用。

五、调摄防护

（1）本病主要由患者飞沫直接传染，多为散在小流行，故对于急性期的患者应予隔离，对幼儿用品应进行消毒。

（2）患者早期应卧床休息，避免劳累，保持室内空气流通。

（3）初病患者宜进半流质而富于营养的饮食，忌食辛辣刺激或海腥油腻之品，戒烟酒。

六、古籍论述

《幼科要略·春温风温》："春月暴暖忽冷,先受温邪,继为冷束,咳嗽痰喘最多……夫轻为咳,重为喘,喘急则鼻掀胸挺。"

《幼科金针·肺风痰喘》："小儿感冒风寒,入于肺经,遂发痰喘,喉间咳嗽不得舒畅,喘急不止,面青潮热,啼哭惊乱,若不早治,则惊风立至矣。"

七、专方专药

褚艾妮[1]用清原汤(千里光9 g,羊蹄草9 g,蚤休9 g,白头翁9 g,槟榔9 g,百部10 g,冬瓜仁10 g,薏苡仁10 g,苇茎10 g,蝉蜕6 g,僵蚕6 g,桔梗6 g,甘草6 g,贯众8 g,桃仁5 g)治疗支原体肺炎患儿57例。对照组28例用红霉素治疗。两组治疗14日后观察疗效,结果治疗组有效率为98.3%,对照组有效率为85.7%。

胡家才[2]用抗支清肺汤(桑叶、苦杏仁、地骨皮、桑皮、百部、丹参、地龙、麻黄、甘草)治疗60例支原体肺炎,结果总有效率为90.0%。对照组60例予阿奇霉素治疗,总有效率为81.7%。两组比较,差异显著($P < 0.05$)。

吴水盛[3]用黄芪6 g、太子参6 g、桔梗6 g、半枝莲6 g、金银花10 g、连翘10 g、板蓝根10 g、芦根8 g、浙贝母8 g、鱼腥草8 g、麻黄3 g为基本方辨证治疗70例支原体肺炎患者,结果临床治愈67例,好转2例,无效1例(因并发胸膜炎而转院),总有效率为98.6%。

周莹[4]以益气扶正、化痰止咳为旨,药用黄芪、党参、白术、茯苓、陈皮、半夏、天南星、丹参、蝉蜕为基本方,加减治疗68例小儿支原体肺炎,5日为1个疗程。结果服药1个疗程治愈28例,2个疗程治愈35例,2个疗程以上治愈5例。

高燕[5]用杏仁5 g、桑皮10 g、炙麻黄5 g、甘草5 g、桔梗10 g、陈皮10 g、前胡10 g为基本方辨证治疗支原体肺炎患儿40例。风热闭肺型加连翘、薄荷、金银花、生石膏等;风寒闭肺型加防风、荆芥等;痰热壅肺型加葶苈子、细辛、生石膏、苏子等;阴虚肺热型加沙参、黄芩、麦冬、扁豆等,去麻黄;肺脾气虚型加白术、党参、茯苓等。壮热便秘腹胀者,加玄明粉、生大黄等。热毒重者,加蒲公英、虎杖等。久咳有瘀者,加当归、丹参、丝瓜络等。对照组40例予阿奇霉素治疗,每日10 mg/kg。结果治疗组总有效率为95%,对照组总有效率为82.5%。

姜丕英等[6]自拟抗支原体汤药(制紫菀10 g,制半夏8 g,百部8 g,川贝母4 g,地龙10 g,桔梗8 g,黄芪8 g,甘草5 g,射干10 g,桑皮8 g,鱼腥草12 g,白果4 g。发热者,加生石膏20 g,知母8 g。痰多者,加莱菔子10 g,栝楼10 g。大便干者,加大黄6 g,枳实8 g)治疗40例支原体肺炎患儿,痊愈30例,显效6例,无效4例,总有效率为90%。

周朋[7]用贝母瓜蒌散加味治疗小儿支原体肺炎30例,对照组30例予阿奇霉素口服。14日后观察疗效,治疗组治愈12例,显效11例,好转6例,无效1例,总有效率为96.67%;对照组治愈6例,显效9例,好转11例,无效4例,总有效率为86.67%。两组疗效比较无显著差异($P > 0.05$),但治疗组在改善咳嗽、咳痰等主要症状方面的疗效优于对照组($P < 0.05$)。

参考文献:

[1]褚艾妮.清原汤治疗小儿支原体肺炎57例[J].四川中医,2001,19(9):59.

[2]胡家才.抗支清肺汤治疗支原体肺炎的临床研究[J].浙江中医杂志,2005,50(10):421.

[3]吴水盛.扶正解毒化瘀汤治疗小儿支原体肺炎70例疗效观察[J].新中医,2004,36(1):19.

[4]周莹.中药治疗小儿支原体肺炎所致反复呼吸道感染68例[J].陕西中医,2001,22(12):705.

[5]高燕.中医辨证分型治疗小儿支原体肺炎疗效观察[J].医学信息,2011,24(8).

[6]姜丕英,洪丽军,王丛礼,等.中药治疗支原体肺炎30例[J].中国民间疗法,2011,19(7).

[7]周朋.贝母瓜蒌散加味治疗小儿支原体肺炎60例[J].山东中医杂志,2010,29(11).

第八节　猩红热

【现代医学描述】猩红热(scarlet fever)是由A群链球菌引起的急性呼吸道传染病,全年均可发生,冬春季发病多,夏秋季发病少。既往有过数次轻重不同的流行记载,自从抗生素应用以来,国外发达国家和地区已很少报道。我国近年来已无大的流行,多为散发病例。A群β型溶血性链球菌,也称化脓性链球菌,属于链球菌科链球菌属,直径0.5~2μm,革兰染色阳性。刚从体内检出时常带有荚膜,无鞭毛、芽孢,对热和干燥抵抗力不强,但在痰和脓液中可生存数周。猩红热和咽峡炎病人及带菌者是主要传染源,细菌主要经空气飞沫传播,也可经皮肤创伤处或产妇产道传播,或经污染的用具、书籍、饮料等间接传播。人群普遍易感。临床表现为急起的发热、明显咽痛、全身弥漫性红疹和疹退后脱皮,患者可有轻重不同的全身中毒性表现。根据病情轻重不同,可分为普通型猩红热、脓毒型猩红热、中毒型猩红热、外科型猩红热等几种类型。普通型猩红热以轻症患者较多,常常仅有低热、轻度咽痛等症状,皮疹稀少,消退较快,脱屑较轻。脓毒型猩红热患者咽峡炎很显著,渗出物多,往往形成化脓性假膜,局部黏膜可坏死而形成溃疡。细菌扩散到附近组织,可形成化脓性中耳炎、鼻窦炎、乳突炎及颈淋巴结炎,还可引起败血症。中毒型猩红热临床表现主要为毒血症,患者高热、头痛、剧烈呕吐,甚至神志不清,表现为中毒性心肌炎及感染性休克,咽峡炎不重但皮疹很明显,可为出血性,尚可有中毒性胃肠炎、肝炎和急性肾功能不全等表现。外科型猩红热因病原菌从伤口或者产道侵入而致病,故无咽峡炎,皮疹首先出现在伤口附近,然后向全身蔓延,病情多较轻。现代医学以抗菌治疗为主,首选青霉素。对已化脓的病灶,必要时给予切开引流或手术治疗。治疗的同时进行隔离,咽拭子培养3次阴性,且无化脓性并发症出现,可解除隔离。

【中医学认识】猩红热中医学称之为烂喉痧、烂喉丹痧、疫喉痧,属温病中温毒范畴。烂喉痧证独立于其他痧证之外,作为单独病种记载,始见于清代中后期。该病首载于《金匮翼》第五卷中喉诸法第七之"烂喉痧方"条目,方中载有牛黄、冰片等7味药,并注明"为友人张瑞符所传"。魏玉璜的《续名医类案》亦载:"雍正癸丑,疫气流行,抚吴使者,嘱叶天士制方救之⋯⋯"《临证指南医案》中亦有数则烂喉痧病案。《吴医汇讲》选载有《唐迎川医论》,唐氏专门研究烂喉痧证,突出强调一个"丹"字,名曰"烂喉丹痧",以示猩红热痧疹鲜红的特点。陈耕道的《疫痧草》称"疫痧",主辨有疫、无疫,明示此病的传染性。顾玉峰的《丹痧阐介》谓丹痧乃"热淫浮越者是也,其琐碎小粒者为痧,痧者沙也⋯⋯其成片如云头突起者为丹⋯⋯"金葆三在《烂喉丹痧辑要》中进一步记载有"烂喉痧"一证:"雍正癸丑年间以来,有烂喉痧一症,发于冬春之际,不分老幼,遍相传染。发则壮热烦渴,丹密肌红,宛如锦纹,喉痛肿烂,一团火热内炽⋯⋯孰知初起之时,频进解肌散表,温毒外达,多有生者。"对本病的发病特点、季节、年龄、证候、治法等作了详尽论述。本病一年四季都可发生,但以冬春两季为多。任何年龄都可发病,尤以2~8岁儿童发病率较高。中医学根据本病其痧疹颜色鲜红如丹的特点,又称之为丹痧。因其具有传染性,又名疫喉痧,统属于温热疫毒范畴。

一、病因病机

中医学认为,本病是由于感受痧毒疫疠之邪,趁时令不正、寒暖不调之时,从口鼻侵入人体,蕴于肺胃二经,郁而化热、化火。火热之毒发散,犯卫、入营、伤阴,从而形成邪侵肺卫、毒在营气、疹后伤阴三个病理阶段。

病之初起,首犯肺卫,邪郁肌表,正邪相争,可见恶寒发热等肺卫表证。继而疫毒化火入里,蕴于肺胃。咽喉为肺胃之门户,咽通于胃,喉通于肺,肺胃热盛,熏蒸咽喉,则咽喉糜烂,红肿疼痛。热毒灼伤肌膜,导致咽喉糜烂白腐。肺主皮毛,胃主肌肉,痧毒之邪,内蕴肺胃,外泄肌表,则肌肤透发痧疹,色红如丹。邪毒进一步化火入里,传入气营,或内迫营血,则可见壮热烦渴,皮疹如丹,成片成斑。舌为心之苗,邪毒内盛,心火独盛,加之热耗阴津,故舌生红刺,舌光无苔,状如杨梅。若邪毒炽盛,内陷心肝,则可出现神昏抽搐。邪从火化,最易伤阴耗津,故病之后期可见肺胃阴伤之证。在本病的发展过程中或恢复期,因邪毒炽盛,伤于心络,耗损气阴,心失所养,出现心悸、乏力、脉象结代等证候;余邪热毒流窜筋肉关节,经络痹阻,可导致关节红肿疼痛的痹症;热毒损伤肺脾肾,导致三焦水液通调失职,水湿内停,外溢肌肤,则见水肿、血尿等症状。

二、证候特征

本病起病急骤,见发热,畏寒,咽痛,伴头痛、呕吐、厌食、烦躁不安等症状,发热数小时,1 日出疹。出疹时高热,皮疹从耳后、颈部、胸背迅速蔓延四肢,全身皮肤呈弥漫性红晕,压之褪色。皮疹均匀且较密集,高出皮面,有瘙痒感。病初舌苔厚,持续 3~5 日疹退,1 周后脱屑或大片脱皮,约 2 周脱尽,无色素沉着。

三、诊断

1. 诊断依据

(1)有与猩红热患者接触史。

(2)临床见发热、咽痛,并出现猩红热样皮疹。

(3)血白细胞计数增高,可达 $10 \times 10^9 \sim 20 \times 10^9$/L,嗜中性粒细胞增加(占80%以上),可有中毒颗粒及空泡。出疹后血中嗜酸性粒细胞可达 5%~10%。

(4)咽拭子培养或伤口处细菌培养,如有 A 群链球菌生长可确诊。

2. 鉴别诊断

猩红热患者咽峡炎脓性分泌物成片时,应与白喉相鉴别,白喉患者的白膜不易剥去。患者出皮疹后则应与风疹、药疹、金黄色葡萄球菌感染、某些病毒感染相鉴别:青霉素、磺胺类药、退热止痛片、异烟肼、乙胺丁醇、卡马西平、颠茄等药物有时可致猩红热样皮疹,但患者出疹前均有服药史;病毒感染者无咽峡炎,且血中白细胞数多不增高;某些葡萄球菌也可产生红疹毒素,引起猩红热样皮疹,应尽快做细菌培养以资鉴别。

四、辨证论治

(一)分证论治

本病的治疗,以清热解毒为主,根据病情发展的不同阶段,分别处以不同治法。如病邪初起邪侵肺卫,用辛凉透表,清热利咽法。极期毒在气营,则应以清气凉营,泄火解毒为主。如有变证,见有心悸者,佐以清心法;惊搐者,佐以凉肝之剂。疹后伤阴,治宜养阴清热,生津增液;疹后若见水肿者则应佐以清利之法。

1. 邪犯肺卫

【证候】发热,头痛,畏寒,无汗,咽红肿痛,皮肤潮红,可见细小红点,点如锦纹。舌苔薄白,舌质红,脉浮数有力。

【治法】辛凉解表,清热利咽。

【方药】解肌透疹汤加减:葛根9 g,浮萍9 g,淡豆豉9 g,荆芥9 g,射干9 g,牛蒡子9 g,连翘9 g,竹茹9 g,僵蚕9 g,蝉蜕3 g,马勃3 g(包煎),甘草3 g。

2. 毒在气营

【证候】壮热不解,面赤口渴,或见糜烂白腐,皮疹密布,色红如丹,甚则色紫如瘀点,疹由颈胸开始,弥漫周身。见疹后1~2日,舌苔黄糙,色红有刺,3~4日后舌苔剥脱,舌面光红,质紫有刺如杨梅,脉数有力。

【治法】清气凉营,泄火解毒。

【方药】凉营清气汤加减:生石膏30 g(先煎),连翘9 g,牡丹皮9 g,赤芍9 g,栀子9 g,石斛9 g,竹叶9 g,玄参9 g,白茅根9 g,生地15 g,芦根15 g,黄连6 g,薄荷3 g(后下),生甘草3 g。若皮疹布而不退,壮热无汗者,方中去黄连、石膏,加淡豆豉9 g,浮萍9 g。若便秘,咽喉腐烂者,去石斛、竹叶,加大黄9 g(后下),玄明粉9 g(冲服)。

3. 疹后伤阴

【证候】皮疹布齐后1~2日,开始皮肤脱屑,此时身热渐退,咽喉糜烂疼痛亦渐减,但多有低热,舌红少津,唇干口燥,或见干咳,纳少,便秘,脉细数无力。

【治法】养阴生津,清热润喉

【方药】沙参麦冬汤:沙参12 g,天冬9 g,麦冬9 g,石斛9 g,玄参9 g,桔梗9 g,芦根20 g,甘草3 g。低热不退者,加地骨皮9 g,银柴胡9 g。纳差者,加鸡内金9 g,炒谷芽9 g,麦芽9 g。大便秘结者,加知母9 g,火麻仁9 g。

4. 变证

(1)痧毒内陷。

【证候】高热头痛,呕吐,神昏抽搐,舌红绛,苔黄,脉数。

【治法】镇惊息风。

【方药】紫雪丹每日1~3 g,或安宫牛黄丸每次1粒,每日2~3次,吞服。

(2)余毒未尽。

【证候】发热,心悸,胸闷,神倦,乏力,多汗,肢节疼痛,舌淡红,苔薄,脉细数。

【治法】益气养阴,滋阴宁心。

【方药】炙甘草汤加减:炙甘草9 g,人参9 g,麦冬9 g,五味子9 g,当归9 g,丹参9 g,石斛9 g,柏子仁9 g,桂枝9 g,生地15 g。发热不退者,加银柴胡9 g,白薇9 g。胸闷者,加栝楼9 g,枳壳9 g。关节疼痛者,加木瓜9 g,伸筋草20 g。

(二)其他治疗

(1)玉枢丹。加醋调匀,外敷肿处。

(2)冰硼散。方药组成:冰片、硼砂、朱砂、玄明粉。取适量喷喉,每日3~4次。对猩红热咽红肿痛者有效。

(3)珠黄散。方药组成:珍珠粉、牛黄。取适量喷喉,每日3~4次。可缓解咽红肿痛症状,有辅助治疗作用。

（4）黄芩9 g，或板蓝根15 g，或金银花9 g。水煎分2次服，连服3日。在猩红热流行期间，有预防作用。

（5）针灸疗法。发热咽痛者，取天突、曲池、合谷、少商4穴，用泄法，不留针，每日1次。咽喉疼痛属实热者，选少商或商阳，用三棱针点刺出血。咽喉疼痛属阴虚者，针刺太溪、照海、鱼际3穴。

五、调摄防护

（1）本病流行时，儿童应避免到公共场所活动。

（2）保持皮肤清洁，勤洗换衣被。患者可用温水清洗皮肤（禁用肥皂水）。

（3）饮食应清淡，宜进含高热量、高蛋白质的流质饮食。若因咽喉疼痛造成吞食困难，可给予流质或较软的食物。

（4）平时应加强锻炼，增强体质，以减少该病的发生。

六、古籍论述

《痧喉正义·陈继宣论痧喉》："疫痧不外毒火，火盛者津必亏，液亏者病必危，而救液则养其阴于未涸之候，佐疏达之品不嫌其寒凝，佐清化之剂无扰乎液涸矣。五鲜饮：鲜沙参、鲜生地、鲜茅根、鲜芦根、甘蔗汁。育阴煎：玄武版、鳖甲、生地、丹皮、鲜沙参、麦冬、知母、花粉、贝母、玄参、犀角、金汁。"

《温病合编》："若痧点已透，火灼液亏，舌绛神烦，口渴唇干，喉烂盛者，宜犀角地黄汤、犀羚解毒汤清而化之……若火盛液亏，脉数无神者，宜五鲜饮、育阴煎急救其津液，此治疗之大法也。"

《疫痧草》："邪在表者，疏而达之……火不内炽，其痧稀热轻，其神清，而咽喉不烂，先透后清是常理也。"

《喉痧证治概要》："邪从口鼻入于肺胃，咽喉为肺胃之门户，暴寒束于外，疫毒郁于内，蒸腾肺胃两经，厥少之火，乘势上亢，于是发为烂喉丹痧……而时疫丹痧，则不可不速表，故先用汗法，次用清法，或用下法。"

《烂喉丹痧辑要》："烂喉丹痧，至危之症也……邪从畅汗者得生，否则无有不殒命者……总之畅汗为第一义也。"

《六因条辨》："温毒初起，烦热恶寒，口渴舌赤，鼻干气燥，咽痛脉数。此邪袭气分，宜于薄荷、连翘、羚角、桑叶、大力、鲜石斛、沙参、杏仁、桔梗、甘草等味，辛凉透泄也。"

《临证指南医案》："疫疠秽邪从口鼻吸受，分布三焦，弥漫神识，不是风寒客邪，亦非停滞里症，故发散消导即犯劫津之戒，与伤寒六经大不相同。今喉痛，丹疹，舌如朱，神躁暮昏，上受秽邪，逆走膻中，当清血络，以防结闭，然必大用解毒，以驱其秽。"

《温热逢源》："又一种烂喉丹痧……鲜生地为此证清营泄热必用之药，欲兼疏散之意，重则用豆豉同打，轻则用薄荷同打，均可……丹皮清血中伏热，且味辛主散，炒黑用之最合。银花清营化毒，元参清咽滋水，均为此证必用之药。"

七、专方专药

李作森[1]治疗173例猩红热患者收到较好疗效。他认为猩红热其本在痧，其标在喉，初期（疹前期）贵在透表，中期（发疹期）贵在清热解毒，末期（疹后期）贵在养阴。

杨季国[2]用银翘紫丹汤（金银花、连翘、紫草、牡丹皮、黄芩、芦根、生地、竹叶、白茅根、地龙、赤小豆及六一散等）为基础方辨证治疗猩红热并发肾炎患儿31例，治愈率达100%。

钱利凝[3]用黄芩、蒲公英、虎杖、射干、土牛膝、紫草、生甘草为基础方，随症加减治疗猩红热81例，显效

68 例,有效 11 例,无效 2 例,总有效率为 97.53%。

　　徐慧灵用银翘散去淡豆豉,加细生地、牡丹皮、大青叶,倍加玄参,化裁治疗猩红热数十例,一般 2 ~ 4 剂可使患者热退疹消[4]。

参考文献:

[1]李作森.猩红热辨证论治的体会[J].新中医,1980(1):21 - 23.

[2]杨季国.银翘紫丹汤治疗猩红热并发肾炎 31 例[J].浙江中西医结合杂志,1997,7(3):178.

[3]钱利凝.泄热解毒汤治疗猩红热 81 例[J].河北中医,1998,20(4).

[4]李复培.已故名医徐慧灵治疗猩红热的经验[J].成都中医学院学报,1993,16(4).

第九节　肺结核

　　【现代医学描述】肺结核(pulmonary tuberculosis)是由结核分枝杆菌引起的慢性呼吸道传染病,是严重威胁人类健康的疾病,世界卫生组织统计表明,全世界每年新增肺结核病例 800 万 ~ 1000 万例,死亡病人 300 万人。3% 的新病例与人类免疫缺陷病毒(HIV)感染有关。我国是世界上肺结核疫情最严重的国家之一,据统计全国至少有 5.5 亿人感染过结核分枝杆菌,活动性肺结核患者约 450 万 ~ 500 万人,居各类传染病之首。近年来肺结核的流行具有高感染率、高患病率、高病死率及高耐药率特点,广泛接种卡介苗后发病年龄后移。结核分枝杆菌属于放线菌目分枝杆菌科分枝杆菌属,分人型、牛型、鼠型、鸟型等类型,其中对人致病的主要是人型结核分枝杆菌,由于对牛群结核的防治和牛奶消毒的加强,牛型结核分枝杆菌对人类致病的已少见。结核分枝杆菌是稍弯曲的细长杆菌,(0.3 ~ 0.6) μm × (1 ~ 4) μm,无鞭毛、芽孢,不易着色,但经晶红加热能染成红色,且不能被酸性酒精脱色,故称抗酸杆菌。菌体内富含大量类脂质及蛋白质,与其致病性有关。长期排菌的开放性肺结核患者是主要传染源,患者咳嗽、喷嚏、大声说话时排出的结核分枝杆菌悬浮在飞沫中,被健康人吸入后引起感染。飞沫直径 1 ~ 5 μm 颗粒最易在肺泡沉积,用力咳嗽、打喷嚏所产生的飞沫直径小,影响最大。患者随地吐痰,干燥后结核分枝杆菌随尘埃飞扬,亦可造成吸入感染。人群易感性取决于很多因素,人体自然抵抗力可能由巨噬细胞介导并受遗传基因控制,有研究表明,黑种人对结核分枝杆菌的易感性较白种人高。除遗传因素外,生活贫困、居住拥挤、营养不良、人口流动等社会经济因素,亦构成对结核分枝杆菌易感的重要因素。糖尿病、艾滋病、恶性肿瘤及肝移植、肾移植等使机体免疫力下降,增加了对结核分枝杆菌的易感性和发病机会。肺结核患者起病缓慢,有低热、盗汗、消瘦、纳差等全身表现。呼吸系统表现明显,以咳嗽最常见,开始时多为干咳,空洞形成时痰量增加,继发其他细菌性感染时出现黏液脓性痰。咯血亦常见,自痰中带血至大量咯血不等,有空洞或干酪性病灶时,咯血量较多。伴结核性胸膜炎时,出现患侧胸痛,并于深呼吸时加剧。呼吸困难一般只见于肺结核病变广泛、有明显肺功能损害,或大量胸腔积液致肺脏受压者。病变早期肺部体征不明显,致肺部病灶范围较广时,可在局部闻及干啰音、湿啰音和叩诊浊音。X 线胸片可见斑点状、密度较高、边缘清楚的结节影,或云雾状、密度较淡、边界模糊的渗出灶,或环形透光的空洞。现代医学控制肺结核的主要措施包括及时发现、治疗痰菌阳性者和接种卡介苗。我国采取"早期、规律、联合、适量、全程"的原则进行抗结核化学治疗。卡介苗是一种无毒牛型结核分枝杆菌的活菌疫苗,接种后人体获得一定的免疫力,对肺结核有一定的特异性抵抗力。卡介苗在预防儿童肺结核病,特别是那些可能危及儿童生命的严重类型,如对结核性脑膜炎、血行播散型肺结核等的预防方面具有一定的效果,但对成人的保护有限,不足以预防感染和发病。目前世界范围内正在开发和研制的新疫苗免疫效果均不能超过卡介苗,距实际应用还有很大的距离[1-2]。

【中医学认识】本病属于中医学的肺痨范畴,中医学对此论述甚详。如《内经·玉机真藏论》说:"大骨枯槁,大肉陷下,胸中气满,喘息不便,内痛引肩项,身热,脱肉破䐃……"生动描述了肺痨的一些主症。《中藏经·论传尸》认为:"人之血气衰弱,脏腑虚羸……或因酒食而遇,或问病吊丧而得……钟此病死之气,染而为疾,故曰传尸也。"葛洪的《肘后备急方·治尸注鬼注方》指出,本病"累年积月,渐就顿滞,以至于死,死后复传之旁人,乃至灭门",进一步认识到本病是一种慢性病,且具有传染性。在病因上,唐宋医家始有"肺虫"之说,孙思邈的《备急千金要方》提出"劳热生虫在肺",王焘的《外台秘要》亦云"肺劳热,损肺生虫"。宋代许叔微的《普济本事方·诸虫尸鬼注》认为:"……唯肺虫为急。肺虫居肺叶之内,蚀人肺系,故成瘵疾,咯血声嘶。"《三因极一病证方论·痨瘵》认为,本病"内非七情所忤,外非四气所袭","多由虫啮"引起,并将本病从一般虚劳和其他疾病中独立出来。元代朱丹溪的《丹溪心法·痨瘵》云:"盖劳之由,因人之壮年,气血完聚,精液充满之际,不能保养性命,酒色是贪,日夜耽嗜,无有休息,以致耗散真元,虚败精液。"强调本病形成的内在因素,认为其病机是"痨瘵主乎阴虚"。明代龚廷贤的《寿世保元·痨瘵》认为:"夫阴虚火动,痨瘵之疾,由相火上乘肺金而成之也。伤其精则阴虚而火动,耗其血则火亢而金亏。"清代李用粹的《证治汇补》说:"痨瘵既久,其气必伤,伤则不能运化精微,痰瘀稽留,而变幻生虫。"辨证治疗方面,宋代杨士瀛的《仁斋直指方》提出"治瘵疾,杀瘵虫"的治疗方法。朱丹溪确立了滋阴降火的方法,认为用药切忌大寒大热。元代葛可久所著《十药神书》是治疗肺痨病的第一部专著,对后世治疗本病有较大的影响。明代李中梓的《医宗必读》确立了"补虚以补其元,杀虫以绝其根"的治疗法则,并指出"能杀其虫,虽病者不生,亦可绝其传疰耳"。《医学正传》提出了"一则杀其虫以绝其根本,一则补其虚以复其真元"两大治则,迄今仍卓有成效地指导着中医中药的临床实践。

一、病因病机

1.痨虫传染

痨虫传染是形成本病的唯一因素。痨虫侵袭,腐蚀肺叶,出现咳嗽、咳痰、胸痛、气喘等症状,肺络受损并可见咯血。痨虫最易伤阴动热,可见潮热、盗汗等症状。

2.正气虚弱

凡先天禀赋薄弱,后天嗜欲无度,忧思劳倦,大病久病失调等,耗伤正气,痨虫乘虚侵袭,伤人致病。正虚是患病的重要因素。

正虚不仅是发病的关键,也是本病传变、转归、预后的决定性因素。在本病的演变过程之中,"阴虚者十之八九",提示阴虚是本病的基本病理。本病初期主要表现为肺阴不足,若迁延日久,可累及五脏,导致气阴两虚,甚则阴损及阳,终至阴阳两虚的严重局面。

二、证候特征

本病初起发热、微咳、倦怠无力等肺卫症状,并兼有食欲不振等,继而肺阴重伤,子盗母气,致脾气亦虚,肺虚,从而肾失滋生之源,表现为咳嗽加剧、午后潮热、骨蒸盗汗、干咳少痰或咳嗽多痰、痰中带血或咯血、颧赤唇红、心悸失眠、烦躁易怒、大便干燥、口干多饮、日渐消瘦,或面色㿠白、气短神疲、低热自汗、形寒畏风、浮肿等症状,进一步发展由气分到血分,由脏及腑,则表现为肌肤甲错、极度消瘦、肚硬如石、大便溏泻、音哑声嘶等症状。

三、诊断

1. 诊断依据

(1)发病特点及主要症状。本病起病缓慢,病程较长,除体检时发现外,往往因久咳、咯血,或午后低热不退、盗汗、两颊潮红而就诊。

(2)肺部 X 线检查。早期肺部有渗出、浸润等阴影,以后往往呈增殖、干酪或纤维钙化等病灶。结核性胸膜炎则呈胸膜反应及积液的 X 线征。

(3)痰及胸水检查。痰及胸水浓缩或培养可发现结核分枝杆菌,其阳性结果是病因性诊断的主要依据。

(4)血沉。肺结核活动期血沉往往增快。

2. 鉴别诊断

(1)慢性支气管炎。慢性支气管炎常有慢性咳嗽、咳痰,有时小量咯血,反复发作,但无明显的全身症状。X 线检查仅有肺纹理增粗和肺气肿征象。

(2)尘肺。二氧化矽、石棉、氧化铁、铍以及某些有机性物质的吸入,可使肺部 X 线片出现浸润,其中矽肺的聚合性团块中甚至出现空洞,与结核病相似。但上述疾病为职业性,有粉尘接触史,诊断不难。

(3)支气管扩张。支气管扩张有慢性咳嗽、咳大量黄脓痰、咯血等症状,一般不发热,仅在继发感染时才发热。X 线检查肺无实质性病变。支气管碘油造影和痰液检查可确诊。

四、辨证论治

由于患者的正气强弱及感邪轻重不同,临床表现和病程很不一样,本病大多发病缓慢,逐渐加剧,但亦有急性发作迅速恶化者。轻者可无症状或症状轻微,重者主症悉具。"痨瘵主乎阴虚",后期可出现阴损及阳,阴阳俱虚。病变始于肺而渐及脾肾。治疗多以滋阴保肺为主,兼顾脾肾,同时应用杀虫祛邪之品。"扶正祛邪,滋阴培本"为治疗本病的基本原则。

(一)分证论治

(1)肺阴不足。

【证候】干咳,或咯少量黏白痰,咳声短促,痰中有时带血,如丝如点。午后手足心热,皮肤干灼,口燥咽干,甚则喉痒音哑,胸部隐隐闷痛,饮食不佳,疲乏无力,舌边尖红,苔薄少津,脉细而数。

【治法】滋阴润肺,止血杀虫。

【方药】月华丸加减:生地 12 g,熟地 12 g,天冬 12 g,麦冬 12 g,沙参 12 g,贝母 10 g,桑叶 10 g,菊花 10 g,阿胶 10 g,百部 30 g,三七 3 g(冲服),茯苓 15 g,山药 15 g。

(2)阴虚火旺。

【证候】咳呛气急,痰少质黏,或吐稠黄痰。咯血反复发作,量多色鲜红,混有泡沫。胸肋掣痛,盗汗,潮热,午后为甚,颧赤,口渴,心烦失眠,性急善怒,形体日瘦,男子可见梦遗,女子可致月经量少或经闭,舌红绛而干,脉细弦数。

【治法】滋阴清热,潜阳安神。

【方药】百合固金丸合秦艽鳖甲散加减:百合 30 g,龟板 15 g,鳖甲 15 g,麦冬 12 g,玄参 12 g,生地 12 g,熟地 12 g,知母 10 g,秦艽 10 g,银柴胡 10 g,地骨皮 10 g,青蒿 10 g,阿胶 10 g(烊化),五味子 10 g,川贝母 10 g。

（3）气阴亏耗。

【证候】咳嗽无力,干咳少痰,或痰唾黏白,或痰中夹血如丝如缕,或有潮热,手足灼热,胸痛,口燥咽干,畏风自汗,声嘶失音,饮食减少,气短懒言,神疲乏力,舌红,少苔,脉细数或虚大。

【治法】益气养阴,润燥止咳。

【方药】保真汤加减:人参10 g,白术10 g,当归10 g,生地10 g,熟地10 g,五味子10 g,地骨皮10 g,柴胡10 g,茯苓15 g,黄芪15 g,白芍12 g,赤芍12 g,天冬12 g,麦冬12 g,陈皮12 g,厚朴12 g,地骨皮12 g,甘草6 g,黄柏8 g。

（4）肺脾气虚。

【证候】气短,咳喘无力,胸闷纳呆,腹泻,神疲乏力,语声低怯,自汗,面色萎黄,畏寒怕冷,舌淡苔白,脉细弱。

【治法】健脾益气,培土生金。

【方药】四君子汤加味:人参15 g,百部30 g,白术12 g,黄芪12 g,茯苓12 g,炙甘草12 g,陈皮10 g。

（5）心肾阳虚。

【证候】面浮肢肿,喘息少气,心慌,形寒肢冷,面色晄白,五更泄泻,男子阳痿、滑精,女子经闭不孕,舌润质淡,脉细弱或结代。

【治法】温肾阳,养心气。

【方药】新定拯阳理劳汤加减:人参12 g,黄芪12 g,白术12 g,五味子12 g,当归12 g,甘草6 g,桂心10 g,陈皮8 g。

（二）其他治疗

1. 单方、验方

（1）百部消瘰丸。百部15 g,玄参15 g,夏枯草15 g,连翘15 g,紫花地丁15 g,猫爪草15 g,海藻10 g,泽兰叶10 g,百合12 g,贝母12 g,太子参12 g。共研细末,过100目筛,加入炼蜜[与中药粉比例为1:(1.25～1.3)]为丸,每丸重9 g。每次1丸,每日3次,30日为1个疗程。适用于各型肺结核。

（2）二麻四仁汤。净麻黄45 g(蜜炙),麻黄根45 g,杏仁9 g,白果仁9 g(打碎),桃仁9 g,郁李仁9 g,土茯苓15 g,连翘15 g,忍冬藤15 g,百部12 g,白术12 g,党参12 g,黄芪18 g,沙参18 g。水煎服,每日1剂,2～3次分服,连服5～6月。适用于长期应用抗结核药效果不明显,持续排菌并经常合并感染的重症肺结核患者。

2. 针灸疗法

（1）体针治疗。多选手太阴肺经穴及背俞穴为主,阴虚多用针法,阳虚多用灸法,常选尺泽、肺俞、膏肓俞、大椎、三阴交、太溪等穴。若潮热者,加鱼际、劳宫、太溪。盗汗者,加阴郄、复溜。咯血者,加中府、孔最、膈俞。音哑者,加太渊。若阳虚者,可选加脾俞、肾俞、关元,背俞穴可用瘢痕灸。

（2）穴位注射。取穴:结核、中府、大椎、膏肓俞、曲池、足三里。采用维生素B_1注射液100 mg,每次选择2～3穴,轮流使用。若大咯血者,可选止红(前臂内侧中线曲泽下)、孔最,配合尺泽、曲泽,第1日选止红、尺泽,第2日选孔最、曲泽,交替使用。

3. 外治法

回生膏:将猫眼草、蟾蜍皮、木鳖子、独角莲、守宫、乳香、没药在香油中熬枯去渣,加黄丹收膏,待温加入麝香,摊在布上或纸上备用。用时将此膏用微火烤软,外敷至结核病灶在前胸及后背体表相应部位上,以及大椎、肺俞、膻中等穴,隔5日换药1次,2月为1个疗程。

五、调摄防护

(1)平素保养元气,增强体质,避免接触传染。

(2)既病之后,精神上保持乐观情绪,做到生活有常,饮食有节、富营养、忌辛辣,戒烟酒,避风寒,远房事,劳逸适度。

(3)适当进行体疗,如选择太极拳、气功等体疗活动。

(4)咳嗽剧烈者,卧床休息,避免活动,慎防感冒。

(5)咯血量多者,立刻卧床休息,给予精神安慰,消除紧张情绪,减少谈话。饮食不宜过饱,血止2旬后,方可下床活动。

六、古籍论述

《十药神书》:"呕血咳嗽者,先服十灰散劫住,如不住者,须以花蕊石散止之,大抵血热则行,血冷则凝,见黑则止,此定理也。"

《医学正传》:"虽然一人未足怜也,况其侍奉亲密之人,或同气连枝之属,熏陶日久,受其恶气,多遭传染,名曰传尸……治之之法,一则杀其虫以绝其根本,一则补其虚以复其真元。"

《外台秘要》:"又疗骨蒸消渴消中,热中渴痢,心热心忪,风虚热传尸等方。苦参一大斤,黄连(去毛)、知母、栝蒌、麦门冬(去心)、牡蛎各五大两(熬)。右六味,捣筛,以生牛乳和,并手捻为丸,如梧子大,曝干,一服二十丸,稍稍加至三十丸,日再服。饱食讫,以浆水下。如食热呕酒,加至五十丸。忌猪肉、冷水。"

《何氏虚劳心传》:"治虚劳,内热骨蒸,咳嗽痰血。乌嘴凤头白鸭(一只)令饿透,将二地、二冬、青蒿、鳖甲、骨皮、女贞子(各四两)共为末,血陈酒冲服,将鸭去毛,挖净肚杂如常,用甜白酒加盐少许,煮烂,空心服之更妙。若作丸服,仍用前药一料,为细末,入鸭腹中,麻线扎定,以清白人溺煮烂去骨,捣为丸服。此方滋阴除蒸,化痰止嗽,亦血肉有情之剂。虚劳之人,所宜常服,诚圣品也。"

《针灸大成·痰喘咳嗽门》:"传尸骨蒸,肺痿:膏肓、肺俞、四花穴。"

《清代名医医案精华·尤在泾医案》:"虚损至食减形瘦,当以后天脾胃为要,异功散五六服,颇得加谷。今春半地气上升,肝木用事,热升心悸,汗出复咳,咳甚见血,肝阳上炽,络血逐沸。昨进和阳养阴之剂,得木火稍平,仍以前方加白芍制肝安土。生地、白芍、麦冬、阿胶、女贞子、甘草、牡蛎、丹皮。"

《理虚元鉴》:"阴虚证统于肺,就阴虚成痨统于肺者言之……悉宰于肺治。所以然者,阴虚劳证,虽有五劳七伤之名,而要之以肺为极则,故未见骨蒸、劳嗽、吐血者,急宜清金保肺。"

七、专方专药

袁宝瑞[3]认为肺痨病机为瘀血与阴虚并存,治疗首应活血祛瘀,再行补肺滋阴。以血府逐瘀汤加减治疗肺痨患者,可明显缩短病程,收到较好疗效。

刘树梅[4]用抗痨补肺丸(黄芪、猫爪草、夏枯草、黄连、蛤蚧、白及、百部、全蝎、甲珠、牡蛎、芍药、紫河车、薏苡仁、川贝母、山药、黄精、甘草、生地、沙参)联合西药治疗60例肺结核患者,疗效明显优于58例单纯西药治疗患者,且不良反应明显减少。

邱志济等[5]强调培土生金,用保肺丸(地鳖虫、紫河车、百部、制首乌、白及、生地榆、菙草、黄精)治疗肺结核及结核病后遗症,屡屡效验,尤其是治疗空洞型肺结核,更显中医优势。

李素琴等[6]以益气补肺法,用加味补肺汤(人参、黄芪、熟地、五味子、紫菀、桑皮、麦冬、白芍、地骨皮、玉竹、天花粉、百部等)治疗肺痨 32 例,结果总有效率为 93.75% 。

何任[7]用加味地黄丸(干地黄、天冬、麦冬、北沙参、五味子、黄柏、百部、山茱萸、牡丹皮、山药、茯苓、龟板、平地木、仙鹤草)治疗肺结核,疗效佳。

袁兴建[8]用青蒿鳖甲汤加味(青蒿、鳖甲、生地、知母、牡丹皮、金银花、连翘、竹叶、甘草)治愈肺痨夜晚高热病例。

吴寿山[9]总结复方柳菊片(旱柳叶、野菊花、白花蛇舌草等)治疗肺结核 302 例,结果表明复方柳菊片在抗结核、消炎、保肝护肝等方面有显著疗效。

李庆生等[10]用自拟消核散(生地、白芍、山药、沙参、川贝母、甘草、大力子、葶苈子、百部、法半夏、陈皮、丹参等)治疗肺结核 50 例,治愈 35 例,好转 13 例,无效 2 例,总有效率为 96% 。

靳宝宁[11]用清热解毒、润肺化痰中药痰热清注射液(黄芩、熊胆粉、山羊角、金银花、连翘)配合抗痨药治疗肺结核 32 例,总有效率达 100% 。

朱社教等[12]采用中西医结合治疗肺结核咯血 40 例,常规西医治疗加用中药(生地、玄参、麦冬、百合、知母、地骨皮、赤芍、牡丹皮、白及、白茅根、仙鹤草、代赭石、苇茎、全栝楼)治疗组,有效率为 95% ,对照组(单纯西医治疗 38 例)有效率为 84.2% ,两组比较差异显著。

参考文献:

[1]张凤民,肖纯凌.医学微生物学:第 2 版[M].北京:北京大学医学出版社,2013.

[2]戚中田.医学微生物学:第 2 版[M].北京:科学出版社,2009.

[3]袁宝瑞.从瘀论治肺痨[J].河北中医,2003,25(10).

[4]刘树梅.中医治疗肺结核病临床观察[J].光明中医,2010,25(8).

[5]邱志济,朱建平,马璇卿.朱良春治疗肺结核及后遗症特色选析——著名老中医学家朱良春教授临床经验[J].辽宁中医杂志,2002,29(5):254 - 255.

[6]李素琴,张宏亮.加味补肺汤治疗肺痨 32 例[J].陕西中医,2004,25(8):688 - 689.

[7]何任.肺系病证诊治说略[J].浙江中医学院学报,2003(2):19.

[8]袁兴建.青蒿鳖甲汤加味治愈肺痨夜晚高热 1 例体会[J].中国医药指南,2008(7):122 - 123.

[9]吴寿山.复方柳菊片治疗肺结核 302 例临床验证报告[J].实用临床医学,2001,22(3):304 - 305.

[10]李庆生,李宝枝,扬英.消核散治疗肺结核 50 例[J].湖北中医杂志,2002,24(6):42.

[11]靳宝宁.痰热清治疗肺结核并肺部感染 32 例[J].陕西中医,2007,28(1):67 - 68.

[12]朱社教,付凤侠.中西医结合治疗肺结核并咯血 40 例[J].陕西中医学院学报,28(4):14 - 15.

第十节　白喉

【现代医学描述】白喉(diphtheria)是白喉棒状杆菌(简称白喉杆菌)引起的急性呼吸道传染病。本病世界各地均有发生,既往好发年龄为 1 ~ 3 岁,我国实施计划免疫以后,儿童发病率明显下降,发病年龄推迟。白喉杆菌属于棒状杆菌属,是细长稍弯曲的革兰阳性菌,(1 ~ 8) μm × (0.3 ~ 0.8) μm,一端或两端膨大,内有异染颗粒。该菌分泌的外毒素是致病的主要物质。白喉病人和带菌者是传染源。细菌主要经呼吸道飞沫传播,也可经食物、玩具及物品传播,还可通过破损的皮肤黏膜侵入机体而引起感染。人群易感性与人体免疫状态密切相关,可通过锡克皮肤试验(Schick's test)检查机体对白喉的免疫力,阳性表示易感。白喉临床表现以局部灰白色假膜和全身毒血症状为特征,按假膜所在部位分为咽白喉、喉白喉、鼻白喉,以及其他部位如皮肤、伤口、眼结膜及耳、口腔、食管、外阴等部位白喉。以咽白喉多见,据其假膜范围的大小及症状的轻重,又可分为普通型、轻型、重型、极重型。普通型和轻型患者假膜为小点片状,仅限于扁桃体、腭垂等处,周身中毒症状轻微。重型患者假膜范围广,常可扩展至腭弓、咽后壁及喉部,该型患者可有心肌炎症状及周围神经麻痹等症状,严重者可呈心源性循环衰竭表现。极重型患者假膜范围更广,呈污黑色,具特殊的腐败口臭气味,扁桃体及咽部明显肿胀,患者毒血症症状严重,发热常达40 ℃,出现烦躁不安、呼吸急促、口唇发绀、脉快而细弱、心脏扩大、心律失常等症状,预后极其危险。现代医学主张早期使用抗毒素和抗生素治疗,白喉抗毒素用量根据假膜部位、中毒症状、治疗早晚而定。抗生素首选青霉素。全身中毒症状重者,给予对症支持治疗。保护易感人群是预防白喉杆菌感染的重要环节,有计划地进行白喉类毒素预防接种是预防白喉发生的重要措施。

【中医学认识】本病中医学也称之为白喉,《时疫白喉捷要》又名白缠喉、白菌。常发于秋冬久晴不雨,气候干燥之季。《重楼玉钥》云:"喉间起白如腐一症,其害甚速……患此者甚多,惟小儿尤甚,且多传染。"《圣济总录》最早论述了这一病证(书中称为缠喉风),其后张子和的《儒门事亲》卷三,朱丹溪的《丹溪心法》卷四,窦汉卿的《疮疡经验全书》卷一等诸多医籍也多有论述。可见中医学对白喉病的认识是很早的。19世纪以来,喉痧流行,死亡率很高,喉科著作达百种以上,有关白喉喉痧的就近50种。最早用"白喉"命名本病的专著是清同治三年(1864年)湖南浏阳张绍修所著的《时疫白喉捷要》,该书计1卷,卷中首论白喉证治,次载验方,文字虽简略,但多是经验之谈。张绍修指出:白喉"乃瘟疫恶症,必须详审外证,细察脉情,看明喉咙内外面边白多白少及大小厚薄,方可下药"。《时疫白喉捷要》中全面分析了白喉的特点,力辨本病与其他病证的疑似,正确地提出了消风解毒引热下行的原则。张绍修所立的"除瘟化毒散""神仙活命汤",与郑梅涧的"养阴清肺汤"一起被列为当时通治白喉的3个主要方剂。其后,不少论述白喉的著作在此书的基础上进行了补充与提高,使白喉的辨证论治日趋完善。

一、病因病机

白喉属温病范畴,中医学文献中的喉痹、喉风、锁喉风、白蚁疮、白缠喉、白喉风等包括有本病。郑梅涧的《重楼玉钥》说:"白喉乃由热毒蕴结肺胃二经,复由肠寒,下焦凝滞,胃气不能下行,而上灼于肺,咽喉一线三地,上当其行,终日蒸腾,无有休息,以致肿且滞,溃见闭矣……"

中医学认为,白喉的病因为温疫疠气或疫毒燥热时邪,当素体肺肾阴虚加之干燥气候的影响,如秋冬久晴不雨,则邪易从口鼻而入,直犯肺胃,酿成阴虚阳热而发病。《重楼玉钥》还提到"……或多服辛热之物,感能而发"的饮食因素。咽喉为肺胃之通道,外感疫病之毒,直犯肺胃,流过经络。疫毒与气血相搏,故红肿热痛,腐烂而成假膜,以致气道不和或梗死。热毒内陷心肾,耗阴伤气,以致酿成阴虚阳微之候(约相当于白喉性心肌炎)。热毒流注,阴损络伤,故致麻痹。邪毒痰浊,窒于喉间气管,使肺气的升降清肃功能失常,轻者出现发热喘咳、干咳如吠、声音嘶哑等痰浊壅盛证候,重者出现面色苍白、痰鸣唇绀、吸气困难等喉部梗阻证候。白喉发病多见于秋末春初,应属于伏气温病或伏温外加新感触发的范畴。白喉发病,其本在于手太阴肺经,其标在于手少阴心经、足少阳胆经,累及他经者,是火毒弥漫,传变五脏六腑的过程。如果肺中燥火久郁不解,三经本证未罢,更导致五脏俱虚。故可将白喉整个发病过程划分为邪盛与正虚两个阶段。近年来,白喉证候趋于轻化,危重证候较少见。

二、证候特征

白喉为燥热疫毒之邪搏结于咽喉,耗伤阴液所致,以发热,咽痛,咽、喉、鼻等处出现白色假膜不易剥脱为主要表现的疫病类疾病。症见咽喉疼痛,吞咽尤甚,继之一侧或两侧喉核(扁桃体)处出现白点,白点迅速蔓延,成为乳白色或灰白色边界清楚有光泽之假膜,假膜迅速蔓延至腭垂及喉关内外,不易剥脱,若用力剥除,则易出血,迅即为新假膜所覆盖。假膜坚韧不易捣碎。兼头痛身疼,微热或寒热交作,疲乏,胸闷烦躁,口臭鼻塞。若假膜蔓延至喉关内或会厌下,则呼吸困难,鼻扇唇青,心悸怔忡等。多因肺胃素虚,复感时行疫疠之邪毒,邪毒从口鼻入,疫毒搏结于咽喉所致。

三、诊断

1. 诊断依据

1) 流行病学

当地有流行史,秋冬季节高发,患者属易感者。

2) 临床表现

本病潜伏期为 1～7 日,多数为 2～4 日。

(1) 咽白喉。咽白喉最常见,依据病变部位,可分为以下类型:

普通型:起病较缓,有咽部疼痛或不适感,咽中度红肿,扁桃体上有片状假膜,呈灰色,周缘充血,假膜不易剥脱,用力擦去周围有渗血。常有颌下淋巴结肿大、压痛。全身症状有轻度发热,乏力,食欲减退。婴幼儿表现为不活泼、哭闹和流涎。

轻型:咽部轻痛及红肿,假膜局限于扁桃体,其一侧或两侧有点状或小片状假膜。全身症状有低热,乏力。

重型:普通型未及时治疗,假膜迅速扩大,由扁桃体扩展至腭垂、软腭、咽后壁、鼻咽部和喉部。假膜厚,边界清楚,呈灰黄色或黑色,周围黏膜红肿明显。扁桃体明显肿大。颈淋巴结肿大、压痛,周围组织可有水肿。全身症状严重,有高热,面色苍白,重度乏力等,常并发心肌炎和周围神经麻痹。

极重型:起病急,假膜范围广泛,多因出血而呈黑色。扁桃体和咽部高度肿胀,阻塞咽门,影响呼吸,或因有坏死形成溃疡,有腐臭气息。颈淋巴结肿大,软组织水肿明显,形如“牛颈”。全身中毒症状极重,有高热,面色苍白,呼吸困难,脉细速,血压下降,皮肤黏膜出血。可出现心脏扩大、心律失常、奔马律等。

(2) 喉白喉。多为咽白喉向下蔓延所致,原发性少见,主要表现为进行性梗阻症状,有声音嘶哑或失音,呼吸困难,犬吠样咳嗽,呼吸时有蝉鸣音。梗阻严重者吸气有三凹征,并有惊恐不安,大汗淋漓,发绀,甚或昏迷。如未及时行气管切开,常因窒息缺氧和衰竭而死。假膜也可向下延至气管、支气管,形成气管、支气管白喉,此时呼吸困难更重,气管切开后一度缓解的呼吸困难短期内再度加重,假膜如被吸出或咳出后,呼吸困难立即减轻或缓解。

(3) 鼻白喉。见于婴幼儿,多与咽白喉、喉白喉同时发生,单纯性鼻白喉很少见。主要表现为鼻塞,流黏稠的浆液性鼻涕,鼻孔周围皮肤发红、糜烂、结痂,经久不愈,鼻中隔前部有假膜,张口呼吸等。继发性鼻白喉,除上述表现外,中毒症状较重。

(4) 其他部位白喉。皮肤白喉见于热带地区,表现为经久不愈的慢性溃疡,表面覆有灰色膜状渗出物,病灶多在四肢,无中毒症状。其他如眼结膜、耳、口腔前部、女孩外阴部、新生儿脐带、食管和胃等,也可发生白喉,但极少见。

3) 实验室检查

(1) 血象。本病实验室检查可见白细胞总数及中性粒细胞均增高。

(2) 化验。用2%亚碲酸钾溶液涂抹在假膜上,20 min 后假膜变为黑色或深灰色者为阳性,提示棒状杆菌感染。

(3) 细菌培养。取假膜周缘分泌物做涂片和培养,检查白喉杆菌。

（4）免疫学检查。白喉杆菌毒素试验及毒力试验均呈阳性者应视为白喉病人，仅毒力试验呈阴性者为带毒者。二者均呈阴性则可否定本病。

2. 鉴别诊断

（1）急性扁桃体炎。较白喉起病急，热度高，咽痛剧烈，红肿显著，扁桃体上的点或片状黄白色渗出物松散易剥去，且不易出血。

（2）乳蛾。喉核红肿大如乳头或蚕蛾，或喉核表面有黄白色脓液，拭之易去，而非白色假膜难以剥出，涂片或培养找不到白喉杆菌。

（3）鹅口疮。口腔、舌上出现片状白屑，状如鹅口，白屑易拭出，不发热或发热不高，口腔色膜涂片或培养可找到白色念珠菌。多见于消化与营养不良体质虚弱的婴幼儿，多不发热，膜洁白像豆腐渣，且多在口腔前部涂片可检见念珠菌。

（4）传染性单核细胞增多症。咽部也可有白膜，但症状多轻，且血象检查可发现异常淋巴细胞增高（10%～30%或绝对值在 $1 \times 10^9/L$ 以上），血清嗜异性凝集试验阳性。

（5）急喉风。咽喉部突起红肿疼痛，痰涎壅盛，语声难出，口噤如锁，吞咽、呼吸困难，汤水难下，但咽喉部无白色假膜。

（6）飞扬喉。口腔上腭等处突生血泡，易破溃出血，无白色假膜出现。

（7）其他。咽白喉应同腺病毒、柯萨奇病毒等引起的咽炎相鉴别。喉白喉应同急性喉炎、喉头水肿、气管异物相鉴别。鼻白喉应同慢性鼻炎、鼻内异物相鉴别。

四、辨证论治

本病的发生有内外两大成因。内因是素体阴虚，肺胃常有蕴热；外因是秋冬气候干燥，疫疬邪毒从口鼻而入，侵犯肺胃二经。邪热上熏咽喉，腐蚀喉膜，则咽喉肿痛，白膜布生。初期邪毒在表，故有发热恶寒。白喉疫疬邪毒为燥火之邪，燥则伤肺，引起阴虚。邪毒炽盛，正气不支，则变生多种危象。本病的辨证应辨别证之轻重。轻者，白膜范围不大，仅局限于咽部，色白，虽咽喉肿痛，咳声如犬吠，但呼吸仍畅顺，四肢温暖。重者，白膜范围大，迅速蔓延至喉关内外，甚则侵至腭垂及上腭部，膜之色由白色转为灰白色或灰黄色，颜色愈深则病情愈重。

（一）分证论治

（1）疫毒犯肺。

【证候】发热恶寒，头痛咽痛，咽喉出现假膜，舌红，苔薄白略干，脉浮数。

【治法】疏风清热，解毒利咽。

【方药】除瘟化毒饮加减。

（2）疫毒化火。

【证候】壮热心烦，咽干疼痛，咽喉假膜迅速蔓延，色黑，颈肿显著，舌红，苔黄，脉滑数。

【治法】解毒清热，泄火救阴。

【方药】白虎汤、犀角地黄汤合普济消毒饮加减。

（3）肺气阻遏型。

【证候】假膜迅速增大，咽干喉紧，犬吠样咳嗽，喉间有痰，呼吸急迫，舌红，苔黄腻，脉滑数。

【治法】祛痰通遏，解毒利咽，清热泄肺。

【方药】麻杏石甘汤加味。

（4）阴虚肺燥型。

【证候】咽干口燥，假膜干黄，大便燥结，舌红，苔薄黄，脉细数。

【治法】养阴清肺。

【方药】养阴清肺汤加减。

（5）心肾亏损型。

【证候】面色苍白，精神麻木，心悸胸闷，舌淡，苔白，脉结代或数急。

【治法】养阴复脉，补气固脱。

【方药】炙甘草汤加减。

（6）毒窜经络型。

【证候】语塞咽梗，呛咳或口眼歪斜，肢体瘫痪，舌淡红，苔白，脉细。

【治法】益气养阴，舒筋活络。

【方药】养正汤加减。

（二）其他治疗

1. 单方、验方

（1）银花白喉汤（见赖天松等《临床方剂手册》）。方药组成：忍冬藤 15 g，一点红 15 g，土牛膝 30 g，山大颜 30 g。水煎浓缩为 30 mL，1 次服下，每日 2～3 剂。适用于阴虚燥热者。

（2）抗白喉合剂（见江育仁等《中医儿科学》）。方药组成：连翘 18 g，黄芩 18 g，鲜生地 30 g，玄参 15 g，麦冬 9 g。水煎至 60 mL，为 1 日量，分 4 次服。适用于疫毒攻喉者。

（3）雄黄丸（见朱大年《实用中医儿科手册》）。方药组成：雄黄 30 g，郁金 30 g，巴豆 14 粒（去皮及油）。以上 3 味共研细末，蜜糊为丸，如绿豆大。6 个月至 1 岁患儿每次服 0.2 g，1～3 岁每次服 0.5 g，4～7 岁每次服 1 g，8～14 岁每次服 1.5 g，每日服 1～2 次。适用于疫毒攻心者。

（4）宁心汤（见赖天松等《临床方剂手册》）。方药组成：人参 9 g，麦冬 9 g，生地 15 g，酸枣仁 9 g，桂枝 6 g，栝楼皮 9 g，夜交藤 20 g，丹参 15 g，炙甘草 9 g。水煎 2 次分 2 次服，每日 1～2 剂。小儿量酌减。

2. 外治法

（1）巴豆 0.5 g（去壳研成细末），朱砂 0.5 g。此二药置于普通膏药中心，贴于患儿两眉之间，经 8 h 后除去，只贴 1 次。膏药去除后局部皮肤发出红斑，继之出现大小不等的水疱，涂以 10% 龙胆紫，日后自愈。

（2）蜗牛 1 个，冰片 90 mg。将蜗牛去壳烧存性，加冰片共研细末，吹喉。

（3）熟巴豆 4 粒，生巴豆 3 粒。去油研末吹喉，每次用 0.2 g。

（4）大蒜数个。捣烂用油纱布 2 层包裹，压成饼状，选敷于印堂、合谷、阳溪、经渠、曲池、人迎等穴。每次只选 1～2 穴，并刺双少商出血，每日 1 次，连用数日。

3. 针灸治疗

选取少商、尺泽、合谷 3 穴，用泻法。咽喉肿闭甚者，加大椎、鱼际、太冲 3 穴。

4. 饮食疗法

（1）红苋菜根汤。红苋菜根 20～30 g。水煎服，每日 1 剂，连服数剂。

（2）马齿苋饮。马齿苋 30～60 g，白糖适量。水煎服，每日 1 剂，连服 5～6 剂。

（3）蒜头饮。独头蒜 1 个。捣烂蒜头，加红糖适量调味，温开水冲服。每日 1 剂，连服 4～5 剂。

（4）红萝卜汤。红萝卜适量，煎水代茶饮服。每日 1 剂，连服数剂。

五、调摄防护

（1）控制传染源。早期发现并及时隔离治疗病人，治愈后连续 3 次咽拭子白喉杆菌培养阴性，可解除隔离。对密切接触者，观察检疫 7 日。对没有接受白喉类毒素全程免疫的幼儿，最好给予白喉类毒素与抗毒素同时注射。带菌者，予青霉素或红霉素治疗 7～10 日，细菌培养 3 次阴性始能解除隔离。如用药无效者，可考虑扁桃体摘除。

（2）切断传播途径。病人接触过的物品及分泌物，必须煮沸或加倍量的 10% 漂白粉乳剂或 5% 苯酚溶液浸泡 1 h。

（3）提高易感人群机体免疫力。对学龄前儿童应预防接种白喉、百日咳、破伤风三联制剂，可产生良好免疫力。6 月龄的幼儿即可开始免疫注射，皮下注射 3 次（0.5 mL、1.0 mL、1.0 mL），每次间隔 4～6 周，1 年后和入学前各加强注射 1 次。7 岁以上儿童首次免疫注射，应以白喉类毒素和破伤风类毒素开始。对白喉易感者或体弱多病者，可用抗毒素进行被动免疫，成人 1000～2000 IU 肌内注射，儿童 1000 IU 肌内注射，有效期仅 2～3 周。

六、古籍论述

《重楼玉钥·又论喉间发白治法及所忌诸药》："喉间起白如腐一症，其害甚速……患此者甚多，惟小儿尤甚，且多传染……经治之法，不外肺肾，总要养阴清肺，兼辛凉而散为主。"养阴清肺汤："大生地二钱，麦冬一钱二分，生甘草五分，元参钱半，贝母八分去心，丹皮八分，薄荷五分，炒白芍八分，不用引。质虚，加大熟地或生熟地并用；热甚，加连翘，去白芍；燥甚，加天冬、茯苓。"吹药方："青果炭二钱，黄柏一钱，川贝母一钱，儿茶一钱，薄荷叶一钱，凤凰衣五分。各研细末，再入乳钵内和匀，加冰片五分乳细。"

《白喉条辨·辨手太阴本病症治》："白喉病初起，头痛身寒热，右寸脉微数而涩，咽燥无痰，喉间发白，或咳或不咳，或痛或不痛，但介介如梗状，饮食如常。此手太阴肺经燥气本病，加减喻氏清燥救肺汤主之。右寸脉浮，恶风寒甚者，挟有外感时邪也，前方略加辛凉药，如春则薄荷，夏则荷叶、扁豆花之类。或已误治，咽燥舌干，甚或绛者，郑氏养阴清肺汤亦可用。"

《白喉全生集》白喉热证尚轻治法："初起白见于外关，或薄或小，淡红微肿，略痛，声音响亮，牙关饮食稍碍，口干，头闷，目胀，舌苔与小便微黄，即其候也。此热邪尚在表，治宜人参败毒散、升阳散火汤、连翘饮加减主之。"白喉热证渐重治法："白见于关内外，色必干焦，或黄而凸，厚而多，牙关紧闭，满喉红肿，疼痛异常，痰涎壅甚，饮食难咽，语言不爽，舌苔深黄甚或焦黑芒刺，口渴口臭，便闭溺涩，目赤心烦，身轻恶热，即其候也。此热邪已入里，治宜达原饮、普济消毒饮、清咽利膈汤加减主之。"

《白喉捷要合编·白喉咙治法》："初起用葛根、僵蚕、蝉蜕以散风热，以牛蒡子、连翘、金银花、土茯苓消肿败毒，元参、生地黄、天门冬清金生水，黄芩、黄连、生栀仁、山豆根、生石膏泻火救水，木通、泽泻、车前子引热下行，重者再加马勃、龙胆草，外用生土牛膝兜，或于未服药之先既服药之后煎水间服。再以万年青捣汁，或服或噙。又每日食生青果十余枚，轻者以除瘟化毒散主之，重者以神功辟邪散主之，再重者以神仙活命汤主之。"

《白喉辨证·吹噙法》："吹噙之法，亦有分别。如风痰壅胜，积热肿痛，则用轻清寒凉之品。咽痛恶寒，忌胆矾收涩，使邪郁不舒，宜姜汁以漱之。如气血两虚，脏寒喉痛，或久病咽痛者，忌用冰片以卒窜，反致昏聩也，特集数方于左。""消风散，治风热。白芷一钱，桔梗一钱，薄荷五分，僵虫一钱，牛子一钱，连翘一钱，川贝八分，冰片三分，人中黄一钱。""清凉散，治实热。硼砂三钱，人中黄二钱，黄连一钱，薄荷一钱，青黛四分，冰片五分……又方治寒痛。肉桂五分，蛇床子五分，硼砂五分，姜五分。"

七、专方专药

吴湛如家传秘方白喉散用于治疗较轻型白喉,治愈率达80%以上[1]。方药组成:牛黄0.6 g,珍珠、梅片、琥珀、藏硇各0.9 g,血竭、象皮、龙骨、儿茶、乳香、没药各3 g,五倍子(焙黄)30 g。研极细末,装入瓷瓶中,经一寒暑,再加梅片0.2 g,研成咖啡色之散剂备用。此药只局部外用,喷撒于扁桃体有假膜处,每日2~3次。实验研究表明,白喉散对白喉杆菌有较强的杀灭作用。

沙一鸥[2]家传验方败毒丹,亦名寒蚰散。方药组成:寒水石30 g,蜓蚰虫不拘,青黛3 g。先将寒水石研细末,再以蜓蚰虫拌药末充分槌捣(虫有肥瘦大小,以能拌药末捣如泥为度),置烈日中暴晒(阴天勿配合,因易发臭,即不能用),晒干后,先在研槽内研细过筛,再入乳钵研极细,加青黛备用。凡白喉、喉痈腐烂,白腐难愈者,吹以此药,腐肉迅即剥离。

《中医临证备要》中诊治白喉[3],偏于风热者多兼寒热头痛,脉浮数,治先疏表清热解毒,用桑葛汤兼服噙药散,表证解除后,接用养阴清肺汤加土牛膝。偏于阴虚者,初起无表证,脉数无力,即宜养阴清热解毒,用养阴清肺汤加土牛膝,兼服噙药散。均用清凉散吹喉。

张赞臣诊治白喉后遗症,辨为风痰夹热上行阻络之证,治宜祛风散热,化痰通络[4]。方药组成:牛蒡子9 g,炙僵蚕9 g,浙贝母9 g,桔梗3 g,生甘草2.5 g,栝楼皮9 g,净蝉蜕3 g,忍冬藤9 g,白茯苓9 g。水煎服,每日1剂。配以外用药珠黄青吹口散,吹入喉间,每日3次。另以玄参4.5 g、藏青果3 g,煎汤代茶常服。

施今墨治白喉不拘泥于忌表养阴法,初以表里双解之法,务在先退表热,表热解后,始可养阴扶正[5]。常以麻杏石甘汤加味治白喉,取得佳效。方药组成:炙麻黄1.5 g,白杏仁6 g,生石膏15 g,薄荷6 g,炒白僵蚕6 g,炒荆芥穗6 g,盐玄参12 g,马勃4.5 g(青黛钱同布包),大力子6 g,蒲公英6 g,苦桔梗4.5 g,蝉蜕4.5 g,金银花6 g,忍冬藤6 g,炒淡豆豉12 g,炒山栀4.5 g,甘草4.5 g。随症加减。

参考文献:

[1]李希圣.白喉散[J].中药通报,1957,3(1):18-19.

[2]沙一鸥.家传验方抄[J].江苏中医,1957(5):17.

[3]秦伯未,李岩,张田仁,等.中医临证备要[M].北京:人民卫生出版社,1973:91.

[4]上海中医研究所.张赞臣临床经验选编[M].北京:人民卫生出版社,2005:29-30.

[5]祝谌予.祝选施今墨医案[M].北京:化学工业出版社,2010:35-37.

第十一节　百日咳

【现代医学描述】百日咳(pertussis,whooping cough)是由百日咳杆菌引起的急性呼吸道感染,全球均有发生,多见于温带和寒带地区。常为散发,也可引起流行。百日咳杆菌属于鲍特菌属,为长约1~1.5 μm,宽约0.3~0.5 μm的短小杆菌,革兰染色阴性,两端着色较深。百日咳杆菌通过丝状血凝素和菌毛凝集原等作用黏附于呼吸道上皮细胞纤毛上,细菌在纤毛上定居繁殖并产生外毒素和其他毒性物质,外毒素在致细胞病变中起重要作用。患者和隐性感染者为传染源,潜伏期末即从呼吸道排菌,发病第1~3周,尤其是发病第1周传染性最强。细菌主要经飞沫传播,以家庭内传播多见,接触也可引起传播。人群普遍易感,以幼儿易感性最强。百日咳临床表现以阵发性痉挛性咳嗽（简称痉咳）和咳嗽终止时伴有鸡鸣样吸气吼声为特征。痉咳一般以夜间为多，痉咳发作前可有喉痒、胸闷等不适，因可预感痉咳来临而表现恐惧。痉咳发作时可有表情痛苦、颜面浮肿、结膜出血或鼻出血，甚至颈静脉怒张、大小便失禁等。痉咳终止时呼吸道排出的大量黏稠痰液刺激咽部及舌后部可引起反射性呕吐。肺部无并发症者无明显阳性体征。幼婴和新生儿由于声门较小，痉咳后，甚至不发生痉咳就可因声带痉挛使声门完全关闭，加上黏稠分泌物的堵塞而发生呼吸暂停、缺氧、抽搐等。支气管肺炎是百日咳最常见的严重并发症，为继发其他细菌感染所致。患者常有持续高热、咳嗽等临床表现，肺部可闻湿啰音。肺不张多见于病情严重者，常位于肺中叶和下叶。大量黏稠分泌物堵塞支气管、细支气管及痉咳所致肺泡高压可引起肺气肿。还可见百日咳脑病，常有惊厥、抽搐、高热、昏迷或脑水肿，可危及生命。现代医学主张早期使用抗生素治疗及对症治疗，使用抗生素可以减轻甚至不发生痉咳，还可预防继发感染。目前一般使用白喉、百日咳、破伤风三联制剂进行计划接种，但疫苗注射后不良反应较多，而且免疫保护作用维持时间短，大多数在 4 年内有效，4～7 年后保护率下降 50%，因此尚需要不断研究和开发新型疫苗以预防百日咳感染。

【中医学认识】中医学对本病症状的描述，在我国历代儿科著作中记载颇多。因其具有传染性，故称为疫咳、天哮咳、鸬鹚瘟；又因其呈阵发性痉挛性咳嗽，亦称顿咳、顿呛、顿嗽、鹭鸶咳；因其病程往往拖延百日左右，故又称为百日咳。

一、病因病机

本病病因为感受百日咳时邪所致。百日咳时邪侵入肺系，夹痰交结气道，导致肺失肃降，肺气上逆为其主要病因病机。百日咳病变脏腑以肺为主，疫邪初犯肺卫，继则由肺而影响肝、胃、大肠、膀胱，重者可内陷心肝。

小儿肺常不足，易感时邪，年龄愈小，肺愈娇弱，感邪机会愈多。病之初起，百日咳时邪从口鼻而入，侵袭肺卫，肺卫失宣，肺气上逆，故以肺失清肃的卫表症状为主，有寒热之不同。继而疫邪化火，痰火胶结，气道阻塞，肺失宣肃，气逆上冲，咳嗽加剧，而见痉咳阵作，连连不已，需待胶阻之痰涎吐出方可暂缓。由于时邪与伏痰胶结日久，除造成肺气上逆外，还常累及他脏，如气逆犯胃则呕吐，气逆犯肝则两胁作痛，气逆化火伤络则鼻出血、目睛出血、痰中带血等。又肺为水之上源，与大肠相表里，肺气宣降失令，则大肠、膀胱失约，故痉咳时可见二便失禁，面目浮肿。病之后期，由于病程日久，邪气渐退，但正气耗损，肺脾亏虚，多见气阴不足证候。

年幼或体弱小儿，若患此病，由于不耐时邪痰热之侵，在病之极期可发生变证。若痰热壅盛，闭阻于肺，则壮热咳喘，痰涌气急，并发肺炎喘嗽。若邪热内陷心肝，则可致昏迷、抽搐之变证。

二、证候特征

百日咳为时邪所致，多见于儿童，好发于冬春季节。起病后咳嗽逐渐加剧，其咳嗽日轻夜重，为一种痉挛性、阵发性咳嗽，并在阵咳之后有鸡鸣样尾声。咳嗽时常吐出较多的白色泡沫样痰液。阵发性咳嗽时往往出现面红、呕吐、涕泪俱下。因为剧咳，可伴有颜面浮肿、结膜充血、鼻出血、痰中带血等现象。

三、诊断

1.诊断依据

咳嗽日轻夜重，为一种痉挛性、阵发性咳嗽，并在阵咳之后有鸡鸣样尾声，咳嗽时常吐出较多的白色泡沫样痰液。阵发性咳嗽时往往出现面红、呕吐、涕泪俱下,呈痉挛性咳嗽,则诊断多无困难。

2. 鉴别诊断

(1)肺热病。以发热、咳嗽、胸痛为主要表现,X 线检查肺部可见斑点状、片状、网织状或均匀阴影,无阵发性呛咳与咳后鸡鸣样尾声。

(2)暴咳。咳嗽新起较剧,但无咳后尾声,白细胞分类计数无淋巴细胞增高,咳喋法或鼻咽拭子培养无百日咳杆菌生长。

(3)肺结核。以咳嗽、咯血、潮热、盗汗、逐渐消瘦为特征,结核菌素试验阳性,血沉增速,X 线检查肺部有阳性指征。

(4)急性支气管炎和肺炎。由乙型流感病毒、腺病毒、呼吸道合胞病毒、副流感病毒等引起的支气管炎,咳嗽较剧烈,常有痉咳。但剧烈咳嗽在起病数日内即出现,痉咳后无鸡鸣样尾声,咳嗽夜间不一定加重,急性期全身感染中毒症状(如喘咳、气促)较重,肺部常有固定的干湿啰音,白细胞计数正常或偏高。经适当治疗后,症状在短期内减轻或消失。

四、辨证论治

(一)分证论治

1. 初咳期

【证候】微热,喷嚏,咳嗽逐渐加重,昼轻夜重。偏于风寒者,伴恶寒,痰稀色白,舌苔薄白,脉浮紧。偏于风热者,伴咽红,痰稠不易咳出,舌苔薄黄,脉浮数。

【治法】疏风宣肺。

【方药】杏苏散或桑菊饮。属风寒轻症者,选用杏苏散加减,以辛温发散,温肺化痰。偏热者,选用桑菊饮加减,投以辛凉宣肺,清热止咳。热邪偏重,咳嗽较剧者,可用麻杏石甘汤加味,以宣肺清热止咳。痰稠不易咯出者,加用天竺黄、鲜竹沥、栝楼仁等清化痰热。

2. 痉咳期

【证候】咳嗽阵作,昼轻夜重,咳时面红耳赤,涕泪交流,甚至吐出乳食痰液后,痉咳方可暂停。剧咳时可见痰中带血丝,甚则鼻出血或结膜出血,可见舌系带溃疡。舌苔黄,脉数无力。

【治法】泄肺镇咳。

【方药】桑白皮汤。若痉咳频作,加白僵蚕、蜈蚣解痉镇咳。呕吐较重者,加代赭石、枇杷叶、竹茹降逆止呕。痰多黏稠者,加海蛤壳、天竺黄清热化痰。便秘者,加大黄、玄明粉泄火通腑。咯血、衄血者,加白茅根、侧柏叶、三七凉血止血。双目红肿者,加龙胆草清泄肝火。胁痛者,加柴胡、郁金、桃仁疏肝活血。昏迷、抽搐者,加紫雪丹或安宫牛黄丸止痉开窍。

3. 恢复期

(1)脾气亏虚。

【证候】形体虚弱,咳声低微,痰多稀白,纳呆便溏,神疲乏力,舌质偏淡,苔薄白,脉沉无力。

【治法】健脾益气。

【方药】人参五味子汤。若易出汗,反复感冒者,加黄芪、防风益气固表。大便溏薄者,去杏仁,加煨木香、炒薏苡仁健脾渗湿。

(2)肺阴亏虚。

【证候】形体虚弱,干咳少痰,两颧发红,手足心热,盗汗,舌质偏红,少苔,脉细数无力。

【治法】养阴润肺。

【方药】沙参麦冬汤。若汗多者,加牡蛎、浮小麦敛汗护阴。便秘者,加火麻仁、栝楼仁润肠通便。

(二)其他治疗

1. 单方、验方

(1)百部。每次 3 g,每日 3 次,水煎服。现代研究证明,百部根主要含百部碱,百部碱能降低呼吸中枢兴奋性,抑制咳嗽反射,故有镇咳作用。体外试验表明百部煎剂及酒浸液对百日咳杆菌等多种致病菌有抑制作用。

(2)大蒜 2～3 头切片,与白糖 120 g 同煎。3 岁以上患儿 1 日服完,2 岁以下患儿 2 日服完。

(3)何首乌 6～12 g,甘草 1.5～3 g。水煎服。

(4)马鞭草。每日 15～30 g,水煎服。

(5)鹭鸶咳丸。每日 2 次,每次 1 丸。

(6)百日咳糖浆(百部、白及、麻黄、甘草、芦根)。每日 2 次,1～3 岁患儿每次服 10 mL,3～6 岁每次服 15 mL,16 岁以上每次服 20 mL。

(7)鲜芦根 30 g,茅根 30 g,冬瓜仁 15 g。水煎服,每日 1 剂。

(8)百咳灵。百部 20 g,石胡荽 20 g,蜈蚣 10 g,侧柏叶 20 g,黄豆粉 10 g,甘草 50 g。取牛胆 1 个刺破取汁,文火煎熬成固体,研为细末,与上药共为细末混匀。1～3 岁患儿每次服 0.5 g,3～6 岁患儿每次服 1 g,日服 3 次。适用于百日咳痉咳期。

(9)胆汁百部丸。鲜猪胆汁 2 份,百部 3 份,白糖 25 份。先将白糖加热溶化,再加入百部粉、猪胆汁,文火熬 2～3 min,去火稍冷后制成丸剂,如桐子大。1～3 岁患儿每次服 2 丸,3～6 岁患儿每次服 4 丸,日服 3 次。适用于百日咳痉咳期。

(10)痉咳灵。百部 15 g,紫菀 12 g,沙参 12 g,麦冬 12 g,枳实 15 g,黄精 15 g,甘草 10 g,蜈蚣 1～2 条。水煎服,每日 1 剂,分 3～4 次服。适用于百日咳痉咳期。

(11)润肺止咳汤。麦冬 9 g,生地 9 g,牡丹皮 9 g,白茅根 9 g,诃子肉 2 g,甘草 2 g。水煎服,每日 1 剂,分 2 次服。适用于百日咳恢复期。

(12)百部煎剂。百部 6 g,栝楼皮 6 g,橘皮 5 g,天冬 6 g,麦冬 10 g,法半夏 5 g。水煎服,每日 1 剂,分 2 次服。适用于百日咳恢复期。

(13)咳三号。麻黄 3 g,杏仁 6 g,生石膏 12 g,甘草 3 g,银杏 6 g,清半夏 6 g,栝楼仁 9 g,珍珠母 30 g,黄连 6 g。每日 1 剂,水煎分早晚服。功用:清热、宣肺、镇咳。适用于咳嗽喘促或百日咳。

(14)咳而安。款冬花 4.7 g,川贝母 9 g,知母 6 g,寸麦冬 9 g,玄参 9 g,天冬 9 g,野百合 9 g,甘草 3 g,牡丹皮 4.7 g,马兜铃 4.7 g,枇杷叶 6 g,北沙参 9 g。共为细末,制成蜜丸,每丸重 1.6 g。1 日总量:1 岁患儿服 2 丸,3 岁服 4 丸,6 岁服 6 丸。功用:滋阴润肺,止嗽化痰。适用于百日咳初咳期。

(15)宁嗽汤加味。紫菀 9 g,麦冬 6 g,知母 6 g,百部 9 g,款冬花 9 g,桔梗 6 g,甘草 3 g,海浮石 9 g,鲜芦根 9 g。水煎服,每日 1 剂,分 2 次服。功用:清燥润肺,祛痰止咳。适用于百日咳痉咳期。

2. 外治法

(1)百部 50 g,黄连 50 g,白及 50 g,麻黄 50 g,甘草 50 g,芦根 100 g。用麻油煎枯去渣,加黄丹收膏,制成百部黄连膏。每次取膏适量,敷贴于气户、库房、身柱、风门、肺俞等穴,1～2 日换药 1 次。

(2)大蒜适量,剥去蒜皮,捣烂备用。先洗净双脚,在脚底抹上油脂或凡士林,将蒜泥敷于双脚涌泉穴部位。每晚睡前敷,晨起除去,连敷 3～5 日。若脚底敷药部位起水疱则停止,起水疱者疗效更佳。

(3)紫菀 15 g,椒目 10 g,乌梅 10 g,钩藤 15 g。共研细末,用鸡胆汁调成糊状,贴敷于天突、肺俞、身柱、膻中等穴,每日1次。

3.针灸治疗

(1)体针疗法。取肺俞(双)、大椎、合谷(双)为主穴,风池(双)、风门(双)为配穴,左右捻转,每穴捻转约1 min 即起针。对百日咳痉咳期疗效显著。或取肺俞、定喘、丰隆、天突为主穴,配列缺、合谷、大椎,用平补平泻法,不留针,每日1次,7次为1个疗程,用于百日咳痉咳期。

(2)刺血疗法。取华佗夹脊穴胸1~10及肺俞,用三棱针点刺华佗夹脊穴,出血如珠,肺俞点刺拔火罐出血3~5滴。或取天突、少商,用三棱针点刺少商出血3~7滴,天突出血3~5滴。每日1次,5次为1个疗程,可连续治疗2~3个疗程。初咳期加刺大椎穴出血3~5滴,痉咳期加刺列缺穴出血3~5滴。

4.推拿按摩

(1)初咳期。清肺经,清肝经,运内八卦,清板门,清天河水,揉天突,揉小横纹。

(2)痉咳期。清补肺经,推补脾经,逆运内八卦,揉一窝风,揉小横纹,揉二人上马。

(3)恢复期。推补肺经,推补肾经,揉小天心,揉二人上马,揉小横纹。

5.饮食疗法

(1)全蝎(炒焦)研末,鸡蛋1枚煮熟。用鸡蛋蘸全蝎末食。1~3岁患儿每次服全蝎末0.5~1 g,3岁以上服1~1.5 g。适用于百日咳痉咳期。

(2)马齿苋30 g,鹅不食草30 g。煎汤去渣,用药汤煮粥(加大米50 g)。每日2次,连用5日。适用于百日咳初咳期和痉咳期。

(3)四汁饮。雪梨50 g,荸荠50 g,甘蔗50 g,白萝卜50 g。捣碎挤汁,分2次服,连服5日。适用于百日咳各期。

五、调摄防护

百日咳是由百日咳杆菌引起的小儿呼吸道传染病,传染性很强。发现本病患儿应及时隔离,对密切接触者应检疫3周。患儿的生活环境应安静,无并发症的小儿不需要卧床休息。多在户外空气新鲜的环境中活动,往往可使咳嗽减轻。要常开窗通风换气,避免哭闹、烟尘等刺激。宜选择细软及易于消化吸收且宜吞咽的半流质食物或软食,因病程较长,注意选择热能高、含优质蛋白质、营养丰富的食物。饮食要少吃多餐,阵咳后再喂哺,以免呕吐而影响营养供应。呕吐时要立即清除口中分泌物,以免分泌物吸入肺部而造成感染。婴幼儿痉咳时易致窒息,应加强守护,随时进行人工呼吸等急救。保持室内的空气清新,温度在18~22 ℃左右,湿度为60%,避免烟尘刺激而诱发咳嗽。

六、古籍论述

《诸病源候论·咳嗽候》:"肺咳,咳而引颈项而唾涎沫是也……厥阴咳,咳而引舌本是也。"

《幼科金针·天哮》:"夫天哮者……盖因时行传染,极难奏效。其症咳起连连,而呕吐涎沫,涕泪交流,眼胞浮肿,吐乳鼻血,呕衄睛红。"

《本草纲目拾遗·禽部·鸬鹚涎》:"治肾咳,俗呼顿咳,从小腹下逆上而咳,连咳数十声,少住又作,甚则咳发必呕,牵掣两胁,涕泪皆出,连月不愈者,用鸬鹚涎,滚水冲服,下咽即止。"

《幼科七种大全·治验顿嗽》:"顿咳一症,古无是名,由《金镜录》捷法歌中,有连声顿咳,粘痰至之一语。俗从而呼为顿咳,其嗽亦能传染,感之则发作无时,面赤腰曲,涕泪交流,每顿嗽至百声,必咳出大痰乃住,或所食乳食,尽皆吐出乃止。咳之至久,面目浮肿,或目如拳伤,或咯血,或鼻衄,时医到此,束手无策。遂以为此症最难速愈,必待百日后可痊。"

《医学真传·咳嗽》："咳嗽俗名曰呛,连咳不已,谓之顿呛。顿呛者,一气连呛二三十声,少者十数声,呛则头倾胸曲,甚则手足拘挛,痰从口出,涕泣相随,从膺胸而下应于少腹。大人患之,如同哮喘,小儿患之,谓之时行顿呛。顿呛不服药,至一月亦愈……不与之药,亦不丧身。若人过爱其子,频频服药,医者但治其气,不治其血,但理其肺,不理其肝,顿呛未已,又增他病。或寒凉过多,而呕吐不食;或攻下过多,而腹满泄泻;或表散过多,而乳肿喘急。不应死而死者,不可胜计。"

《冯氏锦囊秘录·论余热余毒》："若咳甚气喘,连声不住,名为顿嗽,甚则饮食汤水俱出,或咳出血者,此热毒乘肺也,宜多服麦冬清肺饮,加连翘主之。"

《医述·杂证汇参·咳嗽》："顿嗽之证,大都肺燥津伤,故咳剧痰不易出,宜仿清燥救肺汤大意。其中妙在枇杷叶清肺降气,气下则火降痰顺,而逆者不逆,斯咳渐平矣。此所谓肺苦气上逆,急食苦以降之,杏仁又在所必需也。"

七、专方专药

贺耀庭拟"朱珀百咳散",方药组成:朱砂10 g,琥珀10 g,百部20 g,白前20 g,半夏20 g,象贝20 g,天竺黄15 g,蜈蚣2条,沉香7.5 g。共为细末,5岁小儿每次服2.5 g,日服3次。功用:镇痉止咳,燥湿化痰。贺耀庭认为,本方适用于除表证外之各种类型顿咳,持续服本药必获显效,用之多年,屡见功效[1]。

查少农自拟沙车瓜蜜汤治疗百日咳,药廉易购,儿童易接受。方药组成:南沙参15 g,车前草15 g,宣木瓜10 g,白蜂蜜30 g。先将前3种药同入大搪瓷杯,以冷水适量拌潮后,再加入冷水,使水淹盖药物约高3 cm许,放在文火上煮3开(煎沸后,将药杯离火焖置10 min为1开,如此连做3次为3开),将头道药汁冲入装有蜂蜜的碗内,再将剩下的药渣加入冷水(水量如头次)立即煮3开后,将药汁与头道药汁混合,装入温水瓶中贮存备服。药汁分成4等份,每隔6 h服1次。如患儿无其他兼症,连服药5~7剂即可痊愈[1]。

刘弼臣运用加味苇茎汤治疗百日咳[2],方药组成:芦根30 g,桃仁10 g,生薏苡仁10 g,冬瓜仁10 g,苏子10 g,葶苈子3 g,车前子15 g,钩藤10 g,全蝎2 g,炙枇杷叶10 g,白茅根30 g。水煎取汁200 mL,分4~6次服,每日1剂。刘弼臣认为,本病多因风寒获瘟疫之气,侵袭肺胃,加以伏痰内蕴,郁而化热,痰气壅塞,以致肺气上逆。治当清热泄肺,豁痰降逆。

陈光祖自拟缓痉镇咳汤治疗百日咳[2],用于临床,每多获效。方药组成:蜈蚣末2 g(冲服),僵蚕4 g,地龙6 g,鹅不食草6 g,天竺子10 g,天浆壳10 g。水煎服,每日1剂,分3次服。陈光祖认为,本病系蕴痰伏络,肺金失其清肃,肝火偏旺,反侮肺金所致。治当清金抑木,缓痉止咳。

徐小周创百日咳方治疗百日咳[2],方药组成:蒲公英30 g,秦皮10 g,天竺子10 g,炙百部10 g,炙甘草10 g。水煎,每日1剂,分3次服。徐小周认为,本病是感受时邪疫毒,邪热壅肺,炼痰阻肺,以致肺失清肃,肺气上逆所致。治当清热解毒,降逆润肺止咳。

钱育寿运用天竹兜铃汤治疗小儿百日咳50例,均获痊愈[3]。方药组成:炙桑皮10 g,天竺10 g,射干10 g,地骨皮10 g,炙百部10 g,象贝10 g,旋覆花10 g,葶苈子10 g,炙马兜铃5 g,生甘草3 g,黛蛤散15 g(包),鱼腥草30 g。加减:鼻衄者,加鲜茅根30 g,炙侧柏叶10 g。痉咳频频者,加炙全蝎3 g,炙僵蚕10 g。呕吐频作,影响进食者,加代赭石15 g,紫石英15 g,枇杷叶10 g。两目红肿,加龙胆草10 g。大便干结者,加全栝楼15 g。每日1剂,水煎分服。

付晓珍[4]运用黎炳南教授的百马汤治疗小儿百日咳120例,取得良好效果。方药组成:百部10 g,马兜铃3 g,炙甘草6 g,大枣4枚。

徐玲等[5]运用痉咳静治疗小儿百日咳综合征痰热伏肺证59例,显效率为81.54%。痉咳静是由蜈蚣、百部、甘草组成。临床试验结果表明,解痉镇咳涤痰是小儿百日咳综合征的有效治疗方法,痉咳静是一种治疗小儿百日咳综合征痰热伏肺证的有效而安全的药物。

孟宪兰[6]运用夏枯草配泻白散加味治疗百余例小儿百日咳,均获良效。方药组成:夏枯草 15 g,桑皮 10 g,黄芩 9 g,地骨皮 9 g,枇杷叶 10 g,百部 10 g,杏仁 6 g,炒地龙 9 g,僵蚕 10 g,甘草 3 g。孟宪兰认为百日咳属肝火刑肺,治当清肝泄肺,火不刑金,肺气肃降,则咳止。

参考文献:

[1] 史宇广,单书健.当代名医临证精华:小儿咳喘专辑[M].北京:中医古籍出版社,1993:175,177 - 178.

[2] 崔应珉,王淼,沈芳芳.中华名医名方新传:儿科病[M].郑州:郑州大学出版社,2009:257 - 258,258,259 - 260.

[3] 刘崇玉.天竹兜铃汤治疗百日咳 50 例[J].浙江中医杂志,2011(4):150.

[4] 付晓珍.百马汤治疗小儿百日咳 120 例[J].中国中医药现代远程教育,2011,9(7):21 - 22.

[5] 徐玲,李志山,桂玉萍,等.痉咳静治疗小儿百日咳综合征痰热伏肺证 59 例[J].南京中医药大学学报,2011,27(5): 21 - 22.

[6] 孟宪兰.夏枯草治疗百日咳[J].中医杂志,1999,40(7):390.

第十二节　流行性脑脊髓膜炎

【现代医学描述】流行性脑脊髓膜炎(epidemic cerebrospinal meningitis,meningococcal meningitis)简称流脑,是由脑膜炎奈瑟菌引起的急性化脓性脑膜炎。本病全年均可发生,但有明显季节性,多发生在冬春季, 3 ~ 4 月为发病高峰。脑膜炎奈瑟菌属于奈瑟菌属,革兰阴性双球菌,菌体呈肾形或豆形,直径 0.6 ~ 1 μm, 按表面特异性多糖抗原分为 13 个群,其中以 A 群、B 群、C 群最常见。菌毛、外膜蛋白、荚膜、内毒素等物质均是脑膜炎奈瑟菌重要的致病因子。带菌者和患者是本病的传染源,病原菌主要通过咳嗽、喷嚏等形成的飞沫经呼吸道传播。脑膜炎奈瑟菌在外界生存力极弱,故很少间接传播,但密切接触如同睡、怀抱、喂奶、接吻等,对 2 岁以下婴幼儿感染本病有重要意义。人群普遍易感,隐性感染率高,易感人群感染后 60% ~ 70% 为无症状带菌者,约 30% 为上呼吸道感染型和出血点型,仅约 1% 出现典型临床表现。发病人群以 5 岁以下儿童尤其是 6 个月至 2 岁的婴幼儿发病率最高。本病按病情分 4 型,即普通型、暴发型、轻型、慢性败血症型, 其中普通型最常见,占全部病例的 90%。普通型又可分为前驱期、败血症期、脑膜炎期、恢复期。前驱期主要表现为上呼吸道感染症状,持续后,迅速进入败血症期,此期常出现寒战、高热、头痛、惊厥等,患者出现皮肤、眼结膜和软腭黏膜的瘀点瘀斑,少数患者出现脾大。败血症期持续 1 ~ 2 日进入脑膜炎期,此期主要出现中枢神经系统症状,如剧烈头痛、频繁呕吐、烦躁不安,并出现脑膜刺激征,重者可有谵妄、神志障碍及抽搐, 通常持续 2 ~ 5 日后进入恢复期。暴发型分为休克型和脑膜脑炎型,起病急骤,病势凶险,出现感染性休克或脑膜及脑实质损害,可危及生命。本病可出现硬膜下积液、脑积水、脑神经损害而引起动眼神经麻痹及耳聋、失明等,也可有肢体瘫痪、精神障碍等后遗症。抗菌治疗是脑膜炎奈瑟菌感染的首要治疗手段。尽早、足量应用细菌敏感并能透过血脑屏障的抗菌药物是抗菌治疗的原则。发生休克时应快速扩充血容量,改善微循环,纠正酸中毒。脑膜脑炎型应及时脱水减轻脑水肿,防止脑疝及呼吸衰竭。A 群脑膜炎球菌多糖疫苗自 1980 年在我国使用后,预防和控制了流行性脑脊髓膜炎的流行,改变了流行性脑脊髓膜炎的流行周期,降低了流行高峰,发病率由 1984 年的 11.12/10^5 逐年依次下降为 1989 年的 1/10^5 以下,免疫效果十分明显,流行病学效果统计其保护率为 76% ~ 99%。

【中医学认识】中国古代医学文献中虽没有流行性脑脊髓膜炎病名的记载,但中医书籍里早有类似该病症状的记载。汉代医圣张仲景在《伤寒论》中指出："病身热足寒,颈项强急,恶寒,时头热面赤,目脉赤,独头面摇,卒口噤,背反张者,痉病也。"同时《金匮要略》也指出:"病者身热足寒,颈项强急,恶寒,时头热,面赤目赤,独头动摇,卒口噤,背反张者,痉病也……痉为病,胸满口噤,卧不着席,脚挛急,必齘齿。"从上面的古籍记载观察,痉病与流行性脑脊髓膜炎在症状上相同点较多,如颈项强急、独头动摇、口噤、背反张、卧不着席等,已明确指出流行性脑脊髓膜炎之主症。宋代《圣济总录》中指出:"小儿急惊之状,身壮热,痰壅塞,项背强直,目睛上视,牙关紧闭,以其发动急,故曰急惊风。"此病与流行性脑脊髓膜炎的症状更加相似,尤其明确指出急惊风的身壮热、发病急,专属小儿病。综上观之,流行性脑脊髓膜炎属于中医学的痉病与急惊风的范畴。

一、病因病机

1. 外邪入侵

外邪入侵是流行性脑脊髓膜炎发病的主要原因。若感受外邪,留滞壅塞于经络,气血不能运行,筋脉失养而拘急发痉。如《金匮要略方论本义·痉病总论》所说:"脉者人之正气正血所行之道路也,杂错乎邪风、邪湿、邪寒,则脉行之道路必阻塞壅滞,而拘急蜷挛之证见矣。"

2. 气血亏虚

素体气血亏虚,或因亡血,或因汗下太过,以致气血两虚,难以濡养筋脉,因而成痉。《金匮要略心典》中说"亦有亡血竭气,损伤阴阳,而病变成痉者……阴阳既衰,筋脉失其濡养,而强直不柔矣",论述了气血亏虚而致痉之原因。

3. 热甚伤阴

热甚或外感火热之邪,或情志过激,内生肝火等,若火热炽盛,必耗灼阴津,筋脉失濡而挛急发痉。如《温热经纬·薛生白湿热病》说"火动则风生,而筋挛脉急",亦即"木火同气,热盛生风"。

4. 中医学病机演变

温热疫疠之邪首先侵入人体,多从口鼻而入,故称"温邪上受,首先犯肺",致卫气郁阻,皮毛开合不利,肺失宣降,出现发热、恶寒、咳嗽等肺卫证候,邪犯太阳经脉,则出现颈项强直。但本病卫分症状极短且不显,迅速传入气分,临床多见卫气同病。如发病即见高热、烦渴、有汗不解,多属于伏寒化热的伏气温病。卫分、气分邪热不解,热邪化火,入于营分、血分,出现气营同病、营血同病。气营有热,心神被扰则壮热,神昏谵语,咽燥口渴。热亦化火犯胃,火性上炎,则头疼、呕吐频频,甚则呈喷射性呕吐。邪入营血,热毒炽盛,里气壅闭,毒气不得外透,而出现发斑,或吐血、便血。本病热象偏重,极易化火化燥伤阴,病初即见肺胃津伤的口渴、唇燥、颈强。病的末期往往消灼肝肾之阴,出现抽搐、瘛疭、惊厥,甚至角弓反张。或正气不足,邪毒内陷致阳气暴脱,出现面色青灰,大汗出,血压下降,呼吸衰微,肢冷脉厥,甚至气不摄血,全身瘀斑迅速增多或出血、衄血。

二、证候特征

流行性脑脊髓膜炎起病较急,临床以发热、微恶寒、头痛、鼻塞流涕、咽喉肿痛等为主要证候,其证以卫气同病最为突出。症状表现常呈多样化,以恶寒、咳嗽为早期症状,继而高热、烦渴等,轻则卫气同病,重则心神被扰出现壮热、神昏谵语、咽燥口渴,表现为营血同病,全身症状较重。重症流行性脑脊髓膜炎多起病急骤,热毒直迫营血,迅速"逆传心包",出现神昏谵语,惊厥抽搐,或全身瘀斑迅速扩大及出血等。因邪热疫毒炽盛,病情进展急剧,邪毒蒙闭清窍,阳气不过四末,出现壮热、剧烈头痛、频繁抽搐、四肢厥冷、胸腹灼热、面赤气粗、牙关紧闭等热深厥深的窍闭证,小儿可发生惊厥,出现传变。

三、诊断

1. 诊断依据[1]

本病首发症状常见发热、恶寒、咳嗽等,且初起症状时间极短,迅速出现高热、烦渴、有汗不解,多属于伏寒化热的伏气温病等,结合现代医学实验室检查可诊断。四季皆可发,以冬季、春季为多见,多呈流行性,多人同时突然发病,迅速蔓延,传染性强,常可引起大流行。小儿多见。

2. 鉴别诊断

主要与普通感冒相鉴别。普通感冒一般无明显季节性,以散发为主,无皮肤瘀点、瘀斑。

四、辨证论治

本病应辨别外感与内伤。外感所致者,多有恶寒发热、脉浮等表证,即使热邪直中,虽无恶寒,但必有发热、肢体疼痛等表证。内伤所致者则无表证,一般外邪壅滞经络、热盛发痉、瘀血内阻属实证,抽搐频繁有力而幅度大;外感风温、暑热、湿热,阳明胃热致痉属热证,见身热、烦渴、舌红脉数等症状;风寒、风湿致痉,阳衰寒燥属寒证,见畏寒、舌淡脉紧等症状。本病属急症范围,急则舒筋解痉以治其标,缓则扶正益损以治其本。

(一)分证论治

(1)卫气同病。

【证候】 头疼,恶寒发热,无汗或少汗,心烦,口苦而渴,呕吐,颈疼且强直,肌肉酸疼,小便短赤,舌红,苔黄少津,脉弦数。

【治法】 疏表清里,解毒镇痉。

【方药】 白虎汤,加金银花30 g,连翘30 g,芦根15 g,蝉蜕15 g,钩藤15 g,大青叶10 g,僵蚕9 g,龙胆草15 g,甘草9 g。挟湿者,用甘露消毒饮。口渴明显者,加天花粉30 g。水煎服,每日1剂。

(2)气营两燔。

【证候】 高热,夜间为甚,咽燥口渴,心烦躁扰不宁,时有谵语,头疼如裂,呕吐,频繁抽搐,肢体厥逆,舌红绛,脉数。

【治法】 清气凉营,息风镇惊。

【方药】 清营汤或清瘟败毒饮,加钩藤15 g,僵蚕9 g,桑枝30 g。阴虚风动者,可用大定风珠。火炽阳亢,烦躁不寐者,用黄连阿胶汤。暮热早凉,热退无汗者,用青蒿鳖甲汤。水煎服,每日1剂。

(3)热入营血。

【证候】 头疼呕吐,身灼热,躁扰不安,昏狂谵妄,斑疹紫黑或吐血、便血,舌深绛,脉细数。

【治法】 清营凉血,息风止痉。

【方药】 犀角地黄汤,加金银花30 g,生决明30 g,全蝎10 g,钩藤20 g,大青叶30 g,黄连12 g。如出血较多,气虚神疲,恐热邪内陷,急送人参汤托邪外出。水煎服,每日1剂。

(4)闭证。

【证候】 身热肢厥,神昏谵语,或嗜睡昏蒙,舌蹇。

【治法】 清心开窍,凉血息风。

【方药】 清营汤配服安宫牛黄丸、紫雪丹或至宝丹。热盛痰壅者,加竹沥15 g,栝楼皮30 g。热毒盛者,加金汁10 g。窍闭者,加石菖蒲9 g,郁金9 g。

（5）脱证。

【证候】面色苍白，发绀，四肢厥逆，出冷汗，神情淡漠或烦躁，甚至不省人事，脉微欲绝或乱，肢体强直，呼吸短促。

【治法】阴阳双补，固脱回厥。

【方药】参附龙牡汤合生脉散。若血热内闭，烦渴躁妄，胸腹灼热，溺赤便秘，便下腐臭，舌苔黄燥，脉细数，用犀角地黄汤合生脉散。

（二）其他治疗

1. 单方、验方

（1）皂荚 17.5 g，细辛 17.5 g，土朱砂 12.5 g，雄黄 12.5 g，木香 10 g，桔梗 10 g，贯众 10 g，防风 10 g，法半夏 10 g，甘草 10 g，藿香 15 g，陈皮 15 g，薄荷 15 g，枯矾 5 g。共研细末，10～15 岁每次服 5～10 g，5～9 岁每次服 2.5～5 g，2～4 岁每次服 2.5 g。每日 2 次，姜汤冲服。治疗流行性脑脊髓膜炎头痛、呕吐、昏迷者。

（2）龙胆草 2.5 g，白僵蚕 5 g，酒地龙 5 g，干蝎尾 3 g，全蜈蚣 1 条，钩藤 6 g，西洋参 2 g（另炖兑服），首乌藤 10 g，白蒺藜 10 g，黄菊花 6 g，酒杭芍 10 g，大生地 6 g，青连翘 6 g，炙甘草 2.5 g，鲜生地 6 g。水煎，每日 1 剂，分 2 次服。用于气血两燔证。

（3）石膏 30 g，知母 12 g，玄参 9 g，甘草 9 g，犀角 6 g（水牛角代），粳米 15 g。水煎，每日 1 剂，分 2 次服。用于气血两燔证。

（4）羚羊角 30 g，白僵蚕 24 g，蝎尾 18 g，蜈蚣 12 g，琥珀 12 g，天竺黄 12 g，朱砂 6 g，牛黄 6 g，麝香 2 g。共研细末，每次服 3 g。适用于温热内闭，神昏谵语，颈项强直等症状。

（5）石膏 60 g。研末，放入锅内，加水 1000 g，大火煮成 600 g，滤出药液备用。每日服 200 g 左右，连服 3 日。

（6）千里光 20 g。水煎服，每日 2 次。

2. 外治法

（1）麝香 0.3 g，梅片 30 g，明矾 60 g。共研细末，蘸药末用鼻吸微量或吹入鼻腔中。每日数次，病愈停止使用。用于流行性脑脊髓膜炎头痛、呕吐、昏迷者。注意药末勿阻塞鼻腔，以引起呼吸道不畅通。过敏患儿不宜使用。

（2）水蛭 30～60 g。焙干研末，水调后敷发际至第二颈椎上。切忌入口。

（3）吴萸 10～15 g，白酒适量。吴萸研末，用白酒调成软膏状，敷于手心、足心，并用布包扎好，敷 1～2 h 取下。

（4）石膏 5～10 g。研粉，用鸡蛋清调成糊状，敷于患儿头部。

3. 针灸治疗

（1）体针。惊厥者取人中、合谷、内关、太冲、涌泉、百会、印堂等穴；高热者取曲池、大椎、十宣 3 穴放血；痰鸣者取丰隆穴；牙关紧闭者取下关、颊车 2 穴。均采用中强刺激手法。

（2）耳针。取神门、皮质下 2 穴，强刺激。

4. 按摩推拿

（1）高热者，推三关，透六腑，清天河水。昏迷者，捻耳垂，掐委中。抽痉者，掐天庭，掐人中，拿曲池，拿肩井。

（2）急惊风欲作时，拿大敦，拿鞋带。惊厥者，身向前曲，掐委中；身向后仰，掐膝眼。牙关不利，神昏窍闭者，掐合谷。

五、调摄防护

流行性脑脊髓膜炎的预防十分重要,若能有效地预防其发病,对减少病残率、降低病死率具有重要意义。预防本病关键在于对易引起本病的原发病进行积极有效的治疗。如外感病初起,宜积极疏散外邪,避免其壅塞经络;热盛于里,应及时清解并注意护津;见到亡血失津等病证时,应及时养血滋阴以濡筋。本病发作前往往有先兆表现,应密切观察,及时处理。如发现患者双目不瞬,口角肌肉抽动,当立即在辨证论治基础上酌加羚羊角、钩藤、全蝎等止痉药物急煎顿服,或用针刺治疗,防止发作。调摄方面首先强调病人居室要安静,减少噪音刺激,减少探视;避免过凉或过热,以免因冷热刺激引起发作;床要平整松软,应设床栏,以免跌落;疾病发作时要保护舌头,避免舌头咬伤和后坠,并去掉义齿,避免痰液和其他异物堵塞气道。于疾病发作阶段宜给高热量流质饮食,必要时采用鼻饲,病情稳定后可给半流质饮食及软食。在疾病发作停止后要保证病人安静休息,护理与治疗的时间要合理,不要随便打扰病人。

六、古籍论述

《金匮要略·痉湿暍病脉证治》:“太阳病,其证备,身体强,几几然,脉反沉迟,此为痉,栝蒌桂枝汤主之。”“太阳病,无汗而小便反少,气上冲胸,口噤不得语,欲作刚痉,葛根汤主之。”“痉为胸满口噤,卧不着席,脚挛急,必齘齿,可与大承气汤。”“湿家身烦痛,可与麻黄加术汤发其汗为宜,慎不可以火攻之。”

《医方考·痉门》:“痉,风胜之病也,而寒湿每兼之。然疏风之物不可独用,独用则筋益燥而痉益坚,此病强者,小续命汤主之。发汗过多,因而致痉者,此方主之。疮家虽身疼,不可发汗,发汗则痉者,十全大补汤主之。”

《瘟疫论·小儿时疫》:“小儿神气娇怯,筋骨柔脆,一染时疫,延挨失治,即便二目上吊、不时惊搐、肢体发痉、十指钩曲,甚则角弓反张,必延幼科,正合渠平日学习见闻之证,是多误认为慢惊风,遂投抱龙丸、安神丸,竭尽惊风之剂,转治转剧。因见不啼不语,又将神门、眉心乱灸,艾火虽微,内攻甚急,两阳相拂,如火加油,红炉添炭,死者不可胜记,深为痛悯。”

《医林改错》:“可保立苏汤。此方治小儿因伤寒、瘟疫,或痘疹、吐泻等症,病人气虚,口肢抽搐、项背后反、两目天吊、口流涎沫、昏沉不省人事,皆效。”

《景岳全书》:“痉有表邪未解者,当察其邪之微甚及证之阴阳。若身有微热,脉不紧数者,此微邪也。只补正气,其邪自散。宜五福饮之类主之。若表邪未解,阴虚无汗身热者,宜三柴胡饮、四柴胡饮、补阴益气煎之类主之。若阳气大虚,阴极畏寒,邪不解而痉者,宜大温中饮主之。痉有痰盛者,不得不先清上焦。若火盛多痰者,宜用清膈煎、抱龙丸。若多痰无火,宜用六安煎。凡此证候,多属虚痰虚火。因其壅滞,不得不暂为清理。但得痰气稍开,盒饭调理血气。”

《医学流源论》:“凡小儿急惊,阎孝忠云‘当其搐势减,与镇心治热药一二服,如麝香丸、抱龙丸、辰砂丸、紫雪之类;候惊势已定,用药下其痰热,如麝香丸、软金丹、桃枝丸之类,如此则心神安宁即愈’。”

《医宗金鉴》:“急惊风一证,有因目触异物耳闻异声,神散气乱而生者;有因心肝火盛,外为风寒郁闭,不得宣通而生者;有因痰热极盛而内动风者。然证多暴发壮热,烦急面红唇赤,痰壅气促,牙关噤急,二便秘涩。噤急者齿紧急不能开也;二便秘涩者,大便秘结而小便涩难也;脉洪数者主阳热也。触异致惊者,清热镇惊汤、安神镇惊丸主之;火郁生风者,至宝丹主之;痰盛生惊者,牛黄丸攻下之;热极生风者,凉膈散清解之,病不甚者,则用平治之法;风热者,羌活散主之;肝热者,泻青丸主之;痰兼热者,清热化痰汤主之;心经热者,导赤散、凉惊丸主之。惟在临证者审而用之。”

七、专方专药

福建省中医研究所[2]用蒲公英汤治疗流行性脑脊髓膜炎取得较好疗效。方药组成(成人每日量):蒲公英69 g,金银花48 g,连翘48 g,辛夷24 g,蝉蜕24 g。以水1000 mL,煎320 mL,分8次服,每3 h服40 mL。15岁以下的儿童,每日服量为成人的3/4,即每隔3 h服30 mL。1岁以下的婴儿,每日量为成人的1/2,即每隔3 h服20 mL。

孙智等[3]用清瘟败毒饮加减治疗流行性脑脊髓膜炎62例。方药组成:生石膏80 g,水牛角60 g,芦根30 g,栀子20 g,知母20 g,玄参20 g,连翘20 g,金银花20 g,牡丹皮20 g,鲜竹叶20 g,夏枯草30 g,寒水石20 g,葛根20 g,甘草15 g。每日服1剂,水煎3次,分3次服,连服半月。如热毒重、热势高者,加大青叶。神昏较重者,加安宫牛黄丸。斑出较多者,加侧柏叶、白茅根。热灼真阴者,可加黄连阿胶汤。

江韵樵等[4]用自拟龙胆清脑汤治疗流行性脑脊髓膜炎37例,疗效确切。方药组成:龙胆草、大青叶、连翘、山栀、黄芩、黄连、石膏、牡丹皮、生地、玄参、天麻、钩藤、石决明、杭菊花。呕甚者,加赭石、竹茹。抽搐剧烈者,加全蝎、地龙。反张者,加僵蚕、蜈蚣。每日2剂,每剂分头2煎,6 h服1煎。

余令安等[5]用清瘟安脑汤治疗流行性脑脊髓膜炎,疗效可靠。方药组成:生石膏18 g,京玄参9 g,连翘6 g,赤芍6 g,生地12 g,牡丹皮3 g,金银花9 g,薄荷叶0.9 g,生甘草3 g。随症加减。每日1剂,连服4~5日。

参考文献:

[1]李迎新.实用传染病学[M].天津:天津科学技术出版社,2010:168.

[2]福建省中医研究所.蒲公英汤治疗流行性脑脊髓膜炎三十例临床观察[J].福建中医,1959(05):194.

[3]孙智,孟英芳.清瘟败毒饮加减治疗流行性脑脊髓膜炎62例[J].四川中医,2007,25(5):48.

[4]江韵樵,王琦.龙胆清脑汤治疗流行性脑脊髓膜炎37例的临床小结[J].江苏中医,1965(12):23.

[5]余令安.清瘟安脑汤治疗流行性脑脊髓膜炎[J].江苏中医杂志,1963(4):40-41.

第十三节 严重急性呼吸综合征

【现代医学描述】严重急性呼吸综合征(severe acute respiratory syndromes,SARS),又称传染性非典型肺炎,简称"非典",是一种因感染SARS冠状病毒引起的新的呼吸系统传染病。SARS病毒是一种新型的冠状病毒,属于冠状病毒科,呈多形性,直径在60~130 nm之间,有包膜和突出于包膜外的棒状小粒,包膜上有放射状排列的花瓣样或纤毛状突起,形似王冠,内为核衣壳,核心是单股正链RNA。患者是主要传染源。急性患者体内病毒含量高,且症状明显,如打喷嚏、咳嗽等,经呼吸道分泌物排出病毒。个别患者可以造成10人以上感染,被称之为"超级传播者",有慢性病的老人感染SARS后易成为"超级传播者"。潜伏期患者传染性低或无传染性,康复患者无传染性,隐性感染者是否存在及其作为传染源的意义,尚无足够资料佐证。本病未发现慢性患者。果子狸、蝙蝠、貉等野生动物有可能是SARS病毒的寄生宿主和本病的传染源,但有待证实。短距离的飞沫传播是本病的主要传播途径。病毒存在于患者呼吸道黏膜或纤毛上皮脱落细胞里,咳嗽、打喷嚏或大声讲话时,形成气溶胶颗粒,喷出后被易感者吸入而感染,也可通过直接或间接接触患者的呼吸道分泌物、消化道分泌物以及其他被污染的物品,经口、鼻、眼黏膜侵入机体而感染。人群普遍易感,青壮年发病居多,儿童和老人较少见,其原因尚不清楚。SARS 起病急,常以发热为首发症状,体温一般高于38 ℃,常呈持续性高热,可伴有畏寒、肌肉酸痛、头痛、乏力等。起病 3～7 日后出现干咳、少痰,偶有血丝痰,少部分患者出现胸痛。病情于 10～14 日达到高峰,发热、乏力等感染中毒症状加重,并出现频繁咳嗽、气促、呼吸困难、低氧血症、气喘、心悸、胸闷等。这个时期易发生呼吸道的继发感染,严重时可出现呼吸窘迫综合征,危及生命。患者肺部体征不明显,部分患者可闻及少许湿啰音。X 线胸片可见肺部阴影,发展迅速,常为多叶病变。目前尚缺少特异性治疗手段,临床上以对症支持治疗为主,重症患者需要密切监测和及时处理继发感染。阻止 SARS 再次流行最有效的方法就是研制安全有效的疫苗。SARS 疫苗的研究仍然是目前 SARS 相关研究的重点,不同类型 SARS 疫苗的研究已经迅速展开,并且有些疫苗研究已取得了突破性的进展,进入了临床试验阶段。

　　【中医学认识】中国古代医学文献中虽无严重急性呼吸综合征病名的记载,但中医书籍里有不少类似该病的记载。《内经·刺法论》云:"五疫之至,皆相染易,无问大小,病状相似。"《伤寒论》说:"太阳病,或已发热,或未发热,必恶寒,体痛,呕逆,脉阴阳俱紧者,名为伤寒……病有发热恶寒者,发于阳也;无热恶寒者,发于阴也。"说明了人体感受寒邪后发热与不发热的病机。《诸病源候论》云:"人感乖戾之气而生病。"《伤寒总病论》中说:"天行之病,大则流毒天下,次则一方,次则一乡,次则偏着一家。"《临证指南医案·疫》云:"疫疠秽邪,从口鼻吸受,分布三焦……不是风寒客邪。"《温病条辨·上焦》认为:"温疫者,疠气流行,多兼秽浊,家家如是,若役使然也。"从以上的记载中不难看出,SARS 大抵属于中医学温病、伤寒的范畴。

一、病因病机

1. 戾气致病

　　《内经·刺法论》早有"五疫之至,皆相染易,无问大小,病状相似……不相染者,正气存内,邪不可干"的记载。《瘟疫论》云:"盖祖五运六气,百病皆源于风寒暑湿燥火,无出此六气为病者,实不知杂气为病,更多于六气。"《瘟疫论》又云:"夫疫者,感天地之戾气也。"SARS 正是由于人感染天地间疫戾之气而发生的急性呼吸道传染疾病。

2. 气阴亏虚

　　疫毒之邪耗气伤阴,肺之气阴亏虚在感邪后的发病初期即可出现。故发病早期可见乏力、倦怠、懒言、口干、自汗等症状,而且气阴损伤越早出现,病情越重。随病程进展,肺之气阴进一步损伤,则肺病及心,气病及血,肺病及肾,肾不纳气,可见不同程度心悸心慌、喘憋欲脱,严重者可见心率猝然缓慢,体温、血压下降,四末发冷,冷汗淋漓等。后期所见口干口渴,五心烦热,动则汗出气喘等,更为气阴亏虚的表现。

3. 湿浊瘀阻

　　疫毒之邪犯肺,肺气郁闭,气不流津,则津变为湿,湿蕴为痰;气为血帅,气不行则血不行,血不行则为瘀。故形成湿浊痰瘀阻于肺络的状态。湿浊痰瘀既是病理产物,也是致病因素,湿浊内郁则见恶心、呕吐、腹泻、苔腻、脉缓等;湿浊痰瘀阻肺,影响肺气的宣发肃降,故表现为呼吸困难、干咳、痰难咳出或痰中有血丝等。肺主气、朝百脉,心肺同居上焦,肺气郁闭,湿浊瘀阻,百脉失调,可见喘憋发绀,舌晦暗或紫暗。

4. 中医学病机演变

　　SARS 属于病邪侵犯于肺,病位在肺。初期发热、干咳气喘,属于湿毒犯肺,气分实热。继而出现肺实变。喘咳、胸疼、痰中带血,属于湿毒壅肺,痰瘀内停。如出现急性呼吸窘迫综合征,呼吸急促,张口抬肩,气短难续,口唇紫绀,神志不清或烦躁不安,则属于湿毒闭肺,痰瘀蒙蔽。此时抢救不及时,会出现气绝阴脱而死亡。若病情得到缓解,肺实变的炎症逐渐消散吸收或病情较轻,表现为喘咳胸闷,气短乏力,或有低热,则属于湿毒恋肺,气阴不足。此病进入恢复期,病人气短乏力,神疲体倦,自汗盗汗,或纳差腹泻等症状,则属于湿毒已清,气阴耗伤。至于以腹泻为主者,则属于湿毒犯肠,腑气耗伤。

二、证候特征

SARS 起病急,临床以发热为主,或恶寒,咳嗽少痰,头疼,周身酸痛,气短乏力。其病以肺卫的症状最为突出。症状表现常呈多样化,以高热、身痛、乏力、干咳或不咳嗽为早期症状,继而出现胸闷气短,喘憋汗出,或咳嗽频繁,口唇紫绀,或有发热,困倦乏力,不思饮食,呈现壅肺证候,全身症状较重,体温可达 38～40 ℃。后期主要表现为胸闷气短,动则尤甚,体倦神疲,心悸汗出,腹胀纳呆,时有咳嗽、便溏等。重症患者持续高热,甚至危及生命。

三、诊断

1. 诊断依据[1-2]

流行病学史:与发病者有密切接触史,或属受传染的群体发病者之一,或有明确传染他人的证据;发病前 2 周内曾到过或居住于报告有 SARS 病人并出现继发感染疫情的区域。

症状与体征:起病急,以发热为首发症状,体温一般高于 38 ℃,偶有畏寒;可伴有头痛、关节酸痛、肌肉酸痛、乏力、腹泻;常无上呼吸道卡他症状,可有咳嗽,多为干咳、少痰,偶有血丝痰;可有胸闷,严重者出现呼吸加速、气促或明显呼吸窘迫。肺部体征不明显,部分病人可闻及少许湿啰音,或有肺实变体征。抗菌药物治疗无明显效果。

实验室检查示外周血白细胞计数一般不升高或降低,常有淋巴细胞计数减少。

胸部 X 线检查示肺部有不同程度的片状、斑片状浸润性阴影或呈网状改变,部分病人进展迅速,呈大片状阴影,常为多叶或双侧改变,阴影吸收消散较慢,肺部阴影与症状体征可不一致。若检查结果呈阴性,1～2 日后应予复查。

本病四季皆可发,以冬季、春季为多见,多呈流行性,多人同时突然发病,迅速蔓延,传染性强,常可引起大流行。

2. 鉴别诊断

应注意与流感鉴别,根据当时、当地流感疫情及周围人群发病情况,无 SARS 流行病学依据,其他症状较突出,外周血淋巴细胞常增加,发病早期投以奥司他韦有助于减轻发病和症状。

四、辨证论治

本病以病程、热势、呼吸困难程度、气阴损伤情况等作为辨证要点。发热为 SARS 首发症状,也是最主要症状,一般表现为持续性高热(38～40 ℃),应用一般退热药物无效。采用中药则可抗病毒,拮抗炎性介质,清除内毒素,作用较好,尤其是用于治疗疫毒炽盛引起的发热,效果更好。极期病机特点为邪实仍在,正气已虚,最多见的证型为邪盛,内闭外脱型,主要表现为发热不明显,喘促明显,倦卧于床,不能活动,脉滑数,无力,面色紫绀或汗出如雨,四肢厥逆,脉微欲绝。治以益气固脱,清凉开窍。宜攻补兼施,切忌一味施补。

(一)分证论治

(1)邪犯肺卫。

【证候】起病急骤,发热,微恶寒,头痛,全身酸痛,无汗或少汗,咳嗽,胸痛,口干,舌边尖红,苔薄白或微黄,脉浮数。

【治法】辛凉解表,宣肺止咳。

【方药】银翘散加减。兼湿者,加厚朴花 10 g,藿香 10 g,云茯苓 20 g。热盛者,加石膏 30 g(先煎),黄芩 12 g,鱼腥草 15 g。痰黄稠者,加浙贝母 10 g,栝楼壳 16 g,桑皮 15 g。干咳者,加百部 10 g,蝉蜕 6 g,白僵蚕 10 g,杜果核 30 g。咽喉肿痛者,加岗梅根 15 g,射干 15 g,桔梗 10 g。

(2)邪阻少阳。

【证候】寒热似疟,胸痞心烦,身热午后较甚,入暮尤剧,天明得汗诸症俱减。肢体困倦,胸腹灼热不除,舌苔白而腻,舌稍红,脉弦数。

【治法】和解少阳,分消湿热。

【方药】蒿芩清胆汤。往来寒热甚者,加柴胡 10 g,大青叶 15 g,贯众 15 g。气促者(25～30 次/min),加葶苈子 10 g,桑皮 15 g,海浮石 30 g(先煎)。头痛甚者,加苍耳子 10 g,钩藤 15 g(后下),羌活 10 g。胸痛者,加姜黄 10 g,桃仁 10 g,丝瓜络 15 g。关节酸痛者,加带皮茯苓 20 g,海风藤 15 g,络石藤 15 g。

(3)邪热壅肺。

【证候】高热,不恶寒反恶热,咳嗽,胸痛气促鼻扇,咳痰黄稠或带血丝,咽干口渴,汗出面赤,舌红苔黄,脉洪大或滑数。

【治法】清热解毒,宣肺化痰。

【方药】麻杏石甘汤。胸痛甚者,加郁金 10 g,桃仁 10 g。咯血者,加白茅根 30 g,侧柏叶 15 g,仙鹤草 15 g。汗多烦渴者,加天花粉 15 g,知母 10 g。大便秘结者,加大黄 12 g(后下)。若临床症状体征与肺部阴影不一致,见发热无汗、四肢逆冷、舌红苔黄白、脉沉数,此为肌表郁热,里热炽盛,可致热深厥深之证候,用杨栗山增损大柴胡汤加减。

(4)肺热移肠。

【证候】身热咳嗽,口渴,下利黄臭,肛门灼热,舌苔黄,脉数。

【治法】清热止利。

【方药】葛根芩连汤。腹痛甚者,加白头翁 15 g,火炭母 30 g,布渣叶 15 g。呕恶者,加藿香叶 10 g,姜竹茹 10 g。

(5)热入营血。

【证候】高热咳嗽,身热夜甚,烦躁不安,神昏谵语或昏聩不语,口唇发绀,面色白,或衄血,齿龈出血,舌红绛,苔少,脉细数。

【治法】清营泄热,清心开窍。

【方药】清营汤。痰涎壅盛者,加栝楼壳 15 g,浙贝母 10 g,鲜竹沥口服液 2 支。大便秘结者,加生大黄 12 g(后下),玄明粉 15 g(冲)。高热神昏者,加服紫雪丹或安宫牛黄丸,温开水送服。

(6)正气虚脱。

【证候】体温骤降,血压下降,颜面苍白,大汗淋漓,四肢厥冷,表情淡漠或神昏不语,呼吸急促,喉间痰鸣,舌质暗淡,脉微欲绝。

【治法】益气固脱,回阳救逆。

【方药】参附龙牡救逆汤合生脉散加味。

(7)后期伤阴。

【证候】低热或午后潮热,手足心热,咳嗽气促,痰少而黏,唇干口渴欲饮,动则汗出,舌淡红而瘦小,苔少,脉细。

【治法】益气养阴,清肺化痰。

【方药】沙参麦冬汤。低热不退者,加银柴胡 10 g,白薇 10 g,地骨皮 12 g。汗出多者,加北黄芪 30 g,太子参 15 g,浮小麦 30 g。纳呆者,加鸡内金 15 g,山楂 15 g,谷芽 30 g,麦芽 30 g。干咳少痰者,加紫菀 10 g,百部 10 g,款冬花 10 g,杜果核 30 g。

(二)其他治疗

1. 单方、验方

(1)金银花 15 g,连翘 15 g,黄芩 10 g,柴胡 10 g,青蒿 15 g,白蔻仁 6 g(打),杏仁 9 g(炒),生薏苡仁 15 g,沙参 15 g,芦根 15 g。水煎服。适用于疫毒犯肺证。

(2)生石膏 45 g(先煎),知母 10 g,炙麻黄 6 g,金银花 20 g,炒杏仁 10 g,生薏苡仁 15 g,浙贝母 10 g,太子参 10 g,生甘草 10 g。水煎服。适用于疫毒壅肺证。

(3)葶苈子 15 g,桑皮 15 g,黄芩 10 g,郁金 10 g,全栝楼 30 g,蚕沙 10 g(包),萆薢 12 g,丹参 15 g,败酱草 30 g,西洋参 15 g。水煎服。适用于肺闭喘憋证。

(4)红参 10~30 g(另煎兑服),炮附子 10 g,山茱萸 30 g,麦冬 15 g,郁金 10 g,三七 6 g。水煎服。适用于内闭外脱证。

(5)党参 15 g,沙参 15 g,麦冬 15 g,生地 15 g,赤芍 12 g,紫菀 15 g,浙贝母 10 g,麦芽 15 g。水煎服。适用于气阴亏虚及痰瘀阻络证。

2. 针灸治疗

(1)针合谷、大椎,用兴奋术;灸天突、丰隆、膻中、肺俞;刺少商、隐白出血。

(2)退热。高热无汗或少汗者,针刺大椎、曲池;有汗或多汗者,针复溜、曲池。或点刺放血,点刺少商、商阳及十宣,放血少许。耳针:针耳尖、肾上腺、内分泌、枕、心、皮质下、神门、肝、脾等穴,每次选 2~3 穴,针刺或埋针。耳尖及肾上腺二穴可放血。

(3)平喘促。主穴:人中、素髎、太冲、膻中、会阴、哑门。备穴:足三里、天突、合谷。先针主穴,每次 2~3 个穴,无效时加备穴。耳针:针心、肺、交感、肾上腺、皮质下、脑干等穴,每次选 2~3 个穴。

五、调摄防护

SARS 是一种流行性很强的传染病,必须贯彻以预防为主的方针。如《内经》所提出的"不治已病治未病""既病防变",提示在预防方面要顺应四时,避邪外袭,既强调正气的御邪作用,又注重避免直接接触病邪。其具体的方法:一是加强体育锻炼,增强机体适应气候变化的调节能力。在气候变化时适时增减衣服,注意防寒保暖,慎接触患者以免时邪入侵等,减少发病诱因。二是要注意卫生,家庭居室注意开窗通风,保持清洁,定期消毒。三是控制传染源。传染源主要是患者,因此在疫情流行期间及早隔离患者是控制疫情的关键。四是要加强防疫知识的宣传,要做到早期发现、早期隔离、早期治疗。

预防服药一般可使 SARS 的发病率大为降低。主要药物有金银花、鱼腥草、连翘、石膏、水牛角、紫菀、黄连、大黄、草果、藿香、桔梗、防风、白术、薏苡仁、苏叶、太子参、白沙参、败酱草、野菊花、黄芪等。

SARS 病人要适当休息,饮食以清热生津、调理脾胃之品以加快患者的恢复。病房内要保持空气流通,定期消毒。患者在发热期高热汗出,应适时增减衣服,防止汗出当风,避免复感外邪。患者患病后为减少传染性,要注意戴口罩,勤洗手,用消毒液漱口,鼻腔内滴药等。患者在喘憋期要注意减少活动,多卧床休息。

六、古籍论述

《伤寒论·辨太阳病脉证并治中第六》:"伤寒脉浮缓,身不疼,但重,乍有轻时,无少阴证者,大青龙汤发之。""伤寒表不解,心下有水气,干呕发热而咳,或渴,或利,或噎,或小便不利,少腹满,或喘者,小青龙汤主之。"

《诸病源候论·伤寒病诸候》:"本太阳病不解,转入少阳,胁下硬满,干呕不能食,往来寒热,尚未吐下,其脉沉紧,与小柴胡汤;若已吐下发汗温针,谵语,饮柴胡证罢。"

《备急千金要方》:"凡除热解毒无过苦酸之物,故多用苦参、青葙、艾、栀子、葶苈、苦酒、乌梅之属,是其要也,夫热盛非苦酸之物不解也。热在身中,既不时治,治之又不用苦酸之药,此如救火不以水也,必不可得脱免也。又曰,今诸疗多用辛甘,姜、桂、人参之属,此皆贵价难得,常有比行求之,转以失时。而苦参、葶苈、青葙、艾之属,所在尽有,除热解毒最良,胜于向之贵价药也。前后数参并用之,得病内热者,不必按药次也,便以青葙、苦参、艾、苦酒疗之,但稍与促其间,无不解也。扁鹊曰:病在腠理,汤熨之所及;病在血脉,针石之所及。"

《瘟疫论》:"瘟疫初起,先憎寒而后发热,日后但热而无憎寒也。初得之二三日,其脉不浮不沉而数。昼夜发热,日晡益甚,头疼身痛。其时邪在夹脊之前,肠胃之后,虽有头疼身痛,此邪热浮越于经,不可以为伤寒表证,辄用麻黄、桂枝之类强发其汗。此邪不在经,汗之徒伤表气,热亦不减。又不可下,此邪不在里,下之徒伤胃气,其渴愈甚。宜达原饮。"又说:"温疫发热一二日,舌上白苔如积粉,早服达原饮一剂,午前舌变黄色,随现胸膈满痛,大渴烦躁,此伏邪即溃,邪毒传胃也。前方加大黄下之,烦渴少减,热去六七,午后复加烦躁发热,通舌变黑生刺,鼻如烟煤,此邪毒最重,复瘀到胃,急投大承气汤。"

《医学入门》:"太阳无汗寒伤荣,腊月麻黄汤为最;太阳有汗风伤卫,腊月桂枝汤可先。易老冲和(汤即九味羌活汤)……此方以两感必死,但阳先受病多者,以此汤探之,中病即愈。如不愈者,看表里阴阳多少用药。是以用九味羌活汤去苍术加柴胡、干葛、石膏、黑豆,皆三阳经药也。"

《类证治裁》:"初春伤寒失表,五六日后太阳症犹在,头痛身痛烦热,脉洪。医但用杏、枳、桔、陈,热遂甚,耳聋,谵语,自利。予谓表症未除,原不宜拘日数,况邪不透表,势必循经传里,宜表里分解,用栀豉汤合芎苏饮。盖以栀、豉除烦,芎、苏达表,柴胡达半表半里,茯苓渗湿,加黄芩、麦冬清热,日再服,汗透热除。"

《医方考》:"冬时触冒寒气,即病者名曰伤寒,不即病者,寒毒藏于肌肤,至春变为温病,至夏变为热病,以其阳毒最深,名曰瘟疫。寒变为温为热,故病壮热,不恶风寒而渴也。"

七、专方专药

杜普等[3]用大剂量甘草甜素治疗 SARS 共 31 例,总有效率为 90.3%。方法:在采用支持疗法、营养疗法、预防感染、对症治疗以及必要时机械通气等治疗的基础上,加用甘草甜素,每日 160～200 mL 静脉滴注,疗程 2 周。

潘俊辉等[4]用中医药介入治疗 SARS,治愈率为 98.6%。发热期用抗炎Ⅰ号方[青天葵 10～15 g,黄芩 15～30 g,蒲公英 20～30 g,羚羊骨 15～20 g(先煎),苇茎 10～15 g,石膏 30～60 g(先煎),薏苡仁 15～20 g,法半夏 6～10 g,白僵蚕 6～15 g,桃仁 6～10 g,青蒿 15～20 g(后下),生甘草 6～10 g。加减:若湿邪较盛,发热较轻者,可加藿香 6～10 g(后下),白蔻仁 6～15 g,淡豆豉 10～15 g;若高热持续不退,伴有轻度气急喘促、舌绛红者,加天然牛黄粉 1～3 g,每日 3 次,或配服天然熊胆粉 2～4 g,每日 3 次]、针剂(鱼腥草注射液 30～50 mL 或穿琥宁注射液 20～40 mL 加入质量分数为 5%～10% 的葡萄糖注射液 250 mL 静脉滴注,每日 2 次)及成药(天龙茶袋泡剂每日 3 次,每次 3～4 包,开水泡服或投入汤剂后下;抗病毒口服液每 1～2 h 口服 3 支,每日连服 30 支;片仔癀每日 1～2 粒,开水化开口服;新雪丹每日 10～15 粒,每日 3 次口服)。喘憋期用抗炎Ⅱ号方[青天葵 10～15 g,黄芩 15～30 g,羚羊骨 20～30 g(先煎),葶苈子 10～25 g,石膏 30～60 g(先煎),桑皮 15～20 g,法半夏 6～10 g,白僵蚕 6～15 g,苏子 15～30 g,知母 15～20 g。加减:若症见呛咳频作,烦躁不寐,胸闷恶心,小便黄浊,加全蝎 10～15 g,苍术 6～15 g;若疫毒嚣张者,热势较甚,喘急气促,大便或结,加黄连 6 ~ 10 g,大黄 10 ~ 15 g;若热痰甚者,加栝楼皮 15 ~ 30 g,胆南星 10 ~ 15 g;若疫毒逆传心包,意识渐昏者,加石菖蒲 10 ~ 25 g,另送服或鼻饲麝香 0.5 ~ 1.0 g,或加服安宫牛黄丸(每日 1 ~ 2 粒,每次 1/4 粒,温水送服);若热入营血,见身灼热,喘促烦躁,夜扰不宁,谵语,甚至出现皮下瘀斑、咯血痰、吐血等,舌红绛,脉细数,加生地 10 ~ 20 g,麦冬 20 ~ 30 g,连翘 10 ~ 20 g,并加服安宫牛黄丸或紫雪散;若邪盛正虚,出现内闭外脱,昏聩不语,蜷卧,或喘促不能平卧,脉细无力,或面色苍白,汗出如雨,四肢厥冷,脉微欲绝等,用独参汤或参附汤或生脉散(汤)进行救治]及针剂(鱼腥草注射液 40 ~ 60 mL 或穿琥宁注射液 40 ~ 60 mL 加入 5% ~ 10% 葡萄糖注射液 250 mL,静脉滴注,每日 1 ~ 2 次。病情极重者,应用激素后体温下降,仍有喘憋、胸闷、四肢凉,或有心率减慢者,用 5% ~ 10% 葡萄糖注射液 100 mL 加入参附注射液 20 ~ 100 mL,静脉滴注,每日 1 次;若有心悸、心率加快者,宜用 5% ~ 10% 葡萄糖注射液 100 ~ 250 mL 加入参麦注射液 50 mL 静脉滴注,每日 1 次;若已出现呼吸衰竭合并心力衰竭者,采用 5% ~ 10% 葡萄糖注射液 20 mL 加入参附注射液 5 ~ 20 mL 静脉推注。此期病情平稳时,配合莪术油注射液 250 mL 静脉滴注,每日 1 次)。恢复期用抗炎Ⅲ号方(青天葵 6 ~ 10 g,黄芩 10 ~ 15 g,太子参 10 ~ 25 g,麦冬 10 ~ 30 g,桑皮 15 ~ 20 g,法半夏 6 ~ 10 g,全蝎 6 ~ 10 g,五味子 10 ~ 15 g,浮小麦 15 ~ 20 g,沙参 10 ~ 15 g,莪术 6 ~ 10 g,炙甘草 6 ~ 10 g。加减:脾肺两伤,气虚较明显者,用参苓白术散加减,或加炒白术 10 ~ 15 g,茯苓 10 ~ 20 g,桔梗 10 ~ 15 g,白扁豆 10 ~ 20 g)、针剂(参麦注射液 50 mL 或黄芪注射液 50 mL 加入 5% ~ 10% 葡萄糖注射液 100 ~ 250 mL,静脉滴注,每日 1 次)及成药(天龙喘咳灵胶囊每日 3 次,每次 3 ~ 4 粒,温水送服;生脉胶囊每日 3 次,每次 2 粒;灵芝胶囊每日 3 次,每次 2 ~ 3 粒;清凉宝袋泡剂每日 3 ~ 4 次,每次 3 ~ 4 小包,开水泡服或投入汤剂后下)。

钟嘉熙等[5]用中医药治疗 SARS 共 61 例,疗效良好。方药组成:僵蚕 10 g,蝉蜕 6 g,金银花 10 g,连翘 10 g,桔梗 10 g,蒲公英 20 g,芦根 20 g,甘草 6 g。毒热盛者,加玄参 15 g,重楼 15 g。邪伏少阳或膜原者,加柴胡 10 g,黄芩 15 g。咽痛者,加岗梅根 20 g,马勃 10 g。湿盛者,加厚朴 10 g,法半夏 10 g,竹叶 10 g。咳嗽者,加枇杷叶 15 g,前胡 10 g,杏仁 10 g。每日 1 剂,水煎服。中成药以清气泄热之鱼腥草注射液 10 mL 静脉滴注,每日 2 次;清开灵注射液 40 mL 加入 5% 葡萄糖注射液 500 mL 中静脉滴注,每日 1 次;常规加用小柴胡片(每次 4 片,口服,每日 3 次)。

李翠萍等[6]用自拟"扶正防疫汤"预防 SARS。方药组成:人参、商陆、黄芪、焦白术、防风、生地、甘草、鱼腥草、贯众、金银花、连翘、赤芍、重楼、板蓝根、柴胡。用法:每人服药 3 ~ 5 剂,第 1 周服 2 剂,以后每周 1 剂。上药用水浸泡 6 ~ 12 h,取人参用刀切碎同煎,头煎煮沸后武火急煎 20 min 后将药液倒出,第 2 煎煮沸后文火煎 30 min 即可,将煎液混合,煎液量不少于 500 mL,分 2 ~ 4 次(1 ~ 2 日)服尽,隔 2 ~ 3 日煎服第 2 剂。若 3 口之家,可以用大砂锅按每人 1 剂之用量一次煎取。儿童用量酌减。

参考文献:

[1]卫生部办公厅.严重急性呼吸综合征(SARS)诊断标准[J].中国医学文摘:内科学,2005,26(4):462.

[2]李迎新.实用传染病学[M].天津:天津科学技术出版社,2010:28.

[3]杜普,唐中权,冯铁柱,等.大剂量甘草甜素治疗严重急性呼吸综合征 31 例[J].内蒙古医学杂志,2004,36(1):27.

[4]潘俊辉,杨辉,喻清和,等.71 例 SARS 患者中医药介入治疗的临床研究[J].中国中西医结合急救杂志,2003,10(4):205 -206.

[5]钟嘉熙,朱敏,吴智兵,等.中医药治疗传染性非典型肺炎 61 例临床疗效分析[J].广州中医药大学学报,2004,21(1):2 -3.

[6]李翠萍,王永恒,王敏捷.自拟"扶正防疫汤"预防 SARS 的探讨[J].光明中医杂志,2004(2):40 -41.

第二章　消化道传染疫病

消化道传染病主要是通过病人的排泄物(如呕吐物、粪便等)传播的,俗称"病从口入"的传染性疾病。病原体随排泄物排出病人或携带者体外,经过生活接触污染了手、水、食品和食具而造成感染。我国医学文献中有大量类似此类疾病的记载,表述为温病、湿温、伤寒、肠游、下利、呕吐、泄泻、软脚瘟、痿证、黄疸、胁痛等名称。历代医家重视预防,强调从饮食卫生、饮水卫生、环境卫生等方面防止此类疫病的发生与流行。汉代张仲景在《金匮要略》中说:"果子落地经宿,虫蚁食之者,人大忌食之。"为防鼠类传播疾病,《诸病源候论》中认为:"勿食鼠残食,作鼠瘘。"唐代孙思邈著《备急千金要方》中说:"勿食生肉,伤胃,一切肉惟需煮烂。"《本草纲目》中载有:"凡井水……其城市近沟渠污水杂入者成碱,用须煮滚,停一时,候碱澄乃用之。"

第一节　伤寒

【现代医学描述】伤寒(typhoid fever)是由伤寒沙门菌引起的一种急性消化道传染病,任何季节都可发生,但以夏秋季节多见。伤寒沙门菌感染是一个全球性的公共卫生问题,曾在世界各地普遍流行。由于抗生素的出现和人们生活质量的提高以及对伤寒流行规律的逐渐认识,伤寒的发病率和严重性显著下降,但在发展中国家仍然是一种较常见的传染病。伤寒沙门菌属于肠杆菌科沙门菌属,革兰阴性杆菌,长 $2 \sim 3$ μm,宽 $0.6 \sim 1$ μm,无芽孢,有菌毛和鞭毛。伤寒沙门菌只感染人,病人和带菌者是重要的传染源,细菌主要通过粪-口途径传播,食物或水源被污染可引起伤寒暴发流行,人群普遍易感。伤寒沙门菌随污染的水或食物进入人体消化道后,侵入肠黏膜,到达肠壁固有层组织,被吞噬细胞吞噬,并在其胞浆内繁殖,部分细菌通过淋巴液到达肠系膜淋巴结并大量繁殖后,经胸导管进入血流而引起短暂的菌血症,即第1次菌血症期,此阶段患者出现发热、乏力、全身酸痛、食欲不振、腹部不适、腹胀、便秘或轻度腹泻等前驱症状。细菌随血流进入肝、脾、胆囊、肾和骨髓后继续大量繁殖,再次进入血流,引起第2次菌血症,患者出现持续高热(39 ℃以上),表情淡漠,反应迟钝,相对缓脉,肝脾肿大,胸腹部玫瑰疹等症状。部分细菌随胆汁进入肠道,再次侵入肠壁淋巴组织,引起局部超敏反应,导致溃疡和坏死,没有限制饮食者可出现肠出血、肠穿孔等并发症。在病程第1~3周,还可发生中毒性肝炎、中毒性心肌炎、支气管炎、肺炎、胆囊炎、骨髓炎等多种并发症。血培养、骨髓培养、粪便培养和尿培养均可获得伤寒沙门菌阳性可作为诊断依据,发热的同时白细胞减少为其典型特征,伤寒血清凝集试验阳性者有辅助诊断价值。伤寒的治疗以抗菌治疗为主,同时兼顾一般治疗和对症治疗。抗菌治疗首选第 3 代喹诺酮类药物,儿童和孕妇宜首选第 3 代头孢菌素。通过疫苗刺激机体产生针对伤寒的特异性免疫反应是一种有效的低成本预防策略,目前 Vi 多糖疫苗、Ty21a 减毒活疫苗的应用,为减少伤寒感染率和致死率起了重要的作用[1-2]。

【中医学认识】"伤寒"一病,早在 2000 多年前的古典医籍中就有记载。《内经·热论》有"今夫热病者,皆伤寒之类也",东汉张仲景所著《伤寒论》中也有"伤寒"这一病名,但古医籍中记载的"伤寒"是多种外感热病的总称,与现代传染病中的伤寒和副伤寒不同。《难经·五十八难》道:"伤寒有五,有中风,有伤寒,有湿温,有热病,有温病。"说明湿温是隶属于广义伤寒之中的一种外感热病。历代医家对本病的论述较多,尤其是清代医家在本病的病因病理、诊治方面更有详细的记载,为中医研究本病提供了基础。薛雪说:"太阴内伤,湿饮停聚,客邪再至,内外相引,故病湿热。"可见,湿温病的发生,多因内外合邪为病。叶天士在《温热论》中说道:"在阳旺之躯,胃湿恒多;在阴盛之体,脾湿亦不少。然其化热则一。"可见本病总以中焦脾胃为病变重心,但因人体体质不同,有两种不同的病机转归:一者湿从热化归于阳明,病为热重于湿;一者邪从湿化,留恋太阴,而成湿重于热。叶天士总结其治疗原则为"甘淡驱湿"以"渗湿于热下""辛开苦泄""分消上下之势""救阴不在血,而在津与汗,通阳不在温,而在利小便"。吴鞠通在其《温病条辨》一书中为湿温病的治疗制定了一系列符合临床的医药处方,如三仁汤、杏仁滑石汤等。西医学中的伤寒、副伤寒与中医外感热病中的湿温病颇为类似,故应属中医外感热病学的湿温范畴。

一、病因病机

中医学认为本病多因夏秋湿蒸热盛之季,素有脾阳不足,或饮食不节,恣食生冷油腻,损伤脾胃,生湿酿热,外界时令湿热之邪乘机内侵,内外合邪而致病。脾为湿土之脏,胃为水谷之海,湿热为患,以脾胃为病变中心。其病变发展不外由表入里的卫气营血的传变过程,病机变化又常因人体体质的差异而有所不同,变化甚多。初起邪郁肌表,卫气不宣,困阻清阳,表现为恶寒发热,身重头痛,胸闷腹胀等卫气同病证候。表证解除,邪阻气分,则见胸腹痞闷,呕恶纳呆,大便溏结不调,面晦神倦,舌红,苔黄腻等脾胃湿热证候,因患者体质的不同,又有湿重于热或热重于湿的区别。湿热郁蒸不解,波及三焦,郁蒸于肌表,则外发白痦、红疹。湿热酿痰蒙蔽心包,则神识昏蒙。湿热蕴阻下焦,气化不利,则小便短少甚或不通。传导失司,则便溏不爽,色黄如酱。湿热久郁,化燥化火,入营动血,损伤肠道血络而致大便下血。如大便下血不止,气失依附,可致气随血脱的严重变证。热陷厥阴,则见神昏谵语,惊厥抽搐。本病后期往往出现邪去正衰,余邪未净之证。

二、证候特征

本病以发病较缓,传变较慢,病势缠绵难愈,病程较长,湿热易稽留气分为特点。病机以脾胃湿热阻滞气机为主,病变重心在脾胃。

三、诊断

1. 诊断依据
本病临床主要表现为持续发热,脘痞腹胀,苔腻脉缓,表情淡漠,玫瑰疹。

2. 鉴别诊断
(1)病毒感染。上呼吸道或肠道病毒感染均可有持续发热,白细胞数减少,与伤寒相似。但此类病人起病较急,多伴有上呼吸道症状,常无缓脉、脾大或玫瑰疹,伤寒的病原与血清学检查均为阴性,常在1～2周内不药而愈。

(2)钩端螺旋体病。此病的流感伤寒型在夏秋季流行期间常见,起病急,伴畏寒发热,发热与伤寒相似。但此病患者有疫水接触史,临床表现有眼结膜充血,全身酸痛,尤以腓肠肌疼痛与压痛为著,并有腹股沟淋巴结肿大等,血象白细胞数增高。

(3)急性粟粒性肺结核。此病有时可与伤寒相似,但患者多有结核病史或与结核病患者密切接触史。患者发热不规则,常伴盗汗、脉搏增快、呼吸急促等。发病2周后X线胸片检查可见双肺有弥漫的细小粟粒状病灶。

(4)败血症。多由猪霍乱沙门菌引起,病人有高烧、寒战、厌食和贫血等症状,常伴有局部病灶(如胆囊炎等),一般可从血液中分离出病原菌。

四、辨证论治

本病辨证应围绕湿热郁蒸中焦脾胃这一病变重心,并结合临床表现及患者体质特点。治疗以清热除湿,使湿去热除为原则。湿热在卫表者,宜芳化宣透;湿热在气分者,宜清热化湿,根据湿热的偏盛,或清热解毒为主兼化湿,或化湿为主兼清热;上蒙清窍者,兼施开窍;化燥动血者,兼凉血止血;伤阴耗气者,宜益气养阴;气随血脱者,宜益气固脱,摄血止血。

(一)分证论治

(1)邪遏卫气。
【证候】恶寒,身热不扬,午后热盛,头胀痛,身困重,胸脘痞闷,腹胀满,口中黏腻不爽,舌苔白腻,脉濡缓。
【治法】芳香宣气化湿。
【方药】藿朴夏苓汤加减:藿香15 g,茯苓15 g,薏苡仁15 g,淡豆豉15 g,小半夏10 g,泽泻10 g,猪苓10 g,厚朴10 g,蔻仁10 g,杏仁10 g。

(2)气分湿热。
【证候】发热较高,稽留不退,汗出热势稍减,继而复热。汗黏,面垢,脘腹痞胀,恶心呕吐,心烦口渴,大便秘结,小便短黄,舌红,苔黄腻,脉濡数。
【治法】辛开苦降,清热燥湿。
【方药】王氏连朴饮加减:黄连10 g,厚朴12 g,菖蒲12 g,半夏10 g,山栀15 g,淡豆豉10 g,芦根20 g。若热象较高,可以白虎汤加味。

(3)温热炽盛,气营两燔。
【证候】壮热持续,思饮而又不欲饮,腹痛便稀,色泽棕褐有血,甚者谵妄,昏睡或昏迷,小便黄赤,舌质红,苔黄腻,脉滑数。
【治法】清热解毒,清营凉血。
【方药】金银花汤加减:金银花100 g,连翘30 g,黄芩30 g,板蓝根30 g,灵芝20 g,黄柏15 g,生地15 g,地锦草15 g,牡丹皮15 g。便血者,可加地榆、槐花。谵妄、神昏者,可配用安宫牛黄丸以清心开窍。

(4)热盛动血。
【证候】灼热烦躁,大便下血量多,舌绛少津,脉数。
【治法】清热解毒,凉血止血。

【方药】犀角地黄汤加减：水牛角 30 g，生地 25 g，牡丹皮 12 g，赤芍 12 g。可加金银花、黄连、连翘以增强清热解毒之功效，加地榆炭、槐花、紫草以增强凉血止血之力。

（5）余邪未净。

【证候】发热渐退，或见低热，汗出，面色苍白，形体消瘦，口干喜饮，饥不欲食，倦怠乏力，舌红，苔少而干，脉细数。

【治法】益气养阴，化湿祛邪。

【方药】竹叶石膏汤加味，或青蒿鳖甲汤加味，或薛氏五叶芦根汤加减。常用药物：竹叶、石膏、半夏、麦冬、人参、甘草；或青蒿、鳖甲、牡丹皮、知母、银柴胡、白薇；或藿香叶、佩兰叶、枇杷叶、薄荷叶、鲜荷叶、竹叶、芦根。脘痞不舒者，加茯苓、薏苡仁。饥不欲食者，加炒山楂、神曲、麦芽、谷芽。虚烦不寐者，加夜交藤、地骨皮。食少便溏者，加山药、白术。

（二）其他治疗

1. 单方、验方

（1）金银花 30 g，连翘 15 g。水煎服，每日 2 次。用于伤寒高热不退，对伤寒初起亦可应用。

（2）白花蛇舌草 50 g。水煎服，每日 1 剂。适用于伤寒、副伤寒气分湿热及人体抗病能力低下者。

（3）黄连 12 g，连翘 15 g。水煎服，每日 1 剂，分 2 次服。适用于伤寒、副伤寒的早期及中期湿热并重者。

（4）地锦草 20 g。水煎服，每日 1 剂。适用于伤寒、副伤寒的早期及中期，尤对有肠出血倾向者为宜。

（5）蒲黄炭 20 g，牡丹皮炭 20 g，地榆炭 15 g，白及 20 g。水煎，每日 1 剂，分 2 次服。适用于伤寒肠出血者。

2. 针灸治疗

（1）取穴：天枢、中脘、风池、曲池、梁门、关元、足三里、血海、膈俞、合谷、太阳。针灸并用，实证以针为主，虚证以灸为主，每日 1 次，留针 30~60 min，留针阵动。主治伤寒各证型。

（2）湿遏卫气证，针刺合谷、内关、列缺、足三里。

（3）湿热中阻证，针刺中脘、天枢、内关、足三里、阴陵泉。

（4）湿热酿痰，蒙蔽心包证，针刺人中、涌泉、曲池、内关、十宣、丰隆放血。

（5）热盛动血证，针灸内关、风池、大陵、人中、曲池、大椎、印堂，均可用泻法。

3. 饮食疗法

（1）饮食宜清淡、易于消化之品，多食时令新鲜蔬菜，慎食生冷、肥甘、厚腻、辛辣香燥之物。有肠出血者应暂禁饮食。

（2）食疗方。①薏苡仁粥。取粳米100 g、薏苡仁 15 g、砂仁 6 g，先将后 2 味加水适量，煎取其汁，去渣，纳入粳米同煮，成粥状即可食用。功用：健脾和胃，祛湿。适用于湿邪偏重的患者。②茅根粥。取粳米100 g、白茅根 50 g，将白茅根煎汁 600 mL，纳入粳米同煮成粥。功用：清热利湿。适用于湿热内盛的患者。③车前子粥。取新鲜车前叶 30~60 g、葱白 3 根、粳米 100 g，将车前叶洗净、切碎，同葱白煮汁后去渣，放入粳米同煮成粥。功用：清热利湿。适用于湿热内盛的患者。

五、调摄防护

（1）控制传染源。应及时发现、隔离病人及带菌者，患者的衣服、用具、大小便要进行彻底消毒处理。患者停药后要定期复查大便，发现恢复期带菌者要彻底治疗。保育员、饮食业人员应定期做粪便培养及 Vi 抗体检测，对慢性带菌者要进行治疗、监督和管理。疫病接触者要进行医学观察 23 日。有发热的可疑病人，应及早隔离观察治疗。

（2）切断传播途径是预防本病的中心环节。加强饮食卫生、饮水卫生管理,保护水源,对已经污染的水源和环境,要进行及时有效的消毒,并做好粪便、污水、垃圾的管理和处理。要注意个人卫生,做到饭前便后洗手,不喝生水,不吃生冷、不洁及腐败变质食物。

（3）预防接种。保护易感者,对易感人群注射伤寒、副伤寒甲乙三联菌苗。成人第 1 次皮下注射 0.5 mL,第 2 次、第 3 次各注射 1.0 mL,儿童用量酌减,每次间隔 1 周。接种后 2～3 周可产生免疫力,一般可维持 1 年,以后每年可加强注射 0.5 mL 或 1.0 mL。预防接种可大大降低发病率或减轻病情。

病人发热期间应卧床休息,饮食应给予高热量、高营养、容易消化、含纤维素较少的流质或半流质饮食,如牛奶、米汤、豆浆、蒸蛋、稀饭、面条等,少量多餐,在接近恢复期,食欲增加时,饮食宜逐渐增加,忌吃坚硬多渣食物。应预防肠出血、肠穿孔等并发症。

六、古籍论述

《温热论》:"在阳旺之躯,胃湿恒多;在阴盛之体,脾湿亦不少。然其化热则一。"治宜"甘淡驱湿"以"渗湿于热下""辛开苦泄""分消上下之势""救阴不在血,而在津与汗,通阳不在温,而在利小便"。

《温病条辨》:"三仁汤、杏仁滑石汤、三石汤主之。"

七、专方专药

刘鹏程[3]应用中西医结合治疗伤寒、副伤寒,减少患者住院天数 3～5 日,治愈率达 100%。方药组成:僵蚕 10 g,蝉蜕 10 g,姜黄 9 g,大黄 6 g。兼外感症状者,加桑叶 10 g,菊花 6 g,连翘 20 g,芦根 15 g,桔梗 6 g,牛蒡子 15 g,生地 15 g,白茅根 30 g。兼中焦湿阻,气营两燔者,加厚朴 10 g,茯苓 15 g,黄连 10 g,半夏 10 g,杏仁 10 g,薏苡仁 30 g,炒栀子 10 g,芦根 20 g,生地 10 g,牡丹皮 10 g。

朱有光[4]应用中西医结合治疗伤寒,显效 25 例,有效 6 例,无效 2 例,总有效率为 93.9%,疗效明显优于对照组。方用麻杏石甘汤加味:炙麻黄 6 g,杏仁 9 g,石膏 60 g,炙甘草 9 g,竹黄 6 g,羌虫 6 g,金银花 15 g,黄芩 9 g,板蓝根 9 g,桑皮 12 g,藿香 9 g。每日 1 剂,早晚各服 1 次。

杨芳等[5]应用中西医结合治疗伤寒,有效率为 93.7%。方药组成:麦冬 20 g,沙参 20 g,黄芪 20 g,生地 30 g,野菊花 20 g,当归 10 g,白术 10 g,金银花 20 g,连翘 15 g,栀子 15 g,蒲公英 20 g,生甘草 10 g。治疗组症状改善程度明显优于对照组。

参考文献:

[1]贾文祥.医学微生物学[M].成都:四川大学出版社,2009.

[2]宋诗铎.传染病学[M].北京:北京大学医学出版社,2010.

[3]刘鹏程.中西医结合治疗伤寒副伤寒 60 例报告[J].浙江临床医学,2007,9(4):524.

[4]朱有光.中西医联合治疗伤寒 66 例临床分析[J].现代医药卫生,2008,24(1):59－60.

[5]杨芳,李忠礼.中西医结合治疗伤寒 32 例疗效观察[J].河北中医,2006,28(4):284.

第二节　痢疾

【现代医学描述】细菌性痢疾(bacillary dysentery)简称菌痢,是由志贺菌引起的肠道传染病。志贺菌属于肠杆菌科志贺菌属,为革兰阴性短小杆菌,长 2~3 μm,宽 0.5~0.7 μm,无芽孢,无荚膜,无鞭毛,有菌毛。该属包含痢疾志贺菌、福氏志贺菌、鲍氏志贺菌和宋内志贺菌 4 个菌种,其中痢疾志贺菌所致病情较严重,宋内志贺菌引起的症状较轻,福氏志贺菌所致病情介于两者之间,但排菌时间长,易转为慢性。我国常见福氏志贺菌和宋内志贺菌。本病在我国各地全年均有发生,夏季高发。病人或带菌者是本病的传染源,慢性菌痢病人由于肠黏膜病变不愈合,排菌时间可长达数年之久。志贺菌通过粪-口途径传播,粪便排菌污染食物、水、生活用品及手,经口感染,也可经苍蝇、蟑螂等媒介传播。人对志贺菌普遍易感,发病以学龄前儿童和青壮年为多。菌痢的基本病理变化是结肠黏膜化脓性溃疡性病变,临床表现有急性菌痢、慢性菌痢和中毒性菌痢 3 种类型。急性菌痢起病急,有发热、腹痛、腹泻、里急后重及黏液脓血便等症状。急性菌痢治疗不彻底,或患者有营养不良、免疫功能低下或伴有慢性疾病时易转为慢性菌痢,病程迁延超过 2 个月。中毒性菌痢多见于儿童,常无明显的消化道症状而表现为高热、休克、意识障碍等全身中毒症状,可因呼吸和循环衰竭死亡。菌血症、败血症是本病报道较多的并发症,常见于福氏志贺菌引起的菌痢,其他志贺菌亦可引起。反应性关节炎、急性心肌炎、溶血性尿毒综合征、急性骨髓炎、髋关节炎等并发症均有报道。急性菌痢的治疗最重要的是及时予以有效的抗菌药物治疗。近年来因耐药菌株的产生,给治疗带来很大困难,故强调及时做粪便培养及药敏试验,以便准确有效地选择抗菌药物进行治疗。慢性菌痢除采用抗菌治疗外,尚需采取增强机体免疫力及调理肠功能紊乱的治疗措施。中毒性菌痢应及时采取综合急救措施,力争早期治疗。菌痢的预防应采取以切断传播途径为主的综合预防措施,口服减毒活疫苗可降低发病率[1]。

【中医学认识】中医学对本病的认识很早,《内经》谓之"肠澼",有"肠澼下脓血"及"少腹痛,注下赤白"的记载。《难经》中的"小肠泄""大瘕泄"以及《金匮要略》中的"下利"均与痢疾有相似之处。两晋及南北朝的医家认识到痢疾与泄泻的不同,称本病为"滞下"。隋代巢元方的《诸病源候论》正式提出"痢疾"病名,并在"痢疾诸候"中列有"热痢""冷痢""赤白痢""脓血痢""休息痢"等 21 种名称。痢疾的成因,多数医家认为与感受时邪、饮食不节或不洁有关。关于痢疾的分类,名目繁多,其中比较全面的是明代秦景明在《症因脉治》中,按痢疾的病因、证候和病机分为寒湿痢、湿热痢、燥热痢、疫痢、七情痢、劳役痢、饮食痢及休息痢。在治疗方面,《景岳全书》倡导"凡治痢疾,最当察虚实,辨寒热"。朱丹溪主张痢疾的治疗原则是"初得一二日间,以利为法,切不可便用止涩之剂……有热先退热,然后察其气病血病,加减用药"。历代医家在长期医疗实践中创立了诸多行之有效的治痢方剂,如《伤寒论》中治疫毒热痢的白头翁汤和治虚寒久痢的桃花汤,《兵部手集方》中的香连丸和《河间六书》中的芍药汤为治湿热痢的必备方,还有《内外伤辨惑论》中的枳实导滞丸治积滞痢,《太平惠民和剂局方》所载的真人养脏汤治久痢滑脱不禁等,至今仍为临床广泛使用。现代医学中的菌痢属于中医学的痢疾范畴。

一、病因病机

中医学认为本病的发生有明显的季节性,多流行于夏秋季节。其病因是外感湿热疫毒之气,内伤饮食生冷,损伤脾胃、肠腑而成。

（1）饮食不洁。恣食生冷,或食物不洁,损伤中气,积湿于肠,腑气壅阻,湿秽内蕴,闭阻气机,积湿化热,损伤气血,血败肉腐,而为滞下痢疾。

（2）疫毒感染。疫毒之气,染于饮食之上,入于肠胃,壅结大肠,热毒熏灼气血,而发为疫毒痢。

（3）时邪感染。夏秋之交、长夏之时,脾土受困,湿热熏蒸,湿阻气机,热伤血络,肠腑传导失常,气血壅滞,发为湿热痢疾。

（4）脾胃虚弱。久痢不愈,脾胃之气受损,甚则脾阳损伤,伤阴耗血,转为慢性痢疾。正气虚弱,邪气羁留,导致病情时发时止。

本病主要病机为湿热、疫毒、寒湿积滞于肠间,使肠腑传导失司,通降不利,致大便失常;湿热蕴结肠道,熏灼脉络,使肠之气血凝滞,气滞则腹痛、里急后重;肠腑血络受损,血瘀化脓则痢下赤白脓血,形成痢疾。

二、证候特征

本病症见发热,腹痛,下利脓血便,里急后重,或呕吐不能食,甚则高热神昏、谵语、痉厥。

三、诊断

1. 诊断依据

菌痢多发生于夏秋季,患者有菌痢病人接触史或有不洁饮食史。可见发热,腹泻,腹痛,脓血样便及里急后重等症状,大便培养阳性或免疫检测阳性。

2. 鉴别诊断

1）急性菌痢的鉴别诊断

（1）阿米巴痢疾。虽有脓血便,但全身症状不明显。大便常以出血为主而脓液较少,多呈果酱样,且气味腥臭。粪便显微镜检查示白细胞少、红细胞多,可见溶组织阿米巴滋养体,粪便培养阿米巴阳性。

（2）霍乱。患者先泻后吐,不发热,不恶心,无腹痛及里急后重。粪便初为黄水样,后转为米泔水样,无脓血,粪便中可检出霍乱弧菌。

（3）病毒性肠炎。多由轮状病毒、新轮状病毒及诺沃克病毒所引起,急性发病,以呕吐、发热、腹泻为特点,大便呈水样,偶带黏液,粪便标本直接检查病毒或病毒抗原可确诊。

（4）细菌性食物中毒。通常集体暴发起病,潜伏期短,发病与食物有明显关系,表现为呕吐、腹痛、腹泻,从粪便、呕吐物及可疑食物采样做细菌培养,多为阳性。

2）慢性菌痢的鉴别诊断

（1）直肠癌与结肠癌。常有慢性腹泻、脓血便。鉴别的要点主要看肛门指检和乙状结肠镜检结果,以及钡剂灌肠 X 线检查等。

（2）慢性非特异性溃疡性结肠炎。此病属自身免疫病,大便血多脓少,细菌培养无志贺菌生长。

3）中毒性菌痢的鉴别诊断

（1）高热惊厥。多见于婴幼儿,既往多有高热惊厥且反复发作病史,常可寻找出引起高热惊厥的病因及诱发因素。一经退热处理后惊厥即随之消退。

（2）中毒性肺炎。病前多有受凉史,多伴感染性休克肺炎症状与体征且出现较早,胸部 X 线片提示肺部感染证据。粪便（包括肛拭）检查无特殊发现。

（3）乙脑。夏秋季节发生的中毒性菌痢需同乙脑相鉴别。乙脑的中枢神经系统症状较中毒性菌痢出现晚。粪便（包括肛拭与灌肠）显微镜检查无异常,细菌培养阴性。脑脊液检查呈病毒性脑膜炎改变,乙脑病毒特异性抗体 IgM 阳性有诊断价值。

四、辨证论治

本病的主要病理为湿热壅滞于肠腑，在治疗上当以清热化湿、清肠止痢为基本原则，配合调气、行血诸法。刘完素提出的"行血则便脓自愈，调气则后重自除"，迄今仍为治痢正法。痢疾初起，多为实证、热证，治宜清热化湿解毒，兼以调气行血导滞，忌用收敛止泻之品。若热毒壅盛，发病急骤，治宜清热解毒，辅以开窍镇痉。下利日久，多属虚实夹杂，治宜标本兼顾，攻补兼施。若属脾阳不振，治宜温中理脾。若属于阴虚者，应注意养阴润肠。若下利时发时止，经年不愈，为正虚邪恋，治宜扶正祛邪。

(一) 分证论治

(1) 湿热痢。

【证候】发热，腹痛，下利脓血，里急后重，肛门灼热，小便短赤，大便每日十多次或数十次，舌质红，苔黄腻，脉滑数。

【治法】清热解毒，调气行血。

【方药】芍药汤加减：金银花15 g，赤芍15 g，葛根10 g，牡丹皮10 g，木香10 g，黄柏10 g，槟榔10 g，佩兰10 g，大黄10 g，黄连10 g，马齿苋20 g。若下利血多，可加秦皮、地榆炭清热止血。

(2) 疫毒痢。

【证候】发热急剧，壮热神昏，甚或痉厥，腹痛，里急后重，下利鲜紫脓血，舌质红绛，苔黄燥，脉滑数。

【治法】清热解毒，凉血止痢。

【方药】白头翁汤加减：白头翁30 g，黄芩15 g，黄连10 g，黄柏10 g，秦皮10 g，赤芍10 g，生地15 g，大黄10 g（后下），当归10 g，木香10 g，马齿苋10 g，金银花20 g。若见壮热、神昏、痉厥者，可用神犀丹加减（水牛角、石菖蒲、金银花、连翘、大青叶、牡丹皮、赤芍、黄连、生地、羚羊角）以清热解毒，开窍镇痉，或根据病情选用安宫牛黄丸、紫雪丹、至宝丹等中成药。

(3) 寒湿痢。

【证候】恶寒肢冷，腹痛，腹泻，下利脓血，里急后重，下利白多赤少或纯下白冻，伴有头重身困，口淡乏味，脘闷不舒，小便清长，舌质淡红，苔白腻，脉濡缓。

【治法】温化寒湿，行气活血。

【方药】胃苓汤加减：苍术15 g，茯苓15 g，厚朴10 g，白术10 g，陈皮10 g，藿香10 g，泽泻10 g，黄连10 g，赤芍10 g，木香10 g，桂枝10 g，枳实10 g，当归10 g。

(4) 虚寒痢。

【证候】下利稀薄，带有白冻，甚则滑脱不禁。腹痛绵绵，喜温喜按。面白，神疲体倦，四肢欠温，纳食减少，腰膝酸软，舌淡，苔薄白，脉沉细弱。

【治法】温补脾肾，收涩固脱。

【方药】真人养脏汤加减：党参15 g，炒白术15 g，诃子肉15 g，肉豆蔻10 g，木香10 g，干姜10 g，赤石脂10 g，当归10 g，官桂3 g。若阳虚寒盛者，加附子助阳散寒。气虚明显者，加黄芪、黄精补益中气。滑脱不禁者，加罂粟壳涩肠固脱。

(5) 休息痢。

【证候】下利时发时止，发时则下利脓血，里急后重，平素则倦怠乏力，食少纳呆，大便干稀不调。舌质淡，苔腻，脉濡或虚数。

【治法】发作时清化湿热，休止时温中健脾。

【方药】连理汤加减：人参 10 g，白术 15 g，干姜 10 g，黄连 10 g，黄柏 10 g，当归 15 g，槟榔 10 g，木香 10 g，枳实 15 g，炒麦芽 15 g，炒谷芽 15 g，甘草 10 g。加减：发作时，去人参、白术、干姜，黄连、黄柏、槟榔加量；休止时，去黄连、黄柏。

（6）噤口痢。

【证候】下利赤白脓血，恶心呕吐，不能进食，食入即吐，胸脘痞闷，胃脘如物堵塞，舌苔浊厚或黄腻，脉濡数。

【治法】辛开苦降，清化湿热，和胃降逆。

【方药】半夏泻心汤加减：法半夏 15 g，黄芩 15 g，党参 15 g，大黄 15 g，竹茹 15 g，佩兰 15 g，石菖蒲 15 g，黄连 10 g，生甘草 10 g，大枣 10 枚，生姜 3 片。

（二）其他治疗

1. 单方、验方

（1）生熟山楂各 15 g。煎水代茶热饮。治疗急性赤痢、白痢。白痢加红糖，赤痢加白糖，赤痢、白痢兼见加红糖与白糖。

（2）鲜马齿苋 30 g，大蒜 1 头。共捣如泥，开水煮沸，加红糖 15 g，顿服。治疗急性痢疾。

（3）二白苦艾汤。方药组成：白头翁 100 g，白芍 30 g，艾叶 30 g，苦参 100 g。浓煎取汁 250 mL。适用于慢性痢疾。

（4）白蔹取地下块根晒干，研细末装胶囊，每粒 0.3 g。每次 6 粒，每日 3 次。急性及慢性痢疾皆适用。

（5）番石榴叶单方。番石榴叶（嫩叶为佳）30 g，水煎服。

（6）六君子汤加味。适用于噤口痢之脾胃虚弱证，症见下利，呕恶不能食，舌淡，脉弱者。方用六君子汤加石菖蒲 10 g，姜汁 10 g（兑）。

2. 灌肠疗法

（1）大黄 20 g，赤芍 30 g。煎汁 200 mL，分 2 次保留灌肠，每日 2 次。治疗急性痢疾。

（2）白头翁 30 g，乌梅 10 g，黄连 10 g，赤芍 10 g，槟榔 10 g，凤尾草 10 g。加水浓煎至 200 mL，将药液导入肛门内约 10 cm 处，抬高臀部以利吸收。每日 2 次，小儿按年龄酌减。治疗热痢挟滞者。

3. 针灸治疗

（1）取穴上巨虚或足三里、天枢，配内关、曲池，行泻法，留针 30 min。中毒性痢疾加合谷、大椎、十宣放血；若食入即吐、不思饮食，加中脘。慢性痢疾宜针刺脾俞、胃俞、大肠俞、三阴交、足三里，并灸神阙、关元、气海，采用平补平泻法或补法，留针 30 ~ 45 min，急性发作型每日 2 次，慢性迁延型每日 1 次。

（2）耳针。取小肠、大肠、直肠下段等穴，毫针强刺激，留针 30 min，其间运针 3 ~ 4 次，一般每日 1 ~ 2 次，病情严重者每日 2 ~ 3 次，持续 3 ~ 7 日。慢性痢疾加脾、胃、肾、神门、交感，选 3 ~ 5 穴以毫针轻刺激，留针 10 min，隔日 1 次或每日 1 次。也可用贴耳穴方法，将王不留行子置于上述穴位，胶布固定，每日按压 3 ~ 7 次，2 ~ 3 日换药 1 次。

（3）穴位注射。选天枢或足三里，用氯霉素注射液 2 mL，加入 1% 普鲁卡因 0.5 mL，每侧穴位注入 1 mL，得气后注药，每日 1 次，7 日为 1 个疗程。或选长强、天枢（双）、足三里（双），用仙鹤草素 8 mg 注入长强，黄连素 2 mg 注入天枢，针刺足三里，治疗湿热痢疾。

（4）灸法。取神阙、关元、气海、脾俞、肾俞、大肠俞、胃俞、足三里等穴，每次选 2 ~ 3 穴，用艾条温和灸，以穴位局部有合适温热感为度。每日或隔日 1 次，10 ~ 15 次为 1 个疗程。适用于慢性痢疾久不痊愈者。

五、调摄防护

中医认为本病的发生多与季节有关,常由于饮食不当,如误食不洁之物,或过食生冷,或过食肥甘厚味等伤及脾胃所致。本病病位虽在大肠,但可上攻脾胃,下及肝肾,甚则邪陷心包,伤及心神。平日要重视预防,加强环境卫生,搞好饮食、水、粪便管理。患者适当卧床休息,以少渣易消化流质或半流质饮食为宜。

尤其在疾病流行季节,更要注意饮食卫生,不吃不洁蔬菜、瓜果及腐败变质食物。体弱者素日要注意保养脾胃,慢性痢疾患者可予饮食疗法。如:①姜茶饮(生姜 10 片,绿茶 10 g),加水浓煎,温服,治疗各种痢疾。②白木耳 30 g,文火炖,加红糖服,治疗休息痢。③红粱细面炒黄,加水熬煮成稀粥,饭后各服 1 次,治疗久痢脾胃虚弱。

六、古籍论述

《伤寒论》:"下利,欲饮水者,以有热故也,白头翁汤主之。""少阴病,下利便脓血者,桃花汤主之。"

《河间六书》指出"行血则便脓自愈,调气则后重自除"为治痢之正法,芍药汤主之。

《兵部手集方》:"治下痢白赤,脓血相杂,里急后重,香连丸主之。"

《内外伤辨惑论》:枳实导滞丸"治伤湿热之物,不得施化,而作痞满,闷乱不安"。

《太平惠民和剂局方》纯阳真人养脏汤:"治大人、小儿肠胃虚弱,冷热不调,脏腑受寒,下痢赤白,或便脓血,有如鱼脑,里急后重,脐腹疼痛,日夜无度,胸膈痞闷,胁肋胀满,全不思食,及治脱肛坠下,酒毒便血。诸药不效者,并皆治之。"

七、专方专药

刘海峰等[2]使用白头翁汤加减治疗以脓血便为主的痢疾,多有奇效。包晓莲[3]用蒙药止泻木-4 汤治疗急性菌痢23 例,其中治愈10 例,好转12 例,无效 1 例,总有效率为95.6%,止泻时间平均为14.6 h。唐宗海治白痢注重清肺气,病轻者用银菊散,病重者用白虎汤;治赤痢注重凉肝血,承用仲景白头翁汤之意,用金花汤加炒荆芥、地榆、当归尾、槟榔、杏仁、白芍、青蒿治之[4]。

王世利[5]用桃仁青皮汤治疗慢性痢疾,总有效率为98.1%。方药组成:桃仁 12～15 g,青皮 10 g,当归15 g,赤芍 15 g,白芍 15 g,生大黄 10～15 g,焦大黄 10～15 g,生槟榔 15 g,焦槟榔 15 g,生山楂 20 g,焦山楂20 g,生麦芽 20 g,焦麦芽 20 g,佛手 12 g,炒冬瓜仁 30 g。若大便溏稀,滑脱不禁,去生大黄、生槟榔,加赤石脂、煨诃子之类。四肢不温者,加桂枝、附子、干姜之类。胃中虚寒者,加吴萸。恶心欲呕者,加砂仁、生姜。乏力、脱肛者,适加黄芪、升麻。

参考文献:

[1] 翁心华,张婴元.传染病学[M].上海:复旦大学出版社,2009.

[2] 刘海峰,陈有明,赵军.白头翁汤加减治疗痢疾体会[J].中国中医急症,2014,23(1):180-181.

[3] 包晓莲.蒙药止泻木-4 汤治疗急性细菌性痢疾的临床观察[J].北方药学,2014,11(2):55.

[4] 乔靖,林亮.唐宗海论治痢疾思想探析[J].中医临床研究,2013,5(22):55-57.

[5] 王世利.桃仁青皮汤治疗慢性痢疾53 例疗效观察[J].中国伤残医学,2014,22(1):139-140.

第三节　食源性疾病

【现代医学描述】食物中毒(food poisoning)是指摄入了含有生物性、化学性有毒有害物质的食品或把有毒有害物质当作食品摄入后出现的急性、亚急性疾病。食物中毒可以分为以下4类,即:细菌性食物中毒、化学性食物中毒、真菌毒素与霉变食品中毒、有毒动植物中毒。细菌性食物中毒是人们吃了含有大量活的细菌或细菌毒素的食物而引起的食物中毒,是食物中毒中最常见的一类,通常有明显的季节性,多发生于气候炎热的季节,一般以5~10月份最多,其发病率较高,但死亡率低。引起细菌性食物中毒的细菌有沙门菌、变形杆菌、副溶血性弧菌、致病性大肠杆菌、蜡样芽孢杆菌、金黄色葡萄球菌等,细菌性食物中毒的发生与不同区域人群的饮食习惯有密切关系。在美国人们多食肉、蛋和糕点,葡萄球菌食物中毒最多;在日本人们喜食生鱼片,副溶血性弧菌食物中毒最多;在中国人们食用畜禽肉、禽蛋类较多,多年来一直以沙氏菌食物中毒居首位。细菌性食物中毒,多数表现为急性胃肠炎症状。化学性食物中毒是误食有毒化学物质或食入被其污染的食物而引起的食物中毒,其季节性、地区性均不明显,发病率和死亡率都比较高。真菌毒素性食物中毒是食用某些真菌毒素污染的食物而引起的食物中毒。真菌毒素性食物中毒的季节性,因真菌繁殖、产毒的最适温度不同而异,有一定的地区性,发病率较高,病死率因真菌种类不同而有所差别。有毒动植物中毒,是误食有毒的动植物或食入因加工不当而未除去有毒成分的某些动植物引起的食物中毒。植物引起的食物中毒季节性、地区性比较明显,多散在发生,发病率比较高,病死率因有毒植物种类不同而异。一些含一定量硝酸盐的蔬菜,贮存过久或煮熟后放置时间太长,细菌大量繁殖会使硝酸盐变成亚硝酸盐,而亚硝酸盐进入人体后,可使血液中低铁血红蛋白氧化成高铁血红蛋白,失去输氧能力,造成组织缺氧,严重时,可因呼吸衰竭而死亡。有毒动物中毒发病率和病死率因动物种类不同而有所差异,有一定的地区性。如食入未经妥善加工的河豚可使末梢神经和中枢神经发生麻痹,最后因呼吸中枢和血管运动麻痹而死亡。食物中毒的急救与治疗,主要是加速排出体内的毒物,阻滞毒物的吸收和减低其毒性,给予特殊解毒药物,并根据不同的症状给予相应的对症治疗。预防食物中毒的主要办法是注意食品卫生,低温存放食物,食前严格消毒、彻底加热,不食有毒的、变质的动植物和经化学物品污染过的食品。一经发现食物中毒的病人应及时送去医院诊治[1-4]。

【中医学认识】中医文献中有许多类似细菌性食物中毒之记载,对本病主症腹痛、吐泻的病因、证治论述甚详。本病应属于中医学的下利、呕吐、泄泻等范畴,严重者可见明显的上吐下泻,又可归属于中医学霍乱范畴。如《类证治裁·霍乱》所说:"霍乱多发于夏秋之交……饮食生冷失节,清浊相干,水谷不化。"张仲景认识到呕吐有时是人体排出胃中有害物质的保护性反应,此时治疗,不应止呕。《内经·举痛论》云:"寒气客于肠胃之间,膜原之下,血不得散,小络急引,故痛。""寒气客于肠胃,厥逆上出,故痛而呕也。"《内经》首先指出了本病风、热、寒、湿的致病特点。明代张景岳在《景岳全书·呕吐》中论述甚详:呕吐"或因暴伤寒凉,或暴伤饮食,或因胃火上冲,或因肝气内逆,或以痰饮水气聚于胸中,或以表邪传里,聚于少阳、阳明之间,皆有呕证,此皆呕之实邪也。""实者有邪,祛其邪则愈。"《景岳全书·泄泻》中指出:"泄泻之本,无不出于脾胃……若饮食失节,起居不时,以致脾胃受伤,则水反为湿,谷反为滞,精华之气,不能输化,乃致合污下降而泻痢作矣。"说明泄泻多因饮食所伤而致,其关键在于脾胃功能障碍。《杂病源流犀烛·泄泻源流》说:"湿盛则飧泄,乃独由于湿耳。不知风寒热虚,虽皆能为病,苟脾强无湿,四者均不得而干之,何自成泄?是泄虽有风寒热虚之不同,要未有不源于湿者也。"可见外邪引起泄泻,实与湿邪关系最为密切。《古今医统大全》明确指出:"虽有风、寒、湿、热之异,大抵伤暑居多,盖由夏暑内伤元气,脾胃俱虚,必因饮冷停寒酒色所伤,外因受凉,邪气所郁,不得发越。"正如《仁斋直指方》所言:"胃伤暑毒,露卧卑湿,当风取凉,风冷邪气入于肠胃,加以嗜好肥腥,饮啖生冷,居处不节,激而发焉,于是邪正相干,中脘即闭,气不得通,吐利暴作。"

一、病因病机

中医学认为,本病的发生,是由于感受外邪和饮食不慎所致,主要病变在脾、胃、肠。

1. 感受外邪

感受风、寒、暑、湿之邪,以及秽浊之气侵犯脾胃,使脾胃受损,运化失常,气机不利,升降失常,清气不升,浊气不降,故发生呕吐、腹泻。

2. 饮食不慎

饮食不洁,误进腐馊变质之物,或贪凉饮冷,恣食生冷果瓜,暴饮暴食,损伤脾胃,致运化失职,水谷精华不能吸收,清浊混淆而成呕吐、腹泻。

二、证候特征

本病发生有明显的季节性,多见于夏秋季节,多在集体单位内发生,突然发病,潜伏期短,患者有进食同一被污染食物的病史。起病急骤,吐泻并作,脘腹疼痛,吐下急迫,或泻而不爽,其气臭秽,肛门灼热,烦热口渴,小便短赤,或呕吐物有酸腐气味,泻下酸腐,伴有不消化之物,脘腹痞满,不思饮食。

三、诊断

1. 诊断依据

1)胃肠型食物中毒

(1)有进食可疑被污染食物的病史。潜伏期短,一般均在数小时后发病。若数人同时进食被污染食物,可集体发病。

(2)起病急骤,有恶心、呕吐、腹痛、腹泻等急性胃肠炎表现。

(3)呕吐、腹泻严重者,可引起急性水、电解质与酸碱平衡失调,出现口渴、唇干、尿少、皮肤弹性差,甚至出现血压下降、面色苍白、四肢发凉等重症。

2)神经型食物中毒

(1)有进食可能被污染的食物,如罐头及瓶装或罐装的食品的病史,同食者常可集体发病。

(2)发病突然,有特殊的中枢神经系统症状,以急性颅神经损害为主。如眼肌瘫痪,复视,吞咽、言语、呼吸困难等。

2. 鉴别诊断

1)胃肠型食物中毒的鉴别诊断

(1)急性细菌性疾病。以腹痛、腹泻为主,恶心呕吐较少见,并有里急后重、脓血样大便等特点,大便显微镜检查有较多的红细胞、白细胞及吞噬细胞,细菌培养可获痢疾杆菌。

(2)霍乱和副霍乱。在疾病流行区有与患者接触的病史,突然腹泻,大便为黄色水样便或米泔水样大便,呕吐呈喷射状,并伴有腓肠肌痉挛,脱水严重,粪便培养可分离出霍乱弧菌或埃尔托弧菌。

(3)病毒性胃肠炎。患者无明显进食被污染食物的病史,突然起病,有恶心、呕吐、腹痛、腹泻等症状,大便每日数次至10余次,多呈水样便。粪便培养检查无致病菌,粪便病毒分离检查有助诊断。

2）神经型食物中毒的鉴别诊断

（1）脊髓灰质炎。多见于夏秋季节，好发于儿童。临床表现以发热、咽痛、肢体疼痛为主，瘫痪为弛缓性，肢体瘫痪由近心端向远心端发展，或整个肢体瘫痪，脑脊液蛋白量增高，细胞数增多。

（2）乙脑。常发生于 7～9 月，多见于儿童。起病急，有高热、头痛、呕吐、项强、惊厥、昏迷等症状；高热与意识障碍平行，体温愈高，昏迷愈重。而神经型食物中毒发病无特定季节，无年龄区别，主要与进食可疑食物有关，临床表现无高热，神志始终清楚。

（3）河豚或毒蕈中毒。有进食河豚或误食毒蕈病史，其临床表现虽有神经麻痹症状，但河豚中毒轻者为指端麻木，重者则为四肢瘫痪。而神经型食物中毒出现肢体瘫痪者很少。

四、辨证论治

（一）分证论治

（1）湿热内蕴。

【证候】起病急骤，吐泻并作，脘腹疼痛，吐下急迫，或泻而不爽，其气臭秽，肛门灼热，烦热口渴，小便短赤，舌苔黄腻，脉多滑数或濡数。

【治法】清热利湿。

【方药】葛根芩连汤加减：葛根 15 g，金银花 15 g，茯苓 15 g，黄芩 10 g，车前子 10 g，黄连 6 g，木通 6 g，甘草 6 g。若湿邪偏重者，可加厚朴 10 g，薏苡仁 30 g。夹食滞者，宜加神曲 10 g，山楂 10 g，麦芽 10 g。如有发热、头痛、脉浮等风热表证，可加连翘 10 g，薄荷 10 g。如在夏季盛暑之时，可酌加藿香 10 g，香薷 10 g，扁豆花 6 g，荷叶 6 g。

（2）暑湿郁蒸。

【证候】卒然吐泻交作，腹痛，呕吐物酸腐，泻下黄色水样便，或带黏液，气味臭秽，烦热口渴，胸脘痞闷，或伴有发热头重，肢体酸楚，小便短赤，舌苔黄腻，脉多濡数或滑数。

【治法】解暑清热，利湿止泻。

【方药】新加香薷饮合鸡苏散加减：香薷 10 g，厚朴 10 g，连翘 10 g，金银花 12 g，扁豆花 12 g，滑石 15 g，甘草 6 g，薄荷 6 g。若表证较重者，可加葛根 15 g，黄芩 10 g。若出现高热、烦躁者，可加黄连 6 g，大黄 10 g。若夹食滞而见呕吐酸腐、大便奇臭者，可加神曲 10 g，山楂 10 g，麦芽 10 g，枳实 10 g。腹痛肠鸣较重者，可加白芍 10 g，木香 6 g。

（3）寒湿内困。

【证候】呕吐清水，泻下清稀，甚至如水样，腹痛肠鸣，脘闷食少，口淡不渴，小便清而量少，或兼有恶寒，头痛，肢体酸痛，舌苔白腻，脉濡缓。

【治法】芳香化湿，散寒和中。

【方药】藿香正气散加减：藿香 10 g，苏叶 10 g，大腹皮 10 g，白术 10 g，厚朴 10 g，半夏 10 g，白芷 10 g，云苓 10 g，桔梗 8 g，甘草 8 g，生姜 5 片，大枣 5 枚。若表邪较重者，可加荆芥 10 g，防风 6 g。湿邪较重而症见胸闷食少，肢体倦怠，舌苔腻或白滑者，可加苍术 15 g，陈皮 10 g，猪苓 10 g，木香 6 g。

（4）食滞胃肠。

【证候】先吐后泻，呕吐物有酸腐气味，泻下酸腐，泻后痛减，伴有不消化之物，脘腹痞满，不思饮食，舌苔垢浊或厚腻，脉滑。

【治法】消食导滞，健脾和胃。

【方药】保和丸加减：神曲 12 g，山楂 12 g，茯苓 12 g，半夏 10 g，陈皮 10 g，莱菔子 10 g，连翘 10 g，枳实 10 g，香附 10 g。若食积较重，脘腹胀满甚者，可加大黄 10 g，厚朴 12 g。

（5）邪盛亡阴。

【证候】吐泻频繁，发热口渴，烦躁不安，皮肤干燥，眼眶凹陷，唇干齿燥，尿短色浓，甚则昏迷，舌红绛而干枯，脉细数无力。

【治法】救阴存津。

【方药】生脉散加减：人参 12 g，麦冬 20 g，五味子 5 g。可加青盐适量，每日饮数剂以代茶，能饮为度。若烦躁或神昏者，可加紫雪丹。若呕恶不止者，可加法半夏、石斛、知母、竹茹，以生津养胃，降逆止呕。以湿热为主者，可加服葛根芩连汤。以暑湿为主者，加新加香薷饮。以寒湿为主者，加服藿香正气散。以食滞为主者，加保和丸，以达祛邪救阴之目的。

（6）阴竭阳脱。

【证候】吐下无度，口干咽燥，目眶凹陷，神昏，呼吸急促，四肢厥冷，舌光红或淡暗，脉微细欲绝。

【治法】回阳固脱，益气救阴。

【方药】参附龙牡汤合生脉散：人参 12 g，附子 9 g，龙骨 12 g，牡蛎 30 g，干姜 9 g、炙甘草 9 g，麦冬 20 g，五味子 5 g。

（二）其他治疗

1. 单方、验方

（1）鲜藿香 1 把，捣汁用开水冲服。或用藿香 15 g，水煎服。适用于胃肠型食物中毒。

（2）紫苏 15 g。水煎服。适用于胃肠型食物中毒。

（3）鲜生姜 1 块。捣烂，开水冲服或水煎服。适用于胃肠型食物中毒呕吐者。

（4）仙鹤草煎剂。仙鹤草 30 g，煎成 100 mL，每日 1 次，口服，小儿量酌减。适用于副溶血性弧菌食物中毒。

（5）鲜辣蓼草、地锦草、鱼腥草、马齿苋、鬼见愁、鸡眼草、铁苋菜、酢浆草等。可任选 1～2 种，每日 60 g，水煎服，每日 2 次。适用于副溶血性弧菌食物中毒。

（6）黄连 9 g，木香 9 g，甘草 6 g。水煎服，每日 2 次。适用于胃肠型食物中毒者。

（7）香连丸、藿香正气丸、保和丸、木香槟榔丸等。选择其中 1 种，每次 6～9 g，每日 2 次吞服。适用于胃肠型食物中毒。

2. 外治法

（1）热泻散。黄连 12 g，滑石 30 g，广木香 15 g，吴萸 10 g。诸药混合粉碎为末，过筛，取药末 10～15 g，撒于 2～8 cm 胶布中间，分别贴于神阙、大肠俞，每日 1 次。适用于胃肠型食物中毒中湿热或暑湿泄泻者。

（2）姜萸散。吴萸 15 g，生姜 30 g，大枣 10 枚。共为末，加热布包后熨天枢穴。适用于寒邪内侵的腹痛者。

3. 针灸治疗

（1）针刺主穴取中脘、天枢、内关、足三里、阴陵泉、气海、里内庭、公孙、神阙、关元等，配穴取合谷、上脘、下脘。耳穴取胃、交感、神门、大肠、小肠、脾、皮质下等。每日 1 次，留针 20～30 min。对于偏寒者可用温针灸。适用于胃肠型食物中毒者。

（2）用消毒针点刺舌面中部 3～4 针，约 1 分（3.3 mm）左右深，使针刺处出血少许。适用于呕吐、恶心不止者。

4. 食疗

呕吐患者可暂禁饮食，呕吐止后可给淡糖盐水、茶水。泄泻剧烈者，应多饮药茶、汤液（配有药汁的米汤、面汤)、果汁为主。病情稳定者,可给无渣的半流质食物如药粥、面糊等,待恢复后可改为普通饮食。要注意食品卫生,忌食油腻、生冷、不易消化之物。

食疗方:①马齿苋绿豆汤。新鲜马齿苋 120 g(干品 60 g),绿豆 60 g。煎汤服食,每日 1~2 次,连服 3 日。适用于湿热或暑湿泄泻者。②车前子饮。车前子 30 g,纱布包,加水 500 mL,煎取 300 mL,去渣,加粳米煮粥,分 2 次温服 300 mL。治泄泻。③姜连散。生姜 120 g(榨汁),黄连 30 g 锉末,文火烘炒加姜汁拌匀,以干为度。每次服 6 g,绿茶送服,每日 3 次。适用于湿热泄泻呕吐者。

5.按摩推拿

(1)推拿止泻。①揉神阙、气海,以腹内有温热感为度。②按揉足三里、内关,每穴约 1 min。③左侧背部及骶部用擦法,以透热为度。④摩腹,按顺时针方向进行。适用于湿邪内侵和伤食的泄泻者。

(2)推拿止痛。取中脘、气海、天枢、足三里、大肠俞等穴,采用摩、按、揉、一指禅推法等手法,能理气止痛。适用于胃肠型食物中毒腹痛者。

五、调摄防护

病人应隔离,吐泻物应消毒。病室环境应清洁、安静。患者应注意休息,特别是重症患者应卧床休息。加强饮食卫生的宣传教育,不要食用病死的牲畜和家禽,不吃腐败变质的食物。加强食品卫生管理,对屠宰场、食品加工厂和饮食行业进行卫生监督,禁止出售因病致死的畜禽肉类,不准出售腐败变质的食品。严格把好食品质量、保管及运输关。加强食品质量检查,各类食品要防止变质和污染,肉、鱼、蛋类等食品尽量做到冷藏保存,而对罐头、火腿、腌制食品的装置与保存必须进行卫生学检查。搞好食堂卫生,把好厨房食具卫生及食品卫生关,建立饮食卫生制度。对食品制作生熟分开,防止生熟食物交叉感染。肉类、海产品等均要充分煮熟。隔夜食物要充分加热煮沸。对食具实行“四过关”(一洗、二刷、三冲、四消毒)。对饮食行业及炊事人员应进行定期检查,发现带菌者及时隔离治疗。生活中必须经常食用罐头食品者,可用肉毒杆菌类毒素预防注射,每周 1 次,皮下注射 1 mL,共注射 3 次。如同食者中已有食物中毒发生时,应立即注射多价抗毒血清进行预防性治疗。消灭苍蝇、蟑螂和老鼠,饭菜要保管好,防其被污染。发现可疑细菌性食物中毒病例,应立即报告卫生防疫部门,以便进行调查和采取防治措施。

六、古籍论述

《温热论》:“在阳旺之躯,胃湿恒多;在阴盛之体,脾湿亦不少。然其化热则一”。治宜“甘淡驱湿”以“渗湿于热下”“辛开苦泄”“分消上下之势”“救阴不在血,而在津与汗,通阳不在温,而在利小便”。

《温病条辨》:“三仁汤、杏仁滑石汤、三石汤主之。”

七、专方专药

梁杰[5]用防风通圣散治疗蟹、牛血等中毒,收效甚佳。陈银环[6]以祛暑化湿、升清降浊、调畅气机为法,方用王氏连朴饮和藿香正气散加减治疗沙门菌致食物中毒,方药组成:藿香 15 g,佩兰 15 g,白蔻仁 10 g,石菖蒲 10 g,茯苓 20 g,厚朴 10 g,苍术 9 g,槟榔 10 g,紫苏 15 g,白芷 15 g,白头翁 20 g,法半夏 10 g,大腹皮 30 g。畏寒发热明显者,加荆芥 6 g,防风 6 g。舌苔厚腻者,加薏苡仁 20 g,扁豆花 15 g。

参考文献:

[1]王中州,张书芳,张丁.实用食物中毒防治[M].郑州:河南科学技术出版社,2009.

［2］李家庚.中医传染病学［M］.北京:中国医药科技出版社,1997.

［3］马彦平.中西医结合传染病与流行病学［M］.北京:科学出版社,2002.

［4］曹武奎,袁桂玉,范玉强,等.中西医结合实用传染病学［M］.天津:天津科学技术出版社,2008.

［5］梁杰.防风通圣散治疗食物中毒［J］.陕西中医,1996,17(5):226-227.

［6］陈银环.中西医结合治疗21例沙门菌食物中毒［J］.上海中医药杂志,2007,41(4):45-46.

第四节　脊髓灰质炎

【现代医学描述】脊髓灰质炎(poliomyelitis)是由脊髓灰质炎病毒引起的急性传染病。该病既往发病率高,20世纪50年代末大面积应用脊髓灰质炎疫苗以来,发病已完全被控制。脊髓灰质炎病毒是微小核糖核酸病毒科肠道病毒属的一种,病毒呈球形,直径24～30 nm,无包膜,含单股RNA。人是脊髓灰质炎病毒唯一的传染源,病人、隐性感染者及无症状病毒携带者均可传播本病。主要通过粪-口途径传播,鼻腔分泌物可以带病毒,因而也可通过飞沫传播,但为时短暂。苍蝇、蟑螂也可能成为传播媒介。人群普遍易感。脊髓灰质炎病毒具有嗜神经性,该病最突出的病理变化在中枢神经系统,以脊髓损害为主,尤以运动神经元的病变最显著。脊髓以颈段及腰段的前角灰质细胞损害为多,故临床可见肢体瘫痪。本病临床症状轻重不等,95%为隐性感染,可完全无症状,部分患者有轻度上呼吸道或肠道感染症状,出现迟缓性瘫痪者仅占极少数。按瘫痪病人的病情发展过程,可分为前驱期、瘫痪前期、瘫痪期、恢复期、后遗症期,瘫痪期可分为脊髓型、脑干型、脑型。脊髓型特点为脊髓前角运动神经细胞受损所致的迟缓性瘫痪,常见于四肢,尤以下肢多见。脑干型患者因延髓呼吸中枢、循环中枢受损,可出现呼吸表浅,节律异常甚至呼吸暂停等中枢性呼吸衰竭,亦可引起心律失常、血压下降、循环衰竭症状。脑型患者有高热、嗜睡、意识障碍等表现。本病尚无特效抗病毒治疗,以对症处理和支持治疗为主。合理和细致的护理在早期治疗中尤为重要。脊髓灰质炎减毒活疫苗价廉、方便、安全,效果持久,该疫苗的普遍应用有助于实现全球消灭脊髓灰质炎的目标[1-4]。

【中医学认识】在中医文献中有关于本病的类似论述,无论在病因、病机、病证、分型、流行及诊治等方面皆有涉及。如《内经》有"痿躄""脉痿""筋痿""肉痿""骨痿"五痿的分型记载。《内经》云"湿热不攘,大筋软短,小筋弛长,软短为拘,弛长为痿",并提出"治痿独取阳明"的治则。《伤寒论》提及汗、吐、下后致虚,久而成痿。晋、隋、唐、宋诸医家,多将痿证混入"中风"条内,如隋代《诸病源候论》云:"夫风邪中于肢节,经于筋脉,若内挟寒气者而拘急挛缩,若挟于热而纵缓不遂。"南宋《脾胃论》云:"六七月之间,湿令大行……燥金受湿热之邪,经寒水生化之源绝,源绝则肾亏,痿厥之病大作,腰以下痿软瘫痪不能动,行走不正,两足欹侧。"金元时期,刘完素认为"血衰而致痿",张子和认为"水衰而致痿",朱丹溪以泄心火补肾水治痿证,李东垣则主用黄柏、黄芪治痿证。明代《瘟疫明辨》云:"时疫初起,腿胫痛酸者,太阳筋脉之郁也……兼软者,俗名软脚瘟,往往一二日死。"清代《温热经纬》云:"初感一二日间,邪犯膜原,但觉背微恶寒,头额晕胀,胸膈痞满,手脚酸痛,此为时疫之驱使……疫疠之邪自阳明中道,随表里虚实而发,不循经络传次也,以邪既伏于中道,不能一发便尽,故有得汗热除。二三日后复热如前者,有得下里和,二三日得见表热者。有表和复见里证者,总由邪气内伏,故屡夺屡发。"《医林改错》云:"小儿自周岁至童年皆有之……多半由伤寒、瘟疫、痘疹、吐泻等证后,元气渐亏,面色青白,渐渐手足不动,甚至手足筋挛,周身如泥塑。"从上述文献可知,本病属于中医学的湿温痿躄,病之前期为外感时邪,属温病的范畴;后期出现肢体瘫软不用,属痿证的范畴,与我国古代文献中的"软脚瘟""痿疫"类同。

一、病因病机

中医学认为,本病因为外感风热、暑湿一类时行病邪,疾病初期,病邪由口鼻而入,触犯肺胃,导致肺失清肃,故见发热、身痛、咽痛、咳嗽、倦怠等症状,胃失和降,则见恶心、呕吐、腹胀、腹泻等症状。若人体正气强盛,则正胜邪除,病症渐愈。若正虚邪盛,则湿热交蒸缠绵不解,外着肌肤,内蒙清阳,导致发热多汗,体痛不安,意识障碍,最后因湿热流注筋脉,阻滞气血,乃致筋脉弛缓,肢体瘫痪。故疾病后期,筋骨失养,而致筋软、骨痿,弛缓不收,出现瘫软、瘫痪、肌肉萎缩以及肢体变形等后遗症。若邪去正复,瘫肢逐渐恢复。如迁延日久,热伤津气,气阴耗损,肝肾亏损,筋脉失养而枯萎,致肌肉痿废、畸变。如邪毒深重不解,湿热黏痰阻遏气机,气机不利,出现吞咽困难,痰涎壅堵,如邪陷心包,内动肝风,则致烦躁不安,神昏谵语,四肢抽搐。若邪毒阻于肺,阻塞气道,则见喉间痰鸣,呼吸困难。正气衰败,阳虚欲脱,致四肢厥冷,皮肤青紫,脉搏微弱等。其病机关键为经脉闭阻,气血不畅。病变脏腑主要是肺、胃、肝、肾。

二、证候特征

本病一年四季均有发病,以夏季、秋季较多。早期症见发热,咳嗽,身痛,倦怠,恶心,呕吐,腹胀,腹泻等。后期见筋软,骨痿,弛缓不收,甚至瘫软、瘫痪,肌肉萎缩以及肢体变形。

三、诊断

1. 诊断依据

本病早期不易确诊,根据流行季节、当地流行情况、患者年龄、接触史、预防接种史等情况,对本病早期诊断有重要参考价值。如见发热、头痛、呕吐、嗜睡、肢体软弱无力、感觉过敏、烦躁不安、颈背强直、腓肠肌明显压痛、腱反射改变等症状,应考虑本病的可能性。当出现分布不规则、不对称的弛缓性瘫痪时,诊断即可基本成立。通过血清学试验及病毒分离阳性则可确诊。

2. 鉴别诊断

(1)前驱期应与一般上呼吸道感染、流感、急性胃肠炎等相鉴别。可根据流行病学资料和实验室检查,特别是从咽部分离病毒的结果进行鉴别。

(2)瘫痪前期应与其他病毒如柯萨奇病毒、流行性腮腺炎病毒、脑膜炎病毒、乙脑病毒等所致的脑膜炎、化脓性脑膜炎、结核性脑炎、真菌性脑膜炎等相鉴别。与其他病毒性脑膜炎的鉴别有赖于病毒分离和血清学检查,与其他病原所致的脑膜炎的鉴别有赖于各自的临床特征、脑脊液检查、特效治疗以及病原学的发现。

(3)与感染性多发性神经根炎(格林－巴利综合征)的鉴别。此病发病年龄常较大,一般无发热或仅有低热,呈对称性弛缓性瘫痪,以四肢远端为重,常伴有不同程度的感觉障碍。实验室检查脑脊液中蛋白质增多,而细胞数一般无明显改变。瘫痪恢复较快而完全,少有后遗症。

四、辨证论治

中医学根据本病不同阶段的临床特点辨证论治。

（一）分证论治

1. 前驱期（邪犯肺胃）

【证候】发热，头痛，咽痛，咳嗽，全身不适，纳差或恶心呕吐，便溏，舌质红，苔黄，脉濡数。

【治法】疏风清热利湿。

【方药】葛根芩连汤加减：葛根 10 g，黄芩 10 g，黄连 10 g，杏仁 6 g，前胡 6 g，桔梗 6 g，甘草 6 g。湿邪偏重者，加薏苡仁、藿香、半夏。便秘不通者，加大黄、枳壳以泄热通便。

2. 瘫痪前期（邪壅经络）

【证候】发热，头痛，面色潮红，多汗，肢体疼痛，拒绝抚抱，哭闹不安，精神疲倦，舌质红，苔黄腻，脉滑数。

【治法】清热化湿，宣气通络。

【方药】甘露消毒丹加减：黄芩 10 g，菖蒲 10 g，藿香 10 g，连翘 10 g，蔻仁 10 g，忍冬藤 10 g，丝瓜络 10 g。咳嗽未除者，加杏仁以宣肺止咳。呕吐，腹泻者，加半夏、苍术、葛根以健脾和胃除湿。湿重者，加苍术、薏苡仁、防己以清热除湿。

3. 瘫痪期

（1）脊髓型。

【证候】四肢瘫痪，痿软无力，不能坐和翻身，或伴咳嗽无力，或便秘，尿潴留，尿失禁，舌苔黄腻，脉滑。

【治法】清热化湿，舒筋活络。

【方药】宣痹汤加减：防己 10 g，杏仁 10 g，滑石 10 g，连翘 10 g，栀子 10 g，薏苡仁 20 g，半夏 10 g，蚕沙 10 g，赤小豆 15 g。若湿热酿痰，阻塞气道，呼吸不利者，加石菖蒲、郁金、贝母、枳壳、莱菔子。湿热渐清，津气亏虚者，加生地、麦冬、西洋参。

（2）脑干型。

【证候】身热退，汗出不止，呼吸浅弱不规则，双吸气，呼吸间歇延长，甚至呼吸暂停，脉散大，晚期可有紫绀，血压下降及昏迷等。

【治法】益气敛津，生脉固脱。

【方药】生脉散加味：人参 10 g，麦冬 10 g，五味子 3 g。若喉中有痰者，加杏仁、竹茹、天竺黄。便秘者，加大黄、枳壳。四肢不温者，加附子、桂枝、牛膝。汗多者，加龙骨、牡蛎、浮小麦。

（3）脑型。

【证候】高热，烦躁不安，嗜睡，惊厥，或昏迷，舌红苔腻，脉弦数或滑数。

【治法】清热祛湿，化浊开闭。

【方药】菖蒲郁金汤加减：菖蒲 10 g，郁金 10 g，栀子 10 g，连翘 10 g，滑石 10 g，竹沥 10 g，牡丹皮 10 g。惊厥抽搐者，加羚羊角、钩藤。

（4）混合型。

【证候】身热，心烦，口渴多汗，四肢瘫痪，神疲，脉虚无力。

【治法】清热祛湿，益气生津。

【方药】王氏清暑益气汤加减：西洋参 10 g，石斛 10 g，麦冬 10 g，黄连 3 g，知母 10 g，竹叶 10 g。若暑热较重者，加石膏。下肢瘫痪明显者，加秦艽、牛膝。心悸、气短者，加黄芪、五味子。

4. 恢复期

【证候】热退后体虚，汗出无力，肢体麻痹，痿软无力，面色萎黄，舌淡苔白，脉弱无力。

【治法】益气活血，祛邪通络。

【方药】补阳还五汤合三妙散加减：黄芪 10 g，当归 12 g，赤芍 10 g，红花 6 g，桃仁 6 g，地龙 10 g。若湿热者,加苍术、黄柏、牛膝以清利湿热。上肢瘫痪者,加桂枝、桑枝、羌活、伸筋草以祛风通络。下肢瘫痪者,加杜仲、牛膝、桑寄生以补肾强壮筋骨。动则汗出者,加党参、麦冬以益气养阴。肢冷者,加附子、淫羊藿以温阳。

5.后遗症期(肝肾亏损)

【证候】肢体瘫软,患侧肢体肌肉明显萎缩,皮肤不温,骨骼及脊柱畸形难以恢复,舌质淡红,苔薄白,脉沉细无力。

【治法】强筋壮骨,温经通络。

【方药】虎潜丸加减:黄柏10 g,知母10 g,熟地10 g,白芍10 g,虎骨10 g,锁阳10 g,陈皮10 g,干姜6 g。若肢冷脉细者,加桂枝、黄芪、当归以益气温经,和营通痹。形寒肢冷者,加附子、桂枝。上肢萎废不用者,加桂枝、羌活、桑枝、伸筋草。下肢萎废不用为主者,加续断、桑寄生、杜仲。

(二)其他治疗

1.单方、验方

1)急性期

(1)野菊花30 g,忍冬藤30 g,鲜扁豆花30 g。水煎服。

(2)桑枝15 g,丝瓜络15 g。水煎服。

2)瘫痪期

(1)地鳖虫、桂枝各等份。研末,每次1.5 g,日服3次。

(2)祛痿方。方药组成:防风、防己、威灵仙、赤芍、泽泻、海风藤、黄柏、木瓜、生薏苡仁、葛根、甘草。

3)后遗症期

(1)锁阳、淫羊藿、叶底珠各适量。水煎服。

(2)牛膝10 g,马钱子0.5~1.0 g(炸黄),地鳖虫7个。共研末分7包,每日睡前白酒冲服1包。

(3)复痿方。方药组成:黄芪、茯苓、当归、炙甘草、怀牛膝、白术、熟地、麻黄、山药、虎骨、石柱参。

(4)加味黄芪桂枝五物汤。方药组成:黄芪30 g,桂枝10 g,杭白芍15 g,生姜6 g,大枣6 g,蜈蚣3条,全蝎10 g。以水2000 mL,煎至1000 mL,早晚空腹服,每日1剂。适用于恢复期气虚血瘀型。

(5)三才封髓活络丹。方药组成:天冬15 g,熟地20 g,党参15 g,防风10 g,白芷10 g,川木瓜20 g,桑寄生20 g,鹿茸3 g,生麻黄5 g,乌梢蛇20 g,川牛膝20 g。研细过筛,每次6 g,每日2次。

2.针灸治疗

针刺疗法用于肢体瘫痪者,宜从热退后即开始进行,开始用强刺激,取得疗效后用中刺激,巩固疗效用弱刺激。每次取穴3~4个,每日1次,逐日轮换穴位,10~15次为1个疗程,2个疗程间相隔3~5日。根据瘫痪部位,参考选取下列穴位:

(1)面部。取穴:阳白、太阳、下关、地仓、颊车、迎香、颧髎、合谷。

(2)上肢。取穴:夹脊、肩贞、大椎、手三里、少海、内关、合谷、后溪。(每次选2~3穴)

(3)下肢。取穴:腰脊旁开1寸处及环跳、秩边、跳跃、玉枢、髀关、阴廉、四强、伏兔、承扶、委中、阳陵泉、足三里、解溪、绝骨、风市、承山、落地等。

3.按摩推拿

按摩疗法适应证同针刺,在瘫痪肢体上以滚法来回滚8~10 min,按揉松弛关节3~5 min,搓有关脊柱及肢体5~6遍,并在局部以揉法擦热。每日或隔日1次。

4.外治法

方药组成:桑枝15 g,当归10 g,川芎10 g,桑寄生10 g,土牛膝10 g。水煎,并加黄酒1盅,洗擦瘫痪部位,每日2~3次。用于瘫痪期和恢复期。

五、调摄防护

(1)早期发现及时进行呼吸道隔离并治疗病人,应隔离至症状消失后3日或不少于病后3日。对接触者进行医学观察7日,对健康带菌者或疑似病人应给予西药磺胺嘧啶(成人每日2 g,儿童每日75～100 mg/kg)或复方新诺明(成人每日2 g,儿童每日30～50 mg/kg),分2次口服,连服3日。

(2)流行期做好卫生宣传教育工作,注意环境卫生和个人卫生。保持室内空气流通,勤晒衣被。不带儿童到公共场所,避免集会。外出时可戴口罩。

(3)菌苗预防。国内制备的A群荚膜多糖菌苗不良反应极小,一次保护率可达90%,但维持时间仅3～6个月。

(4)中草药预防。

(a)大蒜每日生食2～5瓣,连吃1周。或制成10%大蒜液喷喉,每日3次,连续7日。

(b)三黄合剂(黄芩3 g,黄连3 g,黄柏3 g)。制成10%溶液喷喉,连用7日。

(c)大青叶15 g,金银花10 g,板蓝根10 g,贯众10 g,野菊花10 g。煎服,每日1剂,连服1周。

六、古籍论述

《温热暑疫全书》:"软脚瘟者,便清泄白,足肿难移者是也,即湿温。宜苍术白虎汤,不可轻下。小儿亦易传染,人见惊搐发痉,误作惊治,与大人多仿佛也。故凡盛夏湿温之证。"

七、专方专药

袁均奇等[5]重用白芷、玉竹治疗小儿麻痹症,基本方组成:白芷、玉竹、黄芪、党参、山药、白术、甘草。每日1剂,水煎服。因小儿服药不方便,采取少量多次给药,每日3～6次。加减方法:有热者,加石膏、知母;阴不足者,加麦冬、阿胶;阳不足者,加肉苁蓉、巴戟天、补骨脂、锁阳;湿重者,白术易苍术;便秘者,加火麻仁、莱菔子、郁李仁。上肢加桑枝、威灵仙,下肢瘫痪者加牛膝、木瓜。

参考文献:

[1]谷鸿喜,陈锦英.医学微生物学[M].北京:北京大学医学出版社,2009.

[2]李家庚.中医传染病学[M].北京:中国医药科技出版社,1997.

[3]马彦平.中西医结合传染病与流行病学[M].北京:科学出版社,2002.

[4]曹武奎,袁桂玉,范玉强,等.中西医结合实用传染病学[M].天津:天津科学技术出版社,2008.

[5]袁均奇,袁宇华.重用白芷玉竹治疗小儿麻痹症临床观察[J].中医药研究,1995(2):22-23.

第五节　手足口病

【现代医学描述】手足口病(hand,foot and mouth disease)是由肠道病毒感染引起的一种急性传染病,近年来呈高发趋势。该病呈世界范围内流行,全年皆可发生,以5月、6月、7月多发。肠道病毒属是一个由超过90种病毒组成的大家族,其中引起手足口病的病毒有20多种,主要是肠道病毒71型和柯萨奇病毒A组(4型、5型、9型、10型、16型)、B组(2型、5型),其中以肠道病毒71型和柯萨奇病毒A16型最多见。病毒颗粒为球形或卵圆形,直径22～30 nm,无包膜,核心为单股正链RNA,外壳为20面体,立体对称。本病传染源为患者、病毒携带者和隐性感染者,病毒自咽部和粪便中排出,通过粪-口途径和(或)呼吸道飞沫传播,以及人群密切接触传播。人群普遍易感,但以隐性感染为主,婴幼儿是本病的主要易感人群,易感性随着年龄的增长而降低。临床多以发热起病,一般体温为38℃左右。发热同时或发热1～2日,患者手掌、脚掌部出现散在的米粒大小或绿豆大小斑丘疹和疱疹,几个或几十个,臀部及肛周可受累。疱疹周围有炎性红晕,疱内液体较少。口腔黏膜出现分散状疱疹,分布于舌及两颊部,唇齿侧也常发生,初为粟米样斑丘疹或水疱,很快破溃形成溃疡,周围有红晕,疼痛感明显。患儿常有烦躁、哭闹、流涎、拒食等表现。大多数患儿1周以内体温下降、皮疹消退,病情恢复,但少数重症病人(尤其是小于3岁者)病情进展快,出现脑炎、脑干脑炎、无菌性脑膜炎、脊髓灰质炎样麻痹、肺水肿和肺出血、心肺衰竭等严重并发症,死亡率和致残率高。轻症患者仅需对症治疗,自然病程1周左右,预后较好。重症患者需严密监测病情变化,包括临床症状、生命体征及血糖、血常规、血生化、胸片、心电图等检查结果,对并发症采取针对性的治疗措施,并加强综合支持治疗。对被污染的日常用品、食品、食具、玩具等进行彻底消毒,切断传播途径。做好儿童个人、家庭、托幼机构卫生是预防感染的关键。目前,针对肠道病毒71型的灭活疫苗已在我国完成了三期临床试验,针对柯萨奇病毒A16型的疫苗研发也取得了重要突破,今后有望通过包含肠道病毒71型和柯萨奇病毒A16型灭活全病毒的"双价手足口病疫苗"来控制手足口病疫情[1-2]。

【中医学认识】目前尚未发现中医古代文献中有对本病的专门记载,但在宋代《小儿药证直诀》中载有:"其疮出有五名:肝为水疱,以泪出如水,其色青小;肺为脓疱,以涕稠浊,色白而大;心为斑,心主血,色赤而小,次于水疱;脾为疹,小次斑疮,其主裹血,故赤色黄浅也。涕泪出多,故脓疱水疱皆大,血营于内,所出不多,故斑疹皆小也。"此对水疱发生过程的描述,基本概括了本病的疱疹特点。周玉佩认为小儿脏腑娇嫩,值夏秋之季,湿热当令,脾运不健,饮食不节,邪毒乘袭,使心脾胃蕴积之热毒熏灼口腔,郁蒸营血而致发病,当属湿温病范畴。

一、病因病机

中医认为本病主要是由于外感风热湿毒,肺脾二脏受损所致,具有传染性,多在夏秋季流行,常发生于婴幼儿,学龄儿童较少见。

1. 风热犯肺

风热兼夹时气侵袭人体,热毒化火,熏灼于肺,循经上扰咽部,热邪入血,伤及肉膜,致口腔黏膜发红,唇内、舌边、软腭出现散在红斑与疱疹,咽喉肿痛。热毒伤及肺之血分,皮肤出现斑疹,夹有湿热,郁蒸肌表,发为水疱。

2. 脾胃湿热

素体脾阳不足,感受时邪之后,热毒夹湿互结脾胃,郁蒸化火,热毒上攻则口唇黏膜红疹、溃烂。脾主四肢,火毒外溢四肢末端则手足形成斑疹或水疱。

3. 火毒扰心

火毒时气侵袭人体,入里扰心,致心火旺盛,火毒上炎口舌,致口舌红疹及溃疡。心主血脉,热毒之邪迫血妄行,溢于脉外而致肌肤发斑、龈肉红肿或出血。小儿乃纯阳之体,感邪后易从火化,热毒炽盛,心脾受之,心脾积热。《内经》云"手少阴之经通于舌,足太阴之经通于口",因心脾二经有热则口舌生疮。脾主四肢,足太阴脾经起于足部,手少阴心经止于手部,气血受热,热毒外发肌肤,可出现心脾二经行经部位斑疹、疱疹,手足为多,此乃疾病的症状期。疾病后期,邪热渐减,津气未复,则见心脾二脏阴分不足之证。总之,邪在气分,心脾积热为该病主要的病理机制。

二、证候特征

本病早期身有微热,流清涕,喷嚏,患儿拒食、哭闹,胃纳差,体倦乏力,口腔黏膜散在充血性丘疹、疱疹,疱壁薄、疱浆少而透明,手足可见斑丘疹。继而发热加重,咽痛,患儿纳呆或拒食,哭闹不宁,手足及膝部、臀部有大小不等的丘疹、疱疹,周围红晕,疱浆明亮,口腔内颊部、上颚部及舌面上有散在的疱疹或溃疡。

三、诊断

1.诊断依据

(1)急性起病,发热,手掌或脚掌部出现斑丘疹和疱疹,臀部或膝盖也可出现皮疹,皮疹周围有炎性红晕,疱内液体较少。口腔黏膜出现散在的疱疹,疼痛明显。部分患儿可伴有咳嗽、流涕、食欲不振、恶心、呕吐和头疼等症状。重症病例:①有手足口病临床表现的患儿,同时伴有肌阵挛,或脑炎、急性迟缓性麻痹、心肺衰竭、肺水肿等。②手足口病流行地区的婴幼儿虽无手足口病典型表现,但有发热,伴肌阵挛,或脑炎、急性迟缓性麻痹、心肺衰竭、肺水肿等。

(2)临床诊断病例。符合下列条件之一,即为实验室诊断病例:①病毒分离。自咽拭子或咽喉洗液、粪便或肛拭子、脑脊液或疱疹液,以及脑、肺、脾、淋巴结等组织标本中分离到肠道病毒。②血清学检验。病人血清中特异性 IgM 抗体阳性,或急性期与恢复期血清 IgG 抗体有 4 倍以上的升高。③核酸检验。自病人血清、咽拭子或咽喉洗液、粪便或肛拭子、脑脊液或疱疹液,以及脑、肺、脾、淋巴结等组织标本中检测到病原核酸。

2.鉴别诊断

(1)水痘。冬春两季发病较多,皮疹呈向心性分布,以头、躯干为主,四肢罕见。疱疹壁薄易破,因临床常见到红斑、丘疹、疱疹、结痂等各期皮损共存,俗称"四世同堂"现象。此外,水痘较手足口病患者体温升高更明显,更易并发或继发感染肺炎和脑炎。

(2)疱疹性龈口炎。无明显的流行病学特征,一般症状较重,且高热能持续数天,病程相对较长,多不发生相应的皮疹,口腔溃疡常融合成片状,并伴有广泛性龈炎。

(3)疱疹性咽峡炎。由柯萨奇病毒 A 组 2 型~6 型、8 型、10 型引起,起病急骤,全身症状明显,常高热,亦无相应的皮肤病损,口腔疱疹和溃疡集中在咽喉部,即咽后壁、软腭、悬雍垂、舌腭弓、腭扁桃体处。

(4)多形性红斑。皮肤红斑呈对称性分布,在红斑中心出现暗紫红色或形成水疱,称为虹膜状特征。口腔黏膜损害多见于唇红区,溃疡面极易出血而形成黑痂,疼痛感相对明显。该病多发于春秋两季,且以青壮年多见。

四、辨证论治

手足口病邪为湿热,病位在心肺脾胃,病情多属实证热证,疾病以卫气营血的传变规律而传变。治疗本病要从清热解毒化湿,凉血透疹等方面入手,标本兼顾,辨证施治。

(一)分型论治

(1)邪犯肺卫。

【证候】身有微热,流清涕,喷嚏,患儿拒食、哭闹,胃纳差,体倦乏力,口腔黏膜散在充血性丘疹、疱疹,疱壁薄、疱浆少而透明,手足可见充血性斑丘疹,舌质淡红,苔薄白或薄黄,脉浮数或濡数。

【治法】疏风清热宣肺,化湿透疹。

【方药】银翘散合六一散加减:金银花9 g,连翘9 g,板蓝根12 g,竹叶6 g,薄荷9 g,牛蒡子9 g,芦根10 g,桔梗6 g,荆芥6 g,滑石10 g,生甘草6 g。痒甚者,加蝉蜕、浮萍以解肌透表。

(2)邪毒湿壅。

【证候】发热,咽痛,纳呆或拒食,哭闹不宁。手足及膝部、臀部有大小不等的丘疹、疱疹,周围红晕,疱浆明亮。口腔内颊部、上颚部及舌面上有散在的疱疹或溃疡,舌质红,苔黄腻,脉滑数。

【治法】清热解毒,利湿化浊。

【方药】甘露消毒丹加减:藿香10 g,滑石10 g,石菖蒲10 g,黄芩15 g,白蔻仁6 g,大青叶15 g,茵陈10 g,金银花10 g,紫草10 g,牡丹皮10 g,蝉蜕6 g。便秘者,加大黄、枳实以泄热通腑。

(3)热毒伤营。

【证候】高热,口痛、咽痛加重,流涎拒食,烦躁,夜寐不宁,全身症状明显。疱疹密集,连接成片,根盘红晕,可见部分溃疡。舌质红绛,苔黄燥而干,脉洪数。

【治法】清热凉营解毒。

【方药】清瘟败毒饮加减:水牛角10 g,生石膏15 g,生地15 g,大青叶20 g,牡丹皮10 g,僵蚕10 g,黄芩10 g,玄参10 g,竹叶6g。

(4)热毒伤阴。

【证候】口腔内疱疹溃破成小溃疡,局部红赤糜烂,手、足、臀、膝等部位的疱疹液变成黄褐色,伴低热,口痛,咽干,患儿拒食、哭闹、拒热饮,舌质红,苔少或花剥,脉滑数。

【治法】解毒化湿,清热养阴。

【方药】竹叶石膏汤加味:竹叶10 g,知母6 g,生石膏15 g,生地10 g,金银花10 g,板蓝根15 g,滑石10 g,芦根10 g,玄参10 g,麦冬10 g,甘草6g。口渴甚者,加天花粉、玉竹。

(5)肺胃阴伤。

【证候】手部、足部疱疹自行消退,臀部、膝部、腿部疱疹结痂,痂脱落后不留瘢痕,口腔黏膜溃疡逐渐愈合,身不热,纳少,便干,尿赤,舌质红,苔少或花剥,脉细数。

【治法】清养肺胃,生津润燥。

【方药】沙参麦门冬汤加减:沙参10 g,麦冬10 g,玉竹10 g,玄参10 g,天花粉10 g,甘草3g。大便干结者,加火麻仁。纳差者,加谷芽、麦芽、鸡内金。

(二)其他治疗

1. 单方、验方

(1)大青叶10 g,牛蒡子10 g,黄连5 g,佩兰5 g,升麻5 g,薄荷3 g。水煎服,每日1剂。手足口病流行时节,可起预防作用。

(2)黄芩10 g,黄连10 g,板蓝根10 g,牡丹皮10 g,红花5 g。水煎服,每日1剂。适用于手足口病红肿显著者。

(3)红花5 g,生地10 g,牡丹皮10 g,板蓝根10 g,白鲜皮10 g,地肤子10 g,忍冬藤30 g。水煎服,每日1剂。用于手足口病肌肤瘙痒者。

(4)青黛10 g,儿茶10 g。水煎服,每日1剂,分2次温服。用于脾胃湿热型手足口病患者。

(5)黄芩9 g,黄连6 g,泽泻12 g,连翘9 g,苍术6 g,白术6 g,生地15 g,牡丹皮9 g,当归9 g,生甘草6 g。水煎服,分早中晚3次服用,每日1剂。治疗各型手足口病均有效。

(6)板蓝根30 g。水煎服,每日1剂,代茶饮。用于治疗风热犯肺型手足口病患者。

2. 外治法

（1）鲜金银花 300 g，板蓝根 6 g，连翘 6 g，黄连 3 g。水煎漱口。

（2）苦参 15 g，野菊花 15 g，紫花地丁 15 g，土茯苓 15 g。煎水浸泡手、足及患部皮肤。

（3）金银花 3 g，黄芩 6 g，板蓝根 10 g，竹叶 2 g，薄荷 2 g，白鲜皮 6 g。煎水漱口。适用于手足口病疼痛较显著，牙龈红肿者。

五、调摄防护

手足口病是一种流行性很强的传染病，要加强疾病预防工作。病儿应适当休息，多饮水，饮食以清淡流质为宜，勤漱口，勤洗手，勿搔抓皮肤，皮疹溃烂者需及时换干燥洁净衣服。

六、古籍论述

目前尚未发现中医古籍对本病的专门记载。

七、专方专药

王东雁等[3]采用中医三联法辨证治疗手足口病 126 例，有效率为 99.21%。治疗方法：①中药口服。根据中医温病学防传变的理论，选用藿朴夏苓汤加减治疗，每日 1 剂，分 3 次服用。②中药外用。对于手足皮肤及口腔黏膜所发疱疹，采用青黛粉 10 ~ 20 g，以麻油或鸡蛋清调成糊状外用，每日 3 次。③对于体温不低于 39 ℃，或合并肺部感染，以及少数具有重症倾向的患儿，给予炎琥宁注射液静脉滴注，每日 1 次。

甄薇等[4]治疗手足口病 120 例：湿热外受型，予银翘散合六一散加减；湿热蕴结型，予清热泻脾散加减。有效率达 100%。

宋玉清等[5]用清热化湿透疹汤预防重症手足口病 120 例，缩短疗程，对防止手足口病转变为重症、重型及危重型具有显著效果。

郑少梅[6]给予利巴韦林静脉滴注治疗手足口病，并支持对症治疗，在西医治疗基础上给予苓桂术甘汤为主方治疗：茯苓 6 ~ 9 g，桂枝 3 ~ 6 g，白术 6 ~ 9 g，炙甘草 9 ~ 12 g。发热者，加金银花 6 ~ 9 g，连翘 6 ~ 9 g，升麻 3 ~ 6 g，葛根 6 ~ 9 g；流涕、咳嗽，有表证者，加荆芥 3 ~ 6 g，防风 6 ~ 9 g；疱疹较多者，加薏苡仁 6 ~ 9 g，苍术 6 ~ 9 g；湿毒盛者，则用白花蛇舌草 3 ~ 6 g，地肤子 3 ~ 6 g，白鲜皮 6 ~ 9 g，以清热解毒，燥湿清利止痒。水煎 2 次，共取液汁 150 mL，早中晚分 3 次服用，每日 1 剂。口腔疼痛明显，拒食、拒乳者，加冰硼散外涂口腔。

林丹薇等[7]给予自拟银翘解毒方治疗手足口病，方药组成：金银花 6 ~ 12 g，连翘 6 ~ 9 g，广藿香 6 ~ 9 g，薏苡仁 10 ~ 15 g，佩兰 6 ~ 9 g，牛蒡子 6 ~ 9 g，板蓝根 6 ~ 9 g，竹叶 6 ~ 9 g，芦根 6 ~ 9 g，苍术 6 ~ 9 g，甘草 3 ~ 6 g。总有效率达 96.67%。

参考文献：

[1]潘家华.实用小儿手足口病诊疗指南[M].合肥:安徽科学技术出版社,2010.

[2]王纪文.肠道病毒 EV71 型感染与相关儿科知识[M].济南:山东大学出版社,2011.

[3]王东雁,丁俊,高妍,等.中医三联法治疗小儿手足口病[J].中医研究,2013,26(5):24 – 27.

[4]甄薇,常冬梅,王笑楠,等.中医辨证治疗儿童手足口病 120 例[J].中国民间疗法,2010,18(6):36 – 37.

[5]宋玉清,丘明建.清热化湿透疹汤预防重症手足口病 120 例[J].中国民间疗法,2012,20(8):45 – 46.

[6]郑少梅.苓桂术甘汤加味治疗小儿手足口病 36 例[J].内蒙古中医药,2013,10:14 – 15.

[7]林丹薇,周琳,刘嘉萍.银翘解毒方治疗儿童普通型手足口病 60 例临床观察[J].新中医,2013,45(12):108 – 110.

第六节　甲型、戊型病毒性肝炎

【现代医学描述】甲型病毒性肝炎（viral hepatitis A,简称甲肝）和戊型病毒性肝炎（viral hepatitis E,简称戊肝）分别是由甲肝病毒和戊肝病毒引起的,以肝脏损害为主的一组全身性传染病。甲肝病毒属于微小RNA病毒科嗜肝RNA病毒属,是一种直径为27～32 nm大小的20面体对称颗粒,衣壳表面有壳粒,无包膜,核心为单正链RNA,仅有1个血清型。戊肝病毒属杯状病毒科,为圆球状颗粒,直径27～34 nm,无包膜,核心为单正链RNA。

甲肝病人和隐性感染者是甲肝的主要传染源。甲肝患者在起病前2周和起病后1周从粪便中排出病毒最多,传染性最强。本病主要通过粪-口途径传播,粪便污染饮用水源、食物、玩具等可引起流行。水源或食物污染可致暴发流行。日常生活接触多为散发性发病,经血液传播的可能性很小,但有报道。经尿液传播尚无证据,未证实可经蚊蝇叮咬传播。甲肝抗体阴性者普遍易感,儿童及青少年多见。主要表现为急性肝炎,分为急性黄疸型病毒性肝炎及急性无黄疸型病毒性肝炎。典型急性黄疸型病毒性肝炎表现为起病急,早期有畏寒,发热,全身乏力,食欲不振,厌油,恶心,呕吐,腹痛,肝区痛,腹泻,尿色逐渐加深渐呈浓茶色。随着病程进展,上诉自觉症状减轻,发热减退,但尿色继续加深,眼睛巩膜、皮肤出现黄染,约于2周达高峰,可伴有大便颜色变浅,皮肤瘙痒,肝肿大、有压痛及叩击痛,部分患者脾肿大。以上症状可持续2～6周,期间肝功能检查谷丙转氨酶和胆红素升高。到恢复期黄疸逐渐消退,症状减轻至消失,肝脾回缩,肝功能逐渐恢复正常。总病程约1～2个月。急性无黄疸型病毒性肝炎除无黄疸外,其他临床表现与急性黄疸型病毒性肝炎相似。

戊肝的传染源是患者和隐性感染者,患者于潜伏期末和急性早期传染性最强,病毒随感染者粪便排出,污染水源、食物、餐具等。主要通过粪-口途径传播。任何年龄组均可感染戊肝病毒,但青壮年发病率高,儿童和老人发病率较低。戊肝的临床表现与甲肝相似,但黄疸前期持续时间较长,黄疸较深,病情较重。

孕妇感染甲肝病毒或戊肝病毒后,病情较为严重,尤其是妊娠晚期的孕妇,易发展为暴发型肝炎。此外,HBsAg携带者重叠感染戊肝病毒后病情也较重。对甲肝和戊肝目前均无特效药,治疗原则以足够的休息、营养为主,辅以药物对症治疗及恢复肝功能治疗,避免饮酒、过劳和损害肝脏的药物。重症肝炎患者应绝对卧床休息,密切观察病情,尽可能减少食物中的蛋白质,以控制肠内氨的来源。

要预防甲肝、戊肝的发生,必须做好传染源的隔离和管理,搞好卫生措施,切断传播途径。普遍接种甲肝疫苗是降低甲肝发病率的重要措施,甲肝减毒活疫苗具有价格低廉、使用方便、免疫力持久等特点,是我国预防和控制甲肝的主要手段。戊肝基因工程疫苗已于近年完成三期临床试验批准上市,将有效控制戊肝病毒的流行[1-2]。

【中医学认识】病毒性肝炎具有传染性强、传播途径复杂、流行面广泛、发病率较高等特点,根据其临床表现,可将其归属于中医学的胁痛、黄疸等范畴。在中医学史籍中,大量的文献有类似本病的记载,如《内经》中即有"湿热相交,民病疸也"的记载,论述了黄疸型病毒性肝炎的基本特征:"溺黄赤安卧者,曰黄疸。""目黄者,曰黄疸。""身痛,面色微黄,齿垢黄,爪甲上黄,黄疸也,安卧,小便黄赤,脉小而涩者不嗜食。"对于无黄疸型病毒性肝炎,多见于胁痛篇。如《内经·脏气法时论》载:"肝病者,两胁下病引少腹,令人善怒。"《内经·刺热篇》谓:"肝热病者,小便先黄,腹痛,多卧,身热,热争则狂言及惊,胁满痛,手足躁,不得安卧。"《内经·五邪》云:"邪在肝则两胁中痛。"汉代张仲景在其《伤寒论》中载:"得病六七日,不得食,两胁下满痛,面目及身黄。""伤寒发汗已,身目发黄,所以然者,以寒湿在里,不解故也。"又云:"伤寒七八日,身黄如橘子色,小便不利,腹微满……"《金匮要略》中云:"肾劳而热为女劳疸,湿热伤脾,而为谷疸。""黄家所得,从湿得之。"对伤寒发黄及内伤发黄作了高度概括。晋代葛洪的《肘后备急方》中有"令溺白纸,纸即如檗染者"的记载,创立了黄疸病原始的诊断方法。隋唐以后,对此病的分类、传染性、诊断及临床特点有了更进一步的认识。隋代巢元方的《诸病源候论》谓:"因为热毒所加,故卒然发黄,心满气喘,命在顷刻,故云急黄。"对"急黄"的成因、证候特点,以及病情的危急性和不良预后有了充分的认识。唐代孙思邈的《备急千金要方》谓:"凡遇时行热病,多必内瘀发黄。"对黄疸具有传染性已有所认识。后代医家对本病亦作了详细分类,如急性病毒性肝炎属"肝热病",慢性病毒性肝炎属于"肝著",重型肝炎属"肝瘟"。宋代的《圣济总录·黄疸门》将黄疸分为九疸三十六黄,韩祇和著《伤寒微旨论》,除论述了黄疸的"阳证"外,还特设《阴黄证篇》。清代沈金鳌的《沈氏尊生书》载:"天行疫疠以至发黄者,俗谓之瘟黄,杀人最急。"记述了某些黄疸的传染性以及病情的严重性。汉代张仲景的《金匮要略》提出了"见肝之病,知肝传脾,当先实脾"的治疗原则,从而阐明了肝病出现纳呆、恶心、腹胀、便秘等脾胃症状的原因所在,对于今天的临床实践,仍有重要的指导意义。

一、病因病机

历代医家对本病病因病机的论述颇多,如《伤寒论·阳明病》曰:"阳明病,发热、汗出者,此为热越,不能发黄也……瘀热在里,身必发黄。"明代张景岳的《景岳全书》曰:"盖胆伤则气败而胆液泄,故为此证。"初步认识到黄疸的发生与胆汁外泄有关,从病理生理上叙述了黄疸的发生。明代龚延贤的《寿世保元》谓:"夫胁痛者……亦当视内外所感之邪而治之。若因怒气伤触,悲哀气急,饮食过度,冷热失调,颠仆伤形,或痰积流注于胁,与血相搏,皆能为痛,此内因也;耳聋胁痛,风寒所袭而为胁痛者,此外因也。"清代叶天士的《临证指南医案》指出:"阳黄之作,湿从热化,瘀热在里,胆热液泄,与胃之浊气并存,上不得越,下不得泄,熏蒸抑郁……身目俱黄,溺色为之变,黄如橘子色。阴黄之作,湿从寒化,脾阳不能化湿,胆液为湿所阻,渍于脾,浸润于肌肉,溢于皮肤,色如熏黄。"认为黄疸病机为湿热熏蒸肝胆,或寒湿阻遏,胆汁外泄所致。清代张璐的《张氏医通》载:"诸黄虽多湿热,然经脉久病,不无瘀血阻滞也。"丰富了瘀血所致黄疸的病因病机。

中医认为本病多由正气不足,湿热疫毒外侵,肝胆脾胃郁滞,湿热熏蒸肝胆而发病。湿热之邪出内达外,邪透于表,则外现寒热;湿热阻滞中焦,困阻脾胃,运化失常,则出现纳呆腹胀;胃失和降则恶心、呕吐;肝胆受邪,疏泄条达失常,气机因而滞塞,络脉因而痹阻,引起胸胁胀痛;湿热蕴结,熏蒸肝胆,胆汁不循常道而外溢,则发为黄疸;若湿热疫毒侵袭中焦,蕴阻肝胆,或因劳倦、饮酒等使正气不支,或感受之湿热疫毒邪气甚烈,经中焦直犯肝脏,致肝脏严重受损,疫毒浸淫,毒热内陷营血,化火化毒,而见高热、烦躁、肌肤斑疹,或吐血、衄血、便血;蒙闭心包则见神昏、谵语,引动肝风则抽搐。中医称此为"急黄",证候危重。此时,湿热弥漫三焦,胆汁随湿热之熏蒸而外泄,脾胃因疫毒之侵害而运化停滞,升降反作,肝失疏泄,热毒内逼,血溢脉外,肝风妄动,神明失主,故常有深度黄疸、发热、震颤、神昏等表现,最后可致气虚血脱,阴阳离绝。若肝病未及时治愈,病情迁延,邪气留着不去而损伤肝脏功能。肝之气机郁滞,久则入络而血行瘀阻;湿浊困遏阳气,热邪或郁火耗损阴血,并导致肝、胆、脾、胃、心、肾等多脏器功能失调,形成气滞、血瘀、湿阻、热郁、气阴亏虚等复杂证候。若湿热化燥则耗伤肝阴,或长期过用苦寒、燥湿之剂则使肝阴被耗。因肝肾同源,病久则及肾,致肾阴虚。若肝郁脾湿而脾阳不足,亦可成脾肾阳虚。脾为气血生化之源,脾虚日久则气血两虚,气虚不能行血,加之肝郁气滞,则血行瘀滞而致血瘀。若血瘀日久,则瘀结凝聚而成痞块。若气滞血瘀,水停腹中形成鼓胀,则缠绵难愈。病毒性肝炎主要的病变脏腑是脾、胃、肝、胆,主要病理变化是湿热、寒湿、疫毒导致脾胃肝胆的功能失调或亏虚,及其产生的气滞、血瘀、胆郁及胆溢。病变常由气及血,由实转虚,多为脾胃累及肝胆。病毒性肝炎在急性阶段以湿热最多见,病理特点以邪实为主;在慢性阶段多湿热未尽,深伏血分,病理有虚有实,多虚实并见。急性阶段损害的脏腑主要是脾、胃、肝、胆,慢性阶段损害的脏腑主要是肝、脾、肾。在病毒性肝炎的病程中,湿热可随人的体质从化,或从阳化热,进而伤阴;或从阴化寒,进而寒湿中阻或阳受其损。热化者可发为阳黄,寒化者可发为阴黄。湿热或寒湿之邪,阻滞气机,或肝失疏泄,肝郁气滞,血行不畅,导致血瘀于肝,形成胁下积块。血瘀又致胆液内郁,使胆液不循常道,随血泛溢,外溢肌肤,又可形成黄疸。

二、证候特征

本病可见身目俱黄,或黄色鲜明如橘皮色,或黄色晦暗如烟熏。患者口干口苦,恶心厌油,胁腹胀满,头身沉重,身倦乏力,便结或便溏,小便短赤,食欲不振,恶心嗳气,烦躁易怒,时时太息等。

三、诊　断

1. 诊断依据

有肝炎接触史或饮食不洁史,最近出现食欲减退,恶心厌油,乏力,巩膜黄染,尿色深黄,肝脏肿大,肝区痛等,不能除外其他疾病者,病原学或血清学检测的阳性结果有助于确定诊断。

2. 鉴别诊断

(1)溶血性黄疸。发病前有服用某些药物或感染等诱因,常有红细胞本身的缺陷。表现为贫血、腰痛、发热及酱油样小便,有颜面苍白、黄疸、肝脾肿大,黄疸与贫血成正比。有血红蛋白尿,网织红细胞增多。黄疸大多较轻,血清胆红素一般不大于 85 μmol/L,以间接胆红素为主。

(2)药物性肝炎。黄疸出现前有应用能够损伤肝脏的药物史,表现为肝肿大与压痛,黄疸,肝功能损害,但无病毒性肝炎前期症状,肝炎病毒标志物阴性,消化道症状不如病毒性肝炎明显,停药后肝功能可明显好转或完全恢复。

(3)肝外梗阻性黄疸。肝肿大较常见,胆囊肿大常见,肝功能损害轻,以直接胆红素为主,有原发病的症状、体征,如胆绞痛、放射性右肩痛、寒战高热、胆囊触痛征阳性、腹内肿块等,化验示碱性磷酸酶、胆固醇显著升高,X 线及 B 超检查可发现结石症、肝内外胆管扩张等。

(4)传染性单核细胞增多症(儿童)。以发热、显著咽峡炎、表浅淋巴结肿大、皮疹、肝脾肿大为主要表现,而黄疸及消化道症状较轻,持续时间较短。外周血白细胞数增高,且淋巴细胞显著增高(异型淋巴细胞高于 10%),抗 EB 病毒抗体阳性。

四、辨证论治

病毒性肝炎一般属于中医学中黄疸、胁痛、积聚、虚损等病证的范畴,其治疗应以辨病与辨证相结合,在确定诊断的基础上辨证论治。

(一)分证论治

1. 急性病毒性肝炎

(1)湿热蕴结,热重于湿。

【证候】身目俱黄,黄色鲜明如橘子色,口干口苦,恶心厌油,胁腹胀满,便结或便溏,小便短赤,舌质红,苔黄腻,脉弦或弦实。

【治法】清热利湿,解毒散结。

【方药】茵陈蒿汤或栀子柏皮汤加减:茵陈 30 g(后下),金钱草 15 g,赤芍 15 g,薏苡仁 15 g,栀子 10 g,大黄 10 g,黄柏 10 g,连翘 10 g,茯苓 10 g,甘草 6 g。若呕恶明显者,加竹茹 10 g,法半夏 10 g。不思饮食者,加生麦芽10 g,鸡内金10 g。胁痛明显者,加川楝子12 g,泽兰12 g。寒热往来者,加柴胡10 g,黄芩10 g。皮肤瘙痒者,加苦参10 g,白鲜皮10 g。若湿热并重者,可选用甘露消毒丹加减治疗。

(2)湿热蕴结,湿重于热。

【证候】身目俱黄,面色晦暗不鲜明,头身沉重,身倦乏力,胸胁痞满,食少便溏,舌苔厚腻微黄,脉弦缓或濡缓。

【治法】利湿化浊,清热退黄。

【方药】茵陈五苓散加减:茵陈30 g(后下),薏苡仁15 g,茯苓15 g,丹参15 g,猪苓10 g,白术10 g,泽泻10 g,藿香10 g,郁金10 g。若胁痛明显者,加柴胡10 g,川楝子10 g。呕恶者,加法半夏10 g,陈皮10 g。腹胀纳呆者,加枳壳12 g,生谷芽12 g,生麦芽12 g。

(3)寒湿困脾。

【证候】身目发黄,面色晦暗,脘闷腹胀,食少便溏,小便自利,形寒肢冷,倦怠乏力,舌质淡,苔白腻或白滑,脉沉无力。

【治法】温化寒湿,利胆退黄。

【方药】茵陈四逆汤加减:茵陈30 g,附片6 g,干姜6 g,甘草6 g,白术10 g,白芍10 g,茯苓20 g,薏苡仁20 g。若腹胀较甚者,加大腹皮10 g,木香6 g。皮肤瘙痒者,加秦艽12 g,地肤子12 g。黄疸消退缓慢者,加丹参15 g,泽兰15 g,虎杖15 g,赤芍30 g。

(4)肝郁气滞。

【证候】胁肋胀痛或隐痛,心烦易怒,善太息,胸闷气短,纳食减少,时有嗳气,舌质稍红,苔薄,脉弦。

【治法】疏肝解郁,活血解毒。

【方药】逍遥散加减:柴胡10 g,枳实10 g,白芍10 g,白术10 g,郁金10 g,当归10 g,赤芍15 g,虎杖15 g,茯苓15 g,生麦芽15 g。若腹胀、矢气、便溏者,加炮姜6 g,煨木香6 g。嗳气频作者,加藿香10 g,代赭石30 g。口苦,脉弦数者,加龙胆草10 g,炒栀子10 g。

(5)肝胃不和。

【证候】胃脘胀满或疼痛,两胁窜痛,乏力,灼心吞酸,嗳气呃逆,纳食减少或呕恶厌食,舌质淡红,苔薄白或薄黄,脉弦滑。

【治法】疏肝解郁,和胃降逆。

【方药】柴胡疏肝散合二陈汤加减:柴胡10 g,川芎10 g,白芍10 g,白术10 g,香附12 g,郁金12 g,茯苓12 g,陈皮12 g,法半夏12 g,炙甘草6 g。若胃脘胀痛牵引两胁者,加川楝子10 g,延胡索10 g。若呕恶厌油甚者,加藿香10 g,竹茹10 g,黄连6 g。

2.慢性病毒性肝炎

(1)肝胆湿热。

【证候】右胁胀痛,脘腹满闷,恶心厌油,身目黄或无黄,小便黄赤,大便黏腻臭秽不爽,舌苔黄腻,脉弦滑数。

【治法】清利湿热,凉血解毒。

【方药】茵陈蒿汤加凉血解毒药:茵陈30 g,赤芍30 g,金钱草30 g,栀子10 g,大黄10 g,郁金10 g,紫草10 g,玄参10 g,半枝莲15 g,板蓝根15 g。若湿偏盛者,加藿香10 g,厚朴10 g,法半夏10 g。热偏重者,加黄芩10 g,龙胆草10 g。时作太息,右胁胀痛甚者,加柴胡10 g,白芍10 g,枳壳10 g,甘草6 g。口苦喜呕者,加竹茹10 g,法半夏10 g,黄芩10 g。

(2)肝郁脾虚。

【证候】胁肋胀满,精神郁抑或烦急,面色萎黄,纳食减少,口淡乏味,脘痞腹胀,大便溏薄,舌淡苔白,脉沉弦。

【治法】疏肝解郁,健脾和中。

【方药】逍遥散或柴芍六君子汤加减:柴胡 10 g,枳实 10 g,白芍 10 g,白术 10 g,炙甘草 10 g,茯苓 15 g,当归 15 g,丹参 15 g。若胁痛明显者,加川楝子 10 g,郁金 10 g。胁痛固定,呈刺痛者,加赤芍 15 g,红花 10 g,延胡索 10 g。脘痞腹胀甚者,加生麦芽 10 g,木瓜 10 g,佛手 10 g,砂仁 6 g。若失眠多梦者,加合欢皮 15 g,酸枣仁 15 g。若气郁化火,口苦、舌红、脉弦数者,加炒山栀 10 g,牡丹皮 10 g。体倦乏力,舌淡脉虚者,加太子参 15 g。

(3)肝肾阴虚。

【证候】胁痛隐隐,劳累尤甚,或有灼热感,头晕耳鸣,两目干涩,口燥咽干,失眠多梦,五心烦热,腰膝酸软,女子经少经闭,舌体红瘦少津,或有裂纹,脉细数无力。

【治法】养血柔肝,滋阴补肾。

【方药】一贯煎或滋水清肝饮加减:生地 20 g,沙参 15 g,枸杞 15 g,虎杖 15 g,麦冬 10 g,当归 10 g,玄参 10 g,川楝子 10 g,牡丹皮 10 g,酸枣仁 10 g,五味子 6 g,甘草 6 g。若胁痛明显者,加郁金 10 g,延胡索 10 g。食欲不振者,加石斛 10 g,鸡内金 10 g。气阴两虚,午后低热者,加黄芪 15 g,制黄精 20 g,鳖甲 20 g,百合 10 g,地骨皮 10 g。阴虚肝火亢盛,面热颧红者,加龙胆草 10 g,山栀 10 g。

(4)脾肾阳虚。

【证候】畏寒喜暖,少腹腰膝冷痛,食少便溏,食谷不化,甚则滑泄失禁,下肢水肿,舌质淡胖,脉沉细无力或沉迟。

【治法】健脾益气,温肾扶阳。

【方药】附子理中汤合五苓散,或四君子汤合金匮肾气丸加减:党参 15 g,黄芪 15 g,茵陈 15 g,制附片 6 g(先煎),干姜 6 g,炙甘草 6 g,丹参 10 g,茯苓 10 g,陈皮 10 g,山药 10 g,猪苓 10 g,泽泻 10 g,白术 10 g。若胸闷脘痞者,加藿香 10 g,白蔻仁 10 g(后下),生麦芽 15 g。腹胀甚者,加厚朴 12 g,郁金 12 g。小便不利者,加车前子 15 g,龙葵 15 g,益母草 10 g。

(5)瘀血阻络。

【证候】面色晦暗,或见赤缕红斑。肝脾肿大,质地较硬。蜘蛛痣,肝掌。女子行经腹痛,经水色暗有块。舌质暗紫有瘀斑,脉沉细涩。

【治法】活血化瘀,散结通络。

【方药】血府逐瘀汤、膈下逐瘀汤或下瘀血汤、鳖甲煎丸等加减:柴胡 10 g,枳壳 10 g,白芍 10 g,当归 10 g,桃仁 10 g,红花 10 g,桔梗 10 g,生地 20 g,丹参 12 g,川芎 12 g,牛膝 12 g。若胁肋刺痛,入夜尤甚,固定不移者,加川楝子 10 g,延胡索 10 g,赤芍 10 g。肝脾肿大明显者,加牡蛎 12 g,夏枯草 10 g,海藻 12 g,鳖甲 20 g(先煎)。兼痰浊者,加法半夏 10 g,藿香 10 g,陈皮 10 g。倦怠乏力,少气懒言者,加党参 20 g,炙黄芪 20 g。血虚寒凝血瘀,见脉细欲绝,手足不温者,加桂枝 6 g,吴萸 6 g,细辛 3 g。

3.瘀胆型肝炎

瘀胆型肝炎多因湿热痰瘀胶着,郁阻血分,肝胆失泄所致。其基本治法以清热利湿,凉血活血,化瘀散瘀,疏肝利胆为主。在参考急性肝炎治疗的基础上可重用赤芍配大黄,或用黛矾散、消矾散等方药。如属阴黄证者,则宜温散寒湿,选用茵陈四逆汤或茵陈术附汤之类。

4.重型肝炎

重型肝炎应早期、综合和多途径给药,如口服、静脉滴注、肌内注射、灌肠、外敷等,以顿挫病势,维护正气,尤应注意采取预防措施,防患于未然。

(1)毒热炽盛。

【证候】高热,随即出现黄疸并迅速加深,烦渴,呕吐频繁,脘腹胀满,大便秘结,尿赤短少,舌边尖红,苔黄糙,脉弦数或洪大。

【治法】清热泄火,凉血解毒。

【方药】茵陈蒿汤合黄连解毒汤加减:茵陈60 g(后下),金钱草30 g,赤芍30 g,栀子10 g,大黄10 g,黄连10 g,黄芩10 g,连翘20 g,板蓝根20 g,虎杖20 g。本型可用茵栀黄注射液静脉滴注。若阳明腑实,高热便秘而嗜睡者,加用大承气汤保留灌肠。气营两燔,大热烦渴,皮肤发斑,齿龈出血者,可用大剂清瘟败毒饮治疗。

(2)热毒内陷。

【证候】高热,随即出现黄疸并迅速加深,衄血便血,皮下瘀斑,脘腹胀满,尿少,烦躁不安,精神恍惚或神昏谵语,舌质红绛,苔少或黄厚,脉弦滑而数。

【治法】清热凉血,解毒宣窍。

【方药】犀角地黄汤合清营汤加减:水牛角60 g(先煎),赤芍30 g,茵陈30 g,牡丹皮15 g,生地15 g,虎杖15 g,丹参15 g,板蓝根15 g,菖蒲10 g,栀子10 g,连翘10 g,大黄10 g,玄参10 g,黄连6 g。若出血重者,加生三七粉10 g冲服,或加用云南白药。尿少尿闭者,加猪苓15 g,滑石15 g,薏苡仁30 g,车前子10 g。抽搐者,加用羚羊角粉10 g吞服。神识昏迷者,加用紫雪丹或安宫牛黄丸,或用醒脑静、清开灵注射液静脉滴注。若见气阴亏竭,时时欲脱之候者,速用生脉注射液或配合大剂西洋参煎汤频服。

(3)湿浊蒙蔽。

【证候】黄疸深重,色暗,神志昏蒙,时明时昧,恶心呕吐,腹部鼓胀,身热不扬,喉中痰鸣,尿黄而少,甚则无尿,舌质暗红,舌苔白腻或淡黄垢浊,脉濡滑。

【治法】化湿泄浊,活血开窍。

【方药】菖蒲郁金汤加减:石菖蒲15 g,郁金15 g,茯苓15 g,泽泻15 g,滑石15 g,茵陈20 g,藿香10 g,竹叶10 g,连翘10 g,山栀10 g,白蔻仁6 g,竹沥6 g,姜汁3 g。若神志昏蒙者,加服至宝丹。呕吐较甚者,加服玉枢丹。腹胀尿少者,加车前子15 g,金钱草15 g,薏苡仁15 g,猪苓15 g。黄疸日久不退或消退缓慢者,加赤芍30 g,丹参15 g,虎杖15 g,田基黄15 g。

(二)其他治疗

1.单方、验方

(1)茵陈30 g,红枣5枚。煎服,每日1剂。适用于治疗及预防甲肝。

(2)茵陈15 g,板蓝根15 g。连服5~7日。可用于预防和治疗急性黄疸型肝炎。

(3)蒲公英15 g,甘草6 g。每日1剂,连服5~7日。用于预防和治疗急性黄疸型肝炎。

(4)鲜马齿苋60 g,甘草6 g。煎服,每日2剂。用于预防肝炎。

(5)化湿清热法(关幼波经验)。方药组成:藿香10 g,佩兰10 g,杏仁10 g,橘红10 g,黄芩10 g,生薏苡仁10 g,蔻仁5 g,牡丹皮10 g,败酱草10 g,茵陈10 g,黄连5 g。共为细末,每次服10 g,儿童减半。功用:化湿清热。适用于甲肝见疲乏、腹胀、苔白腻者。

(6)复肝2号方(关幼波经验)。方药组成:茵陈30 g,车前子15 g,车前草5 g,蒲公英30 g,小蓟30 g,藿香10 g,泽兰15 g,大枣7个,六一散15 g(布包)。水煎服。功用:清热利湿,活血解毒。适用于急性黄疸型肝炎属湿热中阻、瘀热发黄者。

(7)急黄清解方(龚志贤经验)。方药组成:黄连6 g,黄芩12 g,栀子12 g,茵陈30 g,满天星30 g,板蓝根30 g,郁金12 g,大黄6 g,蒲公英30 g,滑石20 g,木通12 g,车前草30 g。水煎服。适用于重型肝炎属热毒内陷者。

(8)醒脑合剂(孙景振经验)。方药组成:茵陈40 g,金钱草40 g,栀子12 g,生大黄20 g,丹参30 g,桃仁12 g,当归15 g,川芎12 g,赤芍15 g,枳实12 g,厚朴12 g,石菖蒲12 g,胆南星12 g,天竺黄12 g,郁金15 g,

玄明粉 12 g(分冲)。每剂煎至 200 mL,每次鼻饲 60~100 mL,每日 4 次;每次加服紫雪散 0.12 g 和安宫牛黄丸半粒,服至神清为止。功用:清热利湿,醒脑开窍。适用于急性重型肝炎之昏迷者,方中茵陈配金钱草明显增强利胆退黄作用。

(9)大黄复方汤剂Ⅲ号(王国申经验)。方药组成:广犀角 15 g,生大黄 9 g(后下),生山栀 9 g,大青叶 30 g,石菖蒲 15 g,郁金 12 g,牡丹皮 9 g,生地 12 g,带心连翘 12 g,茅根 30 g,紫雪散 3 g(分冲)。水煎鼻饲,并用茵栀黄注射液 20 mL,加于糖水静脉滴注,每日 1 次。功用:清热凉血,开窍醒神。适用于亚急性重型肝炎之毒邪入营型。

(10)凉血活血降黄汤(汪承柏经验)。方药组成:赤芍 80~100 g,葛根 30 g,丹参 30 g,茜草 30 g,牡丹皮 15 g,生地 15 g。水煎服。功用:凉血活血,利胆退黄。适用于重度黄疸型肝炎,尤其是慢性重度黄疸型肝炎,属于血瘀血热者。治疗瘀胆型肝炎可去茜草,赤芍改为 60 g。

(11)化瘀退黄方(姜春华经验)。方药组成:生大黄 24 g,桃仁 9 g,地鳖虫 6 g,煨干漆 15 g,三七 15 g,犀角 9 g,赤芍 9 g,金钱草 30 g,大腹皮 15 g,青皮 9 g,木香 9 g,茯苓皮 30 g。水煎服。功用:活血化瘀,行气利湿,佐以凉血。适用于瘀胆型黄疸。

2.中成药

(1)健脾利湿合剂。每次 100 mL,每日 1 次。功用:健脾利湿。主要用于阴黄证。

(2)清热解毒合剂。每次 100 mL,每日 1 次。功用:清热解毒。适用于病毒性肝炎湿热明显者。

(3)益肾软肝合剂。每次 100 mL,每日 1 次。功用:补益肝肾,软肝散结。适用于病毒性肝炎肝肾阴虚者。

(4)抗纤丸。每次 1 丸,每日 1~2 次,口服。适用于病毒性肝炎,延缓其纤维化进展。

(5)利肝丸。每次 18 g,每日 3 次,口服。功用:清热解毒,平肝利胆。

(6)肝特灵。每次 5 粒,每日 3 次,口服。适用于病毒性肝炎。

(注:以上为天津市传染病医院制剂。)

(7)大黄蜜虫丸。每次 4~5 g,每日 3 次,口服。功用:活血化瘀,养阴润燥。适用于血瘀证明显者。

(8)扶正化瘀胶囊。每次 8 g,每日 3 次,口服。功用:益气活血化瘀。适用于正虚血瘀证。

(9)复方鳖甲软肝片。每次 4 片,每日 3 次,口服。功用:滋养肝肾,软坚散结。适用于肝肾阴虚者。

(10)安络化纤丸。每次 6 g,每日 3 次,口服。功用:活血化瘀,软坚散结。适用于慢性肝炎肝硬化者。

五、调摄防护

1.患者和病毒携带者的隔离

甲肝、戊肝应自起病日起隔离 3 周。从事饮食、托幼保育、自来水等工作的肝炎患者和病毒携带者,应暂调离原工作岗位。各型肝炎患者及病毒携带者严禁献血,有肝炎病史及肝功能异常者亦不能献血,健康人献血前应按规定进行健康检查。

2.切断传播途径

(1)加强肝炎防治知识的普及,搞好环境卫生、个人卫生,加强水源管理和粪便管理,做好饮水消毒和食品卫生管理工作。

(2)加强托幼单位和服务行业的卫生管理。严格执行食具、用具消毒制度;儿童实行"一人一巾一杯"制;公用茶具、面巾、理发用具应按规定进行消毒处理。

(3)防止医源性传播。加强血源管理,保证血液、血制品及生物制品的安全生产与供应。医疗及预防用的注射器实行"一人一针一管"制。各种医疗器械、病人用具应实行"一人一用一消毒"制。对带脓、血、分泌物及其污染物品必须严格消毒处理。防止在血液透析、脏器移植时感染肝炎病毒。

3. 保护易感人群

(1)主动免疫。适用于任何血清中 HBsAg 或抗 - HBs 阴性的人。HBsAg 阳性的母亲分娩的新生儿为重点接种对象。

(2)被动免疫。对近期与甲肝患者有密切接触的易感儿童及 HBsAg 阳性的母亲分娩的新生儿,可选用高效价乙肝免疫球蛋白进行肌内注射,常与乙肝疫苗联合应用。

4. 预后

甲肝、戊肝患者,大多数在 3 个月内恢复健康,不转变为慢性。瘀胆型肝炎患者病程较长,重型肝炎患者预后较差,病死率高。有少数患者转变成慢性肝炎,其中绝大部分为慢性迁延性肝炎。多数慢性迁延性肝炎患者预后良好,不易转变为肝硬化,极少数患者可转为慢性活动性肝炎。重型肝炎预后不良,易发展为坏死性肝硬化,病死率较高。年龄较小、及时休息治疗和无并发症者预后较好。慢性活动性肝炎易发展为门脉性肝硬化,瘀胆型肝炎则可演变为胆汁性肝硬化。少数慢性肝炎和肝硬化患者可发生原发性肝细胞癌。

六、古籍论述

《金匮要略》:"谷疸之为病,寒热不食,食即头眩,心胸不安,久久发黄为谷疸,茵陈蒿汤主之。""湿热两盛者,以茵陈蒿汤清热利湿,兼通腑实。""黄疸病,茵陈五苓散主之。""湿重于热者,以茵陈五苓散利湿清热。""酒黄疸,心中懊侬或热痛,栀子大黄汤主之。""男子黄,小便自利,当与虚劳小建中汤。"

七、专方专药

张自发治疗急性黄疸型肝炎[3]:①热重于湿型。方用茵陈蒿汤加减:茵陈 30 g,栀子 10 g,大黄 8 g,板蓝根 30 g,赤芍 30 g,金钱草 30 g,黄芩 10 g,竹茹 6 g,半夏 10 g,陈皮 10 g,郁金 10 g,生甘草 15 g。②湿重于热型。方用茵陈五苓散:茵陈 30 g,白术 10 g,泽泻 12 g,茯苓 15 g,土茯苓 20 g,八月扎 20 g,鸡内金 6 g,郁金 6 g,金钱草 30 g,海金沙 10 g,丹参 30 g,白蔻仁 10 g,大青叶 30 g,生甘草 12 g。③湿热并重。方用茵陈蒿汤合四苓散加减:茵陈 30 g,栀子 10 g,大黄 8 g,白术 10 g,泽泻 12 g,茯苓 15 g,土茯苓 20 g,八月扎 20 g,板蓝根 30 g ,赤芍 30 g,白蔻仁 10 g,陈皮 12 g,生甘草 12 g。

傣医康朗香治疗肝炎基本方[4]:十大功劳 30 g,定心藤 30 g,台乌 5 g,竹叶兰 10 g,黄金竹 10 g,小黄散 15 g,大黄藤 20 g,香茅草 10 g,野芦谷根 10 g。总有效率为 86%。

黄绪平等[5]自拟茵陈加味汤治疗甲肝,有效率为 88.9%。方药组成:茵陈 30 g,金钱草 20 g,栀子 10 g,大黄 10 g,赤芍 20 g,焦山楂 20 g,神曲 20 g,焦白术 20 g,茯苓 20 g,山药 20 g,鸡内金 20 g,白蔻仁 10 g,陈皮 10 g,厚朴 10 g,甘草 10 g。14 ~ 18 岁的患者,药量减半。

郭玉刚等[6]以白茅根汤为主治疗甲肝。白茅根汤方药组成:白茅根 20 ~ 30 g,丹参 20 ~ 30 g,柴胡 10 ~ 15 g,薏苡仁 10 ~ 15 g,杏仁 6 g,郁金 10 g,赤芍 10 g,炒枳壳 10 g,大黄炭 10 g,车前草 20 g(或车前子 12 g)。

俞文军[7]自拟茵陈四金汤治疗急性戊肝 50 例取得满意疗效。方药组成:茵陈 30 g,虎杖 30 g,金钱草 30 g,郁金 10 g,赤芍 10 g,炙鸡内金 10 g,丹参 15 g,金银花 15 g,茯苓 15 g,甘草 5 g。

张奉海等[8]自拟赤白汤治疗戊肝。基本方:赤芍 45 g,白芍 20 g,白术 18 g,大黄 15 g,丹参 20 g,茵陈 20 g,生山楂 20 g。小儿药量酌减。

陈卫平[9]自拟戊肝合剂治疗散发性戊肝 50 例,治愈 42 例。方药组成:茵陈 15 g,秦艽 15 g,败酱草 15 g,郁金 15 g,赤芍 15 g,生薏苡仁 15 g,猪苓 15 g,车前子 15 g(包煎),焦山楂 15 g,焦神曲 15 g,黄芩 10 g,生山栀 10 g,牡丹皮 10 g,柴胡 5 g,玄明粉 6 g(分 2 次冲服)。每日 1 剂,加水煎 2 次混匀后,上午、下午各服 1 次。

参考文献：

[1]戚中田.医学微生物学[M].北京:科学出版社,2009.

[2]宋诗铎.传染病学[M].北京:北京大学医学出版社,2010.

[3]杨磊.张自发治疗病毒性肝炎经验[J].现代中西医结合杂志,2009,18(36):4553－4554.

[4]岩罕金,罕华珍.康朗香导师治疗肝炎病经验[J].中国民族医药杂志,2010,6(6):6－7.

[5]黄绪平,王漫丽,刘伟.自拟茵陈加味汤治疗甲型肝炎36例[J].实用中医内科杂志,2007,21(10):34－35.

[6]郭玉刚,刘美凤.白茅根汤治疗甲型肝炎200例[J].新中医,1996,5:47－48.

[7]俞文军.茵陈四金汤治疗急性戊型肝炎50例[J].新中医,2001,33(11):58－59.

[8]张奉海,张世强,刘永辉.自拟赤白汤治疗戊型肝炎52例分析[J].实用中医内科杂志,2003,17(2):115.

[9]陈卫平.自拟戊肝合剂治疗散发性戊型病毒性肝炎50例[J].辽宁中医学院学报,2002,4(4):275－276.

第三章　经血、性及接触传染疫病

经血、性及接触传染疫病指主要通过血液、性接触及间接接触传播的一组传染性疾病。此类疾病不仅为病原体侵犯局部发病,有的甚至可以通过血液播散侵犯全身各重要组织和器官,部分病种已成为世界性的严重社会问题和公共卫生问题。

本章节主要涉及淋病、麻风病、破伤风、梅毒、滴虫病、艾滋病及乙型、丙型、丁型病毒性肝炎 7 大类疾病,分别因感染淋病奈瑟菌、麻风分枝杆菌、破伤风梭状芽孢杆菌、梅毒螺旋体、毛滴虫、人类免疫缺陷病毒(HIV)及乙肝病毒、丙肝病毒、丁肝病毒等病原体而发病。《中华人民共和国传染病防治法》将艾滋病、病毒性肝炎、小儿破伤风、淋病、梅毒列入乙类传染病,麻风病列入丙类传染病。淋病、梅毒、滴虫病、艾滋病主要通过性接触传染。麻风病主要通过飞沫传播,生活密切接触、文身等也可以传播。破伤风发病首要因素是有创伤,可由病原体芽孢污染的土壤传播。乙型、丙型、丁型病毒性肝炎传播途径有血液传播、母婴传播、性接触传播和日常生活接触传播等。中医学中淋浊、疠风、破伤风、霉疮、阴痒、疫毒、黄疸等病证中对上述疾病有相关或类似的记载。

第一节　淋病

【现代医学描述】淋病(gonorrhea)是由淋病奈瑟菌引起的泌尿生殖系统感染性疾病,是一种常见的性传播疾病。人是淋病奈瑟菌唯一的天然宿主。淋病奈瑟菌较为娇嫩,宜在潮湿、温暖、中性偏碱、含一定二氧化碳的条件下生长,对外界环境的抵抗力很低,尤其在干燥和高温环境中很快即可死亡。淋病是目前世界上发病人数较多的性传播疾病,人群普遍易感。无症状带菌者和轻症淋病患者是重要的传染源。可发生于任何年龄,但以 20～30 岁为多,男性高于女性。不洁性接触是本病的主要感染途径,也可通过被污染的用品间接感染。母婴传播包括淋病奈瑟菌由宫颈上行引起流产、早产,新生儿经过患病母亲产道时有发生眼结膜感染的可能性。淋病奈瑟菌的原发性感染部位为男女性尿道或女性子宫颈,引起泌尿生殖道的化脓性炎症。男性淋病主要表现为急性或慢性尿道炎,可出现尿道口红肿、发痒、轻微刺痛、分泌物增多或者尿频、尿急、尿痛、排尿困难等急性尿道炎症状。女性淋病主要表现为外阴刺痒和烧灼感,脓性分泌物增多,有时也会出现尿道炎的症状。感染还可从男性尿道传播至睾丸、附睾和前列腺,或从女性宫颈传播至输卵管、卵巢及腹膜,可损害生殖系统和全身其他器官,或引起泌尿生殖道的慢性炎症,从而导致不孕不育。淋病奈瑟菌经血液传播可导致播散性感染。自从对淋病实施有效治疗以来,淋病奈瑟菌已经在3个方面发生了重要改变,即对抗生素的敏感性降低、引起的症状减少、潜伏期延长,因此诊断和治疗都较为困难。目前淋病奈瑟菌培养是诊断淋病的重要证据。青霉素原本是该病的首选药物,但由于现在淋病奈瑟菌对青霉素的耐药性较为普遍,因此常与丙磺舒联合使用。另外,在患病后及早就医、规范就医是根治淋病及避免复发的关键。

【中医学认识】淋病,中医称之为淋浊、精浊、白浊等,命名较准确的当首推张锡纯的《医学衷中参西录》记载的花柳毒淋,简称毒淋。"花柳"一词,源于李白"昔在长安醉花柳"诗句,花柳代指娼妓,因此而染病为"花柳病"。"花柳毒淋"表明了此病与性淫乱有关,为淫毒致病,用"淋"字表示症状。较早载男子毒淋典型症状的为明代王肯堂的《证治准绳》。《证治准绳·赤白浊》载:"今患浊者,虽便时茎中如刀割火灼,而溺自清,惟窍端时有秽物,如疮脓、目眵,淋漓不断,初与便溺不相混淆。"可以说明这种病是在16世纪中期开始传入我国的,而认为《内经》中就有相关记载的认识,是由于毒淋与中医淋、淋浊概念不清所致。毒淋虽属淋、淋浊的范畴,但其为一种性传播疾病,而中医淋证诸候只包括了泌尿系统的尿液异常、排尿不适的淋浊证,二者有本质的区别,故而应该认为毒淋仅是淋浊证中的一特殊病种。本病多因房事不洁,直接或间接感受疫疠秽浊之邪,致湿热内生,湿热毒邪搏结侵犯下焦,流注于膀胱,熏灼尿道,使膀胱气化失司,水道不利;或因湿热毒邪与秽浊邪气互结,导致肝郁气滞,郁而化火,下侵膀胱,气化不行而为淋;或肝郁化火,日久灼伤阴液,阴虚火旺,亦可导致膀胱气化失常而为病。

一、病因病机

本病由酒色过度,内蕴湿热,外染淫毒,以致湿热毒邪下注,影响膀胱气化,发为淋病。

1. 感染湿热淫毒

酒色过度,酿生湿热,流注下焦,又外染娼家秽毒,或接触淫毒之邪污染之器具,致湿热淫毒之邪侵入前阴,阻于尿道、精道、膀胱、精室等,甚者累及全身。湿热淫毒蕴结,气血运行不畅,气化失司,热蒸于精,热腐于肉,而致尿道口红肿溢脓及尿急、尿痛诸症。

2. 阴虚毒恋

房劳淫欲过度,久伤肾阴,阴虚生热,加之娼家秽毒留恋不去,滞于尿管,归于膀胱,而化热生湿。肾虚不能分清泌浊,亦致湿热内生。湿热蕴积下焦,膀胱气化不利,故小水下涩,肾虚则小便数,数而且涩,故淋沥不宣。湿热黏滞,加以淫毒煎熬,故窍端出脓浊分泌物。湿热伤及气分,故似白浊,或伤及血分,又可见赤浊之表现。

二、证候特征

中医理论认为毒淋是淫毒之邪(含淋病奈瑟菌的分泌物)从阴器传染所致,病位为下焦,"毒先中于精室之中",但又不是单纯的局部病变,而是与脏腑经络有密切关系的全身病变。尤其是慢性期内,机体脏腑经络的功能失调较为明显。因足厥阴肝经"入毛中,过阴器,抵少腹,其别络循经上睾,结于茎",足少阴肾经"贯脊属肾,络膀胱",故肝、肾为最先受到影响的脏腑。淫毒之邪有湿的性质,还有秽毒的特点。湿热淫毒浸淫下焦,日久延为慢性毒淋时,淫毒留恋不去,由络及经,由腑及脏,正气受损日趋明显,肾气亏损的虚实相兼之证,缠绵难愈,遇劳、酗酒复发。

三、诊断

1. 诊断依据

毒淋初起易于诊断,本病多因房事不洁,一旦延为慢性时,诊断必须借助于现代医学手段。因其特殊的传染方式和途径,诊断此病当以病史为重要前提,利用现代医学手段查出病原体是诊断该病的重要佐证。

2. 鉴别诊断

(1)非淋菌性尿道炎。主要由沙眼衣原体和分解尿素支原体感染所引起。其潜伏期较长,尿道炎症较轻,尿道分泌物少。分泌物查不到淋病奈瑟菌,可做衣原体、支原体检测。

(2)软下疳。有不洁性交史,由 Ducey 链杆菌感染引起。其潜伏期短,发病急,炎症明显,外生殖器有多个痛性溃疡,表面有脓性分泌物,尿道口红肿、剧痛。分泌物涂片可见革兰阴性短棒状链杆菌。

(3)非特异性尿道炎。有明显的发病诱因,如导尿或留置导尿管,以及泌尿生殖道或邻近脏器炎症等。分泌物检查可见革兰阳性或阴性细菌。

四、辨证论治

(一)分证论治

(1)湿热毒蕴(急性淋病)。

【证候】尿道口红肿,尿急,尿频,尿痛,淋沥不止,尿液混浊如脂,尿道口溢脓,严重者尿道黏膜水肿,附近淋巴结红肿疼痛。女性宫颈充血、触痛,并有脓性分泌物,可有前庭大腺红肿热痛等。可有发热等全身症状。舌红,苔黄腻,脉滑数。

【治法】清热利湿,解毒化浊。

【方药】龙胆泻肝汤酌加土茯苓、大血藤、萆薢等。热毒入络者,合清营汤加减。

(2)阴虚毒恋(慢性淋病)。

【证候】小便不畅、短涩、淋沥不尽,腰酸腿软,五心烦热,酒后或疲劳易发,食少纳差,女性带下多,舌红,苔少,脉细数。

【治法】滋阴降火,利湿祛浊。

【方药】知柏地黄丸酌加土茯苓、萆薢等。

(二)其他治疗

1. 外治法

土茯苓 30 g,地肤子 30 g,苦参 30 g,芒硝 30 g。煎水外洗局部,每日 3 次。

2. 饮食疗法

(1)莲子 60 g(去心),生甘草 10 g。用水煎至莲子熟烂,加入冰糖适量,吃莲子,喝汤。

(2)大黄 3 g(研末),鸡蛋 1 个。鸡蛋挖 1 个小孔,放入药末,以湿纸封口蒸熟服。每日 1 次。

(3)萝卜 1500 g。萝卜洗净,去皮,切片,用蜂蜜适量浸泡 10 min,放在瓦上焙干,再浸再焙(不要焙焦),连续 3 遍。每次嚼服数片,盐水送服,每日 4～5 次。

3.西医治疗

（1）普鲁卡因青霉素 G480 万单位,1 次肌内注射;氨苄西林 3.5 g,1 次口服或肌内注射,并加服丙磺舒 1.0 g。

（2）诺氟沙星 800 mg,1 次口服,或每日 2 次;氧氟沙星 400 mg,1 次口服,或每日 2 次,共服 10 日。

（3）壮观霉素 2 g,1 次肌内注射;或头孢三嗪 250 mg,1 次肌内注射。急性期且为初次感染者,给药1~2 次即可,慢性者应给药 7 日以上。或选用复方新诺明、四环素、强力霉素等口服,连续用药 7 日。

五、调摄防护

（1）饮食清淡。急性发作期宜食粳米稀饭、面条、银耳汤、绿豆汤,以及清热解毒的水果、蔬菜等富含蛋白质、维生素的食物。病情稳定后宜食蛋糕、馄饨、水饺、牛奶、豆浆、鸡蛋、猪瘦肉、虾仁、新鲜蔬菜、水果等。可甜咸相间,少量多次。尚应多饮水,以促进毒素排泄。

（2）禁忌辛辣、刺激性食物,如辣椒、胡椒、生姜、大葱、芥末、酒、浓茶等。少吃燥热动火食物,如韭菜、榨菜、雪里红、香菜、羊肉等。

（3）杜绝不洁性交,积极治疗性伴侣,及时、足量、规则用药。

六、古籍论述

《扁鹊心书·阴茎出脓》:"此由酒色过度,真气虚耗,故血化为脓,令人渐渐羸瘦,六脉沉细。当每日服金液丹、霹雳汤,外敷百花散。五六日,腹中微痛,大便滑,小便长。忌房事,犯之复作。若灸关元二百壮,则病根去矣。(遗滑淋浊,无不由酒色之过,至于血出,可谓剧矣。又至化血为脓,则肾虚寒而精腐败,非温补不可。更须谨戒,若仍不慎,必致泄气而死。)"

《丹溪心法》:"小便滴沥涩痛者,谓之淋。""浊主湿热、有痰、有虚。""若调摄失宜,思虑不节,嗜欲过度,水火不交,精元失守,由是而为赤白浊之患。"

《证治准绳·杂病·赤白浊》:"浊病在精道……今患浊者,虽便时茎中如刀割火灼,而溺自清,惟窍端时有秽物,如疮脓、目眵,淋漓不断,初与便溺不相混淆。"由此可以说明这种病是在 16 世纪中期开始传入我国的。

《病科全书·花柳病》:"凡审其果自花柳而来,无论如何发起,均名花柳病。内治皆以解毒为先,当用枯草慈姑化毒丸,间服土茯苓膏。"枯草慈姑化毒丸:"夏枯草五两,川贝母、山慈姑、蒲公英、广陈皮、全蝎、枳壳、桔梗、山栀、白芷、半夏、柴胡、金银花各二两,沉香、生甘草、杜胆星各一两。共研末,米糊为丸,如绿豆大,各药切忌火烘。"

《医学衷中参西录·毒淋汤》:"治花柳毒淋,疼痛异常,或兼白浊,或兼溺血。金银花六钱,海金沙三钱,石韦二钱,牛蒡子二钱(炒捣),甘草梢二钱,生杭芍三钱,三七二钱(捣细),鸭蛋子三十粒(去皮)。上药八味,先将三七末、鸭蛋子仁用开水送服,再服余药所煎之汤。此证若兼受风者,可加防风二三钱。若服药数剂后,其疼瘥减,而白浊不除,或更遗精者,可去三七、鸭蛋子,加生龙骨、生牡蛎各五钱……鸭蛋子味至苦,而又善化瘀解毒清热,其能消毒菌之力,全在于此。又以三七之解毒化腐生肌者佐之,以加于寻常治淋药中,是以治此种毒淋。"

七、专方专药

李义昌[1]辨证论治毒淋,共分 5 型:①肝经湿火。治宜清泄肝火,解毒除湿。用龙胆泻肝汤加减。②下焦湿热。治宜清热除湿,通淋化浊。用草薢分清饮(《医学心悟》)加减。③肝脾不调,湿热不清。治宜调理肝脾,清热除湿。用逍遥散加减。④肝肾亏损,湿热未尽。治宜滋养肝肾,清化湿浊。用知柏地黄汤加味。⑤心肾虚损,浊带不禁。治宜滋养心肾,除湿化浊。用清心丸(《医学心悟》)加减。总之,急性毒淋,应以祛邪为主,使用清热除湿、泄火解毒之剂;慢性毒淋,应扶正和除邪结合,扶正以恢复和增强机体的抗病力。

华良才治疗淋病,辨证为湿热下注,火毒炽盛[2]。治疗主要以土茯苓、白花蛇舌草、金银花等药清热解毒,佐以清利湿热,内服外用并举。处方:土茯苓30 g,白花蛇舌草30 g,金银花30 g,连翘15 g,龙胆草15 g,焦栀子10 g,瞿麦10 g,萹蓄10 g,草薢10 g,知母10 g,黄柏10 g,白茅根30 g,竹叶8 g。每剂煎3遍,前2遍早晚分服,第3遍以药液坐浴15~20 min,每日1次。

陈鼎棋[3]随其父在无锡行医时以土茯苓为主治疗淋病,取得满意疗效。处方:土茯苓30 g,黄柏10 g,石韦10 g,草薢10 g,泽泻15 g,车前草1把。水煎服,每日1剂。

杨文等[4]用中药淋消宁治疗淋病后及非淋菌性尿道炎后综合征76例,治愈率为65.7%。淋消宁药物组成:黄芪30 g,山甲12 g,荔核12 g,香附12 g,白术12 g,牡丹皮9 g,白芍12 g,甘草6 g。上药共为细末,过80目筛,入胶囊,每粒0.5 g。每次服6粒,每日3次,温开水送服。

王治林等[5]应用中西医结合治疗急性淋病34例,治愈率为100%。给予西药淋克星片治疗,每日2次,每次5片。配以自拟"克淋汤",处方:黄连10 g,黄柏10 g,木通6 g,海金沙12 g,泽泻10 g,车前草10 g,金钱草50 g,萹蓄15 g。每日1剂,每剂煎2次,共取汁300 mL,早晚分服。

宫会爱[6]用八正散加减治疗急性淋病160例,总有效率为98.75%。处方:木通6 g,车前子30 g,瞿麦15 g,滑石30 g,栀子15 g,大黄10 g,蒲公英30 g,白花蛇舌草30 g,甘草6 g。伴发热恶寒者,加柴胡15 g,黄芩15 g,薏苡仁18 g。水煎取汁500 mL,早晚2次分服,7日为1个疗程。

三黄胶囊能够消除淋病奈瑟菌耐药质粒[7]。该方由大黄、黄柏、黄芩、栀子等药组成,大黄解热通便,黄柏、黄芩清热燥湿、泄火解毒,栀子清热泄火、凉血解毒。研究发现,三黄胶囊作用72 h后,淋病奈瑟菌耐药质粒阴转率达到90%,与服药前相比,差异有统计学意义($P = 0.001$),提示三黄胶囊对淋病奈瑟菌耐药质粒具有消除作用,且随着药物作用时间的延长,消除效果越明显($P = 0.000$)。

杜长湘等[8]采用张锡纯《医学衷中参西录》中的毒淋汤为主治疗慢性淋病50例,总有效率为92%。处方:金银花18 g,石韦10 g,牛蒡子10 g,白芍10 g,甘草梢6 g,三七粉6 g,鸦胆子30粒(去皮)。尿道灼热者,加导赤散10 g。小腹、会阴、睾丸胀痛下坠感明显者,加川楝子10 g,延胡索10 g,荔核10 g。分泌物多者,加蒲公英10 g,败酱草10 g,白花蛇舌草10 g。阴道刺痒者,加白鲜皮10 g,地肤子10 g。遗精、白浊者,去三七、鸦胆子,加生龙骨10 g,生牡蛎10 g,芡实10 g。先将三七粉、鸦胆子用开水送服,再服余药煎液。每日1剂,治疗10日为1个疗程,一般用药1~3个疗程。

陈玲[9]运用四妙汤加味治疗淋病122例,总有效率为95.1%。处方:苍术10 g,黄柏10 g,薏苡仁12 g,牛膝10 g,土茯苓15 g,金银花20 g,车前子10 g(包),木通3 g,草薢10 g,甘草梢10 g。热毒炽盛者,加连翘10 g,败酱草20 g。气滞血瘀者,加牡丹皮10 g,赤芍10 g,益母草20 g。肾阴虚者,加生地10 g,旱莲草10 g。肾阳虚者,加巴戟天10 g,淫羊藿10 g。将以上药物加入500 mL水浸泡30 min,煎30 min取汁300 mL,二煎加水300 mL,煎30 min取汁200 mL,两煎混合,每日1剂,分早晚口服,5日为1个疗程。外洗方:百部10 g,苦参50 g,蛇床子30 g,白鲜皮30 g,地肤子20 g,野菊花20 g。水煎坐浴,臀部浸入水中,用无菌纱布擦洗阴道,每日1剂。

李延培[10]用败酱草治疗淋病,取得较好效果。内服法:败酱草50 g,加水2000 mL,煎0.5 h,去渣,分4次服,每6 h服1次。外洗法:败酱草100 g,加水2000 mL,煎0.5 h,去渣,等凉,分2次冲洗前阴,每日1剂。败酱草内服能清热解毒,外洗前阴能驱秽浊之邪。

张润民[11]用紫草治疗淋病尿道狭窄62例,疗程最短者7日,最长者25日,获得显著疗效。用紫草20~30 g,水煎,每日3次,空腹服用。

参考文献：

[1]李义昌.花柳毒淋辨析及辨证论治[J].皮肤病与性病,1991,13(3):17-18.

[2]夏知波.华良才教授治疗淋病经验简介[J].甘肃中医,1990(1):15-16.

[3]陈鼎棋.土茯苓善治淋病和泌尿系感染[J].中医杂志,2002,43(10):733.

[4]杨文,孙海霞,王微.中药淋消宁治疗淋病后及非淋菌性尿道炎后综合征76例[J].第四军医大学学报,2001,22(10):912.

[5]王治林,娜丽娟.中西医结合治疗急性淋病34例[J].医学理论实践,1995,8(12):545.

[6]宫会爱.八正散加减治疗急性淋病160例[J].中国民间疗法,2004,12(8):44.

[7]叶颖,廖菁,雍刚,等.三黄胶囊消除淋病奈瑟菌耐药质粒的作用研究[J].实用医院临床杂志,2011,8(2):74-76.

[8]杜长湘,陈明雄.毒淋汤治疗慢性淋病50例[J].实用中医药杂志,2000,16(6):14.

[9]陈玲.四妙汤加味治疗淋病122例[J].现代中西医结合杂志,2001,10(22):2183.

[10]李延培.败酱草治淋病有效[J].中医杂志,1991(8):57-58.

[11]张润民.紫草治疗淋病尿道狭窄[J].中医杂志,1996,37(5):263.

第二节　麻风病

【现代医学描述】麻风病(leprosy)是一种慢性接触性传染病,在东南亚流行很广,我国主要流行于四川、云南、广西、青海等省区。该病的病原菌是麻风分枝杆菌,这是一种抗酸的细胞内寄生菌,大多寄生在皮肤巨噬细胞和外周神经细胞中,由于该菌在缺乏活组织条件下不能长期存活,因此迄今尚未在体外培养成功。麻风分枝杆菌侵入人体后是否发病,以及发病后的病理演变过程和临床表现等均取决于宿主的免疫反应。宿主高水平的细胞免疫可清除麻风分枝杆菌,导致结核样型麻风病,而细胞免疫的缺失可导致瘤型麻风病。麻风病人是本病唯一的传染源,其中瘤型麻风病人传染性最强。麻风分枝杆菌的传播机制尚未完全明确,通常认为传播的主要方式是患者的分泌液或皮肤病变处排出的麻风分枝杆菌通过直接接触传染给他人。易感人群集中在10~20岁和30~60岁,成人中瘤型麻风病多见于男性。麻风病的主要体征包括典型的皮肤病灶、因外周神经病变导致的虚弱或麻木、增厚的外周神经,有时还可出现神经痛、突发瘫痪、眼部疼痛或系统性发热性疾病。麻风病的诊断以皮肤切片中找到抗酸杆菌为主要依据,结合临床症状作出。明确诊断后用化学疗法阻断感染,一线抗麻风药物是利福平、氯法齐明及氨苯砜。另外,要从社会学及心理学角度给予患者支持,重视麻风病的相关教育,减少对麻风病的歧视,增强麻风病患者的信心。

【中医学认识】麻风病在中医学中称疠风、大风、麻风,俗名大麻风,古名癞风。我国古代文献中早有记载,《内经》中载:"风气与太阳俱入,行诸脉俞,散于分肉之间,与卫气相干,其道不利,故使肌肉愤䐜而有疡;卫气有所凝而不行,故其肉有不仁也……疠者有荣气热胕,其气不清,故使其鼻柱坏而色败,皮肤溃疡,风寒客于脉而不去,名曰疠风。"《诸病源候论》中有"诸癞"之称。朱丹溪的《丹溪心法》在"疠风六十四"一节中认为"大风是受天地间杀物之风",他将麻风分为上下两型:"气受之则在上多(身体上部),血受之则在下多(身体下部)。"他首先用了"麻风"一词,已同于现代之命名,认为治本病应该用四物汤加羌活、防风、陈皮、甘草。另有醉仙散、再造散、黄精丸、凌霄花散等方剂。中医学对麻风病的证候也有详细描述,《外科正宗·大麻风》中对其症状进行描述:"其患初起,麻木不仁,次发红斑,久则破烂,浮肿无脓,其症最恶。故曰:皮死麻木不仁,肉死刀割不痛,血死破烂流水,筋死指节脱落,骨死鼻梁崩塌。"此外,明代沈之问的《解围元薮》、清代萧晓亭所著的《疯门全书》都对麻风病的病因、证候特点及治疗作了详细记录。

一、病因病机

麻风病的发生系感受风疠毒邪而致。多由体质虚弱或经常接触患者及其污染的衣、被、生活用具等而感受风疠虫毒诸邪,毒邪侵于肌肤、经络、血脉、筋骨、脏腑而发病,疠气发于肌肤而致肌肤麻木不仁,毒邪侵于营血发于肌肤表现为斑疹,内侵脏腑可致五脏虚损。《诸病源候论·恶风须眉堕落候》:"大风病,须眉堕落者,皆从风湿冷得之……邪客于经络,久而不去,与血气相干,则使荣卫不和,淫邪散溢,故面色败,皮肤伤,鼻柱坏,须眉落。"《解围元薮·风癞论》:"乃煞疠之邪气,非时暴悍酷烈之毒;中于人身,即生诸虫,滋蔓为害。""若血气衰则脉络虚耗,不能荣润,故须发颓落也。风入荣卫,关节壅闭,气血不舒,皮肉不仁,肤腠浮肿虚胀,自觉如坚浓之状,痛痒不知,故曰大麻风。"

二、证候特征

本病表现为皮肤麻木不仁,伴有红紫斑块,无汗,神经粗大伴有感觉消失,或有毛发脱落,甚者眉毛、睫毛、鼻毛全部脱落,口唇肥厚,耳垂肿大,鼻梁塌陷,眼部失明,严重者出现面瘫、手足运动障碍及畸形。

三、诊断

1. 诊断依据

患者皮损伴有患处感觉障碍,周围浅神经发生改变。尤其应注意患者神经是否粗大并伴有相应部位的感觉障碍。病理检查可查到麻风分枝杆菌。

2. 鉴别诊断

(1)体癣。皮损呈环形,边界清,边缘有丘疹、水疱,中央可自愈,伴有瘙痒,无麻木、神经粗大等症状。

(2)荨麻疹。风团伴有瘙痒,发生与消退均较快,可反复发作,皮肤无麻木感。

(3)花斑癣。应与早期重型麻风病的胸背部白斑相鉴别。花斑癣多见于胸背部,皮损上有细小鳞屑,夏天重冬天轻,无麻木感,可自觉轻微瘙痒。

四、辨证论治

中医学根据病因及发病机制将本病分为实证、虚证、虚实夹杂证。

(一)分证论治

(1)实证。

【证候】病变部位在表,可出现红斑、浅色斑或毳毛脱落。皮疹少且不对称,边界清楚。无汗,伴感觉麻木,舌质紫暗,脉涩。

【治法】祛风通络,活血解毒。

【方药】常用药物有苦参、穿心莲、大风子、苍耳子、僵蚕等。

(2)虚证。

【证候】病变已损及脏腑,病程较长,时轻时重。斑疹皮损可出现在全身各个部位,范围广,较为对称,边界不清,或头发、眉毛脱落,感觉麻木,手足运动障碍,舌质淡,脉细弱。

【治法】补气养血，扶正祛邪。

【方药】常用药物有黄芪、党参、玄参、黄精、当归、白芍、枸杞、阿胶、菟丝子、淫羊藿、仙茅、补骨脂等。

（3）虚实夹杂证。

【证候】气血亏虚，所发斑疹边界清晰，部分不清，色泽紫暗。手足发绀，面色晦暗，舌质淡紫，脉细涩。

【治法】养血活血，温通经络。

【方药】常用药物有鸡血藤、白花蛇舌草、当归、黄芪、丹参、熟地、苦参、伸筋草、穿山甲、狗脊等。

（二）其他治疗

1. 单方、验方

（1）万灵丹、神应消风散、磨风丸。用法：第 1 日服万灵丹 1 粒，温酒服下；第 2～4 日用神应消风散，每日 6 g，空腹温酒服下；第 5～6 日服磨风丸，每日 2 次，每次 60～70 丸，温酒服下。连续循环服用，至痊愈为止。

（2）蝮蛇酒。每日 10～15 mL，每日 2 次。

（3）一号扫风丸。每日 2 次，初起每次 6 g，如无恶心呕吐等反应，可每次加服 1.5 g，至第 8 日后，每日 3 次。

（4）苍耳草膏。每次 1 匙，每日 1 次。

（5）何首乌酒。体质虚弱者可服用，按酒量大小时时饮之，醺醺然作汗为度，避风。

2. 外治法

（1）用苦参汤擦洗溃疡处，或用七三丹、红油膏外敷。

（2）生姜捣烂涂擦神经疼痛部位，待局部皮肤潮红，将浓茶冲调雄黄、枯矾末为糊状，敷于患部。

五、调摄防护

麻风病的传染性较强，并且患病后多数患者有严重的毁形，因此麻风病患者常受到严重歧视。目前麻风病已经得到控制，患病率已经大大减少。麻风病重在预防，早发现、早治疗。并且，麻风病患者必须隔离治疗，注意加强麻风病患者的饮食营养，增强患者体质，禁止饮酒，忌房事，房间空气流通、阳光充足。麻风病患者应适当参加劳动，防止和纠正手足挛缩及畸形。

六、古籍论述

《内经·风论》："疠者，有荣气热胕，其气不清，故使其鼻柱坏而色败，皮肤疡溃，风寒客于脉而不去，名曰疠风。"

《内经·长刺节论》："病大风，骨节重，须眉堕，名曰大风，刺肌肉为故，汗出百日，刺骨髓，汗出百日，凡二百日，须眉生而止针"。

《内经·四时气篇》："疠风者，素刺其肿上。已刺，以锐针针其处，按出其恶气，肿尽乃止。常食方食，无食他食"。

《神农本草经》："黄芪，主……大风，癞疾。""枳实……主大风在皮肤中，如麻豆苦痒。""梅实，主恶疾。"

《外科正宗·大麻风》："大麻风症，乃天地间异症也……初起麻木不仁，肌肉未死者，宜万灵丹洗浴发汗，以散凝滞之风；后服神应养真丹加白花蛇等分，久服自愈。年久肌破肉死者，先用必胜散疏通脏腑，次服万灵丹，每日酒化一丸，通活血脉，服至一月，换服苦参丸，轻者半年，重者一载渐愈。"

《医宗金鉴·外科心法要诀》:"一因传染或遇生麻风之人,或父母夫妻家人递相传染。"

《解围元薮》:"初起时发于身,手按皮肤如隔一纸,洒渐不仁,渐致皮肉坚顽、剜切不知,身体虚肿。此症最易穿烂,手足拘挛,臭恶废弛。由于不避风寒暑湿、六欲七情,使荣气虚,卫气实,邪入肌肉,气血滞而不通也。""大风子即海松子,又名丢子,因其专能治风而名也,生于东海日出燥炎之地,故性大热,能直入肌骨杀虫祛湿……须专门用之,制度有法,则功胜于诸药,若无传授而道听妄用,非惟无功,反生他害……且据富翁陈善长患风年久,求予先君治之,先君思善长耽于酒色,日不间断,必难治,固辞不药。善长密贿予家老奴,盗传制大风子之法。善长依法制度三年,共食大风子肉七十余斤,其病脱去,绝无他患。"

《外科大成》:"大麻疯疠疯也,由水枯火盛,秉天地肃杀之气所致,形虽见于皮毛,疯毒积于脏腑……热湿生虫……如虫蚀肝则眉落,虫蚀心则目损,虫蚀脾则唇反,虫蚀肺则声嘶,虫蚀肾则耳鸣足底穿,为之五败。"

《诸病源候论·诸癞候》:"初觉皮肤不仁,或淫淫苦痒如虫行,或眼前见物如垂丝,或隐疹辄赤黑……或汗不流泄,手足酸痛,针灸不痛;或在面目,习习奕奕……锥刺不痛……(皮疹)或如酸枣,或如悬铃……眼目流肿,内外生疮……眉睫堕落……鼻柱崩倒……肢节堕落。"

七、专方专药

二号扫风丸治麻风病[1]。方药组成:大风子、菊花、胡麻仁、橘红、防风、何首乌、白蒺藜、川牛膝、马钱子、全蝎、当归尾、川楝、车前子、金银花、全蛇皮、黄芩、苦参、麝香。以上诸药研为细末,用苦荞面和匀煮成膏,凉后,再将麝香放入半杯白酒内溶化,掺于药内为丸。成人每次 6 g,每日 2 次,2 日后无不良反应,每次增加 2 g 为限,至第 8 日后,改为每日 3 次,饭前用开水泡陈茶叶送服。

卢庆芳等[2]用慢性溃疡洗剂治疗麻风病溃疡 28 例,临床治愈 27 例,未愈 1 例。方药组成:金银花、连翘、大黄、赤芍、当归、乳香、没药、黄柏、苦参、石决明、甘草。

马培之[3]认为麻风病有风湿、湿毒、毒疠诸种,有肌表经络之殊。发于肌表,治宜汗解,开通腠理,用万灵丹汗之。风胜者,用消风散、通圣散、羚羊角散、解毒汤。发于经络,初起宜汗解,次以蒺藜丸、苦参丸、消风散、利湿通经汤。

王泽公[4]祖传五代麻风秘方:大风子仁 210 g,山苦参 360 g,水苦参 360 g,防风 120 g,荆芥 240 g,菊花 120 g,当归 120 g,蒺藜 120 g,大胡麻 300 g,小胡麻 300 g,白芷 120 g,苍术 90 g,牛膝 120 g,蕲蛇酱 60 g(或金钱蕲蛇 1 条,为末,合上药末 1500 g 内)。以上诸药炒熟后,除大风子仁和蕲蛇二药外,其他一起与荆芥、菊花相混合,加工制成粉末,过细筛,即成细粉末。大风子仁炒熟后,与少量的上述制成的细药末同研(因大风子仁含油甚多,单独一味,研易成饼,必与干药末同研,方可筛得粗末),过筛,取其末。蕲蛇焙好后,研成细末,然后同大风子仁末一起合入大批药末内,混合拌匀,再三过筛,使药料配合均匀。用配好的药末,以陈酒为丸,大如绿豆,晒干,瓷器收藏,备用。每晚临睡前,成人服 15 g,10 ~ 16 岁儿童服 9 g,10 岁以下幼童服 6 g。服药时以开水送下,孕妇不忌。服药期间,严禁吃蟹、牛肉、羊肉、鳗鱼、老母猪肉、骡马肉及其他发物和刺激性食品等,并严禁房事。治疗过程,一般需 300 ~ 500 日左右。服药 60 ~ 100 日后,症状即可渐次减轻。亦有在服药 2 ~ 3 个月后,起麻风反应,但无妨碍,不过需暂停服药数日,等反应期过,仍继续服药。

苍耳草治麻风病疗效显著,11 例麻风病患者服用苍耳草浸膏丸期间,无一例发生显著药物反应及麻风反应,平均 13 日左右即可见效[5]。苍耳草浸膏丸的制法及其用量:首先采集新生苍耳草煎制成流浸膏,然后将流浸膏配制成丸或片,浸膏丸的分量按煎制时生药的重量来进行计算,每丸 30 ~ 60 g。开始治疗时每日服药 120 g,开水送服,每日 1 次。3 日后根据患者的身体状况和病情的轻重,逐渐增加药量,最高药量可达每日 480 g,2 次分服。

血竭治疗麻风病足底溃疡 32 例,治愈率为 87.5%,有效率为 100%[6]。治疗方法:根据溃疡大小取适量血竭粉加 75% 酒精调成稀糊轻涂于溃疡表面,药干后即形成一层痂膜,不需敷料包扎。每周 2 ~ 3 次,其间血竭膜若有干裂,可用红霉素软膏少许涂于表面保持湿润。血竭药糊在溃疡面上形成的膜,起到保护作用,防止感染,不需敷料包扎。

八珍汤加味治疗麻风病神经痛 20 例,服药 4 剂,肿大的神经恢复正常,疼痛消除者 8 例;服药 1 周而愈者 12 例;20 例患者全部治愈,无复发[7]。方药组成:党参 25 g,黄芪 25 g,熟地 25 g,白术 20 g,丹参 20 g,川芎 20 g,续断 20 g,当归 15 g,茯苓 15 g,甘草 10 g,三七 10 g,蜈蚣 9 条。后 2 味药合研,分 3 次用药液冲服。加减:痛处发凉,神经肿大,症见结节坚硬者,加麻黄、桑枝、淫羊藿、葛根。神经肿大疼痛,时感灼热者,加黄柏、防己、金钱草、木通。每天 1 剂,水煎分 3 次口服。

张族祥[8]用中西医结合治疗麻风病结节性红斑反应 73 例,总有效率为 94.5%。中医辨证分 3 型:①血瘀型。症见发热,神经痛,结节质地较硬,色暗红或紫暗,疼痛明显,肌肤甲错,或伴淋巴结肿大,或有血尿,舌质暗红或有瘀点,脉弦或沉细。方用桃红四物汤合失笑散加减。②湿热型。症见寒战高热,神经或关节酸痛,结节高出皮面,色鲜红或有破溃,灼热疼痛,或有睾丸炎、淋巴结炎、虹膜睫状体炎,纳呆,或便秘,舌质红,苔黄腻,脉滑数。方用四妙勇安汤加味。③寒湿型。症见结节暗红或正常肤色,轻微发热,关节酸疼或不痛,畏寒肢冷,腹胀便溏,神疲乏力,舌质暗淡,苔白腻或薄白,脉缓或细弱。方用阳和汤加味。每一证型均加雷公藤,与诸药同煎。每日 1 剂,分 2 次煎服,并用西药对症处理。

王树梓等[9]用中药复方骨痨敌合并氨苯砜治愈麻风病 33 例,治疗时间最短者 676 日,最长 2682 日,平均 4 年零 71 日。骨痨敌由黄芪、三七、骨碎补、乳香、没药组成,由陕西中医学院药厂及陕西中医学院附属医院药厂分别制成针剂,每毫升相当生药 0.5 g。治疗方法:氨苯砜口服,初 50 mg,1 个月后增至 100 mg,2 个月后增至 150 mg,3 个月后停药 2 周,同时内服维生素 B₁、维生素 C 及硫酸低铁丸。骨痨敌开始注射时,口服氨苯砜 100 mg,肌内注射骨痨敌 2 mL,1 个月后增至 4 mL,每周 3 次,3 个月为 1 个疗程,停药 2 周。

参考文献:

[1]岳美中.介绍治疗麻风病有效的方药[J].江西中医药,1958(9):87.

[2]卢庆芳,孙本海.慢性溃疡洗剂治疗麻风溃疡 28 例[J].中医外治杂志,1998,7(4):18.

[3]马培之.马培之外科医案[M].范凤源,校订.北京:人民卫生出版社,2008:67-68.

[4]王泽公.公开麻风秘方[J].江苏中医,1957(6):40-41.

[5]江西省麻风病院.苍耳草治疗麻风疗效的初步观察[J].江西医药,1958(9):13-14.

[6]张立,杨荣德,龙恒,等.血竭治疗麻风足底溃疡 32 例疗效观察[J].中国麻风皮肤病杂志,2004,20(6):590.

[7]徐忠健.八珍汤加味治疗麻风病神经痛 20 例[J].新中医,2002,34(6):54.

[8]张族祥.中西医结合治疗麻风结节性红斑反应疗效观察[J].实用中医药杂志,1998,14(4):8.

[9]王树梓,刘树德,王玉如.中药复方骨痨敌合并氨苯砜治愈麻风 33 例分析[J].陕西新医药,1983,12(7):25-26.

第三节　破伤风

【现代医学描述】破伤风(tetanus)是由破伤风梭状芽孢杆菌侵入伤口后引起的急性致死性疾病。新中国成立以前,破伤风是造成新生儿死亡的最主要原因之一。新中国成立后,由于住院分娩的推广和医疗水平的提高,破伤风的发病率和死亡率明显下降,但在广大农村和边远地区,本病仍是新生儿健康的严重威胁。破伤风梭状芽孢杆菌是专性厌氧菌,在自然环境中广泛存在,可形成芽孢,芽孢抵抗力非常强,在被粪便污染的土壤中可生存数十年。侵入人伤口的破伤风梭状芽孢杆菌在坏死组织、活动性炎症和异物存在等厌氧条件下,可产生破伤风痉挛毒素,该毒素可阻断以甘氨酸和 γ - 氨基丁酸为主的抑制性神经递质的释放,从而使过量的兴奋性神经冲动传至收缩肌及其拮抗肌,导致广泛的肌肉强直和痉挛。本病潜伏期平均为 7 ~ 10日,以牙关紧闭、苦笑状面容和角弓反张为特征的肌肉强直痉挛是主要表现,并且经常波及吞咽肌引起吞咽困难,声音、光和运动都可触发痉挛,持续性的痉挛可引起呼吸困难,患者表现为明显缺氧,患者常常死于呼吸系统并发症、循环衰竭或心脏停搏。由于本病临床症状十分典型,因此仅根据临床表现和病史即可作出诊断,由于有些非常细微的伤口也可导致破伤风的发生,因此缺乏伤口并不能排除破伤风。治疗首选破伤风抗毒素和人体破伤风免疫球蛋白,同时使用镇静剂、肌松剂以及对症支持疗法,直到痉挛缓解并逐渐康复。通过积极进行破伤风类毒素免疫接种和恰当的伤口处理,破伤风是可以预防的。

【中医学认识】“破伤风”之名首见于宋代《太平圣惠方》:“身体强直,口噤不能开,筋脉拘挛,四肢颤抖,骨髓疼痛,面目喎斜……此皆损伤之处中于风邪,故名破伤风。”在此之前,古代医家称破伤风为“痉症”,《诸病源候论》中载“金创得风,则变痉”,又称“夫金创痉者……其状口急背直,摇头马鸣,腰为反折”,其描述与破伤风的病因、证候是一致的。《外科正宗·破伤风》云:“破伤风,因皮肉损破,复被外风袭入经络,渐传入里,其患寒热交作,口禁咬牙,角弓反张,口吐涎沫;入阴则身凉自汗,伤处反为平陷如故,其毒内收矣。”中医学认为本病先有创口不洁、皮肉破损,而后感受风邪之毒,由外传里伤肝发为本病。

关于破伤风的治疗,古代医家有较为详细的论述。晋代葛洪用竹沥内服治疗破伤风,唐代蔺道人的《理伤续断方》用至真散外敷伤口,孙思邈编集的《华佗神方》中多使用祛风解痉的药物治疗,为后世奠定了治疗破伤风的核心药物。

一、病因病机

中医学认为破伤风发病的首要因素是有创伤,其次为感受风邪之毒,风邪从创口侵入机体,正如《五十二病方》认为“伤痉(破伤风)”是伤后“风入伤”致病。创伤后或伤口受到感染,流血过多或失于调治,机体抵抗力下降,风邪之毒乘势进入机体,由外而内发为本病。此外,肝主筋脉,风邪之毒袭肝,导致肝血失调,经脉失养,出现四肢不自主的抽动,甚至角弓反张、牙关紧闭等肝血失养、肝风内动之症状。

二、证候特征

破伤风的发病有一定的潜伏期,一般是 2 ~ 4 周,最短 24 h,最长可达数年。发病前有肌肉酸痛、疲乏、烦躁、张口不便、创口疼痛,但无化脓、周围皮色暗红等症状。发作时的典型症状是肌肉痉挛,角弓反张,口噤难开,面部肌肉出现强直性痉挛,手足抽搐,呼吸困难,甚至窒息死亡。伴有发热,小便短赤或尿闭,大便秘结,舌质红绛,苔黄腻,脉弦数。

三、诊断

1. 诊断依据

破伤风起病急,面容痛苦,张口困难,肌肉抽搐,神志清醒,甚至出现呼吸、吞咽困难,尿少或尿闭,舌质红绛,苔厚腻。患者近期有创伤史或伤口感染史。

2. 鉴别诊断

(1)痉证。临床以项背强直,四肢抽搐甚至角弓反张为主要特点,是由于外感邪气以致经脉失养,热盛风动而致。无外伤创口不洁史。

(2)痫病。起病突然,四肢抽搐,口吐涎沫,两目上视,喉中有猪羊叫声,移时自行苏醒,醒后如常人。破伤风面部肌肉强直性痉挛、手足抽搐严重,甚至角弓反张,发作期间患者始终神志清醒,表情痛苦。

（3）狂犬病。多有狗、猫咬伤史,早期有吞咽困难、流涎等症状,很少出现牙关紧闭、角弓反张等症状。

四、辨证论治

破伤风发病有短暂的潜伏期,应注意辨病,辨轻重、辨缓急。在发病期以息风镇痉祛邪为主,缓解期以补气血扶正为主。

（一）分证论治

（1）发病期。

【证候】局部肌肉痉挛,或吞咽困难,牙关紧闭,重者出现角弓反张频繁,全身肌肉痉挛,张口困难,面容痛苦,或有高热,呼吸急促,或胸部满闷,时时汗出,或尿闭,舌质红绛,苔黄糙,脉细数无力。

【治法】清热解毒,息风镇痉。

【方药】玉真散加减。高热者,加生石膏、黄芩、金银花。痉挛频繁者,加地龙。痰涎壅盛者,加天竺黄、竹沥。伤津口渴者,加玉竹、沙参。便秘者,加生大黄、枳实、厚朴。尿少者,加车前草、白茅根。瘀血者,加当归、乳香、没药。

（2）缓解期。

【证候】四肢肌肉屈伸不利,活动不便,咀嚼无力,神疲乏力,纳差,舌苔薄白,脉滑。

【治法】养血柔肝,补气健脾。

【方药】芍药甘草汤合当归补血汤加减。

（二）其他治疗

1. 单方、验方

（1）防风 10 g,荆芥穗 10 g,牡丹皮 10 g,陈皮 10 g。清水煎服。（见赵俊欣《十一师秘要》）

（2）公鸡矢白 10 g（焙干）。烧酒冲服。（见赵俊欣《十一师秘要》）

（3）槐树皮 30 g。水煎服。（见赵俊欣《十一师秘要》）

2. 针灸治疗

苦笑面容者,取下关、颊车、翳风、地仓、合谷（左右交替）5 穴,舌不灵活者,加廉泉穴。角弓反张、抽搐者,选大椎、承山、委中、脾俞、十宣、涌泉等穴。直刺,行针 1 min,留针 30 min。十宣、涌泉、廉泉不留针。每日针刺 1 次,7 日为 1 个疗程。

五、调摄防护

破伤风发病后病情严重,创口污染是发病的重要原因,所以重点以预防为主。

首先,机体有创伤时,要正确处理伤口,以防厌氧菌滋生。对可疑伤口,应敞开引流,不予缝合。在产妇分娩时,要严格操作规范,预防新生儿破伤风。

其次,增强机体免疫力。近年来,由于破伤风知识的普及,以及疫苗的预防接种,本病的发病率已明显下降。

六、古籍论述

《太平圣惠方·破伤风》:"夫刀剑所伤……或新有损伤……毒气风邪从外所中……致身体强直,口噤不能开,筋脉拘挛,四肢颤抖,骨髓疼痛,面目㖞斜……此皆损伤之处中于风邪,故名破伤风也。"

《备急千金要方》:"新产妇人及金疮血脉虚竭,小儿脐风(致痉)。"

《诸病源候论·金疮中风痉候》:"夫金疮痉者,此由血脉虚竭,饮食未复,未满月日,荣卫伤穿,风气得入,五脏受寒则痉。其状口急背直,摇头马鸣,腰为反折,须臾大发,气息如绝,汗出如雨,不及时救者皆死。"

《丹溪心法·破伤风》:"破伤风多死,治宜防风、全蝎之类,非全蝎不开,十个为末,酒调,日三次。"

《外科精义》治破伤风:"麻黄一钱(去节),蝎梢二钱五分,蛮姜、草乌头、黑附子(炮去皮)、白附子、天麻、乌梢蛇(好酒浸三夜,去骨,火上炙黄色)、川芎,以上各五钱。上为细末,每服一钱,热酒调下,日进三五服,重者三五日必效。""手足颤抖不已者,硇砂(另研)、南星(姜制)、独活(去皮),以上各二钱,人手足指甲(烧绝烟)六钱,上为细末,分作三服,酒调服之,立效。"

《外科正宗·破伤风》:"破伤风,因皮肉损破,复被外风袭入经络,渐传入里,其患寒热交作,口噤咬牙,角弓反张,口吐涎沫;入阴则身凉自汗,伤处反为平陷如故,其毒内收矣。当用万灵丹发汗,令风邪反出,次以玉真散患上贴之,得脓为效。"

《杂病源流犀烛·金疮杖伤夹伤源流》:"……或中风角弓反张,甚至痉强欲死。宜干葛末,竹沥调水送下,每服三钱,多吸取效。"

七、专方专药

崔景山[1]运用木萸散加味治疗破伤风抽搐与牙关紧闭、角弓反张者,以辛温苦降解毒镇痉之法为治疗基础,获得很好的疗效。方药组成:木瓜20 g,吴萸15 g,防风10 g,全蝎6 g,僵蚕8 g,蝉蜕12 g,天麻8 g,藁本10 g,桂枝8 g,白蒺藜1 g,朱砂1 g,猪胆1个。水煎服,每日1剂。

刘学讲[2]采用祛风解痉汤灌肠治疗破伤风29例,结果治愈率明显高于对照组。说明祛风解痉汤能阻断其病情发展,降低死亡率,促进早日康复。方药组成及用法:蝉蜕、全蝎、蜈蚣、僵蚕、胆南星、防风,煎汤保留灌肠。

韩建勋等[3]运用中西医结合治疗破伤风97例,治愈92例,疗程15~25日,平均18.5日,5例好转后自动出院。其中医治疗投以加味五虎追风散,以平肝息风,安神解痉。方药组成:全蝎7 g,蝉蜕20 g,天麻6 g,钩藤12 g,制南星6 g,炒僵蚕7条,葛根20 g,白芷20 g,甘草6 g。抽搐加重时,加蜈蚣1条,地龙9 g。水煎服,早晚各1次。服药前用酒送服朱砂1.5 g。吞咽困难者,可经胃管分次注入药液,腹胀、便秘者加枳壳、厚朴、大黄,咳嗽痰多者加半夏、栝楼、桔梗等,直至痉挛症状消失。

田家敏[4]应用自拟解痉汤共治疗破伤风14例,明显缩短病程,疗效满意。方药组成:蜈蚣1条,全蝎3 g,天南星5 g,天麻5 g,白芷5 g,羌活6 g,防风5 g,鸡矢白6 g。先煎诸药,去渣后放入鸡矢白(为干燥鸡屎发白的部分,取出干燥)(研末),加黄酒1杯。每日1剂,分3次内服,1周为1个疗程。

刘文明等[5]分3期辨证治疗新生儿破伤风:①前驱期。治以清热解毒为主。方用银翘散、黄连解毒汤加减,并随症加入半夏、葛根、生白芍等。②痉挛期。治以息风止痉,清热解毒,化痰联络。方用祛风止痉汤(医院内协定处方)加味,药物包括蝉蜕、天南星、全蝎、葛根、生白芍、甘草、蜈蚣、连翘。高热者,加黄芩、黄连、板蓝根、生石膏。抽搐者,加僵蚕、地龙等。大便不通者,加大黄、枳实等。药量均按小儿中药常用量。③恢复期。以滋阴生津,舒筋活络为主。方用沙参麦门冬汤、生脉散加味。

四味祛风汤用于治疗破伤风,病由皮肉损伤,复中风邪而致[6]。治以解毒祛风镇痉。方药组成:玉竹草

30 g,五爪风 20 g,车前草 20 g,蜈蚣 10 g。每日 1 剂,煎水频频饮用。

复方祛风定痉汤用于治疗新生儿破伤风,病由元气未充,风邪侵袭,发为痉证[6]。治以祛风定痉,解毒活络。方药组成:白附子 6 g,蝉蜕 9 g,鼠妇 3 g,大蜈蚣 1 条,全蝎 3 g,僵蚕 6 g,川木瓜 3 g,吴萸 3 g,地龙 6 g,生姜 1.5 g,玉真散 0.6 g(冲服)。水煎服,每日 1 剂。

破伤风合剂预防外伤后破伤风的发生取得较满意的效果[7]。方药组成:荆芥 15 g,防风 20 g,槐米 10 g,蝉蜕 10 g,全蝎 6 g,蜈蚣 1 条,天麻 10 g,天南星 6 g,僵蚕 10 g,甘草 5 g,苯甲酸 0.25 g。口服,每次 50 ~ 60 mL,每日 2 次,连服 2 日。服药期间忌食辛辣。

王明琛[8]运用单味蝉蜕治愈破伤风 8 例,无一例复发。治疗方法:运用单味蝉蜕末 45 ~ 60 g/次,黄酒 90 ~ 120 mL,调成稀糊状,口服或经胃管注入。新生儿用蝉蜕末 5 ~ 6 g,黄酒 10 ~ 15 mL,以稀粥再调成稀糊,一次或分次饲之。儿童用量按年龄增减。

参考文献:
[1]崔景山.中药木萸散治疗破伤风 97 例的经验介绍[J].人民军医,1958(11):798.
[2]刘学讲.祛风解痉汤灌肠治疗破伤风 29 例[J].中医外治法杂志,1995(3):11.
[3]韩建勋,丁守成.中西医结合治疗破伤风 97 例[J].中国中西医结合外科杂志,2012,18(1):79.
[4]田家敏.解痉汤治疗破伤风[J].山东中医杂志,2006,25(9):624.
[5]刘文明,牛宛柯,苏永瑾.中西医结合治疗新生儿破伤风[J].湖南中医药导报,2002,8(9):546 – 547.
[6]李文亮,齐强.千家妙方:下册[M].北京:中国人民解放军出版社,1982:55 – 56.
[7]徐文正,张立运,纪珍玉.破伤风合剂的制备[J].中国药业,2000,9(2):47.
[8]王明琛.单味蝉蜕治疗破伤风[J].陕西中医,1985,6(7):322 – 323.

第四节　梅毒

【现代医学描述】梅毒(syphilis)是由梅毒螺旋体引起的全身性传染病,慢性化程度高。梅毒螺旋体因其透明不易着色,又称为苍白螺旋体,它是一种细小、能动的螺旋状微生物,只能用暗视野显微镜或相差显微镜观察。然而,由于梅毒螺旋体生物合成的能力有限,因此体外培养的尝试至今尚未成功。梅毒螺旋体对人体的黏膜及皮肤有很强的亲和性,当阴道或阴茎黏膜有轻度损伤时就极易受到感染。梅毒主要通过性接触传播,患早期后天梅毒的患者,常有皮肤黏膜的损害,在破溃的伤口中常含有大量的梅毒螺旋体,因此是最主要的传染源,而感染 2 年以后一般不再具有传染性。梅毒也可以通过间接接触感染或通过胎盘传染给胎儿。人类对梅毒无自然免疫力,感染梅毒螺旋体 2 ~ 3 周后,机体开始产生免疫力,此时在患者的血清中可以检测出特异性抗体,但是抗体的产生并不能起到保护作用,病变会继续发展,迁延数年、数十年甚至终身。本病的临床表现极其复杂,几乎可以侵犯全身各个器官。梅毒螺旋体侵入人体后,经过 2 ~ 4 周潜伏期,常发生以会阴部无痛性硬下疳为主要体征的皮肤损害,伴有腹股沟淋巴结肿大,下疳可以自愈,此为一期梅毒。若一期梅毒未治疗或治疗不规范,在下疳出现之后的 4 ~ 12 周病变发展至二期梅毒阶段,出现以对称性、无刺激性皮疹和全身性无痛性淋巴结肿大为主要表现的全身各系统疾病。大约有 30% ~ 35% 的病人会发生晚期梅毒,出现心血管梅毒、神经梅毒及皮肤树胶样肿。如在硬下疳或其他皮肤损伤处取材查到梅毒螺旋体,结合临床症状和不洁性交史即可诊断。但目前多用梅毒血清学检查作为梅毒的确诊依据。梅毒的治疗首选青霉素,在青霉素过敏的情况下,可考虑用红霉素、头孢曲松等药物替代治疗。早期梅毒经充分足量的治疗,大约

90%的患者可根治,而未经治疗或接受不适当治疗者,25%～35%有严重损害发生。治疗后需要足够时间的追踪观察,并对传染源及性伴侣同时进行检查和治疗。及早发现、及早治疗梅毒病人,消除传染源是控制梅毒的重要措施。

【中医学认识】梅毒,中医称为霉疮,又有广疮、杨梅疮之称。我国古代文献中原无对霉疮的记载,1632年陈司成所著《霉疮秘录》是我国第一部论述本病较完善的专著,该书记载霉疮"酷烈匪常,人体沦肌,流经走络……或攻脏腑,或巡孔窍……可致形损骨枯,口鼻俱费,甚则传染妻妾,丧身绝育,移患于子女。"《医宗金鉴·发无定处》则对本病的临床表现和分期作了较为详细叙述,书中指出:"此证一名广疮,因其毒出自岭南;一名时疮,以时气乖变,邪气凑袭之故;一名棉花疮,因其缠绵不已也;一名翻花杨梅,因窠粒破烂,肉反突于外,如黄蜡色;一名天泡疮,因其夹湿而生白疱也;有形如赤豆嵌于肉内,坚硬如铁,名杨梅痘;有形如风疹作痒,名杨梅疹;先起红晕,后发斑点者,名杨梅斑;色红作痒,其圈大小不一,二三相套,因食秽事之物入大肠而发,名杨梅圈。"历代文献根据其临床表现分为杨梅疮、杨梅结毒、小儿遗毒等。

据《霉疮秘录》记载:"霉疮一证……古未言及,究其根源,始于午会之末,起自岭南之地,致使蔓延通国,流祸甚广。"据考证梅毒传入我国是在16世纪初,一般认为由葡萄牙人东航时传到广东(史载1513年葡萄牙商人首次抵达广东),然后由广东传至全国。1513年的《岭南卫生方》抄本中有"杨梅疮"一名,而1522年的《韩氏医通》中载有《杨梅疮论治方》,此书可能是我国最早明确记载本病的医书。明清两代中医外科书籍对本病都有记载,但论述最精详的专书当推陈司成的《霉疮秘录》,该书在"总则"中论述了霉疮在我国的起源、发病机理;在"或问"中采用问答方式阐述了该病传染方式、病因病理;在"治验"中介绍了典型验案,以及采用砷剂、汞剂的治疗方法;在"宜忌"中列述各经霉疮的饮食和药物宜忌。

一、病因病机

梅毒的病因,早在明清时期就已发现它与性接触有关,具有传染性,有所谓气化传染、精化传染及胎传染毒3个途径。《医宗金鉴·外科心法要诀·杨梅疮》指出:"总不出气化、精化二因。但气化传染者轻,精化欲染者重。气化者,或遇生此疮之人,鼻闻其气,或误食不洁之物,或登圊受梅毒不洁之气,脾肺受毒,故先从上部见之……精化者,由交媾不洁,精泄时,毒气乘肝肾之虚而入于里,此为欲染,先从下部见之。"

总之本病系由下列3种不同途径感受霉疮毒气而致病:

1. 精化

性交传染,阴器直接感受霉疮毒气。肝脉绕阴器,肾开窍于二阴,故肝肾二经受毒,毒气由精道直透命门,伤及任脉、督脉及冲脉。外则毒发皮毛,伤及玉器,疮重,大而硬实;内则毒入骨髓、关窍,侵及脏腑,证候复杂。

2. 气化

由非性交传染,脾肺两经受毒,疮轻,细小而干,毒气不入侵骨髓、关窍、脏腑。

3. 胎传

系父母患梅毒,遗毒于胎儿所致。胎儿在母体内感受霉疮毒气的病机,有禀受与染受之分。禀受者由父母先患本病而后结胎;染受者乃先结胎元,父母后患本病,毒气传于胎中。

二、证候特征

本病皮疹症状复杂多样,早期为杨梅初疮,中期为杨梅疮,晚期为杨梅结毒,此外,还有胎传之猴狲疳。现分述如下:

1. 杨梅初疮

精化者生于前后阴,于不洁性交后 3 周左右发病;气化者则发于其他部位,通常仅为一片溃烂,稀有多发者。初起为红斑或红疹,继则肿起,触之坚硬,边有出血线,后渐糜烂,并演变成浅溃疡,一般无痛,发展缓慢。初疮发生后约 1～2 周,常在腹股沟一侧或两侧发生横痃,初起如杏核,渐大如鸡卵,坚硬,不红不痛,皮核不相亲,极少破溃。

2. 杨梅疮

系梅毒中期皮疹统称,见于杨梅初疮发生后约 3 月,先有发热头痛,骨节酸痛,咽痛,2～3 日后出现皮疹,多见于胸、背、腹及四肢近端,呈对称性,发展及消退均较慢,不痛不痒。按皮疹形态分有以下多种:

杨梅斑:先起红晕,后发斑点。

杨梅疹:形如风疹。

杨梅痘:形如赤豆,嵌于皮内,坚硬如铁。

砂仁疮:疮发耳、项、胁肋,形如砂仁。

棉花疮:疮发腋下、胸部、面颊,坚实凸起,形如花朵。

翻花杨梅疮:疹粒破烂,皮肉反突于外,如黄蜡色。

杨梅天疱疮:夹湿而起白疱。

杨梅癣:血干而起白屑,或肉碎而流红水,以致淋漓臭秽者有之。

吴萸疮:其毒轻小者,状如吴萸。

杨梅疔:遍身只一两个,形色紫黑,如熏梅,疼痛特甚,多令遍身疮不起发也,即如痘疔阻遏,不能起发行浆无异。

杨梅漏:初起似肉疱,其上起薄皮,层层揭去,直揭至三四十层,方能穿破。

阴杨梅疮:与阳杨梅疮大不相同,此疮色红而不起不破。

杨梅鹅掌癣:杨梅疮愈后手癣,或手掌上皮脱了一层又一层,生生不绝。

杨梅圈:色红作痒,其圈大小不一,二三相套。

3. 杨梅结毒

生于杨梅疮后数年乃至数十年。始觉筋骨疼痛,随处结肿,损害数少而较硬,溃后深凿,形若半月。除发于皮肤外,尚可沉于骨节、头面及喉鼻之间、经络交会之处,常造成毁损。发于关节则损筋伤骨,纵愈而曲直不便;发于口鼻则崩梁缺唇,虽愈破形;发于咽喉者上腭溃穿,变更声音。

4. 猴狲疳

父母曾患梅毒,其疮虽愈,己身不发,后生婴儿,三五日后或七八日后,婴儿九窍之旁出现红点,臀腿嫩红紫晕,其肤碎裂,状如刮痧,或遍身焮赤,或口糜咽肿,声音嘶哑,二便不通,乳不能进,身热如烙,腹硬如砖。

以上所述为梅毒见于皮肤的显发症状,此外霉疮毒气入侵脏腑、骨髓、潜藏命门、督脉,尚可出现多种内部证候。

三、诊断

1. 诊断依据

1)接触史

有不洁性交史,或性伴侣有梅毒病史。

2)临床表现

(1)一期梅毒。主要表现为疳疮(硬下疳),发生于不洁性交后约 2～4 周,常发生在外生殖器部位,少数发生在唇、咽、宫颈等处。男性多发生在阴茎的包皮、冠状沟、系带或龟头上,同性恋男性常见于肛门部或直肠,女性多在大小阴唇或子宫颈上。疳疮常为单个,偶为多个,初为丘疹或浸润性红斑,继之轻度糜烂或成浅表性溃疡,其上有少量黏液性分泌物或覆盖灰色薄痂,边缘隆起,边缘及基底部软骨样硬度,无痛无痒,圆形,呈牛肉色,局部淋巴结肿大。疳疮不经治疗,可在3~8周内自然消失,而淋巴结肿大持续较久。

(2)二期梅毒。一般发生在感染后7~10周或硬下疳出现后6~8周。早期症状有流感样综合征,表现为头痛,恶寒,低热,食欲差,乏力,肌肉及骨关节疼痛,全身淋巴结肿大,继而出现皮肤黏膜损害、骨损害、眼梅毒、神经梅毒等。

二期梅毒皮肤黏膜损害,其特点是分布广泛,对称,自觉症状轻微,破坏性小,传染性强。主要表现有下列几种:

皮损:可有斑疹(玫瑰疹)、斑丘疹、丘疹鳞屑性梅毒疹、毛囊疹、脓疱疹、蛎壳状疹、溃疡疹等,这些损害可以单独或合并出现。

扁平湿疣:好发于肛门周围、外生殖器等皮肤互相摩擦和潮湿的部位,由扁平湿疣丘疹融合而形成,稍高出皮面,界限清楚,表面糜烂,其颗粒密聚如菜花,覆有灰白色薄膜,内含大量的梅毒螺旋体。

梅毒性白斑:好发于妇女的颈部、躯干、四肢、外阴及肛周。为局限性色素脱失斑,可持续数月。

梅毒性脱发:脱发呈虫蚀状。

黏膜损害:黏膜红肿及糜烂,黏膜斑内含大量的梅毒螺旋体。

二期梅毒骨损害可发生骨膜炎及关节炎,晚上和休息时疼痛较重,白天及活动时较轻。多发生在四肢的长骨和大关节,也可发生于骨骼肌的附着点,如长骨鹰嘴、髂骨嵴及乳突等处。

二期眼梅毒可发生虹膜炎、虹膜睫状体炎、视神经炎和视网膜炎等。也可出现二期神经梅毒等。

(3)三期梅毒。亦称晚期梅毒。此期特点为病程长,易复发,除皮肤黏膜损害外,常侵犯多个脏器。

三期梅毒皮肤损害多为局限性、孤立性、浸润性斑块或结节,发展缓慢,破坏性大,愈后留有疤痕。常见者有以下几种:

结节性梅毒疹:多见于面部和四肢,为豌豆大小,铜红色结节,成群而不融合,呈环形、蛇形或星形,质硬,可溃破,愈后留有萎缩性疤痕。

树胶样肿:先为无痛性皮下结节,继之中心软化溃破,溃疡基底不平,呈紫红色肉芽,分泌如树胶样黏稠脓汁,持续数月至2年,愈后留下疤痕。

近关节结节:为发生于肘、膝、髋等大关节附近的皮下结节,对称发生,其表面无炎症,坚硬,压迫时稍有痛感,无其他自觉症状。发展缓慢,不溃破,治疗后可逐渐消失。

三期黏膜梅毒主要见于口、鼻腔,为深红色的浸润斑,上腭及鼻中隔黏膜树胶样肿可侵犯骨质,产生骨坏死,死骨排出,形成上腭、鼻中隔穿孔及马鞍鼻,引起吞咽困难及发音障碍,少数可发生喉树胶样肿而引起呼吸困难、声音嘶哑。

三期骨梅毒以骨膜炎为多见,常侵犯长骨,损害较少,疼痛较轻,病程缓慢。其次为骨树胶样肿,常见于扁骨,如颅骨,可形成死骨及皮肤溃疡。

三期眼梅毒可发生虹膜睫状体炎、视网膜炎及角膜炎等。

三期心血管梅毒主要有梅毒性主动脉炎、梅毒性主动脉瓣闭锁不全、梅毒性主动脉瘤和梅毒性冠状动脉口狭窄等。

三期神经梅毒、脑膜梅毒、脑血管梅毒、脊髓脑膜血管梅毒、脑实质梅毒可见麻痹性痴呆、脊髓痨、视神经萎缩等。

(4)潜伏梅毒。梅毒未经治疗或用药剂量不足,无临床症状,血清反应阳性,排除其他可引起血清反应阳性的疾病存在,脑脊液正常,这类感染称为潜伏梅毒。若感染期限在2年以内者称为早期潜伏梅毒,早期潜伏梅毒随时可发生二期复发损害,有传染性;病期在2年以上者称为晚期潜伏梅毒,少有复发,少有传染性,但女病人仍可经过胎盘而传给胎儿,发生胎传梅毒。

（5）胎传梅毒（先天梅毒）。胎传梅毒是母体内的梅毒螺旋体由血液通过胎盘传入到胎儿血液中，导致胎儿感染的梅毒。多发生在妊娠 4 个月后。发病小于 2 岁者称早期胎传梅毒，大于 2 岁者称晚期胎传梅毒。胎传梅毒不发生硬下疳，常有严重的内脏损害，对患儿的健康影响很大，病死率高。

早期胎传梅毒多在出生后 2 周至 3 月内出现症状。患儿表现为消瘦，皮肤松弛多皱褶，哭声嘶哑，发育迟缓，常因鼻炎而导致呼吸、哺乳困难。皮肤损害可表现为斑疹、斑丘疹、水疱、大疱、脓疱等，多分布在头面、肢端及口周皮肤，口周可见皲裂，愈后留有辐射状疤痕。此外，也可发生甲周炎、甲床炎、无发、骨体炎、骨软骨炎、贫血、血小板减少等。大部分患儿可有脾肿大、肝肿大，少数出现活动性神经梅毒。

晚期胎传梅毒患儿发育不良，智力低下，可有前额圆凸，镰刀胫，胡氏齿，桑葚齿，马鞍鼻，锁骨胸骨关节骨质肥厚，视网膜炎，角膜炎，神经性耳聋，脑脊液异常，肝脾肿大，鼻或腭树胶样肿导致口腔及鼻中隔穿孔和鼻畸形。皮肤黏膜损害与成人相似。

胎传潜伏梅毒表现为胎传梅毒未经治疗，无临床症状而血清反应阳性。

3）实验室检查

（1）组织病理学检查。可辅助诊断。

（2）梅毒螺旋体检查。取硬下疳或扁平湿疣上的分泌物，在暗视野显微镜下检查梅毒螺旋体。

（3）脑脊液检查。包括细胞计数、蛋白质测定、VDRL 试验和胶体金试验。

（4）梅毒血清试验。近数十年来国外的免疫血清试验发展迅速，检测方法甚多。

2. 鉴别诊断

（1）玫瑰糠疹。皮损为椭圆形，呈红色或紫红色斑，其长轴与皮纹平行，附有糠状鳞屑，常可见较大母斑，自觉瘙痒，淋巴结无肿大，梅毒血清反应阴性。

（2）软下疳。病原菌为 rhjckyi 链杆菌，潜伏期短，发病急，炎症明显，基底柔软，溃疡较深，表面有脓性分泌物，疼痛剧烈，常多发。

（3）药物性皮炎。有用药史，潜伏期 24 h 至数日，局部红斑、水疱、糜烂、渗水，自觉灼热瘙痒。梅毒血清反应阴性。

（4）性病性淋巴肉芽肿。初起为炎症性丘疹，疼痛且有淋巴结肿大，化脓粘连，形成窦道。

四、辨证论治

（一）分证论治

（1）肝经湿热。

【证候】外生殖器及肛门或乳房等处有单个质坚韧丘疹，四周焮肿，患处灼热，腹股沟部有杏核或鸡卵大色白坚硬之肿块，或出现胸腹、腰、四肢屈侧及颈部杨梅疹、杨梅痘或杨梅斑，伴口苦纳呆，尿短赤，大便秘结，舌苔黄腻，脉弦数。

【治法】清肝解毒，利湿化斑。

【方药】龙胆泻肝汤酌加土茯苓、牡丹皮、赤芍。

（2）痰瘀互结。

【证候】疳疮色呈紫红，四周坚硬突起，或横痃质坚韧，或杨梅结呈紫色结节，或腹硬如砖，肝脾肿大，舌淡紫色或暗，苔腻或滑润，脉滑或细涩。

【治法】祛瘀解毒，化痰散结。

【方药】二陈汤合消瘰丸酌加土茯苓、桃仁、红花、夏枯草。

（3）脾虚湿蕴。

【证候】疳疮破溃,疮面淡润。或结毒遍生,皮色褐暗。或皮肤水疱,滋流黄水。或腐肉败脱,久不收口。伴筋骨酸痛,胸闷纳呆,食少便溏,肢倦体重,舌胖润,苔腻,脉滑或濡。

【治法】健脾化湿,解毒祛浊。

【方药】芎归二术汤加减。

（4）气血两虚。

【证候】病程日久,结毒溃面肉芽苍白,脓水清稀,久不收口,伴面色萎黄,头晕眼花,心悸怔忡,气短懒言,舌淡,苔薄,脉细无力。

【治法】补气益血,扶正固本。

【方药】十全大补汤加减。

（5）气阴两虚。

【证候】病程日久,低热不退,皮肤干燥,溃面干枯,久不收口,发枯脱落,伴口干咽燥,头晕目眩,视物昏花,舌红,苔少或花剥苔,脉细数无力。

【治法】益气养阴,补肾填精。

【方药】生脉散合大补阴丸酌加土茯苓、地骨皮、菊花、银柴胡。骨髓痨者,加服地黄饮。

（二）其他治疗

1. 单方、验方

（1）土茯苓60 g。水煎服,每日1次,连服15日为1个疗程。

（2）土茯苓合剂。方药组成:土茯苓180 g,金银花60 g,甘草30 g。每剂分5日煎服完,5剂为1个疗程。

2. 外治法

（1）皮肤焮红、烂斑时,外扑鹅黄散、结毒灵药。

（2）横痃、杨梅结毒未溃时,选用冲和膏,醋、酒各半调成糊状外敷。疳疮溃破时,先用五五丹掺在疮面上,外盖玉红膏,每日1次。待腐脓涤尽,再用生肌散掺在疮面,盖红玉膏,每日1次。

3. 西医治疗

一旦确诊为梅毒,应及早实施驱梅疗法,并足量、规则用药。

（1）早期梅毒。普鲁卡因青霉素G80万单位/日,肌内注射,1次/日,连续10日;苄星青霉素240万单位,分两侧臀部肌内注射,1次/周,共2周;四环素或红霉素,2 g/日,分4次口服,连续15日,肝肾功能不良者禁用。

（2）晚期梅毒。普鲁卡因青霉素G80万单位/日,肌内注射,1次/日,连续15日为1个疗程,也可考虑给第2个疗程,疗程间停药2周;苄星青霉素240万单位,肌内注射,1次/周,共3次;四环素或红霉素,2 g/日,分4次口服,连续服30日为1个疗程。

（3）胎传梅毒。普鲁卡因青霉素G,每日5万单位/kg,肌内注射,连续10日;苄星青霉素5万单位/kg,肌内注射,1次即可(对较大儿童的青霉素用量不应超过成人同期患者的治疗量)。对青霉素过敏者,可选用红霉素7.5~25 mg/kg,口服,4次/日。

五、调摄防护

（1）加强梅毒危害及其防治常识的宣传教育。严禁卖淫、嫖娼,对旅馆、浴池、游泳池等公共场所加强卫生管理和性病监测。

（2）对高危人群定期检查,做到早发现、早治疗。

（3）早诊断、早治疗,坚持彻底治疗的原则,建立随访追踪制度。

（4）夫妇双方共同治疗。

六、古籍论述

《霉疮秘录·霉疮方法》:"凡染有毒之妓,或与患者接谈,稍有所感,不拘便毒、疳疮,或发际生疮,梳下薄屑如麸,或手足肌肤红点如斑隐肉,当服此方,使正气足而邪自除也。若间服牛黄化毒丸,取效甚捷。人参、黄芪、川芎、甘草各一钱,当归二钱,忍冬花、汉防己各一钱五分,升麻、防风、穿山甲各八分。""熏洗方:苦参、川椒、忍冬花各两许,用水三四碗,煎数沸,先熏后洗,疮口拭干,用掺药从四沿掺之。用熏洗掺药不效者,毒必深,当服壬字化毒丸收功。"

《韩氏医通》:"近时霉疮,亦以膏(霞天膏)入防风通圣散治愈。别著《杨梅疮论治方》一卷、《滇壶简易方》一纸,为远近所传,用者辄效。"

《外科大成·下部前》:"生马口之下曰下疳,生茎之上曰蛀疳。色紫而兴举者,由房术涂抹所致;淋浊而溺痛者,由志欲不遂所致,俱宜龙胆泻肝汤,外兼敷洗,甚者芦荟丸。此症以肿痛寒热为标,肝肾阴虚为本,故肿痛。溃甚者,八珍汤加柴胡、栀子;晡倦怠者,补中益气汤加胆草、栀子;晡热阴虚者,六味地黄丸。"

《疡科心得集·辨胎火胎毒及猴狲疳论》:"如或臀肿焮烂,红赤无皮,或亦有焮赤遍体者,此即名猴狲疳。缘其父曾患下疳杨梅恶疾,服轻粉升药,遏抑毒气在内,故遗毒于胎元,须以猴疳化毒丹治之,四五十服可愈。设或晚治,毒气浸淫,亦必内陷,渐致形瘦神怯,音哑鼻塞,气逆腹满而不可救,慎之慎之!"

《吴氏医方汇编·瘟毒》:"杨梅瘟,遍身紫块,发如霉疮,治以清热解毒汤下人中黄散。"

《外科证治全书·前阴证治》:"下疳一证,属肝、肾、督三经之病……其治不离乎内外二法。内因者,由欲火猖动,不能发泄,致败精温热留滞为患,加味逍遥散、六味地黄丸主之,外敷螵蛸散,湿热既清,其疮自愈,无足虑也。外因者,由娼妇阴器瘀浊未净,辄与交媾,致淫精邪毒,感触精宫为患,最不易愈。如治得法,亦必发出便毒秽疮下疳,以泄其毒始愈。宜服龙胆泻肝汤、三黄丸。疼痛难忍者,用圣灵丹五分,数服奏功。倘溃烂日久,真阴亏损,须禁用苦寒,惟用三黄丸、六味地黄丸,早晚轮服为妙。外以忍冬、生甘草各一两,赤皮葱三茎,槐枝六十寸,煎汤,日洗二次,螵蛸散敷之。"

七、专方专药

杨素兰等[1]运用中医药治疗梅毒16例,总有效率为87.5%。桔梗解毒汤:土茯苓30 g,桔梗12 g,川芎10 g,黄芪30 g,芍药15 g,当归6 g,木通12 g,生大黄6 g,防风10 g,生甘草5 g。搜风解毒散:土茯苓30 g,薏苡仁15 g,金银花30 g,防风10 g,木瓜9 g,白鲜皮15 g,皂荚刺6 g。蛇床子散:蛇床子15 g,百部12 g,硫黄10 g,雄黄10 g,苦参10 g,明矾10 g。桔梗解毒汤、搜风解毒散交替使用,每日1剂,每6剂为1个疗程,一般连用4~6个疗程。配以蛇床子散,煎后,先熏后洗7~10日。

张华等[2]自拟中药解毒汤配以西药治疗梅毒,能缩短梅毒快速血浆反应素试验的转阴时间,提高转阴率。方药组成:土茯苓50 g,紫花地丁10 g,金银花10 g,白鲜皮10 g,甘草10 g,白花蛇舌草20 g,百部20 g,野菊花20 g。硬下疳者,加黄柏10 g,龙胆草6 g。全身出疹,色暗红者,加水牛角20 g,生石膏40 g(先煎)。腹股沟有硬结者,加穿山甲20 g,皂荚刺20 g。掌跖鳞屑多,色红者,加生地30 g,丹参20 g。有扁平湿疣者,加浙贝母10 g,黄柏10 g。

池凤好论治梅毒,宜清血解毒,晚期体虚者兼以扶正[3]。疳疮期,治宜清血解毒、利水泄火,施以龙胆泻肝汤加减。横痃,治宜清热解毒、泄火散结,施以土茯苓合剂加减。杨梅疮,治宜凉血解毒、祛风消斑,施以黄连解毒汤合犀角地黄汤加减。杨梅结毒,治宜解毒化瘀、扶正固本,施以化毒散,配服至宝丹。体虚者可用八珍汤加土茯苓与前药套服,攻补兼施。

陈昌鹏等[4]采用自制中药凉血败毒汤颗粒冲剂联合阿奇霉素口服治疗早期梅毒,见效快,血清阴转率高,转阴时间短,疗效确切。方药组成:土茯苓150 g,桔梗10 g,川芎10 g,黄芪30 g,赤芍15 g,当归10 g,木通6 g,生大黄10 g,防风6 g,生甘草15 g。每次2包,每日2次,早晚餐后开水冲服,连服30日。

黄升丹丸为名老中医徐继尧治梅毒的验方[5]。方药组成:黄升丹、雄黄、白矾、大米。将黄升丹、雄黄、白矾3味药混合研成细粉,将大米蒸熟,待凉,搅抹成软泥状,再将3味药粉加入米饭中拌匀,搓成蚕豆大小的药丸,晾干备用。每次20粒,口服,每日2次,15日为1个疗程。此方以黄升丹为主药,具有拔毒、除脓、祛腐、生肌之功效,为治疗梅毒的要药;辅以雄黄、白矾解毒、杀虫、燥湿;佐以大米饭益肝养胃,防其他3味药性峻烈损伤肝脾,调和药性。诸药共用具有拔毒、杀虫、燥湿之功效。

朱延山等[6]运用土茯苓合剂治疗梅毒400例,有效率达90%以上,仅26例血清未转阴。方药组成:土茯苓60～240 g(必要时可加到250 g以上),苍耳子、白鲜皮各15 g,甘草3～9 g。上药用水煎服为1日剂量,每日分3次服,以20日为1个疗程。必须注意服药期间禁食辣椒或饮酒等。

陈勇飞等[7]运用中医辨证治疗梅毒血清抵抗,将其分为2个证型。对毒热深伏型,以清湿热,通腑凉血为法,方用土茯苓汤:土茯苓36 g,薏苡仁18 g,生槐花18 g,泽泻9 g,金银花18 g,露蜂房7.5 g,大黄6 g,赤芍9 g,黄芩7.5 g,生地12 g,牡丹皮6 g,雄黄粉0.3 g(冲)。用水煎,每日1剂,分2次服用,10日为1个疗程。服药1个疗程后停用雄黄,隔1个疗程后再用。对肝脾两虚、余毒未清型,以清余毒,补肝脾,扶正气为法,方用扶正解毒汤:太子参18 g,苍耳子6 g,何首乌9 g,全蝎3 g,桑寄生12 g,黄芩6 g,白芍9 g,茯苓6 g,生槐花9 g,白术9 g,白鲜皮9 g,露蜂房6 g,雄黄0.3 g(冲)。用法、疗程和雄黄的用法均与毒热深伏型相同。

姜杰等[8]辨证分期论治梅毒。①疳疮期。清血解毒,利水泄火。以龙胆泻肝汤加减:龙胆草15 g,土茯苓30 g,金银花15 g,生地15 g,栀子15 g,黄芩15 g,赤芍12 g,滑石20 g,泽泻15 g,甘草10 g。②横痃。清热解毒,泄火散结。以土茯苓合剂加减:土茯苓30 g,金银花20 g,白鲜皮15 g,生甘草10 g,生牡蛎30 g,山慈菇10 g,栀子10 g,浙贝母12 g,玄参5 g,当归10 g。③杨梅疮。凉血解毒,祛风消斑。以黄连解毒汤合犀角地黄汤加减:黄连10 g,黄芩5 g,黄柏15 g,水牛角40 g(先煎),赤芍12 g,牡丹皮12 g,生地12 g,蒲公英15 g,土茯苓30 g,防风10 g,蝉蜕10 g,甘草10 g。④杨梅结毒。解毒化瘀,扶正固本。以化毒散(由大黄、穿山甲、当归尾、僵蚕、蜈蚣、酒组方),配服至宝丹,用以清热解毒,消瘀祛腐,实者可多服,体虚者宜少服。体虚者可用八珍汤,以达攻补兼施。

大解毒汤可用于治疗梅毒[9]。此病由外感毒邪,浸淫肌肤而致,治当祛毒、养血、活络。方药组成:土茯苓9 g,川芎3 g,木通4.5 g,金银花9 g,茯苓6 g,大黄4.5 g,防风6 g。水煎服,每日1剂。梅毒患者服用该方,症状可见减轻或得以治愈。若与搜风解毒散交替服用,其效果更佳。搜风解毒散:土茯苓9 g,薏苡仁9 g,金银花9 g,防风6 g,木瓜6 g,白鲜皮6 g,皂荚子3 g。

参考文献:

[1]杨素兰,汪锡尧.中医药治疗梅毒16例[J].辽宁中医杂志,2002,29(12):737.

[2]张华,孟辉.中西医结合治疗梅毒47例疗效观察[J].新中医,2006,38(2):58.

[3]禤国维.皮肤性病中医治疗全书[M].广州:广东科技出版社,1995:398－401.

[4]陈昌鹏,许良杰.中西医结合治疗早期梅毒45例疗效观察[J].中医杂志,2004,45(10):763.

[5]赵晓香.黄升丹丸治疗梅毒40例疗效观察[J].浙江中医学院学报,1994,18(3):27.

[6]朱延山,洪钟棋,王福产,等.土茯苓合剂治疗梅毒四百例[J].福建中医药,1960(10):19－20.

[7]陈勇飞,卢万清,黄捷,等.中医辨证治疗梅毒血清抵抗50例分析[J].中医临床研究,2012,4(14):15－16.

[8]姜杰,闫力.梅毒的辨证施治与施护[J].长春中医学院学报,2002,18(2):40.

[9]李文亮,齐强.千家妙方:下册[M].北京:中国人民解放军出版社,1982:142.

第五节　滴虫病

【**现代医学描述**】滴虫病(trichomoniasis)是由毛滴虫引起的寄生性原虫病。毛滴虫常寄生于阴道、肠道和口腔,其中最常寄生的部位在阴道。阴道滴虫病的发病率很高,约为18%~31%,并且与年龄有很大的关系,多发于21~40岁的妇女。毛滴虫呈梨形、椭圆形或梭形,由于体积微小,必须借助显微镜才能看到。毛滴虫顶端有4根鞭毛,运动力很强,使虫体向前推进或做螺旋式的转动。毛滴虫在自然界中分布范围很广,如池塘、游泳池、浴池的水中,以及猫、鼠、犬、猴等动物身上都能找到毛滴虫。毛滴虫最适合寄生在 pH 为5.5~6.0 的厌氧环境中,人体的阴道在正常情况下 pH 保持在4~4.5 之间,并非适合毛滴虫生长的环境,但如果由于各种原因导致阴道变为中性或碱性,一旦毛滴虫侵入阴道,就会繁殖起来,引起阴道滴虫病。阴道滴虫病的患者有大量的阴道分泌物,这些分泌物排入环境后,其中的毛滴虫能存活数小时,所以本病有很强的传染性。直接接触是主要的传播途径,有时也可通过被污染的毛巾、浴盆、马桶等间接接触传播。毛滴虫可引起女性泌尿生殖系统的炎症,如外阴炎、阴道炎、膀胱炎、子宫内膜炎和子宫附属器炎等。典型症状为大量刺激性的白带甚至脓性泡沫状分泌物,外阴及阴道发痒,并伴有烧灼感和刺痛,有尿道感染时,可有尿频、尿急、尿痛甚至血尿。阴道滴虫病还与早期流产、不孕症、阴道出血等有关。滴虫病的诊断不困难,通过临床症状和体征,结合接触史,并在新鲜标本中找到毛滴虫即可确诊。目前也使用荧光抗体检查阴道分泌物中的毛滴虫抗原,此方法因其具有敏感度高、方法简便快速等特点,在临床上广泛使用。滴虫病到目前为止,还没有很完善的治疗方法,而且患者经治疗后,往往仍易复发,比较顽固,难以根绝,因此重在预防,避免接触。

【**中医学认识**】滴虫病主要是以外阴瘙痒为主要症状,为男女共患疾病。中医称之为阴痒、阴门瘙痒、带下病。早在《神农本草经》中即有"阴蚀"病名,即"虫蚀阴中"之意,据《玉篇·虫部》所载,阴蚀即肉眼难以识辨之小虫。以后的医书中多称为阴门痒或阴痒,《诸病源候论》认为"妇人阴痒,是虫食所为"。明代《寿世保元》指出:"阴户中有细虫,其痒不可当,且其虫作热,微则为痒,重则为痛也。"清代《类证治裁·阴蚀》描述道:"阴中生虫如小蛆。"清代《医宗金鉴·外科心法要诀·妇人阴疮》记载:"如阴器外生疙瘩,内生小虫作痒者。"总之,历代医家对本病的病因及证候都有统一的认识。

一、病因病机

1.湿热生虫

素体脾虚湿盛,或久居阴湿之地,郁久化热,流注下焦,或情志伤肝,肝经郁热,挟湿浊下注,损伤任带,湿热蕴积日久而生虫。抑或外阴不洁,或房事不洁,直接感染湿热或虫毒,或接触不洁衣服或用具而染虫,虫蚀阴中,都可导致阴痒。

2.肝肾不足

素体肝肾不足,或久病体虚,或育产频多,或年老精亏,而致精血亏损,体虚染虫,虫蚀阴部而致阴痒。

二、证候特征

本病表现为阴部瘙痒,如虫行状,甚则奇痒难忍,灼热疼痛,带下量多,色黄呈泡沫状,或色白如豆渣状,臭秽,心烦少寐,胸闷呃逆,口苦咽干,小便黄赤,舌红,苔黄腻,脉滑数。

三、诊断

1.诊断依据

有不良的卫生习惯,或素有外阴或阴道炎病史,不洁房事是其主要感染途径。妇人外阴瘙痒时作,甚则难以忍受,坐卧不安,甚则延及肛周及大腿内侧;带下量多,有腥味及特有的泡沫状分泌物。据病史和证候可作出临床诊断,但仍需妇科检查,并取阴道分泌物进行实验室检查,才可确诊。

2.鉴别诊断

(1)念珠菌性阴道炎。临床以外阴瘙痒,外阴部潮红肿胀,阴道内呈炎性充血状,白带量多,呈豆渣样、凝乳样或奶黄色为其主要特征。该病与滴虫病均有外阴瘙痒和白带异常,需做白带显微镜检查,查见念珠菌或毛滴虫方可确诊。

(2)阴部湿疹。湿疹皮损分布呈对称性,界限分明,易反复发作,食鱼腥虾蟹往往加重病情,且可发于全身任何部位。该病与滴虫病均可见阴部瘙痒,而滴虫病无上述特点,辅以白带显微镜检查确诊。

四、辨证论治

(一)分证论治

(1)湿热生虫。

【证候】外阴或阴中瘙痒或奇痒难忍,白带量多,呈灰黄色或脓样,有腥臭味,可伴有尿频、尿急、尿道灼痛,心烦易怒,口苦口腻。妇科检查:阴道或子宫颈黏膜有充血或散在出血点。舌红,苔黄腻,脉弦数。

【治法】清热除湿,杀虫止痒。

【方药】龙胆泻肝汤加白鲜皮、贯众、川楝子、鹤虱。

(2)肝肾不足。

【证候】外阴及阴道内瘙痒不堪,白带量少色白,外阴皮肤肥厚,色紫褐或灰白,常伴有心烦少寐,头昏眼花,月经紊乱,舌质红,舌苔少,脉细数无力。

【治法】滋补肝肾,清热除湿。

【方药】知柏地黄汤加白鲜皮、地肤子、鹤虱、乌梅。

(二)其他治疗(外治法)

(1)灭痒方。方药组成:鹤虱30 g,苦参15 g,威灵仙15 g,当归尾15 g,蛇床子15 g,狼毒15 g。水煎熏洗或坐浴,每日1次。

(2)苦参汤。方药组成:苦参60 g,蛇床子30 g,金银花30 g,菊花60 g,黄柏15 g,地肤子15 g,石菖蒲10 g。水煎去渣,临用前加猪胆汁4~5滴,熏洗,每日1次。

（3）冲洗方。方药组成：蛇床子30 g，地肤子15 g，苦参30 g，川椒9 g，白矾30 g。水煎后冲洗阴道，每日1次。

（4）蛇床子洗剂。方药组成：蛇床子30 g，贯众30 g，秦皮30 g，乌梅10 g，白矾30 g。水煎熏洗，每日1次。

（5）苦参凝胶。每支5 g，每晚1支，放入阴道深处。7日为1个疗程，停药1周后重复第2个疗程，连续应用3个疗程。

（6）苦参膜。每片含苦参总碱以氧化苦参碱计为100 mg，本品为棕褐色的膜剂。苦参膜7张，阴道给药，每次1张，每晚1次。

（7）复方莪术油栓。月经干净后3日开始每晚临睡前清洗外阴，阴道给药，每次1粒（50 mg），6日为1个疗程，严重者次晨再放置1粒，连续2～3个疗程。

五、调摄防护

（1）经期禁用外治药及阴道冲洗或坐浴等。

（2）保持会阴部的清洁卫生，及时更换内衣裤，避免不洁房事和公用浴具，坐式便器应消毒。保持浴巾的清洁和干燥，并常在太阳下晾晒。瘙痒者，避免用热水烫洗、肥皂擦洗以及搔抓。

（3）治疗期间禁房事，男女一方患病，其配偶应同时治疗。经治疗症状消失后，每次月经后复查1次，连查3个月。

六、古籍论述

《妇人大全良方·妇人阴痒方论》："夫妇人阴痒者，是虫蚀所为……其虫作热，微则为痒，重者乃痛也。治妇人阴痒，大黄散。大黄（微炒）、炙黄芩各一两，赤芍药、玄参、丹参、山茱萸、蛇床子各半两。上为细末，食前，温酒调二钱服。"

《外科正宗·阴疮论》："阴中生虫慝如小蛆者，乃心气郁而邪火所化，宜四物加黄连、胆草、木通、石菖蒲，以通散心窍郁滞，外以银杏散纳入阴中。""一妇人肝经风湿下流阴器，浮肿痒甚，致抓出血不痛。以消风散加苦参、胆草、泽泻、木通、山栀，外以蛇床子汤熏洗，搽擦银杏散，十余日痒止肿消而愈。"

《医宗金鉴·妇科心法要诀》阴痒证治篇："妇人阴痒，多因湿热生虫。甚则肢体倦怠，小便淋漓。宜服逍遥散、龙胆泻肝汤。外以桃仁研膏，合雄黄末，鸡切片，醮药纳户中。"

《竹林寺女科秘传·女人阴户》："治妇人阴痒难忍，蛇床子、白矾二味煎汤，洗之，即愈。"

《沈氏女科辑要·阴痒》："阴蚀有用猪肝煮熟，削如梃，钻孔数十，纳阴中，良久取出，必有虫在肝孔内。另易一梃纳之，虫尽自愈。"

七、专方专药

夏桂成[1]认为滴虫性阴道炎主要因湿热生虫而致，治疗以清利杀虫为要。治宜萆薢渗湿汤（《疡科心得集》）加减。方药组成：萆薢12 g，薏苡仁15 g，黄柏10 g，赤茯苓10 g，牡丹皮10 g，泽泻10 g，滑石10 g，炙知母5 g，苍术9 g，百部9 g，鹤虱9 g。水煎分服，每日1剂。脾胃虚弱者，加炒白术10 g，党参10 g，陈皮6 g。肾虚者，加续断10 g，桑寄生10 g，怀山药10 g。肝郁者，加荆芥5 g，柴胡5 g。配以外治自拟方：①灭滴丸。方药组成：蛇床子9 g，白矾3 g。研细末，炼蜜为丸，如弹子大，每晚用药熏洗后塞于阴道深部，24 h后更换，10日为1个疗程。用于已婚者的滴虫性阴道炎。带下夹血者不宜。②滴虫熏洗方。方药组成：蛇床子30 g，土槿皮 15 g,黄柏 15 g,百部 15 g,苦参 15 g,花椒 10 g,白矾 6 g。煎汤熏洗坐浴,每日 2 次。用于滴虫性阴道炎。

王渭川用阴痒外洗方以除湿止痒,治阴痒[2]。处方一:苦参 30 g,黄柏 15 g,蛇床子 60 g,鹤虱 30 g,雄黄 15 g,狼毒 1.5 g。煎水洗患处。本药有毒,禁止入口。洗阴道时,用药水洗后再用温开水洗 1 次,防止阴道黏膜中毒。处方二:黄柏 24 g,枳壳 24 g,蛇床子 24 g,白矾 6 g,椒目 20 粒。煎水洗患处。

石玉生认为本病是因脾虚气弱,湿浊下注而致阴道滴虫滋生,白带量多[3]。治以治白带方,方药组成:党参 24 g,白术 15 g,茯苓 15 g,炙甘草 6 g,白芍 9 g,银柴胡 24 g,台乌药 15 g,熟地 15 g,山药 15 g,当归 9 g,木香 9 g。水煎,每日 1 剂,分 3 服。配合外洗坐浴方,以清热燥湿杀虫,药用蛇床子 30 g,苦参 30 g,黄柏 30 g,川椒 15 g。

沈汉文自拟妇科阴痒外洗方,凉血祛风,除湿解毒,治妇科阴痒[3]。方药组成:铁线草 30 g,苦参 15 g,威灵仙 15 g,花椒 15 g,白芷 15 g。煎水熏洗患处。

惠荣华用苦黄散治疗滴虫性阴道炎,清热利湿,杀虫止痒,收效甚捷[4]。方药组成:苦参、黄连、黄柏、百部、苍术各等份。研细末,置瓶中备用。用阴道窥器扩开阴道,先以 1% 新洁尔灭冲洗阴道,然后用灭菌棉球蘸苦黄散涂于阴道后穹窿及两侧壁。外阴痒者涂 2 g 左右药粉,每日 1 次,7 次为 1 个疗程。

何国兴用灭滴止痒汤治疗滴虫性阴道炎,清热利湿,收敛杀虫[4]。方药组成:苦参 20 g,生百部 20 g,蛇床子 20 g,地肤子 20 g,白鲜皮 20 g,石榴皮 15 g,川黄柏 15 g,紫槿皮 15 g,枯矾 15 g。上药加水 2000 ~ 2500 mL,煮沸 10 min,过滤去药渣,熏洗阴道和坐浴。每日熏洗 10 ~ 15 min,每日 2 次,7 日为 1 个疗程。

赵凤云等[5]运用中药外洗法治疗阴道滴虫病 50 例,总有效率为 92%。方药组成:苦参 20 g,地肤子 20 g,蛇床子 20 g,百部 20 g,黄柏 20 g,雄黄 10 g,川椒 10 g。加水至 3000 mL 熬至 2000 mL,先熏外阴部,待药液稍凉后坐浴 20 ~ 30 min。2 日 1 剂,10 日为 1 个疗程。

相鲁闽等[6]以仙鹤草浓缩液治疗阴道滴虫病,疗效较佳。以仙鹤草制成 200% 的浓缩液。经妇科严密消毒后,以棉球蘸仙鹤草药液涂搽阴道壁。每日 1 ~ 2 次,1 周为 1 个疗程。

甲硝唑外洗方治滴虫性阴道炎[7]。方药组成:蛇床子 30 g,苦参 15 g。加水 1000 mL 煎煮,去渣,坐浴、熏洗。每次 15 min,每日 2 次。

刘晓春等[8]运用中药熏洗治疗阴道炎 600 例,总有效率为 94%。方药组成:蛇床子 10 g,苦参 10 g,黄柏 10 g,白矾 5 g,野菊花 9 g,冰片 3 g(后冲入烊化)。上药用 2500 mL 水浓煎除渣后,冲入冰片烊化备用。先熏后洗外阴及阴道,每日 2 次,连用 10 日为 1 个疗程。

王学会[9]运用蛇床子散加减治疗阴道炎 140 例临床观察,收到较好疗效。以蛇床子散为基础方,方药组成:蛇床子 30 g,苦参 30 g,百部 15 g,白矾 15 g,川椒 10 g,地肤子 15 g,黄柏 15 g。加减:外阴阴道假丝酵母菌病去川椒;滴虫性阴道炎加苦楝皮 10 g。制为袋装汤剂,每袋 250 mL。每日 1 次,每次 500 mL,冲洗,7 日为 1 个疗程,一般治疗 1 ~ 2 个疗程。

彭菲等[10]运用玄参栓剂治疗滴虫性阴道炎,无不良反应,效果颇佳。玄参甘苦咸寒,入肺经、胃经、肾经,具有滋阴降火,清热解毒之功效。以玄参为主,制成栓剂,方药组成:玄参 60 g,石榴皮 30 g,黄连 30 g,黄柏 30 g,黄芩 30 g,苦参 30 g,秦皮 30 g,乌梅 30 g,白花蛇舌草 30 g,明胶 15 g,甘油 10 mL。制法:诸药研粉,明胶用 300 mL 水加热溶解,然后加入中药粉和甘油,熬制成膏,倒入模具,每个栓剂重 5 g。用法:取玄参栓剂 1 粒,每晚睡时置入阴道,7 日为 1 个疗程。

曹丽君等[11]运用中药六神栓治疗滴虫性阴道炎 172 例,总有效率为 100%。六神栓采用雷氏六神栓,由麝香(天然,纯度 80%)、冰片、蟾酥、珍珠、雄黄、牛黄(人工)制成鸭嘴形栓剂,每粒重 3.02 g(含药净重为 0.06 g)。于月经干净后第 2 日冲洗阴道后,将栓剂塞入阴道深处,以后每晚置入阴道 1 枚,7 日为 1 个疗程,间隔 2 日再行下一个疗程,连续应用 2 个疗程。

参考文献：

[1]夏桂成.夏桂成实用中医妇科学[M].北京:中国中医药出版社,2009:351 – 353.

[2]高春媛,陶广正.中医当代妇科八大家[M].北京:中医古籍出版社,2001:71 – 72.

[3]石恩骏.贵州名医名方选析[M].北京:人民卫生出版社,2012:339,342.

[4]崔应珉,张晓丹,陈淑玲.中华名医名方新传:妇科病[M].郑州:郑州大学出版社,2009:6,7 – 8.

[5]赵凤云,张启哲.中药外洗法治疗阴道滴虫病50例临床观察[J].黑龙江中医药,1999(2):47.

[6]相鲁闻,刘添秀.仙鹤草浓缩液治疗阴道滴虫病[J].中国民间疗法,2001,9(6):61.

[7]宋兆友.皮肤病中药外用制剂[M].北京:人民卫生出版社,2005:317.

[8]刘晓春,薛宁,钱林宏,等.中药熏洗治疗阴道炎600例[J].中国中医药现代远程教育,2012,10(15):14 – 15.

[9]王学会.蛇床子散加减治疗阴道炎140例临床观察[J].内蒙古中医药,2012(3):14.

[10]彭菲,左永昌,刘继志,等.玄参栓剂治疗滴虫性阴道炎有效[J].中医杂志,2010,51(6):537.

[11]曹丽君,高丽华.中药六神栓治疗滴虫性阴道炎172例[J].中国中医急症杂志,2008,17(7):1002 – 1003.

第六节　乙型、丙型、丁型病毒性肝炎

【现代医学描述】病毒性肝炎(viral hepatitis)是主要由各种肝炎病毒引起的以肝脏损害为主的传染病，其中乙型病毒性肝炎(viral hepatitis B,简称乙肝)、丙型病毒性肝炎(viral hepatitis C,简称丙肝)和丁型病毒性肝炎(viral hepatitis D,简称丁肝)主要通过血液和血制品传播，多为散发，有慢性化倾向，部分病例可发展成肝硬化和肝癌。乙肝、丙肝、丁肝分别由对应的肝炎病毒引起，乙肝病毒为嗜肝DNA病毒科中的一员，对外界环境的抵抗力较强，但在65 ℃下10 h,或煮沸10 min,或高压蒸汽下,均可被灭活。乙肝病毒抗原复杂，其衣壳中有表面抗原(HBsAg),核心结构中有核心抗原(HBcAg)和e抗原(HBeAg),感染后可以引起机体的免疫反应，产生相应的抗体。除HBcAg不易检出外，其余5类抗原或抗体是机体感染乙肝病毒的常用检测指标,俗称"乙肝两对半"。丙肝病毒为黄病毒科丙肝病毒属,耐热,抵抗力较强,但对一般化学消毒剂尤其是氯仿敏感。丁肝病毒为δ病毒属的唯一成员,有完整的丁肝病毒颗粒,稳定而不易变异,但其复制需要乙肝病毒等嗜肝DNA病毒为其提供外壳，并协助其组装、成熟分泌和释放,因此丁肝病毒需要与乙肝病毒联合感染或重叠感染才能致病。乙肝、丙肝、丁肝的流行过程极为相似,急性肝炎、慢性肝炎(含肝炎后肝硬化)患者和无症状病毒携带者为其主要传染源,传播途径有血液传播、母婴传播、性接触传播和日常生活接触传播等,人群普遍易感,各种年龄均可发病。人类被相应病毒感染后,均能通过直接杀伤肝细胞或通过诱导机体免疫反应破坏肝细胞,从而导致以弥漫性肝细胞变性、坏死、再生,炎性细胞浸润和间质增生为基本特征的肝脏病变,临床上常表现为急性肝炎、慢性肝炎,可出现出血、感染、肝性脑病、肝肾综合征等严重的并发症,并可迁延不愈,而形成慢性重型肝炎。由于病毒性肝炎的临床表现复杂,因此要根据流行病学资料、临床症状和体征、实验室及影像学检查结果,并结合肝炎病毒学检测结果综合分析,作出诊断。乙肝、丙肝、丁肝目前尚缺乏特效的治疗方法,一般采用综合疗法,主要包括抗病毒、免疫调节、抗炎保肝和对症治疗,辅以适当休息和合理营养,最大限度地抑制病毒生长,减轻肝细胞炎症坏死,延缓疾病进展。乙肝、丙肝、丁肝的防治措施包括管理传染源、切断传播途径和保护易感人群,目前已研制成功的乙肝基因工程疫苗对阻断母婴传播和新生儿乙肝预防有较好的效果,是预防乙肝病毒感染最有效的方法,已在全世界推荐使用。由于我国属于乙肝的高发地区,自2005年起已执行对新生儿全部免费接种乙肝疫苗的计划免疫策略。

【中医学认识】中医学中虽然没有"肝炎"病名,但就肝炎症状来说,可以归属于中医学的黄疸、胁痛等。

早在《内经》中已有黄疸之名，并对黄疸的病因、病机、症状等都有了初步的认识，如《内经·平人气象论》云："溺黄赤，安卧者，黄疸……目黄者曰黄疸。"《内经·六元正纪大论》云："溽暑湿热相薄，争于左之上，民病黄疸而为胕肿。"《内经·经脉》云："是主脾所生病者……黄疸，不能卧。"张仲景的《金匮要略》将黄疸立为专篇论述，并将其分为谷疸、酒疸、女劳疸等三疸。《伤寒论》还提出了阳明发黄和太阴发黄，说明当时已认识到黄疸可由外感、饮食和正虚引起，病机有湿热、瘀热在里、寒湿在里，相关的脏腑有脾、胃、肾等，并较详细地记载了黄疸的临床表现，创制了茵陈蒿汤、茵陈五苓散等多首方剂，体现了泻下、解表、清化、温化、逐瘀、利尿等多种退黄之法，这些治法和方剂仍为今天所喜用，表明汉代对黄疸的辨证论治已有了较高的水平。《诸病源候论·黄病诸候》提出了一种卒然发黄，命在顷刻的"急黄"。《外台秘要·温病及黄疸》引《必效》曰："每夜小便中浸白帛片，取色退为验。"最早用实验检测的比色法来判断治疗后黄疸病情的进退。宋代韩祗和的《伤寒微旨论》除论述了黄疸的"阳证"外，还特设《阴黄证篇》，并首创用温热药治疗阴黄。元代罗天益所著《卫生宝鉴·发黄》总结了前人的经验，进一步明确湿从热化为阳黄，湿从寒化为阴黄，将阳黄和阴黄的辨证论治系统化，执简驭繁，对临床实践指导意义较大，至今仍被采用。《景岳全书·黄疸》中载有疸黄证，认为其发病与"胆液泄"有关，提示了黄疸与胆液的关系。《杂病源流犀烛·诸疸源流》认识到了黄疸的传染性及其严重性："又有天行疫疠，以致发黄者，俗谓之瘟黄，杀人最急。"

一、病因病机

黄疸的病因主要有外感时邪、饮食所伤、脾胃虚弱、积块瘀阻等，其发病往往是内因、外因相因为患。

1. 原发病因

湿热或寒湿、时气疫毒等外邪侵袭，是引发外感黄疸的原发病因。劳倦过度、酒食不节、情志抑郁等所致的脏腑虚损，是内伤黄疸的原始病因。

2. 继发病因

砂石、虫体等积聚日久不消或阻滞胆道，是胆汁外溢产生黄疸的继发病因。

3. 诱发因素

感受外邪、饮食失节、骤受惊恐、情志不遂、劳倦内伤等均可诱发或加重黄疸。

黄疸的发病，从病邪来说，主要是湿浊之邪，故《金匮要略·黄疸病脉证并治》有"黄家所得，从湿得之"的论断；从脏腑病位来看，不外脾胃肝胆，而且多是由脾胃累及肝胆。黄疸的发病是由于内外之湿阻滞于脾胃肝胆，导致脾胃运化功能失常，肝失疏泄，或结石、积块瘀阻胆道，胆液不循常道，随血泛溢而成。病理属性与脾胃阳气盛衰有关，中阳偏盛，湿从热化，则致湿热为患，发为阳黄；中阳不足，湿从寒化，则致寒湿为患，发为阴黄。至于急黄则为湿热夹时邪疫毒所致，也与脾胃阳气盛衰相关。不过，正如《丹溪心法·疸》所言："疸不用分其五，同是湿热。"临床以湿从热化的阳黄居多。阳黄和阴黄之间在一定条件下也可相互转化，阳黄日久，热泄湿留，或过用寒凉之剂，损伤脾阳，则湿从寒化而转为阴黄；阴黄重感湿热之邪，又可发为阳黄。

二、证候特征

本病的证候特征是目黄、身黄、小便黄，其中以目黄为主要特征。患病初起，目黄、身黄不一定出现，而以恶寒发热，食欲不振，恶心呕吐，腹胀肠鸣，肢体困重等类似感冒的症状为主，三五日后，才逐渐出现目黄，随之出现尿黄与身黄。亦有先出现胁肋剧痛，然后发黄者。病程或长或短。发黄程度或浅或深，其色或鲜明或晦暗，急黄者，其色甚则如金。急黄患者还可出现壮热神昏，衄血吐血等症状。患者常有饮食不节、与肝炎病人接触，或服用损害肝脏的药物等病史。

三、诊断

1. 诊断依据

（1）大多突然起病，散发或暴发流行，一年四季均可发病，患者有肝炎接触病史。

（2）以目黄、身黄、小便黄赤为主要依据。其中眼目白睛发黄为最主要体征。有因病毒感染而致的外感黄疸，也有因七情劳伤、酒食失节而发的内伤黄疸。

（3）肝脏可肿大或缩小，可有触痛、叩痛。脾脏可肿大，可出现腹水及下肢浮肿。有时右上腹部疼痛或有压痛，或向右肩背放射。

（4）实验室检查可见肝炎系列抗体阳性，黄疸指数、血清胆红素升高。亦可查肝功能、血浆蛋白定量、凝血酶原时间，以了解肝功能损害程度。

2. 鉴别诊断

（1）黄胖病。黄胖病是由虫积匿伏肠中耗伤气血所致。症见面部色黄虚浮，肌肤色黄带白，而眼白如故，小便不黄，兼见头晕心悸、气短乏力等气血亏虚证候，及腹痛间作、嗜异等症状，与胆汁外溢见目黄、身黄、尿黄迥异。

（2）萎黄。萎黄又称虚黄，多为脾胃虚弱所致。由大失血、大病及久病等致气血亏耗而致。萎黄与黄疸的区别在于两目不黄，面及肌肤萎黄少泽，小便通利不黄，必有头晕心悸，气短乏力。

（3）湿病。湿邪郁蒸可引致身黄、面黄，但眼白不黄，可资鉴别。《医学纲目·黄疸》指出："色如烟熏黄，乃湿病也，一身尽痛。色如橘子黄乃黄病也，一身不痛。"《医学入门·黄疸》作进一步鉴别："又湿病与黄病相似，但湿病在表，黄病在里。"

（4）风气目黄。风气目黄是由风气自阳明入胃上至目眦，风气不得外泄所致。其特点为只见目黄，且以目内眦较为明显，表面凹凸不平，面身不黄，亦无其他症状，多见于肥胖之人及老年人，是为球结膜下脂肪沉积所致。

（5）多食瓜果发黄。过食含胡萝卜素的胡萝卜、南瓜、菠菜、柑橘、木瓜等，致胡萝卜素滞留沉着，可出现皮肤发黄。其与黄疸的区别在于发黄部位多在手掌、足底、前额及鼻等处皮肤，眼白不黄，亦无其他症状。

四、辨证论治

根据本病湿浊阻滞，脾胃肝胆功能失调，胆液不循常道，随血外溢的病机，其治疗大法为祛湿利小便，健脾疏肝利胆。故《金匮要略》有"诸病黄家，但利其小便"之训。另外，应依湿从热化、寒化的不同，分别施以清热利湿和温中化湿之法。急黄则在清热利湿基础上，合用解毒凉血开窍之法。黄疸久病应注意扶助正气，如滋补脾肾、健脾益气等。

（一）分证论治

1. 阳黄

（1）湿热兼表。

【证候】黄疸初起，目白睛微黄或不明显，小便黄，脘腹满闷，不思饮食，伴有恶寒发热，头身重痛，乏力，舌苔黄腻，脉浮弦或弦数。

【治法】清热化湿，佐以解表。

【方药】麻黄连翘赤小豆汤合甘露消毒丹。表证轻者，麻黄、薄荷用量宜轻，取其微汗之意。目白睛黄甚者,茵陈用量宜大。热重者,酌加金银花、栀子、板蓝根以清热解毒,并可加郁金、丹参以疏肝调血。

(2)热重于湿。

【证候】初起目白睛发黄,迅速至全身发黄,色泽鲜明,右胁疼痛而拒按,壮热口渴,口干口苦,恶心呕吐,脘腹胀满,大便秘结,小便赤黄、短少,舌红,苔黄腻或黄糙,脉弦滑或滑数。

【治法】清热利湿,通腑化瘀。

【方药】茵陈蒿汤。酌加连翘、大青叶、虎杖、田基黄、板蓝根等以清热解毒,郁金、金钱草、丹参以疏肝利胆化瘀,车前子、猪苓、泽泻等以渗利湿邪,使湿热分消,从二便而去。

(3)湿重于热。

【证候】身目发黄如橘,无发热或身热不扬,右胁疼痛,脘闷腹胀,头重身困,嗜卧乏力,纳呆便溏,厌食油腻,恶心呕吐,口黏不渴,小便不利,舌苔厚腻微黄,脉濡缓或弦滑。

【治法】健脾利湿,清热利胆。

【方药】茵陈五苓散。若右胁疼痛较甚者,可加郁金、川楝子、佛手以疏肝理气止痛。若脘闷腹胀,纳呆厌油者,可加陈皮、藿香、佩兰、厚朴、枳壳等以芳香化湿理气。

茵陈五苓散适用于湿邪偏重较明显者,若湿热相当者,尚可选用甘露消毒丹。该方用茵陈、滑石、木通清热利湿,利胆退黄,引湿热之邪从小便而出;黄芩、连翘清热燥湿解毒;石菖蒲、白蔻仁、藿香、薄荷芳香化湿,行气悦脾。原方中贝母、射干的主要作用是清咽散结,可去之。方中诸药配合,不仅利湿清热,芳香化湿,利胆退黄,而且调和气机,清热透邪,使壅遏之湿热毒邪消退。若湿困脾胃,便溏尿少,口中甜者,可加厚朴、苍术。纳呆或无食欲者,再加炒麦芽、鸡内金以醒脾消食。

(4)胆腑郁热。

【证候】身目发黄鲜明,右胁剧痛且放射至肩背,壮热或寒热往来,伴有口苦咽干,恶心呕吐,便秘,尿黄,舌红,苔黄而干,脉弦滑数。

【治法】清热化湿,疏肝利胆。

【方药】大柴胡汤。胁痛重者,可加郁金、枳壳、木香。黄疸重者,可加金钱草、厚朴、茵陈、栀子。壮热者,可加金银花、蒲公英、虎杖。呃逆恶心者,加炒莱菔子。

(5)疫毒发黄。

【证候】起病急骤,黄疸迅速加深,身目呈深黄色,胁痛,脘腹胀满,疼痛拒按,壮热烦渴,呕吐频作,尿少便结,烦躁不安,或神昏谵语,或衄血尿血,皮下紫斑,或有腹水,继之嗜睡昏迷,舌质红绛,苔黄褐干燥,脉弦大或洪大。本证又称急黄。

【治法】清热解毒,凉血开窍。

【方药】千金犀角散。本方主药犀角(以水牛角代之)是清热解毒凉血之要药,配以黄连、栀子、升麻则清热解毒;茵陈清热利湿,利胆退黄。可加生地、玄参、石斛、牡丹皮以清热解毒,养阴凉血。若热毒炽盛,乘患者未陷入昏迷之际,急以通涤胃肠热毒为要务,不可犹豫,宜加大剂量清热解毒药如金银花、连翘、土茯苓、蒲公英、大青叶、黄柏、生大黄,或用五味消毒饮,重加大黄。如已出现躁扰不宁,或伴出血倾向,需加清营凉血解毒药,如神犀丹之类,以防热毒内陷心包,出现昏迷。如热入营血,心神昏乱,肝风内动者,法宜清热凉血,开窍息风,急用温病"三宝":躁扰不宁,肝风内动者,用紫雪丹;热邪内陷心包,谵语或昏聩不语者,用至宝丹;热毒炽盛,湿热蒙蔽心神,神志时清时昧者,急用安宫牛黄丸。

2.阴黄

(1)寒湿阻遏。

【证候】身目俱黄,黄色晦暗不泽或如烟熏,右胁疼痛,痞满食少,神疲畏寒,腹胀便溏,口淡不渴,舌淡,苔白腻,脉濡缓或沉迟。

【治法】温中化湿,健脾利胆。

【方药】茵陈术附汤。胁痛或胁下积块者,可加柴胡、丹参、泽兰、郁金、赤芍,以疏肝利胆,活血化瘀。便溏者,加茯苓、泽泻、车前子。黄疸日久,身倦乏力者,加党参、黄芪。

(2)脾虚湿郁。

【证候】多见于黄疸久郁者。症见身目俱黄,黄色较淡而不鲜明,胁肋隐痛,食欲不振,肢体倦怠乏力,心悸气短,食少腹胀,大便溏薄,舌淡,苔薄白,脉濡细。

【治法】健脾益气,祛湿利胆。

【方药】六君子汤加茵陈、柴胡。血虚者,可加当归、地黄以养血。湿重苔腻者,可少加猪苓、泽泻。

(3)脾虚血亏。

【证候】面目及肌肤发黄,黄色较淡,面色不华,睑白唇淡,心悸气短,倦怠乏力,头晕目眩,舌淡,苔白,脉细弱。

【治法】补养气血,健脾退黄。

【方药】小建中汤。酌加茯苓、泽泻以利湿退黄,黄芪、党参以补气,白术以健脾,当归、阿胶以养血。

(二) 其他治疗

1. 单方、验方

(1)舒肝片。方药组成:香附 30 g,木香 150 g,十大功劳 150 g,虎杖 150 g,田基黄 150 g,金钱草 175 g,红孩儿 175 g,木通 75 g,淀粉适量,硬脂酸镁适量。将上药制成片,每次 8 片(1.6 g),每日 3 次,3 个月为 1 个疗程。用于慢性肝炎之胁痛、脘胀等症。

(2)太子参 10 g,三七 10 g,郁金 15 g,五味子 6 g。共研细末,水泛为丸,每日 5 g,日服 2 次。用于脾虚肝郁之胁痛。

(3)土茯苓、白花蛇舌草、薏苡仁、茵陈、半枝莲、蒲公英、板蓝根各适量。水煎服,每日 2 次。用于湿热中阻之胁痛。

(4)藿香、酒黄芩、杏仁、橘红、旋覆花、代赭石、党参、焦白术、草果各适量。用于慢性迁延型乙肝,胃失和降之证。

(5)茵陈 15 g,黑山栀 10 g,大黄 10 g,茯苓 15 g,车前草 30 g,板蓝根 30 g。水煎服。适用于湿热交阻型肝炎。

(6)黄连 10 g,板蓝根 30 g,山栀 12 g,郁金 10 g,白茅根 30 g,茵陈 30 g,大黄 10 g,蒲公英 30 g。水煎服。如加安宫牛黄丸 1 粒化服疗效更好。适用于热毒内陷型肝炎。

2. 饮食疗法

(1)生地、枸杞子、黑芝麻、山栀、玫瑰花、佛手各适量。煎汤作羹饮。用于阴虚肝郁之胁痛。

(2)山药、茯苓、生薏苡仁、杏仁、香橼、橘红。各适量入粥。用于脾虚肝郁胁痛。

(3)绿豆适量。放于砂锅中加水煮熟,每日三餐只吃煮绿豆,一般 1 周后转氨酶即可下降。

(4)茵陈 60 g,鸡蛋 6 个。煮至鸡蛋变黑,只吃鸡蛋,每日 3 个,不分疗程,以愈为度。茵陈苦辛微寒,善入肝胆,为利湿退黄的要药,佐以鸡蛋则退黄力更强。

3. 中成药

(1)舒肝丸。每次服 1 丸,每日 2 次。适用于胁痛属肝气郁滞者。

(2)加味逍遥丸。每次服 1 袋,每日 3 次。适用于胁痛属肝郁脾虚者。

(3)龙胆泻肝丸。每次服 1 袋,每日 2 次。适用于胁痛属肝胆湿热者。

(4)复方灵芝冲剂。每次 5 g,每日 2 次。用于慢性肝炎、慢性迁延性肝炎之胁痛等症。

4. 注射液

（1）复方丹参注射液。本品 20～30 mL,加入 5% 葡萄糖注射液中静脉滴注,每日 1 次。

（2）清开灵注射液。本品 20～60 mL,加入 5% 葡萄糖注射液中静脉滴注,每日 1～2 次。用于湿热型胁痛。

（3）生脉饮注射液。本品 20～60 mL,加入 250～500 mL 的 5% 葡萄糖注射液中静脉滴注。治气阴不足型胁痛。

5. 针灸疗法

（1）取至阳、肝俞、胆俞、期门、足三里、太冲、丘墟等穴,每次选其中 3～5 穴。肝脾肿大者加刺痞根（第一腰椎棘突下旁开三寸半,肝肿大针右侧,脾肿大针左侧）、肝俞、胆俞,强刺激,留针 20～30 min。

（2）热毒炽盛证呕逆不止者,以泻法针刺太冲、足三里、内关。高热者,针刺大椎、合谷、曲地、少商（放血）。黄疸深重者,针足三里、至阳、胆俞、大椎、太冲,或阴陵泉、蠡沟、肝俞,交替使用,强刺激。

五、调摄防护

本病病程相对较长,除了药物治疗以外,精神状态、生活起居、休息营养等,对本病有着重要的辅助治疗意义。

（1）精神调摄。由于本病易于迁延、反复甚至恶化,因此,患病后一般思想顾虑较重,多虑善怒,致使病情加重。所以,医患结合,讲清道理,使患者从自身疾病的束缚中解脱出来,不要为某些症状的显没而惶惶不安,忧虑不宁。

（2）饮食有节。患病后食欲减退、恶心呕吐、腹胀等症状明显,所以调节饮食为主要的辅助疗法。既往强调高糖、高蛋白、高热量、低脂肪饮食,以保证营养供应,但应注意要适度,不可过偏。阳黄患者适合软食或半流质饮食,以起到补脾缓肝的作用;禁食酒、辛热及油腻之品。阴黄患者也应进食富于营养而易消化的饮食,禁食生冷、油腻、辛辣之品,不吃油炸、坚硬的食物,避免损伤血络。黄疸恢复期,更忌暴饮暴食,以防重伤脾胃,使病情加重。

（3）起居有常。病后机体功能紊乱,往往容易疲劳,故在急性期或慢性活动期应适当卧床休息,有利整体功能的恢复。急性期后,根据患者体力情况,适当参加体育锻炼,如练太极拳、气功之类,十分必要。

对于急黄患者,由于发病急骤,传变迅速,病死率高,所以调摄护理更为重要。患者应绝对卧床休息,吃流质饮食,如恶心呕吐频发,可暂时禁食,予以补液。禁辛热、油腻、坚硬的食物,以防助热、生湿、伤络。密切观察病情变化,黄疸加深或皮肤出现紫斑为病情恶化之兆。若出现烦躁不安,神志恍惚,脉象变为微弱欲绝或散乱无根,为欲脱之征象,应及时抢救。

六、古籍论述

《内经·平人气象论》:"溺黄赤,安卧者,黄疸……目黄者曰黄疸。"

《内经·论疾诊尺》:"身痛面色微黄,齿垢黄,爪甲上黄,黄疸也,安卧,小便黄赤,脉小而涩者,不嗜食。"

《伤寒论·辨阳明病脉证并治》:"阳明病,发热,汗出者,此为热越,不能发黄也。但头汗出,身无汗,齐颈而还,小便不利,渴引水浆者,此为瘀热在里,身必发黄,茵陈蒿汤主之。""伤寒发汗已,身目为黄,所以然者,以寒湿在里不解故也。以为不可下也,于寒湿中求之。""伤寒七八日,身黄如橘子色,小便不利,腹微满者,茵陈蒿汤主之。"

《金匮要略·黄疸病脉证并治》:"黄家所得,从湿得之。"

《诸病源候论·黄病诸候》:"脾胃有热,谷气郁蒸,因为热毒所加,故卒然发黄,心满气喘,命在顷刻,故云急黄也。有得病即身体面目发黄者，有初不知是黄，死后乃身面黄者，其候得病但发热心战者，是急黄也。"

《景岳全书·黄疸》："阳黄证，多以脾湿不流，郁热所致，必须清火邪，利小水，火清则溺自清，溺清则黄自退。轻者宜茵陈饮、大分清饮、栀子柏皮汤之类主之。若闭结热甚，小便不利，腹满者，宜茵陈蒿汤、栀子大黄汤之类主之。""阴黄证，多由内伤不足，不可以黄为意，专用清利，但宜调补心脾肾之虚，以培血气，血气复则黄必尽退，如四君子汤、五君子煎、寿脾煎、温胃饮之类……若元气虚不至甚，而兼多寒湿者，则以五苓散、四苓散，或茵陈五苓散之属。"

《冷庐医话·肝病》："盖此症初起，即宜用高鼓峰滋水清肝饮、魏玉璜一贯煎之类，稍加疏肝之味，如鳖血炒柴胡、四制香附之类，俾肾水涵濡肝木，肝气得舒，肝火渐熄而痛自平。若专用疏泄，则肝阴愈耗，病安得痊？余尝治钮秬村学博福厓之室人肝痛，脉虚，得食稍缓，用北沙参、石斛、归须、白芍、木瓜、甘草、云苓、鳖血炒柴胡、橘红，二剂痛止，后用逍遥散加参、归、石斛、木瓜，调理而愈。"

七、专方专药

颜德馨创犀泽汤治湿热蕴结营血型慢性乙肝，治以清热解毒，凉营化湿[1]。方药组成：广犀角粉 3 g（吞），苍术 9 g，泽兰 15 g，土茯苓 30 g，四川金钱草 15 g，沉香粉 1.5 g（吞），生薏苡仁 9 g，桃仁 12 g，大腹皮 12 g，红花 9 g，赤芍 9g 。水煎服，每日 1 剂。

周仲瑛创化肝解毒汤治疗湿热毒瘀型慢性乙肝，治以清化湿热，化解肝毒，凉血化瘀[1]。方药组成：虎杖 15 g，矮地茶 15 g，半枝莲 15 g，土茯苓 20 g，垂盆草 20 g，赤芍 10 g，姜黄 10 g，黑料豆 10 g，生甘草 3 g。水煎服，每日 1 剂。

北京名医汪承柏自制凉血活血降黄汤治疗重症肝炎，取效显著[2]。基本方：赤芍 80～100 g，葛根 30 g，丹参 30 g，茜草 30 g，牡丹皮 15 g，生地 15 g。水煎服，每日 1 剂。若心下停饮者，加桂枝 15 g，茯苓 30 g。中焦虚寒者，加干姜 15 g。若阳明腑实明显者，加生大黄 10～15 g（后下），玄明粉 2～4 g。皮肤瘙痒者，选加牛蒡子 10～15 g，浮萍 10～15 g，连翘 10～15 g，薄荷 10～15 g。有出血倾向或血浆蛋白降低者，加三七粉 3～4 g（冲）等。汪承柏重用赤芍治疗后，退黄有效率为 94.8%，从而使慢性重症肝炎发生率仅占 4%，提高了治愈率。

王正公用清肝汤治疗慢性迁延性肝炎[2]。方药组成：生地、牡丹皮、赤芍、白芍、金银花、连翘、滁菊、犀角、羚羊角（犀角、羚羊角可以水牛角、山羊角代）、白茅根等。该方具有清热解毒，凉血行血，辛凉透达，滋阴外托之功效。适用于邪热郁伏，血热血瘀，阴液耗伤之慢性迁延性肝炎。

柳学洙自拟茵佩郁蓝汤治疗数百例黄疸，治愈率达 90%以上，大多 1 个月左右即愈[2]。方药组成：茵陈 20 g，佩兰 10 g，郁金 10 g，板蓝根 30 g。

杨德明[3]自拟茵赭汤治疗病毒性肝炎 28 例，其中 21 例痊愈，5 例显效，2 例好转。方药组成：茵陈 30 g，赭石 30 g，苦参 15 g，泽兰 20 g，白茅根 30 g，生大黄 5～10 g，生甘草 5 g。每日 1 剂，水煎 300 mL，分 5 次温服。黄疸色深，中焦、下焦湿热较重者，加焦山栀 15 g，泽泻 30 g，猪苓 20 g。寒热显著者，加柴胡 20 g，黄芩 12 g，法半夏 10 g，陈皮 6 g。恶心呕吐甚者，加藿香 15 g，法半夏 12 g，白蔻仁 10 g，竹茹 12 g。热毒内炽者，加龙胆草 20 g，虎杖 15 g，鸭跖草 30 g。脘腹胀者，加苏木 30 g，枳壳 15 g，厚朴 12 g。肝区疼痛明显者，加当归 15 g，白芍 20 g，延胡索 12 g。脾胃虚弱者，加党参 30 g，砂仁 12 g，大枣 10 g，白术 12 g。

李陈泉[4]自拟满天星灭澳汤治疗乙肝 128 例，痊愈 92 例，好转 36 例。方药组成：满天星 20 g，茵陈 20 g，土茯苓 20 g，山豆根 15 g，白花蛇舌草 15 g，半枝莲 15 g，金钱草 15 g，夏枯草 15 g，栀子 15 g，黄柏 15 g，苍术 15 g，厚朴 15 g，陈皮 15 g，丹参 15 g，虎杖 15 g，党参 15 g，女贞子 15 g，何首乌 15 g，淫羊藿 15 g，甘草 15 g（蜜炒），黄芪 80 g（蜜炒），枸杞 25 g。水煎，每 2 日 1 剂，每日服 2 次，每 30 剂为 1 个疗程。治疗期间忌酒、烟、高脂肪食物。

李陈泉等[5]自拟鱼胆草活络化瘀汤治疗丙肝 38 例,痊愈 29 例,好转 9 例。方药组成:鱼胆草 6 g,半枝莲 20 g,白花蛇舌草 20 g,蒲公英 15 g,橘络 10 g,苦参 15 g,赤芍 15 g,鳖甲 15 g,穿山甲 15 g,白蔻仁 15 g,枣皮 15 g,枸杞 20 g,甘草 6 g。水煎服,每日 1 剂,每 30 剂为 1 个疗程。服药期间忌烟酒、辛辣刺激之物和高脂肪食物。如气虚者,加党参 15 g,黄芪 50 g。脾虚者,加白术 12 g,莲子 15 g。肝阴虚者,加女贞子 9 g,旱莲草 20 g。肾虚者,加生地 9 g,杜仲 9 g。胁痛者,加木香 12 g,延胡索 15 g。小便黄者,加金钱草 18 g,车前子 15 g。大便干结者,加大黄 12 g,麻仁 15 g。转氨酶高者,加麦芽 20 g,五味子 15 g。

李陈泉等[6]自拟穿山甲扶正柔肝活血祛瘀汤治疗丁肝 58 例,痊愈 48 例,好转 10 例。方药组成:穿山甲 10 g,黄连 10 g,红花 10 g,桃仁 10 g,西洋参 15 g,白蔻仁 15 g,紫河车 15 g,白花蛇舌草 15 g,虎杖 15 g,茵陈 15 g,栀子 15 g,柴胡 15 g,白芍 15 g,黄芪 50 g,甘草 6 g。水煎服,每日 1 剂,每日服 3 次,1 个月为 1 个疗程。

关幼波对肝炎恢复期及肝炎后肝脂肪性变,从痰湿论治,取得了一定疗效[7]。其验方组成:青黛 10 g(包),白矾 3 g,草决明 15 g,生山楂 15 g,醋柴胡 10 g,郁金 10 g,丹参 12 g,泽兰 12 g,六一散 15 g(包)。全方旨在祛湿化痰,舒肝利胆,活血化瘀,且以化痰为重点。

邓铁涛创制慢肝六味饮治疗慢性病毒性肝炎[8]。方药组成:党参或太子参 15 ~ 30 g,茯苓 15 g,白术 12 ~ 15 g,甘草 5 g,川草薢 10 g,黄皮树叶 15 ~ 30 g。水煎服,每日 1 剂,分 2 次服用。本方以"实脾"为原则,健脾补气、扶土抑木,治疗脾气虚弱型慢性肝炎。若脾虚较甚,可加黄芪 15 ~ 25 g。若兼湿浊中阻,加薏苡仁 15 g,白蔻仁 6 g 以通阳除湿。若兼湿浊上泛,加法半夏 10 g,砂仁 3 g,以和胃降浊。若兼湿郁化热,加金钱草 25 g、田基黄(或鸡骨草)25 g、土茵陈 25 g,以清利湿热,并以太子参 18 g 易党参。若兼肝气郁结,加素馨花 10 g、郁金 10 g,以舒肝解郁。若兼血瘀阻络,加丹参 15 g、茜草根 12 g、桃仁 12 g、地鳖虫 10 g,以活血化瘀。

安络化纤丸(森隆药业有限公司生产,国药准字 Z20010098)治疗乙肝、丙肝纤维化,每次 6 g 口服,每日 2 ~ 3 次[9-10]。主要成分为鳖甲、龟板、生地、三七、水蛭、地龙、僵蚕、牛黄、白术、郁金、大黄、水牛角粉等。通过健脾养肝、凉血活血、软坚散结而发挥疏通肝脏血流,保肝护肝,消除肝内瘀血,阻止肝纤维化形成,兼有调节免疫等作用,用于治疗慢性肝炎、肝纤维化及早中期肝硬化。

丙肝复胶囊治疗慢性丙肝 30 例,总有效率为 93.33%[11]。方药组成:白花蛇舌草、蒲公英、板蓝根、丹参、柴胡、云苓、白术、泽泻、白芍、五味子、黄芪、太子参、枸杞等。每粒胶囊含生药 5 g,每次 4 粒,每日 3 次,疗程 3 个月。本方具有抗病毒、调节机体免疫功能、降酶防治肝纤维化的作用,通过临床观察证实了该药治疗丙肝确有疗效。

参考文献:

[1]崔应珉,孙永红,许筱颖,等.中华名医名方新传:肝胆病[M].郑州:郑州大学出版社,2009:50,40 - 41.

[2]卢祥之.名中医治病绝招[M].北京:人民军医出版社,2009:98,93,102 - 103.

[3]杨德明.茵赭汤治疗病毒性肝炎 28 例疗效观察[J].成都医药,2002,28(6):349.

[4]李陈泉.自拟满天星灭澳汤治疗乙型肝炎 128 例[J].四川中医,2000,18(2):26.

[5]李陈泉,吕军.自拟鱼胆草活络化瘀汤治疗丙型病毒性肝炎 38 例[J].四川中医,2002,20(9):42.

[6]李陈泉,罗树明.自拟穿山甲扶正柔肝活血祛瘀汤治疗丁型肝炎 58 例[J].四川中医,2009,27(6):80 - 81.

[7]北京中医医院.关幼波临床经验选[M].北京:人民卫生出版社,2006:101.

[8]邱仕君.邓铁涛医案与研究[M].北京:人民卫生出版社,2009:180.

[9]秦如松,张泽波.安络化纤丸治疗慢性丙型病毒性肝炎肝纤维化的临床观察[J].中国现代医生,2010,48(2):58,73.

[10]柴宝鑫.安络化纤丸治疗乙肝纤维化 52 例疗效观察[J].中国临床医生,2013,41(7):50 - 51.

[11]杨沈秋,吴勃力.丙肝复胶囊治疗慢性丙型病毒性肝炎 30 例临床观察[J].中国中医药科技,2004,11(4):234.

第七节 艾滋病

【现代医学描述】艾滋病是一种由人类免疫缺陷病毒(human immunodeficiency virus,HIV)引起的传染病,中文全称为获得性免疫缺陷综合征(acquired immunodeficiency syndrome,AIDS)。HIV 属于逆转录病毒科慢病毒属中的人类慢病毒组,它是一种带有包膜的正链单股 RNA 病毒,具有逆转录酶。根据基因的差异,HIV 分为 HIV-1 和 HIV-2 两型,两者均能引起艾滋病,当前广泛流行于全球包括中国的主要是 HIV-1 型。HIV 病原的可变性极大,主要表现在包膜上的透脂蛋白 gp41 和外膜蛋白 gp120,这两个膜抗原的高度变异与 HIV 病毒的分型以及造成机体的免疫保护低下均有密切联系,同时被膜抗原诱导产生的特异性抗体是血清学诊断的重要依据。HIV 的抵抗力较弱,对热和常用化学消毒剂均十分敏感,但对电离辐射、紫外线有较强的抵抗力。人类是本病的唯一传染源,艾滋病患者、HIV 感染者和 HIV 抗体阳性的无症状病毒携带者的各种体液均有传染性,但从流行病学的证据看,主要是通过精液、宫颈分泌物和血液经破损的皮肤或完整的黏膜感染。其传播方式主要有性接触、静脉滥用毒品、输血以及母婴传播等。人群对 HIV 普遍易感,但由于其感染与人的行为密切相关,则与 HIV 感染者有经常性接触或血液接触的人,如男性同性恋者、静脉吸毒者、多次接受输血及血制品者等属于高危人群。由于 HIV 既具有嗜淋巴细胞性又具有嗜神经性,因此常见的靶细胞有 CD4$^+$T 淋巴细胞、B 淋巴细胞、单核细胞、巨噬细胞、骨髓干细胞及神经小胶质细胞等,目前普遍认为人体内 CD4$^+$T 淋巴细胞为 HIV 病毒的寄生细胞,HIV 通过寄生并损伤 CD4$^+$T 淋巴细胞影响机体免疫功能。HIV 感染后通常会经过数年的潜伏期,此期的长短与感染病毒的数量、型别、感染途径及个体的免疫状况等因素有关。随着潜伏期的推延,由于病毒在机体内不断复制,开始破坏免疫系统,逐渐出现相关症状,最突出的是局部无疼痛感的淋巴结肿大,同时伴有不明原因的发热、乏力、渐进性消瘦等全身症状,可伴有盗汗和慢性腹泻。当体内免疫系统遭严重破坏时,可逐渐发展至各种机会性感染或继发性肿瘤而死亡。艾滋病的病死率极高,至今仍缺乏有效的药物治疗手段,同时 HIV 的流行对社会、政治、经济和文化等领域产生的影响极大,因此艾滋病已经成为全球最重要的公共卫生问题。

【中医学认识】中国古代医学文献中没有艾滋病的记载,其病因、发病机制与"疫病"有相似之处。《内经·刺法论》中云:"五疫之至,皆相染易,无问大小,病状相似。"可将本病归属于中医学疫病、疫毒、瘟毒的范畴。《诸病源候论》中云:"人感乖戾之气而生病者,此则多相染易,乃至灭门,延及外人。"此描述与艾滋病传染性极强,可危及生命的性质是一致的。艾滋病患者常伴有消瘦、疲乏、腹泻、盗汗等元气亏损、精气虚弱的症状,故在治疗上与虚劳相似,却不尽用虚劳之治法。虚劳多由于先天禀赋不足,或后天脾胃失养而致脏腑亏虚,而艾滋病是由于感染疫毒之邪,侵犯机体而致元气虚损,治疗应以扶正祛邪为主。

一、病因病机

1. 外感疫毒

疫毒之邪是引起本病的主要原因。《瘟疫论》中云:"夫瘟疫之为病,非风,非寒,非暑,非湿,乃天地间别有一种异气所感。"艾滋病与其他疫病不同的是,不是由呼吸、消化道等常见途径传播,是由于恣情纵欲,交合不洁或乖违,触染淫秽疫毒而致,疫毒之邪内侵气血,邪蕴日久,耗伤肾精,导致脏腑阴阳失调,发为本病,故其感受疫毒途径有其特殊性。

2. 正气亏损

感受疫毒日久，累及肺、脾、肾。肺为娇脏，易感受外邪，灼津伤阴，至肺阴亏虚，加之房劳不节，淫欲无度，暗耗肾精，使肺肾阴亏。脾为后天之本，气血生化之源，疫毒损伤正气，致中焦运化失职，气血无以生化，而出现腹泻、纳差等脾胃虚弱的症状。肾为先天之本，脾为后天之本，疫毒积于体内，耗损正气，气血阴阳受损，病势渐深，危及生命。

3. 中医学病机演变

艾滋病属于正虚邪犯，所谓"邪之所凑，其气必虚"。疫毒之邪侵入机体，由于正气未损，并未即时发病，邪伏营分，日久伤精，此时疫毒湿热之邪分布于三焦，侵犯卫气营血，随着正邪交争，邪势渐衰，继之潜伏于膜原或营阴血分，进入长达数年无症状感染期。艾滋病有很强的传染性，且容易致郁、生痰、成瘀，灼伤体内精液，损伤五脏阳气，终使元气受损，精气耗竭而亡。

纵情欲、滥交伐精者，其肾精处于匮乏状态，肾为一身之根本，肾精缺乏，肾气损伤，机体易感邪毒。另外，吸毒者用兴奋之品，使人异常亢奋，容易耗气伤精，进而易被毒邪所犯。总之，艾滋病的发展是一个正气渐虚，邪气渐盛的过程，且由于病程较长，邪盛与正虚共存，病情变化多端，临床可见多器官、多系统损害，故中医辨证较为复杂。

二、证候特征

艾滋病起病较缓，潜伏期较长，潜伏期约为 6 个月至 8 年。机体感受疫毒后可出现短时发热、咳嗽、恶风汗出等类似感冒症状，但由于机体正气未减，抵抗邪气，使邪伏膜原，可在 2~8 周后症状消除。发病期可表现为形体消瘦，乏力倦怠，发热，纳差，胸痛，腹泻频作，或症瘕，肢体麻木，皮肤瘙痒，或咳嗽，痰中带血，潮热盗汗，腰膝酸软，舌红苔少，脉细弱。

三、诊断

1. 诊断依据

（1）流行病学。有性接触史，或有接触传染源、输血或血制品的病史，为药瘾者等。

（2）临床表现。持续不明原因的发热，盗汗，消瘦，全身倦怠乏力，或泄泻频发，或咳嗽胸痛、气喘，甚或出现症瘕。初起症状与外感相似，但发热可持续 3~4 月，继而症状逐渐加重，累及各个脏腑。

（3）实验室检查。HIV 抗体检测阳性，HIV 病原检查阳性。中度以上细胞免疫缺陷，包括：$CD4^+T$ 淋巴细胞耗竭、T 淋巴细胞功能下降、外周血淋巴细胞显著减少等。

2. 鉴别诊断

本病需与原发性免疫缺陷综合征和多种原因如感染、恶性肿瘤、长期接受放疗或化疗等所引起的继发性免疫缺陷相鉴别。

四、辨证论治

从艾滋病的病程迁延看，其疾病本质是本虚标实。吴鞠通在《温病条辨·原病篇》中强调"留得一分正气，便有一分生机"，把人体正气放在一个很重要的位置，所以对艾滋病的治疗主要是固护机体正气，辅以清除毒邪，重点调理脏腑功能，补充人体精气，延缓发病时间。临床辨证时要注重分清标本、轻重、缓急，以及病在脏在腑、在营在卫、在气在血，综合施治。

（一）分证论治

1. 疫毒袭肺

（1）风热型。

【证候】身热，汗出恶风，头痛咽痛，咳嗽，舌苔薄白或微黄，脉浮数。

【治法】辛凉解表清热。

【方药】银翘散加减。咽喉痛甚者，加马勃、玄参。

（2）风寒型。

【证候】恶寒，发热，身痛，头项强痛，无汗，咽痒咳嗽，舌苔薄白，脉浮或浮紧。

【治法】解表散寒。

【方药】荆防败毒散加减。风寒重，恶寒甚者，加麻黄、桂枝。头颈痛甚者，加独活、葛根。胸闷者，加苏叶、广木香。

2. 湿毒蕴结

【证候】高热，体见多发性出血，如咯血、尿血、便血等，或神志不清，或神昏谵语，惊厥抽搐，舌红绛，苔黄腻，脉细数或滑数。

【治法】凉血止血，清热解毒。

【方药】清瘟败毒饮加减。

3. 寒痰内结

【证候】脘腹痞块，甚则症块，颈、腋下恶核累累，形体消瘦，神疲肢倦，面色萎黄，舌苔白腻，脉沉弦。

【治法】散寒解毒化痰。

【方药】阳和汤加减。气虚者，加党参、黄芪。症块者，加桃仁、海藻、莪术。肌肤麻木者，加当归、丹参。

4. 气虚血瘀

【证候】形体消瘦，气短乏力，汗出，纳差腹满，或见症瘕痞块，舌质紫暗，脉沉涩。

【治法】补气活血祛瘀。

【方药】血府逐瘀汤合四君子汤加减。

5. 肺阴虚

【证候】发热，干咳少痰，或痰中带血，或无痰，消瘦乏力，盗汗，舌红少苔，脉细数。

【治法】滋阴润肺，化痰止咳。

【方药】沙参麦冬汤合百合固金汤加减。咳喘重者，加杏仁、五味子、款冬花以止咳平喘。咯血重者，加白及、侧柏叶、仙鹤草以增止血之功效。

6. 脾气虚

【证候】形瘦倦怠，纳差腹泻，少气懒言，面色萎黄，恶心呕吐，舌质淡，苔白，脉细弱。

【治法】健脾益气。

【方药】补中益气汤加减。腹痛者，加白芍以柔肝止痛。气滞者，加木香、枳壳以理气解郁。

7. 肾阳虚

【证候】形体消瘦，面色淡白，神疲乏力，耳鸣，遗精早泄，腰膝酸软，舌淡苔白，脉沉弱。

【治法】温补肾阳。

【方药】右归丸加减。泄泻不止者，加五味子、肉豆蔻以涩肠止泻。腰膝酸痛者，加胡桃肉以补肾助阳。

8. 肾阴虚

【证候】形体消瘦，潮热盗汗，头晕耳鸣，健忘少寐，心悸，遗精，腰腿酸软，舌红体瘦，苔少，脉细数。

【治法】滋养肾阴。

【方药】左归丸加减。若真阴不足，虚火上炎者，加女贞子、麦冬。干咳少痰者，加百合固金汤以滋阴润肺。气虚者，加黄芪、党参以补气。

（二）其他治疗

1. 单方、验方

（1）黄芪、人参、白术、灵芝、茯苓、西洋参、太子参、当归等，可增强巨噬细胞吞噬能力。

（2）穿心莲、夏枯草、紫花地丁、白头翁、黄连、板蓝根、鱼腥草、虎杖、金银花、紫草、七叶莲、蟛蜞菊、牛蒡子等中药，对 HIV 有抑制生长作用，其中穿心莲中的黄酮、紫花地丁和夏枯草中的含硫多糖是具有抗 HIV 作用的成分。

（3）肉桂、附子、仙茅、淫羊藿、锁阳、菟丝子等可促进抗体生成，提高淋巴细胞转化作用。

（4）鳖甲、麦冬、玄参、沙参、鸡血藤、阿胶等可延长抗体存活时间。

2. 针灸治疗

（1）体针疗法。取穴：足三里、关元、肾俞、肺俞、脾俞、三阴交、膏肓等。治疗原则多以扶正固本为主。主要针对临床表现进行治疗，每天治疗 1 次，中等强度刺激手法，平补平泻，每次留针 15 min。

（2）灸法。取穴：天枢、阴陵泉、足三里、关元、肾俞、脾俞。用艾条温和灸，或隔姜灸、隔盐灸，每次可灸15 min，使局部有温热感为宜，每日治疗 1 次。

五、调摄防护

艾滋病是一种难治性传染病，起病隐匿，不易被发现。目前艾滋病主要以预防为主。首先加强艾滋病相关知识的宣传普及，加强道德观念的宣传教育，杜绝不洁性生活。生活中不共用牙刷、剃须刀等容易接触身体血液的物品。对接触艾滋病患者的高危人群，尤其是医务工作者，要严格遵守操作规范，加强自我防护。目前艾滋病是无法治愈的，但无法治愈并不是放弃治疗。艾滋病患者在心理上承受着巨大的压力，因此，心理调护对艾滋病人尤为重要，帮助他们认识、了解艾滋病，减轻精神压力，有助于增强药物对艾滋病的治疗效果。

六、古籍论述

《内经·刺法论》："不相染者，正气存内，邪不可干。"

《内经·百病始生》："邪不能独伤人，此必因虚邪之风，与其身形，两虚相得，乃客其形。"

《世补斋医书·十六卷》："夫疫有两种，一为温之疫，一为寒之疫。"至于治法："疫之温者宜寒，疫之寒者宜温"；"大抵以温而疫，则论中芩、连、栀、柏统于膏、黄者可用也；以寒而疫，则论中吴萸、蜀椒之统于姜、附可用也"。

《温热论》："在卫汗之可也，到气才可清气，入营犹可透热转气，如犀角、玄参、羚羊角等物。入血就恐耗血动血，直须凉血散血，如生地、丹皮、阿胶、赤芍等物。"

《瘟疫论》："天下秽恶之气，至疫则为毒极矣。"

《瘟毒病论》："古人治疫，全以解毒为要。"

七、专方专药

中研Ⅰ号方用于坦桑尼亚临床确诊的52例艾滋病患者,通过临床观察,有效率达51.92%[1]。中研Ⅰ号方由抑制HIV的紫花地丁和增强免疫的黄芪等9味中药组成。该方对由于HIV感染而受损的免疫组织及细胞有修复作用,能降低病毒滴度,能抑制HIV及逆转录酶活性;能使淋巴结中细胞激活,促进淋巴细胞增生,促进淋巴细胞核的修复。

张志军[2]报道了小柴胡汤提取剂对HIV感染细胞的吞噬作用。日美科学家合作研究发现小柴胡汤能抑制70%艾滋病患者的逆转录酶活性,其中的黄芩提取物有最强的抑制逆转录酶作用。

黄尧洲等[3]运用红毛五加多糖胶囊治疗艾滋病13例,总有效率为84.6%。

张奉学等[4]以清热解毒中药(紫花地丁、夏枯草、黄芩、丹参等)为主组成复方艾可清水提物,在体外具有明显抑制猴免疫缺陷病毒活性作用。

理中汤由人参、干姜、白术、炙甘草组成,试用于HIV阳性的血友病患者,结果表明,可增加正在减少中的辅助性T淋巴细胞,并增加具有抑制HIV重组作用的抑制系统细胞,进一步抑制HIV[5]。

安体维康是一种由虎杖、白花蛇舌草、甘草等组成的胶囊,其主要成分是羟基它里宁、对香豆酸、甘草甜素等,试验表明其能有效抑制HIV-1病毒[6]。

芪精抗艾胶囊治疗艾滋病,药物由黄芪、黄精、土茯苓、厚朴、槟榔、草果仁、知母、芍药、黄芩、甘草等组成[7]。每次取120 mL,每日2次,温服。配以拉米夫定300 mg,每日1次,口服;齐多夫定300 mg,每日2次,口服;奈韦拉平200 mg,每日1次,口服。4周为1个疗程。结果6个疗程后,治疗组总有效率为90%。芪精抗艾胶囊可升高CD4$^+$T淋巴细胞的水平,降低病毒载量,改善临床症状(其排名先后依次为易感冒、咳嗽、咳痰、皮肤瘙痒、易汗出、口疮、乏力、头晕、心慌、气喘、疼痛、皮疹、发热、腿脚麻木、恶心、腹泻、气短、呕吐、腹痛、便秘、腹胀)。

灭艾灵汤剂治疗早中期艾滋病70例,显效33例,有效22例,无效15例,总有效率为78%[8]。灭艾灵方药组成:蒲公英、紫花地丁、柴胡、黄芩、天花粉、甘草、生晒参等。每日1剂,每日3次。3个月为1个疗程,共观察2个疗程。灭艾灵汤剂是河南上蔡县多年防治艾滋病行之有效的经验方。

苏齐鉴等[9]运用参灵扶正胶囊和清毒胶囊治疗艾滋病129例,研究结果提示,两药可改善艾滋病患者的症状和体征,有助于提高患者的生活质量。气虚证者,给予参灵扶正胶囊(主要成分:党参、黄芪、白术、黑蚂蚁、灵芝。0.37 g/粒),每次4粒,每日3次;湿热内蕴证者,给予清毒胶囊(主要成分:黄芪、苍术、黑蚂蚁、黄芩、绞股蓝、茯苓、穿心莲。0.39g/粒),每次4粒,每日3次。两药均为广西中医药大学附属瑞康医院的院内制剂。

谷精草合剂用于治疗艾滋病头痛[10]。该方乃陕西名老中医韩天佑治疗鼻渊病的经验方,李发枝运用该方治疗艾滋病风热上壅型头痛每每获效。谷精草合剂方药组成:谷精草15 g,木贼12 g,青葙子12 g,辛夷12 g,僵蚕12 g,蝉蜕12 g,黄芩15 g,桑叶15 g,菊花15 g,桔梗10 g,白芍10 g,蔓荆子12 g,金银花30 g,羌活10 g,防风10 g,冬瓜仁30 g,生石膏30 g,甘草10 g。

平艾合剂1号方是马建萍的经验方,方由太子参、生地为君药,黄芪、天冬等药为臣药所组成,以"扶正祛邪、平调阴阳、益气补虚"为基本治疗原则,能明显改善艾滋病患者症状、体征,提高CD4$^+$细胞水平,增强免疫功能,减少机会性感染,提高HIV感染者的生存质量,延长其生命[11]。

参考文献:

[1]关崇芬,吴小闲,卢耀增,等.中研Ⅰ号方治疗猴艾滋病模型的实验研究[J].中国中医药信息杂志,1995,12(2):42,46.

[2]张志军.小柴胡汤提取剂对HIV感染细胞吞噬作用[J].国外医学:中医中药分册,1995,17(1):64.

［3］黄尧洲,张莅峡,刘国,等.红毛五加多糖治疗艾滋病13例临床观察[J].中国中医药信息杂志,1998,5(10):32.

［4］张奉学,邓文娣,胡英杰,等.中药艾可清体外抑制猴免疫缺陷病毒活性的观察[J].广州中医药大学学报,1999,16(2):1272－1291.

［5］王健,许建阳.中医药治疗艾滋病的现状及前景[J].武警医学,2003,14(10):285－288.

［6］王艳春,胡丹华,张洪新,等.艾滋病的中医药研究进展[J].江苏中医药,2008,40(8):91.

［7］南红梅,南征,臧立权,等.芪精抗艾胶囊治疗艾滋病[J].吉林中医药,2014,34(3):265－268.

［8］吴维萍,朱琳,聂勇,等.灭艾灵汤剂治疗早中期艾滋病70例[J].中医研究,2004,17(6):30.

［9］苏齐鉴,李益忠,吴卫群,等.参灵扶正胶囊和清毒胶囊治疗艾滋病的临床疗效分析[J].中国中西医结合杂志,2013,33(11):1476－1480.

［10］郭会军,闫磊,蒋自强.李发枝运用谷精草合剂治疗艾滋病头痛经验[J].中医杂志,2013,54(12):1002－1003.

［11］曾琳,马建萍,马秀兰,等.平艾合剂1号方防治艾滋病的研究[J].长春中医药大学学报,2014,30(1):25－27.

第四章　媒介及动物传染疫病

　　媒介及动物传染疫病,是动物或人感染病原体(病毒、细菌、寄生虫等)后成为宿主,因节肢动物(蚊、虱、螨等)叮咬,其感染后的唾液、排泄物再进入易感机体的传染性疾病,亦有野生动物(鼠、蝙蝠等)或饲养动物(犬、猫等)等病原体宿主通过抓、咬等方式直接传染的疾病。本章主要涉及回归热、登革热、乙脑、流行性出血热、狂犬病、疟疾等疾病。本类疾病的传播媒介使其发病具有地区性、季节性和自然疫源性的特点,病例区域分布与媒介动物的区域分布一致,病例季节性升高与媒介动物繁殖活动的季节一致或稍后,森林开发与新病原体感染亦有关。其预防以管理传染源、切断传播途径、保护易感人群三个环节为主。根据此类疾病临床表现,属中医学瘟疫、暑瘟、湿瘟、疫疹、疯狗病、疟疾等范畴。中医学文献中也不乏此类疾病发病特点的相关记载,《瘟疫论》载:"至于无形之气,偏中于动物者,如牛瘟、羊瘟、鸡瘟、鸭瘟,岂当人疫而已哉?""或发于城市,或发于村落,他处安然无有,是知气之所着无方也。""四时有盛衰。"《三时伏气外感篇》云:"疟之为病,因暑而发者居多。"《外感温病篇》云:"东南地卑水湿,湿热之伤人独甚。"

第一节　回归热

　　【现代医学描述】回归热(relapsing fever)是由回归热螺旋体引起的急性虫媒传染病,传染性强,发病率高,尤以战争、饥饿时期为多见。虱传回归热的病原体为俄拜疏螺旋体(*Borrelia obermeieri*),蜱传回归热的病原体在我国已发现有波斯疏螺旋体(*Borrelia persica*)及拉氏疏螺旋体(*Borrelia latyshevyi*)两种,它们都是属于密螺旋体科(Treponemataceae)疏螺旋体属(*Borrelia*)的螺旋形微生物。虱传回归热的唯一传染源是病人;蜱传回归热的主要传染源是鼠类,病人亦可为传染源。虱传回归热的传播以体虱和头虱为传播媒介;蜱传回归热的传播媒介为不同种类的软蜱,蜱可终身携带螺旋体,并可经卵传代,故蜱不仅是传播媒介,也是病原体的贮存宿主。本病男女老幼均易感。流行季节多在冬春季,以4~5月发病为主。病原体在组织、脏器中繁殖至相当量时即侵入血液循环系统,并产生大量包括内毒素类物质在内的各种代谢物,导致发热和毒血症。临床特点为周期性高热伴全身疼痛、肝脾肿大和出血倾向,重症可有黄疸。防治要点为个人防护和采取灭虱、灭蜱措施,在流行区野外作业时应穿紧身衣,防止蜱叮咬。患者应予隔离、灭虱,彻底灭虱后可解除隔离。

【中医学认识】《内经·刺法论》早有"五疫之至,皆相染易,无问大小,病状相似……不相染者,正气存内,邪不可干"的记载。《瘟疫论》中有"瘟疫初起,先憎寒而后发热,日后但热而无憎寒也。初得之二三日,其脉不浮不沉而数,昼夜发热"的认识。吴又可认为瘟疫的发生原因非风、非寒、非暑、非湿,而是天地间别有一种特殊致病因子"戾气"所致。《诸病源候论》中提及"人感乖戾之气生病者,此则多相染易,乃至灭门,延及外人"。所以中医认为回归热是由于人的正气虚衰,感染天地间疫戾之气而发生的疫病。

一、病因病机

《内经·评热病论》云"邪之所凑,其气必虚",如果人体禀赋薄弱,正气亏虚,或起居不慎,肺宣发失调,腠理不固;或饮食不节,感染虫毒;或身体劳倦伤及正气,疫疠之气或湿热、虫毒便可乘虚而入。诚如《内经·百病始生》所云:"风雨寒热,不得虚,邪不能独伤人……此必因虚邪之风,与其身形,两虚相得,乃客其形。"王孟英云:"人烟稠密之区,疫疠时行者,以地气即热,秽气亦盛也。故住房不论大小,必要开爽通气,扫除洁净,庶清气徐来,疫气自然消散。"因此确保本病不发生的关键:一是保养正气;二是个人要洁净;三是注意环境卫生;四是房屋空气要畅通。

二、证候特征

本病起病急骤,绝大多数以畏寒、寒战开始,头痛剧烈,全身肌肉及关节酸痛,尤以腓肠肌压痛为显著。部分患者有恶心呕吐、腹泻,也有牙根出血、呕血等出血现象,皮肤瘀斑,四肢躯干可见出血性点状皮疹,面部及结膜充血,甚则出现谵语、抽搐、脑膜刺激征,半数病人可有脾脏肿大。发病6~7日后,体温骤降,伴大汗,甚则出现虚脱。随后体温逐渐正常,经5~8日后再发。

三、诊断

1. 诊断依据[1]

根据疫病流行季节、流行地区、流行情况及个人卫生状况、体温,均有助于诊断。蜱传回归热患者有野外作业史,发现鼠与蜱,应予以重视。病程分寒冷期、发热期、出汗期。即突起畏寒、寒战,发冷停止后,体温升高达41℃左右,头痛剧烈,全身酸痛,甚则谵妄或昏迷。

2. 鉴别诊断

本病应注意与斑疹伤寒、流感、疟疾、登革热、钩端螺旋体病、流行性出血热等相鉴别,根据流行病学及相关实验室检查可以鉴别。

四、辨证论治

清热解毒为本病总的治疗原则,但应注意兼证,进行分型论治。

(一)分证论治

(1)邪袭肌表。
【证候】发热,恶寒甚或寒战,咽痛,或咳,口微渴,舌边尖红,苔薄白,脉浮数。
【治法】辛凉解表,疏泄肺卫。

【方药】银翘散加减。头胀痛者,加桑叶、菊花。咽喉胀痛明显者,加玄参、板蓝根。咳嗽者,加贝母、前胡、杏仁。

(2)湿遏卫气。

【证候】发热恶寒,头痛,恶心呕吐,四肢关节酸痛,或有咳嗽,舌苔薄腻,脉濡。

【治法】芳香辛散,宣气化湿。

【方药】藿朴夏苓汤加减。恶心、呕吐者,加竹茹、橘皮。四肢关节疼痛为主者,加防己、苍术、薏苡仁。热重者,加知母、黄芩、金银花、连翘。

(3)湿热内蕴。

【证候】身热不退,汗出,恶心欲呕,咽喉红肿而痛,大便溏泄,口渴不多饮,头晕目赤,小便混浊,或有黄疸,舌苔黄腻,脉滑数。

【治法】清热化湿解表。

【方药】甘露消毒丹加减。黄疸明显者,加栀子、大黄。咽喉肿大甚者,加山豆根、板蓝根。

(4)热炽气分。

【证候】发热,心烦口渴,口苦,面红耳赤,头痛,头晕,小便短赤,舌苔黄,脉数。

【治法】清气解毒。

【方药】白虎汤合黄连解毒汤加减。津液受损者,加芦根、天花粉。腹胀便闭者,加调胃承气汤。

(5)热结肠腑。

【证候】潮热,腹满硬痛,便秘,舌苔黄厚干燥,甚则炭黑起刺,脉沉有力。

【治法】攻下泄热。

【方药】调胃承气汤加减。腹胀甚者,加枳实、厚朴。舌苔灰黄而燥者,加玄参、生地、麦冬。

(6)闭窍动风。

【证候】身热壮盛,头晕胀痛或头痛剧烈,频频呕吐,躁扰不宁,神昏或狂乱,肢体阵阵抽搐,甚则角弓反张,舌红,苔黄燥,脉玄数。

【治法】清肝息风,清心开窍。

【方药】羚羊钩藤汤加减。热邪内闭,神志昏迷者,加紫雪丹、安宫牛黄丸。

(7)气血两燔。

【证候】壮热口渴,头痛剧烈,躁烦不宁,谵语,斑疹,或吐血、衄血、便血、尿血,舌质红绛,苔黄,脉滑数。

【治法】气血两清。

【方药】清瘟败毒饮加减。若见黄疸者,加大黄、茵陈。抽搐昏迷者,加羚羊角、钩藤、紫雪丹。

(8)气阴两伤,余热未尽。

【证候】面色苍白,形体消瘦,神疲懒言,或低热不退,脉细弱,舌嫩红,苔黄而干或光剥无苔。

【治法】益气生津,清解余热。

【方药】竹叶石膏汤加减。

(二)其他治疗

1. 单方、验方

(1)鱼香草。用于治疗回归热。

(2)金银花30 g,野菊花30 g,蒲公英30 g,黄芩30 g,紫花地丁30 g,连翘30 g,板蓝根30 g。每日2剂,热退后,改为每日1剂,连服3日。用于回归热初起的邪犯气分型和热炽气分型。

(3)清开灵注射液。每次60~80 mL,加入5%葡萄糖注射液中静脉滴注,每日1次。用于回归热的闭窍动风型。

（4）茵栀黄注射液。每次 10 ~ 40 mL,加入 5% 葡萄糖注射液 500 ~ 1000 mL 中静脉滴注,每日 1 次。用于治疗回归热黄疸。

（5）大黄注射液。每次 100 mL,加入等渗葡萄糖注射液 1000 mL,静脉滴注,每日 1 次。治疗回归热出血。

2. 外治法

苏叶 20 g,荆芥 15 g。浸渍于白酒 500 mL 中,擦洗四肢、躯干。用于治疗回归热的高热。

3. 针灸治疗

针刺承山、丰隆等穴,适用于治疗回归热肌肉疼痛。

五、调摄防护

回归热是一种流行性很强的传染病,必须贯彻以预防为主的方针。如《内经》所提出的"不治已病治未病""既病防变",提示在预防方面要顺应四时,避邪外袭,既强调正气的御邪作用,又注重避免直接接触病邪。其具体的方法为:一是加强体育锻炼,增强机体适应气候变化的调节能力,慎接触回归热病人以免时邪入侵等,减少发病诱因。二是注意卫生,住房不论大小,必定开爽通气,疫气自然消散。三是加强防疫知识的宣传,做到"五早",即早发现、早诊断、早隔离、早治疗、早预防。

回归热病人应适当休息,多饮水,饮食以素食流质为宜,慎食油腻难消化之物。卧室空气应流通,但不可直接吹风。药物煎煮时间宜短,取其气全以保留芳香挥发有效物质。无汗者宜服药后进热粥或覆被以促汗解表,汗后及时换干燥洁净衣服免再次受邪。

六、古籍论述

《类证治裁·疫证论治》:"疫疠之邪,自阳明中道,随表里虚实而发,不循经传也。邪伏中道,必表里分解,然不能一发便尽。故有得汗热除,二三日复热如前者;有得下里和,二三日复见表症者;有表和复见里症者;有表里偏胜者;有表里分传者。吴氏《瘟疫论》谓疫有九传,综其变也。总由伏邪既溃,传变不一,故屡夺屡发也。疫症治法,外解如香豉、葱白、连翘、薄荷之属,内清如山栀、芩、连、人中黄、滑石之属,下夺如芒硝、大黄之属。且疫为秽浊之邪,若熏蒸热痰,蒙蔽心包,则神识渐昏,必用芳香宣逐,清血络以防结闭。如犀角、菖蒲、银花、郁金、佩兰之属。烦渴多汗,用石膏、知母。斑发咽痛,用犀角、牛蒡、生地。衄血下血,用山栀、犀角、丹皮。发热自利,用葛根、芩、连。胸膈痞满,用栝蒌、枳、桔。"

《温热经纬·仲景湿温篇》:"其痛与痹痛不同,湿在关节而疼,故曰痹。今一身尽疼,而表有热,故聊摄称曰在经。熏黄与橘子黄,同是湿热,彼以热胜者黄而明,此以湿胜者黄而晦,宜茵陈五苓散主之。海藏以熏黄为阴黄。盖既湿胜,则次传寒中,小便自利者有之。"

《张氏医通》:"风寒暑皆能中人,惟湿气积久,留滞关节,故能中,非如中风寒暑之暴也。外中湿者,或山岚瘴气,或天雨湿蒸,或远行涉水,或久卧湿地,则湿从外中矣。其证关节疼重,头重体疼,腹胀烦闷,昏不知人,或四肢倦怠,腿膝肿痛,身重浮肿,大便泄泻,小便黄赤,羌活胜湿汤;若一身尽痛,为风湿相搏,除风湿羌活汤;肢体烦疼,头重鼻塞,或见泄利,或下清血,为风木之邪内干湿土,神术汤。"

《温病条辨·湿温》:"湿热上焦未清,里虚内陷,神识如蒙,舌滑脉缓,人参泻心汤加白芍主之。湿在上焦,若中阳不虚者,必始终在上焦,断不内陷;或因中阳本虚,或因误伤于药,其势必致内陷。湿之中人也,首如裹,目如蒙,热能令人昏,故神识如蒙,此与热邪直入包络谵语神昏有间。里虚故用人参护里阳,白芍以护真阴;湿陷于里,故用干姜、枳实之辛通;湿中兼热,故用黄芩、黄连之苦降。此邪已内陷,其势不能还表,法用通降,从里治也。"

《瘟疫论·瘟疫初起》:"瘟疫初起,先憎寒而后发热,日后但热而无憎寒也。初得之二三日,其脉不浮不沉而数,昼夜发热,日晡益甚,头疼身痛。其时邪在伏脊之前,肠胃之后,虽有头疼身痛,此邪热浮越于经,不可认为伤寒表证,辄用麻黄桂枝之类强发其汗。此邪不在经,汗之徒伤表气,热亦不减。又不可下,此邪不在里,下之徒伤胃气,其渴愈甚。宜达原饮。"

参考文献:

[1]李迎新.实用传染病学[M].天津:天津科学技术出版社,2010:82.

第二节　登革热

【**现代医学描述**】登革热(dengue fever)是由登革病毒引起的急性传染病,广泛流行于全球热带和亚热带地区,是分布最广、发病最多、危害较大的一种虫媒传播疾病。登革病毒归类为黄病毒科黄病毒属,以流行病学分类属于虫媒病毒 B 组,病毒颗粒呈哑铃状、棒状或球形,体积非常小,必须用电子显微镜才能观察到。登革热的传染源主要是患者和隐性感染者,一般在发病前 1 日至发病后 3~5 日期间传染性最强。传播媒介主要是埃及伊蚊或白纹伊蚊,伊蚊吸吮带病毒血液后,登革病毒在伊蚊的唾液腺和神经组织中复制、增殖,8~14日即可通过叮咬人而传播感染,被感染的蚊终生具有传播登革病毒的能力。人群对任何一型登革病毒的初次感染均较敏感,发病者以 20~40 岁者居多。登革病毒进入人体后,主要在毛细血管内皮细胞和单核细胞内增殖,增殖至一定数量后进入血液循环,然后经血流播散,易在关节、肌肉和皮肤等处引起以细胞变性、水肿和出血为主要表现的病理变化,临床表现为高热、头痛、肌肉和关节酸痛、皮肤出血及休克等。人被登革病毒感染后能产生免疫反应,由于登革病毒有 4 个不同的血清型,人感染后可产生针对同型病毒的免疫力,但对异型病毒无保护。同时,机体产生的抗体与登革病毒形成免疫复合物,激活补体系统,还可导致血管水肿和破裂。本病主要依靠血清学或病原学检查,结合流行病学和临床表现作出诊断。本病为自限性疾病,一般病死率为30/10 万,但由于目前尚无有效的治疗药物和疫苗,因此防治重点是灭蚊防蚊以及早期发现和治疗患者[1-2]。

【**中医学认识**】中国古代医学文献中虽无"登革热"病名的记载,但中医书籍里有不少类似该病的记载。《内经·刺法论》云:"五疫之至,皆相染易,无问大小,病状相似。"《金匮要略·百合狐惑阴阳毒病脉证论治》曰:"阳毒之为病,面赤斑斑如锦纹,咽喉痛,唾脓血……阴毒之为病,面目青,身痛如被杖。"《诸病源候论·伤寒斑疮候》进一步指出:"毒既未散而表已虚,热毒乘虚出于皮肤,所以发斑疮隐疹。"《瘟疫论》说:"凡疫邪留于气分,解以战汗;留于血分,解以发斑……邪留血分,里气壅闭,则伏邪不得外透而为斑。"《疫疹一得·疫疹之症》说:"头额目痛,颇似伤寒,然太阳、阳明头痛,不至于倾侧难举,而此则头痛如劈,两目昏晕,势若难支。总因毒火达于两经,毒参阳位。用釜底抽薪之法,彻火下降,其痛立止,其疹自透。误用辛香表散,燔灼火焰,必转闷证。"以上记载的疫病具有强烈的传染性,能够引起大的流行,正符合登革热发病急骤、传播迅速的发作特点。登革热有高热、头痛、肌肉和关节痛、皮疹等表现,属于发斑疹类的疫病。故登革热大抵属于中医瘟疫的暑湿疫、热疫、疫疹等范畴。

一、病因病机

1. 暑湿疫毒

暑邪入侵是引起湿疫、热疫的主要原因。《内经·至真要大论》曰："夫百病之生也,皆生于风寒暑湿燥火,以之化之变也。"《内经·六元正纪大论》曰："炎暑至……雨乃涯,民病热中。"《内经·生气通天论》曰："因于暑,汗,烦则喘喝,静则多言,体若燔炭,汗出而散。因于湿,首如裹,湿热不攘,大筋软短,小筋弛长,软短为拘,弛长为痿……夏伤于暑,秋必痎疟;秋伤于湿,冬生咳嗽……四时之气,更伤五藏。"《内经·热论》曰："凡病伤寒而成温者,先夏至日者,为病温,后夏至日者,为病暑。"《瘟疫论·原病》曰："病疫之由,昔以为非其时有其气,春应温而反大寒,夏应热而反大凉,秋应凉而反大热,冬应寒而反大温……风雨阴晴,稍为损益,假令秋热必多晴,春寒因多雨,较之亦天地之常事,未必多疫也。伤寒与中暑,感天地之常气,疫者感天地之疠气,在岁有多寡,在方隅有浓薄,在四时有盛衰。此气之来,无论老少强弱,触之者即病。"并强调季节和温湿度与暑病的发病有着密切的联系。

2. 正气损伤

《内经·刺法论》说："不相染者,正气存内,邪不可干,避其毒气。"如果人体禀赋薄弱,正气亏虚,或饮食劳倦伤及脾胃,致脾肺气虚;中虚卫弱,不能输精于肺,肺气虚则不能输精于皮毛,致表卫不固,腠理疏松;亦有素体阳虚、阴虚或病后、产后调摄不慎,阴血亏损,暑湿疫毒便可乘虚而入,引发登革热。如《内经·百病始生》云："风雨寒热,不得虚,邪不能独伤人……此必因虚邪之风,与其身形,两虚相得,乃客其形。"可见,正气是发病的决定因素,正气不足时邪气才发挥致病作用。

3. 中医学病机演变

疫疠毒邪从肌肤入侵后,多先侵犯卫气,或侵犯膜原。疫毒邪气进一步化燥化火,内传营血,灼伤血络,则出现斑疹及各种出血。若疫毒亢盛侵犯心包,则神昏、谵妄,引动肝风而见痉厥。疫毒迫血妄行,血不循经,瘀滞脉络而致毒瘀交结。若出血过多,气随血脱,出现厥脱,类似于登革休克综合征。病变后期即恢复期,疫毒渐退,多表现为余邪留恋。

登革热是由湿热疫毒引起的一种温疫,在夏秋季节广泛播散。疫毒犯人的3条途径:其一,邪由上受,侵卫犯肺。其二,直犯营血,逆传心包,神明受累,脑髓不利,机窍受阻。其三,邪虽由上受,但直趋中道,伏于膜原,内见脾胃呆滞,外见卫气受困。而邪之袭人是否发病,全在乎正气之盛衰、疫毒之多寡及毒气之强弱。

二、证候特征

登革热起病急,临床以迅速高热、颜面潮红、颈红、胸背红、多样性皮疹为主要证候。症状表现常呈多样化,典型的登革热初期迅速出现高热,体温可达 39～40 ℃,热程约为 3～7 日,少数呈双峰热,头痛,面目红赤,全身肌肉、骨关节疼痛;发病 3～6 日出现斑疹,约 3～4 日后随皮疹消退,各症状逐渐消失。病重者,病情突然恶化,出现四肢厥冷,肌肤冷湿,口唇紫绀,呼吸急促,烦躁不安,神昏惊厥等症状。

三、诊断

1. 诊断依据[1-2]

本病流行区蚊虫叮咬季节,起病急,首发症状见高热,体温在 39～40 ℃,头痛,背痛,结膜充血及浅表淋巴结肿大,多样性皮疹(斑丘疹、麻疹样皮疹、猩红热样疹、红斑疹等),全身肌肉、骨关节疼痛等。牙龈、鼻腔、皮下、消化道等出血。全年皆可发生,以夏秋多见,多呈流行,多人同时发病,迅速蔓延,传染性强,常可引发大流行。

2. 鉴别诊断

登革热主要与流感、麻疹、猩红热、流行性脑脊髓膜炎、恙虫病、斑疹伤寒、钩端螺旋体病、流行性出血热等疾病相鉴别。

四、辨证论治

登革热属于疫毒致病病证,临床辨证时要注重辨卫气营血,根据气候、地域及患者体质、病程等进行辨证论治。由于登革热是由疫毒致病,故治疗的原则为清解疫毒、祛除暑湿、凉血化瘀,积极防治出血、昏谵、惊厥、厥脱等。

(一)分证论治

1. 卫气型

(1)疫毒犯卫。

【证候】发热恶寒,无汗或少汗,头痛,全身肌肉、骨关节疼痛,颜面潮红,四肢倦怠,口微渴,小便短赤,舌边尖红,苔白或黄或微腻,脉浮数。

【治法】清暑化湿,透表解肌。

【方药】新香薷饮合柴葛解肌汤加减。肌肉疼痛剧烈者,加秦艽、桑枝、薏苡仁。热盛,汗多,口渴者,去香薷,加生石膏、知母、天花粉。便秘者,加大黄、芒硝。

(2)邪遏膜原。

【证候】憎寒壮热,继而但热不寒,头痛而重,面目红赤,肢体沉重酸楚,纳呆,胸脘满闷,呃逆或呕吐,秽气喷人,腹满胀痛,腹泻或便秘,小便短赤,舌赤,苔厚腻浊,脉濡数。

【治法】疏利透达,避秽化浊。

【方药】达原饮加减。大便秘结者,加大黄。呕吐剧烈者,加香薷、竹茹、生姜。

2. 疫邪入里

(1)营血两燔。

【证候】壮热,头痛如劈,周身肌肉、骨关节疼痛如被杖,口渴,恶心呕吐,烦躁不安,甚或神昏谵语,肌肤斑疹,衄血、吐血、便血、尿血、崩漏,舌红绛,苔黄,脉数。

【治法】清气凉血解毒。

【方药】清瘟败毒饮加减。热动生风者,加钩藤、地龙。出血严重者,加白茅根、侧柏叶。

(2)瘀毒交结。

【证候】发热或身热已退,头晕乏力,纳呆欲呕,腹痛拒按,肌肤瘀斑,便下脓血或并见其他出血证,舌暗红,苔少,脉细涩。

【治法】凉血化瘀解毒。

【方药】血府逐瘀汤加减。若腹痛甚者,加川楝子、三七、延胡索。呕吐者,加竹茹、法半夏。

(3)邪陷心包。

【证候】身灼热,肢厥,神昏谵语,颈项强直,牙关紧闭,两目上视,手足抽搐,呕吐频作,舌绛,脉细弦数。

【治法】清心凉营,泄热开窍。

【方药】清宫汤加减。热盛动风者,加菊花、地龙。呕吐不止者,加黄连、竹茹。

3. 本虚证

（1）正虚邪恋。

【证候】低热，头目不清，疲倦乏力，脘痞纳呆，小便短赤，舌苔未净，脉细数而弱。

【治法】清涤余邪。

【方药】偏于热，气津两伤者，用竹叶石膏汤加减，低热不退者加白薇、地骨皮，口渴者去半夏，加天花粉、石斛、沙参、玉竹。偏湿浊，胃气不和者，用薛氏五叶芦根汤加减，纳呆者加山楂、麦芽，脘闷苔腻者加茯苓、半夏、通草。

（2）正气暴脱。

【证候】身热骤降，面色苍白，气短息微，大汗不止，四肢湿冷，烦躁不安或神昏谵语，肌肤斑疹或见各种出血，舌质淡红，脉微欲绝。

【治法】益气固脱，回阳救逆。

【方药】生脉散合四逆汤加减。冷汗淋漓者，加龙骨、牡蛎、山茱萸。脉疾，躁扰不安，内闭外脱者，加安宫牛黄丸。

（二）其他治疗

1. 单方、验方

（1）芦根 30 g，白茅根 15 g，玄参 15 g，栀子 15 g，竹叶 15 g，藿香 15 g，佩兰叶 15 g，牡丹皮 15 g，连翘 15 g，甘草 6 g。水煎服。适用于登革热末期。

（2）赤芍 30 g，生地 30 g，牡丹皮 20 g，紫草 20 g，人中白 10 g，大黄 10 g。水煎服，每日 1～2 剂。适用于登革热气血两燔。

（3）生石膏 120 g，生地 30 g，玄参 20 g，栀子 15 g，知母 15 g，连翘 15 g，黄芩 15 g，黄连 15 g，竹叶 15 g，牡丹皮 15 g，赤芍 15 g，玳瑁 10 g，羚羊角 5 g。水煎服，每日 1 剂，同时服用安宫牛黄丸 1 粒。适用于登革热营血期。

（4）生石膏 15 g，太子参 15 g，柴胡 15 g，葛根 15 g，茯苓 15 g，羌活 10 g，独活 10 g，前胡 10 g，枳壳 10 g，桔梗 10 g，甘草 6 g。水煎药，每日 1 剂。用于登革热邪在卫气。

（5）生石膏 30 g，知母 30 g，桑枝 30 g，薏苡仁 30 g，白茅根 30 g，地骨皮 15 g，桂枝 10 g，丝瓜 10 g，甘草 6 g。水煎服，每日服 1 剂。适用于登革热气血两燔。

2. 针灸治疗

（1）体针疗法。取穴：大椎、合谷、曲池、足三里。行泻法，留针 15 min，每日 1 次。

（2）拔罐疗法。选取大椎穴，隔日 1 次。拔罐疗法可与针刺疗法或点刺疗法配合使用。

五、调摄防护

登革热是一种流行性很强的传染病，必须贯彻以预防为主的方针。如《内经》所提出的"不治已病治未病""既病防变"，在预防方面要顺应四时，避邪外袭，既强调正气的御邪作用，又注重避免直接接触病邪。其具体的方法为：一是加强体育锻炼，增强机体适应气候变化的调节能力，注意避暑，慎接触登革热病人以免时邪入侵等，减少发病诱因。二是注意卫生，做好灭蚊、防蚊工作，不让蚊虫有滋生的环境，减少传染源及宿主。三是加强防疫知识的宣传，做到"五早"，即早发现、早诊断、早隔离、早治疗、早预防。

登革热的流行季节，预防服药一般可使发病率大为降低。主要药物有板蓝根、白茅根、金银花、薏苡仁、连翘、甘草、野菊花、紫花地丁等。亦可进行疫苗预防。

登革热病人应适当休息,多饮水,饮食以素食流质为宜,慎食油腻难消化之物,对于胃肠大出血者,应暂时禁食,改由静脉补充能量和水分。卧室空气应流通。皮肤出现瘀斑、皮疹时常伴有瘙痒、灼热感,提醒患者勿搔抓,以免抓破皮肤引起感染,可采用冰敷或冷毛巾湿敷,使局部血管收缩,减轻不适,并避免穿紧身衣。

六、古籍论述

《金匮要略·伤暑脉并治》:"太阳中暍,发热,恶寒,身重疼痛,其脉弦细芤迟,小便已洒洒然毛耸,手足逆冷,小有劳身即热,口开,前板齿燥,若发汗则恶寒甚,加温针则发热甚,数下之则淋甚,白虎加桂枝人参芍药汤主之。"

《丹溪心法·卷二》:"斑疹之病,其为证各异。疮发肿于外者,属少阳三焦相火也,谓之斑;小红靥行皮肤之中不出者,属少阴君火也,谓之疹。又伤下之晚,乃外感热病发斑也,以玄参、升麻、白虎等药服之。阴症发斑,亦出背胸,又出手足亦稀少而微红,若作热症,投之凉药大误矣。此无根失守之火,聚于胸中,上独熏肺,传皮肤而为斑点,但如蚊蚋、虱、蚤咬形状,而非锦纹也。只宜调中温胃,加以茴香、芍药,或以大建中之类,其火自下,斑自消退,可谓治本而不治标也。"

《温病条辨·上焦篇》:"手太阴暑温,或已经发汗,或未发汗,而汗不止,烦渴而喘,脉洪大有力者,白虎汤主之;脉洪大而芤者,白虎加人参汤主之;身重者,湿也,白虎加苍术汤主之;汗多脉散大,喘喝欲脱者,生脉散主之。"

《瘟疫论·上卷》:"瘟疫初起,先憎寒而后发热,日后但热而无憎寒也。初得之二三日,其脉不浮不沉而数,昼夜发热,日晡益甚,头疼身痛。其时邪在伏脊之前,肠胃之后,虽有头疼身痛,此邪热浮越于经,不可认为伤寒表证,辄用麻黄桂枝之类强发其汗。此邪不在经,汗之徒伤表气,热亦不减。又不可下,此邪不在里,下之徒伤胃气,其渴愈甚。宜达原饮。"

《疫疹一得·卷下》:"清瘟败毒饮治一切火热,表里俱盛,狂躁烦心。口干咽痛,大热干呕,错语不眠,吐血衄血,热盛发斑。不论始终,以此为主。"

《医方考·卷一》:"瘟毒表里俱盛,五心烦热,两目如火,鼻干面赤,大渴舌燥者,此方(三黄石膏汤)主之。"

《医学衷中参西录》:"一为湿温。其证多得之潦暑。阴雨连旬,湿气随呼吸之气,传入上焦,窒塞胸中大气。因致营卫之气不相贯通,其肌表有似外感拘束,而非外感也。其舌苔白而滑腻,微带灰色。当用解肌利便之药,俾湿气由汗与小便而出,如拙拟宣解汤是也。仲景之猪苓汤,去阿胶,加连翘亦可用。至湿热蓄久,阳明府实,有治以白虎汤,加苍术者,其方亦佳。而愚则用白虎汤,以滑石易知母,又或不用粳米,而以生薏米代之。"

七、专方专药

曾冲[3]用银翘解毒汤治疗登革热268例,治愈198例,好转66例,总有效率为98.4%。方药组成:金银花60 g,板蓝根60 g,连翘30 g,大青叶30 g,紫草30 g,水牛角120 g(锉碎先煎),石膏120 g(先煎),柴胡18 g,黄芩15 g,赤芍12 g。小儿用量酌减。每日1剂,水煎分2次服,重症者每日2剂。3日为1个疗程。

周浩康[4]用清瘟败毒饮治疗登革热68例,治愈64例,有效2例。方药组成:石膏30～90 g,水牛角30～90 g,知母9～15 g,甘草3 g,黄连3 g,栀子9 g,桔梗9 g,牡丹皮9 g,竹叶9 g,黄芩9 g,赤芍15 g,玄参15 g,连翘15 g。如高热神昏谵语者,加天竺黄、板蓝根、钩藤,并可配紫雪丹或新雪丹。月经量多或胃肠出血者,可加云南白药。服药后汗多、体温不升者,可加西洋参炖服。精神忧郁者,加香附。腹痛者,加藿香、砂仁、佩兰。水煎服,每日1剂。热退后剂量减半。

夏瑾瑜等[5]用登革热Ⅰ号治疗登革热125例,治愈119例,好转6例。方药组成:滑石30 g,薏苡仁20 g,炒麦芽20 g,苦杏仁15 g,法半夏15 g,黄芩15 g,知母15 g,竹茹15 g,白术15 g,白蔻仁15 g,厚朴6 g,甘草5 g。水煎服,每日1剂,分3~4次口服。连续服用7日。

罗翌等[6]用清气凉营汤为主治疗登革热18例,临床观察,显效11例,有效5例。方药组成:大青叶30 g,生石膏30 g(先煎),白茅根30 g,野菊花30 g,青蒿30 g(后下),金银花10 g,知母10 g,竹叶10 g,大黄10 g。水煎服,每日2剂,分次频服。

周德芳[7]用登革汤治疗登革热1029例,治愈1013例,好转11例。方药组成:金银花、连翘、牛蒡子、板蓝根、葛根、赤芍、白茅根、甘草。剂量随患者年龄酌定,每日1剂,水煎服,退热后1~2日停药,疗程7~10日。若畏寒重,头痛甚时,可加白芷、羌活。热盛口渴,汗出,舌红,苔黄,脉洪数者,可加石膏且重用,酌加知母。若热不退,头身重乏,渴不欲饮,舌苔腻者,可加滑石、薏苡仁。疹未透者,可加紫草。出血者,可加水牛角、黄芩、仙鹤草、茜草根、生地。

参考文献:

[1]张复春.登革热[M].北京:科学出版社,2008:93.

[2]李迎新.实用传染病学[M].天津:天津科学技术出版社,2010:82.

[3]曾冲.银翘解毒汤治疗登革热268例[J].新中医杂志,1997(8):42-42.

[4]周浩康.清瘟败毒饮治疗登革热68例[J].新中医杂志,1996(1):86-87.

[5]夏瑾瑜,洪仲思,叶晓燕,等.登革热Ⅰ号治疗登革热125例[J].新中医杂志,2009,41(2):84-85.

[6]罗翌,李际强,杨荣源,等.用清气凉营汤为主治疗登革热18例临床观察[J].新中医杂志,2003,35(7):33-34.

[7]周德芳.登革热1029例临床治疗小结[J].新中医杂志,2003(7):36-38.

第三节　流行性乙型脑炎

【现代医学描述】流行性乙型脑炎(epidemic encephalitis B,简称乙脑)是由乙脑病毒经蚊虫媒介叮咬传播而引起的以中枢神经系统感染为主要表现的急性传染病,也是一种人兽共患的自然疫源性疾病。乙脑病毒属黄病毒科黄病毒属,球形,体型微小,必须用电子显微镜才能观察到。该病毒分为3个型,中国流行的主要是3型乙脑病毒。本病主要在亚洲特别是东南亚地区流行,传染源主要是家畜,其中猪是主要传染源,人群对该病毒普遍易感,但以隐性感染最为常见。本病的传播媒介主要是三带喙库蚊,由于蚊虫的繁殖、活动的原因,该病在亚热带地区的流行有严格的季节性,多出现在夏秋季,而在热带地区则全年均可出现流行和暴发。乙脑患者脑组织的损伤与病毒直接侵袭神经组织,导致神经细胞变性和坏死有关,主要病变以脑实质广泛性急性炎症为主。临床表现为持续高热,多持续5~10日,逐渐出现意识障碍、抽搐,有些儿童可出现颅内压增高和脑膜刺激征,80%的病例有颈项强直。本病病死率较高,中枢性呼吸衰竭是本病的主要死亡原因,而且后遗症严重,主要对儿童的智力影响较大,可能导致患儿痴呆、失语、耳聋、精神异常等。该病根据流行病学、临床症状、体征和实验室检查可综合分析作出诊断,确诊须依靠血清学或病原学检查。目前乙脑治疗虽无特效药物,但只要掌握好对症治疗、支持治疗、综合治疗的原则,抓好高热、抽搐和呼吸衰竭三个直接威胁患者生命的重要环节,做到早期发现,及时治疗,是可以降低病死率和致残率的。目前国际上主要使用乙脑减毒活疫苗进行预防,我国已将乙脑疫苗纳入计划免疫程序之中。除此之外,良好的灭蚊、防蚊措施也是预防乙脑的重要措施。

【中医学认识】中国古代医学文献中虽无"乙脑"病名的记载,但中医书籍里有不少类似该病的记载。如《温病条辨·暑温》载:"形似伤寒,但右脉洪大而数,左脉反小于右,口渴甚,面赤,汗大出者,名曰暑温……手太阴暑温,如上条证,但汗不出者……指形似伤寒,右脉洪大,左手反小,面赤口渴而言。但以汗不能自出……小儿暑温,身热,卒然痉厥,名曰暑痫。"《温热经纬·叶香岩三时伏气外感篇》云:"受热而迷,名曰暑厥。譬如受冷而仆,名寒厥也。人皆知寒之即为冷矣,何以不知暑之为热乎,即热气闭塞孔窍所致。"其所述与乙脑的发热、头痛、颈项强直、痉挛、恶心、呕吐、嗜睡、烦躁、谵妄等证候高度吻合,故乙脑大抵属于中医学的暑温、伏暑、暑风、暑厥的范畴[1]。

一、病因病机

1. 暑湿邪气

暑邪入侵是引起暑病的主要原因。《内经·至真要大论》云:"夫百病之生也,皆生于风寒暑湿燥火,以之化之变也。"《内经·六元正纪大论》云:"炎暑至……雨乃涯,民病热中。"《内经·生气通天论》云:"因于暑,汗,烦则喘喝,静则多言,体若燔炭,汗出而散。因于湿,首如裹,湿热不攘,大筋软短,小筋弛长,软短为拘,驰长为痿……夏伤于暑,秋必痎疟;秋伤于湿,冬生咳嗽……四时之气,更伤五藏。"《内经·热论》云:"凡病伤寒而成温者,先夏至日者,为病温,后夏至日者,为病暑。"《温病条辨·伏暑篇》:"长夏受暑,过夏而发者,名曰伏暑。"并强调季节和温湿度与暑病的发病有着密切的联系。

2. 正气损伤

《内经·评热病论》说:"邪之所凑,其气必虚。"如果人体禀赋薄弱,正气亏虚,或饮食劳倦伤及脾胃,致脾肺气虚;中虚卫弱,不能输精于肺,肺气虚则不能输精于皮毛,致表卫不固,腠理疏松;亦有素体阳虚、阴虚或病后、产后调摄不慎,致阴血亏损,暑湿邪便可乘虚而入,引发乙脑。如《内经·百病始生》所云:"风雨寒热,不得虚,邪不能独伤人……此必因虚邪之风,与其身形,两虚相得,乃客其形。"可见,正气是发病的决定因素,正气不足时邪气才发挥致病作用。

3. 中医学病机演变

病邪侵入人体,先由口鼻和皮毛而入,先入上焦卫分,次传中焦气分,再传下焦而入营入血。如吴鞠通所言:"温病由口鼻而入,鼻气通于肺,口气通于胃。肺病逆传,则为心包;上焦病不治,则传中焦,胃与脾也;中焦病不治,即传下焦,肝与肾也。始上焦,终下焦。"可见其病机演变主要是按三焦传变,即疫邪上受,首先犯肺,下及胃肠。

二、证候特征

乙脑起病较急,临床以发热、头痛、颈项强直、痉挛、恶心、呕吐、嗜睡、烦躁、谵妄等为主要证候。症状表现呈多样化,发热,头痛项强,微恶风,或全身灼热无汗,烦躁口渴等为早期症状,继而高热不退,颈项强直,神志昏迷,烦躁谵妄,四肢抽搐,甚则喉间痰声辘辘,呼吸不利,口渴引饮,大便秘结,小便短赤等,体温可达40℃以上。重者颈项强直,四肢抽动或角弓反张,深度昏迷,有衄血、便血,有的患者留下后遗症。

三、诊断

1. 诊断依据[1]

在疾病流行地区蚊虫叮咬季节,患者先出现发热、头痛、恶心、呕吐、嗜睡、颈抵抗等中枢神经系统症状,体温在39~40℃。此后症状逐渐加重,意识明显障碍,由嗜睡转入昏睡乃至昏迷,昏迷越深,持续时间越长,病情越严重,体温可达40 ℃以上。随后体温逐渐下降,精神、神经系统症状逐日好转。重症病人仍可存在神志迟钝、痴呆、失语、吞咽困难、颜面瘫痪、四肢强直性痉挛或扭转痉挛等,少数病人也可有软瘫。本病四季皆可发,以夏秋季为多见,多呈流行性,多人同时突然发病,迅速蔓延,传染性强,常可引起大流行。

2. 鉴别诊断

本病主要与中毒性菌痢、化脓性脑膜炎、结核性脑膜炎等相鉴别。中毒性菌痢与乙脑流行季节相同,多见于夏秋季,但起病比乙脑更急,多在发病1日内出现高热、抽搐、休克或昏迷等。化脓性脑膜炎病情发展迅速,重症患者在发病1～2日内即进入昏迷,脑膜刺激征显著,皮肤常有瘀点。结核性脑膜炎发病无季节性,起病缓慢,病程长,患者有结核病史。

四、辨证论治

本病必须根据气候、地域及患者体质等不同进行辨证论治。首先区分偏热或偏湿,然后根据疾病的不同阶段,采用不同的治疗方法。对热多于湿者,应以清热、解毒、养阴之法为主治疗;对于湿多于热者,宜用宣解湿热、芳香化湿之法为主治疗。

(一)分证论治

1. 初期

(1)暑邪犯卫。

【证候】发热,恶寒,或不寒,有汗或无汗,头痛项强,骨节酸楚,咳嗽头胀,舌苔薄白,脉浮。

【治法】辛凉散邪。

【方药】疏表汤加减。若有汗,去香茹。

(2)热邪迫肺。

【证候】发热,汗出,口渴,气喘,咳嗽,痰黏,舌红,苔薄而干,或薄黄,脉浮数或滑数。

【治法】轻清宣肺。

【方药】桑菊饮加减。

2. 重症期

(1)邪在卫气。

【证候】发热,头痛项强,微恶风,或全身灼热无汗,烦躁口渴,常伴有恶心、呕吐,嗜睡,舌质红,苔薄白或黄,脉浮数或滑数。

【治法】辛凉透邪,清热解毒。

【方药】银翘散合白虎汤加减。偏湿重者,加香薷。壮热者,加黄芩、山栀、寒水石、板蓝根。大便秘结者,加生大黄(后下)、芒硝(冲)。嗜睡者,加石菖蒲、郁金。

(2)邪在气营。

【证候】高热不退,颈项强直,神志昏迷,烦躁谵妄,四肢抽搐,甚则喉间痰声辘辘,呼吸不利,口渴引饮,大便秘结,小便短赤,舌红绛,苔黄糙,脉洪数或弦大。

【治法】清气泄热,凉营护阴。

【方药】白虎汤合清营汤加减。大便秘结者,加生大黄(后下)、芒硝(冲)。昏迷抽搐者,加钩藤、石决明(先煎)、羚羊角粉(吞服),或吞服紫雪丹、安宫牛黄丸。呕吐频繁者,加五枢丹(吞服)。

(3)邪入营血。

【证候】热势起伏,尤以夜间为甚,颈项强直,四肢抽动或角弓反张,深度昏迷,有衄血、便血及呕吐咖啡样液,舌红绛而干,舌体僵硬,苔剥脱,脉沉细数。

【治法】凉血清心,增液潜阳。

【方药】犀角地黄汤合增液汤加减。抽搐不止者,加牡蛎(先煎)、珍珠母(先煎)、钩藤(后下)。昏迷不醒者,加安宫牛黄丸(吞服),或苏合香丸(吞服)。

3.恢复期

(1)余热未尽。

【证候】低热汗出,虚烦不宁,颧红体瘦,口渴欲饮,舌红少苔,脉沉细而数。

【治法】养阴清热。

【方药】青蒿鳖甲汤加减。便秘者,加栝楼仁、火麻仁。惊惕者,加钩藤(后下)、珍珠母(先煎)。

(2)痰浊闭窍。

【证候】神志不清,喉间痰鸣,痴呆失语,不能吞咽,或有流涎,舌苔腻,脉滑。

【治法】豁痰开窍。

【方药】导痰汤加减。大便秘结者,加生大黄(后下)。喉间痰鸣者,加全栝楼、竹沥(冲)。

(3)虚风内动。

【证候】形体消瘦,两颧潮红,四肢冷凉,手足瘈疭或拘挛,肢体强直,舌质红绛,脉细数无力。

【治法】育阴潜阳,搜风通络。

【方药】大定风珠加减。汗多者,加黄芪、浮小麦。肢体强直者,加地龙、丹参。

(4)瘀阻筋脉。

【证候】肢体强直瘫痪,日久肌肉萎缩,舌淡色暗,苔薄白,脉滑。

【治法】益气养血,活血通络。

【方药】补阳还五汤加减。神志不清者,加郁金、石菖蒲。痰多者,加姜竹茹、川贝母。

(二)其他治疗

1.单方、验方

(1)大黄15 g,芒硝9 g,枳实9 g,板蓝根30 g,甘草6 g。加水浓煎成200 mL,每日1剂,分4~6次口服或保留灌肠。

(2)生石膏60 g,龙胆草10 g,紫花地丁15 g,蒲公英30 g,钩藤15 g,制大黄5 g,羚羊角粉0.6 g(分吞)。每日1剂,加水浓煎成150 mL,分2~3次口服。

(3)生石膏40 g,生地10 g,犀角6 g,黄连5 g,甘草5 g,竹叶5 g,山栀8 g,桔梗8 g。抽搐、牙关紧闭者,加全蝎15 g,钩藤15 g。痰多者,加天竺黄10 g,人工牛黄10 g。面色紫暗或皮肤发斑者,加牡丹皮12 g。

(4)生石膏30 g,大青叶30 g,板蓝根30 g,六月雪30 g,鹅不食草6 g,野菊花30 g,忍冬藤15 g,海金沙15 g。

(5)石膏30 g,知母18 g,板蓝根30 g,连翘30 g,葛根15 g,金银花30 g,玄参18 g,钩藤30 g,郁金30 g,黄芩15 g,僵蚕9 g。

2.针灸治疗

(1)退热。高热无汗或少汗者,针刺大椎、曲池;有汗或多汗者,针复溜、曲池。或点刺放血,点刺少商、商阳、十宣,放血少许。耳针:针耳尖、肾上腺、内分泌、枕、心、皮质下、神门、肝、脾等穴,每次选2~3穴,针刺或埋针。耳尖及肾上腺二穴可放血。

(2)止痉挛抽风。主穴:人中、合谷。备穴:太冲、内关、后溪、风池。先针主穴,效果不显著时加1~2个备穴。或针鸠尾、长强、哑门,适用于抽风甚剧时。耳针:针神门、交感、枕、心等穴。

（3）平喘促。主穴：人中、素髎、太冲、内关、膻中、会阴、哑门。备穴：足三里、天突、合谷。先针主穴，每次2～3个穴，无效时加备穴。耳针：针心、肺、交感、肾上腺、皮质下、脑干等穴，每次选2～3个穴。

（4）针刺治疗。下肢瘫痪者，取阳陵泉、三阴交、环跳、风市、足三里、委中。吞咽困难者，取廉泉、颊车、天突、下关、合谷。失语者，取哑门、身柱、内关、命门、三阴交、金津、玉液。失明者，取光明、攒竹透刺鱼腰。

3. 按摩推拿

推补脾经、肾经，分手阴阳，清板门，揉一窝风，逆运内八卦，清天河水，退六腑。

五、调摄防护

乙脑是一种流行性很强的传染病，必须贯彻以预防为主的方针。如《内经》所提出的"不治已病治未病""既病防变"，提示在预防方面要避邪外袭，既强调正气的御邪作用，又注重避免直接接触病邪。其具体的方法为：一是加强体育锻炼，增强机体适应气候变化的调节能力，慎接触乙脑病人以免时邪入侵等，减少发病诱因。二是注意卫生，远离病原，积极灭蚊、防蚊。三是加强防疫知识的宣传，做到"五早"，即早发现、早诊断、早隔离、早治疗、早预防。

乙脑的流行季节，预防服药一般可使发病率大为降低。主要药物有大青叶、板蓝根、牛筋草、金银花、连翘、乌梅、荷叶、茯苓等。不过随着患者体质的不同，预防乙脑的药物亦有所区别。如湿热者，使用香薷散、益元散等；虚弱者，用补中益气汤去升麻、柴胡，加黄柏、芍药、五味子、麦冬，有痰者加半夏、姜汁。亦可进行疫苗预防。

乙脑病人应适当休息，多饮水，饮食以素食流质为宜，慎食油腻难消化之物。保持病室内凉爽、通风、安静。患者应定时翻身、拍打胸背（自下而上，先胸后背）、吸痰，保持呼吸道通畅，防止肺炎。

六、古籍论述

《伤寒杂病论·伤暑脉证并治》："伤暑肺先受之，肺为气府，暑伤元气，寸口脉弱，口渴，汗出，神昏，气短，竹叶石膏汤主之……伤暑，发热，汗出，口渴，脉浮而大，名曰中暍，白虎加人参黄连阿胶汤主之……伤暑，心下有水气，汗出，咳嗽，渴欲饮水，水入则吐，脉弱而滑，栝蒌茯苓汤主之……太阳中暍，发热，恶寒，身重疼痛，其脉弦细芤迟，小便已，洒洒然毛耸，手足逆冷；小有劳身即热；口开，前板齿燥；若发汗，则恶寒甚；加温针，则发热甚；数下之，则淋甚。白虎加桂枝人参芍药汤主之……"

《温病条辨·上焦篇》："形似伤寒，但右脉洪大而数，左脉反小于右，口渴甚，面赤，汗大出者，名曰暑温，在手太阴，白虎汤主之；脉芤甚者，白虎加人参汤主之……手太阴暑温，如上条证，但汗不出者，新加香薷饮主之……手太阴暑温，或已经发汗，或未发汗，而汗不止，烦渴而喘，脉洪大有力者，白虎汤主之；脉洪大而芤者，白虎加人参汤主之；身重者，湿也，白虎加苍术汤主之；汗多脉散大，喘喝欲脱者，生脉散主之……太阴伏暑，舌白口渴，有汗，或大汗不止者，银翘散去牛蒡子、元参、芥穗，加杏仁、石膏、黄芩主之；脉洪大，渴甚汗多者，仍用白虎法；脉虚大而芤者，仍用人参白虎法……"

《丹溪心法·卷一》："暑证，用黄连香薷饮。挟痰，加半夏、南星；虚，加人参、黄芪。暑病内伤者，用清暑益气汤，着暑气是痰，用吐。注夏属阴虚，元气不足，夏初春末，头疼脚软，食少体热者是，宜补中益气汤，去柴胡、升麻，加炒柏、白芍药。挟痰者，加南星、半夏、陈皮，煎服，又或用生脉汤。"又说："外湿宜表散，内湿宜淡渗。若燥湿，以羌活胜湿汤、平胃散之类；若风湿相搏，一身尽痛，以黄芪防己汤；若湿胜气实者，以神佑丸、舟车丸服之；气虚者，桑皮、茯苓、人参、葶苈、木香之类。"

《景岳全书·暑证》："阴暑证，凡暑月外感风寒，以致阴邪抑遏阳气，而病为发热头痛，肢体拘急酸疼，无汗恶寒，脉紧等症，此即伤寒之属。治以解散为主，宜正柴胡饮、小柴胡汤，或一、二、三、四柴胡饮之类，酌其寒热虚实,随宜用之。若脉见微细,气体虚弱,不可发汗者,但宜补中气,使元气渐充,则寒邪自散,不必攻邪也。或用补中益气汤主之。若邪感于外,而火盛于内,或阳明热甚者,宜柴胡白虎煎之类主之……"

《医方考》:"夏至后,暑热吐利、烦心者,此方(黄连香薷饮)冷服……伏暑,身体倦怠,神昏,头重,吐利者,此方(十味香薷饮)主之……风湿骨节疼烦,不欲去衣,小便不利,大便反快者,此方(甘草附子汤)主之……"

《类证治裁·暑证论治》:"暑本属火,而兼风寒湿燥,其传变为疟痢霍乱,而条其浅深同异变症,则有冒,有伤,有中,有中、暑风、暑厥、暑瘵、湿温之不同,其感而不即病者,至秋时为伏暑。其候寒热苦闷,午后为甚,日暮更剧,得汗则减。治不合法,热炽则伤阴化燥,湿滞则伤阳化浊,以致神昏内闭,脘痞肢厥,斯危候矣。叶香岩宗河间三焦立法,在上以辛凉清解,如竹叶、连翘、杏仁、薄荷、栀皮、郁金、沙参、鲜荷叶。在中以辛苦宣通,如半夏泻心汤之属。在下以温行寒性,质重开下,如桂苓甘露饮之属。此治三焦之大旨也,更宜细审邪在气分营分,治气分有寒温之别。寒则宗白虎汤及天水散……"

《医学衷中参西录》:"若至发于暑月,又名为暑温,其热尤甚。初得即有脉洪长,渴嗜凉水者,宜投以大剂白虎汤,或拙拟仙露汤。"又曰:"一为湿温。其证多得之溽暑。阴雨连旬,湿气随呼吸之气,传入上焦,窒塞胸中大气。因致营卫之气不相贯通,其肌表有似外感拘束,而非外感也。其舌苔白而滑腻,微带灰色。当用解肌利便之药,俾湿气由汗与小便而出,如拙拟宣解汤是也。"

七、专方专药

戴祥章等[2]用八角莲治疗乙脑85例,治愈率达81例。方药组成:八角莲注射液,每100 mL含八角莲生药40 g,以每瓶20 mL分装。成人每日40 mL,加入10%葡萄糖液中静脉滴注,疗程为7~10日。儿童每日20 mL,加入10%葡萄糖液中静脉滴注,疗程为7日。

舒友元[3]用加味白虎汤治疗乙脑78例,临床观察,治愈69例,好转4例。方药组成:生石膏50~150 g,肥知母10 g,大青叶10 g,板蓝根15 g,黄连5 g,青蒿10 g,粳米20 g,甘草6 g。水煎。保留鼻饲管,每4~6 h灌服中药1次,每日1~2剂,5日为1个疗程。

杨慧群[4]用清瘟败毒饮治疗乙脑16例,疗效观察,总有效率达87.5%。方药组成:生石膏40 g,生地10 g,犀角6 g,黄连5 g,甘草5 g,竹叶5 g,山栀8 g,桔梗8 g。先将生石膏打碎煮沸约10 min后下诸药,以犀角磨汁兑服,每日3次。抽搐、牙关紧闭者,加全蝎、钩藤。痰多者,加天竺黄、人工牛黄。面色紫暗或皮肤发斑者,加牡丹皮。

侯乐民等[5]用中医治疗乙脑38例,治愈30例,好转3例。热炽气分者,方药组成:大力子50 g,金银花15 g,连翘15 g,大青叶50 g,生石膏100 g,知母25 g,菊花25 g,紫草25 g,焦栀15 g,牛筋草150 g。气热兼表者,上方加麻黄15 g。暑入心营者,方药组成:羚羊角2 g,丹参20 g,玄参25 g,黄连10 g,生地50 g,麦冬15 g,连翘25 g,竹茹25 g,菖蒲5 g,郁金15 g,天竺黄15 g,胆南星10 g,大青叶50 g,紫草25 g,牛筋草150 g。精气耗伤者,方药组成:人参15 g,麦冬15 g,牡蛎30 g,甘草10 g,菖蒲15 g,阿胶10 g,龟板20 g,麻仁10 g,生地20 g。

蔡友敬[6]用中医治疗乙脑10例,有效率达90%以上。方药组成:初期用葛根汤加减;初中期用清瘟败毒饮加减;极期用紫雪丹、安宫牛黄丸合清瘟败毒饮、止痉散加减;后期用三甲复脉汤加减。

参考文献:

[1]李迎新.实用传染病学[M].天津:天津科学技术出版社,2010:109.

[2]戴祥章,王耆煌,郁仁海,等.八角莲治疗乙型脑炎85例[J].上海第二医科大学学报,1993,13(1):91-92.

[3]舒友元.加味白虎汤治疗流行性乙型脑炎78例临床观察[J].湖南中医学院学报,1993,13(1):34-35.

[4]杨慧群.清瘟败毒饮治疗流行性乙型脑炎16例疗效观察[J].湖南中医药导报,2002,8(5):267-267.

[5]侯乐民,庞春旭.中医治疗流行性乙型脑炎38例[J].辽宁中医杂志,1984(8):28-28.

[6]蔡友敬.中医治疗流行性乙型脑炎十例的临床报告[J].福建中医药,1956(2):13-16.

第四节　流行性出血热

【现代医学描述】自20世纪30年代以来,世界上发现十几种以发热、出血、休克及高病死率为特征的自然疫源性传染病,其病原体均为病毒,称为病毒性出血热(viral hemorrhagic fever)。病原病毒主要为布尼亚病毒科汉坦病毒属,其基因结构为单股负链RNA,对热、紫外线、消毒剂等均较为敏感。我国发生的病毒性出血热,大多属于动物源性出血热中的伴有肾综合征的出血热,称为流行性出血热(epidemic hemorrhagic fever)。小型啮齿类动物是许多病毒性出血热病原体的主要贮存宿主和传染源,我国流行性出血热的主要传染源为黑线姬鼠、褐家鼠等,传播途径主要是带毒鼠类的新鲜排泄物通过呼吸道、消化道或受损的皮肤黏膜进入机体引起感染,或通过革螨或恙螨叮咬人体传播。人群对流行性出血热病原体普遍易感。该病呈散发型,较少情况下,也存在小面积暴发,同时具有明显的季节性,我国多数地区仅在秋冬季间有一发病高峰,部分地区呈双峰型,即在春夏季还有一个发病小高峰。本病病后可获得稳固持久的免疫力,一般显性感染病后产生的抗体可持续20~30年。流行性出血热的早期病理改变是全身小血管的广泛性损伤,表现为渗出、充血和出血,随后全身广泛性出血,以右心房、肾髓质、脑垂体更为明显,并引起各重要组织器官如肾、肝、垂体、肾上腺等逐渐出现坏死。临床以发热、出血、休克和肾脏损害为主要表现,经过发热期、低血压期、少尿期、多尿期和恢复期5个时期,预后较好,但也可能在5期中任意一期由于各种并发症而死亡。常见的并发症有出血、高血压、肺水肿、脑出血、脑水肿等。患病早期即可从尿沉渣细胞、末梢血中检出病毒抗原,结合临床症状和流行病学资料可明确诊断。流行性出血热目前虽无特效治疗方法,但通过对症支持疗法和免疫疗法,处理好休克、肾衰和大出血3关,对减轻病情、缩短病程和降低病死率具有重要意义。本病的预防主要以灭鼠和灭螨防螨为主要措施,同时加强个人防护,以减少感染率。我国研制的沙鼠肾细胞疫苗和地鼠肾细胞疫苗保护率可达88%~94%,可用于流行地区易感人群的保护[1]。

【中医学认识】中国古代医学文献中虽无"流行性出血热"病名的记载,但中医书籍里有不少类似该病的记载。如《内经·六元正纪大论》云:"阴阳司天,终之气,其病温。"而瘟疫则是一类急性传染病。疫,役也,差遣无所逃避也。《内经·刺法论》云:"五疫之至,皆相易染,无问大小,病状相似。"并指出疫疠为病的主要条件是天气非时与正气虚弱。《诸病源候论》云:"有病温者,汗出辄复热,而脉躁疾,不为汗衰,狂言不能食,病名为何? 曰:病名阴阳交,阴阳交者死也。人所以汗出者,皆生于谷,谷生于精,今邪气交争于骨肉之间而得汗者,是邪却而精胜,则当食而不复热。复热者,邪气也,汗者,精气也。今汗出而辄复热者,是邪胜也。汗出而脉尚躁盛者死。今脉不与汗相应,此不称其病也,其死明矣。狂言者是失志,失志者死。今见三死,不见一生,虽愈必死……其病与时气、温、热等病相类,皆由一岁之内,节气不和,寒暑乖候,或有暴风疾雨,雾露不散,则民多疾疫。病无长少,率皆相似,如有鬼厉之气,故云疫疠病。"说明了时气为病。《瘟疫论》说:"夫瘟疫之为病,非风,非寒,非暑,非湿,乃天气间别有一种异气所感。"《六经病解》说:"疫疠之发,乃天地不正之气,或染病气尸气,发于阳明而乱志昏神。"又说:"疫疠乃酝酿温热,发于阳明,或染病气尸气,天时乖戾之气。"故流行性出血热大抵属于中医学的温病、疫病范畴。

一、病因病机

1. 湿热疫毒

湿热疫毒是引起流行性出血热发病的主要原因。《张氏医通》云："时行疫疠,非常有之病,或数年一发,或数十年一发,多发于饥馑兵荒之后。发则一方之内,沿门阖户,老幼皆染,此大疫也。亦有一隅偶见数家,或一家止一二人或三五人,病证皆同者,此常疫也。即如痘疹麻斑之类,或越一二年,或三五年一见,非若大疫之盛行,所以人不加察耳。即如软脚瘟证,医者皆以香港脚目之;捻颈瘟证,医者皆以喉痹目之;绞肠瘟证,医者皆以臭毒目之;杨梅瘟证,医者皆以丹肿目之;黑骨瘟证,医者皆以中毒目之;瓜瓤瘟证,医者皆以蓄血伤寒目之。惟疙瘩瘟之阖门暴发暴死;大头瘟之骤胀热蒸,秽气遍充,不敢妄加名目也。其常疫之气,皆是湿土之邪郁发。"病邪初表现为显著身困、肢重、纳呆,多见胖舌、苔腻与缓脉,病程绵长,当疾病开始恢复时期则以多尿鼓湿邪外出为重要表现。

2. 肾精不足

《内经·评热病论》云："邪之所凑,其气必虚。"如果人体禀赋薄弱,正气亏虚,或起居不慎,肺宣发失调,腠理不固;亦有饮食劳倦伤及脾胃,致脾肺气虚;中虚卫弱,不能输精于肺,肺气虚则不能输精于皮毛,致表卫不固,腠理疏松;亦有素体阳虚、阴虚或病后、产后调摄不慎,阴血亏损,湿热、疫毒便可乘虚而入,引起流行性出血热。《内经》说："冬不藏精,多病温。"《温病刍言》说："温病发者肾先虚。"流行性出血热各期的基本表现,与肾经的证候基本相似,如病初的腰困痛、腿酸软,低血压休克期的厥逆、少尿、多尿等。可见肾精不足才使邪气发挥致病作用。

3. 中医学病机演变

邪毒从口鼻或皮肤而入,上侵于肺,流伏于下,毒害肾阴,郁久势涨,毒邪外发,正邪相抗,形成胜负转化过程。其全程是卫气营血合并交错,由热转闭,由闭转脱。邪盛正实阶段(发热期),病邪初犯肌表,郁遏卫气,具发热头痛、恶寒、身重、舌苔黄、脉浮数等卫表脉症。卫分证时间不长,时有毒热肆虐,正邪拮抗而面红目赤,口渴烦躁,舌质红,脉洪而数。也有毒邪燔化营血,表里俱热,热血相结,迫血妄行。邪盛正伤,虚实错杂阶段(低血压休克期、少尿期),此期湿热内炽或引动肝风,风火相扇,出现手足抽搐;热盛炼液成痰,痰火扰心,上蒙清窍,则神昏谵语;若热邪内陷,正不胜邪,则见汗出、肢冷、脉伏等气阴两脱之险证;热毒伤肾,肾阴亏损,肾水枯竭,症见尿少、尿闭、口渴舌燥。此阶段变证丛生,可内伤营血,深陷厥阴,症见神昏、痉厥等。也可肾气亏损,气不化津,水道阻塞。邪退正虚阶段(多尿期、恢复期),邪热渐衰,正气未复,肾气不固,水不蓄存,津不上承,膀胱失约。

二、证候特征

流行性出血热起病急骤,急性起病,大多有畏寒、发热等主要证候。重者皮肤一般潮红、温暖,出汗多,口渴,呕吐加重,尿量减少。可有烦躁不安、谵语、摸空等症状,重者有狂躁、精神错乱等症状。

三、诊断

1. 诊断依据[1]

流行性出血热一般是急性起病,大多有畏寒、发热,体温在1~2日达高峰,体温39~40℃以上,热型多为稽留热或弛张热,热程一般为3~6日,重者出现嗜睡,烦躁不安,鼻衄,咯血或呕血等。与此同时,渗出体征明显,颜面、眼睑浮肿。病程第3~6日出现尿量减少,脉搏细数。重者出现谵妄、精神错乱、抽搐,或出现心力衰竭。病程第5～7日出现鼻衄、胃肠出血、皮下渗血、呼吸道出血、肾及肾周围囊出血、脑出血等。

2. 鉴别诊断

本病早期应与上呼吸道感染、流感、败血症、伤寒、斑疹伤寒、流行性脑脊髓膜炎、钩端螺旋体病相鉴别。

四、辨证论治

流行性出血热乃疫毒侵袭而致,疫毒是最根本的致病因素,是"毒寓于邪,毒随邪入,热由毒生,变由毒起。"因此解毒对治疗流行性出血热是非常重要的,特别对于发热期、低血压期、少尿期。"善治者,治皮毛""治未病",重视安未受邪之地,不拘泥邪气已到再清理邪气;重视预防性治疗,见卫思气,治营虑血,从而达到截断病邪的目的,以扭转病势。

(一)分证论治

1. 发热期

(1)邪郁卫分。

【证候】发热,微恶寒,头痛,身痛,腰痛,面红如醉,口干,舌边尖红,苔薄白或薄腻,脉浮数。

【治法】辛凉解表,清热解毒。

【方药】银翘散加减。恶寒甚,卫表症状重者,加荆芥穗、淡豆豉、牛蒡子。渴甚者,加天花粉。壮热面赤如醉,脉洪为卫气同病,可加石膏、知母。腰痛者,加杜仲。面红赤,胸腋瘀点外露,为卫营同病,加生地、赤芍、白薇等。

(2)热在气分。

【证候】壮热不恶寒,汗出气粗,头身痛,面红目赤,口渴,小便短黄,大便秘结,舌边尖红,苔薄白或微黄,脉洪大而数。

【治法】辛凉解表,滋阴解毒。

【方药】白虎汤加减。若恶寒已去,胸腋斑疹隐隐者,加生地。若高热,口渴明显者,加生大黄。腰痛明显者,加炒杜仲。

(3)热入营血。

【证候】身热夜甚,渴不欲饮,躁扰不安,吐血衄血,斑疹紫暗,舌质红绛,苔少无津,脉细数。

【治法】清热解毒,清营凉血。

【方药】清瘟败毒饮加减。出血重者,加三七粉、大蓟、小蓟。神昏谵语者,加安宫牛黄丸。痉厥抽搐者,加钩藤、僵蚕、羚羊角粉等。

2. 低血压期

(1)热厥。

【证候】倦怠乏力,心烦躁扰,斑疹隐隐,甚或谵语,舌蹇,手足逆冷,舌质红绛,苔薄黄或少苔,脉细数无力。

【治法】清营化瘀,益气生津,扶正祛邪。

【方药】生脉散合清营汤加减。兼口渴,舌绛苔黄燥者,加用石膏、板蓝根。昏谵显著者,加安宫牛黄丸1丸化服。顺者,加柿蒂、枳实。出血明显者,加三七粉冲服。

(2)寒厥。

【证候】面白唇青,四肢厥冷,冷汗淋漓,舌质淡白,瘀斑紫黑,苔少或无,脉沉细数而微。

【治法】回阳救逆。

【方药】生脉散合参附汤加减。汗出不止者,加煅牡蛎、煅龙骨。正气衰者,加用黄芪等。昏谵者,加至宝丹化服。

3. 少尿期

（1）肾阴衰竭。

【证候】尿少或尿闭，形寒肢浮，精神萎靡，舌体胖而有齿痕，苔白腻，脉沉迟无力。

【治法】温肾助阳，滋肾利水。

【方药】加味知柏地黄汤加减。

（2）热瘀阻闭。

【证候】尿少便秘，腰腹痛甚，呃逆呕吐，面浮肢肿，烦躁谵语，舌红或绛，苔黄腻而厚，脉沉滑而数。

【治法】凉血化瘀，通下利尿。

【方药】犀地猪苓汤加减。

（3）湿热犯肺。

【证候】小便涩少或尿闭，咳喘咯血，胸中窒闷，大便秘结，舌红苔黄，脉数或洪大。

【治法】泄肺利水，化瘀导滞。

【方药】葶苈大枣泻肺汤合承气汤加减。瘀滞严重者，加牡丹皮、桃仁、赤芍。

4. 多尿期

（1）肾气不固。

【证候】尿频量多，口渴多饮，食欲增加，头昏，神疲乏力，耳鸣，腰酸肢软，五心烦热，甚或失眠，舌质红，苔少而干，脉细数或虚大。

【治法】滋肾健脾，益气固涩。

【方药】参麦地黄汤合缩泉丸加减。口渴明显者，加天花粉。舌红干，多饮者，加生石膏。尿频者，加芡实、覆盆子。肾气虚明显者，加黄芪。

5. 恢复期

（1）气血两虚。

【证候】头晕，腰酸，困倦无力，舌质淡，苔少，脉虚软。

【治法】调理脾胃，益气养血。

【方药】八珍汤加减。

（二）其他治疗

1. 单方、验方

（1）金银花 30 g，板蓝根 15 g，十大功劳 9 g，白花蛇舌草 12 g，牡丹皮 9 g，紫珠草 1 g，白茅根 15 g，车前草 15 g。水煎服，每日 1 剂。用于发热期。

（2）炒侧柏叶 60 g，大蓟 30 g，小蓟 30 g，炒地榆 30 g，槐花 15 g，墨旱莲 15 g。水煎服，每日 2 次。用于低血压期。

（3）水牛角 9 g，牡丹皮 25 g，赤芍 9 g，芒硝 15 g，大黄 15 g，知母 12 g，黄柏 12 g，黄连 9 g，天花粉 24 g，白茅根 60 g，仙鹤草 40 g，郁李仁 30 g。水煎服，每日 1~2 剂。用于少尿期。

（4）熟地 15 g，山药 20 g，天冬 25 g，麦冬 25 g，党参 15 g，菟丝子 9 g，益智仁 9 g，炙黄芪 15 g。水煎服，每日 1 剂。用于多尿期。

（5）乌龟 1 个，鳖鱼 1 个。去头尾内脏，炖熟服，每周 1 次。用于恢复期。

2. 针灸治疗

（1）针刺大椎、足三里、曲池 3 穴以退热。恶心呕吐者，刺双侧足三里、内关、中脘。

（2）体针涌泉、足三里、人中、合谷4穴。用于低血压期。

（3）耳针肾俞、膀胱俞、内分泌、肾、膀胱、三焦等穴。用于多尿期。

五、调摄防护

流行性出血热是一种流行性很强的传染病，必须贯彻以预防为主的方针。如《内经》所提出的"正气存内，邪不可干""不治已病治未病""既病防变"，提示在预防方面避邪外袭，既强调正气的御邪作用，又注重避免直接接触病邪。其具体的方法为：一是加强体育锻炼，增强机体适应气候变化的调节能力，减少发病诱因。二是注意卫生，远离传染源。三是加强防疫知识的宣传，做到"五早"，即早发现、早诊断、早隔离、早治疗、早预防。

流行性出血热流行期间，预防服药一般可使本病的发病率大为降低。主要药物有金银花、鱼腥草、板蓝根、甘草、大黄、白茅根、白萝卜、绿豆等。亦可进行疫苗预防。

流行性出血热病人应适当休息，饮食以高热量、高维生素的流质或半流质为主，慎食油腻难消化之物。卧室内应保持清洁安静，空气新鲜，注意保暖。做好口腔护理和褥疮护理，早期预防口腔感染和褥疮的发生。做好消毒隔离工作，严防交叉感染。

六、古籍论述

《伤寒杂病论·温病脉证并治》："病春温，其气在上，头痛，咽干，发热，目眩，甚则谵语，脉弦而急，小柴胡加黄连牡丹汤主之。""病秋温，其气在中，发热，口渴，腹中热痛，下利便脓血，脉大而短涩，地黄知母黄连阿胶汤主之；不便脓血者，白虎汤主之。""病冬温，其气在下，发热，腹痛引少腹，夜半咽中干痛，脉沉实，时而大数，石膏黄连黄芩甘草汤主之；不大便六七日者，大黄黄芩地黄牡丹汤主之。""病温，其人素有湿，发热唇焦，下利，腹中热痛，脉大而数，名曰湿温，猪苓加黄连牡丹汤主之。""病温，发热，腰以下有水气，甚则少腹热痛，小便赤数，脉急而数下尺中者，此温邪移肾也，地黄黄柏秦皮茯苓泽泻汤主之。"

《肘后备急方》："治时气行，垂死破棺。千金煮汤，苦参一两，咀，以酒二升半，旧方用苦参酒煮，令得一升半，去滓，适寒温，尽服之。当间苦寒吐毒如溶胶，便愈。又方，大钱百文，水一斗，煮取八升，纳麝香，当门子，李子大，末，稍稍与饮至尽，或汗，或吐。治温毒发斑，大疫难救，黑膏生地黄半斤，切碎，好豉一升，猪脂二斤，合煎五六沸，令至三分减一，绞去滓。末，雄黄，麝香如大豆者，纳中搅和，尽服之。毒从皮中出，即愈。又方，用生虾蟆，正尔破腹去肠，乃捣吞食之。得五月五日干者，烧末亦佳矣。黑奴丸，胡洽短剧同，一名水解丸，又一方加小麦黑一两，名为麦奴丸，支同此注。麻黄二两，大黄二两，黄芩一两，芒硝一两，釜底墨一两，灶突墨二两，梁上尘二两，捣蜜丸如弹丸，新汲水五合，末一丸顿服之，若渴但与水，须臾寒，寒了汗出，便解。日移五赤，不觉，更服一丸，此治五六日，胸中大热，口噤，名为坏病，不可医治，用此黑奴丸。"

《备急千金要方》："屠苏酒，辟疫气令人不染温病及伤寒之方。大黄（十五铢），白术、桂心（各十八铢），桔梗、蜀椒（各十五铢），乌头（六铢），菝葜（十二铢）。上七味 咀绛袋盛，以十二月晦日日中悬沉井中令至泥。正月朔旦平晓出药，置酒中煎数沸，于东向户中饮之。屠苏之饮先从小起，多少自在，一人饮一家无疫，一家饮一里无疫。饮药酒得三朝，还滓置井中，能仍岁饮，可世无病。当家内外有井，皆悉着药辟温气也。"

《丹溪心法·瘟疫》："瘟疫，众人一般病者是，又谓之天行时疫。治有三法，宜补、宜散、宜降，热甚者加童便三酒中。入方：大黄、黄连、黄芩、人参、桔梗、防风、苍术、滑石、香附、人中黄。上为末，神曲糊丸。每服六七十丸，分气血与痰，作汤使。气虚者，四君子汤；血虚者，四物汤；痰多者，二陈汤送下；热甚者，童便下。"

《景岳全书·温疫》："伤寒火盛者，治宜清解。若热入阳明，烦渴躁热，脉洪便实，而邪有不解者，宜柴胡白虎煎，或单用白虎汤、太清饮，或玉泉散。若汗后仍热者，亦宜用之。若伤寒口渴，烦热赤斑，脉洪大而无力者,宜人参白虎汤。若伤寒邪在太阳,发热头痛,脉洪大,表邪未解,而内热又甚者,宜一柴胡饮,或三黄石膏汤,或六神通解散。若六经通热,火邪不解,或狂斑烦躁,或头红面赤,口干舌黑,脉洪邪实者,宜抽薪饮,或黄连解毒汤,或加柴胡……"

《温病条辨》:"太阴风温、温热、温疫、冬温,初起恶风寒者,桂枝汤主之;但热不恶寒而渴者,辛凉平剂银翘散主之。""面目俱赤,语声重浊,呼吸俱粗,大便闭,小便涩,舌苔老黄,甚则黑有芒刺,但恶热,不恶寒,日晡益甚者,传至中焦,阳明温病也。脉浮洪躁甚者,白虎汤主之;脉沉数有力,甚则脉体反小而实者,大承气汤主之。""风温、温热、温疫、温毒、冬温,邪在阳明久羁,或已下,或未下,身热面赤,口干舌燥,甚则齿黑唇裂,脉沉实者,仍可下之;脉虚大,手足心热甚于手足背者,加减复脉汤主之。"

《类证治裁·疫症论治》:"初起三日,葱豉汤加童便热服,汗之。不汗,少顷更服,以汗出热除为度。三服不解而脉浮,尚属表症,用白虎汤。见里症,用承气汤、解毒汤。表里不分,用凉膈散、双解散加减。汗下后,复见表症,再与白虎汤。复见里症,更与承气汤。表里热结,用三黄石膏汤、栀豉汤汗之。"

七、专方专药

侯铁虎等[2]用清瘟败毒饮加味及固肾地黄汤加减为主治疗流行性出血热,疗效可靠。清瘟败毒饮加味:水牛角60 g(先煎),生地30 g,桔梗10 g,黄芩10 g,栀子10 g,连翘30 g,生石膏60 g,玄参20 g,黄连6 g,牡丹皮10 g,赤芍20 g,大黄9 g(后下)。水煎频服。固肾地黄汤:山药15 g,山茱萸10 g,覆盆子10 g,泽泻10 g,牡丹皮10 g,茯苓10 g,熟地20 g,生龙骨30 g,生牡蛎30 g,益智仁10 g,党参15 g,五味子9 g。每日1剂,水煎服。

钟志明[3]用竹叶石膏汤加减治疗流行性出血热伴窦性心动过缓51例,疗效较好。方药组成:竹叶15 g,生石膏30 g(先煎),太子参15 g,麦冬12 g,炙甘草10 g,山药30 g,玉竹10 g,知母10 g。热毒盛者,去炙甘草、太子参,重用生石膏45 g,加黄连3 g。湿邪未尽者,去炙甘草,加茯苓12 g,藿香10 g,佩兰10 g,荷叶10 g。阴亏甚者,去太子参,改西洋参10 g,加白芍15 g,生地10 g,天冬10 g,玄参12 g,百合30 g。气虚甚重者,用太子参18 g,炙甘草30 g,加炙黄芪30 g。每日1剂,水煎取汁200 mL,于上午9:00及下午3:00分服。

尹思明[4]用犀角地黄汤合白虎汤加味治疗流行性出血热高热不退伴呕吐不止,效果明显。方药组成:水牛角丝60 g,生地20 g,赤芍15 g,牡丹皮8 g,生石膏60 g,知母15 g,粳米60 g,竹叶12 g,竹茹12 g,生甘草5 g。水煎,取药液以5磅(2.3 kg)水瓶盛之,于当日傍晚予少量多次频频饮之,患者饮入反不呕吐却屡索饮之,当晚饮尽药液。

李纪云[5]采取辨证分型治疗流行性出血热多尿期,1个疗程的显效率达80.1%。肝肾阴虚、肾精不固型患者,予六味地黄汤加味:山茱萸、熟地、怀山药、茯苓、泽泻、牡丹皮、桑螵蛸、益智仁、麦冬。若口渴多饮,苔厚而燥者,为郁热未清,宜加知母、黄柏。气阴两虚、肾气不固型患者,予生脉散合左归饮加味:白参、麦冬、五味子、山茱萸、熟地、怀山药、北枸杞、桑螵蛸、益智仁、炙黄芪、炙甘草。若脘腹痞闷,纳呆少食,舌苔薄腻者,可加薏苡仁、白蔻仁。

李颖等[6]在不同病期用不同的经方治疗流行性出血热,病程明显缩短。发热期,予白虎汤加减:生石膏40 g,知母10 g,生甘草10 g,粳米30 g。恶心、呕吐者,加竹茹10 g,半夏10 g;腹泻者,加葛根10 g,黄芩10 g;口渴明显者,加天花粉15g。低血压期,予白虎加人参汤。少尿期,予竹叶石膏汤主之。多尿期,予肾气丸主之。恢复期,予肾气丸续服2周。

参考文献:

[1]李迎新.实用传染病学[M].天津:天津科学技术出版社,2010:69.

[2]侯铁虎,曾升海.曾升海辨治流行性出血热经验[J].中医杂志,2010,51(3):207-208.

[3]钟志明.竹叶石膏汤加减治疗流行性出血热伴窦性心动过缓51例[J].中国中医急症,2011,20(11):1861-1862.

[4]尹思明.中药治疗流行性出血热高热不退伴呕吐不止1例[J].光明中医,2010,25(9):1712-1712.

[5]李纪云.辨证分型治疗流行性出血热多尿期57例[J].湖南中医学院学报,1995,15(2):33-34.

[6]李颖,韩春生,刘振,等.经方在流行性出血热治疗中的应用[J].中国中医急症,2009,18(9):1531-1531.

第五节　狂犬病

【现代医学描述】狂犬病(rabies)是由狂犬病病毒(rabies virus)引起的以侵犯中枢神经系统为主的急性传染病,属于人畜共患病,病死率几乎为100%。狂犬病病毒属弹状病毒科狂犬病毒属,其基因是单股负链RNA,只有一个血清型,利用免疫荧光技术可检测到狂犬病病毒感染的细胞质内特有的内基小体,内基小体是完整的狂犬病病毒核衣壳。由患者和狂犬病动物体内分离的病毒为野毒株,其特点是毒力强,能在唾液中繁殖。野毒株多次通过兔脑后成为固定毒株,其毒力减低,对人或犬失去亲和力,不侵犯唾液腺,但仍保留其抗原性,故可供制备疫苗。狂犬病多见于狗、猫、狼及蝙蝠等食肉动物,发展中国家的主要传染源为病犬,而在狗的狂犬病已被基本控制的发达国家,本病主要由狐狸、蝙蝠、狼等野生动物传播。病毒主要通过咬伤传播,人群普遍易感,感染后发病与否与咬伤部位、创伤程度、局部处理以及疫苗注射情况有关,被病犬咬伤而未预防接种者,发病率为15%~30%。狂犬病病毒对神经组织有强大的亲和力,病毒从肌肉组织通过神经末梢沿神经数小时内可进入大脑,病毒在大脑内繁殖后再沿神经扩散到唾液腺、眼和皮肤等外围器官,唾液腺是病毒的主要排泄器官。狂犬病病毒在扩散过程中,可能利用乙酰胆碱、谷氨酸、γ-氨基丁酸及氨基乙酸等神经介质作为受体,从而导致神经元发生损害。人患狂犬病的潜伏期可从4日到数年不等,但大部分病例集中在20~90日,患者首先会感觉瘙痒、疼痛或愈合的伤口处感觉异常,随后发展为狂躁型狂犬病或麻痹型狂犬病。其中狂躁型狂犬病较为常见,患者往往有恐水症的症状:见水、闻流水声、饮水甚至提及饮水,吸气肌肉就会突然痉挛,颈部和背部强直,伴随或不伴随疼痛的咽喉痉挛,发作最后在全身抽搐伴有心脏或呼吸停止时结束,患者在此过程中意识始终清楚。狂犬病可以结合患者临床症状和哺乳动物咬伤史做出初步诊断,在患病的早期可通过对皮肤中的神经末梢的印片检查来证实病毒抗原以确诊。狂犬病是一种不可逆的、高度致死性的传染病,发作后治疗较为困难,病死率几近100%,但是在被咬伤后尽快用肥皂水和消毒剂处理伤口,以及适时进行暴露后免疫,可以明显降低狂犬病发作的概率。

【中医学认识】中国古代医学文献中虽无"狂犬病"病名的记载,但中医书籍里有不少类似该病的记载。《五十二病方》已有关于狂犬啮人的治疗方法。《诸病源候论》云:"凡狗啮人,七日辄一发,过三七日不发,则无苦也。要过百日,方大免耳。"西晋葛洪所著《肘后备急方》中已有关于本病的记载,认为凡猘犬伤咬人,"过三七日不发,则脱","过百日,乃为大免",而"能过一年,乃佳",这与现代医学研究狂犬病的潜伏期一般为2周至3个月,长者可逾1年以上完全相符。《肘后备急方》还记载了对局部伤口应"先嘬出恶血",目的在于减少入侵病毒数量。清代赵学敏在其《串雅内外编》中记载清洗伤口是因为"蛇咬犬咬均有牙垢毒气留于肉中","最好咬伤后即刻用热小便洗之,万不可畏痛勿洗"。清代《医宗金鉴》中特别强调要对伤口进行吮洗、淋洗,甚至在一时无水情况下可以人尿淋洗。以上对于伤口的及时处理及方式均与现代伤口处理观点极为一致,可大大减少发病率。故狂犬病大抵属于中医癫狗咬伤、猘犬咬伤而后发病的范畴。

一、病因病机

人被感染非时不正之气、五脏受毒的狂犬所咬而发病是狂犬病的病因。《外科正宗》言："疯犬乃朝夕露卧，非时不正之气所感，故心受之，其舌外出；肝受之，其目昏蒙；脾受之，其涎自流；肺受之，其音不出；肾受之，其尾下拖。此五脏受毒，成为疯犬，乃禀阴阳肃杀之气，故经此必致伤人。"狂犬病的病机为瘀热在里，"仲景云瘀热在里，其人发狂。又曰：其人如狂者，血症下血乃愈。今犯此症者，大都如癫如狂，非瘀血为之乎……于是用仲景下瘀血汤治之，任其毒之轻重，症之发与未发，莫不极效。"

二、证候特征

人被狂犬及携带狂犬病病毒的动物抓伤、咬伤后，潜伏期短的10日左右，长的1年以上，一般为2~3个月。临床上狂犬病的表现分为前驱期、兴奋期及麻痹期，各个时期表现具有差异。前驱期多有发热、头痛、乏力、恶心等症状，多数患者已愈合的咬伤部位或患肢，有麻木、发痒、刺痛或蚁走等异常感觉。兴奋期多表现为烦躁、恐惧不安，有濒死感，对声、光、风等刺激非常敏感，典型的症状为恐水表现，咽肌痉挛引起吞咽困难，不敢饮水。咽肌痉挛常伴发呼吸辅助肌痉挛，而发生呼吸困难，出现缺氧、紫绀、四肢抽搐。病人交感神经功能亢进，可引起大汗、流涎、瞳孔放大，对光反应迟钝，心率快等。患者神志大多清晰，高热可达38~40℃。麻痹期多为痉挛停止，患者渐趋安静，反射减弱或消失，转为弛缓性瘫痪，最后因呼吸和循环衰竭而死亡。

三、诊断

1.诊断依据[1]

根据有犬、猫或其他宿主动物舔、咬史，并结合典型的恐水、怕风、兴奋、流涎、躁动及各种瘫痪等临床表现及实验室检查作出诊断。

2.鉴别诊断

(1)破伤风。病人有外伤史，潜伏期短，多为6~14日，常见牙关紧闭、角弓反张、全身阵发性强直性肌痉挛，不发热，无恐水及高度兴奋现象。

(2)类狂犬病性癔病。病人有动物咬伤史，一般有神经精神恐惧症状，不发热，不流涎，不怕风，也无瘫痪出现，经暗示说服，对症治疗后，可以顺利恢复。

(3)狂犬疫苗注射引起的神经系统并发症。病人经疫苗注射后，8~15日发病，开始可出现发热、头痛、抽搐，随后逐渐出现肢体麻痹等，没有恐水现象。停止接种，采用大剂量肾上腺皮质激素注射后，多数病人可以恢复健康。

四、辨证论治

狂犬病的辨证要点为风毒兼瘀血，变化形式为风动蓄血。风毒是狂犬病病毒的基本特征，狂犬伤人后，风毒直接入侵到人体的血分，病毒逐渐在血脉中形成瘀血，最后演变成瘀血积蓄证。在病发的初期以风动为主，发作时以风毒瘀夹杂，和瘀血积蓄为主。

（一）分证论治

（1）风毒犯表。

【证候】 精神不振,恶风,轻度发热,头痛,食欲不振,畏光、畏声,原伤口处有麻木、瘙痒或虫行感,舌淡红,苔薄白,脉浮紧。

【治法】 疏风解毒。

【方药】 人参败毒散加大青叶、紫竹根。

（2）肝风内动。

【证候】 闻声则惊或抽搐,甚至闻水声、见水或谈论饮水则咽喉痉挛,烦躁不安,多汗流涎,排尿、排便困难,舌红苔白,脉弦。

【治法】 息风解痉。

【方药】 玉真散加羚羊角、雄黄、蜈蚣等。

（二）其他治疗

1. 单方、验方

（1）红娘虫1～9个,斑蝥1～7个,生鸡蛋1～2个。将红娘虫和斑蝥焙干后研成细粉面,放入生鸡蛋内,用纸将放入药面的生鸡蛋包裹,用秋麻缠绕其外部并将其缠绕牢固后放入草木灰火中烧熟服。

（2）地榆90～120份,金银花25～36份,甘草6～10份。水煎服。

（3）斑蝥0.2～0.4份,天荞麦根5～30份,薄荷3～15份。入丸散。

（4）乌不落根5 g,贯众根28 g,粗毛牛膝茎叶或根21 g,桑皮18 g,仙鹤草16 g,山龙眼根24 g,竹叶7 g。水煎服。用于预防和治疗狂犬病。

（5）麝香5～10份,牛黄4～6份,蜈蚣4～8份,斑蝥4～10份,秦艽8～10份,防风10～15份,滑石粉8～10份,红花5～8份,黄丹3～7份,朱砂5～10份,红粉0.6～1份,马钱子10～15份,乌贼骨30～50份等。入散剂。

（6）天麻12 g,桔梗12 g,木瓜12 g,川乌3 g,玄参12 g,甘草18 g,牛黄3 g,马钱子0.3 g,胆南星12 g,黄芪30～50 g,当归6 g,玉露霜10 g,麦冬12 g,鲜茅根16 g,防风12 g,荆芥12 g,牛蒡子12 g,钩藤12 g。入散剂。

（7）万年青。连根捣汁服,及用渣敷咬伤处。

2. 外治法

（1）冰片2～4份、黄丹2～120份为膏。敷伤口。

（2）带根的大头葱白1个,白胡椒6～8粒,蜂蜜15～30 g。带根的大头葱白捣烂成糊状,白胡椒研碎成粉末,和蜂蜜一起搅拌均匀即制成。敷伤口。

（3）凤尾蕨鲜品。捣敷伤口。

（4）韭菜汁。涂洗伤口。

3. 针灸治疗

（1）刺血。《备急千金要方·卷二十五》:"凡猘犬所啮,未尽其恶血毒者……若不血出,刺出其血。"

（2）拔罐。《医宗金鉴·卷七十五》:"用砂烧酒壶两个,盛多半壶烧酒,先以一壶上火令滚无声,倾去酒,即按在破伤创口,拔出乌黑血水,满则自落。再以次壶仍按创口,轮流提拔,以尽为度,其证立愈。"

（3）针刺。《神应经·杂病部》:"蝎蜇、蛇、犬、蜈蚣伤,痛不可忍者,各详其经络部分,逆顺其气刺之。盖逆顺其气者使其毒气随经直泻,不欲呼吸,使毒气行经也。"

（4）直接灸。《肘后备急方·卷七》："疗猘犬咬人方……灸疮中十壮,明日以去。日灸一壮,满百乃止。"

（5）隔杏仁灸。《外台秘要·卷四十》："捣杏仁和大虫牙,捻作饼子,贴创上,顿灸二七壮。"

（6）隔核桃壳灸。《医学纲目·卷二十》："治疯狗咬,用核桃壳半个,将野人干粪填满,以榆皮盖定,罨于伤处,又用艾于核桃上灸十四壮,即痊愈。"

（7）经穴灸。《铜人腧穴针灸图经·卷五》："外丘:猘犬所伤,毒不出,发寒热,速以三壮。"

五、调摄防护

狂犬病是一种死亡率极高的传染病,目前采取以预防为主的方针。具体方法为:一是加强犬的管理。90%以上的狂犬病是由犬传播的,少数是由猫、猪、牛等传播。只有消灭病畜间的传播,人的狂犬病才能得到更好的控制。二是远离病犬,让病毒无可乘之机。

若被犬伤到,应立即到医院按狂犬咬伤的方法进行处理,这是控制狂犬病发生的有效措施。

狂犬病人应该以清淡易消化食物为主,对于不能进食者可以通过鼻饲来保证营养供给。

六、古籍论述

《肘后备急方》："疗犬咬人方。先嗍却恶血,灸疮中十壮,明日以去。日灸一壮,满百乃止。姚云,忌酒。又云,地榆根,末服方寸匕。日一二,亦末,敷疮上。生根,捣敷,佳。又方,刮虎牙,若虎骨,服一匕。已发如犬者,服此药,即瘥。姚同。又方,仍杀所咬犬,取脑敷之,后不复发。又方,捣蘘汁敷之。又饮一升,日三,疮乃瘥。又方,末矾石纳疮中裹之。止疮不坏,速愈,神妙。又方,头发,皮,烧末,水和饮一杯。若或已目赤口噤者,折齿下之。姚云,二物等分。又方,捣地黄汁,饮之。并以涂疮,过百度止。又方,末干姜,常服,并以纳疮中。凡犬咬人,七日一发。过三七日不发,则脱也。要过百日,乃为大免。每到七日,辄当饮蘘汁三二升。又当终身禁食犬肉,蚕蛹食此。发则不可救矣,疮未瘥之间,亦忌生物。诸肥腻及冷,但于下蒸鱼,及就腻气中食便发。不宜饮酒,能过一年,乃佳。若重发疗方,生食蟾蜍,绝良,验,姚同。亦可烧炙食之,不必令其人知。初得啮便为之,则后不发。姚剥作吞,蒜齑下。又方,捣姜根汁,饮之,即瘥。又方,服蔓荆汁,亦佳。又凡犬咬人,取灶中热灰,以粉疮,敷之,姚同。又方,火炙蜡,以灌疮中,姚同。又方,以头垢少少,纳疮中。以热牛屎涂之,佳,姚同。又方,蓼,以敷疮上。又方,干姜末,服二匕,姜汁服半升,亦良。又方,但根据犬法,弥佳。烧蟾蜍,及末矾石,敷之,尤佳。得犬啮者难疗,凡犬食马肉生狂。及寻常,忽鼻头燥,眼赤不食,避人藏身,皆欲发狂。便宜枸杞汁,煮糜饲之,即不狂。若不肯食糜,以盐伺鼻便,忽涂其鼻,既舐之则欲食矣,神验。"

《肘后备急方》："治狂狗咬人。取桃白皮一握,水三升,煎取一升,服。食疗,治犬伤人。杵生杏仁,封之,瘥。"

《备急千金要方》："凡春末夏初,犬多发狂,必诫小弱持杖以预防之。防而不免者,莫出于灸。百日之中一日不厥者,方得免难。"

《外科启玄》："恶犬咬人成疮,急用甘草汤洗去毒黄,次以玉真散搽之,内亦服之。如疯犬伤人,急打散头发,顶内有红发如钢针,即拔去之,次以地骨皮煎汤洗去黄,内亦服之。又方,地龙粪为末,将咬伤处封好,口出犬毛效。"

《医宗金鉴》："犬因五脏受毒而成疯犬,故经其咬,必致伤人,九死一生之证也。初被咬时,急就咬处刺令出毒血,以口含浆水吮洗伤处。或以拔法拔之,或以人尿淋洗,拭干,即用核桃壳半边,以人粪填满,罨在咬处,上着艾灸之,壳焦粪干再易;灸至百壮,以玉真散唾津调敷,次日再灸,渐灸至三五百壮为度。于初灸时,即服扶危散,逐恶物血片,从小水中出;若毒物血片,堵塞茎中,致小水涩滞若淋者,即服琥珀碧玉散以通利之。被咬之人,顶心有红发一根,速当拔去。一法:用豆豉研末,香油调稠,丸如弹子大,常揩拭所咬处;掏开看豉丸内若有狗毛茸茸然,此系毒气已出,易丸再揩,至无茸毛方止,甚效。始终禁忌,必当慎重,终身忌食狗肉,及蚕蛹、赤豆;百日内忌见麻物,忌饮酒;三年内忌食一切毒物及房事,可常食杏仁,以防其毒。若治迟,犬毒入心,烦乱腹胀,口吐白沫者,用虎头骨、虎牙、虎胫骨为末,酒调二钱服之。若发狂叫唤,人声似犬声,眼神露白者逆。终始犯禁忌者不救。"

《外科证治全书》:"癫狗伤人必发癫如狂之状。世以为其人必生小狗于腹中,此误传也。因其发癫,有如狗状,而死。急须用药调治救命。木鳖子三个,切片,斑蝥七个,陈土炒去头足,米一撮炒,大黄五钱,刘寄奴五钱,茯苓五钱,麝香五分,各研细末和匀,黄酒调服三钱,一剂毒即全解,至神之方也,不必二服,皆能奏功。过七日外,必须多服数次,无不可救。服药切忌色欲两月,并忌发物,诸豆及豆油、豆腐、豆粉、秋油,凡诸豆造成者皆忌食。余无所忌。疯犬伤最毒,用糯米一撮,斑蝥二十一个去头足翅,先以七个入米内慢火略炒去毛,又入七少许,空心调服一钱,须臾又进一服,以二便利下恶物为度,未利再进。觉腹痛急,冷水调靛青服之以解斑蝥之毒,或预以黄连、甘草煎汤待冷服之亦可。敷药同上。不可食热物,一年不食豆类,并戒犬肉终身,犯则复发不救。"

《医宗金鉴·刺灸心法要诀》:"疯犬咬伤之处,急急用大嘴砂酒壶一个,内盛干烧酒,烫极热,去酒以酒壶嘴向咬处,如拔火罐样,吸尽恶血为度,击破自落。上用艾炷灸之,永不再发。炙韭,炒韭菜也。"

七、专方专药

林淑静[2]用狂犬灵治疗狂犬病,疗效满意。

彭国华[3]用中药验方治疗狂犬病患者1例。方药组成:红娘虫2个、斑蝥5个(并去翅足,若为40~49岁患者则各加1个,50~60岁患者各加2个),青娘子3个(去翅足,40~49岁患者加1个,50~60岁患者加3个),海马半个,续随子1份,乳香、沉香、桔梗各半份,酥油少许。未满20岁者作2服,30岁以上者作1服。

王世英用秘方治疗狂犬咬伤,效果显著[4]。方药组成:斑蝥3个,黄连15 g,江米15 g。

周全善[5]用扶危散治愈狂犬病1例。方药组成:扶危散,加石决明15 g,刺蒺藜30 g,天麻9 g,菊花12 g,钩藤12 g,羚羊角0.9 g(冲服),石膏15 g,滑石15 g,琥珀6 g(冲服),青黛12 g(冲服),甘草9 g。每日1剂。

参考文献:

[1]李迎新.实用传染病学[M].天津:天津科学技术出版社,2010;74.

[2]林淑静.狂犬灵治疗狂犬病3例报告[J].哈尔滨医科大学学报,1985(3):55-56.

[3]彭国华.中药验方治疗狂犬病患者1例报告[J].中国人兽共患病杂志,1993,9(2):15-15.

[4]曹敏瑾.狂犬病[M].西安:陕西科学技术出版社,1989:53-54.

[5]周全善.扶危散为主治愈狂犬病1例报告[J].成都中医药大学学报,1980(2):47-48.

第六节　疟疾

【现代医学描述】疟疾(malaria)俗称"打摆子""发寒热",是人类寄生虫病,分布遍及全球,温带、热带、亚热带地区均有本病,我国疟疾主要发生于南方地区,如云南、广东、广西、贵州等省区。其病原为寄生于人体肝细胞和红细胞内的疟原虫,包括间日疟原虫、三日疟原虫、恶性疟原虫和卵形疟原虫4种。在我国常见的一般只有间日疟原虫、三日疟原虫和恶性疟原虫,卵形疟原虫较为少见。人类疟原虫仅通过按蚊传播,气候条件和蚊虫的生态学是疟疾流行的主要因素,因此多在夏秋季节蚊虫大量繁殖的时候发病。疟原虫有严格的寄生性,在外部环境中不能生存,当雌性按蚊叮咬疟疾病人时,患者血液中的疟原虫配子体就会随着病人的血液被吸入按蚊体内,并在按蚊体内经历有性生殖期,形成大量的成熟子孢子。当雌性按蚊再叮咬健康人时,疟原虫的子孢子就会随着按蚊的唾液进入人体,首先进入肝细胞内发育为裂殖体,裂殖体发育成熟后破裂并释放大量的裂殖子入血,这段时间不发病,表现为临床上的潜伏期。不同的疟原虫所致的疟疾潜伏期从5日到12日不等。释放入血的裂殖子侵入红细胞后继续增殖,先后形成小滋养体、大滋养体、裂殖体。红细胞破裂后,从裂殖体中释放出全部裂殖子,裂殖子大部分被巨噬细胞消灭,小部分裂殖子再次侵入未感染的红细胞内,重复上述裂殖体的增殖过程,这一过程就产生了临床上疟疾典型的周期性和间歇性发作。每次发作均经历寒战期、发热期和出汗降温期,每隔48 h或72 h发作一次,同时出现不同程度的贫血和肝脾肿大,还可出现脑水肿、肺水肿、急性肾衰竭等并发症。传统的厚薄血涂片显微镜检查目前仍是针对疟疾较简便的检查方法,现代分子生物学检查方法敏感性高、特异性强,可成为诊断疟疾的"金标准"。氯喹、伯氯喹、奎宁均是常用的抗疟疾药物,结合对症处理方案进行治疗,预后较好。人群对疟疾普遍易感,感染后免疫力不持久,因此可反复感染。加强灭蚊措施及个人防护是预防疟疾的主要方法[1]。

【中医学认识】中医对疟疾的认识甚早,疟疾之名则首见于《内经》,有"痎疟""寒疟""温疟""风疟""瘅疟"等,并对疟疾的病因、证候、治法作了详细的论述。《内经·疟论》提出:"阴阳上下交争,虚实更作,阴阳相移也。阳并于阴,则阴实而阳虚,阳明虚,则寒栗鼓颔也。""疟气"即后世所称的"疟邪",是疟疾的致病原因。《内经·疟论》还对典型的疟疾症状作了描述:"疟之始发也,先起于毫毛,伸欠乃作,寒栗鼓颔,腰脊俱痛,寒去则内外皆热,头痛如破,渴欲饮冷。"《金匮要略·疟病》阐述了疟疾的辨证论治。《诸病源候论》也有心、肝、脾、肺、肾等五脏之疟的记载。宋代陈言在《三因极一病证方论·疟绪论》中首创"疟备内、外、不内外三因"学说,认为"外则感四气,内则动七情,饮食、饥饱、房室、劳逸,皆能致疟",并分别疟疾的外所因、内所因、不内外因的证治。清代叶天士的《温热论·三时伏气外感篇》指出:"疟之为病,因暑而发者居多。"

一、病因病机

引起疟疾的病因是感受疟邪,在《内经》中亦称为疟气。疟邪具有的特点是:①舍于营气,伏藏于半表半里。如《内经·疟论》说:疟气"藏于皮肤之内,肠胃之外,此营气之所舍也"。《医门法律·疟疾论》说:"外邪得以入而疟之,每伏藏于半表半里,入而与阴争则寒,出而与阳争则热。"②随经络而内搏五脏,横连膜原。③盛虚更替。④与卫气相集则引起发病,与卫气相离则病休。其中引起瘴疟的疟邪亦称为瘴毒或瘴气,在我国主要存在于南方地区,所致疾病较重,易于内犯心神及使人体阴阳极度偏盛。

感受疟邪之后,疟邪与卫气相集,邪正相争,阴阳相移,而引起疟疾症状的发作。疟邪与卫气相集,入与阴争,阴实阳虚,以致恶寒战栗;出与阳争,阳盛阴虚,内外皆热,以致壮热,头痛,口渴。疟邪与卫气相离,则遍身汗出,热退身凉,发作停止。当疟邪再次与卫气相集而邪正交争时,则再一次引起疟疾发作。

因疟邪具有虚实更替的特性,疟气之浅深,其行之迟速,决定着与卫气相集的周期,从而表现为病以时作的特点。疟疾以间日一作者最为多见,正如《内经·疟论》所说:"其间日发者,由邪气内搏于五脏,横连募原也。其道远,其气深,其行迟,不能与卫气俱行,不得皆出,故间日乃作也。"疟气深而行更迟者,则间2日而发,形成三阴疟,或称三日疟。

根据疟疾阴阳偏盛、寒热多少的不同,把通常情况下所形成的疟疾称为正疟。素体阳盛及疟邪引起的以阳热偏盛为主,临床表现寒少热多者,称为温疟。素体阳虚及疟邪引起的以阳虚寒盛为主,临床表现寒多热少者,称为寒疟。在我国南方地区,由瘴毒疟邪引起,以致阴阳极度偏盛,寒热偏颇,心神蒙蔽,神昏谵语者,则称为瘴疟。若因疟邪传染流行,病及一方,同期内发病甚多者,则称为疫疟。疟病日久,疟邪久留,使人体气血耗伤,正气不足,每遇劳累,疟邪复与卫气相集而引起发病者,则称为劳疟。疟病日久,气机郁滞,血脉瘀滞,津凝成痰,气滞血瘀痰凝,结于胁下,则形成疟母。

二、证候特征

疟疾以寒战高热,头痛,汗出,休作有时,且多发于夏秋季为其临床特征。典型的发作过程是:急骤发病,首先表现恶寒战栗,面色苍白,肢体厥冷,虽盖厚被而不觉温;继则壮热,体若燔炭,面色潮红,头痛如劈,口渴引饮,虽近冰水而不凉;最后,全身大汗,体温骤然降至正常,头痛消失,顿感轻松舒适,常安然入睡。整个过程通常持续 5~8 h 左右。

多数疟疾患者,间歇 1 日之后,又有类似症状的发作。所以周期性及间歇性是本病临床表现的重要特征。在上述典型发作的基础上,由于寒热的偏盛、感邪的轻重、正气的盛衰及病程久暂等不同,而有正疟、温疟、寒疟、瘴疟、劳疟等不同病类的区别。

三、诊断

1. 诊断依据[1]

在疟疾流行季节,患者在疟区居住或旅游,近年有疟疾发作病史或近期接受过输血,出现寒战、高热、出汗,周期性发作,间歇期症状消失,形同常人,可伴有脾肿大和贫血,或不明原因的高热、寒战、昏迷、抽搐等,为诊断的重要依据。实验室检查,必要时进行血涂片检查疟原虫,若查到疟原虫则为诊断疟疾的确切依据。

2. 鉴别诊断

疟疾需与其他有寒热往来表现的疾病相鉴别。感冒、伤寒、下焦湿热、肝胆湿热、痨瘵、外科疮毒等病证,均可出现寒热往来,但发作的时间规律、兼见症状、未发时的表现均与疟疾有所不同,可供鉴别。与疟疾不同的是,其他病证的寒热往来一般发作无定时;即使在寒热不甚之时,亦必有各病证的症状存在;发病一般无季节性、地区性特点。

四、辨证论治

疟疾为外感病证,临床辨证要注意明辨标本、审查证候、分清阴阳。祛邪截疟是治疗疟疾的基本原则。在诊断为疟疾后,即可截疟。在此基础上,根据疟疾证候的不同,分别结合和解表里、清热保津、温阳达邪、清心开窍、化浊开窍、补益气血等治法进行治疗。

对于疟疾的治疗,古代医家积累了许多宝贵经验。如《明医杂著·疟病证治》说:"邪疟及新发者,可散可截;虚疟及久者,宜补气血。"《万病回春·疟病》说:"人壮盛者,宜单截也。""人虚者,截补兼用也。""疟久不愈者,先截而后补也。""疟已久者,须调养气血也。"

(一)分证论治

(1)正疟。

【证候】初起肢体酸楚,呵欠乏力,继则寒栗鼓颔,寒罢则内外皆热,头痛面赤,口渴引饮,终则遍身汗出,热退身凉,舌红,苔薄白或黄腻,脉弦。间隔 1 日,又有相同的症状发作。

【治法】和解少阳,解表达邪。

【方药】小柴胡汤加减。如表实少汗而恶寒重,舌苔白腻者,加桂枝、羌活以辛温解表。口干欲饮者,加葛根、石斛以生津止渴。如痰湿素盛,胸闷,舌苔腻者,可选清脾饮。方中用青皮、半夏、白术、厚朴、草果、茯苓燥湿化痰,柴胡、黄芩、甘草和解清热。

(2)温疟。

【证候】寒少热多,汗出不畅,头痛,骨节酸疼,口渴引饮,尿赤便秘,舌红,苔黄,脉弦数。或兼胸胁疼痛,恶心,呕吐,甚至出现黄疸。

【治法】清热达邪。

【方药】白虎加桂枝汤。温疟但热不寒,口渴引饮,时时欲呕,用白虎加人参汤加麦冬、生地、沙参以清热生津。如病久热羁,阴液已亏耗,形体消瘦,热势虽不堪壮,但逗留不退,舌光绛而干,脉细数,宜用青蒿鳖甲煎以滋阴清热。

(3)寒疟。

【证候】寒多热少,口不渴,胸脘痞闷,神疲体倦,舌苔白腻,脉弦。

【治法】和解少阳,温化达邪。

【方药】柴胡桂姜汤。如寒疟但寒不热,倦怠嗜卧,胸痞泛恶者,用附子理中汤合蜀漆散以温运脾阳,截疟化痰。疟疾之偏寒者,常夹食积痰湿,而见脘胀胸闷,苔腻,脉滑,可参用常山草果饮以加强化痰消食、燥湿截疟的作用。

(4)热瘴。

【证候】寒微热甚,或壮热不寒,头痛,肢体烦疼,面红目赤,胸闷呕吐,烦渴饮冷,大便秘结,小便热赤,甚至神昏谵语,舌质红绛,苔黄腻或垢黑,脉洪数或弦数。

【治法】解毒除瘴,清热保津。

【方药】青蒿素合清瘴汤。若壮热不寒,加生石膏以清热泄火。口渴心烦、舌红少津为热甚津伤所致,加生地、玄参、石斛、玉竹以清热养阴生津。神昏谵语,为热毒蒙蔽心神所致,急加安宫牛黄丸或紫雪丹以清心开窍。

(5)冷瘴。

【证候】寒甚热微,或但寒不热,或呕吐腹泻,甚则神昏不语,苔白厚腻,脉弦。

【治法】解毒除瘴,芳化湿浊。

【方药】青蒿素合不换金正气散。神昏谵语者,加用苏合香丸芳香开窍。但寒不热,四肢厥冷,脉弱无力,为阳虚气脱所致,加人参、附子、干姜以益气温阳固脱。

(6)劳疟。

【证候】倦怠乏力,短气懒言,食少,面色萎黄,形体消瘦,遇劳则复发疟疾,寒热时作,舌质淡,脉细无力。

【治法】益气养血,扶正祛邪。

【方药】何人饮。在疟疾发作之时,寒热时作者,应加青蒿或常山以驱邪截疟。食少面黄,消瘦乏力者,可加黄芪、白术、枸杞以增强益气健脾养血之功效。如中气亏虚者,用补中益气汤。阴血亏虚者,用小营煎。

(7)疟母。

【证候】久疟不愈,胁下结块,触之有形,按之压痛,或胁肋胀痛,舌质紫暗,有瘀斑,脉细涩。

【治法】调补气血,散瘀通络。

【方药】鳖甲煎丸。有气血亏虚的证候者,应配合八珍汤或十全大补丸等补益气血,以虚实兼顾,扶正祛邪。

(8)湿疟。

【证候】身热不扬,身体重痛,肢节烦疼,呕逆胀满,胸膈不舒,苔腻,脉濡数或弦数。

【治法】清热解暑,祛暑化湿。

【方药】加味香薷饮合益元散。若偏暑湿,用柴胡平胃散加香薷。

(二)其他治疗

1. 单方、验方

(1)鸦胆子去壳取仁(切勿将仁敲碎),用胶囊或桂圆肉、馒头皮包裹。每次饭后吞服 10～15 粒,每日服 3 次,连服 7 日。本品既能截疟,又能止痢,但对胃肠道有刺激作用,应予注意。

(2)常山 10 g,草果 10 g,知母 10 g,贝母 10 g。水煎,在疟疾发作前 1 h 服,愈后再服 1 剂。

(3)炙龟甲 12 g,炙鳖甲 10 g,柴胡 3 g,女贞子 10 g,生白芍 6 g,佩兰叶 5 g,知母 5 g,川黄柏 5 g,蜀漆 5 g,玉竹 5 g,常山 6 g。水煎服。治久疟伤元。

(4)桃树皮 6 g,樱桃树皮 6 g,苤菜根 50 g。水煎服,每日 3 次,每次 60 mL,6 日为 1 个疗程。

(5)铜钱麻黄 20 g,麻栗果尖 30 g,土连翘树皮 20 g,虎杖根 10 g。水煎服,每日 3 次,每次 50 mL,3 日为 1 个疗程。

(6)云南萝芙木 10 g,三台红花 5 g,一支箭 10 g,马鞭草 20 g,大狗响铃 20 g,苦凉菜 10 g。水煎服,每日 3 次,每次 30 mL,3 日为 1 个疗程。

(7)白虎草 20 g,小桐子果树皮 3 g(火炮),胡椒 5 粒。酒为引炖服,每日 3 次,每次 20 mL,3 日为 1 个疗程。

2. 外治法

(1)巴霜雄黄散。外敷。

(2)山大蒜、番薯叶。共捣烂,敷桡骨动脉。

(3)桃叶 10 g。于疟未发前捣烂,敷寸口。

(4)白胡椒 1 粒。捣碎,以针刺陶道穴,稍见血,用膏药贴之。

3. 针灸治疗

(1)体针疗法。主穴:大椎、间使透外关。配穴:头痛取风池、太阳、列缺;关节痛,上肢取曲池、天宗,下肢取阳陵泉、血海;胸胁痛取日月、肝俞、胆俞;背痛取陶道、厥阴俞、后溪、委中。每日 1 次,7 次为 1 个疗程。

(2)穴位敷药。药物选择与制备:旱莲草(鲜)25 g,樟脑 2 g,麝香少许,共捣如泥备用,应用前临时配制。穴位选择:第 1 组取内关(双)、大椎,第 2 组取陶道、劳宫。一般情况下仅取第 1 组穴位即可,不愈者再用第 2 组穴。操作:于疟疾发作前 3～4 h 取药膏约小指大一团,放于穴位上,用一 3 cm×3 cm 的塑料布盖其上,外面再以胶布条固定。5 h 后取下,对发作无规律者,可连贴 24 h 后再除药。敷贴药物后,局部除有轻度痒感外,无其他不适,连贴也不会起泡。对 1 次贴药未愈者,可于下次发病前 6 h 再予敷贴。贴 2 次为 1 个疗程。

(3)灸法。患者取俯卧位,选取大椎、命门为主穴,用隔姜灸疗法。普通型加灸陶道,胃肠型加灸脾俞,疼痛型配合局部阿是穴拔罐,感冒型配合膀胱经走罐。每 3 日施灸 1 次,5 次为 1 个疗程。

五、调摄防护

疟疾是一种流行性很强的传染病,必须贯彻以预防为主的方针。正如《景岳全书·疟疾》说:"但使内知调摄而外不受邪,则虽居瘴地,何病之有。"在预防方面:一是加强体育锻炼,增强体质,使正气充沛,邪不可干。二是积极清除蚊子及其孳生物,防止疟邪入侵。三是避免冒暑、贪凉以及过食生冷油腻之品。四是加强防疫知识的宣传,做到"五早",即早发现、早诊断、早隔离、早治疗、早预防。

疟疾的流行高峰疫区,预防服药可大大降低发病率。主要预防药物为何首乌、茅苍术、半夏、橘红、人参、茯苓、藿香叶、白蔻仁、生姜等。

疟疾发作之后,遍身汗出,倦怠思睡,应注意拭干汗液,及时更换内衣,并让患者安然入睡。未发作之日,患者可在户外活动,但应避免过劳。饮食应爽口而富于营养,以增强患者的抗病能力。对瘴疟则应周密观察,精心护理,及时发现病情变化,并采取相应的急救措施。

六、古籍论述

《神农本草经》中有恒山(即常山)治温疟及蜀漆"主疟"的记载。

《金匮要略·疟病脉证并治》:"病疟,以月一日发,当以十五日愈;设不差,当月尽解。如其不差,当如何? 师曰:此结为癥瘕,名曰疟母,急治之,宜鳖甲煎丸。""温疟者,其脉如平,身无寒但热,骨节烦疼,时呕,白虎加桂枝汤主之。""疟多寒者,名曰牡疟,蜀漆散主之。"

《肘后备急方·治寒热诸疟》:"治疟病方。鼠妇、豆豉二七枚,合捣令相和。未发时服二丸,欲发时服一丸。又方:青蒿一握,以水二升渍,绞取汁。尽服之。""用独父蒜于白炭上烧之,末。服方寸匕。""五月五日,蒜一片(去皮,中破之,刀割),合容巴豆一枚(去心皮,纳蒜中,令合)。以竹挟以火炙之,取可热,捣为三丸。未发前服一丸。不止,复与一丸。""取蜘蛛一枚,芦管中密塞,管中以绵颈,过发时乃解去也。""日始出时,东向日再拜,毕正长跪,向日叉手,当闭气,以书墨注其管两耳中,各七注,又丹书舌上,言子日死,毕,复再拜,还去勿顾,安卧勿食,过发时断,即瘥。"

《备急千金要方》:"牡疟者多寒治之方。牡蛎、麻黄(各四两),甘草(二两),蜀漆(三两,无以恒山代之)。上四味先洗蜀漆三过去腥,咀,以水八升煮蜀漆、麻黄得六升,去沫,乃纳余药煮取三升,饮一升,即吐出,勿复饮之。"

《景岳全书》:"凡疟疾初作,必多寒热,大抵皆属少阳经病。其于初起,当专以散邪为主。若果形气无伤,而脉证别无他故者,但宜正柴胡饮,或三柴胡饮主之。少者一二剂,多者三四剂,无有不愈。若气体本弱而感邪为疟,即宜四柴胡饮为妙,勿以初起而畏之弗用也。"

《类证治裁·疟证论治》:"羌活黄芩汤加减。足少阳疟,身体解,见人心惕然,热多,汗出甚,小柴胡汤加减。足阳明疟,头痛渴饮,洒淅寒甚,久乃热,热去汗出,竹叶石膏汤加减。足太阴疟,不嗜食,寒多善呕,热甚则渴,桂枝汤加减,参入建中汤。足少阴疟,腰痛脊强,口渴呕吐,寒从下起,热多寒少,病难已,桂枝人参白虎汤,后加鳖甲、牛膝。足厥阴疟,腰痛少腹满,小便不利,数便,先用三黄石膏汤,后用鳖甲牛膝汤加减。此论六经疟也。"

《医学衷中参西录》:"治久疟不愈,脉象弦而无力。柴胡(三钱),黄芩(二钱),知母(三钱),潞参(三钱),鳖甲(三钱,醋炙),清半夏(二钱),常山(钱半,酒炒),草果(一钱),甘草(一钱),酒曲(三钱),生姜(三钱),大枣(两枚,掉开)。疟初起者减潞参、鳖甲。热甚者,加生石膏五六钱或至一两。寒甚者,再加草果五分或至一钱。神曲皆发不好,故方中用酒曲。疟邪不专在少阳,而实以少阳为主,故其六脉恒露弦象。其先寒者,少阳之邪外与太阳并也;其后热者,少阳之邪内与阳明并也。故方中用柴胡以升少阳之邪,草果、生姜以祛太阳之寒,黄芩、知母以清阳明之热。"

七、专方专药

刘光汉[2]用小柴胡汤加味治愈疟疾14例。方药组成:小柴胡汤加入常山、玉片、草果、乌梅及葛根等。

季源[3]用常山甘草汤治疗疟疾,收到良好效果。方药组成:常山10 g,甘草3 g。加水600 mL,煎至200 mL,每日3次,分服。

汤昆华等[4]用清脾饮治疗妊娠合并疟疾,疗效比较满意。方药组成:柴胡、黄芩、法半夏、茯苓、白术、青陈皮、草果、知母、青蒿、甘草。若气虚者,加党参、太子参。头痛者,加白羡蔡、桑叶、菊花。发热者,加生石膏。腰痛者,加续断、桑寄生。身痛者,加秦艽。疟久作不止者,加常山。并嘱以白蜜30 g,加白酒适量,于疟疾发作前2 h顿服。

唐毅然[5]用鳖甲煎丸治愈大疟母。方药以肉豆蔻、炒通糒、制香附、赤苓、青陈皮、香橼皮、茵陈、枳壳、鸡内金、苍术、木香、厚朴、生大黄、熟大黄、炒干蟾等药为主,随症加减。

参考文献:

[1]李迎新.实用传染病学[M].天津:天津科学技术出版社,2010:252.

[2]刘光汉.小柴胡汤加味治愈疟疾14例介绍[J].陕西医学杂志,1976(4):60-60.

[3]季源.常山甘草汤治疟疾[J].江苏中医药杂志,1958(8):15-15.

[4]汤昆华,朱广华.清脾饮治疗妊娠合并疟疾20例[J].江苏中医,1990(12):21-22.

[5]唐毅然.鳖甲煎丸治愈巨大疟母[J].江西中医药杂志,1960(11):27-27.